"十三五"国家重点出版物出版规划项目

中医学理论体系框架结构研究丛书

总主编　潘桂娟

中医学理论专论集成

临床诊治理论

上册

主编　石　岩　傅海燕

科 学 出 版 社

北 京

内 容 简 介

《中医学理论专论集成》，是"中医学理论体系框架结构研究丛书"四个系列之一，包含《中医基础理论》《临床诊治理论》《中药方剂理论》《针灸理论》和《养生理论》五个分卷。《中医学理论专论集成》，通过全面研读历代代表性医学论著，选取其中围绕某一概念或命题，较为精要地进行论证、阐述和辨析，且学术观点较为明确的章节或完整段落，按照中医学理论体系基本范畴进行分类；旨在全面展现中医经典与历代名家的原创性理论观点和独到临床体会，并对所选专论加以提要钩玄，力求要点突出，以促进读者对原文的理解和应用。

本书为《中医学理论专论集成》之"临床诊治理论"分卷。书中选择历代代表性医学论著中阐释中医临床诊治基本概念、重要命题的内容，将其纳入外感病、内科、外科、妇科、儿科、眼科、耳鼻咽喉口齿科、骨伤科等8个范畴，并阐释原文主旨。内容兼顾系统性、代表性和说理性。

本书有裨于中医药从业人员及多学科学者，深化对中医临床诊治理论的认知，增进临床思辨和实践能力，启发中医科研思路。

图书在版编目（CIP）数据

中医学理论专论集成. 临床诊治理论：全 2 册 / 石岩，傅海燕主编. —北京：科学出版社，2022.7

（中医学理论体系框架结构研究丛书 / 潘桂娟总主编）

"十三五"国家重点出版物出版规划项目

ISBN 978-7-03-070796-3

Ⅰ. ①中… Ⅱ. ①石… ②傅… Ⅲ. ①中医临床 Ⅳ.①R2

中国版本图书馆 CIP 数据核字（2021）第 253405 号

责任编辑：鲍　燕　曹丽英 / 责任校对：申晓焕
责任印制：肖　兴 / 封面设计：黄华斌

斜 学 出 版 社 出版

北京东黄城根北街 16 号
邮政编码：100717
http://www.sciencep.com

北京汇瑞嘉合文化发展有限公司 印刷

科学出版社发行　各地新华书店经销

*

2022 年 7 月第 一 版　开本：787×1092　1/16
2022 年 7 月第一次印刷　印张：101
字数：2 456 000

定价：568.00 元（全 2 册）

（如有印装质量问题，我社负责调换）

中医学理论体系框架结构研究丛书
编撰委员会

2013 年国家重点基础研究发展计划（973 计划）

"中医理论体系框架结构研究"项目

咨询专家

（按姓氏笔画排序）

马继兴	王永炎	王庆国	王振国	王新佩	邓中甲
石学敏	朱 江	刘 力	刘长林	刘保延	严世芸
严季澜	李 冀	李振吉	李德新	肖鲁伟	吴勉华
余瀛鳌	张廷模	张伯礼	张学文	张登本	陆广莘
陈凯先	周永学	郑洪新	孟庆云	赵吉平	赵百孝
姚乃礼	贺兴东	顾植山	高学敏	郭子光	黄璐琦
曹洪欣	梁繁荣				

中医学理论专论集成

编 委 会

中医学理论专论集成·临床诊治理论

编　委　会

总主编简介

潘桂娟，1953 年 4 月出生。中国中医科学院中医基础理论研究所二级研究员，医学博士，中医基础理论专业博士研究生导师、博士后合作导师。享受国务院政府特殊津贴。2013 年国家重点基础研究发展计划（973 计划）"中医理论体系框架结构研究"项目首席科学家。现任国家中医药管理局重点研究室（中医学理论体系结构与内涵研究室）主任，中国中医科学院中医基础理论研究所首席专家；兼任世界中医药学会联合会痰证学专业委员会副会长。曾任中国中医科学院中医基础理论研究所所长（2002～2013），国家中医药管理局中医基础理论重点学科带头人（2003～2021），中国哲学史学会中医哲学专业委员会会长，中国生物医学工程学会理事兼中医药工程分会主任委员，中华中医药学会中医基础理论分会副主任委员等。主持完成国家 973 计划项目、国家科技重大专项、科技部及行业重点项目等多项。

自 1987 年以来的主要研究方向及代表著作：①中医学理论体系框架结构与内涵研究（2005 年迄今）：主编"中医学理论体系框架结构研究丛书"（合计 8 部），合作主编《中华医学百科全书·中医药学·中医基础理论》《中医理论现代发展战略研究报告》。②中医历代名家学术研究（2009 年迄今）：主编《中医历代名家学术研究集成》（上、中、下）、"中医历代名家学术研究丛书"（102 种）。③中医痰证诊治理论研究（1993 年迄今）：主编《中医痰病研究与临床》、《中医痰证医论医案集成》（6 册）、"中医痰证学研究丛书"（7 种）。④日本汉方医学史研究（1987 年迄今）：撰著《日本汉方医学》，为国内外第一部系统研究日本汉医起源、兴盛与沉浮的医学史专著。上述著作，有 4 部属于国家重点图书出版规划项目，1 部属于国家重点出版工程项目，3 部获得国家出版基金资助，1 部获中华中医药学会学术著作奖。以第一作者或通讯作者，发表研究方向相关论文 100 余篇。

在 2013 年 973 计划项目中，重点负责研究思路与方法的创建、中医学理论体系框架结构的系统研究暨中医学理论概念体系建构。

主 编 简 介

石 岩，1963 年 7 月出生。辽宁中医药大学二级教授，医学博士，中医内科学博士研究生导师，博士后合作导师。现任辽宁中医药大学党委书记。兼任教育部高等教育中医专业指导委员会委员、教育部中医教育指导委员会核心课程《中医内科学》联盟理事长、世界中医药学会联合会糖尿病专业委员会副会长、中国中医药研究促进会副会长、辽宁省中医药学会第七届理事会会长。长期从事中医内科学诊疗理论研究，糖尿病及代谢综合征的基础与临床研究。作为课题负责人承担科技部"十一五"科技支撑计划等省部级以上课题 7 项。主编全国中医药行业高等教育规划教材《中医内科学》3 部，主编《中医内科学术流派及各家学说》《中西医结合糖尿病学》《中医内科学常见疾病的古籍框架构建》等论著 4 部，作为第一作者或通讯作者在核心期刊发表相关学术论文 47 篇。国家百千万人才工程人选，享受国务院政府特殊津贴，岐黄学者，辽宁省优秀专家，辽宁特聘教授，辽宁省教学名师，辽宁省名中医。作为第一完成人，获得教育部高等学校科学研究优秀成果奖科学技术进步二等奖 1 项，中国民族医药学会科学技术一等奖 1 项，中华中医药学会科学技术进步奖二等奖 3 项、三等奖 2 项，辽宁省自然科学学术成果一等奖等。在 2013 年 973 计划项目中，任"中医临床各科诊疗理论的框架结构研究"课题负责人。

傅海燕，1963 年 4 月出生。辽宁中医药大学教授，医学博士，中医医史文献专业博士研究生导师。兼任 ISO/TC249/AG（国际标准化组织/中医药技术委员会/顾问组）成员。主要从事中医文献理论研究、中医文献整理研究及中医药名词术语研究。主编国家卫生和计划生育委员会"十三五"规划教材《医古文》等多部教材，校注《医学汇函》《铁如意轩医书四种》；作为第一作者或通讯作者在核心期刊发表相关学术论文 60 余篇。辽宁省高校本科教学名师、辽宁省一流课程医古文课程负责人。主持全国高校古籍整理委员会、国家中医药管理局、辽宁省教育厅等省厅级课题 4 项。作为第一完成人，获得辽宁省自然科学学术成果三等奖 2 项。在 2013 年 973 计划项目中，负责"中医临床各科诊疗理论的框架结构研究"课题研究方案制定及组织落实。

总　序

适逢国家"十四五"规划开局之年，在实施中国中医科学院"1125工程"、全面推进做大做强中国中医科学院的关键阶段，欣闻我院中医基础理论研究所潘桂娟研究员，牵头主持编纂的"中医学理论体系框架结构研究丛书"（以下简称"丛书"）即将付梓，我谨表示由衷祝贺和欣慰！

千百年来，中医药学术在中华民族以及其他国家和地区的养生保健、防病治病方面发挥了重要作用。当前，"遵循中医药发展规律，传承精华，守正创新"，已经成为中医药事业发展的主旋律。我一直倡导，要不忘本来，加强中医药文化与理论自信，充分尊重中医药的历史地位，不断强化中医药"道统"思维，巩固中医药主体意识，以正确的世界观和方法论，看待中医药的学术地位和原创性医学科学价值，实现对中医学理论的"文化自觉"。

中国中医科学院中医基础理论研究所，是专门从事中医理论研究的中央级科研院所。近20年来，基于国家中医药管理局"中医基础理论"重点学科、"中医学理论体系结构与内涵"重点研究室建设规划，以及2005年度国家973计划课题研究任务，在中医学理论研究与建设方面取得了卓有成效的进展和成果。2013年，科技部组织973计划"中医理论体系框架研究"项目申报，《项目指南》要求："研究中医理论起源的思想文化及科学基础，分析和揭示中医理论形成与发展的内在规律；研究构建结构合理、层次清晰、概念明确、表述规范，能够指导临床、体现学科内在规律的中医学理论体系框架。"时任中国中医科学院中医基础理论研究所所长潘桂娟研究员，牵头组织国内8家高等中医药院校、科研院所参与申报并获得立项。这是新中国成立以来，首次对中医学理论体系开展的规模较大的、系统深入的整理与研究，可谓意义重大，势在必行。

"框架"概念，来自于心理学而拓展于认知语言学。潘桂娟研究员是中医药领域首倡采用框架研究方法，梳理和阐明中医学理论体系的学者。本丛书即是其研究团队在该领域多年思考、探索和实践的重要成果。同时，在项目研究和丛书编撰过程中，还广泛听取了行业内外专家的意见和建议，凝聚了代表性学者的智慧和共识。

本丛书基于"框架研究"的视角，从时间维度梳理中医学理论的学术源流，深入发掘历代文献中具有实践指导性的理论阐述；从空间维度进一步明晰中医学理论体系框架的内在层次与结构。在此思路引导下，丛书通过诠释基本概念、构建概念体系，提取和阐释指导古今临床实践的重要论断，辑录和提要历代典籍中理论意涵深刻的精辟篇章，精选和评介中医诊治现代疾病代表性的理论创见，进而丰富与完善了中医学理论体系的框架结构与内涵，是一部具有较高学术价值的中医学理论研究系列著作。丛书内容既充分反映了中医学理论的原创特色、与时俱进和开放发展，也更加符合现代科学知识体系的表述特征。

中医学理论的"道统"思维非常重要，要梳理其脉络与系统，持续研究和建设贯穿中医思维，切合临床实际，可溯源、可传承、可发展的中医学理论体系。本丛书的编撰完成，体现了中国中医科学院"国家队"的责任与担当，是中国中医科学院在中医学理论传承与创新方面新的标志性成果；有助于培养具有坚定中医信念、深厚中医理论和临床素养的科研、临床和教学人才，对于"继承好、发展好、利用好"中医药具有重要理论贡献，必将在中医药学术发展进程中发挥其独特价值与深远影响！

值此书出版之际，谨此略叙铭感，爰以为序。

中国工程院院士

中国中医科学院院长

2021 年 11 月 16 日　于北京

总 前 言

中医学理论体系，起源于中国原创思维，奠基于长期临床实践；建构于中医经典，发展于历代医家的学术创新。中医学理论体系，充分地展现了中华民族的自然观、生命观、健康观、疾病观；全面地、具体地回答了人类养生保健、防病治病的基本问题，有效地指导了历代医家的临床实践；形成了众多体现原创性与实用性的概念术语、理论命题及相关理论阐释，是中国优秀传统文化与医疗实践相结合的集中体现。

中医学理论体系，是历经长期学术积淀，包含历代医家思想的庞大知识体系。由于种种原因，古今皆缺乏对中医学理论体系的系统化整理与研究。中医学理论体系的整体建设和集成创新研究滞后，不利于对中医学理论内涵、科学价值与思维模式的全面、深刻认知，不利于中医学术界树立"文化自觉"与"理论自信"，进而影响中医理论的健康传承和实际运用，严重制约中医学术自主创新和主体发展，影响中医药在现代卫生保健事业中发挥应有的作用。开展中医学理论体系的系统化深入研究，是实现中医药学术"传承好、发展好、利用好"的基本前提。

中医学理论体系研究，是中国中医科学院中医基础理论研究所 1985 年建所之际确立的主要研究方向。2003 年以来，研究所将中医学理论体系的系统研究与建设，作为本所国家中医药管理局"中医基础理论重点学科"和"中医学理论体系结构与内涵重点研究室"建设规划的主要内容；并基于国家 973 计划课题"中医学理论体系框架结构与内涵研究"（2005～2010）、国家传染病防治科技重大专项"重大传染病中医药应急救治能力建设"（2008～2012）、科技部基础性工作专项子课题"古代医家学术思想与诊疗经验研究"（2009～2014）等重大项目，开展了对中医经典与各家学说、中医学基本理论和临床病证诊治理论的全面系统研究，为后续研究工作的深化与展开，奠定了坚实的研究基础，并开展了方法学的前期探索和实践。

2012 年，科技部组织 973 计划"中医理论体系框架研究"项目申报，时任中国中医科学院中医基础理论研究所所长的潘桂娟研究员，带领陈曦副研究员、张宇鹏副研究员，共同讨论确定了研究目标、拟解决的关键科学问题和主要研究内容，形成项目研究方案；经咨询项目相关学科和领域资深专家，加以修改后，提请项目申报合作单位：北京中医药大学、安徽中医药大学、陕西中医药大学、辽宁中医药大学、成都中医药大学、中国中医科学院针灸研究所和中医临床基础医学研究所等 8 所高等中医药院校和科研机构,进行充分交流和论证;2012 年 3 月参与项目申报,于同年 10 月获得立项,项目名称:中医理论体系框架结构研究。项目设置 6 项课题:①中医理论起源、形成与发展的内在规律研究;②常见现代疾病中医诊疗理论框架结构研究;③中医理论体系框架结构的系统研究(含中医基础理论框架结构研究);④中医临床各科诊疗理论框架结构研究;⑤中药方剂理论框架结构研究;⑥中医针灸理论框架结构研究。

研究团队成员 110 余名,来自中医基础理论、中医诊断学、中医临床基础、中药学、方剂学、针灸学、中医医史文献学科,及中医内科、外科、妇科、儿科、五官科和骨伤科等临床学科。其中,包括国家级重点学科带头人 2 名,国家中医药管理局重点学科带头人 4 名,国家中医药管理局重点研究室主任 2 名。

依据《2013 年度国家 973 项目指南》"研究中医理论起源的思想文化及科学基础,分析和揭示中医理论形成与发展的内在规律;研究构建结构合理、层次清晰、概念明确、表述规范,能够指导临床、体现学科内在规律的中医学理论体系框架"的具体要求,本项目拟解决的关键科学问题,是探索并确定中医学理论体系框架结构研究的思路与方法;界定中医学理论体系的基本范畴,构建系统、全面、规范的概念体系,展现中医学理论体系的内在深层结构和主要内涵;全面发掘、系统整理和深入阐释历代中医理论命题与专论,更加突出中医理论思维的原创特色及其指导临床实践的重要作用。通过项目研究,构建符合《指南》要求的中医学理论体系框架,全面、深入地阐明其主要内涵,使中医学理论体系在整体上得到完善,增强系统性和实用性。本项研究,参考古今代表性文献 2316 种。

框架,是指人们用来认识和阐释外在客观世界的认知结构。中医学理论体系框架,是对中医理论体系的主要内容,经理性认识提炼后,形成的纲要性表述;反映了中医理论体系各范畴的内在层次、结构与特征,以及各范畴之间的相互关联性和秩序性。项目提出,中医学理论体系的核心观念是气、阴阳、五行,诠释主题是生命认知与健康调护,主体内容是道法、生命、养生、疾病、诊法、辨证、防治、中药、方剂、针灸等基本理论范畴;中医学理论体系框架结构的表现形式是概念体系,命题与专论是对概念体系的支撑与补充。通过本项目研究,比较系统地阐明了中医学理论体系的整体框架、内在结构和丰富内涵。项目还总结了中医理论形成与发展内在规律,阐明了中医思维方式是中医理论得以生生不息的根本,中医经典理论是主导中医理论持续发展的主线,历代医家学者是实现中医理论继承创新的主体,临床实践是中医理论形成发展的源头活水;中医学理论体系形成和发展于开放性的历史进程,充分体现了科学与人文交融的特征。

项目提出中医学理论体系框架结构的系统研究思路与方法。以"集成、归真、纳新"为基本原则,充分重视"理论源流研究"和"理论框架研究"的有机结合,对已有理论进行"自上而下"的梳理，对临床实践进行"自下而上"的升华。研究步骤包括：梳理学术源流，界定理论范畴；建立概念体系，诠释基本概念；诠释基本命题，提炼既有专论；明晰框架结构，阐释理论内涵等。

2017 年 11 月，本项目顺利通过科技部组织的专家验收，专家组评价要点："项目在研究思路方法及研究成果方面具有开创性，对同类研究有示范性，有重要的科学价值。与国内外同类研究比较，本项目的研究思路、方法及其研究成果，均处于本领域的领先水平。……研究形成的中医理论体系框架，能够充分彰显中医学的理论特色、丰富内涵、实践规律和实用价值。"

项目结题验收之后，项目研究团队根据专家建议，转入深化和凝练研究成果，并使之早日出版面世的艰辛工作之中。"中医学理论体系框架结构研究丛书"，是项目成果的主要载体，属于"十三五"国家重点出版物出版规划项目。本丛书包括《中医学理论大辞典》《中医学理论命题集成》《中医学理论专论集成》和《30 种现代疾病中医诊治综论》四个系列。前三个系列，承载本项目主体研究成果，阐明了中医学理论体系框架结构与主要内涵；系列四，是对运用中医学理论指导现代临床防治常见疾病实践的归纳与总结。

《中医学理论大辞典》，是古今第一部系统阐明中医学理论体系框架结构、主要内涵与历史发展的大型辞书。全书分为上、中、下三篇。上、中篇采用结构化编排形式，旨在全面、系统地呈现中医学理论体系道法、生命、养生、疾病、诊法、辨证、防治、中药、方剂和针灸等 10 个基本范畴的概念体系。下篇：按照不同历史时期，选择性设置与中医理论历史发展相关的医学人物、学术流派、医学论著、医事机构、医事制度、院校教材、国家标准和国家重点基础研究发展计划（973 计划）中医理论专题等栏目，下设具体条目，旨在全面地阐明中医理论发展的历史进程及主要成就。

《中医学理论命题集成》，是采用结构化编排、系统呈现中医理论重要论断，并阐释其理论内涵及临床运用的工具书。以中医学理论体系 10 个基本范畴为框架，选取中医经典和历代名医大家论著中的理论性论断，加以分类编排和阐释。本书重在阐明中医思维方式、基本原理和诊治思路，对临床实践有具体指导作用。

《中医学理论专论集成》，是集成代表性中医文献中阐释中医理论概念和命题的专门篇章或完整段落，采用结构化编排形成的工具书。本书包含《中医基础理论》《临床诊治理论》《中药方剂理论》《针灸理论》和《养生理论》五个分卷。书中收载了中医经典和历代名家的代表性理论观点及其阐释，按照中医学理论体系基本范畴进行分类，并对所选专论加以提要钩玄，力求要点突出；旨在比较全面地展现中医原创性理论和临床实践特色，以促进其现代理解和应用。

《30 种现代疾病中医诊治综论》，是对中医药治疗 30 种常见现代疾病理论认识的综合集成。书中围绕 30 种现代疾病，选择性收录具有代表性、实用性、创新性的中医临床诊疗观点或学说，分别纳入"诊治纲要""名家心法""医论选要"之中，并加以理论阐释和提要钩玄。旨在反映现代疾病中医诊治实践、理论进展及成果，增强中医临床思维和实践能力，促进中医临床疗效的提高。

自 2022 年起，本丛书将由科学出版社陆续出版。

时值丛书付梓之际，衷心感谢国家中医药管理局副局长、中国中医科学院院长黄璐琦院士，对中医学理论体系的研究与建设，及丛书编撰工作的高度重视与具体指导，并在百忙之中为丛书赐序勉励！

衷心感谢自 2005 年此项研究启动以来，中国中医科学院、中国中医科学院中医基础理论研究所各位领导，给予的关心与指导！

衷心感谢项目主管部门科学技术部基础司原副司长彭以祺先生，国家中医药管理局原副局长、973 计划中医理论专题专家组组长李振吉教授，国家中医药管理局原副局长李大宁先生，中国中医科学院原常务副院长刘保延研究员以及国家中医药管理局科技司、973计划中医理论专题专家组办公室有关领导，为项目实施各环节的顺利运行，提供学术指导和规范管理！

衷心感谢本项目责任专家及参与项目论证的咨询专家（详见文前"咨询专家"名单），在项目申报、论证、实施、评估、总结、验收，以及丛书编撰过程中，提出宝贵意见和建议！

衷心感谢本项目及各课题承担单位和参加单位，为研究任务实施和丛书编撰提供的条件保障和大力支持！

衷心感谢科学出版社彭斌总经理、中医药分社社长曹丽英编审、编辑鲍燕博士，在丛书选题、策划及出版过程中的专业指导和悉心帮助！

衷心感谢丛书全体编写人员和审订专家，为丛书出版付出的智慧与辛劳！

"不忘本来才能开辟未来，善于继承才能更好创新。"中医学理论体系是中医药学术和事业传承与发展的根本。我们希望通过本丛书的出版，进一步讲清楚中医学理论体系的历史渊源、发展脉络、思维方式、基本理念、原创特色和应用价值，引起行业内外学者、科研、临床和教学人员对中医学理论研究与建设的高度重视和由衷兴趣，让原本沉寂于古今中医文献中的文字活起来，赋予其新的时代内涵、表达形式和应用价值，并不断补充、拓展与完善，持续增强其生命力、影响力和感召力。

限于研究团队精力和学力，书中错误不当之处，在所难免。希冀读者不吝指出，您的意见和建议将会成为我们后续研究工作的路径指引。

"中医学理论体系框架结构研究丛书"编委会

2021 年 11 月 16 日

凡　例

一、《中医学理论专论集成》，属于"中医学理论体系框架结构研究丛书"四个系列之一。本系列分为《中医基础理论》《临床诊治理论》《中药方剂理论》《针灸理论》和《养生理论》五个分卷。

二、《中医学理论专论集成·临床诊治理论》，主要选择历代代表性医学论著中，观点明确、内容精要、流传较广的章节或完整段落，其内容重在阐释临床诊治理论相关概念、命题及原理，或是对临床诊治理论独到的理论见解和临床体会，并由编者对其要点加以提要钩玄，编纂而成。

三、本书选取文献的范围，以相关领域民国以前文献为主。通过梳理阐发中医临床诊治理论主要内涵的专门论述，选择其中具有一定学术影响和价值，或言之成理而自成一家之说者，作为本书选取资料的来源。

四、本书对选取的代表性中医临床诊治理论专论，进行分析与类分；将临床诊治理论划分为：外感病、内科、外科、妇科、儿科、眼科、耳鼻咽喉口齿科、骨伤科等 8 个基本范畴，提纲列目。各个范畴内，又据讨论主题不同，各析子目。子目设置，一般不多于 5 级，末级为专论标题；所录专论，各以时代为次。

五、专论标题之下为正文。所选医论，一般为原书中的章节或完整段落。如属节选，则在医论标题处右上标注※，以示区别。医论标题，一般为原文标题；如为编者所加，则在医论标题处右上标注*，以示区别。对于所收专论原文，均比照底本加以校对，并注明出处。

六、每条专论之下设有【提要】，简明扼要地阐述主旨，以挈纲领。其中，包括对专论中关键理论术语进行必要释义，或论述专论中重要命题的学术渊源及学术价值，并适当引申，加以扼要的理论阐释。

七、本书文后所列参考文献，为精选通行本或名家精校本。确实无法查找单行本者，则采用丛书本；原文献确已亡佚者，采用类书或综合性医书作为文献底本。

目录

总序
总前言
凡例

上　册

第一篇　外　感　病

1　伤风 ···················· 3

《素问》　论邪风之至 ········· 3

《素问》　风论 ············· 3

《灵枢》　论贼风邪气 ········ 4

《圣济总录》　诸风统论 ······ 4

陈无择　叙伤风论 ·········· 5

陈无择　六经伤风论 ········· 5

张介宾　伤风论证 ·········· 7

冯兆张　伤风综论 ·········· 7

华岫云　论风为百病之长 ····· 8

李用粹　论风邪致病特点 ····· 9

林珮琴　伤风论治 ·········· 9

雷　丰　风热综论 ·········· 10

雷　丰　风寒综论 ·········· 11

2　伤寒 ···················· 12

2.1　伤寒总论 ············ 12

张仲景　伤寒名义论 ········· 12

张仲景　治有先后论 ········· 13

庞安时　寒毒论 ············ 13

庞安时　六经传变与论治 ····· 13

陈无择　五脏中寒证 ········· 14

李　梴　治疗有先后缓急论 ··· 14

江　瓘　论伤寒内伤病因 ····· 15

张介宾　风寒辨 ············ 15

张介宾　论六经病脉证特点 ··· 15

秦昌遇　伤寒之因 ·········· 16

冯兆张　辨伤寒感寒中寒外感内伤 ··· 16

钱　潢　阴阳发病六经统论 ··· 17

2.2　太阳病 ·············· 17

张仲景　论太阳中风证治 ····· 17

张仲景　论太阳伤寒证治 ····· 18

成无己　风伤卫寒伤荣论 ····· 18

方有执　风伤卫论 ·········· 18

方有执　寒伤荣论 ·········· 19

方有执　风寒两伤荣卫论 ····· 19

柯　琴　论太阳病浮脉 ······ 20

柯　琴　论太阳病提纲证 ····· 20

柯　琴　太阳病发汗利水论 ··· 21

钱　潢　太阳病欲解时论 ····· 21

黄元御　太阳本病论 ········ 21

郑寿全　太阳病腑证论 ······ 22

郑寿全　太阳腑蓄水蓄热证论 ··· 22

唐宗海　脉之营卫论 ········ 22

2.3　阳明病 ·············· 23

张仲景 论阳明病证治 …………… 23

成无己 太阳病误治传入阳明论 …… 24

成无己 太阳传阳明论 …………… 24

柯 琴 阳明病提纲证论 ………… 24

柯 琴 阳明表热治法论 ………… 25

柯 琴 治阳明三法论 …………… 25

柯 琴 阳明为三阴之表，又为三阴

之里论 ………………… 26

钱 潢 阳明病欲解时论 ………… 26

程国彭 论阳明本证用药法 ……… 26

程国彭 论阳明兼证用药法 ……… 27

程国彭 论里中之里 …………… 27

《医宗金鉴》 阳明病表病脉证论 … 28

黄元御 辨阳明病能食与否 ……… 28

2.4 少阳病 ……………………… 28

张仲景 论少阳病证治 …………… 29

成无己 往来寒热论 …………… 29

李 梴 少阳病禁汗下渗论 ……… 30

柯 琴 少阳病提纲证论 ………… 30

钱 潢 少阳病欲解时论 ………… 31

黄元御 少阳病传变论 …………… 31

郑寿全 少阳经证解 …………… 31

曹颖甫 论少阳弦脉 …………… 32

2.5 太阴病 ……………………… 32

张仲景 论太阴病证治 …………… 33

朱 肱 太阴中寒论 …………… 33

柯 琴 论太阴病之脉 …………… 33

柯 琴 太阴病提纲证论 ………… 34

柯 琴 太阴病不可轻下论 ……… 34

钱 潢 太阴病欲解时论 ………… 35

尤在泾 论太阴中风 …………… 35

黄元御 论太阴病提纲 …………… 35

吕震名 太阴病治宜主温论 ……… 36

2.6 少阴病 ……………………… 36

张仲景 论少阴病证治 …………… 37

成无己 伤寒表邪入少阴论 ……… 37

柯 琴 少阴辨脉论 …………… 38

柯 琴 少阴病提纲证论 ………… 38

钱 潢 少阴病欲解时论 ………… 39

《医宗金鉴》 少阴阳邪脉证论 …… 39

黄元御 论少阴病提纲 …………… 39

黄元御 论少阴病死证 …………… 40

黄元御 论少阴病阳复 …………… 40

2.7 厥阴病 ……………………… 40

张仲景 论厥阴病证治及脏厥蛔厥

鉴别 ………………… 41

张 璐 论蛔厥 ……………… 41

张 璐 论脏厥 ……………… 42

柯 琴 论厥阴病提纲证 ………… 42

柯 琴 治厥阴病以阴为主论 …… 43

钱 潢 厥阴病欲解时论 ………… 43

《医宗金鉴》 厥阴阳邪脉证论 …… 43

《医宗金鉴》 厥阴阴邪脉证论 …… 44

黄元御 论厥阴经提纲证 ………… 44

黄元御 厥阴病厥热胜复论 ……… 45

黄元御 厥阴病死证论 …………… 45

郑寿全 厥阴经证论 …………… 46

唐宗海 厥阴以风论 …………… 46

3 暑病 ………………………… 47

《圣济总录》 中暍统论 ………… 47

陈无择 伤暑叙论 …………… 47

杨士瀛 暑病综论 …………… 48

朱丹溪 论冒暑与中暑辨治 ……… 48

王肯堂 论中暑证治 …………… 49

张凤逵 辨寒暑证各异 …………… 49

张介宾 论中暑阳中之阴证辨治 …… 50

陆廷珍 论伤暑传变 …………… 51

邵新甫 论暑湿致病特点 ………… 52

王士雄 论暑病病因病机 ………… 52

吴 贞、邵先根 论暑病辨治 …… 53

4 湿病 ………………………… 55

4.1 湿病总论 …………………… 55

《素问》 论土岁湿病 …………… 55

《素问》 论湿邪与运气胜复为病 … 55

张仲景 论湿病证治 …………… 56

陈无择 伤湿叙论 …………… 56

华岫云 论湿病 ……………… 56

吴鞠通 论中焦湿证总纲 ………… 57

吴鞠通　湿病总纲 ·············· 58

4.2　寒湿病 ·························· 58

喻　昌　论下焦寒湿证治 ········ 58

林珮琴　寒湿综论 ·············· 59

雷　丰　寒湿病综论 ············ 59

4.3　湿热病 ·························· 59

张　璐　论湿热证治 ············ 60

张　璐　湿热论 ················· 61

冯兆张　湿热综论 ·············· 61

薛　雪　湿热证提纲论 ·········· 62

沈金鳌　论湿热证治 ············ 62

林珮琴　湿热综论 ·············· 63

何廉臣　湿火综论 ·············· 63

雷　丰　论湿热夹暑 ············ 64

5　燥病 ····························· 65

刘完素　论燥邪的形成与特点 ··· 65

刘完素　燥若火论 ·············· 65

张从正　论燥病证治 ············ 66

刘　纯　燥本风热论 ············ 66

虞　抟　燥证风热胜于水湿论 ··· 66

吴正伦　论燥邪致病特点 ········ 67

周慎斋　论燥热证治 ············ 67

李　梴　燥病综论 ·············· 68

龚　信、龚廷贤　论燥病证治 ··· 69

王肯堂　伤燥论 ················· 69

孙志宏　论燥病辨治 ············ 70

喻　昌　论燥邪形成 ············ 70

喻　昌　论秋燥症状 ············ 71

喻　昌　治肺燥不可苦寒下气论 ··· 71

华岫云　燥病论治 ·············· 71

吴鞠通　燥气论 ················· 72

吴鞠通　论凉燥证治 ············ 72

俞根初　论温燥与凉燥 ·········· 73

6　温病 ····························· 74

6.1　温病总论 ······················ 74

《素问》　论火热病机 ·········· 74

巢元方　热病总论 ·············· 75

巢元方　温病总论 ·············· 75

王　履　温病不同于伤寒论 ······ 76

王　纶　论温病与疫病辨治 ······ 76

缪希雍　春温夏热论大法 ········ 77

张凤逵　论火热烁金证治 ········ 77

叶　桂　论温病治法 ············ 78

叶　桂　卫气营血论 ············ 78

吴鞠通　三焦治法论 ············ 78

雷　丰　温病综论 ·············· 78

何廉臣　论伏火致病 ············ 79

何廉臣　论伏火证治 ············ 80

6.2　风温 ·························· 80

张仲景　论风温为病 ············ 81

王叔和　论风温与湿温的鉴别 ··· 81

巢元方　风热综论 ·············· 81

许叔微　论风温证 ·············· 82

邵新甫　风温治宜辛凉清解论 ··· 82

林珮琴　论风温证治 ············ 82

陈平伯、王士雄　论风温提纲 ··· 83

陈平伯、王士雄　论风温走窜心包 ··· 83

陆廷珍　风温辨论 ·············· 84

陆廷珍　论风温热劫胃阴辨治 ··· 84

6.3　春温 ·························· 85

朱　肱　论春温证治 ············ 85

缪希雍　论春温治法 ············ 85

吴又可　冬伤于寒至春而发温论 ··· 86

陶　华　春温综论 ·············· 86

喻　昌　论春温病因 ············ 87

周扬俊　春温病论 ·············· 87

周扬俊　春温集补证治并方论 ··· 88

陆廷珍　春温辨论 ·············· 88

雷　丰　冬伤于寒春必病温论 ··· 89

柳宝诒　论伏气发温与暴感风温病

原不同治法各异 ·············· 90

6.4　暑温 ·························· 91

王　纶　暑温综论 ·············· 91

吴鞠通　暑温成于上热下湿论 ··· 91

吴鞠通　论手太阴暑温辨治 ······ 92

吴鞠通　论手厥阴暑温辨治 ······ 92

吴鞠通　论暑温病久辨治 ········ 93

6.5　湿温 ·························· 93

王叔和 湿温综论 …………… 94
周扬俊 湿温先伤湿后伤暑论 …… 94
李用粹 湿温病在心脾论 ……… 94
吴鞠通 论湿温证治 …………… 95
章 楠 论湿温病因病机 ……… 95
章 楠 湿温综论 …………… 95
林珮琴 湿温综论 …………… 96
吴鞠通 论湿温证治 …………… 96

6.6 伏暑 …………………………… 97
李 梴 论伏暑病机 …………… 97
吴鞠通 论伏暑发病特点 ……… 98
陆廷珍 伏暑辨论 …………… 98
陆廷珍 论伏暑提纲 …………… 98
雷 丰 伏暑综论 …………… 99
俞根初 伏暑伤寒综论 ……… 99
陆廷珍 伏暑辨论 …………… 101
何廉臣 论伏暑辨治 …………… 101
戴天章 论暑温辨治 …………… 103

6.7 冬温 …………………………… 103
巢元方 论温病与冬温的鉴别 …… 104
王肯堂 论冬温伤寒温病的鉴别 … 104
吴又可 冬温综论 …………… 104
周扬俊 论冬温证治 …………… 105
陆廷珍 论冬温初起证治 ……… 105
陆廷珍 冬温综论 …………… 106
雷 丰 冬温综论 …………… 106

7 疫病 …………………………………… 108
7.1 疫病总论 ……………………… 108
巢元方 疫疠病候 …………… 108
朱 肱 论温疫治法 …………… 108
庞安时 天行温病论 …………… 109
陈无择 叙疫论 …………… 110
郭 雍 伤寒温疫论 …………… 110
虞 抟 论瘟疫 …………… 110
吴又可 杂气论 …………… 111
吴又可 论疫气致病 …………… 112
吴又可 统论疫有九传治法 …… 113
吴又可 传变不常 …………… 114
吴又可 内壅不汗 …………… 115

吴又可 解后宜养阴忌投参术 …… 115
喻 昌 三焦病变论 …………… 116
邹滋九 论疫病 …………… 116
刘 奎 疫病有三种论 ……… 116
余 霖 疫疹案 …………… 117
顾祖庚 认疫治疫要言 ……… 118
李 炳 辨疫论 …………… 118
王士雄 治疫以顾中焦为主论 … 119

7.2 温疫 …………………………… 119
陈无择 论诸疫证治 …………… 120
郭 雍 论温疫辨治 …………… 120
吴又可 论温疫初起证治 ……… 121
吴又可 论温疫表里分传证治 … 122
喻 昌 论温疫特点 …………… 122
秦之桢 论温疫辨治 …………… 123
黄元御 论温疫与寒疫辨治 …… 123
任越庵 论温热与温疫的辨别 … 124
王德宣 温病瘟疫之辨析 ……… 124

7.3 寒疫 …………………………… 125
巢元方 论时气病与寒疫 ……… 125
朱 肱 论冬温伤寒与寒疫辨治 … 126
《普济方》 论寒疫发病 ……… 126
张凤逵、叶 霖 寒疫综论 …… 127
秦之桢 寒疫综论 …………… 127
黄元御 寒疫由来 …………… 128
黄元御 寒疫传经 …………… 128
吴 贞、邵先根 寒疫综论 …… 128
吴鞠通 寒疫论 …………… 129
陆廷珍 暴感风寒论 …………… 129
俞根初、何秀山、何廉臣 寒疫
    综论 …………………… 129

7.4 杂疫 …………………………… 130
7.4.1 大头瘟 …………………… 130
刘完素 大头瘟论 …………… 131
徐春甫 论大头瘟辨治 ……… 131
张介宾 论大头瘟证治 ……… 132
李中梓 论大头瘟分三阳经施治 … 133
秦昌遇 大头瘟综论 …………… 133
周扬俊 大头瘟辨治 …………… 133

俞根初　大头伤寒 ……………… 134

7.4.2　烂喉痧 ………………… 134

萧　霆　论烂喉痧证治 ………… 135

陈耕道　论烂喉痧诊察要点 …… 135

王士雄　论烂喉痧治法 ………… 135

金德鉴　论烂喉痧证治 ………… 136

戴天章　论烂喉痧证治 ………… 136

何廉臣　论风痧与烂喉痧异同 … 137

丁甘仁　烂喉痧综论 …………… 137

7.4.3　霍乱 …………………… 138

葛　洪　论霍乱病因与治法 …… 139

巢元方　霍乱综论 ……………… 139

孙思邈　霍乱皆因饮食论 ……… 140

《圣济总录》　霍乱统论 ……… 140

陈无择　霍乱叙论 ……………… 140

张元素　吐下霍乱 ……………… 141

朱丹溪　论霍乱证治 …………… 141

朱丹溪　霍乱综论 ……………… 142

张介宾　霍乱论证 ……………… 142

张介宾　干霍乱论治 …………… 143

秦昌遇　霍乱论 ………………… 143

秦昌遇　外感霍乱论 …………… 144

周扬俊　霍乱论治 ……………… 145

7.4.4　疟病 …………………… 145

《素问》　疟疾综论 …………… 145

《素问》　论寒疟温疟与瘅疟 … 147

《素问》　论六经疟脏腑疟与风疟
……………………………… 147

巢元方　疟病综论 ……………… 148

巢元方　论痎疟病因病机 ……… 149

巢元方　论疟病诸候 …………… 149

《圣济总录》　论疟病病因病机 … 150

陈无择　疟病三因论 …………… 151

严用和　诸疟论治 ……………… 152

张介宾　疟疾论证 ……………… 153

张介宾　疟疾论治 ……………… 153

张介宾　论瘅疟致病特点 ……… 155

张介宾　截疟论 ………………… 155

张介宾　论无痰不作疟 ………… 156

李中梓　疟疾综论 ……………… 156

吴又可　论温疟证治 …………… 157

秦昌遇　疟疾总论 ……………… 157

秦昌遇　外感疟疾 ……………… 158

第二篇　内　科

1　内科总论 ………………… 163

1.1　病因病机 ……………… 163

陈无择　三因论 ………………… 163

李东垣　饮食劳倦论 …………… 163

罗天益　饮食自倍肠胃乃伤论 … 165

王　履　内伤余议 ……………… 165

戴思恭　论郁病多在中焦 ……… 167

徐春甫　郁证综论 ……………… 167

汪绮石　虚症有六因 …………… 168

何梦瑶　凡病多属火论 ………… 169

华岫云　肝风论 ………………… 170

华岫云　论脾胃升降异治 ……… 171

邵新甫　肝火论 ………………… 172

唐宗海　瘀血论 ………………… 172

1.2　辨证施治 ……………… 174

《素问》　论五郁之治 ………… 174

孙思邈　治病略例 ……………… 174

张元素　论五脏补泻法 ………… 175

张元素　论五郁之病的证候特征 … 175

朱丹溪　论痰病辨治 …………… 176

孙一奎　论五郁辨治 …………… 177

周慎斋　论脾胃病治法 ………… 178

缪希雍　治法提纲 ……………… 179

缪希雍　论制方和剂治疗大法 … 179

张介宾　论脾胃病的诊治 ……… 180

张介宾　论血病辨证 …………… 181

张介宾 论肝无补法 …………… 182
张介宾 论疾病虚实治法 ……… 183
张介宾 论调气 ………………… 184
汪绮石 治痨有三本 …………… 185
汪绮石 治虚二统 ……………… 186
柯 琴 血证"调气补血安神固
精"论 …………………… 186
张 璐 痰火综论 ……………… 187
顾靖远 治气治血三法 ………… 188
程国彭 杂症主治四字论 ……… 188
何梦瑶 论气之病证 …………… 189
何梦瑶 论气之治法 …………… 190
王旭高 治肝三十法 …………… 191
华岫云 论肺病辨治 …………… 192
华玉堂 论诸痛治法 …………… 193
吴鞠通 俗传虚不受补论 ……… 194
石寿棠 问证求病论 …………… 194

2 内科各论 ………………………… 195

2.1 咳嗽 …………………………… 195

《素问》 论五脏六腑之咳 ……… 195
巢元方 咳嗽综论 ……………… 196
窦 材 论肺寒咳嗽辨治 ……… 197
陈无择 论咳嗽病因 …………… 197
杨士瀛 咳嗽方论 ……………… 197
刘完素 咳嗽论 ………………… 198
朱丹溪 论咳嗽辨治 …………… 198
戴思恭 论咳嗽病因病机 ……… 199
戴思恭 咳嗽治以泻火益水以救
金论 …………………… 199
汪 机 论咳嗽治疗大法 ……… 200
徐春甫 论咳嗽辨治 …………… 200
张介宾 论咳嗽辨治 …………… 201
孙文胤 论咳嗽辨治 …………… 202
李中梓 论咳嗽辨治 …………… 203
汪绮石 论劳嗽辨治 …………… 203
喻 昌 论伤燥咳嗽病因病机 …… 204
程国彭 论止嗽散治咳 ………… 205
黄元御 论咳嗽病因病机 ……… 206
邵新甫 论咳嗽治法 …………… 206

尤在泾 咳嗽统论 ……………… 207
林珮琴 咳嗽论治 ……………… 207
郑寿全 论咳嗽病因病机 ……… 208

2.2 哮证 …………………………… 209

朱丹溪 论哮专主于痰 ………… 209
朱丹溪 论哮证治法 …………… 210
楼 英 论哮喘有二证 ………… 210
李 梴 论哮证辨治 …………… 210
孙一奎 论哮证治以定喘汤 …… 211
孙一奎 论哮证辨治 …………… 211
张三锡 论哮证防治 …………… 212
龚廷贤 论治哮方剂 …………… 212
王肯堂 哮证综论 ……………… 213
张介宾 论哮证治法 …………… 214
秦昌遇 哮病论 ………………… 214
李用粹 哮证综论 ……………… 215
张 璐 论哮证辨治 …………… 216
何梦瑶 哮证综论 ……………… 216
华玉堂 论哮证治法 …………… 217
沈金鳌 哮证辨治 ……………… 217
罗国纲 论喘促哮辨治 ………… 218
林珮琴 哮症论治 ……………… 218

2.3 喘证 …………………………… 219

陈无择 论喘之虚实脉证 ……… 220
严用和 论喘证病因病机 ……… 220
杨士瀛 论喘证辨治 …………… 220
朱丹溪 喘证综论 ……………… 221
虞 抟 论哮与喘之别 ………… 222
龚 信、龚廷贤 喘证综论 …… 222
张介宾 论喘证虚实病机 ……… 223
张介宾 论虚喘与实喘辨治 …… 223
李中梓 论喘短气哮之区别 …… 225
秦昌遇 喘症论 ………………… 225
李用粹 喘证综论 ……………… 227
程国彭 论外感与内伤之喘 …… 228
何梦瑶 论虚实之喘 …………… 229
邵新甫 论喘证辨治 …………… 229
沈金鳌 喘证综论 ……………… 230
郑寿全 喘证综论 ……………… 231

2.4　肺胀 ……………………………… 232

　　张仲景　论肺胀证治………………… 232

　　巢元方　论肺胀虚实病机 …………… 233

　　《太平圣惠方》　风冷致肺胀论 …… 233

　　《太平圣惠方》　论肺胀证候……… 233

　　《圣济总录》　论肺胀辨治………… 234

　　张　锐　论肺胀病因病机 …………… 234

　　刘完素　郁热肺胀论………………… 235

　　朱丹溪　论痰瘀气滞肺胀治法……… 235

　　虞　抟　论肺胀病因病机 …………… 235

　　李中梓　论肺胀辨治………………… 235

　　秦昌遇　肺胀论……………………… 236

　　李用粹　论肺胀辨治………………… 236

　　高学山　论肺胀病因病机 …………… 237

2.5　肺痈 ……………………………… 237

　　张仲景　论肺痈辨治………………… 237

　　王叔和　肺痈辨脓论………………… 238

　　巢元方　正虚感寒肺痈论 …………… 238

　　孙思邈　论肺痈辨治………………… 239

　　王　焘　论肺痈治法………………… 239

　　齐德之　论诊候肺疽肺痈法……… 240

　　龚廷贤　正虚寒热袭肺肺痈论 …… 241

　　陈实功　肺痈论……………………… 241

　　喻　昌　论肺痈肺痿辨治…………… 242

　　张　璐　论肺痈病因病机 …………… 243

　　王维德　论肺痈辨治………………… 243

　　《医宗金鉴》　肺痈肺热复伤风论 … 244

　　黄元御　肺痈根原…………………… 244

　　汪蕴谷　论肺痈分期辨治…………… 245

　　沈金鳌　论肺痈治法………………… 246

　　林珮琴　论肺痈辨治………………… 246

　　王泰林　肺痈综论…………………… 246

2.6　肺痿 ……………………………… 247

　　张仲景　论肺痿辨治………………… 247

　　巢元方　论肺痿病因病机 …………… 248

　　《太平圣惠方》　热盛肺痿论……… 248

　　《圣济总录》　论肺痿辨治………… 248

　　《普济方》　论肺痿辨治…………… 248

　　朱丹溪　论肺痿治法………………… 249

　　徐春甫　肺痿病机论 ……………… 249

　　孙志宏　肺痿综论 ………………… 249

　　喻　昌　胃中津亏肺痿论 ………… 250

　　魏荔彤　寒热肺痿辨 ……………… 251

　　尤在泾　论肺痿辨证及与肺痈鉴别 … 251

　　汪蕴谷　论肺痿辨治及与肺痈鉴别 … 252

　　邹时乘　津枯液燥肺痿论 ………… 253

　　程文囿　论肺痿肺痈鉴别 ………… 253

　　林珮琴　论肺痿辨治 ……………… 254

2.7　肺痨 ……………………………… 254

　　《中藏经》　传尸论 ……………… 254

　　葛　洪　论肺痨症状 ……………… 255

　　王　焘　论肺痨病因症状 ………… 255

　　《太平圣惠方》　论肺痨病因与传变

　　　………………………………… 256

　　陈无择　论肺痨别名与症状 ……… 256

　　严用和　论肺痨辨治 ……………… 256

　　杨士瀛　痨瘵方论 ………………… 257

　　危亦林　论肺痨症状 ……………… 257

　　王　纶　肺痨阴阳虚损论 ………… 258

　　虞　抟　肺痨综论 ………………… 258

　　方　广　肺痨综论 ………………… 259

　　徐春甫　痨瘵九虫候 ……………… 260

　　李　梴　肺痨综论 ………………… 260

　　龚廷贤　相火上乘肺金劳瘵论 …… 261

　　李中梓　痨虫论治 ………………… 262

　　汪绮石　劳嗽总论 ………………… 262

　　汪绮石　劳嗽症论 ………………… 263

　　李用粹　肺痨综论 ………………… 263

　　李用粹　论肺痨治法 ……………… 264

　　林珮琴　痨瘵论治 ………………… 265

2.8　胸痹心痛 ………………………… 265

　　《灵枢》　论心痛的分类与针刺治疗

　　　………………………………… 266

　　张仲景　胸痹心痛综论 …………… 266

　　孙思邈　论胸痹病因病机 ………… 267

　　《圣济总录》　胸痹心痛综论 …… 267

　　陈无择　论心痛三因证治 ………… 268

　　杨士瀛　论真心痛与心痛鉴别 …… 269

虞 抟 论胃脘痛（心痛）与真心痛
　　鉴别 ……………………………………269
汪 机 论心痛辨治 …………………270
王肯堂 论心痛与胃脘痛鉴别 ……270
程国彭 论九种心痛辨治 …………271
华玉堂、龚商年、徐灵胎 论胸痹与
　　心痛辨治 …………………………272
尤在泾 论心痛辨治 …………………273
陈修园 胸部诸痛综论 …………………274
林珮琴 论胸痹与心痛辨治 …………275
郑寿全 论心痛寒热病机 …………276
2.9 心悸怔忡 ………………………………277
巢元方 论惊悸病因病机 …………277
陈无择 论惊悸与怔悸病因病机 …277
严用和 论惊悸与怔忡之别 …………278
杨士瀛 论惊与悸之别 …………………278
朱丹溪 论惊悸与怔忡病因病机 …279
戴思恭 论惊悸与怔忡的鉴别 …………279
虞 抟 论怔忡惊悸健忘辨治 …………280
汪 机 怔忡综论 …………………………280
徐春甫 论惊悸脏腑病机 …………280
张介宾 论怔忡病因病机 …………281
张介宾 怔忡惊恐综论 …………………281
李中梓 论惊悸恐的鉴别 …………282
陈士铎 论惊悸怔忡辨治 …………282
陈士铎 论怔忡辨治 …………………283
李用粹 惊悸怔忡综论 …………………284
高斗魁 论怔忡病机 …………………285
程国彭 惊悸恐综论 …………………286
何梦瑶 论惊悸恐鉴别 …………286
黄元御 惊悸综论 …………………287
沈金鳌 惊悸怔忡综论 …………288
罗国纲 论怔忡惊悸恐惧鉴别 …290
林珮琴 论怔忡惊恐鉴别 …………290
郑寿全 论惊与悸鉴别 …………291
唐宗海 论怔忡与悸辨治 …………291
2.10 不寐 ………………………………292
《灵枢》 从营卫循行失常论不寐
　　病机 …………………………………292

《素问》 论胃不和则卧不安 ……293
张仲景 论不寐辨治 …………………293
巢元方 论不寐心热与胆寒病机 …294
孙思邈 论胆寒不寐之治 …………294
《太平圣惠方》 论不寐与营卫气血
　　循行的关系 …………………………294
《圣济总录》 论胆虚与虚劳不得眠
　　辨治 …………………………………294
戴思恭 论不寐辨治 …………………295
徐春甫 不寐综论 …………………296
张介宾 从邪正论不寐病因病机 …296
张介宾 不寐综论 …………………297
孙志宏 论不寐辨治 …………………297
李中梓 论不寐辨治 …………………298
秦昌遇 不得卧论 …………………298
傅 山 论从心肾诊治不寐 …………301
陈士铎 论心肾不交所致不寐 …302
冯兆张 论不寐病机 …………………303
程国彭 不得卧论 …………………304
汪蕴谷 论从阴阳诊治不寐 …304
沈金鳌 论不寐辨治 …………………305
郑寿全 论不卧辨治 …………………306
唐宗海 不得卧与不寐综论 …………306
2.11 呆证 ………………………………307
张介宾 论痴呆的发病与治疗 ……308
陈士铎 痴呆综论 …………………308
陈士铎 论痴呆病因与治疗 …………310
王清任 脑髓说 …………………311
2.12 健忘 ………………………………312
《灵枢》 营卫失养健忘论 …………312
张仲景 论健忘从瘀血论治 …………312
《圣济总录》 论健忘从心血虚论治
　　………………………………………313
陈无择 心脾虚健忘论 …………313
严用和 思虑过度健忘论治 …………314
朱丹溪 论痰浊健忘病因病机 ……314
李 梴 论惊悸怔忡健忘的区别 …314
李中梓 心肾不交健忘论 …………315
李用粹 健忘综论 …………………316

程国彭　论健忘辨治……………316

林珮琴　健忘综论…………………317

唐宗海　论健忘辨治………………317

2.13　癫狂…………………………………318

《内经》　癫狂综论………………318

《难经》　论狂与癫的鉴别………319

朱丹溪　论癫狂从痰论治…………319

戴思恭　论癫狂及心风的治疗……319

虞　抟　论癫狂痫的鉴别…………320

皇甫中　论癫狂辨治………………321

李　梴　癫狂综论…………………321

龚　信、龚廷贤　癫狂综论………322

王肯堂　论癫狂痫辨治……………323

张介宾　论癫狂证治………………324

陈士铎　癫狂综论…………………325

张　璐　癫狂综论…………………326

王清任　论气滞血瘀癫狂的治疗……327

林珮琴　癫狂论治…………………327

2.14　痫证…………………………………328

《素问》　论巅疾病因病机………328

《灵枢》　论巅疾的症状与分类……328

巢元方　论五癫病因病机…………329

巢元方　论癫痫病因病机…………329

陈无择　论三因致痫………………330

陈无择　论五痫病因病机…………330

严用和　五痫论……………………331

朱丹溪　论治痫宜行痰为主………331

皇甫中　痰火惊致痫论治…………331

龚　信、龚廷贤　痰浊壅盛致痫论……332

龚廷贤　论痫病辨治………………333

龚廷贤　脏腑经络失调致痫论……333

王肯堂　论癫痫狂的鉴别…………334

李用粹　阳痫阴痫论………………334

张　璐　肾虚有痰致痫论…………335

沈金鳌　论痫病之根源在肾………336

2.15　眩晕…………………………………337

巢元方　论眩晕病因病机…………337

陈无择　眩晕证治…………………338

刘完素　论诸风掉眩皆属肝木……338

朱丹溪　论"无痰则不能作眩"……338

徐彦纯　眩晕综论…………………339

虞　抟　论眩晕肥瘦之人治法之异……339

汪　机　论眩晕辨治………………340

王肯堂　眩晕综论…………………340

张介宾　论"眩运一证，虚者居其
　　八九"……………………………341

张介宾　论眩晕辨治………………341

李用粹　眩晕综论…………………342

冯兆张　论"头眩之症，多主于痰"
　　………………………………………343

程国彭　论眩晕治法………………343

汪蕴谷　虚火痰眩晕论……………343

华岫云、徐灵胎　论眩晕治疗之
　　法度………………………………344

怀　远　眩晕综论…………………345

林珮琴　论眩晕治法………………345

2.16　中风…………………………………346

《灵枢》　论偏枯与痱证的鉴别……346

张仲景　论中风证候………………347

孙思邈　论中风分类与证候………347

《圣济总录》　论瘫与痪的鉴别……347

严用和　论中风辨治………………348

刘完素　论中风病因病机…………348

李东垣　中风综论…………………349

王　履　论真中与类中的鉴别……349

朱丹溪　中风血虚有痰论…………350

王　纶　论真中与类中的鉴别……350

缪希雍　中风综论…………………351

龚廷贤　论中风病因病机…………351

张介宾　中风非风论………………352

张介宾　论"非风"………………352

李中梓　论真中风的类别…………354

李中梓　论类中风辨治……………355

张　璐　论中风辨治………………356

汪蕴谷　中风综论…………………356

华岫云　中风肝阳偏亢内风论……357

尤在泾　论中风八法………………357

姜天叙　论中风病因病机…………358

怀　远　中风综论 ……………… 359

王旭高　论中风辨治 …………… 359

王清任　论半身不遂病因病机 …… 360

张伯龙　论中风内虚暗中之病机 … 360

张锡纯　论中风病因病机 ……… 361

张山雷　论外风与内风为中风证治

　　　大纲 ……………………… 361

2.17　噎膈 ……………………………… 362

巢元方　五膈论 ………………… 362

巢元方　五噎论 ………………… 363

严用和　五噎五膈综论 ………… 363

张从正　斥十膈五噎浪分支派疏 … 364

朱丹溪　噎膈综论 ……………… 365

徐春甫　噎膈火积痰凝论 ……… 365

李　梴　论噎膈治宜益阴养胃论 … 366

赵献可　噎膈综论 ……………… 367

张介宾　论噎膈为脾肾之病 …… 368

张介宾　治噎膈以脾肾为主论 … 369

李中梓　噎膈反胃综论 ………… 370

邹滋九　论噎膈与反胃的鉴别 … 371

尤在泾　噎膈综论 ……………… 371

林珮琴　噎膈综论 ……………… 372

张锡纯　论噎膈治法 …………… 374

2.18　胃脘痛 …………………………… 374

《素问》　胃脘痛综论 ………… 374

陈无择　论胃脘痛之三因 ……… 375

李东垣　论胃脘痛的治疗 ……… 376

朱丹溪　论胃脘痛辨治 ………… 376

虞　抟　论胃脘痛病因病机 …… 377

龚廷贤　论胃脘痛病因病机 …… 377

张介宾　论胃脘痛治以理气为主 … 378

秦昌遇　胃脘痛论 ……………… 378

高斗魁　论胃脘痛辨治 ………… 379

汪蕴谷　胃脘痛综论 …………… 380

邵新甫　论胃脘痛辨治 ………… 381

江　秋　论胃痛辨治 …………… 381

林珮琴　论胃脘痛辨治 ………… 382

2.19　痞满 ……………………………… 383

《素问》　论痞满病因病机 …… 383

张仲景　痞满综论 ……………… 383

巢元方　论痞满病因病机 ……… 384

李东垣　痞满综论 ……………… 384

李东垣　中满腹胀论 …………… 385

李东垣　痞满治宜消补兼施辛开苦

　　　降论 ……………………… 385

徐彦纯　论伤寒杂病痞皆血证 … 386

朱丹溪　论痞证病因病机 ……… 386

朱丹溪　论痞满惟宜上下分消其气

　　　………………………………… 386

戴思恭　论痞满辨治 …………… 386

李　梴　痞满论 ………………… 387

龚廷贤　痞满综论 ……………… 388

王肯堂　论痞满病因病机 ……… 388

张介宾　论痞满证治 …………… 389

李用粹　痞满综论 ……………… 390

张　璐　论痞满辨治 …………… 391

林珮琴　痞满论治 ……………… 392

2.20　呕吐 ……………………………… 392

《圣济总录》　呕吐综论 ……… 393

陈无择　呕吐综论 ……………… 393

杨士瀛　论呕吐辨治 …………… 394

朱丹溪　论呕吐与哕的鉴别 …… 394

虞　抟　呕吐三焦论治 ………… 395

虞　抟　论呕吐辨治 …………… 395

汪　机　论呕吐辨治 …………… 396

龚　信、龚廷贤　论呕吐辨治 … 396

张介宾　论呕吐最当详辨虚实 … 397

李中梓　论呕吐辨治 …………… 398

秦昌遇　呕吐论 ………………… 398

李用粹　呕吐综论 ……………… 400

程国彭　论呕吐哕证治 ………… 402

何梦瑶　论呕吐辨治 …………… 402

沈金鳌　论呕吐哕辨治 ………… 403

罗国纲　论呕吐 ………………… 404

林珮琴　呕吐论治 ……………… 405

2.21　呃逆 ……………………………… 406

《灵枢》　呃逆寒气入胃论 …… 406

朱丹溪　呃逆肝火乘胃论 ……… 407

虞　抟　呃逆综论 …………………… 407

李　梴　呃逆虚实论 ………………… 408

龚　信、龚廷贤　呃逆综论 ………… 409

龚廷贤　论呃逆辨治 ………………… 409

张介宾　论呃逆证治 ………………… 410

王绍隆、潘　楫　呃逆综论 ………… 411

秦昌遇　外感内伤呃逆论 …………… 411

陈士铎　论呃逆辨治 ………………… 412

李用粹　呃逆综论 …………………… 414

张　璐　论呃逆辨治 ………………… 415

冯兆张　产后呃逆综论 ……………… 416

沈金鳌　呃逆综论 …………………… 416

吴　贞、邵先根　论呃逆辨治 ……… 418

林珮琴　呃逆论治 …………………… 419

2.22 腹痛 ……………………………………… 420

《素问》　论寒邪致腹痛 …………… 421

巢元方　论寒邪腹痛证候 …………… 421

《太平圣惠方》　论气虚感寒腹痛 … 422

《圣济总录》　论寒邪腹痛 ………… 422

杨士瀛　腹痛方论 …………………… 422

朱丹溪　五种腹痛综论 ……………… 423

虞　抟　六种腹痛综论 ……………… 423

李　梴　腹痛综论 …………………… 424

龚廷贤　论九种腹痛辨治 …………… 426

龚廷贤　论腹痛辨治 ………………… 427

王肯堂　腹痛综论 …………………… 427

张介宾　论腹痛证脉 ………………… 428

张介宾　论腹痛辨治 ………………… 430

李中梓　腹痛综论 …………………… 431

秦昌遇　腹痛论 ……………………… 432

陈士铎　论腹痛辨治 ………………… 436

邵新甫　论腹痛无形与有形之患 …… 437

沈金鳌　论腹痛辨治 ………………… 438

林珮琴　腹痛论治 …………………… 439

2.23 泄泻 ……………………………………… 440

《素问》　论泄泻发病与季节的关系

…………………………………… 440

《素问》　论泄泻病因病机 ………… 441

《难经》　论泄泻分类 ……………… 441

巢元方　论泄泻病因病机 …………… 442

《圣济总录》　论泄泻病因病机 …… 442

张　锐　论泄泻肝肾病机 …………… 443

陈无择　论泄泻病因病机 …………… 443

杨士瀛　论脾泄肾泄证治 …………… 444

刘完素　论五泄证候及药方 ………… 445

朱丹溪　论泄泻辨治 ………………… 445

朱丹溪　论泄泻从湿治有多法 ……… 445

戴思恭　论泄泻辨治 ………………… 446

周文采　论泄泻辨治 ………………… 447

虞　抟　论泄泻寒热辨证与治泄

六法 …………………………… 447

汪　机　论泄泻辨治 ………………… 448

赵献可　论肾泄病因病机 …………… 449

张介宾　论泄泻病因病机 …………… 449

张介宾　论泄泻分利治法 …………… 450

张介宾　论泄泻辨治 ………………… 451

龚居中　论痰火泄泻辨治 …………… 451

李中梓　论治泄九法 ………………… 452

李用粹　论泄泻辨治 ………………… 453

陈　歧　论泄泻辨治 ………………… 454

冯兆张　论泄泻辨治 ………………… 454

沈金鳌　论泄泻辨治 ………………… 455

2.24 便秘 ……………………………………… 457

巢元方　论冷热邪气致秘 …………… 457

《圣济总录》　便秘综论 …………… 458

《圣济总录》　论风秘病因病机 …… 458

陈无择　秘结证治 …………………… 458

严用和　秘结论治 …………………… 459

杨士瀛　大便秘涩方论 ……………… 459

李东垣　大便结燥论 ………………… 460

戴思恭　便秘综论 …………………… 460

虞　抟　秘结总论 …………………… 461

徐春甫　论便秘治法 ………………… 462

张介宾　论秘结总属阴结与阳结 …… 462

张介宾　论阳结阴结证辨治 ………… 463

李中梓　便秘综论 …………………… 463

秦昌遇　大便秘结论 ………………… 464

李用粹　便秘综论 …………………… 466

尤在泾 便秘统论 ……………… 467

唐宗海 论便秘辨治 …………… 467

2.25 痢疾 ……………………………… 468

《圣济总录》 论痢疾病因病机 …… 468

陈无择 痢疾三因证治 ………… 470

严用和 痢疾论治 ……………… 470

杨士瀛 痢疾综论 ……………… 471

朱丹溪 痢疾综论 ……………… 471

戴思恭 论痢疾辨治 …………… 472

虞抟 论痢疾辨治 …………… 473

汪机 痢疾综论 ……………… 474

王肯堂 论痢疾病因病机 ……… 475

张介宾 论痢疾寒热虚实辨证 …… 476

喻昌 论治痢三法三律 ……… 477

李用粹 痢疾综论 ……………… 478

顾松园 论治痢四忌 …………… 480

程国彭 论痢疾的治法 ………… 480

何梦瑶 痢疾综论 ……………… 481

尤在泾 诸痢治法统论 ………… 482

罗国纲 论痢疾 ………………… 483

林珮琴 痢症论治 ……………… 484

2.26 胁痛 ……………………………… 485

《素问》 胁痛综论 …………… 485

《灵枢》 胁痛综论 …………… 487

张仲景 外感胁痛论 …………… 487

巢元方 论胁痛病因病机 ……… 488

孙思邈 胁痛从肝论治 ………… 488

严用和 胁痛气滞论 …………… 489

朱丹溪 论胁痛辨治 …………… 489

戴思恭 论胁痛辨治 …………… 490

虞抟 胁痛气痰瘀论治 ……… 490

李梴 胁痛"分左右审实虚"论 …… 491

龚信 龚廷贤 论胁痛证治 …… 492

张介宾 论胁痛证治 …………… 493

秦昌遇 胁痛论 ………………… 494

李用粹 胁痛综论 ……………… 495

尤在泾 论胁痛辨治 …………… 496

林珮琴 胁痛"气血食痰风寒之滞
于肝"论 …………… 497

2.27 黄疸 ……………………………… 498

《内经》 论黄疸与胃疸的证候 …… 499

张仲景 黄疸论治 ……………… 499

张仲景 五疸综论 ……………… 500

巢元方 黄疸综论 ……………… 501

《圣济总录》 论黄疸病因病机 …… 502

朱丹溪 黄疸综论 ……………… 503

朱丹溪 论黄疸属湿热 ………… 503

虞抟 论湿热黄疸辨治 ……… 504

张介宾 论黄疸辨证 …………… 504

张介宾 黄疸论治 ……………… 505

秦昌遇 黄疸论 ………………… 506

李用粹 黄疸综论 ……………… 508

黄元御 黄疸土湿感风论 ……… 510

张锡纯 论黄疸病因病机 ……… 510

2.28 鼓胀 ……………………………… 511

《素问》 论鼓胀证治 …………… 511

《灵枢》 论鼓胀辨治 …………… 511

张仲景 论五脏水的证候特征 …… 512

巢元方 论十水的症状及病位 …… 512

巢元方 论大腹水肿病因病机 …… 512

巢元方 论癥与水癥病因病机 …… 513

巢元方 论水蛊证候 …………… 513

朱丹溪 鼓胀论 ………………… 513

朱丹溪 论鼓胀辨治 …………… 514

戴思恭 论鼓胀辨治 …………… 514

李梴 鼓胀综论 ……………… 515

张介宾 论少年纵酒无节多成水鼓
…………………………… 516

李中梓 论鼓胀与蛊胀的鉴别 …… 517

喻昌 论血蛊之病 …………… 517

陈士铎 论鼓胀辨治 …………… 518

张锡纯 论水臌辨治 …………… 519

张锡纯 论血臌治法 …………… 520

2.29 积聚 ……………………………… 521

《灵枢》 论积病因病机 ………… 521

《难经》 论积聚病机与证候特点
…………………………… 522

《难经》 五脏之积论 ………… 522

张仲景 论积聚鼙气的鉴别及积证
的脉象 …………………… 523
巢元方 论癥瘕病因病机 ……… 523
严用和 五积六聚论 …………… 523
张从正 论五积辨治 …………… 524
朱丹溪 论积聚痞块辨治 ……… 526
朱丹溪 论积聚病因病机 ……… 526
戴思恭 论治积聚宜大七气汤 … 526
李 梴 积聚与癥瘕综论 ……… 527
张介宾 论积与聚的鉴别 ……… 528
张介宾 论先养正则积自除 …… 529
张介宾 论治积攻消散补四法 … 529
李中梓 论正气不足致积 ……… 530
陈士铎 论癥瘕辨治 …………… 531
王清任 论血受寒热而成积块 … 533
唐宗海 积聚癥瘕综论 ………… 533

2.30 淋证 …………………………… 534
张仲景 论淋证辨治 …………… 534
《中藏经》 论淋证病因病机 …… 535
巢元方 论淋证病因病机 ……… 536
孙思邈 论淋证病机为下焦客热 … 537
陈无择 论淋证病因病机 ……… 537
严用和 论淋闭与癃闭 ………… 537
杨士瀛 诸淋综论 ……………… 538
李东垣 淋证综论 ……………… 538
朱丹溪 论淋证辨治 …………… 539
戴思恭 淋证综论 ……………… 539
虞 抟 论淋秘辨治大要 ……… 540
虞 抟 淋证综论 ……………… 540
徐春甫 论淋证辨治 …………… 541
周慎斋 论淋证辨治 …………… 541
龚 信、龚廷贤 论治五淋用补中
益气汤 …………… 542
孙一奎 妇人砂石淋论治 ……… 542
张介宾 论淋证辨治 …………… 543
李中梓 淋证综论 ……………… 543
王绍隆、潘楫 论淋证病因病机
…………… 544
陈士铎 论感湿气而成淋辨治 …… 545

冯兆张 论淋证隔二隔三之治 …… 545
黄元御 论淋沥病因病机 ……… 546
尤在泾 淋证综论 ……………… 546
罗国纲 论淋证辨治 …………… 547
郑寿全 淋证综论 ……………… 547
唐宗海 论血家病淋辨治 ……… 548
张锡纯 论淋证辨治 …………… 548

2.31 水肿 …………………………… 549
《内经》 水肿综论 …………… 550
张仲景 论水肿辨治 …………… 551
巢元方 论水肿病因病机 ……… 551
孙思邈 论水肿有五不治 ……… 552
严用和 论水肿脾肾病机与辨治 … 552
朱丹溪 论水肿属脾虚不能制水 … 553
汪 机 论肿胀辨治 …………… 553
龚 信、龚廷贤 论水肿辨治 … 554
王肯堂 论水肿辨治 …………… 555
张介宾 水肿综论 ……………… 556
李用粹 论水肿治本之法及分治
六法 …………………… 558
顾靖远 论肿与胀的鉴别 ……… 559
程国彭 论水肿与鼓胀的鉴别 …… 560
罗国纲 论肿胀辨治 …………… 560
怀 远 论肿胀辨治 …………… 561
林珮琴 论水肿与鼓胀辨治 …… 561
唐宗海 论血病与水肿的关系 …… 562

2.32 癃闭 …………………………… 563
《内经》 论癃闭病因病机 …… 563
巢元方 论热结小便不通 ……… 564
杨士瀛 论小便不通治法 ……… 564
李东垣 小便淋闭论 …………… 565
罗天益 论小便不利辨治 ……… 565
朱丹溪 论小便不通辨治 ……… 565
王肯堂 小便不通综论 ………… 566
张介宾 论癃闭病机与治疗 …… 568
张介宾 论癃闭辨治 …………… 569
李中梓 小便癃闭 ……………… 570
李用粹 癃闭综论 ……………… 570
张 璐 论闭与癃的鉴别 ……… 571

2.33 关格 ……………………………… 572
　　《内经》 论关格的含义 ………… 572
　　张仲景 论关格的含义 …………… 573
　　巢元方 论关格为二便不通 ……… 573
　　朱丹溪 论治关格必用吐法 ……… 574
　　楼 英 论关格辨治 ……………… 574
　　龚廷贤 论关格痰格中焦的病机 … 575
　　王肯堂 论关格病因病机 ………… 575
　　张介宾 论关格证治 ……………… 575
　　孙志宏 论关格辨治 ……………… 577
　　李中梓 论关格阴阳病机与治法 … 577
　　喻 昌 论关格辨治 ……………… 578
　　傅 山 论关格病机与治法 ……… 579
　　陈士铎 论关格辨治 ……………… 579
　　冯兆张 论关格噎膈与反胃的
　　　　　鉴别 ……………………… 580
　　顾靖远 论关格病机与治法 ……… 580
　　沈金鳌 论关格为三焦约病 ……… 581
　　怀 远 关格综论 ………………… 581
　　江 秋 论关格唯有大滋肾阴
　　　　　一法 …………………… 582
　　林珮琴 论关格辨治 ……………… 582
　　费伯雄 论本病重在上之格者
　　　　　能通 …………………… 583
2.34 内伤发热 …………………………… 584
　　《素问》 论内伤发热病因病机 …… 585
　　杨士瀛 论瘀血发热证治 ………… 586
　　李东垣 论气虚发热因机治法 …… 586
　　李东垣 论血虚发热的治疗 ……… 587
　　朱丹溪 论发热的分类与治疗 …… 587
　　王 纶 发热论 …………………… 588
　　李 梴 内伤发热综论 …………… 589
　　龚廷贤 论发热潮热寒热的鉴别 … 591
　　张介宾 论诸热证治 ……………… 591
　　张介宾 论虚火病机 ……………… 592
　　张介宾 论火证证治 ……………… 593
　　秦昌遇 论内伤发热 ……………… 595
　　李用粹 内伤发热综论 …………… 596
　　程国彭 "火"字解 ……………… 598

　　唐宗海 论血证发热 ……………… 599
2.35 痰饮 ……………………………… 600
　　张仲景 论四饮证治 ……………… 601
　　巢元方 论痰饮病因病机 ………… 602
　　陈无择 论痰饮发生之三因 ……… 603
　　严用和 痰饮论治 ………………… 604
　　杨士瀛 痰涎综论 ………………… 604
　　张从正 痰饮综论 ………………… 605
　　戴思恭 论痰饮证治 ……………… 607
　　王 纶、薛 己 论痰饮辨治 …… 607
　　缪希雍 论痰与饮宜分治 ………… 608
　　张介宾 论痰与饮辨治 …………… 609
　　李中梓 论五痰五饮辨治 ………… 610
　　秦昌遇 痰症论 …………………… 611
　　喻 昌 论治痰饮有四法 ………… 613
　　《医宗金鉴》 痰饮综论 …………… 614
　　华岫云 论痰证辨治 ……………… 615
　　尤在泾 痰饮综论 ………………… 615
2.36 汗证 ……………………………… 617
　　《素问》 论汗证病因病机 ……… 618
　　巢元方 论汗证病机与证候 ……… 618
　　陈无择 论汗证病因病机 ………… 619
　　杨士瀛 论汗证病因病机 ………… 619
　　成无己 论伤寒盗汗病机 ………… 620
　　朱丹溪 论汗证辨治 ……………… 620
　　朱丹溪 论自汗与盗汗辨治 ……… 621
　　戴思恭 论汗证辨治 ……………… 621
　　虞 抟 论自汗盗汗辨治 ………… 622
　　汪 机 论汗证病机与治法 ……… 622
　　徐春甫 论自汗辨治 ……………… 623
　　徐春甫 论盗汗辨治 ……………… 624
　　王肯堂 论盗汗病机 ……………… 624
　　张介宾 论汗证辨治 ……………… 625
　　陈士铎 论心头有汗 ……………… 625
　　李用粹 论汗病外候与治法 ……… 626
　　张 璐 从营卫论汗证辨治 ……… 626
　　冯兆张 论自汗与盗汗病机治法 … 627
　　程国彭 论自汗盗汗辨治 ………… 628
　　何梦瑶 论汗出是因于火盛 ……… 628

沈金鳌　论盗汗自汗辨治 ………… 629

沈金鳌　论汗证辨治………… 630

罗国纲　论汗证治疗不可泥于阴虚

　阳虚 ………… 631

王清任　论瘀血汗出与治法………… 631

林珮琴　论汗证辨治………… 631

郑寿全　论汗证病机治法………… 633

唐宗海　论汗血病因病机 ……… 633

2.37　血证 ……… 634

巢元方　论血证病因病机 ……… 634

《圣济总录》　论吐血病机有三 ……… 635

陈无择　论衄血病因病机 ……… 636

朱丹溪　论血证辨治………… 636

虞　抟　论血证辨治………… 637

汪　机　论血证病机与治法………… 638

周慎斋　论吐血辨治………… 639

龚　信、龚廷贤　论失血证治 ……… 640

缪希雍　吐血三要法 ……… 641

赵献可　血症论 ……… 642

张介宾　论血证治疗以清火与顺气

　为要 ………… 644

程国彭　论吐血辨治………… 645

《医宗金鉴》　论失血证治 ……… 645

何梦瑶　论血证辨治………… 646

尤在泾　论吐血辨治………… 647

郑寿全　失血破疑说………… 648

唐宗海　论治血证四法………… 649

2.38　消渴 ……… 649

《素问》　论消渴与脾瘅 ……… 650

张仲景　论消渴脉证 ……… 650

巢元方　论消渴病因病机 ……… 650

孙思邈　论积久饮酒而成消渴 ……… 651

王　焘　论消渴病三种类型 ……… 651

王　焘　论消渴肾阳虚衰病机 ……… 652

《太平圣惠方》　三消论 ……… 652

杨士瀛　消渴治以养脾生津论 ……… 653

刘完素　论消渴病机 ……… 653

刘完素　论三消辨治………… 654

张从正　论三消之说当从火断 ……… 655

朱丹溪　论三消辨治………… 655

戴思恭　论三消辨治………… 656

虞　抟　论消渴当分三消而治 ……… 657

汪　机　论治三消大法 ……… 657

周慎斋　论三消治法 ……… 658

龚廷贤　论消渴的燥湿之辨 ……… 658

赵献可　消渴论 ……… 659

张介宾　论消渴之阴阳辨证 ……… 659

张介宾　论三消治法 ……… 660

秦昌遇　论外感内伤消渴辨治 ……… 661

喻　昌　消渴论与消渴续论 ……… 662

李用粹　论消渴辨治………… 663

程国彭　论三消不必专执本经而滋

　其化源 ………… 664

黄元御　论"消因胆胃之逆"………… 665

汪蕴谷　论"消渴一症责在于下"

　………… 666

邹滋九、邵新甫、华岫云　论三消

　与脾瘅辨治………… 666

张锡纯　论消渴多由于元气不升 ……… 667

2.39　郁证 ……… 668

朱丹溪　六郁综论 ……… 669

虞　抟　论六郁辨治………… 669

汪　机　论治郁大法 ……… 670

徐春甫　论治郁当遂其性 ……… 671

徐春甫　论治久病当兼解郁 ……… 671

孙一奎　气郁胁痛论 ……… 671

赵献可　论水郁与木郁辨治………… 672

张介宾　论情志三郁辨治………… 673

陈士铎　论五郁辨治………… 674

沈金鳌　论五郁治法 ……… 677

吴鞠通　论肝郁不可概用逍遥散

　治疗 ………… 678

江　秋　论诸郁辨治………… 679

林珮琴　论七情之郁辨治………… 682

2.40　头痛 ……… 682

《灵枢》　论厥头痛与真头痛之异

　………… 683

《圣济总录》　头痛综论………… 683

陈无择 论头痛之所因 …………… 684
李东垣 论头痛分经辨治 ……… 685
朱丹溪 论头痛辨治 …………… 685
虞 抟 论头痛辨治 …………… 686
汪 机 论伤寒与杂病头痛辨治 … 687
王肯堂 论头痛与头风的鉴别 … 688
张介宾 论头痛证治 …………… 688
李中梓 论头痛辨治 …………… 689
秦昌遇 论外感与内伤头痛辨治 … 690
陈士铎 论头痛辨治 …………… 691
冯兆张 论头痛不可专泥风药 … 692
《医宗金鉴》 论头痛病因病机 … 693
何梦瑶 论头痛辨治 …………… 693
汪蕴谷 论头痛辨治 …………… 693
邹时乘、邵新甫、徐灵胎 论头痛
  与头风辨治 …………… 694
怀 远 论头痛病因病机 ……… 695
林珮琴 论头痛辨治 …………… 695
郑寿全 论阳虚与阴虚头痛辨治 … 696
2.41 痹证 ……………………… 697
《素问》 痹证综论 …………… 697
张仲景 论痹证证治 …………… 698
巢元方 痹证综论 ……………… 699
《圣济总录》 论痹证病因病机 … 700
杨士瀛 论历节风辨治 ………… 702
朱丹溪 论痛风辨治 …………… 702
虞 抟 论痛风辨治 …………… 703
汪 机 痹证综论 ……………… 703
徐春甫 论痹证与痿证的鉴别 … 704
王肯堂 论痹证辨治 …………… 705
张介宾 论风痹证治 …………… 705
李中梓 论痹证辨治 …………… 707
李用粹 痹证综论 ……………… 707
程国彭 论痹证治法 …………… 709
《医宗金鉴》 痹病综论 ……… 709
邹滋九 论痹证辨治 …………… 710
尤在泾 痹证综论 ……………… 711
沈金鳌 论白虎历节风综论 …… 712
2.42 腰痛 ……………………… 713

《素问》 腰痛综论 …………… 713
张仲景 论虚劳与寒湿腰痛证治 … 714
巢元方 论腰痛病因病机 ……… 715
《圣济总录》 论腰痛病因病机 … 716
陈无择 论腰痛之三因 ………… 716
杨士瀛 腰痛方论 ……………… 717
朱丹溪 论腰痛辨治 …………… 717
戴思恭 论腰痛辨治 …………… 717
龚 信、龚廷贤 腰痛综论 …… 718
吴 崑 论腰痛肾虚病机 ……… 719
王肯堂 论腰痛辨治 …………… 719
王肯堂 论腰痛以肾虚为本 …… 720
张介宾 论腰痛表里虚实寒热辨证
  …………………………… 721
张介宾 论腰痛辨治 …………… 721
孙文胤 论腰痛病因病机 ……… 722
秦昌遇 外感与内伤腰痛综论 … 723
王绍隆、潘 楫 腰痛脉证 …… 724
李用粹 腰痛综论 ……………… 725
尤在泾 腰痛综论 ……………… 726
程国彭 论腰痛辨治 …………… 727
2.43 痉证 ……………………… 727
《内经》 论痉证病因病机 ……… 727
张仲景 论刚痉柔痉辨治 ……… 728
巢元方 论风痉病因病机 ……… 729
陈无择 痉证气血虚弱感邪论 … 729
朱丹溪 痉证综论 ……………… 729
龚廷贤 论痉证辨治 …………… 730
王肯堂 论外感内伤痉证辨治 … 730
张介宾 痉证论治 ……………… 731
张介宾 痉证辨证 ……………… 731
孙志宏 痉证综论 ……………… 733
陈士铎 外感痉证论 …………… 733
李用粹 痉证综论 ……………… 734
何梦瑶 论痉证辨治 …………… 735
朱时进 论痉有外感内伤之因 … 736
林珮琴 痉痓论治 ……………… 737
张聿青 痉论 …………………… 737
2.44 痿证 ……………………… 738

《素问》 痿证综论 ·················· 738
《素问》 湿热不攘致痿论 ········· 739
《素问》 脾病致痿论 ·············· 739
巢元方 论痿证病因病机 ········· 740
陈无择 论痿蹙属五内气不足之
　　所为 ······················ 740
陈无择 五痿证例 ················ 740
杨士瀛 论《内经》治痿独取阳明
　　······························ 741
刘完素 肺燥血虚致痿论 ········· 742
张从正 痿证综论 ················ 742
朱丹溪 论痿证辨治 ·············· 743
孙一奎 论五痿辨治 ·············· 743
张介宾 痿证综论 ················ 744
李中梓 痿证综论 ················ 745
秦昌遇 论外感与内伤痿证 ······· 746
李用粹 痿证综论 ················ 748
冯兆张 痿证综论 ················ 750

汪蕴谷 痿证综论 ················ 751
邹滋九 内风致痿论 ·············· 751
唐宗海 论五痿皆因阴虚热灼 ······ 752
2.45 阳痿 ····························· 753
《内经》 论阳痿生于肝肾 ········· 753
巢元方 论阳痿病因病机 ········· 754
王　纶、薛　己 阳痿综论 ········· 754
张介宾 论阳痿病因病机 ········· 754
张介宾 论阳痿辨治 ·············· 755
傅　山 论阳痿从肾论治 ········· 756
陈士铎 论阳痿从心论治 ········· 756
李用粹 论阴痿辨治 ·············· 757
张　璐 论阴痿辨治 ·············· 757
冯兆张 论阳痿病因病机 ········· 757
华岫云 论阳痿辨治 ·············· 758
沈金鳌 论阳痿辨治 ·············· 759
程文圃 少年阳痿属肝郁论 ······· 759
林珮琴 阳痿综论 ················ 759

下　册

第三篇　外　科

1　外科总论 ······················· 763
1.1　综论 ························· 763
张仲景 疮痈浸淫病论 ········· 763
刘完素 疮疡论 ················ 763
申拱辰 疮疡总论 ·············· 764
申拱辰 明痈疽疔疖瘤疮疡痘疹
　　结核不同论 ················ 764
孙志宏 疮疡总论 ·············· 765
王旭高 外疡辨证总论 ········· 765
谢　观 中医外科源流论 ········· 767
1.2　病因病机 ····················· 768
申拱辰 明疮疡当分三因论 ······· 768
申拱辰 明膏粱之人生恶疮论 ······ 768
申拱辰 明疮疡是阴阳相滞论 ······ 768
申拱辰 明疮疡原无定处论 ······· 769

陈实功 病有三因受病主治不同论
　　······························ 769
陈士铎 疮疡内外论 ·············· 770
陈士铎 疮疡火毒论 ·············· 770
陈士铎 疮疡不可纯委鬼神论 ······ 771
陈士铎 疮疡生于富贵论 ········· 772
高秉钧 外疡实从内出论 ········· 772
1.3　辨证方法 ····················· 773
1.3.1　辨阴阳 ··················· 773
陈士铎 疮疡阴阳论 ·············· 773
王维德 疮疡阴阳论 ·············· 774
王维德 部位论名 ················ 774
顾世澄 辨纯阳纯阴半阴半阳疮
　　疡法 ······················ 775
顾世澄 论阴阳疮毒之辨 ········· 776

张山雷 论阴证阳证…………776

1.3.2 辨虚实…………777
齐德之 论疮疽肿虚实法…………777
薛 己 论疮疡当明本末虚实……778
祁 坤 论疮口…………779
陈士铎 疮疡肿溃虚实论…………779

1.3.3 辨脓…………780
齐德之 辨脓法…………780
申拱辰 明疮疡有无脓论…………781
祁 坤 论脓…………781

1.3.4 辨经络…………781
申拱辰 明疮疡部位所属经络论……781
申拱辰 明疮疡生十二经络当分气
血多少论…………782
申拱辰 明疮疡属奇经八脉为症论
…………782
陈士铎 疮疡经络论…………782
陈士铎 疮疡不必随经络用药论……783

1.3.5 辨预后…………784
《太平圣惠方》 辨痈疽证候好恶法
…………784
汪 机 占色候生死…………784
薛 己 论疮疡五善七恶主治……784
祁 坤 察形色顺逆法…………785
陈士铎 疮疡顺逆论…………786
陈士铎 疮疡死生论…………786

1.4 治则治法…………787
1.4.1 因人因地制宜…………787
汪 机 论小儿疮疽特点…………787
陈士铎 产妇生疮疡宜用补阴论……787
顾世澄 论疮疡分五方治法不同……788
顾世澄 论肥人疮疡…………788
顾世澄 论瘦人疮疡…………789
顾世澄 论婴孩疮疡…………789
顾世澄 论痘后疮疡…………789
顾世澄 论妊娠疮疡…………790
顾世澄 论产后疮疡…………790
顾世澄 论师尼孀妇处女疮疡治法
不同…………790

1.4.2 内治法…………791
1.4.2.1 内治综论…………791
齐德之 止痛法…………791
齐德之 用药增损法…………791
朱丹溪 诸疮痛…………792
薛 己 论肿疡证治…………792
薛 己 论溃疡证治…………793
申拱辰 明疮疡宜随症用药论……793
申拱辰 明疮疡随经加减论……793
申拱辰 明疮疡汗下和大要三法论
…………794
申拱辰 明疮疡发表攻里通变论……794
张介宾 总论疮疡治法…………794

1.4.2.2 消法…………795
齐德之 内消法…………795
申拱辰 明内消法论…………796
祁 坤 内消法论…………796
陈士铎 疮疡用金银花论…………796
程国彭 内消法…………797

1.4.2.3 托法…………797
齐德之 托里法…………797
祁 坤 内托法论…………798
申拱辰 明内托法论…………798

1.4.2.4 补法…………798
申拱辰 明补法论…………798
祁 坤 论生肌…………799

1.4.3 外治法…………799
齐德之 砭镰法…………799
齐德之 贴熁法…………799
齐德之 渫渍疮肿法…………800
齐德之 针烙疮肿法…………800
齐德之 灸疗疮肿法…………801
齐德之 追蚀疮疽肿法…………801
陈士铎 疮疡敷药论…………802
陈士铎 疮疡治法论…………802
程国彭 艾灸法…………803
程国彭 神火照法…………803
张山雷 论外治之药…………804

1.4.4 禁忌与调护…………804

申拱辰　明疮疡宜调护法论 ……… 804

陈实功　调理须知 ……………… 805

陈士铎　疮疡调护论 …………… 805

祁　坤　药忌 …………………… 806

程国彭　将息法 ………………… 806

顾世澄　论杂忌须知 …………… 807

顾世澄　论医者宜避疮毒侵袭 …… 807

顾世澄　论煎药必得其法 ……… 807

2　外科各论 ……………………… 809

　2.1　痈疽 ……………………………… 809

　　2.1.1　痈疽综论 …………………… 809

　　　《灵枢》　痈疽论 ………………… 809

　　　刘涓子　论痈疽发背治法 …… 811

　　　刘涓子　论痈疽治法 ………… 811

　　　陈无择　痈疽三因论 ………… 811

　　　陈无择　论痈疽发背灸疗法 … 812

　　　陈自明　痈疽疮肿综论 ……… 812

　　　陈自明、薛　己　痈疽备论 … 813

　　　齐德之　痈疽因机论 ………… 814

　　　齐德之　痈疽疖五发论 ……… 814

　　　齐德之　论痈疽之别 ………… 814

　　　汪　机　论痈疽证治 ………… 815

　　　汪　机　男女痈疽治法不同 … 815

　　　汪　机　痈疽当分经络 ……… 816

　　　王肯堂　论痈疽之源 ………… 816

　　　陈实功　痈疽原委论 ………… 818

　　　申拱辰　明痈疽生于九死部位论 … 818

　　　张介宾　疮疡"内外阴阳"辨治 … 818

　　　张介宾　论发背总以阴阳二证为要

　　　　　　 …………………………… 819

　　　祁　坤　痈疽之别 …………… 820

　　　程国彭　总论服药法 ………… 820

　　　《医宗金鉴》　痈疽总论歌 …… 821

　　　《医宗金鉴》　痈疽总论治法 … 822

　　　顾世澄　论阴阳法 …………… 823

　　　顾世澄　痈疽危险部位 ……… 823

　　　顾世澄　论补法 ……………… 824

　　　王维德　痈疽总论 …………… 824

　　　许克昌　痈疽证治统论 ……… 825

　　2.1.2　痈 ……………………………… 826

　　　巢元方　痈肿综论 …………… 826

　　　巢元方　论痈发背病因病机 …… 827

　　　孙思邈　论痈肿 ……………… 827

　　2.1.3　有头疽 ……………………… 829

　　　巢元方　论疽发背病因病机 …… 829

　　　薛　己　论脑疽 ……………… 830

　　　陈实功　诸疽综论 …………… 830

　　　祁　坤　头颈腰部四疽综论 …… 832

　　　陈士铎　鬓疽与腰疽论 ……… 833

　　　程国彭　发背综论 …………… 833

　　　《医宗金鉴》　头背诸疽论 …… 834

　　　顾世澄　论头面部正面之疽 …… 836

　　　高秉钧　辨脑疽对口论 ……… 836

　　　高秉钧　搭手阴阳虚实异证同治论

　　　　　　 …………………………… 837

　2.2　疖 ………………………………… 838

　　　巢元方　论疖病因病机 ……… 838

　　　《太平圣惠方》　疖病综论 …… 838

　　　窦　材　论蝼蛄疖 …………… 839

　　　汪　机　论疖证治 …………… 839

　　　申拱辰　时毒暑疖 …………… 839

　　　祁　坤　蝼蛄疖综论 ………… 840

　　　陈士铎　时毒暑疖综论 ……… 840

　2.3　疔疮 ……………………………… 841

　　　《中藏经》　论五疔状候 ……… 841

　　　巢元方　疔疮综论 …………… 842

　　　孙思邈　论疔肿 ……………… 843

　　　齐德之　论疔疮肿 …………… 844

　　　周文采　疔疮论 ……………… 844

　　　王肯堂　疔疮综论 …………… 845

　　　申拱辰　明疔疮三十四种形症禁

　　　　　忌论 …………………………… 847

　　　申拱辰　明疔疮治法论 ……… 848

　　　陈实功　疔疮论 ……………… 849

　　　《医宗金鉴》　疔疮综论 ……… 850

　2.4　丹毒 ……………………………… 851

　　　《素问》　论丹胗证候 ………… 851

　　　巢元方　论丹毒诸病证候 …… 852

孙思邈　论丹毒证治……………853

《圣济总录》　丹毒综论………853

窦汉卿　诸丹综论 ……………853

王肯堂　腿游风论治……………854

申拱辰　论诸丹证治……………854

陈实功　火丹赤游丹综论………855

祁　坤　论丹毒辨治……………856

《医宗金鉴》　论丹毒证治………856

高秉钧　辨小儿赤游丹游火论……857

2.5　走黄与内陷……………………858

巢元方　论痈疽疔毒内走………858

孙思邈　论颜面疔疮内走………859

刘涓子　论邪毒内陷……………859

窦汉卿　论走黄 ………………859

王肯堂　论疔疮证候与走黄传变……860

王肯堂　论痈疽内陷……………860

陈实功　疽毒内陷论……………861

王维德　走黄论 ………………861

高秉钧　论疔毒走黄……………862

高秉钧　三陷变局论……………862

许克昌　疔毒走黄论……………863

赵　濂　疔疮食荤味散黄………863

2.6　瘤 ……………………………864

巢元方　论瘤的命名……………864

《圣济总录》　瘤病气血壅滞论……864

薛　己　论瘤赘 ………………865

陈实功　瘿瘤论 ………………865

皇甫中　瘤病气滞痰凝论………866

陈士铎　论粉瘤治法……………867

林珮琴　五瘤论治………………867

张觉人　论瘤病分类……………867

2.7　岩 ……………………………868

2.7.1　乳岩 ……………………868

薛　己　乳岩综论………………868

陈实功　乳岩论 ………………869

孙志宏　乳岩综论………………869

祁　坤　乳岩当早治论…………869

傅　山　乳痈成岩论……………870

《医宗金鉴》　乳岩综论…………870

高秉钧　乳岩不可治论…………871

马培之　乳岩痰气郁结论………871

王清源　乳岩综论………………872

2.7.2　肾岩 ……………………872

高秉钧　肾岩翻花绝证论………872

马培之　肾岩论 ………………873

王旭高　肾岩综论………………873

2.8　瘰疬……………………………873

《灵枢》　寒热瘰疬论……………874

张仲景　论马刀侠瘿……………874

巢元方　瘰疬综论………………874

孙思邈　瘰疬综论………………875

窦汉卿　瘰疬综论………………875

朱丹溪　瘰疬毒风热三因论……876

申拱辰　瘰疬综论………………876

陈实功　瘰疬论 ………………876

祁　坤　瘰疬综论………………877

陈士铎　因郁生痰瘰疬论………878

程国彭　瘰疬属肝病论…………879

《医宗金鉴》　瘰疬综论…………879

沈金鳌　瘰疬综论………………880

罗国纲　瘰疬综论………………881

梁希曾　论瘰疬与痰疬…………881

张觉人　论瘰疬证候特点………882

2.9　瘿……………………………882

陈延之　论瘿病的地域性………882

巢元方　山水忧思致瘿论………883

《太平圣惠方》　论瘿病病因病机

……………883

陈无择　五瘿论 ………………883

《圣济总录》　论气瘿初结症状……884

杨士瀛　论瘿与瘤的鉴别………884

张从正　瘿病因水土论…………884

徐春甫　瘿瘤情志所伤论………885

龚廷贤　瘿瘤论 ………………885

陈实功　论瘿瘤虚实治法………885

2.10　乳病 ………………………885

2.10.1　乳病综论……………886

龚信、龚廷贤　乳病综论………886

申拱辰 十种乳病综论 ………… 886
冯兆张 乳症综论 ………… 887
程国彭 乳病综论 ………… 888
《医宗金鉴》 乳证总括 ………… 889
怀 远 乳症论 ………… 889
林珮琴 乳症论治 ………… 889
鲍相璈 妒乳吹乳乳痈论 ………… 891

2.10.2 乳痈 ………… 891
巢元方 论乳痈病因病机 ………… 892
孙思邈 乳痈综论 ………… 892
《圣济总录》 乳痈综论 ………… 893
杨士瀛 乳痈方论 ………… 893
张从正 乳痈属风热结薄论 ………… 894
朱丹溪 乳痈综论 ………… 894
薛 己 乳痈综论 ………… 894
陈实功 乳痈论 ………… 895
张介宾 论乳痈辨治 ………… 895
孙文胤 论乳痈病因病机 ………… 896
陈士铎 乳痈阳病论 ………… 896
傅 山 乳痈宜责肝论 ………… 896

2.10.3 乳癖 ………… 897
巢元方 论乳结核病因病机 ………… 897
窦汉卿 奶癖综论 ………… 897
薛 己 论乳房结核辨治 ………… 898
《医宗金鉴》 乳癖综论 ………… 898
陈士铎 乳癖属肝郁论 ………… 898
高秉钧 乳癖综论 ………… 899
邹 岳 乳癖综论 ………… 899

2.11 皮肤病 ………… 900
2.11.1 蛇串疮 ………… 900
巢元方 论甑带疮病因病机 ………… 900
王肯堂 缠腰火丹综论 ………… 901
祁 坤 论缠腰火丹病机与症状 …… 901
《医宗金鉴》 蛇串疮综论 ………… 901
鲍相璈 缠腰火丹综论 ………… 902
张觉人 论缠腰火丹证治 ………… 902

2.11.2 疣 ………… 903
巢元方 疣目综论 ………… 903
薛 己 论疣子 ………… 903

李 梴 论疣病辨治 ………… 903
祁 坤 疣病综论 ………… 904
《医宗金鉴》 枯筋箭论 ………… 904
许克昌 疣病综论 ………… 905

2.11.3 癣 ………… 905
巢元方 癣病综论 ………… 905
《圣济总录》 论诸癣 ………… 906
《圣济总录》 小儿癣综论 ………… 906
王肯堂 论疥与癣的鉴别 ………… 906
王肯堂 诸癣综论 ………… 907
李 梴 癣病综论 ………… 908
陈实功 顽癣风热湿虫为患论 ………… 908
祁 坤 诸癣综论 ………… 909
《医宗金鉴》 六种癣证综论 ………… 909
许克昌 论蛀发癣病因 ………… 910

2.11.4 白疕 ………… 910
王肯堂 论白疕症状 ………… 910
祁 坤 白疕综论 ………… 911
陈士铎 白壳疮论 ………… 911
《医宗金鉴》 白疕综论 ………… 911
许克昌 论白疕证治 ………… 911

2.12 肛肠病 ………… 912
2.12.1 痔 ………… 912
巢元方 论诸痔病因病机 ………… 912
孙思邈 五痔论 ………… 913
《圣济总录》 痔与漏综论 ………… 914
杨士瀛 诸痔论 ………… 915
李东垣 痔漏论 ………… 915
汪 机 论治痔漏大法 ………… 916
陈自明、薛 己 妇人痔瘘方论 …… 916
周慎斋 气血凝滞生痔论 ………… 917
徐春甫 治痔漏大法以泻火凉血流
　　　　湿润燥为主论 ………… 917
申拱辰 痔疮论 ………… 917
龚廷贤 痔漏综论 ………… 918
陈实功 痔疮论 ………… 918
祁坤 二十四痔综论 ………… 919
《医宗金鉴》 痔疮综论 ………… 921
黄元御 五脏有病皆可生痔论 …… 922

高秉钧　痔疮综论 ················ 923
林珮琴　痔漏论治 ················ 923
2.12.2　脱肛 ························ 924
皇甫谧　痔与脱肛针刺治疗 ······· 924
巢元方　论脱肛病因病机 ······· 924
孙思邈　肛门论 ··················· 925
陈无择　论脱肛病因病机 ······· 925
张从正　论脱肛病机治法 ······· 925
朱丹溪　论脱肛辨治 ············· 925
戴思恭　脱肛寒热论 ············· 926
薛　己　论脱肛辨治 ············· 926
张介宾　脱肛综论 ················ 926
祁　坤　论脱肛治法 ············· 927
沈金鳌　论脱肛辨治 ············· 927
2.13　其他 ··························· 928
2.13.1　烧伤 ························ 928
刘涓子　论烧伤治法 ············· 928
巢元方　论烧烫伤注意事项 ····· 929
孙思邈　论火疮治法 ············· 929
《圣济总录》　论汤火疮治法 ······· 929
申拱辰　论火烧疮与汤烫疮治法
·································· 929
陈实功　汤泼火烧综论 ·········· 930
祁　坤　汤泼火伤论 ············· 930
《医宗金鉴》　论汤火伤证治 ······· 931
2.13.2　肠痈 ························ 931
张仲景　论肠痈证治 ············· 931
巢元方　肠痈综论 ················ 932
《圣济总录》　肠痈综论 ············· 932
陈无择　论肠痈证治 ············· 933
杨士瀛　肠痈论 ··················· 933
汪　机　论肠痈下法托法 ········ 934
孙一奎　肠痈综论 ················ 934
薛　己　论肠痈辨治 ············· 935
陈实功　肠痈论 ··················· 935
秦昌遇　肠痈腹痛综论 ·········· 936

沈金鳌　肠痈综论 ················ 936
高秉钧　大小肠痈综论 ·········· 937
林珮琴　大小肠痈论治 ·········· 938
高学山　肠痈论 ··················· 939
陈士铎　论肠痈辨治 ············· 940
2.13.3　破伤风 ···················· 942
刘涓子　论治金疮弓弩所中 ····· 942
巢元方　论金疮痉病因病机 ····· 942
蔺道人　论破伤风病因 ·········· 943
《太平圣惠方》　破伤风综论 ······· 943
许叔微　论破伤风治疗 ·········· 943
刘完素　破伤风论 ················ 944
刘完素　论破伤风病机与治法 ··· 944
张元素　论破伤风辨治 ·········· 945
朱丹溪　论破伤风病机与用药 ··· 945
徐彦纯　论破伤风所因不同 ····· 945
虞抟　破伤风综论 ················ 946
薛己　论破伤风辨治 ············· 947
王肯堂　论破伤风证治 ·········· 947
陈实功　破伤风综论 ············· 948
程国彭　论破伤风病因与治法 ····· 948
《医宗金鉴》　破伤风综论 ·········· 948
2.13.4　臁疮 ························ 949
薛己　论臁疮 ······················ 949
龚信、龚廷贤　臁疮综论 ········· 950
申拱辰　论里外臁疮 ············· 950
陈实功　臁疮论 ··················· 951
蒋示吉　论臁疮辨治 ············· 951
陈士铎　论内外臁疮 ············· 951
冯兆张　臁疮综论 ················ 952
王维德　臁疮综论 ················ 952
《医宗金鉴》　内外臁疮综论 ······· 953
郑玉坛　妇人臁疮综论 ·········· 953
高秉钧　臁疮论 ··················· 953
许克昌　论臁疮证治 ············· 954

第四篇　妇　　科

1　妇科总论 ················· 957
　1.1　综论 ················· 957
　　《素问》　论女子生长发育衰老 ····· 957
　　张仲景　妇人病综论 ········· 957
　　褚　澄　精血论 ··········· 958
　　孙思邈　妇科立方论 ········· 958
　　《圣济总录》　血气统论 ······· 958
　　陈自明　论立科大概 ········· 959
　　万　全　立科大概 ·········· 960
　　张介宾　论妇科病分类 ········ 960
　　张介宾　论治妇人病的难易 ······ 960
　1.2　病因病机 ··············· 961
　　严用和　血气论治 ·········· 961
　　杨士瀛　妇人气血并重论 ······· 961
　　张介宾　经脉诸脏病因 ········ 962
　1.3　辨证论治 ··············· 962
　　徐灵胎　妇科病论治 ········· 962
　　石寿棠　论妇科病辨证施治的原则
　　　 ················· 963
　　雷丰　胎前产后慎药论 ········ 964
2　妇科各论 ················· 966
　2.1　月经病 ················· 966
　　《素问》　经脉应于天地论 ······ 966
　　巢元方　月经不调体虚风冷论 ····· 966
　　《圣济总录》　论月经不调的概念
　　　与病机 ·············· 967
　　陈自明　月经绪论 ·········· 967
　　陈自明　女子调其血论 ········ 968
　　朱丹溪　经水或紫或黑论 ······· 968
　　虞　抟　寒湿客于经脉论 ······· 968
　　汪　机　调经养血调气论 ······· 969
　　方　广　论经病辨治 ········· 969
　　方　广　月经病开郁行气论 ······ 970
　　薛　己　月经不调综论 ········ 970
　　万　全　济阴通元赋 ········· 971

　　万　全　论月经不调病机有三 ····· 971
　　万　全　调经以平为期论 ······· 972
　　徐春甫　加减四物汤论 ········ 972
　　罗周彦　调经养心实脾论 ······· 973
　　赵献可　调经总论 ·········· 974
　　赵献可　调经以滋水为主论 ······ 974
　　赵献可　调经滋水更当养火论 ····· 975
　　武之望　论心脾为经血主统 ······ 975
　　陶本学　调经顺气养血为先论 ····· 975
　　张介宾　论经脉之本 ········· 976
　　张介宾　论月经不调病因 ······· 976
　　张介宾　调经补脾养肾论 ······· 977
　　陈　沂、陈文昭　妇人诸疾由于经
　　水不调论 ·············· 977
　　陈　沂、陈文昭　调经宜和气论 ···· 978
　　萧　埙　调经宜补养脾胃为先论 ···· 979
　　《医宗金鉴》　外因经病 ······· 979
　　《医宗金鉴》　内因经病 ······· 979
　　《医宗金鉴》　不内外因经病 ····· 980
　　《医宗金鉴》　血色不正病因 ····· 980
　　《医宗金鉴》　气秽清浊病因 ····· 980
　2.1.1　月经先期 ············· 981
　　朱丹溪　论月经先期辨治 ······· 981
　　薛　己　论月经先期辨治 ······· 981
　　万　全　月经先期血热论 ······· 982
　　万　全　月经先期冲任损伤论 ····· 982
　　赵献可　月经先期从热从虚论 ····· 982
　　陶本学　论月经先期辨治 ······· 983
　　张介宾　血热经早 ·········· 983
　　陈　沂、陈文昭　经水先期方论 ···· 984
　　汪　淇　脾经郁滞虚实论 ······· 985
　　傅　山　肾中水火太旺论 ······· 985
　　傅　山　肾阴虚火旺论 ········ 985
　　顾靖远　先期情志所伤论 ······· 986
　2.1.2　月经后期 ············· 986

朱丹溪 论月经后期辨治 ………… 986
万 全 后期情志与体质论 ……… 987
万 全 后期脾胃虚弱论 ……… 987
万 全 后期脂痰凝塞论 ……… 987
龚廷贤 论月经后期辨治 ……… 988
赵献可 论月经后期辨治 ……… 988
张介宾 血热经迟 ……………… 988
张介宾 血寒经迟 ……………… 989
陈 沂、陈文昭 经水后期方论 …… 989
傅 山 后期血寒论 ………… 989
顾靖远 后期情志所伤及湿痰壅
滞论 ………………… 990
《医宗金鉴》 过期虚实论 ……… 990
吴道源 论月经后期辨治 ……… 990
竹林寺僧 后期气血虚论 ……… 991
2.1.3 月经先后无定期 ………… 991
许叔微 阴阳相胜论 ………… 991
陈自明 阴阳盛衰论 ………… 992
张介宾 血虚经乱 ………… 992
张介宾 肾虚经乱 ………… 993
《医宗金鉴》 愆期前后多少论 … 993
叶 桂 脾胃虚弱经乱论 ……… 993
2.1.4 月经过多 ……………… 994
朱丹溪 经水过多血虚论 ……… 994
万 全 论月经过多病机 ……… 994
傅 山 经水过多血虚论 ……… 994
沈金鳌 论月经过多辨治 ……… 995
怀 远 论月经过多辨治 ……… 995
郑寿全 经水来多而色紫成块 …… 995
2.1.5 月经过少 ……………… 996
王叔和 经水少论 ………… 996
巢元方 月经过少虚损汗多论 …… 996
齐仲甫 月经过少虚劳风冷论 …… 997
万 全 论月经过少辨治 ……… 997
王肯堂 论月经过少治法 ……… 997
罗国纲 论月经过少辨治 ……… 998
郑寿全 经水来少而色淡论 …… 998
2.1.6 经期延长 ……………… 998
巢元方 经期延长冲任不固论 …… 999

陈自明 经期延长冲任虚损论 …… 999
陈自明、薛 己 经期延长综论 … 999
王肯堂 论经期延长虚实病机 … 1000
陶本学 经期延长综论 ……… 1000
陈 沂、陈文昭 经期延长综论 … 1000
萧 埙 论经期延长病因病机 … 1001
竹林寺僧 论血热经期延长证治 … 1001
2.1.7 崩漏 ………………… 1002
巢元方 论崩漏病因病机 …… 1002
《圣济总录》 论崩漏病因病机 … 1003
杨士瀛 阴虚阳搏崩漏论 …… 1003
李东垣 经漏不止有二论 …… 1003
朱丹溪 论崩漏辨治 ………… 1004
薛 己 崩漏综论 ………… 1004
万 全 论崩漏病机与治法 …… 1005
方 广 论治崩三法 ………… 1006
李 梴 崩漏综论 ………… 1006
张介宾 崩漏综论 ………… 1007
何 涛、浦天球 崩漏综论 …… 1009
傅 山 论崩漏辨治 ……… 1010
《医宗金鉴》 崩漏总括 …… 1010
2.1.8 闭经 ………………… 1011
《素问》 二阳之病发心脾闭经论
…………………… 1011
《素问》 血枯闭经论 ……… 1011
张仲景 因虚积冷结气闭经论 … 1012
王叔和 下利失血闭经论 …… 1012
巢元方 论闭经病因病机 …… 1012
《圣济总录》 论闭经病因病机 … 1013
陈自明 饮食失宜闭经论 …… 1013
陈自明 气虚血衰闭经论 …… 1014
杨士瀛 闭经脉候论 ……… 1014
薛古愚、郑敷政 五虚闭经论 … 1014
薛古愚、郑敷政 四实闭经论 … 1015
刘完素 邪热伤血闭经论 …… 1016
李东垣 经闭不行有三论 …… 1016
薛 己 血虚闭经论 ……… 1017
万 全 闭经综论 ………… 1017
赵献可 血枯经闭论 ……… 1018

陶本学　闭经综论 ……………… 1018

张介宾　辨血枯与血隔闭经 …… 1019

陈　沂、陈文昭　瘀血闭经论 …… 1020

陈　沂、陈文昭　痰滞闭经论 …… 1020

陈　沂、陈文昭　情志郁结闭经论

　　……………………………… 1020

陈　沂、陈文昭　脾胃虚弱闭经论

　　……………………………… 1021

陈　沂、陈文昭　二阳之病闭经论

　　……………………………… 1021

陈　沂、陈文昭　闭经虚实论 …… 1022

陈　沂、陈文昭　肾虚精竭闭经论

　　……………………………… 1022

陈　沂、陈文昭　调经与通经不

　同论 ………………………… 1023

陈　沂、陈文昭　调经不宜过用寒

　凉药论………………………… 1023

陈　沂、陈文昭　调经不宜过用大

　辛热药论 …………………… 1024

萧　埙　经闭血滞血枯有虚热痰气

　之四证论 …………………… 1024

傅　山　心肝脾气郁及肾虚闭经论

　　……………………………… 1025

徐灵胎　闭经综论 ……………… 1025

吴道源　经闭总论 ……………… 1026

《女科秘要》　闭经生血补血调血论

　　……………………………… 1027

唐宗海　论闭经辨治 …………… 1027

2.1.9　痛经 …………………………… 1028

巢元方　风冷客于胞络痛经论 … 1028

《圣济总录》　室女痛经论 …… 1028

陈自明　痛经综论 ……………… 1029

朱丹溪　论痛经辨治 …………… 1029

陈自明、薛　己　月水行止腹痛

　方论 ………………………… 1029

万　全　论痛经辨治 …………… 1030

张介宾　论经期腹痛辨治 ……… 1030

陈　沂、陈文昭　经欲来腹痛方论

　　……………………………… 1031

陈　沂、陈文昭　经正行腹痛方论

　　……………………………… 1032

陈　沂、陈文昭　经行后腹痛方论

　　……………………………… 1032

傅　山　痛经综论 ……………… 1033

萧　埙　经行腹痛属寒湿抟于冲任

　　……………………………… 1033

2.1.10　经行泄泻 …………………… 1034

陈　沂、陈文昭　经行泄泻方论

　　……………………………… 1034

萧　埙　经行泄泻属于脾虚多湿

　　……………………………… 1034

《医宗金鉴》　论经行泄泻辨治 … 1035

竹林寺僧　经行五更泻论治 …… 1035

张山雷　论经行泄泻辨治 ……… 1035

2.1.11　经行吐衄 …………………… 1036

齐仲甫　论经行吐衄等证病因病机

　　……………………………… 1036

龚廷贤　论经行吐衄病机与治法

　　……………………………… 1036

傅　山　经前吐血综论 ………… 1037

《医宗金鉴》　经行吐衄综论 … 1037

郑寿全　暗泄吐衄倒经综论 …… 1038

2.2　带下病 …………………………… 1038

巢元方　带下总论 ……………… 1038

巢元方　五色带下论 …………… 1039

《太平圣惠方》　论带下属风冷

　入胞 ………………………… 1040

陈自明　论五色带下病因病机 … 1040

杨士瀛　赤白带下论 …………… 1041

刘完素　湿热带下论 …………… 1041

刘完素　带下属任脉湿热论 …… 1041

张元素　带下属任脉之病论 …… 1042

张从正　证妇人带下赤白错分寒

　热解 ………………………… 1042

张从正　带下属浊水热乘太阳经论

　　……………………………… 1043

李东垣　带下血枯津亡论治 …… 1044

朱丹溪　论带下赤白辨治 ……… 1044

刘 纯 论赤白带下 …………… 1045

戴思恭 赤白带下下元虚冷论 … 1045

董 宿 带下风冷客邪论 ……… 1046

薛 己 带下综论 …………… 1046

徐春甫 妇女赤白带下论 …… 1047

楼 英 治带下先攻后补论 … 1047

李 梴 带下综论 …………… 1047

吴 崑 白葵花红葵花治赤白带

下考 ………………… 1049

王肯堂 带下肠中有脓血败浊论 … 1049

罗周彦 带下中焦湿热浊气渗入

膀胱论 ……………… 1049

缪希雍 白带脾虚论 ………… 1050

赵献可 带下补肾论 ………… 1051

张介宾 带下命门不固论 …… 1051

萧 埙 带下为任脉与小肠经之

病论 ………………… 1051

萧 埙 血枯脾虚肾虚带下论 … 1052

萧 埙 带下补养固本为主论 … 1052

萧 埙 论治带下之大法 …… 1052

傅 山 带下俱是湿症论 …… 1053

傅 山 黑带火热之极论 …… 1053

《医宗金鉴》 五色带下总括 …… 1054

沈金鳌 带下综论 …………… 1054

罗国纲 带下疏肝补脾论 …… 1055

2.3 妊娠病 ………………… 1055

2.3.1 妊娠恶阻 ……………… 1056

巢元方 论恶阻病因病机 …… 1056

《太平圣惠方》 胃气逆恶阻论 … 1056

《圣济总录》 五味不化中气壅实

恶阻论 ……………… 1057

陈自明 妊娠恶阻方论 …… 1057

严用和 恶阻论治 ………… 1058

朱丹溪 恶阻从痰论治 …… 1058

朱丹溪 怒气伤肝恶阻论 …… 1058

李 梴 恶阻综论 ………… 1059

赵献可 论恶阻辨治 ……… 1059

张介宾 论恶阻辨治 ……… 1060

萧 埙 妊娠呕吐属肝挟冲脉之火

冲上论 ………………… 1060

傅 山 肝血虚恶阻论 ……… 1060

《医宗金鉴》 论恶阻辨治 …… 1061

沈又彭 论妊娠恶阻病机 …… 1062

2.3.2 妊娠腹痛 ……………… 1062

张仲景 论妊娠腹痛证治 …… 1062

巢元方 风寒妊娠腹痛论 … 1063

《圣济总录》 寒湿妊娠腹痛论 … 1063

陈自明 妊娠腹痛综论 …… 1063

陈自明、薛 己 妊娠腹痛综论 … 1064

方 广 妊娠胸腹刺痛属忿怒忧思

………………… 1064

萧 埙 论虚性妊娠腹痛病机与

治法 ………………… 1065

傅 山 脾肾亏虚妊娠腹痛论 … 1065

2.3.3 胎漏与胎动不安 ……… 1065

张仲景 论胎漏病机与治法 …… 1066

巢元方 论胎漏病机 ……… 1066

巢元方 母疾胎疾先治后治论 … 1066

陈自明 论胎动不安病因病机 … 1067

陈自明 妊娠虚羸挟病动胎论 … 1067

陈自明 妊娠坠仆动胎论 …… 1067

陈自明 妊娠有疾衰其大半论 … 1068

王 纶 清热养血安胎论 … 1068

万 全 论胎漏病机与治法 …… 1068

李 梴 清热养血安胎论 …… 1069

王肯堂 妊娠毒药伤胎论 …… 1069

赵献可 安胎宜固肾论 ……… 1069

张介宾 胎动不安综论 …… 1070

张介宾 辨黄芩白术安胎论 …… 1071

张介宾 胎漏综论 ………… 1071

张介宾 论胎漏辨治 ……… 1072

冯兆张 黄芩白术安胎论 …… 1073

阎纯玺 胎动安胎论 ……… 1073

傅 山 肝气不通胎动论治 …… 1074

陈士铎 脾肾亏虚胎动论 … 1074

陈士铎 补肺金滋肾水安胎论 … 1074

竹林寺僧 安胎总论 ……… 1075

石寿棠 补气养血安胎论 …… 1075

2.3.4　滑胎 ························· 1076
　　巢元方　论数堕胎的病因病机 ··· 1076
　　《太平圣惠方》　妊娠数堕胎诸方论
　　　　························· 1076
　　《圣济总录》　论数堕胎病因病机
　　　　························· 1077
　　齐仲甫　论数堕胎病因病机 ······· 1077
　　朱丹溪　胎自堕论 ············· 1077
　　《普济方》　论数堕胎病因病机 ··· 1078
　　王纶　论数堕胎服药法 ········· 1078
　　汪机　论滑胎治法 ············· 1079
　　张介宾　数堕胎综论 ··········· 1079
　　《医宗金鉴》　论滑胎概念与病因
　　　　························· 1080
　　竹林寺僧　论滑胎病因与预防 ··· 1080
　　郑玉坛　论滑胎病因与预防 ······· 1080
　　王清任　少腹逐瘀汤治疗滑胎论
　　　　························· 1081
　　张锡纯　寿胎丸治疗滑胎论 ····· 1081
2.3.5　子肿 ························· 1082
　　张仲景　论子肿 ··············· 1082
　　巢元方　子肿脾胃虚弱论 ······· 1083
　　昝殷　论子肿病机 ············· 1083
　　《圣济总录》　论子肿病机 ······· 1083
　　陈无择　论子肿鉴别 ··········· 1084
　　陈自明　论子肿病机 ··········· 1084
　　李梴　子肿综论 ··············· 1084
　　沈又彭　论子肿病机 ··········· 1085
2.3.6　子嗽 ························· 1085
　　巢元方　论妊娠咳嗽病因病机 ··· 1085
　　《圣济总录》　妊娠咳嗽肺感寒
　　　气论 ····················· 1086
　　齐仲甫　何谓子嗽 ············· 1086
　　陈自明　妊娠咳嗽方论 ········· 1086
　　陈自明、薛己　论子嗽辨治 ··· 1087
　　万全　论妊娠咳嗽辨治 ········· 1087
　　陈沂、陈文昭　子嗽综论 ····· 1088
　　萧埙　论妊娠咳嗽属肺燥郁热 ··· 1088
　　《医宗金鉴》　论子嗽辨治 ······· 1089

2.4　产后病 ······················· 1089
2.4.1　产后发热 ··················· 1089
　　张仲景　论产后发热的辨治 ······· 1089
　　巢元方　论产后发热病因病机 ··· 1090
　　朱丹溪　论产后发热治法 ······· 1091
　　万全　产后发热综论 ··········· 1091
　　张介宾　论产后发热辨治 ······· 1092
　　陈沂　产后发热总论 ··········· 1093
　　《医宗金鉴》　产后发热综论 ······· 1093
　　沈又彭、王士雄　论产后发热辨治
　　　　························· 1094
2.4.2　产后血晕 ··················· 1094
　　巢元方　论产后血晕证候 ······· 1094
　　《太平圣惠方》　论产后血晕辨证
　　　　························· 1095
　　陈自明　产后血晕属败血入肝经论
　　　　························· 1095
　　薛己　产后血晕属瘀痰论 ······· 1096
　　张介宾　产后气脱血晕论 ······· 1096
　　陈沂　产后血晕败血冲心论 ······· 1097
　　傅山　论产后血晕证治 ········· 1098
　　《医宗金鉴》　论产后血晕证治 ··· 1098
　　江秋　论产后血晕 ············· 1098
2.4.3　产后腹痛 ··················· 1099
　　张仲景　论产后腹痛辨治 ······· 1099
　　巢元方　论产后腹痛病因病机 ··· 1099
　　《太平圣惠方》　论产后腹痛病因
　　　病机 ····················· 1100
　　薛己　论产后腹痛辨治 ········· 1100
　　万全　产后腹痛综论 ··········· 1101
　　张介宾　产后腹痛综论 ········· 1101
　　傅山　产后腹痛瘀血未散论 ······· 1102
　　《医宗金鉴》　产后腹痛综论 ······· 1103
2.4.4　产后恶露不绝 ··············· 1104
　　巢元方　论产后恶露不绝病因病机
　　　　························· 1104
　　《太平圣惠方》　论产后恶露不绝病
　　　因病机 ··················· 1104
　　陈自明　论产后恶露不绝腹痛 ··· 1105

张介宾 论产后恶露不止辨治 …… 1105
陈 沂、陈文昭 产后恶露不绝
综论 …………………… 1105
傅 山 论产后恶露不绝成因与
变证 …………………… 1106
阎纯玺 恶露不止论 …………… 1106
《医宗金鉴》 恶露不绝证治 …… 1107
江 秋 论产后恶露不绝证治 …… 1107
2.4.5 产后缺乳 ………………… 1107
巢元方 论产后乳无汁 ………… 1108
《圣济总录》 论产后乳汁不下 … 1108
陈无择 下乳治法 …………… 1108
陈自明、薛 己 论产后乳少 …… 1108
张介宾 乳少论 ……………… 1109
陈 沂、陈文昭 论产后乳汁不行
及乳少 ………………… 1109
傅 山 产后缺乳综论 ………… 1110
亟斋居士 论乳少 …………… 1110
阎纯玺 乳少无乳论 …………… 1111
沈金鳌 乳少综论 …………… 1111
2.5 妇科杂病 …………………… 1112
2.5.1 不孕症 ………………… 1112
巢元方 妇人不孕属积聚论 …… 1112
巢元方 风寒袭于子宫不孕论 … 1113
《圣济总录》 冲任不足肾气虚寒
不孕论 ………………… 1113
陈自明 体虚风冷不孕论 …… 1113
陈自明 燥药耗损天癸不孕论 … 1113
张从正 实痰不孕论 ………… 1114
朱丹溪 血少不能摄精不孕论 … 1114
朱丹溪 肥人痰湿瘦人无血不孕论
………………………… 1115

朱丹溪 肥人瘦人不孕论治 …… 1115
薛 己 妇人不孕重在肾虚论 … 1115
万 全 妇人种子当平心定气论 … 1115
王肯堂 补虚行滞去积种子论 … 1116
缪希雍 风寒在子宫不孕论 …… 1116
张介宾 胎孕依于血气论 …… 1117
傅 山 下部冰冷不孕论 …… 1117
傅 山 嫉妒不孕论 …………… 1117
陈士铎 妇人十病不孕论 …… 1118
《医宗金鉴》 冲任损伤不孕论 … 1118
竹林寺僧 养血平气求子论 …… 1119
《张氏妇科》 不孕论治 ……… 1119
2.5.2 癥瘕 …………………… 1119
《灵枢》 论肠覃石瘕 ………… 1120
巢元方 癥瘕综论 …………… 1120
陈无择 论癥瘕病因病机 …… 1122
朱丹溪 痰食积死血癥瘕论治 … 1122
陈自明、薛 己 妇人腹中瘀血
方论 …………………… 1123
陈自明、薛 己 妇人积年血癥
方论 …………………… 1123
张介宾 血癥论 ……………… 1124
武之望 论癥瘕病机与治法 …… 1124
沈金鳌 癥瘕积聚综论 ……… 1124
2.5.3 阴脱 …………………… 1125
巢元方 论阴挺病因病机 …… 1126
陈无择 论阴脱证治 …………… 1126
陈自明、薛 己 论阴脱辨治 … 1126
万 全 论产后子宫脱出 …… 1127
张介宾 阴挺综论 …………… 1127
孙志宏 论阴挺辨治 …………… 1127
《医宗金鉴》 论阴挺证治 ……… 1127

第五篇 儿 科

1 儿科总论 ………………… 1131
1.1 综论 ……………………… 1131
巢元方 小儿变蒸论 ………… 1131

阎孝忠 论儿科有五难 ………… 1131
朱丹溪 小儿养阴论 …………… 1132
万 全 小儿五脏有余不足论 … 1132

吴鞠通　稚阴稚阳论…………… 1133
　1.2　病因病机…………………… 1133
　　　巢元方　论小儿病病因病机…… 1133
　　　《太平圣惠方》　乳母不节论… 1134
　　　刘昉　论小儿得病之源……… 1134
　　　曾世荣　不内外因论………… 1134
　　　万全　胎弱胎毒论…………… 1135
　　　张介宾　论药饵之误………… 1136
　　　张介宾　父母先天之气论…… 1136
　　　吴鞠通　论小儿发病特点…… 1137
　1.3　辨证论治…………………… 1137
　　　巢元方　新生儿慎针灸论…… 1137
　　　万全　论调理脾胃法………… 1138
　　　薛铠、薛己　调治乳母论…… 1139
　　　张介宾　论治小儿为最易…… 1139
　　　夏鼎　论治病不可关门杀贼… 1140
　　　陈复正　勿轻服药论………… 1140
　　　吴鞠通　儿科用药论………… 1141
　　　芝屿樵客　论小儿病辨治…… 1141

2　儿科各论…………………… 1143
　2.1　初生儿病证………………… 1143
　　2.1.1　小儿胎怯…………… 1143
　　　钱乙　论胎怯证治…………… 1143
　　　演山省翁　论胎怯病因病机… 1144
　　　鲁伯嗣　胎怯综论…………… 1144
　　　万全　论胎怯五脏辨证与治法
　　　　………………………… 1144
　　　张介宾　论胎怯治法………… 1145
　　　陈复正　小儿胎怯综论……… 1145
　　2.1.2　胎黄………………… 1145
　　　巢元方　论胎疸病因病机…… 1146
　　　钱乙　论发黄病证鉴别……… 1146
　　　《小儿卫生总微论方》　论黄病和
　　　　疸病的区别…………………… 1146
　　　曾世荣　胎黄综论…………… 1146
　　　鲁伯嗣　胎黄综论…………… 1147
　　　薛铠、薛己　胎症综论……… 1147
　　　王肯堂　胎黄综论…………… 1147
　　　《医宗金鉴》　论以黄色浅深辨胎

　　　黄轻重…………………………… 1148
　　　陈复正　胎黄综论…………… 1148
　　　沈金鳌　论辨胎黄阴阳属性… 1148
　2.2　小儿时行病证……………… 1149
　　2.2.1　小儿痄腮…………… 1149
　　　《素问》　论寒淫偏胜控睾颔肿
　　　　………………………………… 1149
　　　巢元方　马痹风热毒气客于咽喉颔
　　　　颊论…………………………… 1149
　　　刘昉　诈腮风壅热甚冲上论… 1150
　　　刘完素　大头论……………… 1150
　　　陶华　论大头伤风归经与治法
　　　　………………………………… 1151
　　　薛铠、薛己　论时毒辨治…… 1151
　　　陈实功　痄腮由风热湿痰所生论
　　　　………………………………… 1151
　　　张介宾　论大头瘟证治……… 1152
　　　秦昌遇　痄腮综论…………… 1153
　　　王维德　论发颐遮腮辨治…… 1153
　　　《医宗金鉴》　痄腮综论…… 1154
　　　俞根初　论大头伤寒因证脉治… 1154
　　　高秉钧　论颅鹚瘟辨治……… 1155
　　　陆以湉　论痄腮睾丸肿痛…… 1156
　　2.2.2　小儿痢疾…………… 1156
　　　巢元方　小儿痢疾综论……… 1156
　　　《太平圣惠方》　小儿痢疾综论… 1157
　　　《圣济总录》　论小儿痢疾病因病机
　　　　………………………………… 1158
　　　刘昉　论小儿八痢…………… 1159
　　　《小儿卫生总微论方》　八痢论… 1160
　　　曾世荣　论小儿痢疾寒热辨治… 1160
　　　演山省翁　小儿痢疾综论…… 1161
　　　彭用光　小儿痢疾综论……… 1162
　　　鲁伯嗣　诸色痢…………… 1163
　　　万全　论痢疾辨治…………… 1163
　　　薛铠、薛己　论小儿痢疾辨治
　　　　………………………………… 1165
　　　秦昌遇　小儿痢疾综论……… 1165
　　　夏鼎　论痢疾治以调脾为主… 1167

冯兆张　论小儿痢疾"积由虚召"
　　…………………………… 1168
《医宗金鉴》　论小儿痢疾辨治 ⋯ 1169
叶　桂　论小儿痢疾证治 ⋯⋯⋯ 1170
陈复正　小儿痢疾综论 ⋯⋯⋯ 1170

2.3　儿科常见病证 ⋯⋯⋯⋯⋯⋯ 1172
2.3.1　小儿惊风 ⋯⋯⋯⋯⋯⋯⋯ 1172
《五十二病方》　婴儿病间论 ⋯⋯ 1172
《五十二病方》　婴儿瘛论 ⋯⋯⋯ 1172
巢元方　小儿痫综论 ⋯⋯⋯⋯ 1173
巢元方　惊痫论 ⋯⋯⋯⋯⋯⋯ 1173
巢元方　风痫论 ⋯⋯⋯⋯⋯⋯ 1174
巢元方　食痫论 ⋯⋯⋯⋯⋯⋯ 1174
孙思邈　候痫法 ⋯⋯⋯⋯⋯⋯ 1175
《太平圣惠方》　小儿食痫论 ⋯⋯ 1176
《太平圣惠方》　小儿热痫论 ⋯⋯ 1176
《太平圣惠方》　小儿急惊风论 ⋯ 1176
《太平圣惠方》　小儿慢惊风论 ⋯ 1177
钱　乙　小儿急惊风论 ⋯⋯⋯⋯ 1177
钱　乙　小儿慢惊风论 ⋯⋯⋯⋯ 1177
《小儿卫生总微论方》　阴搐阳搐论
　　…………………………… 1178
刘　昉　五脏惊风论 ⋯⋯⋯⋯⋯ 1178
刘　昉　慢脾风综论 ⋯⋯⋯⋯⋯ 1179
曾世荣　慢惊真阳衰耗论 ⋯⋯⋯ 1179
曾世荣　慢脾风论 ⋯⋯⋯⋯⋯ 1180
曾世荣　明小儿四证八候论 ⋯⋯ 1180
龚　信、龚廷贤　论小儿惊风辨析
　　…………………………… 1180
万　全　急惊三因论 ⋯⋯⋯⋯⋯ 1181
张介宾　辨大惊卒恐与惊风论 ⋯ 1181
张介宾　论急慢惊风要领 ⋯⋯⋯ 1182
张介宾　论惊风证治 ⋯⋯⋯⋯⋯ 1182
王　纶　急惊治肝慢惊治脾论 ⋯ 1183
陈士铎　惊风乃内出之风论 ⋯⋯ 1184
江　秋　论惊风属痰火闭证 ⋯⋯ 1184
2.3.2　小儿癫痫 ⋯⋯⋯⋯⋯⋯⋯ 1184
《内经》　癫痫综论 ⋯⋯⋯⋯⋯ 1185
巢元方　论癫病分类 ⋯⋯⋯⋯ 1185

孙思邈　小儿癫痫综论 ⋯⋯⋯⋯ 1186
《太平圣惠方》　小儿癫痫综论 ⋯ 1187
《小儿卫生总微论方》　论惊与痫
　　…………………………… 1188
陈无择　癫痫叙论 ⋯⋯⋯⋯⋯ 1188
杨士瀛　小儿癫痫综论 ⋯⋯⋯⋯ 1189
曾世荣　明辨阴痫阳痫论 ⋯⋯⋯ 1190
薛　铠、薛　己　小儿癫痫综论
　　…………………………… 1190
万　全　急惊久病成痫论 ⋯⋯⋯ 1191
万　全　痰迷心窍论 ⋯⋯⋯⋯⋯ 1191
秦昌遇　痰溢膈上论 ⋯⋯⋯⋯⋯ 1192
鲁伯嗣　小儿癫痫综论 ⋯⋯⋯⋯ 1192
陈飞霞　痫疾证治 ⋯⋯⋯⋯⋯⋯ 1193
沈金鳌　小儿癫痫综论 ⋯⋯⋯⋯ 1193
吴鞠通　论痉瘛厥痫的鉴别与辨治
　　…………………………… 1194
2.3.3　小儿呕吐 ⋯⋯⋯⋯⋯⋯⋯ 1194
巢元方　论小儿呕吐病因病机 ⋯⋯ 1195
刘　昉　论小儿呕吐证治 ⋯⋯⋯ 1195
《小儿卫生总微论方》　小儿呕吐
　综论 ⋯⋯⋯⋯⋯⋯⋯⋯⋯⋯ 1197
曾世荣　论小儿呕吐辨治 ⋯⋯⋯ 1198
鲁伯嗣　论小儿呕吐治法 ⋯⋯⋯ 1199
万　全　论呕乳溢乳哯乳辨治 ⋯ 1200
万　全　小儿呕吐综论 ⋯⋯⋯⋯ 1200
薛　铠、薛　己　论小儿呕吐辨治
　　…………………………… 1202
张介宾　小儿呕吐虚寒居多论 ⋯ 1202
秦昌遇　论小儿呕吐辨治 ⋯⋯⋯ 1204
夏　鼎　论小儿呕吐辨治 ⋯⋯⋯ 1205
冯兆张　小儿呕吐综论 ⋯⋯⋯⋯ 1205
《医宗金鉴》　论小儿呕吐寒热虚实
　证治 ⋯⋯⋯⋯⋯⋯⋯⋯⋯⋯ 1206
陈复正　论小儿呕吐辨治 ⋯⋯⋯ 1208
2.3.4　小儿泄泻 ⋯⋯⋯⋯⋯⋯⋯ 1209
巢元方　论小儿泄泻病因病机 ⋯ 1209
孙思邈　小儿泄泻综论 ⋯⋯⋯⋯ 1210
《小儿卫生总微论方》　泻论 ⋯⋯ 1211

刘　昉　论小儿泄泻辨治 ……… 1211

张从正　小儿泄泻分阴阳利水道论

　　…………………………… 1212

曾世荣　诸泻论 ……………… 1213

彭用光　诸泻治法 …………… 1214

鲁伯嗣　论小儿泄泻治法 …… 1214

张　昶　诸泻皆因热宜下论 … 1215

万　全　泄泻证治 …………… 1216

万　全　论小儿四时泄泻 …… 1216

万　全　湿致五泄病因论 …… 1217

薛　铠、薛　己　论小儿泄泻辨治

　　…………………………… 1217

徐春甫　治本防变论及小儿泄泻

　　脉候 ……………………… 1218

秦昌遇　暴泄非阴久泄非阳论 … 1219

《医宗金鉴》　论小儿泄泻证治 … 1219

夏　鼎　小儿泄泻粪色辨寒热论 … 1220

陈复正　论小儿泄泻辨治 …… 1221

郑玉坛　小儿诸泻辨析 ……… 1222

2.3.5　小儿便秘 ………………… 1222

巢元方　小儿便秘大肠实热论 … 1223

《圣济总录》　小儿便秘大肠实热

　　津亏论 …………………… 1223

刘　昉　小儿便秘食滞肠胃论 … 1223

《小儿卫生总微论方》　小儿便秘肠

　　胃热盛津亏论 …………… 1223

鲁伯嗣　论肺热移入大肠便秘证治

　　…………………………… 1224

薛　铠、薛　己　论胃肠有热便秘

　　证治 ……………………… 1224

万　全　小儿便秘肝经血虚论 … 1224

万　全　小儿大便硬结综论 … 1225

秦昌遇　论小儿热结津亏便秘 … 1225

《医宗金鉴》　论初生大便不通 … 1226

2.3.6　小儿积滞 ………………… 1226

巢元方　论小儿宿食不消 …… 1226

孙思邈　论小儿积滞 ………… 1226

杨士瀛　积滞综论 …………… 1227

曾世荣　论伤积 ……………… 1227

鲁伯嗣　论小儿积滞辨治 …… 1228

王　銮　论伤积治法 ………… 1228

薛　铠、薛　己　论小儿积滞辨治

　　…………………………… 1229

万　全　论伤食证治 ………… 1229

王肯堂　论小儿宿食不消 …… 1230

《医宗金鉴》　小儿积滞综论 … 1230

2.3.7　小儿疳证 ………………… 1231

巢元方　论小儿疳证病因病机 … 1231

《太平圣惠方》　论小儿疳证病因

　　病机与五疳症状 ………… 1232

《太平圣惠方》　论小儿疳证病因

　　病机 ……………………… 1233

钱　乙　小儿疳证综论 ……… 1234

《小儿卫生总微论方》　论五疳证候

　　…………………………… 1235

杨士瀛　论小儿疳证病因病机 … 1235

杨士瀛　消积和胃滋血调气论 … 1236

张从正　热乘脾之湿土论 …… 1236

曾世荣　五疳综论 …………… 1236

演山省翁　小儿疳疾论 ……… 1237

演山省翁　小儿疳证综论 …… 1237

薛　铠、薛　己　调补胃气论 … 1238

陈复正　诸疳证治 …………… 1239

吴鞠通　论疳生于湿和嗜食异物

　　…………………………… 1239

吴鞠通　论治疳九法 ………… 1239

沈金鳌　小儿疳积综论 ……… 1240

2.3.8　小儿发热 ………………… 1240

巢元方　论小儿发热病因病机 … 1241

钱　乙　风热温壮潮热壮热相似论

　　…………………………… 1241

《小儿卫生总微论方》　诸身热论

　　…………………………… 1242

郑端友　诸热总论 …………… 1243

曾世荣　论小儿发热辨治 …… 1243

薛　铠、薛　己　小儿发热综论

　　…………………………… 1244

万　全　论热有表里虚实 …… 1245

万 全 小儿发热综论 ………… 1246
张介宾 论小儿发热病因病机 … 1248
张介宾 论表热里热治法 ……… 1248
《医宗金鉴》 小儿发热综论 ……… 1249
陈复正 小儿发热外治法论 …… 1250
芝屿樵客 论小儿发热证治 …… 1251
2.3.9 小儿汗证 ……… 1252
钱 乙 小儿汗证综论 ……… 1252
《小儿卫生总微论方》 论小儿自汗
病机 ……… 1252
演山省翁 小儿自汗宜气血相参论
……… 1253
薛 铠、薛 己 自汗属阳虚盗汗
属阴虚论 ……… 1253
万 全 论诸汗 ……… 1254
万 全 自汗血气俱热论 …… 1254
万 全 治小儿额汗宜收敛心气论
……… 1254
万 全 论盗汗病因病机 …… 1255
张介宾 小儿汗证卫虚不固论 … 1255
张介宾 盗汗治宜清火补阴 …… 1255
陈复正 小儿自汗综论 …… 1256
《医宗金鉴》 小儿汗证综论 …… 1256
《医宗金鉴》 论盗汗证治 …… 1257
2.3.10 小儿鹅口疮 ……… 1257
巢元方 小儿鹅口疮综论 … 1257
孙思邈 小儿鹅口疮综论 …… 1257
《圣济总录》 论小儿鹅口疮病因
病机 ……… 1258
刘 昉 小儿鹅口疮综论 …… 1258
曾世荣 小儿鹅口疮综论 …… 1258
鲁伯嗣 小儿鹅口疮综论 …… 1259
万 全 论小儿鹅口疮与口疮的
异同 ……… 1259
陈实功 小儿鹅口疮综论 …… 1260
王大伦 论小儿鹅口疮病因病机
……… 1260
秦景明 小儿鹅口疮综论 …… 1260
《医宗金鉴》 小儿鹅口疮综论 … 1261

陈复正 小儿鹅口疮综论 ……… 1261
赵 濂 小儿鹅口疮综论 ……… 1261
2.3.11 小儿口疮 ……… 1261
巢元方 小儿口疮综论 …… 1262
孙思邈 论小儿口疮饮食宜忌 … 1262
《圣济总录》 小儿口疮综论 …… 1262
刘 昉 论小儿口疮病因病机 … 1263
《小儿卫生总微论方》 唇口病论
……… 1263
张从正 小儿口疮综论 …… 1263
曾世荣 小儿口疮综论 …… 1264
鲁伯嗣 小儿口疮综论 …… 1265
万 全 小儿口疮综论 ……… 1265
薛 铠、薛 己 小儿口疮综论 … 1265
谢玉琼 小儿口疮综论 …… 1266
赵 濂 小儿口疮综论 …… 1267
2.3.12 小儿乳蛾 ……… 1267
《素问》 喉痹嗌痛综论 …… 1267
巢元方 论喉痹咽喉疮病因病机
……… 1268
《圣济总录》 论小儿喉痹病因
病机 ……… 1268
《小儿卫生总微论方》 论小儿乳
蛾病因病机 ……… 1269
薛 铠、薛 己 论小儿乳蛾五
色论和母子同治 ……… 1269
龚廷贤 论小儿乳蛾和喉痹的关系
……… 1269
秦景明 小儿乳蛾综论 ……… 1270
秦景明 小儿乳蛾综论 ……… 1270
2.3.13 小儿咳嗽 ……… 1271
巢元方 论小儿咳嗽 …… 1271
钱 乙 论小儿咳嗽 …… 1271
《小儿卫生总微论方》 咳嗽论 … 1272
万 全 论肺所生病 …… 1272
万 全 小儿嗽综论 ……… 1273
鲁伯嗣 论伤寒咳嗽伤风 ……… 1274
陈飞霞 咳嗽证治 ……… 1274
《医宗金鉴》 小儿咳嗽综论 …… 1275

2.3.14 小儿五迟 ················ 1276

巢元方 论小儿五迟病因病机 ··· 1276

《圣济总录》 论小儿语迟病因病机

················ 1277

薛铠、薛己 小儿行迟齿迟语

迟综论 ·········· 1277

万 全 小儿五迟因胎禀不足论··· 1278

万 全 小儿五迟综论 ········ 1278

王大伦 论小儿语迟行迟治法 ··· 1279

张 璐 小儿五迟综论 ········ 1279

《医宗金鉴》 小儿五迟综论 ····· 1279

2.3.15 小儿五软 ················ 1280

曾世荣 小儿五软综论 ·········· 1280

薛铠、薛己 小儿五软综论

················ 1280

万 全 小儿五软综论 ······· 1281

万 全 颈软属恶病论 ······· 1281

秦昌遇 小儿五软综论 ······· 1282

鲁伯嗣 论小儿五软可治与难治

之证 ·········· 1282

《医宗金鉴》 小儿五软治宜补气

为主论 ·········· 1282

陈复正 治小儿五软补肝肾升举脾

气论 ·········· 1283

2.3.16 小儿遗尿 ················ 1283

《内经》 论遗尿病因病机 ········ 1283

巢元方 论小便不禁尿床与小儿遗

尿病因病机 ··········· 1284

《太平圣惠方》 论小儿遗尿因

病机 ·········· 1284

杨士瀛 论小儿遗尿和尿床的鉴别

················ 1285

曾世荣 小儿遗尿综论 ·········· 1285

鲁伯嗣 小儿遗尿综论 ·········· 1285

王 銮 论小儿遗尿病因病机 ··· 1286

薛铠、薛己 论小儿遗尿辨治

················ 1286

万 全 论小儿遗尿和小儿癃闭的

区别 ·········· 1286

张介宾 论遗尿证治 ·········· 1287

秦昌遇 论小儿遗尿辨治 ········ 1288

2.3.17 小儿夜啼 ················ 1288

巢元方 论小儿夜啼病因病机 ··· 1289

《小儿卫生总微论方》 论小儿夜啼

证候 ·········· 1289

曾世荣 小儿夜啼综论 ·········· 1290

演山省翁 论夜啼辨治 ···· 1290

鲁伯嗣 小儿夜啼综论 ········ 1291

万 全 论夜啼四症 ········ 1291

薛铠、薛己 论夜啼 ········ 1292

张介宾 论夜啼 ·········· 1292

夏 鼎 辨夜啼 ·········· 1293

《医宗金鉴》 小儿初生夜啼综论

················ 1293

沈金鳌 论小儿夜啼病因病机 ··· 1294

2.3.18 小儿虫证 ················ 1294

巢元方 论九虫病诸候 ········ 1295

钱 乙 论小儿虫痛症状 ········ 1296

《小儿卫生总微论方》 诸虫论 ··· 1296

演山省翁 论蛔虫动痛 ········ 1297

演山省翁 论蛔虫胀 ········ 1297

鲁伯嗣 蛔虫综论 ·········· 1298

万 全 论小儿虫痛辨治 ········ 1298

《医宗金鉴》 论小儿虫痛 ······· 1298

陈飞霞 论小儿虫痛证治 ········ 1299

第六篇 眼 科

1 眼科总论 ················ 1303

1.1 综论 ················ 1303

《灵枢》 五脏六腑精气上注于

目论 ················ 1303

《太平圣惠方》 眼论 …………… 1303

《秘传眼科龙木论》 眼叙论 …… 1304

王肯堂 五轮八廓论 …………… 1305

傅仁宇 内外二障论 …………… 1307

马化龙 论眼病病机与治法 …… 1308

1.2 病因病机 ………………………… 1309

巢元方 目风肿论 ……………… 1309

《圣济总录》 眼目病因论 …… 1309

倪维德 目病风热论 …………… 1309

倪维德 论目昏赤肿翳膜皆属于热

………………………… 1310

《秘传眼科龙木论》 论目病有三因

………………………… 1310

《明目至宝》 内外障因机论 …… 1311

王肯堂 目病火热论 …………… 1311

傅仁宇 亡血过多致目病论 …… 1311

黄庭镜 目病流毒论 …………… 1312

顾 锡 目病因喜论 …………… 1313

顾 锡 目病因怒论 …………… 1313

顾 锡 目病因忧论 …………… 1314

顾 锡 目病因悲论 …………… 1314

顾 锡 目病因思论 …………… 1315

顾 锡 目病因恐论 …………… 1315

顾 锡 月经不调目疾论 ……… 1316

顾 锡 胎产兼目疾论 ………… 1316

1.3 辨证论治 ………………………… 1316

《银海精微》 论目疾辨治 …… 1316

《银海精微》 论暴发眼病辨治 … 1317

《明目至宝》 目病综论 ……… 1317

傅仁宇 论内外障鉴别 ………… 1318

傅仁宇 眼病点服治法论 ……… 1318

马化龙 辨五轮病源用药论 …… 1319

马化龙 辨眼内生云翳用凉药难

退论 ………………… 1319

2 眼科各论 ………………………………… 1320

2.1 外障 ………………………………… 1320

《秘传眼科龙木论》 肝虚积热外

障论 ………………… 1320

《银海精微》 伤寒热病后外障论 … 1320

邓 苑 外障风火论 …………… 1321

张 璐 论外障三阳病辨治 …… 1321

2.1.1 针眼 ……………………………… 1321

巢元方 论针眼病因病机 …… 1322

《太平圣惠方》 针眼综论 …… 1322

《太平圣惠方》 论针眼辨治 … 1322

《圣济总录》 针眼综论 ……… 1322

倪维德 热客眦间论 …………… 1323

王肯堂 论针眼病因病机 ……… 1323

申斗垣 针眼泻心火论 ………… 1323

黄庭镜 论针眼证治 …………… 1324

俊笃士雅 论麦粒肿证治 ……… 1324

2.1.2 流泪症 …………………………… 1324

巢元方 论目泪出不止病因病机

………………………… 1325

《银海精微》 迎风冷泪综论 …… 1325

《秘传眼科龙木论》 论风邪致冷

泪证 ………………… 1325

王肯堂 论流泪证之鉴别 ……… 1326

傅仁宇 冷泪综论 ……………… 1327

俊笃士雅 多泪眼综论 ………… 1328

许克昌、毕 法 流泪疏风散火论

………………………… 1328

2.1.3 漏睛 ……………………………… 1329

《太平圣惠方》 论漏睛病机与预后

………………………… 1329

《秘传眼科龙木论》 漏睛脓出外

障论 ………………… 1329

倪维德 漏睛综论 ……………… 1329

《秘传眼科龙木论》 漏睛综论 … 1330

2.1.4 暴风客热 ………………………… 1331

《秘传眼科龙木论》 论暴风客热

外障 ………………… 1331

《明目至宝》 暴赤生热综论 …… 1331

王肯堂 暴风客热综论 ………… 1331

张 璐 目病肺火壅塞论 ……… 1332

顾世澄 论暴风客热外障辨治 … 1332

2.1.5 天行赤眼、天行赤眼暴翳 1332

《银海精微》 天行赤眼综论 …… 1333

《秘传眼科龙木论》　天行赤眼暴翳
　　综论 …………………………… 1333
　　王肯堂　论天行赤热证 ………… 1333
　《医宗金鉴》　天行赤眼综论 …… 1334
　2.1.6　胬肉攀睛 ……………………… 1334
　　倪维德　论胬肉攀睛经络辨证及
　　　治法 …………………………… 1334
　　《银海精微》　胬肉攀睛综论 …… 1335
　　傅仁宇　论胬肉攀睛外治法 …… 1335
　　张　璐　论胬肉攀睛外治法 …… 1336
　　《医宗金鉴》　论胬肉攀睛证治
　　　…………………………………… 1336
　2.1.7　火疳 ……………………………… 1337
　　王肯堂　论火疳病因病机 ……… 1337
　　傅仁宇　论火疳症 ……………… 1337
　　黄庭镜　火疳综论 ……………… 1338
　　黄朝坊　火疳论 ………………… 1338
　2.1.8　聚星障 ………………………… 1338
　　王肯堂　聚星障综论 …………… 1339
　　马化龙　辨肺金克肝木黑睛生翳
　　　膜论 …………………………… 1339
　　顾　锡　论肝肾郁结聚星障 …… 1339
　　俊笃士雅　钉翳根深论 ………… 1340
　2.1.9　花翳白陷 ……………………… 1340
　　《太平圣惠方》　论花翳白陷病机
　　　与病证 ………………………… 1340
　　《银海精微》　花翳白陷论 ……… 1340
　　《秘传眼科龙木论》　花翳白陷外
　　　障综论 ………………………… 1341
　　《明目至宝》　花翳白陷凉肝经论
　　　…………………………………… 1341
　　傅仁宇　花翳白陷综论 ………… 1341
　　《医宗金鉴》　花翳白陷综论 …… 1342
　2.1.10　宿翳 …………………………… 1342
　　王肯堂　冰瑕翳综论 …………… 1342
　　王肯堂　论斑脂翳证治 ………… 1343
　　黄庭镜　宿翳综论 ……………… 1343
　2.2　内障 ……………………………… 1344
　　巢元方　论内障病因病机 ……… 1344

《太平圣惠方》　眼内障论 ……… 1344
《太平圣惠方》　论内障症状与针
　　拨内障法 ………………………… 1345
倪维德　论金针拨内障 …………… 1346
《秘传眼科龙木论》　圆翳内障论
　　…………………………………… 1346
《秘传眼科龙木论》　冰翳内障论
　　…………………………………… 1347
《秘传眼科龙木论》　滑翳内障论
　　…………………………………… 1347
《秘传眼科龙木论》　涩翳内障论
　　…………………………………… 1348
《秘传眼科龙木论》　胎患内障论
　　…………………………………… 1348
《秘传眼科龙木论》　五风变内障论
　　…………………………………… 1348
《秘传眼科龙木论》　雷头风变内
　　障论 ……………………………… 1349
《秘传眼科龙木论》　惊振内障论
　　…………………………………… 1349
《秘传眼科龙木论》　绿风内障论
　　…………………………………… 1350
《秘传眼科龙木论》　乌风内障论
　　…………………………………… 1350
《秘传眼科龙木论》　青风内障论
　　…………………………………… 1351
《秘传眼科龙木论》　黑风内障论
　　…………………………………… 1351
邓　苑　论内障治法 ……………… 1351
2.2.1　瞳神紧小 ……………………… 1352
倪维德　瞳神紧小因强阳抟实阴论
　　…………………………………… 1352
倪维德　论还阴救苦汤证治 ……… 1353
王肯堂　论瞳神紧小病因病机 …… 1353
张　璐　瞳神紧小综论 …………… 1354
张　璐　肝热肾虚论 ……………… 1354
黄庭镜　瞳神缩小综论 …………… 1354
2.2.2　瞳神干缺 ……………………… 1355
《银海精微》　瞳神干缺综论 …… 1355

《秘传眼科龙木论》 瞳神干缺外
障论 ………………………… 1356
《医宗金鉴》 论瞳神干缺辨治 … 1356
2.2.3 青盲 ………………………… 1356
巢元方 论青盲病因病机 ……… 1357
《普济方》 青盲外障论 ………… 1357
徐春甫 青盲综论 ……………… 1357

《秘传眼科龙木论》 青盲综论 … 1357
《明目至宝》 论小儿青盲病因
病机 …………………………… 1358
王肯堂 青盲综论 ……………… 1358
张 璐 论青盲辨治 …………… 1359
黄庭镜 论青盲病因病机 ……… 1359

第七篇 耳鼻咽喉口齿科

1 耳病 ………………………………… 1363
1.1 耳病总论 ……………………… 1363
1.1.1 病因病机 …………………… 1363
陈无择 论耳病内外之因 ……… 1363
严用和 论耳病病因病机 ……… 1363
杨士瀛 耳论 …………………… 1364
虞 抟 耳病综论 ……………… 1365
徐春甫 耳病综论 ……………… 1365
龚 信、龚延贤 论耳病脉证 … 1365
孙志宏 耳病综论 ……………… 1366
赵献可 耳病综论 ……………… 1366
李用粹 耳病综论 ……………… 1368
程国彭 论耳病辨治 …………… 1369
沈金鳌 耳病综论 ……………… 1369
1.1.2 辨证施治 …………………… 1371
陈实功 耳病虚实论治 ………… 1371
罗国纲 论耳病虚实辨治 ……… 1371
林珮琴 论耳病辨治 …………… 1371
1.2 耳聋 …………………………… 1372
《内经》 耳聋综论 …………… 1373
张仲景 津亏耳聋论 …………… 1374
巢元方 论耳聋病因病机 ……… 1374
《圣济总录》 耳聋二因论 …… 1375
罗天益 耳卒聋论 ……………… 1376
朱丹溪 论耳聋辨治 …………… 1376
张介宾 耳聋综论 ……………… 1377
张介宾 论五种耳聋辨治 ……… 1378
楼 英 论运气耳聋 …………… 1378

1.3 耳鸣 …………………………… 1379
《内经》 论耳鸣病因病机 …… 1379
巢元方 耳鸣因虚论 …………… 1380
《圣济总录》 耳虚鸣综论 …… 1381
刘完素 耳鸣水虚火实热气上甚论
…………………………………… 1381
李东垣 耳鸣胃虚论 …………… 1381
楼 英 论耳鸣病机 …………… 1382
李 梴 论耳鸣辨治 …………… 1383
张介宾 论耳鸣虚实辨治 ……… 1383
陈士铎 耳鸣心肾不交论 ……… 1383
1.4 耳疔 …………………………… 1384
《中藏经》 黑疔在肾论 ……… 1384
巢元方 耳疔上焦风邪入耳论 … 1384
王肯堂 论耳痈与耳疔的鉴别 … 1385
陈实功 论耳疔病机与症状 …… 1385
《医宗金鉴》 黑疔火毒论 …… 1385
1.5 耳疮 …………………………… 1386
巢元方 耳疮肾虚邪侵论 ……… 1386
薛 己 耳疮综论 ……………… 1386
张介宾 耳疮肝肾不足上实下虚论
…………………………………… 1387
冯兆张 耳疮风湿相抟论 ……… 1387
2 鼻病 ………………………………… 1388
2.1 鼻病总论 ……………………… 1388
2.1.1 病因病机 …………………… 1388
《小儿卫生总微论方》 鼻中病论
…………………………………… 1388

陈无择　论鼻病三因·············· 1388

　　严用和　鼻为肺主论·············· 1389

　　徐春甫　鼻之病总属于火论·········· 1389

　　张介宾　鼻病外感内热论·········· 1390

2.1.2　辨证施治···················· 1390

　　朱丹溪　论鼻病治法·············· 1390

　　龚　信、龚延贤　论鼻病证治····· 1390

　　孙志宏　论鼻病辨治·············· 1391

　　何其伟　论鼻病辨治·············· 1391

　　罗国纲　论鼻病治法·············· 1391

2.2　鼻渊···························· 1392

　　《素问》　鼻渊胆移热于脑论····· 1392

　　《圣济总录》　鼻渊胆移热于脑

　　　综论···················· 1392

　　陈实功　鼻渊风寒湿热交蒸论····· 1393

　　虞　抟　鼻渊外寒束内热论······· 1393

　　吴　崑　论苍耳散治鼻渊········· 1393

　　张介宾　论鼻渊治法············· 1393

　　陈士铎　鼻渊综论··············· 1394

　　汪文绮　鼻渊综论··············· 1395

　　高秉钧　鼻渊风热肾虚论治······· 1396

　　祁　坤　论鼻渊辨治············· 1397

　　华德元　论鼻渊辨治············· 1397

2.3　鼻衄···························· 1397

　　巢元方　鼻衄综论··············· 1398

　　陈无择　情志所伤鼻衄论········· 1398

　　张介宾　衄血论治··············· 1399

　　陈士铎　论鼻衄久不愈··········· 1400

　　高秉钧　鼻衄综论··············· 1400

　　唐宗海　论太阳阳明鼻衄········· 1400

2.4　鼻窒···························· 1402

　　巢元方　论鼻窒病因病机········· 1402

　　《太平圣惠方》　鼻窒冷气结聚论

　　　························ 1403

　　《圣济总录》　鼻窒心经移热于

　　　肺论···················· 1403

　　刘完素　鼻窒热客阳明论········· 1403

　　李　梴　论鼻窒辨治············· 1403

　　张　璐　论鼻窒辨治············· 1404

3　咽喉病····························· 1406

3.1　咽喉病总论···················· 1406

3.1.1　病因病机···················· 1406

　　《圣济总录》　咽喉病脏热腑寒论

　　　························ 1406

　　陈无择　咽与喉病辨析··········· 1406

　　严用和　论咽喉病病因病机······· 1407

　　张从正　乳蛾综论··············· 1407

　　尤　乘　喉症总论··············· 1408

　　罗国纲　咽喉病综论············· 1408

　　《喉舌备要秘旨》　治咽喉辨论··· 1409

　　郑宏纲　咽喉病起肺胃论········· 1409

3.1.2　辨证施治···················· 1410

　　《咽喉脉证通论》　喉病综论····· 1410

　　陈实功　论咽喉病虚实辨治······· 1411

　　陈实功　论咽喉肿痛辨治········· 1411

　　尤仲仁　论喉病诊治············· 1412

　　尤仲仁　论喉病治法············· 1412

　　《喉舌备要秘旨》　辨喉症经络

　　　治法···················· 1413

　　郑宏纲　喉风论治··············· 1414

3.2　喉痈···························· 1414

　　《灵枢》　猛疽论··············· 1414

　　巢元方　喉痈气壅热毒论········· 1415

　　《圣济总录》　喉痈脾肺壅热论··· 1415

　　万　全　论喉痈病机与治疗······· 1415

　　王肯堂　喉痈下法论············· 1416

　　《医宗金鉴》　论喉痈病机与治法

　　　························ 1416

　　方成培　喉痈综论··············· 1416

　　尤　乘　热邪致喉痈论··········· 1416

　　高秉钧　喉痈热毒论············· 1417

　　张宗良　喉痈综论··············· 1417

　　《喉舌备要秘旨》　论喉痈证治··· 1418

3.3　喉痹···························· 1418

　　巢元方　论喉痹病因病机········· 1418

　　尤仲仁　喉痹综论··············· 1418

　　张介宾　论喉痹病因病机········· 1419

　　张介宾　论喉痹辨治············· 1419

程国彭　论喉痹辨治 …………… 1420

沈金鳌　喉痹总在肺胃论 ……… 1421

朱翔宇　论喉痹病机与治法 …… 1421

潘　诚　阴阳喉痹综论 ………… 1421

王旭高　论风热痰火喉痹 ……… 1422

3.4 乳蛾 ………………………… 1422

《咽喉脉证通论》　乳蛾综论 … 1423

尤仲仁　论乳蛾病因病机 ……… 1423

张介宾　论乳蛾证治 …………… 1423

《医宗金鉴》　乳蛾综论 ……… 1424

陈士铎　论阴蛾阳蛾 …………… 1424

陈士铎　双蛾综论 ……………… 1425

陈士铎　论双乳蛾虚实证辨治 … 1426

张宗良　乳蛾综论 ……………… 1426

沈金鳌　乳蛾综论 ……………… 1427

高秉钧　论乳蛾病因病机 ……… 1427

《焦氏喉科枕秘》　论乳蛾辨治

………………………… 1428

杨龙九　乳蛾综论 ……………… 1428

郑宏纲　论乳蛾辨治 …………… 1429

王旭高　论石蛾病证 …………… 1430

包三銕　论单双乳蛾辨治 ……… 1430

4　口齿病 ……………………… 1431

4.1　口齿病总论 ……………… 1431

4.1.1　病因病机 ……………… 1431

《太平圣惠方》　口齿论 ……… 1431

陈无择　论舌病属心脾肝 ……… 1432

危亦林　论口齿唇舌病病因病机 … 1432

虞　抟　论口病病因病机 ……… 1432

黄元御　口病根于脾胃论 ……… 1433

黄元御　论舌病病因病机 ……… 1433

4.1.2　辨证施治 ……………… 1434

陈无择　论口病辨味识病 ……… 1434

陈无择　论齿病从肾与大肠论治 … 1434

朱丹溪　论舌病证候诊断 ……… 1435

朱丹溪　论齿病辨证 …………… 1435

虞　抟　论齿病证治 …………… 1435

薛　己　论舌病辨治 …………… 1436

张介宾　论牙病辨治 …………… 1436

罗国纲　论口病辨治 …………… 1437

罗国纲　论舌病的辨证 ………… 1437

怀　远　口病综论 ……………… 1438

4.2　牙痛 ………………………… 1438

巢元方　论牙痛病因病机 ……… 1439

《圣济总录》　二种牙痛论 …… 1439

杨士瀛　论牙痛有五因 ………… 1440

王　纶　牙痛阳明湿热论 ……… 1440

张介宾　齿病火虫肾虚论 ……… 1440

秦昌遇　论外感内伤牙痛 ……… 1441

陈士铎　牙痛综论 ……………… 1442

许克昌、毕法　风火虫齿痛论 … 1443

沈金鳌　牙病综论 ……………… 1444

4.3　牙痈 ………………………… 1444

巢元方　牙痈风入阳明论 ……… 1444

《咽喉脉证通论》　牙痈综论 … 1445

王肯堂　牙痈胃热论 …………… 1445

祁　坤　论牙痈治法 …………… 1445

程国彭　论牙痈病机与治法 …… 1445

王维德　论牙痈辨治 …………… 1446

《医宗金鉴》　论胃热牙痈治法 … 1446

顾世澄　论牙痈辨治 …………… 1446

郑宏纲　论牙痈治法 …………… 1447

4.4　口疮 ………………………… 1447

巢元方　论口疮病因病机 ……… 1447

《圣济总录》　口疮虚实论 …… 1448

朱丹溪　论口疮辨治 …………… 1448

薛　己　论口疮辨治 …………… 1448

王肯堂　论口疮辨治 …………… 1449

陈实功　论口疮虚实证治 ……… 1450

陈士铎　论口疮用药 …………… 1450

谢玉琼　论口疮心脾胃热证 …… 1451

第八篇 骨 伤 科

1 骨伤科总论 ················ 1455

　1.1 综论 ···················· 1455

　　徐彦纯 损伤一证专从血论 ······ 1455

　　《普济方》 从高堕下恶血归肝论

　　　　　　 ················· 1455

　　王肯堂 跌扑伤损论 ·········· 1456

　　薛　铠、薛　己 跌仆外伤综论 ··· 1456

　　陈实功 论跌扑伤损病机与治法 ··· 1457

　　张介宾 跌打损伤综论 ········ 1457

　　钱秀昌 金疮论治 ··········· 1458

　　钱秀昌 治伤法论 ··········· 1459

　　胡廷光 损伤总论 ··········· 1459

　　胡青昆 跌打损伤总论 ········ 1460

　1.2 病因病机 ················ 1460

　　《素问》 坠堕恶血留内论 ······ 1460

　　巢元方 坠堕瘀血论 ·········· 1461

　　巢元方 金疮伤筋断骨论 ······· 1461

　　《圣济总录》 金刃伤筋骨论 ····· 1461

　　李东垣 伤损恶血归肝论 ······· 1462

　　王肯堂 亡血过多论 ·········· 1462

　　陈实功 金疮论 ············· 1462

　　《可法良规》 论瘀血走注 ······· 1463

　　《可法良规》 伤损血虚论 ······· 1463

　　《可法良规》 论瘀秽内蚀 ······· 1464

　　《可法良规》 论肾虚气逆 ······· 1464

　　《可法良规》 论湿热乘肝 ······· 1465

　　《可法良规》 论湿痰作痛 ······· 1465

　　陈士铎 从高坠下气滞血壅论 ··· 1465

　　冯兆张 论跌扑堕胎 ········· 1466

　　沈金鳌 跌扑闪挫气血俱伤论 ··· 1466

　　胡廷光 金刃伤 ············· 1466

　　胡廷光 磁锋伤 ············· 1467

　　胡廷光 签刺伤 ············· 1467

　　胡廷光 坠堕伤 ············· 1468

　　胡廷光 跌磕伤 ············· 1468

　1.3 诊法辨证 ················ 1468

　　王肯堂 论伤损脉法 ·········· 1468

　　王肯堂 十不治证 ··········· 1469

　　异远真人 察目验伤左右论 ····· 1469

　　郑芝龙 辨损伤难治易治论 ····· 1469

　　胡廷光 辨生死 ············· 1470

　　钱秀昌 伤科脉诀 ··········· 1471

　　钱秀昌 伤科五绝论 ·········· 1471

　　赵　濂 先看穴道吉凶 ········ 1471

　　赵　濂 看伤吉凶 ··········· 1472

　　江　昱 论验轻重伤诀 ········ 1472

　1.4 治则治法 ················ 1473

　　蔺道人 骨折七步内治法 ······· 1473

　　异远真人 血头行走穴道歌 ····· 1473

　　异远真人 跌损治法总论 ······· 1474

　　薛　己 论伤损痛证辨治 ······· 1474

　　薛　己 论创口痛辨治 ········ 1475

　　薛　己 论伤损出血辨治 ······· 1475

　　薛　己 论腐肉不溃辨治 ······· 1475

　　薛　己 论新肉不生辨治 ······· 1475

　　王肯堂 用药诀 ············· 1476

　　《可法良规》 论伤损治法禁忌 ··· 1478

　　《可法良规》 论死肉不溃辨治 ··· 1479

　　《可法良规》 论新肉不生辨治 ··· 1479

　　《可法良规》 论肿痛不消辨治 ··· 1480

　　《可法良规》 论患处作痛辨治 ··· 1480

　　《医宗金鉴》 论伤损内治法 ···· 1481

　　胡廷光 用药总论 ··········· 1481

　　赵廷海 损伤用药论 ·········· 1482

　　赵　濂 跌打压仆损伤者须用引经

　　　药论 ················ 1482

　　胡青昆 伤损权变论 ·········· 1483

　　唐宗海 创伤补气生血论 ······· 1484

　　唐宗海 论跌打折伤诸血证的辨治

　　　　　 ················· 1484

2 骨伤科各论 ·········· 1486

2.1 **骨伤** ·········· 1486

《圣济总录》 伤折统论·········· 1486

《圣济总录》 伤折恶血不散论··· 1486

《圣济总录》 伤折血气瘀滞论··· 1487

《圣济总录》 伤折腹中瘀血论··· 1487

《圣济总录》 伤折风肿论·········· 1487

《圣济总录》 击打扭伤筋骨论··· 1487

杨士瀛 跌扑损伤方论·········· 1488

王肯堂 筋骨伤·········· 1488

陈士铎 论骨折治法·········· 1489

胡廷光 骨折伤重论·········· 1490

胡廷光 论压连伤预后·········· 1490

2.2 **脱位** ·········· 1490

《圣济总录》 骨节闪脱论·········· 1491

胡廷光 挫闪伤论·········· 1491

钱秀昌 论下颏脱臼失颈综论··· 1491

2.3 **伤筋** ·········· 1492

《素问》 筋痿论·········· 1492

《圣济总录》 被伤绝筋论·········· 1492

胡廷光 筋断伤论·········· 1493

2.4 **内伤** ·········· 1493

薛铠 跌仆内伤论·········· 1493

陆道师 气血内伤论·········· 1494

薛己 论伤损发热辨治·········· 1494

薛己 论伤损作呕辨治·········· 1495

薛己 论伤损喘咳辨治·········· 1495

薛己 论伤损作渴辨治·········· 1495

薛己 论伤损昏愦辨治·········· 1495

薛己 论伤损便秘辨治·········· 1496

薛己 论伤损胁肋胀痛辨治···· 1496

薛己 论伤损肚腹作痛辨治···· 1496

薛己 论伤损胸腹痛闷辨治···· 1497

《可法良规》 论亡血昏愦·········· 1497

《可法良规》 论伤损便秘·········· 1498

《可法良规》 论胸腹作痛·········· 1498

《可法良规》 论胁胀痛·········· 1498

《可法良规》 论出血呕血便血·········· 1499

《可法良规》 论出汗·········· 1499

《可法良规》 论发热·········· 1500

《可法良规》 论发躁·········· 1500

《可法良规》 论作渴·········· 1500

《可法良规》 论作呕·········· 1501

《可法良规》 论面黑作喘·········· 1501

《可法良规》 论小便不利·········· 1501

《可法良规》 论遍身作痒·········· 1502

《可法良规》 论肢体作麻·········· 1502

《可法良规》 论四肢倦怠·········· 1502

钱秀昌 论跌打损伤内治证·········· 1503

2.5 **骨病** ·········· 1503

《素问》 骨痹论·········· 1504

《灵枢》 论骨蚀骨疽病因病机··· 1504

《圣济总录》 论附骨疽病因病机

·········· 1504

陈无择 历节论·········· 1505

薛己 附骨疽综论·········· 1505

薛己 论多骨疽·········· 1505

陈实功 附骨疽综论·········· 1506

陈实功 论鹤膝风辨治·········· 1506

参考文献 ·········· 1509

第一篇 外感病

概　要

【外感病】　外感病是外感六淫与疫疠之邪侵犯人体所引发的各种外感疾病的总称。根据感受邪气的种类不同，外感病一般可分为伤风、伤寒、暑病、湿病、燥病、温病和疫病等不同类型。其中伤寒有广义和狭义之分。广义伤寒为外感病的统称；狭义伤寒为人体感受六淫中的寒邪，感而即发的疾病，病邪由表入里，出现太阳病、阳明病、少阳病、太阴病、少阴病和厥阴病等不同阶段的症状表现。湿病有寒湿与湿热之不同。温病根据感受邪气性质的不同，又分为风温、春温、暑温、湿温、伏暑和冬温等类型。疫病根据其发病特点不同，常分为温疫、寒疫与杂疫三大类，杂疫包括大头瘟、烂喉痧、霍乱和疟疾等病。外感病的辨证方法，主要有六经辨证、卫气营血辨证和三焦辨证。其中，伤寒以六经辨证为主，温病以卫气营血与三焦辨证为主，疫病有独特的辨证方法，如表里九传、九兼十夹等。外感病的治疗原则以祛邪为主，在病程中后期或恢复期需要注意扶正。

本篇将外感病分为伤风、伤寒、暑病、湿病、燥病、温病和疫病七部分，具体论述每种病证的诊疗理论。

1 伤 风

伤风是感受风邪所致的一类外感病，以恶风寒、头痛、身重或微发热、汗出、清涕、喷嚏为临床特征。多起病急，无传染性及流行趋势，发于冬春寒冷之时，病程短，可朝发暮愈，也可延缓数日。伤风与伤寒相近，又有明显区别。宋代陈无择说："中风在经络中，循经流注，以日传变，与伤寒无异。但寒泣血，无汗恶寒；风散气，有汗恶风为不同。仲景正以此格量太阳经伤寒、伤风，用药不同。"感受风邪之后，由于患者体质不同，在临证中有寒、热等不同证候表现。

《素问》 论邪风之至^{※*}

邪风之至，疾如风雨，故善治者治皮毛，其次治肌肤，其次治筋脉，其次治六腑，其次治五脏。治五脏者，半死半生也。

——《素问·阴阳应象大论》

【提要】 本论主要阐述风邪的致病特点、传变规律及治疗原则。要点如下：其一，风邪致病，其传变规律，初在皮毛，后入肌肤，再传筋脉，甚则传入六腑、五脏。其二，风邪致病，起病急骤，传变迅速，故强调治疗宜速。治皮毛者，即治病于未成，上工之治也。此时病位表浅，病情轻缓，正气充足，祛邪易于速去。若待病及五脏再施治者，多半预后较差。

《素问》 风论

黄帝问曰：风之伤人也，或为寒热，或为热中，或为寒中，或为疬风，或为偏枯，或为风也，其病各异，其名不同，或内至五脏六腑，不知其解，愿闻其说。岐伯对曰：风气藏于皮肤之间，内不得通，外不得泄。风者，善行而数变，腠理开则洒然寒，闭则热而闷。其寒也则衰食饮，其热也则消肌肉，故使人怢栗而不能食，名曰寒热。风气与阳明入胃，循脉而上至目内眦，其人肥则风气不得外泄，则为热中而目黄；人瘦则外泄而寒，则为寒中而泣出。风气与太阳俱入，行诸脉俞，散于分肉之间，与卫气相干，其道不利，故使肌肉愤膜而有疡，卫气有所凝而不行，故其肉有不仁也。疬者，有荣气热胕，其气不清，故使其鼻柱坏而色败，皮肤疡溃。风寒客于脉而不去，名曰疬风，或名曰寒热。以春甲乙伤于风者，为肝风；以夏丙丁伤于风者；为心风；以季夏戊己伤于邪者，为脾风；以秋庚辛中于邪者，为肺风；以冬壬癸中于邪者，为肾风。风中五脏六腑之腧，亦为脏腑之风，各入其门户所中，则为偏风。风气循风府而上，则为脑风。风入系头，则为目风，眼寒。饮酒中风，则为漏风。入房汗出中风，则为内风。新沐中风，则为首风。久风入中，则为肠风，飧泄。外在腠理，则为泄风。故风者，百病之长也，至其变化，乃为他病也，无常方，然致有风气也。帝曰：五脏风之形状不同者何？愿闻其诊及其病能。岐伯曰：肺风之状，多汗恶风，色皏然白，时咳短气，昼日则瘥，暮则甚，诊在眉上，其色白。心风之状，多汗恶风，焦绝，善怒吓，赤色，病甚则言不可快，诊在口，其色赤。肝风之状，多汗恶风，善悲，色微苍，嗌干，善怒，时憎女子，诊在目下，其色青。脾风之状，多汗恶风，身体怠惰，四肢不欲动，色薄微黄，不嗜食，诊在鼻上，其色黄。肾风之状，多汗恶风，面疕然浮肿，脊痛不能正立，其色炲，隐曲不利，诊在颐上，其色黑。胃风之状，颈多汗恶风，食饮不下，隔塞不通，腹善满，失衣则䐜胀，食寒则泄，诊形瘦而腹大。首风之状，头面多汗恶风，当先风一日则病甚，头痛不可以出内，至其风日，则病少愈。漏风之状，或多汗，常不可单衣，食则汗出，甚则身汗，喘息恶风，衣常濡，口干善渴，不能劳事。泄风之状，多汗，汗出泄衣上，口中干，上渍，其风不能劳事，身体尽痛则寒。帝曰：善。

——《素问·风论》

【提要】 本论主要阐述风邪侵袭人体所形成的多种病证及其证候表现。要点如下：其一，风邪具有善行数变的致病特点，侵袭人体可出现多种病证，因此称"风为百病之长"。其二，风邪侵袭体表，内不得通，外不得泄，流连皮肤之间，根据风邪停留的部位不同，可形成寒热、寒中、热中、偏枯、疠风等病证。其三，风邪若在不同脏腑当令之日侵袭人体，或随五脏六腑之腧穴而入，可形成脏腑之风，以多汗恶风和脏腑功能失常为主要临床表现。其四，风邪还可以从机体孔窍乘虚而入，导致脑风、目风、肠风等病证的发生。

《灵枢》 论贼风邪气※*

贼风邪气之中人也，不得以时，然必因其开也，其入深，其内极病，其病人也卒暴；因其闭也，其浅以留，其病也徐以迟。

——《灵枢·岁露论》

【提要】 本论主要阐述风邪的治病特点。要点如下：贼风邪气致病，并非无时令节气之分，皆可侵入。但若乘其人腠理开张之时侵入，则病位易更为深入，传变更为迅速，发作更为急剧；若于腠理密闭之时侵入，则病位为浅，留止于体表，发作亦徐缓。

《圣济总录》 诸风统论

论曰：《易》曰：挠万物者，莫疾乎风。夫以吹嘘鼓舞，巽而易入，枯者荣，甲者坼，成物之功，实在于是。然而分四时，位八方，适应其时，则为正，弗循其方，则为邪。人惟万物之灵，能察诸此，观冬至之日，有从南方来，必曰贼风，其他可以类推矣。感之浅者，留于肌肤，感之深者，达于骨髓，而况仓卒顷刻之间，大可畏惧，因有治疗所不逮者。盖祸患之机，藏于细微，非常人所预见，及其著也，虽智者不能善其后。是以上古圣人之教下，皆谓之虚邪贼风，避之有时，不然何以言风者百病之始、风者百病之长、风者善行而数变？先圣之言，可深思之。

——宋·赵佶《圣济总录·卷第五·诸风门·诸风统论》

【提要】　本论主要阐述风邪的致病特点。要点如下：风能鼓舞、长养万物，但风有正邪之分。四时不正之风即为贼风，此风非但不能生化万物，反能损伤人体。轻者其病浅，重者其病深。且风邪致病，起病隐匿，发病急骤，难以察觉，发病之后难以善后。引用《内经》"风者善行而数变""虚邪贼风避之有时"等语，对风邪的致病特点进行了进一步阐释。

陈无择　叙伤风论

《经》云：春伤风，夏飧泄，此乃四时之序也。或表中风在经络中，循经流注，以日传变，与伤寒无异。但寒泣血，无汗恶寒；风散气，有汗恶风为不同。仲景正以此格量太阳经伤寒、伤风，用药不同。而纂集者，不识门类，遂双编二证，使后学混滥，卒不知归。甚者以伤风、暑、湿、时气、疫疹，凡曰太阳病者，皆谓之伤寒。晋人不经，类皆如此，固不足道，但名义乖错，惑于后世，不可不与之辨。今别立伤风一门，于四淫之前，且依先哲以太阳为始，分注六经，学者当自知。

——宋·陈无择《三因极一病证方论·卷之四·叙伤风论》

【提要】　本论主要阐述风邪的致病特点。要点如下：其一，提出伤风与伤寒的区别：风邪中于体表经络，按经络流注，循经以日传变，与伤寒相同；但伤寒无汗，伤风有汗恶风，为鉴别要点。二者用药不同。其二，批判后世医家不分门类，皆谓之伤寒，惑于后世，故于此书别立伤风一门，是以明之也。

陈无择　六经伤风论*

足太阳膀胱经伤风，有汗恶风，不恶寒，头项强，腰脊痛。以其脉从巅入络脑，还出，别下项，循肩膊内，挟脊，抵腰中，故太阳诸证如是。治之宜桂枝汤。

桂枝汤

治太阳伤风，脉阳浮阴弱，荣弱卫强，头痛，鼻鸣干呕，发热自汗恶风，或烦热，汗出则解，有如疟状，脉浮洪虚大者。

桂枝（去皮）　生姜　芍药（各一两半）　甘草（炙，一两）　大枣（六枚）

上㕮咀，每服五钱，水一盏半，煎八分，去滓，食前服。温覆，令湿身微汗，愈。或发汗，漏不止，恶风，小便难，四肢拘急者，加熟附子一分；或项背强几几，反汗出恶风者，加葛根一两三钱；或汗出后，身疼痛，脉沉迟者，加芍药生姜各半两，人参一两半；或下后，脉促，胸满者，去芍药。若微寒，乃加附子；或下后，头项强痛，翕翕发热，无汗，心下满微痛，小便不利者，去桂，加茯苓白术各一两半。太阳外证未除而数下之，协热，利不止，心下痞硬，表里不解，加人参一两；或下之微喘者，加厚朴六钱三字，杏仁十七粒。因烧针令汗，针处被寒，核起而赤，必发奔豚，灸其核上各一壮，加桂一两与服。因烧针烦躁者，去芍药，减桂一两，牡蛎龙骨各一两，可代救逆汤。

足阳明胃经伤风，口燥烦渴，自汗，嗜卧身重，小便难。以其脉侠鼻络目，下膈，属胃络脾，侠脐，入气街，故阳明诸证如是。治之宜杏子汤。

杏子汤

治阳明伤风，能食，口苦咽干，腹满微喘，发热，恶风自汗，嗜卧身重，小便难，潮热而哕，其脉浮弦长而数，悉主之。

杏仁（去皮尖） 半夏（汤去滑） 五味子（各二钱半） 芍药 桂心 细辛 干姜（炮） 大黄（蒸） 甘草（炙）各三钱 茯苓四钱

上㕮咀。每服四钱，水一盏半，煎至七分，去滓，食前服。

足少阳胆经伤风，身热，恶风自汗，项强胁满。以其脉起于目锐眦，上抵头角，交出入缺盆，下胸中，贯膈络肝，循胁里，出气街，合髀厌中，故少阳诸证如是。治之宜柴胡加桂汤。

柴胡加桂汤

治少阳伤风四五日，身热恶风，颈项强，胁下满，手足温，口苦而渴，自汗，其脉阳浮阴弦，或发汗多，亡阳，谵语。可以此和其营卫，通其津液，自愈。

柴胡（一两三钱） 半夏（汤去滑，四钱一字） 甘草（炙，三钱一字） 芍药 黄芩 人参 桂各半两

上㕮咀。每服五钱匕，水一盏半，姜五片，枣一枚，煎七分，去滓，食前温服。

足太阴脾经伤风，自汗，胸满腹痛，四肢倦怠。以其脉入腹络胃，上膈侠咽，连舌本，散舌下，故太阴诸证如是。治之宜桂枝芍药汤。

桂枝芍药汤

治太阴伤风，自汗咽干，胸腹满，自利不渴，四肢倦怠，手足自温，其脉弦大而缓者。

桂心（半两） 白芍药（三两）

上㕮咀。每服五钱匕，水一盏半，姜三片，枣一枚，煎七分，去滓温服。腹痛甚者，加大黄一两。

足少阴肾经伤风，口燥舌干，咽痛胸满，心烦自汗，腰连胕骨酸痛。以其脉贯脊属肾，上贯肝膈，入肺中，循喉咙，侠舌本，故少阴诸证如是。治之宜桂附汤。

桂附汤

治少阴伤风，胸满心烦，咽喉痛，自汗，腰痛连胕骨酸痛，呕吐涎沫，头痛，其脉沉弦者。

附子（生，去皮脐） 桂心 干姜（炮） 芍药 甘草（炙） 茯苓 桃仁（去皮尖，面炒，各一两）

上㕮咀。每服四钱，水三盏，煎七分，去滓，食前服。或咽喉痛，加桂枝。

足厥阴肝经伤风，自汗恶风而倦，小腹急满。以其脉循股入毛中，环阴器，抵小腹，侠胃络胆布胁，与督脉会，故厥阴诸证如是。治之宜八物汤。

八物汤

治厥阴伤风，恶风而倦，自汗，小腹急痛，寒热如疟，骨节烦疼，其脉尺寸俱微而迟者。

桂心 当归 川芎 前胡 防风（各三分） 芍药（一两半） 甘草（炙） 茯苓（各半两）

上㕮咀。每服四钱，水一盏半，姜五片，枣三枚，煎至八分，去滓，食前服。

——宋·陈无择《三因极一病证方论·卷之四·伤风证治》

【提要】 本论主要阐述六经伤风的证候表现及治疗。要点如下：风邪中于六经多以汗出、恶风为主要临床表现，中于三阳经者伴有发热，中于三阴经者无发热，在此基础之上，六经证候表现各有不同。其一，足太阳膀胱经伤风，伴有鼻鸣、干呕，治以桂枝汤，调和营卫。其二，足阳明胃经伤风，伴有腹满、身重、潮热、恶食等症，治以杏子汤，解表通里。其三，足少阳胆经伤风，伴有颈项强、胁满、口苦等症，治以柴胡加桂枝汤加减，以疏散少阳郁热。其四，足太阴脾经伤风，伴有腹满、咽干、四肢倦怠，治以桂枝芍药汤，温中健脾，活血通络。其五，足少阴肾经伤风，伴有胸闷心烦、腰痛、咽痛，治以桂附汤，温经散寒，活血化瘀。其六，足厥阴肝经伤风，伴有腹痛、寒热如疟、骨节疼痛，治以八物汤，养血柔肝，祛风活血。

张介宾 伤风论证^{※*}

伤风之病，本由外感，但邪甚而深者，遍传经络，即为伤寒；邪轻而浅者，止犯皮毛，即为伤风。皮毛为肺之合而上通于鼻，故其在外则为鼻塞声重，甚者并连少阳、阳明之经，而或为头痛，或为憎寒发热。其在内则多为咳嗽，甚则邪实在肺，而为痰为喘。有寒胜而受风者，身必无汗而多咳嗽，以阴邪闭郁皮毛也；有热胜而受风者，身必多汗，恶风而咳嗽，以阳邪开泄肌腠也。有气强者，虽见痰嗽，或五六日，或十余日，肺气疏则顽痰利，风邪渐散而愈也；有气弱者，邪不易解而痰嗽日甚，或延绵数月，风邪犹在，非用辛温，必不散也。有以衰老受邪，而不慎起居，则旧邪未去，新邪继之，多致终身受其累，此治之尤不易也。盖凡风邪伤人，必在肩后颈根、大杼、风门、肺俞之间，由兹达肺，最近最捷，按而酸处，即其径也。故凡气体薄弱，及中年以后血气渐衰者，邪必易犯，但知慎护此处，或昼坐则常令微暖，或夜卧则以衣帛之类密护其处，勿使微凉，则可免终身伤风咳嗽之患。此余身验切效之法，谨录之以告夫惜身同志者。

——明·张介宾《景岳全书·卷十一从集·杂证谟·伤风·论证》

【提要】 本论主要阐述伤风的因机证候和预防调护。要点如下：其一，伤风和伤寒根据病邪轻重程度和病位深浅有所区别，病邪轻浅者为伤风，病邪深重者为伤寒，伤寒可由伤风发展而来。伤风外证多见鼻塞、头痛和憎寒发热，内证多见咳、痰、喘。其二，外感风邪有寒热之别，风寒为阴邪，闭郁皮毛，症见无汗而咳，风热为阳邪，开泄肌腠，故汗多、恶风而咳。其三，正气强弱影响疾病的病程和预后，正气强则易痊愈，预后良好，正气弱则易缠绵难愈，尤以年老和调护不当者尤甚。其四，风邪伤人，易从肩背而入肺，故预防调摄应注重勿使肩背受凉。

冯兆张 伤风综论^{※*}

伤风虽病之小者也，然谚云不醒即成痨，盖由乎金水二脏不足，阳气不能卫之于外也。《经》曰：伤于风者，头先受之。故必头痛。《经》曰：阳浮者，热自发；阴弱者，汗自出。故必发热自汗。若肉腠闭拒,虽有大风苛毒,弗之能害。《经》曰:肉不坚腠理疏,则善病风。又曰:虚邪贼风,阳先受之。盖风者天之阳,风伤于卫,卫者人之阳,以类相从也。治法不可发散太过,不可补益太早,更当审的内因外因为治。外因者为有余,秋冬与辛温,春夏与辛凉,解肌表而从汗散。内因者为不足,固其卫气,兼解风邪。若再发表,则重虚其虚。要知邪之所凑,其正必虚,倘徒事疏解,则已受之邪,从此而去,未来之邪,何时而已耶?若既从发表之后,而仍恶风、自汗如故者,此营卫伤而气血不充也,当调荣养卫为主;若谓邪犹未尽,再加疏表,虚虚之祸,不可胜言。如素有痰热壅遏太阴、阳明二经,内有窠囊,则风邪易于外束,若为之招引者然,所谓风乘火势,火逞风威,互相鼓煽者,必外加辛凉,以解其束,内加清热化痰以去其窠,则绝表里相牵为患之害矣。勿谓秋毫之小病,若屡发渐变大痾,常多轻视忽略,不守禁忌,攻补误设,以致由浅入深,侵淫脏腑,气血日衰,金枯水涸,百病皆牢,变成痨瘵,不可疗矣。

伤风者,书所谓新咳嗽而鼻塞声重者是也。凡有汗恶风,脉浮数为伤风,外有六经之形证,如头项痛腰脊强,宜以桂枝汤或九味羌活汤治之。然轻重不一,由乎人之里气虚实,而感冒随有深浅矣。初起则寒,故药宜辛温发散;郁久则热,故药宜辛凉和解。切不可初用寒凉以致外邪不得疏散,郁火不得发越,则肺气益伤,犹引贼破家矣。至有脾肺两虚,腠里不密,而数伤风者,愈发则愈虚,愈虚则愈感,惟补中益气汤最宜。

——清·冯兆张《冯氏锦囊秘录·杂症大小合参卷八·方脉伤风合参》

【提要】 本论主要阐述伤风的病因病机和治法。要点如下:其一,引《内经》之言阐释伤风的病因病机,治法应注意不可发散太过,不可补益太早,审其内外因而治。邪盛有余为外因,治以辛温解表或辛凉解表。正虚不足为内因,治以扶正固卫,兼解风邪。其二,若发表祛邪后,仍恶风自汗,则应调荣养卫,不可再行发散。若内有痰热,外感风邪,则应内用清热化痰,外用辛凉解表。其三,伤风初起,宜辛温发散;郁久化热,宜辛凉和解。若脾肺两虚,腠理不密,易反复伤风,伤及正气,此当用补中益气汤。

华岫云 论风为百病之长※*

《经》云:风为百病之长。盖六气之中,惟风能全兼五气。如兼寒则风寒,兼暑则曰暑风,兼湿曰风湿,兼燥曰风燥,兼火曰风火。盖因风能鼓荡此五气而伤人,故曰百病之长也。其余五气,则不能互相全兼。如寒不能兼暑与火,暑亦不兼寒,湿不兼燥,燥不兼湿,火不兼寒。由此观之,病之因乎风而起者自多也。然风能兼寒,寒不兼风,何以辨之?如隆冬严寒之时,即密室重帏之中,人若裸体而卧,必犯伤寒之病。此本无风气侵入,乃但伤于寒,而不兼风者也。风能兼寒者,因风中本有寒气。盖巽为风,风之性本寒,即巽卦之初爻属阴是也。因风能流动鼓荡,其用属阳,是合乎巽之二爻、三爻,皆阳爻也。如炎歊溽暑之时,若使数人扇一人,其人必致汗孔闭,头痛恶寒骨节疼等,伤寒之病作矣。斯时天地间,固毫无一些寒气,实因所扇之风,风中却有寒气,故令人受之,寒疾顿作,此乃因伤风而兼伤寒者也。故有但伤寒而不伤风之症,亦有因伤风而致兼伤寒之症,又有但伤风而不伤寒之症,有因伤风而或兼风温、风湿、风燥、风火等症。更有暑、湿、燥、火四气各自致伤,而绝不兼风之症。故柯韵伯所注《伤寒》云:伤风之重者,即属伤寒,亦有无汗脉紧,骨节疼诸症。此柯氏之书,所以能独开仲景生面也。至仲景所著《伤寒》书，本以寒为主，因风能兼寒，故以风陪说，互相发明耳。学者看书，不可不知此理。若夫脏腑一切内外诸风，各有现症，具载《内经》，尤当详考。（华岫云）

——清·叶桂著，徐灵胎评《临证指南医案·卷五·风》

【提要】　本论是华岫云为叶天士医案所作按语，主要阐述风邪的致病特点。要点如下：风为百病之长，是因风邪可以兼夹其他邪气共同致病，因此疾病的发生，起于风者较多，故称其为百病之长。六气之中，只有风邪可以夹杂其他五种邪气，形成风寒、风火、风湿、风暑、风燥，其余五气则不能相互全兼。

李用粹　论风邪致病特点[*]

大意

虚邪贼风，阳先受之。伤于风者，上先受之。（经文）

盖肺主皮毛，脾主肌肉，气卫于外，风邪不能为害。惟脾虚而肌肉不充，肺虚而玄府不闭，则风乘虚入。（《微论》）

病因

更衣脱帽，沐浴当风，皮毛之间，卒然受邪，内舍于肺者，外因也；衣被过厚，上焦壅热，内热生风，似乎伤风者，内因也。肺家素有痰热，复受风邪束缚，内火不得舒泄，谓之寒暄，此表里两因之实症也。有平昔元气虚弱，表疏腠松，略有不谨，即显风症者，此表里两因之虚症也。（《汇补》）

见症

轻者，咳嗽有痰，咽干声重，鼻燥作痒，或流清涕，腹胀额闷，口燥喉痛；重者，头痛项强，肢节烦疼，憎寒壮热，头眩呕吐，心烦潮热，自汗恶风，亦有无汗而恶风者。（《汇补》）……

总治

有汗当实表，无汗当疏邪，内热当清火。实表不可大补，疏邪不可太峻，清火不可太凉。若肺虚伤风者，先与祛邪，遂即养正，先后缓急，不可偏废。（士材）

——清·李用粹《证治汇补·卷一·提纲门·中风》

【提要】　本论主要阐述风邪的致病特点及治疗原则。要点如下：其一，肺主皮毛，脾主肌肉，卫气化生于脾，宣发于肺。因此，肺脾不足则肌肉不充，腠理开泄，卫气不能护卫，若调摄不当则易感受风邪而发病。其二，伤风以风邪侵袭、内热以及元气亏虚为主要病因，鼻塞、流清涕、自汗、恶风等为主要证候表现。其三，伤风的治疗，当根据邪正的盛衰、病性的虚实而选用实表、清火、疏邪等治法。

林珮琴　伤风论治[*]

风者天之阳。《经》云：虚邪贼风，阳先受之。风邪伤卫，故腠理疏者，善病风。其症恶风有汗，脉浮头痛，鼻塞声重，咳嗽痰多，或憎寒发热。惟其人卫气有疏密，感冒有浅深，故见症有轻重。治法不宜表散太过，不宜补益太早，须察虚实，审轻重，辨寒热，顺时令。《经》

云：风淫所胜，平以辛凉，佐以苦甘。凡体实者，春夏治以辛凉，秋冬治以辛温，解其肌表，风从汗散。体虚者，固其卫气，兼解风邪，恐专行发散，汗多亡阳也。如初起风兼寒，宜辛温发表；郁久成热，又宜辛凉疏解。忌初用寒凉，致外邪不得疏散，郁热不得发越，重伤肺气也。如体虚感风，微觉寒热，参归桂枝汤加陈皮。风伤肺卫，寒热头痛，咳嗽脘闷，豉桔汤。风伤营卫，头痛，咳则闪烁筋掣，当归建中汤。太阳伤风，发热自汗恶风，桂枝汤。伤风头痛，鼻塞声重，川芎茶调散。伤风兼寒，咳嗽发热，柴陈煎。风温伤肺，身痛脘痹，栀豉汤加象贝、杏仁、郁金、枳壳、桑叶、瓜蒌。暑风上受，痰热喘嗽，竹叶石膏汤加桔、杏、蒌、草、陈皮、滑石。感风兼湿，头目如蒙，痰稠胸闷，通草、豆豉、厚朴、滑石、桔梗、杏仁、瓜蒌。火伤风，火郁燥嗽咽痛，甘桔汤加薄荷、元参、黄芩、前胡、花粉。热伤风，咳而咽痛，鼻塞吐痰，消风散加减。风邪外闭，肢节烦痛，里有郁热，羌活散加减。时行感冒，寒热往来，伤风无汗，参苏饮、人参败毒散、神术散。

总之，伤风须察其六淫兼症，且经疏解后，若仍恶风自汗，但当调卫和营，八珍汤。或表虚，易感受风邪，必固实腠理，玉屏风散。斯为善后之防矣。

——清·林珮琴《类证治裁·卷一·伤风论治》

【提要】　本论主要阐述风邪的致病特点、证候表现及治疗原则。要点如下：其一，风邪易袭阳位，损伤卫分。伤风以汗出恶风、鼻塞声重、头痛、咳嗽痰多、恶寒发热、脉浮为主要临床表现。其二，伤风的治疗当辨别病性的寒热、体质的虚实、证情的轻重进行治疗，发散不能太过，补益不能过早。其三，提出了多种伤风类型的证候特点及治疗方案，认为伤风除治风之外，须查其兼夹之邪气，一并疏解。

雷　丰　风热综论*

春应温而过热，是为非时之气，所感之风，风中必夹热气，故名风热病耳。此不但与风温为两途，抑且与热病为各异。盖风温、热病，皆伏气也；风热之邪，是新感也。其初起寒微热甚，头痛而昏，或汗多，或咳嗽，或目赤，或涕黄，舌起黄苔，脉来浮数是也，当用辛凉解表法为先。倘恶寒头痛得瘥，转为口渴喜饮，苔色黄焦，此风热之邪已化为火，宜改清热保津法治之；倘或舌燥昏狂，或发斑发疹，当仿热病门中之法治之。

或问曰：尝见昔贤所谓"春应温而反寒"，是为非时之气，今先生谓"春应温而过热"，亦为非时之气，昔今之论，何其相反？请详悉之。答曰：昔贤之论，固非有谬；丰之鄙论，亦有所本。今谓"春应温而过热"，即《金匮》所谓"至而太过"，《礼记》所谓"春行夏令"也；昔贤谓"春应温而反寒"，即《金匮》所谓"至而不去"，《礼记》所谓"春行冬令"也。

——清·雷丰《时病论·卷之二·春伤于风大意·风热》

【提要】　本论主要阐述风热的概念及因机证治。要点如下：其一，明确"风热"的概念。认为春应温而出现非时之热，此时所感风邪兼夹热气，故称"风热"。风热属新感之病，与风温、热病属伏气温病不同。其二，起病见寒微热甚表证者，治宜辛凉解表；症见口渴喜饮，苔色黄焦，为入里化热，治以清热保津；若见舌燥昏狂，或发斑发疹，以热病之法治之。其三，阐释"春应温而反寒"与"春应温而过热"，均为非时之气的道理。

雷 丰 风寒综论*

《经》云"风为百病之长"也，以其能统诸气耳。夫春令之风，多兼温气；夏令之风，多兼暑气；秋令之风，多兼湿气；冬令之风，多兼寒气。今风寒之病，不论于冬，而论于春令者，盖以风为重也，如冬令之风寒，以寒为重可知。若此别之，在春令辛温不宜过剂，在冬令辛热亦可施之，所以前人用药宜分四时，洵非谬也。是论风寒者，缘于初春尚有余寒，所至之风，风中夹寒，人感之者，即寒热头痛，汗出不多，或咳嗽，或体酸，脉来浮大，或兼弦紧是也，宜以辛温解表法治之。然此病较当春之寒疫稍轻，较冬令之伤寒则更轻矣。治之得法，不难一二剂而瘳，但当审其兼证为要。如兼痰者，益以苓、夏，兼食者，加入神、楂，随证减增，庶几有效。

——清·雷丰《时病论·卷之二·春伤于风大意·风寒》

【提要】 本论主要阐述风邪的致病特点、治疗原则及风寒之病的因机证治。要点如下：其一，风为百病之长，以其可兼夹四时之气或其他邪气而致病。风邪致病，不论冬春，俱以风为主。其二，风寒之为病，发于春，以风为主，治疗不可过用辛温；发于冬，则以寒为重，辛热亦可施用。其三，风寒之病，多为感风邪夹初春之余寒，症见寒热头痛、咳嗽等，治宜辛温解表，随证加减。此证较春之寒疫、冬之伤寒轻，治之得法，一二剂即愈。

2
伤　寒

2.1　伤寒总论

本论所言伤寒是为狭义伤寒，指外感风寒之邪，感而即发的疾病，仲景以六经辨证分经审证而治之。其中太阳病为外感疾病的初期阶段，以"脉浮，头项强痛而恶寒"为提纲，凡外感疾病初起出现此脉此症者，即为太阳病。太阳病有经证、腑证之分，太阳经证又有中风证与伤寒证两大类型。阳明病多为里实燥热，故阳明病以"胃家实"为提纲。阳明病依据燥热与肠中糟粕结合与否，而有热证、实证之分。少阳病是外感热病发展过程中，病在半表半里的中间阶段。邪入少阳，胆火内郁，枢机不利，故以"口苦，咽干，目眩"为提纲。太阴病是三阴病的初始阶段。病入太阴，以脾阳不运，寒湿阻滞为主，故以"腹满而吐，食不下，自利益甚，时腹自痛"为提纲。少阴病是外感病发展过程中的危重阶段。病至少阴，心肾阴阳气血俱虚，故以"脉微细，但欲寐"为提纲，有寒化、热化两途。厥阴病是伤寒六经病证的最后阶段。厥阴为病，肝失条达，木火上炎，脾虚不运，易形成上热下寒的病理变化。厥阴病提纲证"消渴，气上撞心，心中疼热，饥而不欲食，食则吐蛔"，即反映了厥阴病寒热错杂的证候特点。

◆ 张仲景　伤寒名义论 [※*] ◆

《阴阳大论》云：春气温和，夏气暑热，秋气清凉，冬气冰冽，此则四时正气之序也。冬时严寒，万类深藏，君子固密，则不伤于寒，触冒之者，乃名伤寒耳。其伤于四时之气，皆能为病，以伤寒为毒者，以其最成杀厉之气也。中而即病者，名曰伤寒；不即病者，寒毒藏于肌肤，至春变为温病，至夏变为暑病。

——汉·张仲景《伤寒论·卷第二·伤寒例》

【提要】　本论主要阐述伤寒病名的由来。要点如下：春温、夏热、秋凉、冬寒，本为四时正常气候。冬季气候严寒，腠理固密之人，不受寒邪侵袭，若腠理不固，或调摄不当，则寒邪侵袭人体，发为伤寒病。虽然四时之气皆能致病，但以寒邪致病最为酷烈。若未即时发病，寒毒蕴藏于皮肤，至于春季，则发为温病，至于夏季，则发为暑病。

🔸 张仲景　治有先后论※*

凡伤寒之病，多从风寒得之。始表中风寒，入里则不消矣。未有温覆而当不消散者。不在证治，拟欲攻之，犹当先解表，乃可下之。若表已解，而内不消，非大满，犹生寒热，则病不除。若表已解，而内不消，大满大实坚有燥屎，自可除下之，虽四五日，不能为祸也。若不宜下，而便攻之，内虚热入，协热遂利，烦躁诸变，不可胜数，轻者困笃，重者必死矣。

——汉·张仲景《伤寒论·卷第二·伤寒例》

【提要】　本论主要阐述伤寒表里同病时应先表后里的治疗原则。要点如下：病有标本，证有缓急，虽然伤寒多由外感风寒之邪而得，但变化较快，要注意谨遵"先表后里"的治疗原则，即先解表后攻里。如表邪已解，出现里实证者，方可使用下法。若未辨明标本缓急，治疗先后顺序错误，轻者则会导致协热利等多种变证，严重者可能导致不治而亡。

🔸 庞安时　寒毒论※*

庞曰：《素问》云：冬三月是谓闭藏，水冰地裂，无扰乎阳。又云：彼春之暖，为夏之暑；彼秋之忿，为冬之怒。是以严寒冬令，为杀厉之气也。故君子善知摄生，当严寒之时，周密居室而不犯寒毒，其有奔驰荷重，劳房之人，皆辛苦之徒也。当阳气闭藏，反扰动之，令郁发腠理，津液强渍，为寒所搏，肤腠反密，寒毒与荣卫相浑。当是之时，勇者气行则已，怯者则著而成病矣。其即时成病者，头痛身疼，肌肤热而恶寒，名曰伤寒。

——宋·庞安时《伤寒总病论·卷第一·叙论》

【提要】　本论主要阐述伤寒病名的由来及发病机理。要点如下：冬季严寒之气，杀厉之气最重，善于调养生息之人，居于密室而不受寒毒侵犯。体劳、房劳过重者，其正气先虚，若冬令闭藏之时，不知闭藏阳气，反而过度动扰阳气，使腠理开发，津液外泄，与外寒相搏，腠理闭塞，寒毒入侵营卫，引起头痛身痛、发热恶寒者，即为伤寒。

🔸 庞安时　六经传变与论治※*

庞曰：天寒之所折，则折阳气。足太阳为诸阳主气，其经夹脊膂，贯五脏六腑之腧，上入脑，故始则太阳受病也。以其经贯五脏六腑之腧，故病有脏腑传变之候。以其阳经先受病，故次第传入阴经。以阳主生，故足太阳水传足阳明土，土传足少阳木，为微邪。以阴主杀，故木传足太阴土，土传足少阴水，水传足厥阴木。至第六七日，当传足厥阴肝，木必移气克于脾土，脾再受贼邪，则五脏六腑皆危殆矣。荣卫不通，耳聋囊缩，不知人则死，速用承气汤下之，则可保五死一生。勿从容拯溺，病患水浆不入，汤液不下，无可奈何也。《素问》云：脾热病则五脏危。又云：土败木贼则死。若第六七日传厥阴，脉得微缓、微浮，其证寒热似疟，此为必愈，宜桂枝麻黄各半汤和之。

——宋·庞安时《伤寒总病论·卷第一·叙论》

【提要】 本论主要阐述六经传变与论治。要点如下：伤寒主要损伤人的阳气，足太阳为诸阳主气，所以始则太阳受病。又因为其经贯五脏六腑之腧穴，所以病有脏腑的传变。当传至厥阴时病情危重，若当下则下不可做无功的等待。如果厥阴阳复为太阳之表，可视情况用桂枝麻黄各半汤和之。

陈无择 五脏中寒证

肝中寒者，人迎与左关上脉紧而弦。肝虚中寒，乃母子相因，弦多则吉，但紧不弦，舌卷囊缩，为不利，故使本部脉，紧切如绳。肝中寒之状，其人洒洒恶寒，翕翕发热，熏然面赤，黎黎如有汗，胸中烦热，胁下挛急，足不得伸。

心中寒者，人迎与左寸口脉紧而洪。心虚中寒，贼邪相克，脉应本部，洪滑则吉，但紧，舌干焦，为不利。心中寒之状，其人如啖韭蒜状，剧则心痛掣背，背痛掣心，犹如蛊疰，恶寒，四肢厥，自吐，少间顷时复发，休作不已，昏塞不知人。

脾中寒者，人迎与右关上脉紧而沉细。脾虚中寒，寒邪乘克，脉应本部，长则吉，沉紧，唇揭，为不利。脾中寒之状，心腹膜胀，四肢挛急，嗳噫不通，脏气不传，或秘或泄。

肺中寒者，人迎与右寸口脉紧而涩。肺虚中寒，母子相感，脉应本部，浮者为吉，但紧而涩，鼻干燥，为不利。肺中寒之状，喜吐浊涎，气短不能报息，洒洒而寒，吸吸而咳。

肾中寒者，人迎与左尺中脉沉紧而滑。肾虚中寒，寒喜中肾，以类相从，脉应本部，沉滑者吉，紧涩，耳轮黑，目睛眹，为不利。肾中寒之状，色黑气弱，吸吸少气，耳聋腰痛，膝下清，拘挛而疼，昏不知人。

——宋·陈无择《三因极一病证方论·卷之二·五脏中寒证》

【提要】 本论主要阐述五脏中寒的证候表现。要点如下：其一，五脏中寒的脉象，皆以紧脉为主，兼见五脏之脉象，如肝中寒则兼弦脉，心中寒则兼洪脉，病脉的部位，与所病之脏相关。其二，五脏中寒的症状表现，为寒邪侵袭脏腑，致相应脏腑功能及所关联的官窍、五体功能失常。其三，从脉象及症状表现可判断五脏中寒的预后良恶。

李　梴 治疗有先后缓急论※*

五脏六腑俱病，欲治表而里急，欲治里而表急，必死之证。但禀气实而感邪浅者，或挟异气、风温、风湿之类，犹可救疗，所以仲景有治有先后、发表攻里之说，法当审其表里缓急虚实。何如？如表里俱急者，大羌活汤主之。如阳证阳经先受病，身体痛而不下利者，为表急，先以葛根、麻黄发表，后以调胃承气攻里。如阴证阴经先受病，身体痛而下利不止者，为里急，先用四逆救里，后以桂枝救表。

——明·李梴《医学入门·外集·卷三·伤寒·正伤寒·论正伤寒名义》

【提要】 本论主要阐述伤寒表里缓急的治疗原则。要点如下：伤寒的基本治则之一为分清表里缓急，治疗有先后。作者继承了此观点，认为治疗时首当辨明表里缓急虚实。若里急而治表，表急而治里，为误治，必死。若表里俱急者，用大羌活汤；表里俱病，阳经先受病，当以治疗表证为急，先以葛根汤、麻黄汤发表，后以调胃承气汤攻里；表里俱病，阴经先受病，当以治疗里证为急，先用四逆汤救里，后用桂枝汤解表。

江　瓘　论伤寒内伤病因^{※*}

况江以南温暖之方，正伤寒病百无一二，所以伤寒属内伤者十居八九。丹溪主乎温散，有卒中天地之寒气，有口伤生冷之物，皆以补养兼发散之法，实本《内经》"成败倚伏生于动，动而不已则变作"，及"风雨寒暑，不得虚，邪不能独伤人"之旨也。盖凡外感寒者，皆先因动作烦劳，不已而内伤体虚，然后外邪得入。故一家之中有病有不病者，由体虚则邪入，而体不虚则邪无路入而不病也。是故伤寒为病，属内伤者十居八九。

——明·江瓘《名医类案·卷一·伤寒》

【提要】　本论主要阐述伤寒病的内伤病因。要点如下：南方气候温暖，正伤寒较少，因而南方的伤寒病，属于内伤者较多。作者参考朱丹溪治疗伤寒病的方法，认为朱丹溪治疗伤寒以补养兼以温散，正是根据《内经》"风雨寒热，不得虚，邪不能独伤人"的理论。故而认为，伤寒病的形成，皆因劳伤体虚，继而感受寒邪而发病，强调了伤寒病的内虚之因。

张介宾　风寒辨

凡病伤寒者，本由寒气所伤，而风即寒之帅也。第以风寒分气令，则风主春而东，寒主冬而北；以风寒分微甚，则风属阳而浅，寒属阴而深。然风送寒来，寒随风入，透骨侵肌，本为同气。故凡寒之浅者，即为伤风；风之深者，即为伤寒；而不浅不深，半正半邪之间者，即为疟疾；其有留于经络，而肢体疼痛者，则为风痹。然则伤风也、伤寒也、疟疾、风痹也，皆风寒之所为也。观《灵枢·九宫八风》篇及《岁露论》所载，俱甚言虚邪贼风之为害，《口问》篇言风成为寒热，此皆指风为寒邪也。即如冬伤于寒者，宜乎其为伤寒也；若春夏秋三时之感冒，则孰非因寒，亦孰非因风而入之。故仲景曰：凡伤寒之病，多从风寒得之，始因表中风寒，入里则不消矣，未有温覆而当不消散者，岂非风寒本为同气乎？《内经》曰：谨候虚风而避之。故圣人曰避虚邪之道，如避矢石然，邪弗能害，此之谓也，此杜渐防微之道也。

——明·张介宾《景岳全书·卷七须集·伤寒典·风寒辨》

【提要】　本论主要阐述风寒本为同气的观点。要点如下：风送寒来，寒随风入，风寒本为同气，故不必强行区分。作者应用《伤寒论》与《内经》中的例证，认为两书中风寒皆有相互通用的现象，并未严格区分。因此，伤寒病的形成，为风寒邪气共同致病，只有深浅之分，无须严格界定。

张介宾　论六经病脉证特点^{※*}

太阳经病，头项痛，腰脊强，发热恶寒，身体痛，无汗，脉浮紧。以太阳经脉由脊背连风府，故为此证，此三阳之表也。

阳明经病，为身热，目疼鼻干，不眠，脉洪而长。以阳明主肌肉，其脉挟鼻络于目，故为此证，此三阳之里也。

少阳经病，为胸胁痛，耳聋，寒热，呕而口苦，咽干目眩，脉弦而数。以少阳之脉循胁肋，终于耳，故为此证。此二阳三阴之间也。由此渐入三阴，故为半表半里之经。

太阴经病，为腹满而吐，食不下，嗌干，手足自温，或自利腹痛不渴，脉沉而细。以太阴之脉布胃中；络于嗌，故为此证。

少阴经病，为舌干口燥，或自利而渴，或欲吐不吐，或引衣蜷卧，心烦但欲寐，其脉沉。以少阴之脉贯肾络于肺，系舌本，故为此证。

厥阴经病，为烦满囊缩，或气上撞心，心中疼热，消渴，饥而不欲食，食即吐蛔，下之利不止，脉沉而弦。以厥阴之脉循阴器而络于肝，故为此证。

——明·张介宾《景岳全书·卷七须集·伤寒典（上）·六经证》

【提要】 本论主要阐述六经病脉症特点。要点如下：作者以六经病的提纲证为主，主要阐述六经病的脉症特点。如太阳经病，头项痛，腰脊强，发热恶寒，身体痛，无汗，脉浮紧。以太阳经脉由脊背连风府，故为此证，此三阳之表也。以此类推，可见作者是以经络为基础来阐释脉症特点。

秦昌遇 伤寒之因

其人腠理空疏，偶值时令之寒，入于肌表，郁而发热，此冬月伤寒致病之因也。若热令之人，内有积热，又因非时之暴寒，外束皮毛，亦令人头疼身痛，恶寒发热，此即三时之寒热病也。

——明·秦昌遇《症因脉治·卷一·伤寒总论·伤寒之因》

【提要】 本论主要阐述伤寒病的病因。要点如下：其一，冬令严寒之时，若腠理空虚，寒邪乘虚而入，可发为伤寒病，此为冬月伤寒病的病因。其二，伤寒病不独为冬月独有，四时皆可发生，其余三季，若气候失常，感受非时暴寒亦可出现头痛身痛、恶寒发热，发为伤寒病，此为春夏秋三时伤寒病之病因。

冯兆张 辨伤寒感寒中寒外感内伤※

伤寒、感寒、中寒及外感内伤，虚实迥别，治法悬绝，书未洞悉其详，后学何从辨别，误投误杀，莫可底止。盖伤寒者，冬月受寒，即病之名也。夫冬时杀厉之寒过甚，偶失调护，得以犯之，但阳气闭藏敛纳，中气不甚空虚，外邪何能重入？所以身发壮热，由表入里，次第传经，善治之者，散其外邪，调其营卫，而病自己，岂其必俟传足六经，以竟其局耶！感寒者，外寒虽甚轻，然当时令阳气升浮在表，且我正气甚虚，足以感之，身或微热或不热，六脉无力，神气困倦，当温以调之，而病自愈也。至于中寒者，由人中气元阳亏极，又遇强暴之寒邪，直中于中，手足厥冷，息微体倦，六脉沉细语言无力，身不发热，即微热而口不渴，此时不急峻用温补以保之，则几希之元阳失散残灭，乃易易耳！书云：宜急温之，迟则不救。故术附、参附、理中、四逆，皆为此等设也。

——清·冯兆张《冯氏锦囊秘录·杂症大小合参卷一·辨伤寒感寒中寒外感内伤》

【提要】 本论主要阐述伤寒、感寒与中寒的区别。要点如下：其一，伤寒为冬月感受寒邪，中气尚较充实，治疗得法，不必传遍六经。其二，感寒为寒邪不甚，而正气较虚，抗邪无力因而发病，致本虚标实，温补里虚，兼以解表，其病可愈。其三，中寒为正气大虚，又感受强暴之寒，致外邪直中入里，本虚标实俱重，症情危急，需急用温补，宜用理中汤、四逆汤、参附汤等。

钱 潢 阴阳发病六经统论[※]

盖仲景以外邪之感，受本难知，发则可辨，因发知受，有阴经、阳经之不同，故分发热、无热之各异，以定阳奇、阴偶之愈期也。发于阳者，邪入阳经而发也；发于阴者，邪入阴经而发也。即《阴阳应象论》所谓"阳胜则身热，阴胜则身寒"，阴阳更胜之变也。

——清·钱潢《伤寒溯源集·卷之一·阴阳发病六经统论》

【提要】 本论主要阐述《伤寒论》中阴阳发病的机理。要点如下：仲景认为外感之邪究竟为何种邪气需要靠发病的情况来进行判断，大致可分为阴经和阳经的不同。仲景所说的发于阳者指邪气进入阳经而发病，发于阴者指邪气进入阴经而发病。

2.2 太 阳 病

太阳病是外邪侵袭人体，正邪交争于肌表，营卫功能失调而发生的疾病，以"脉浮、头项强痛而恶寒"为主要证候表现。太阳为一身之表，太阳病为病程初期阶段，故《伤寒论》将太阳病列为六经证治的第一阶段。《伤寒论》着重讨论了太阳病本证的太阳中风证、太阳伤寒证、表郁轻证三种证候类型，另外述及太阳病兼证和太阳病变证。太阳病的治疗，据《内经》"其在皮者，汗而发之"之旨，以解表祛邪为原则。太阳中风证，治以解肌祛风、调和营卫；太阳伤寒证，治以辛温发汗、宣肺平喘；表郁轻证，治以小发其汗。太阳病兼证的治疗原则，在主治方的基础上随证加减。太阳病变证的治疗，则依据病情变化，采取"观其脉证，知犯何逆，随证治之"的原则，重新辨证，然后依证定法选方。太阳病的转归，与感邪轻重、体质强弱、治疗当否密切相关，可出现痊愈、传经、形成变证等三种主要转归。

张仲景 论太阳中风证治[※※]

太阳病，发热，汗出，恶风，脉缓者，名为中风。

太阳中风，阳浮而阴弱。阳浮者，热自发；阴弱者，汗自出。啬啬恶寒，淅淅恶风，翕翕发热，鼻鸣干呕者，桂枝汤主之。

太阳病，头痛，发热，汗出，恶风，桂枝汤主之。

太阳病，项背强几几，反汗出恶风者，桂枝加葛根汤主之。

——汉·张仲景《伤寒论·卷第二·辨太阳病脉证并治上》

【提要】　本论主要阐述了太阳中风证的证治。要点如下：其一，太阳中风证以发热、汗出、恶风为主症，脉象以浮缓或浮弱为多见，反映出风邪袭表、营卫不和的病机特点。其二，太阳中风证的治疗，以桂枝汤为主方，解肌祛风，调和营卫，可随其兼症的不同而加减变化，如伴项背强几几者，桂枝加葛根汤主之。

🍃 张仲景　论太阳伤寒证治 ※*🍃

太阳病，或已发热，或未发热，必恶寒，体痛，呕逆，脉阴阳俱紧者，名曰伤寒。

——汉·张仲景《伤寒论·卷第二·辨太阳病脉证并治上》

太阳病，头痛发热，身疼腰痛，骨节疼痛，恶风无汗而喘者，麻黄汤主之。

伤寒表不解，心下有水气，干呕发热而咳，或渴，或利，或噎，或小便不利，少腹满，或喘者，小青龙汤主之。

——汉·张仲景《伤寒论·卷第三·辨太阳病脉证并治中》

【提要】　本论主要阐述了太阳伤寒证的证治。要点如下：其一，太阳伤寒证以发热、恶寒、身体疼痛为主症，脉象以浮紧或浮数为多见，反映出寒邪闭表、卫闭营郁的病机特点。肺外合皮毛，肺胃经脉相连，腠理闭塞，肺胃气逆，可兼见喘、呕。其二，太阳伤寒证的治疗，以麻黄汤为主方，发汗解表，宣肺平喘。有兼症者，可随其兼症的不同而加减变化，如外感风寒，内有水饮者，以小青龙汤为主方。

🍃 成无己　风伤卫寒伤荣论 ※*🍃

《经》曰：凡伤于寒，则为病热。为寒气客于经中，阳经怫结而成热也。中风即发热者，风为阳也。及伤寒云，或已发热，或未发热，以寒为阴邪，不能即热，郁而方变热也。风则伤卫，寒则伤荣，卫虚者恶风，荣虚者恶寒，荣伤寒者，必恶寒也。气病者则麻，血病者则痛。风令气缓，寒令气逆，体痛呕逆者，荣中寒也。《经》曰：脉盛身寒，得之伤寒，脉阴阳俱紧者，知其伤寒也。

——金·成无己《注解伤寒论·卷二·辨太阳病脉证并治法》

【提要】　本论主要从风邪、寒邪的阴阳属性阐述太阳病中风、伤寒的病机。要点如下：其一，作者以《内经》为依据，提出风为阳邪，故中风病发病后立即发热，寒为阴邪，寒邪中于太阳经，郁而化热，故伤寒发病时不一定立即发热。其二，风为阳邪，寒为阴邪，卫属阳，荣属阴，同气相求，故"风则伤卫，寒则伤荣"。

🍃 方有执　风伤卫论 ※*🍃

太阳一经，风寒所始，营卫二道，各自中伤。风则中卫，故以卫中风而病者为上篇。然风之为风，其义不一，故其为病，最为居多。所谓中风者，乃风寒暑湿之风也，与诸家方书之所谓中风云者，义不相同。诸家方书之所谓中风，盖《素问》曰"阳之气以天地之疾风名之"之风也。彼但以其所谓者为中风云耳，其于在此之所谓中风云者则无闻焉。二义辨论精切，详悉分晓，惟有此书。自此以下，知此义者，李明之而已。此义不明而欲求以言医，犹缘木求鱼耳，其如医何？

——明·方有执《伤寒论条辨·卷之一·辨太阳病脉证并治上篇》

【提要】 本论主要阐述太阳中风的病因病机。要点如下：其一，风寒侵袭太阳经，"营卫二道，各自中伤，风则中卫"，故太阳中风的病机为卫中风。其二，作者强调中风之"风"的含义，为"风寒暑湿"之外风，而非"阳之气以天地之疾风名之"之内风。

方有执　寒伤荣论※*

太阳统摄之荣卫，乃风寒始入之两途，寒则伤荣，故以营伤于寒而病者为中篇。夫寒，冬令也。秋末春初以间乎冬，寒则有之，他时虽或暴变清冷，大率不外本序之令气耳，终不得入隆冬严寒之例。以病言之，必也证候显见如《经》，始可谓为伤寒，不可少有分毫违错。盖《经》之所以条例各病，对比而辨论者，正为与伤寒分别争差也。读者极力反复精究其旨，久久成熟，一旦贯通，则认病自然亲切，而于凡异说之纷纭者，皆不为其所惑矣。慎哉！

——明·方有执《伤寒论条辨·卷之二·辨太阳病脉证并治中篇》

【提要】 本论主要阐述太阳伤寒的病因病机。要点如下：其一，荣气和卫气是风寒侵入人体的两个途径，太阳中风的病因病机为"风则中卫"，太阳伤寒的病因病机为"寒则伤荣"。其二，伤寒之"寒"特指冬季严寒之寒邪，要与其他季节之寒邪相区别。

方有执　风寒两伤荣卫论※*

中风者，单只卫中于风而病也。伤寒者，单只荣伤于寒而病也。若风寒俱有而中伤，则荣卫皆受而俱病，故以荣卫俱中伤风寒而病者为下篇。盖寒虽专令乎冬，而风则无时不有，所以或则单中单伤，或则俱有而中伤也。单中单伤而为病者已云难治矣，然则俱中伤而病者，其治不尤难乎。何也？寒须发汗，风则解肌，欲并行而不悖，其为两难也，何如哉？故能发两难发之汗者名曰青龙，能解两难解之热者名曰白虎，能救无两难而误服大青龙之逆者则曰真武焉。夫所谓青龙白虎真武者，言其灵应不难于其所难，妙效验于不可测度，有如此其神，神汤之谓也。神其神，《礼记》曰"唯圣者能之"，其斯之谓乎！学人能明诸此，始可与言医也已。

——明·方有执《伤寒论条辨·卷之三·辨太阳病脉证并治下篇》

【提要】 本论主要阐述荣卫俱病的治法方药。要点如下：若风寒同时伤人，则荣卫俱病，在治疗上中寒宜发汗，中风宜解肌。治疗荣卫俱病的代表方剂为大青龙汤，称大青龙汤"能发两难发之汗"。同时白虎汤"能解两难解之热"，真武汤"能救无两难而误服大青龙之逆"。

柯　琴　论太阳病浮脉

脉浮，只讲得脉体之正面，诊者当于浮中审其强、弱、迟、数、紧、缓、滑、涩、弦、芤。故太阳一症，有但浮、浮弱、浮缓、浮迟、浮数等脉，散见于诸条。或阳浮而阴弱，或阴阳俱紧，或阴阳俱浮，或尺中迟，或尺中脉微，或寸缓、关浮、尺弱，必体认以消息其里之虚实，是从中索隐法。若谓脉紧是伤寒，脉缓是中风，脉紧有汗是中风见寒，脉缓无汗是伤寒见风，夫既有伤寒中风之别，更有伤寒中风之浑，使人无下手处矣，岂可为法乎？凡见脉浮迟、浮弱者用桂枝，浮紧、浮数者用麻黄，不必于风寒之分，但从脉之虚实而施治，是仲景治法，亦是仲景定法。

——清·柯琴《伤寒来苏集·伤寒论翼·卷下·太阳病解》

【提要】　本论主要阐述太阳病的浮脉。要点如下：浮脉是太阳病的特征表现之一，作者认为，太阳病浮脉可同时兼见其他脉象特征，如浮弱、浮缓、浮迟、浮数等脉。不主张从脉象区分中风、伤寒，以及把中风、伤寒作为用药依据。提倡根据脉象用药，如浮脉兼有虚象用桂枝汤，浮脉兼有实象用麻黄汤。

柯　琴　论太阳病提纲证

如太阳提纲提出"脉浮，头项强痛，恶寒"八字，是太阳受病之正面。读者要知三阳之脉俱浮，三阳俱有头痛症，六经受寒俱各恶寒，惟头项强痛，是太阳所独也。故见头连项强痛，知是太阳受病。盖太阳为诸阳主气，头为诸阳之会，项为太阳之会故也。如脉浮恶寒发热，而头不痛项不强，便知非太阳病；如头但痛不及于项，亦非太阳定局；如头项强痛反不恶寒，脉反沉，不可谓非太阳病。或温邪内发，或吐后内烦，或湿流关节，或病关少阴，法当救里者也。因当浮不浮，当恶不恶，故谓之反，所谓看出底板法者以此。前辈以一日太阳，二日阳明，七日复传之说拘之，故至今不识仲景所称之太阳病。太阳病有身痛、身重、腰痛、骨节疼痛、鼻鸣干呕、呕逆、烦躁、胸满、背强、咳渴、汗出恶风、无汗而喘等症，仲景以其或然或否，不可拘定，故散见诸节，而不入提纲。又太阳为巨阳，阳病必发热，提纲亦不言及者，以初受病者，或未发热故也。其精细如此。故诊者于头项强痛，必须理会此等兼症，更细审其恶风恶寒之病情，有汗无汗之病机，已发热未发热之病势，以探其表里之虚实，是从旁细看法也。即于此处辨其有汗为桂枝证，无汗为麻黄证，无汗烦躁是大青龙证，干呕发热而咳是小青龙证，项背强几几是葛根证，用之恰当，效如桴鼓。前辈以桂枝主风伤卫，麻黄主寒伤营，大青龙主伤寒见风、中风见寒分三纲鼎立之说以拘之，所以埋没仲景心法，又败坏仲景正法。

——清·柯琴《伤寒来苏集·伤寒论翼·卷下·太阳病解》

【提要】　本论主要阐述太阳病提纲证的辨证要点及治疗原则。要点如下：其一，太阳经主一身之表阳，头为诸阳之会，故"头项强痛"是太阳病必然且独有的症状，其他兼症虽未列入提纲，却是辨证的主要依据。其二，主张治疗应当依据症状选方用药，不应拘泥于风伤卫、寒伤营、风寒两伤营卫之说。

柯　琴　太阳病发汗利水论[※]

发汗、利水，是治太阳两大法门。发汗分形层之次第，利水定三焦之高下，皆所以化太阳之气也。发汗有五法：麻黄汤汗在皮肤，是发散外感之寒气；桂枝汤汗在经络，是疏通血脉之精气；葛根汤汗在肌肉，是升提津液之清气；大青龙汗在胸中，是解散内扰之阳气；小青龙汗在心下，是驱逐内蓄之水气。其治水有三法：干呕而咳，水入即吐，是水气在上焦，在上者汗而发之，小青龙、五苓散是也；心下痞硬，硬满而痛，是水气在中焦，中满者泻之于内，十枣汤、大陷胸是也；热入膀胱，小便不利，是水气在下焦，在下者引而竭之，桂枝去桂加苓术是也。

——清·柯琴《伤寒来苏集·伤寒论翼·卷下·太阳病解》

【提要】　本论主要阐述太阳病发汗、利水两种治法。要点如下：其一，针对不同的病邪位置，发汗、利水也有层次之分。其二，发汗有五法：邪在皮肤用麻黄汤，邪在经络用桂枝汤，邪在肌肉用葛根汤，邪在胸中用大青龙汤，邪在心下用小青龙汤。其三，利水有三法：水气在上焦用小青龙汤、五苓散，水气在中焦用十枣汤、大陷胸汤，水气在下焦用桂枝去桂加茯苓白术汤。

钱　潢　太阳病欲解时论[※*]

太阳病，欲解时，从巳至未上。《经》云：邪之所凑，其气必虚。邪既入太阳之经，虽或气衰欲解，然经气已虚，无以自振，必待经气旺时，方能决去其邪。夫太阳者，盛阳也，旺于巳午。巳为纯阳，乾卦主之。午虽一阴初生，然阳气旺极之时也。《生气通天论》云：日中而阳气隆，日西而阳气已虚，故曰从巳至未上。

——清·钱潢《伤寒溯源集·卷之一·太阳经纲领·太阳上中下三篇总脉总证》

【提要】　本论主要阐述太阳病欲解时。要点如下：《伤寒论》记载太阳病的欲解时间是从巳至未上，即现时 9 时至 13 时。作者指出，经过正邪相争，邪气已衰，太阳经气也已虚弱。巳时至未时，天地之间阳气最旺，人体太阳经气最旺，故能驱邪外出而病愈。欲解时体现了人体与自然界密切的联系。

黄元御　太阳本病论[※*]

太阳经病，不过风寒二者而已，风用桂枝，寒用麻黄。风而兼寒，寒而兼风，则有桂麻各半之方。风而火郁，寒而水停，则有大小青龙之制。风寒已解而内燥，则有白虎清金之法。风寒未透而内湿，则有五苓利水之剂。风寒外散，血热里郁，则有桃核承气、抵当汤丸之设。此皆太阳风寒之本病，处治之定法也。人之本气不偏，阳郁不至极热，阴郁不至极寒，本气稍偏，病则阴盛而为寒，阳盛而为热。而以温凉补泻挽其气化之偏，皆可随药而愈，不经误治，断不至遂成坏病。熟悉仲景太阳本病诸法，则风寒之证，解于太阳一经，无复坏事已。

——清·黄元御《伤寒悬解·卷三·太阳经上篇·太阳本病》

【提要】 本论主要阐述太阳本病的内涵。要点如下：提出因风寒所致的太阳病，未入脏腑者，即是太阳经本病，又可称为太阳经病。风寒所致火郁、水停、内燥、内湿、血热内郁等，均属于本病的范畴，可分别使用大青龙汤、小青龙汤、白虎汤、五苓散、桃核承气汤及抵当汤（丸）治疗，只要不经误治便不至于内陷脏腑而成坏病。

郑寿全 太阳病腑证论※＊

设若不解，不传经则必传腑。腑症者何？口渴而小便不利是也。是邪由太阳之经而转入太阳之腑也，主以五苓散，化太阳之气。气化一行，小便亦利，邪亦可从此而出，病亦可从此解矣。

——清·郑寿全《医理真传·卷一·太阳经证解》

【提要】 本论主要阐述太阳病腑证的证治。要点如下：太阳病外邪入里，由太阳经入于太阳腑，太阳气化不利，则导致水液运行失常，出现口渴、小便不利等症状，治疗以五苓散为主方，五苓散有化气行水之功，通过利小便使邪从小便排出。

郑寿全 太阳腑蓄水蓄热证论※＊

至于腑症之中另有蓄尿一症，盖膀胱乃储水之区，今为寒气所束，太阳之气微，不足以胜其寒邪之气，气机于是乎不运矣，气机一刻不运，则所储之水即不能出，势必上涌，而小腹作满，故名之曰蓄尿，主以五苓倍桂。桂本辛温，力能化太阳之寒气，气化一行，小便得出，病亦立解，此法中之法也。另有蓄热一症，由寒邪入腑，从太阳之标阳而化为热，热甚则必涸其所注之水，故小腹不满而便不利，故名之曰蓄热，主以五苓去桂，加滑石以清利其热。热邪一去，腑自立安，亦法中之法也。

——清·郑寿全《医理真传·卷一·太阳经证解》

【提要】 本论主要阐述太阳病腑证的病机。要点如下：提出太阳病腑证有蓄尿、蓄热两种情况：蓄尿属阴证，为寒邪导致的膀胱气化不利，小便潴留，治疗宜五苓散加倍桂枝用量；蓄热属阳证，寒邪入里化热熏蒸膀胱，导致小便短少，治疗宜五苓散去桂枝加滑石。

唐宗海 脉之营卫论※＊

太阳主外，则脉应之而浮。然脉何故要应之，此理须透。乃知仲景一切脉法，盖脉为血脉。西洋医名为"血管"，《内经》名为"营血"。脉管之外皆是网膜，《内经》名"腠理"，为卫气往来之所。故诊脉有单论脉管者，细、大、涩皆脉管所主是也；有单论气分者，浮、沉、紧皆气分所主也。脉管只在腠理膜油之中，若卫气伏内，则脉管往内而沉；卫气鼓出，则脉管往外而升。紧者，脉管外之卫气有所裹束，不得舒散，故绞束而紧。此节脉浮，正见外感在皮肤，则内之卫气往外迫凑，遂将脉管鼓动而浮出于外也。辨脉能知气在脉外，血在脉中，脉之动根于心，而气之原生于下，于仲景一切脉法自然贯通。

——清·唐宗海《伤寒论浅注补正·卷一上·辨太阳病脉证篇》

【提要】 本论主要阐述太阳病出现浮紧脉的病机。要点如下：结合现代医学解剖知识来解释太阳病浮紧脉的原理，认为现代医学之血管对应中医之营血，脉管外组织对应中医之卫气，卫气浮而被郁，反应在脉管外组织上的改变，形成脉管偏表层、拘紧不舒之态，即是浮紧脉。

2.3 阳 明 病

阳明病是外感病过程中邪入阳明，正邪相争剧烈，邪热盛极的阶段。阳明病成因，可由他经传来或阳明自病。其病机仲景将其概括为"胃家实"。"胃家"泛指胃与大肠，"实"指邪气盛实而言。阳明病主要分两类：一为无形之邪热亢盛，肠中无燥屎阻结，出现身热、汗自出、不恶寒、反恶热等症状，称为阳明病热证；二为邪热与肠中糟粕搏结而成燥屎，以致腑气失于通降，出现大便硬结、潮热谵语、手足濈然汗出、腹满痛、脉沉实有力等症状，称为阳明病实证。阳明病以热证、实证为主，治则总以祛邪为要。阳明病热证治用清法：如邪热炽盛，充斥表里，则宜清热生津；若邪热郁于胸膈，则宜清宣郁热；若因邪热伤阴水气不利，则宜清热滋阴利水。阳明病实证，治以清热泻下，但应注意中病即止，做到"保胃气，存津液"。由于燥热成实是阳明病的本质，燥热之邪最易伤阴耗液，故不可妄用发汗与利小便之法，邪热不甚而以津伤肠燥为主，则宜用润下之剂。阳明病变证，若湿热熏蒸发黄，则宜清热利湿；若热入血分与血互结而成蓄血证，则宜破血逐瘀。

 张仲景 论阳明病证治※*

阳明之为病，胃家实是也。

问曰：何缘得阳明病？答曰：太阳病，若发汗，若下，若利小便，此亡津液，胃中干燥，因转属阳明；不更衣，内实，大便难者，此名阳明也。

问曰：阳明病，外证云何？答曰：身热，汗自出，不恶寒，反恶热也。

阳明中风，口苦咽干，腹满微喘，发热恶寒，脉浮而紧，若下之，则腹满小便难也。

阳明病，若能食，名中风；不能食，名中寒。

阳明病，脉迟，虽汗出，不恶寒，其身必重，短气，腹满而喘，有潮热者，此外欲解，可攻里也。手足濈然汗出者，此大便已硬也，大承气汤主之。若汗多，微发热恶寒者，外未解也，其热不潮，未可与大承气汤。若腹大满不通者，可与小承气汤，微和胃气，勿令至大泄下。

阳明病，谵语，有潮热，反不能食者，宜大承气汤下之，胃中必有燥屎五六枚也；若能食者，但硬耳，宜小承气汤。

太阳病三日，发汗不解，蒸蒸发热者，属胃也，调胃承气汤主之。

——汉·张仲景《伤寒论·卷第五·辨阳明病脉证并治》

【提要】 本论主要阐述阳明病的证治。要点如下：其一，阳明病属于胃家实热证，以发热汗出，不恶寒为基本特征，根据病位分为阳明经证和阳明腑证，两者均发热，不恶寒。阳明经证以汗大出，身大热，口大渴为主症，病机以邪热亢盛于经为主，未入胃形成燥屎；阳明腑证以潮热，不大便为主症，兼见心中懊恼，腹满等症，其病机以邪热入胃，与燥屎内结为主。其二，阳明经证当以白虎剂清热为主；阳明腑证应以三承气汤润燥软坚，泻热通腑为主。其三，同为阳明腑实证，不同的时期，不同的症状，用方亦不相同。若大肠之燥热结聚尚属轻浅，宜调胃承气汤；若大便已硬，与小承气汤；若大肠燥屎已成，痞满燥实坚等证俱备，大承气汤主之。

❖ 成无己　太阳病误治传入阳明论※※ ❖

恶寒发热，为太阳表病；自汗出，不恶寒发热者，阳明证。本太阳表病，医反吐之，伤动胃气，表邪乘虚传于阳明也。以关脉细数，知医吐之所致。病一二日，为表邪尚寒而未成热，吐之则表寒传于胃中，胃中虚寒，故腹中饥而口不能食。病三四日，则表邪已传成热，吐之，则表热乘虚入胃，胃中虚热，故不喜糜粥，欲食冷食，朝食暮吐也。朝食暮吐者，晨食入胃，胃虚不能克化即知。至暮胃气行里，与邪气相搏，则胃气反逆，而以胃气尚在，故止云小逆。

——金·成无己《注解伤寒论·卷三·辨太阳病脉证并治法》

【提要】　本论主要阐述原文第120条太阳病误治传入阳明的病机。要点如下：太阳病误用吐法之后出现自汗出、发热不恶寒以及胃部症状，表明邪气内传阳明经。太阳病一二日吐后，寒邪入于阳明经；太阳病三四日吐后，热邪入于阳明经。

❖ 成无己　太阳传阳明论※※ ❖

本太阳病不解，因汗、利小便，亡津液，胃中干燥，太阳之邪入腑，转属阳明。古人登厕必更衣，不更衣者，通为不大便。不更衣，则胃中物不得泄，故为内实。胃无津液，加之畜热，大便则难，为阳明里实也。

胃为水谷之海，主养四旁。四旁有病，皆能传入于胃。入胃则更不复传，入太阳传之入胃，则更不传阳明；阳明病传之入胃，则更不传少阳；少阳病传之入胃，则更不传三阴。

——金·成无己《注解伤寒论·卷五·辨阳明病脉证并治法》

【提要】　本论主要阐述太阳病转为阳明病的病理过程。要点如下：生理上，阳明胃位于中焦，具有中土之德，能长养万物，也是万物归宿。在病理上，诸经邪气传入阳明易化燥化热，燥实结聚，三阳经各病传入于胃之后，不再向下一经传变，也不再传入三阴。

❖ 柯　琴　阳明病提纲证论※※ ❖

阳明提纲，以里症为主。虽有表症，仲景意不在表，为有诸中而形诸外也。或兼经病，仲景意不在经，为标在经而根于胃也。太阴阳明同处中州，而太阴为开，阳明为阖也。故阳明必以阖病为主，不大便固阖也，不小便亦阖也，不能食、食难用饱、初欲食反不能食，皆阖也。自汗盗汗，表开而里阖也。反无汗，内外皆阖也。种种阖病，或然或否，故提纲独以胃实为主。胃实不竟指燥粪坚硬，只对下利言，下利是胃家不实矣。故汗出解后，胃中不和而下利者，不称阳明病。如胃中虚而不下利者，便属阳明，即初硬后溏，水谷不别，虽死而不下利者，总为阳明病也。盖阳明太阴，同为仓廪之官，而所司各别。胃司纳，故以阳明主实；脾司输，故太阴主利。同一胃病，而分治如此，是二经所由分也。按阳明为传化之府，当更实更虚，食入胃实而肠虚，食下肠实而胃虚，若但实不虚，斯阳明病根矣。胃实不是阳明病，而阳明之为病，悉从胃实上得来，故以胃家实为阳明一经总纲也。然致实之由，最宜详审，有实于未病之先者，有实于得病之后者，有风寒外束、热不得越而实者，有妄吐汗下、重亡津液而实者，有从本经热盛而实者，有从他经热盛转属而实者。此只举其病根在实，勿得即以胃实为可下之症。身热汗自出，不恶寒反恶热，是阳明表症之提纲。故胃中虚冷，亦得称阳明病，因其表症如此也。然此为内热发外之表，非中风伤寒之表。此时表寒已散，故不恶寒；里热闭结，故反恶热。只因有胃家实之病根，即见此身热自汗之外症、不恶寒反恶热之病情。然此但言病机发见，非即可下之症也，必谵语、潮热、烦躁、胀痛诸症兼见，才可下耳。

——清·柯琴《伤寒来苏集·伤寒论翼·卷下·阳明病解》

【提要】 本论主要阐述阳明病提纲证的病机及证候特点。要点如下：阳明病提纲证"胃家实"道出了阳明病机之根本，阳明外证和阳明经证均是阳明里证在外部的表现。太阴为开，阳明为阖，脾主输，胃主纳，故阳明病表现以阖、实为主。在治疗上，强调存在胃实之病机并非即刻使用下法，必待胃中燥屎已成，即谵语、潮热、烦躁、胀痛诸症兼见，才可攻下。

柯 琴 阳明表热治法论※*

治阳明之表热有三法：热在上焦用栀豉汤吐之，上焦得通，津液得下，胃家不实矣；热在中焦，用白虎汤清之，胃火得清，胃家不实矣；热陷下焦，用猪苓汤利之，火从下泄，胃家不实矣。要知阳明之治表热，即是预治其里，三方皆润剂，所以存津液而不令胃家实也。后人因循升麻葛根之谬，不察仲景治阳明表症之法。

——清·柯琴《伤寒来苏集·伤寒论翼·卷下·阳明病解》

【提要】 本论主要阐述阳明病表热的治法及方药。要点如下：依据阳明病热邪的病位，分上、中、下焦辨证施治。热在上焦宜吐，用栀豉汤；热在中焦宜清，用白虎汤；热在下焦宜利小便，用猪苓汤。三首方剂皆有顾护阴液的作用，可预防津液丢失过多，防止阳明表热证演变为阳明里实证。

柯 琴 治阳明三法论※*

上越、中清、下夺，是治阳明三大法；发汗、利小便，是阳明经两大禁。然于风寒初入阳明之表，即用麻黄桂枝发汗者，以急于除热而存津液，与急下之法同。若脉浮烦渴，小便不利，用猪苓汤利小便者，亦以清火而存津液。而又曰汗多者，不可与猪苓汤。要知发汗利小便，是治阳明权巧法门，非正治法。阳明之病在热实，宜无温补法矣，而食谷欲呕者，是胃口虚寒，故不主内热也。然胃口虽虚，胃中犹实，仍不失为阳明病，与吴茱萸汤散胃口之寒，上焦得通，津液得下，胃气因和，则温补又是阳明之从治法。若胃口虚热者，用白虎加参，是阳明又有凉补法也。此二义又是治阳明权巧法门。

——清·柯琴《伤寒来苏集·伤寒论翼·卷下·阳明病解》

【提要】 本论主要阐述阳明病的治法。要点如下：上越、中清、下夺是阳明病正治法，而发汗、利小便、温补、凉补法是治阳明病的权宜之法。发汗、利小便法在阳明里实未成之前应用，可清热邪而存津液；温补法针对胃口虚寒者，代表方吴茱萸汤；凉补法针对胃口虚热者，代表方白虎加人参汤。

柯 琴 阳明为三阴之表，又为三阴之里论※*

本论云：伤寒三日，三阳为尽，三阴当受邪。其人反能食不呕，此为三阴不受邪矣。盖阳明为三阴之表，故三阴皆看阳明之转旋，三阴之不受邪者，借胃为之蔽其外也。胃气和则能食不呕，故邪自解而三阴不病。胃阳虚，邪始得入三阴。故太阴受邪，腹满而吐，食不下；少阴受邪，欲吐不吐；厥阴受邪，饥不欲食，食即吐蛔。若胃阳亡，则水浆不入而死。要知三阴受邪，关系不在太阳少阳，而全在阳明。阳明以太阴为里，是指牝脏言；太阴亦以阳明为里，是指转属言也。肾者胃之关，水者土之贼，故三阴亦得以阳明为里。三阴为三阳之里，而三阴反得转属阳明为里，故三阴皆得从阳明而下，则阳明又是三阴经实邪之出路也。既为三阴之表以御邪，又为三阴之里以逐邪，阳明之关系三阴重矣。

——清·柯琴《伤寒来苏集·伤寒论翼·卷下·阳明病解》

【提要】 本论主要阐述阳明是三阴之表又是三阴之里的观点。要点如下：阳明是邪从三阳传入三阴的关口，胃阳强健则邪不入三阴，故称阳明是三阴之表；三阴有实邪均从阳明以下之，阳明是三阴邪气的出路，故曰阳明为三阴之里。

钱 潢 阳明病欲解时论※*

仲景以从申至戌为阳明之旺时者，是不以经脉言，而以阳气之生旺言也。夫寅卯，为阳气初出而发生，故为少阳；巳午，为阳气盛长而畅达，故为太阳。至申酉而阴已长成，收气虽至正阳极之时，如初秋之收气已至，而炎暑未除，热气犹盛，此正太少两阳之所归，故胃虽六月之未土，而大肠又兼谓之阳明燥金也。至戌而为阴盛剥阳之时，一日之气亦同，故其气不能更旺于戌，故曰戌上。

——清·钱潢《伤寒溯源集·卷之六·阳明篇纲领·阳明受病原始》

【提要】 本论主要阐述阳明病欲解时。要点如下：《伤寒论》记载阳明病欲解的时间是申至戌上，即从15时至21时，为日晡之时，自然界阳气逐渐衰落，阳明热邪之势此时亦随之削弱，而人体阳明燥金之气旺，故能驱邪外出而病愈。

程国彭 论阳明本证用药法*

阳明有经有腑，阳明经病，发热头痛，目痛鼻干，唇焦漱水，宜解肌，葛根汤。阳明经病传腑，蒸热自汗，口渴饮冷，白虎加人参汤，此散漫之热，可清而不可下。阳明腑病，热邪悉入于里，其症潮热谵语，腹满便闭，宜攻之调胃承气汤，此结聚之热，徒清无益也。夫病当用承气，而只用白虎，则结聚之热不除；当用白虎而遽用承气，则散漫之邪复聚而为结热之证。夫石膏、大黄，同一清剂，而举用不当，尚关成败，何况寒热相反者乎？甚矣，司命之难也。

——清·程国彭《医学心悟·卷二·复论阳明本证用药法》

【提要】　本论主要阐述阳明经证、腑证的治法方药。要点如下：其一，阳明病治有三法，解肌、清热与攻下。阳明经证邪在表，宜用葛根汤以解肌；阳明腑证热势弥漫，邪热尚未聚而成实，宜用白虎汤以清热，热未成结，尚不可攻下；阳明腑证邪热聚而成结，里实证已成，则宜用承气汤攻下。其二，承气汤和白虎汤应用的鉴别点在于是否热邪聚而成实。

程国彭　论阳明兼证用药法

或问：《经》曰：有太阳阳明，有少阳阳明，有正阳阳明。何也？答曰：太阳阳明，由太阳经传入阳明之腑也；少阳阳明，由少阳经传入阳明之腑也；正阳阳明，由阳明本经而传入本腑也。大法，太阳阳明，太阳证不解，必从太阳解表为主。若表证不解，医误下之，转属阳明，宜下之，小承气汤。若因误下而成结胸，先服小陷胸汤，若不瘥，再服大陷胸汤；余邪未尽，投以枳实理中丸，应手而愈。少阳阳明，脉纯弦者，名曰负。负者，胜负也，为难治。若少阳证多者，必从少阳和解为先，小柴胡汤。若腹满硬痛、便闭谵语者，下之，大柴胡汤。正阳阳明，在表者，葛根汤；表邪入里，未结聚者，白虎汤；邪已入腑，结聚成实者，下之，调胃承气汤。凡用下药，必以腹满硬痛便闭为主，或兼下利肠垢，或下利清黄水，色纯青，心下硬，其中有燥屎也，攻之。否则，虽不大便，亦未可攻，但清之润之而已。

——清·程国彭《医学心悟·卷二·论阳明兼证用药法》

【提要】　本论主要阐述阳明病腑证的三种情况和相应治法。要点如下：其一，根据阳明腑证的病因，由太阳经传入阳明之腑者为太阳阳明，由少阳经传入阳明之腑者为少阳阳明，由阳明本经而传入本腑者为正阳阳明。其二，治法上，太阳阳明应先解表，后攻里，若下早则成结胸或内陷阳明，少阳阳明应先和解少阳，正阳阳明则用本病治法，宜葛根汤解肌、白虎汤清热、承气汤攻下。

程国彭　论里中之里

伤寒之邪，三阳为表，三阴为里，人皆知之。而里中之里，人所不知也。何谓里中之里？阳明胃腑是也。三阳三阴之邪，一入胃腑，则无复传，故曰里中之里也。或谓三阴经，脏也，阳明胃，腑也，岂有腑深于脏者乎？答曰：阳明居乎中土，万物所归，无所复传，犹之溪谷，为众水之所趋也。夫以阳经与阴经较，则在阴为深；以阴经与胃腑较，则胃腑为尤深也。三阳三阴之经，环绕乎胃腑，处处可入。有自太阳入腑者，有自本经入腑者，有自少阳入腑者，有自太阴入腑者，有自少阴入腑者，有自厥阴入腑者，一入胃腑则无复传，故曰里中之里也。治伤寒者，先明传经、直中；即于传经之中，辨明表里；更于表里之中，辨明里中之里。如此则触目洞然，治疗无不切中矣。

——清·程国彭《医学心悟·卷二·论里中之里》

【提要】 本论主要阐述阳明胃腑为里中之里的观点。要点如下：六经病皆可传入阳明胃腑，阳明属土，土在中央，为万物所归，不仅太阳、少阳病可传入阳明胃腑，阳明本经可以入胃腑，三阴病也可传入阳明胃腑，且传入阳明胃腑后不再传入他经，故称阳明胃腑为"里中之里"。

《医宗金鉴》 阳明病表病脉证论※*

葛根浮长表阳明，缘缘面赤额头疼，发热恶寒而无汗，目痛鼻干卧不宁。

注：太阳未罢，又传阳明，太阳表邪怫郁，阳明肌热，为阳明经表病也。葛根表阳明，谓葛根汤主治阳明表病也。浮长，谓阳明之表脉也。缘缘面赤连额头疼，发热恶寒无汗，目痛鼻干卧不得宁，皆谓阳明经之表证也。用葛根汤解两经之邪也。

——清·吴谦《医宗金鉴·伤寒心法要诀·卷三十六·阳明病表病脉证》

【提要】 本论主要阐述阳明病表证的脉症及治疗方药。要点如下：其一，太阳经表邪由皮肤传入肌肉，肌肉内合阳明，称为阳明经表证。其二，作者总结了阳明经表证的症状、脉象特征及治疗方药，葛根汤能散阳明经表邪，故为其主治方药。

黄元御 辨阳明病能食与否*

饮食者，胃家之能事也。胃气右降，上脘清虚，而善容受，是以能食。阳莫盛于阳明，阳盛而土燥，则胃降而善纳，阳虚而土湿，则胃逆而不食。不能食者，是胃土湿而肾水寒也。土克水，土性湿而水寒，阳盛则土燥而克水，阴盛则水寒而侮土。以肾家之寒，移于土位，则病中寒。中寒者，水胜而土负，胃败而气逆，故不能食。胃主受盛，脾主消克，食谷不化者，脾家之弱，绝粒不食者，胃家之虚。凡病一见不食，则责阳明而不责太阴，以其受盛之失职也。

——清·黄元御《伤寒悬解·卷七·阳明经下篇·提纲》

【提要】 本论主要阐述阳明病能食与不能食的病机。要点如下：其一，饮食为胃所主，阳气充盛，则胃气和降，受纳如常；阳气不足，水湿壅滞，则胃气上逆而不能食。其二，脾胃居中属土，阳气充盛，则中土燥而克水；阳虚阴盛，则肾水失于克制而上乘中土。脾胃虽同居于中，但各司其责，胃主受盛，脾主消克，故病变有别：脾弱，则食谷不化；胃弱，则绝粒不食。

2.4 少 阳 病

少阳病是邪犯少阳，胆火内郁，枢机不利所致的疾病，是外感热病发展过程中由表入里、由寒转热的中间阶段。少阳病的成因，不外本经受邪，或他经传入二种：气血虚弱，阳气卫外无力，腠理疏松，外邪乘虚侵入少阳；或外感热病，由表入里传入。少阳病以"口苦，咽干，目眩"为提纲，反映少阳火气为病的特点，然而邪入少阳尚有枢机不利，正邪分争，影响脾胃功能的一面，如往来寒热、胸胁苦满、默默不欲饮食、心烦喜呕、脉弦等症，临床仍需合参。因少阳病为半表半里热证，病不在太阳之表，故不可发汗；又不在阳明之里，故不可攻下；也非胸膈实邪阻滞，故不可涌吐。故少阳病禁用汗、吐、下三法。因少阳邪热，易伤耗津液，故亦禁利小便，惟宜采用和解之法，小柴胡汤为其主方。若病情变化，证有兼夹者，又可于和解之中随证加减。少阳病治疗得法，多能表解里和而愈，失治、误治可传经或形成变证。

张仲景　论少阳病证治※※

伤寒五六日中风，往来寒热，胸胁苦满，嘿嘿不欲饮食，心烦喜呕，或胸中烦而不呕，或渴，或腹中痛，或胁下痞硬，或心下悸，小便不利，或不渴，身有微热，或咳者，小柴胡汤主之。

——汉·张仲景《伤寒论·卷第三·辨太阳病脉症并治中》

少阳之为病，口苦，咽干，目眩也。

少阳中风，两耳无所闻，目赤，胸中满而烦者，不可吐下，吐下则悸而惊。

——汉·张仲景《伤寒论·卷第五·辨少阳病脉症并治》

【提要】　本论主要阐述了少阳病的证治。要点如下：其一，少阳病主要病机为外邪侵犯少阳，胆火上炎，枢机不运，经气不利，进而能影响脾胃，出现口苦，咽干，目眩，往来寒热，胸胁苦满，默默不欲饮食，心烦喜呕，脉弦细，舌苔白等症状。其二，少阳居于太阳阳明之间，因病邪既不在太阳之表，又未达于阳明之里，故少阳病亦称半表半里之证。其三，少阳病主要以小柴胡汤为主方，柴芩合用，能解少阳半表半里之邪。半夏、生姜调理胃气，降逆止呕。人参、炙甘草、大枣益气和中，扶正祛邪。本方寒温并用，升降协调，有疏利三焦、调达上下、宣通内外、和畅气机的作用。

成无己　往来寒热论※※

伤寒寒热，何以明之？寒热者，谓往来寒热也。《经》曰邪正分争、往来寒热者，言邪气之入也，而正气不为之争，则但热而无寒也。乃有热而寒者，谓其正气与邪气分争，于是寒热作矣。争则气郁不发于外，而寒热争焉；争甚则愤然而热，故寒已而热作焉。兹乃寒热之理也。或谓寒热者，阴阳争胜也，阳胜则热，阴胜则寒，此阴阳之争也，何则？盖以寒为阴而热为阳，里为阴而表为阳。邪之客于表者为寒，邪与阳相争，则为寒矣；邪之入于里者为热，邪与阴相争，则为热矣；其邪半在表半在里，外与阳争而为寒，内与阴争而为热矣，表里之不拘，内外之不定，或出或入，由是而寒热且往且来也。是以往来寒热，属半表半里之证，邪居表多则多寒，邪居里多则多热，邪气半在表半在里，则寒热亦半矣。审其寒热多少，见其邪气浅深矣。

小柴胡汤，专主往来寒热，而又立成诸加减法，亦为邪气在半表半里，未有定处，往来不常。又寒热如疟，与夫发热恶寒，皆似而非也。然寒热如疟者，作止有时者也；及往来寒热，则作止无时，或往或来，日有至于三五发者，甚者十数发，其与疟状有以异也。至于发热恶寒者，为发热时寒并不见，恶寒时热不见也，不若此热已而寒，寒已而热者。虽然，应往来寒热，属半表半里，当和解之。又有病至十余日而结热在里，复往来寒热者，亦可与大柴胡汤下之，不可不知也。

——金·成无己《伤寒明理论·卷上·寒热》

【提要】　本论主要阐述伤寒往来寒热的病机。要点如下：其一，正邪相争，里气郁而不发于外，导致往来寒热，正能胜邪则寒已而热作。其二，"阴阳争胜"导致往来寒热，阳胜则热，阴胜则寒。往来寒热属半表半里证，"邪居表多则多寒，邪居里多则多热，邪气半在表半在里，则寒热亦半矣"。此外，少阳病往来寒热还需与疟疾寒热相鉴别。

李　梴　少阳病禁汗下渗论※※

少阳居太阳阳明之中，半表半里，禁汗恐犯太阳，禁下恐犯阳明，禁渗恐生发之气陷入阴中，只宜和之以小柴胡汤。犯三禁，则变不可胜。他如太阳经禁下与渗，犯之则动血，热入里，而难解；阳明经禁汗与渗，犯之则竭津，血蓄下而如狂。益津液者，连须葱白汤是也。

——明·李梴《医学入门·外集·卷三·外感·伤寒·六经正病》

【提要】　本论主要阐述伤寒少阳病的治疗禁忌。要点如下：其一，对少阳病禁汗、禁下、禁渗的机理进行了分析，少阳位于表里之间，汗之则徒伤太阳，下之则徒伤阳明，误用渗利则有生气内陷于阴之弊端，故治疗少阳病宜用和法，代表方小柴胡汤。其二，太阳病禁下、禁渗，阳明经禁汗、禁渗，犯太阳之禁忌则邪热内陷而动血，犯阳明之禁则汗出过多而津竭。

柯　琴　少阳病提纲证论※※

少阳处半表半里，司三焦相火之游行。仲景特揭口苦、咽干、目眩为提纲，是取病机立法矣。夫口、咽、目三者，脏腑精气之总窍，与天地之气相通者也，不可谓之表，又不可谓之里，是表之入里，里之出表处，正所谓半表半里也。三者能开能阖，开之可见，阖之不见，恰合为枢之象。苦、干、眩者，皆相火上走空窍而为病，风寒杂病咸有之，所以为少阳一经总纲也。如曰两耳无闻，胸满而烦，只举得中风一症之半表半里。《内经》之胸胁痛而耳聋，只举得热症中之半表半里，故提纲不与焉。

——清·柯琴《伤寒来苏集·伤寒论翼·卷下·少阳病解》

【提要】　本论主要阐述少阳病提纲证的症状特点及形成机理。要点如下：口、咽、目均为表里之通道，处于半表半里之位，符合枢机之象。少阳胆火上炎，上扰清窍，表现为口苦、咽干、目眩，故将其作为少阳病的辨证纲领。

钱　潢　少阳病欲解时论※*

少阳病，欲解时，从寅至辰上。少阳者，发生草木之初阳也。自一阳来复于子，阳气萌于黄泉，木气即含生于少阴之中。至丑而为二阳，至寅而三阳为泰，阳气将出。至卯则其气上升于空际而为风，阳气附于草木，木得阳气而生长。在人则阳气藏于两肾之中。

——清·钱潢《伤寒溯源集·卷之七·少阳全篇·少阳证治》

【提要】　本论主要阐述少阳病欲解时的理论根源。要点如下：《伤寒论》记载少阳病的欲解时间为"从寅至辰上"，即是从凌晨 3 时至上午 9 时。作者指出，少阳属木，一日中寅、卯、辰时为阳气升发之时，对应于人体则少阳经气旺盛，故能有力驱邪，促进疾病痊愈。

黄元御　少阳病传变论※*

少阳之经，自头走足，下行则相火蛰藏而温腰膝，上逆则相火燔腾而焚胸膈。相火升炎，津血易耗，是以少阳之病，独传阳明者多。大柴胡汤，治少阳之经而兼阳明之腑者。以此温针、汗、下，亡津耗血之法，俱少阳之所切忌，恐其阴伤而入阳明也。然太阳少阳合病，则有呕利之条。呕利者，非太阳、少阳之病，而实阳明之病也。缘甲木郁则克戊土，胃以仓廪之官，而被甲木之邪，经迫腑郁，不能容纳，故病上呕而下利。究之胃病则气逆，逆则为呕，脾病则气陷，陷则为利。呕多者，少阳传阳明之病，利多者，少阳传太阴之病也。然则少阳之传太阴者，正自不乏，其义见于第十八章，曰：伤寒六七日，其人烦躁者，阳去入阴也。则篇中不必琐及，而大旨炳然矣。

——清·黄元御《伤寒悬解·卷八·少阳经上篇·少阳本病》

【提要】　本论主要阐述伤寒从少阳传入阳明的病机。要点如下：其一，少阳病为相火升炎，若温针、汗、下等耗伤津液之法，则易转为阳明病。其二，《伤寒论》太阳少阳合病中的呕吐、下利症状，实为邪传入阳明、太阴的征象，邪入阳明则胃气上逆而呕，邪入太阴，脾气不升则见下利。

郑寿全　少阳经证解※

经症者何？头痛在侧、耳聋、喜呕、不欲食、胸胁满、往来寒热是也。夫寒邪之客气，每至阳明燥地而化为燥邪，燥邪之客气未尽，遂传入少阳。盖少阳主枢，有枢转阴阳之道，今因燥邪之客气干之，阻其少阳条达之气机，正邪相击，故两侧头痛作矣；胆脉入耳，燥邪干之，清窍闭塞，耳遂骤聋；木原喜乎条达，呕则气动，木气稍泄，病故喜呕；木气不舒，上克脾土，土畏木克，故不欲食；胸胁者，肝胆所主之界限也，肝胆不舒，胀满并作。少阳与太阴接壤，系阴阳交界之区，故曰半表半里。邪附于胆，出与阳争则热，入与阴争则寒，故有寒热往来也。主以柴胡汤，专舒木气，木气得舒，枢机复运，邪自从枢转而出，此本经浅一层立法也。用药未当，邪不即出，则必入腑，即现口苦、咽干、目眩。此际燥邪入腑，合本经标阳，燥与热合成一家，热甚则胆液泄，故口苦、咽干；肝开窍于目，与胆为表里，表病及里，里热太甚，必伤肝中所藏之血液，故目眩。主以黄芩汤，清其里热，里热一解，邪自灭亡，此本经深一层法也。

——清·郑寿全《医理真传·卷一·少阳经证解》

【提要】 本论主要阐述少阳病经证的症状表现、形成机理及治疗原则。要点如下：其一，少阳病是寒邪从太阳传入阳明，化为燥邪，再由阳明传入少阳，化为火邪的过程。其二，阳明燥邪传入少阳之经，阻滞少阳枢机，少阳病经证表现为头痛在侧、耳聋、喜呕、不欲食、胸胁满、往来寒热，治疗宜小柴胡汤和解枢机；如邪入于少阳之腑，胆火内盛，出现口苦、咽干、目眩之症，治疗宜黄芩汤清其里热。

曹颖甫 论少阳弦脉※*

医道之失坠，固由于传授之不精，而误于认脉者，亦复不少。即以弦脉论之，今人皆知弦为肝胆之脉矣。肝为藏血之脏，禀少阳胆火以上交于心肺，下达于肾脏而养一身之筋，故其气专主条达。其应于脉也，以条畅柔和为无病之脉，而非病脉也，故按之如循长竿梢。若弦脉之属于少阳者，为疟，为饮邪，为水气，为胁下偏痛。夫疟脉自弦，以汗液积于皮里膜外，而太阳寒水非一汗所能尽也。痰饮脉弦者，以寒水留于上膈，久久化为痰涎也。水气所以脉弦者，以卫气不行于外，而水走肠间也。胁下偏痛所以脉弦者，以水气阻于肾关而不达下焦也，况寒疝脉沉弦者，当下其寒。诸证观之，则弦脉属于少阳，手少阳三焦为多。盖手少阳三焦与足太阳相合，上中二焦属淋巴管，分析而不归系，水气化液外出于皮毛，自肾以下，始有系统，为肾膀管，水由肾脏下泄于膀胱，《金匮》言：肿在腰以上当发其汗，肿在腰以下当利小便。职此之由。独至少阳自病之伤寒，脉见弦细而头痛发热者，则病不在三焦而在胆。不似沉弦之为寒，弦滑之为饮、为疟，弦紧之为水，系在太阳三焦也。弦而细，则为无水气之脉。

——清·曹颖甫《伤寒发微·少阳篇》

【提要】 本论主要阐述少阳弦脉的临床意义和产生机理。要点如下：其一，弦脉可见于疟疾、饮邪、水邪、胁下偏痛，病机均为水饮停滞，属手少阳三焦病。其二，手少阳三焦经与足太阳膀胱经关系密切，共同调节水液代谢，上中二焦对应人体的淋巴系统，下焦对应泌尿系统，展现出中西互参的思想；而脉弦细伴头痛、发热属伤寒少阳病，病位在足少阳胆经，与水饮无关。

2.5 太 阴 病

太阴病是三阴病的初始阶段，为脾阳不足，运化失职，寒湿阻滞，升降失常所导致的疾病。太阴病的成因大致分为三种情况：一为寒湿侵犯中焦；二为脾阳不足而自病；三为三阳病失治误治，损伤中阳，脾胃受损，从而转为太阴病。太阴病以"腹满而吐，食不下，自利益甚，时腹自痛"等中焦虚寒证为主要表现，反映了太阴病脾胃虚弱，运化失司，寒湿内盛，升降失常的病机特点，因而作为太阴病的提纲证。太阴病分为太阴病本证和太阴病兼变证。太阴病本证即太阴病提纲证，太阴病兼变证主要有太阴兼表证、太阴兼腹痛证以及寒湿发黄证等。太阴病的治疗，仲景提出"当温之"的治疗大法。太阴病本证当温中祛寒，健脾燥湿。太阴病兼变证中，当依兼变证之不同，灵活施治。太阴病的转归有三：一是经过恰当治疗或自身阳气恢复，其病得愈。二是太阴病过用温燥，或寒湿久郁化热，阳复太过，由太阴而转出阳明。三是病邪内传，太阴病失治误治，阳衰加重，病邪又可传入少阴或厥阴。

🔸 张仲景　论太阴病证治※* 🔹

太阴之为病，腹满而吐，食不下，自利益甚，时腹自痛。若下之，必胸下结硬。

自利不渴者，属太阴，以其脏有寒故也，当温之，宜服四逆辈。

本太阳病，医反下之，因尔腹满时痛者，属太阴也，桂枝加芍药汤主之；大实痛者，桂枝加大黄汤主之。伤寒发汗已，身目为黄，所以然者，以寒湿在里不解故也。以为不可下也，于寒湿中求之。

——汉·张仲景《伤寒论·卷第六·辨太阴病脉证并治》

【提要】　本论阐述了太阴病的证治。要点如下：其一，太阴病以脾阳虚弱，运化失职，寒湿内盛，升降失常为病机。其二，太阴病症状表现为：腹满而吐，食不下，自利益甚，时腹自痛，不渴等。其三，其治法提出"当温之"，宜服理中、四逆之类的方剂。其四，太阴病的兼变证又有太阴腹痛证、太阴发黄证等。

🔸 朱　肱　太阴中寒论※* 🔹

问胸膈不快，腹满闭塞，唇青，手足冷，脉沉细，少情绪，或腹痛，此名太阴也。近人多不识阴证，才见胸膈不快，便投食药，非其治也。大抵阴证者，由冷物伤脾胃，阴经受之也。主胸膈腹满，面色及唇皆无色泽，手足冷，脉沉细，少情绪，亦不因嗜欲，但内伤冷物，或损动胃气，遂成阴证。复投巴豆之类，胸膈愈不快，或吐而利，经一二日遂致不救，盖不知寒中太阴也。太阴者，脾之经也。

——宋·朱肱《类证活人书·卷第四》

【提要】　本论主要阐述太阴中寒证的症状表现及治疗。要点如下：足太阴属脾，太阴中寒证的形成多因过食冷物损伤脾胃而来。太阴阳气受损，失其运化之职，其证多见胸膈不快、满闷痞塞，不可因此而妄投吐利之品，进而更损脾胃阳气成不救之证。

🔸 柯　琴　论太阴病之脉※* 🔹

《序例》谓太阴受病，脉当沉细。不知沉细是太阴本病之脉，不是热病嗌干之脉。盖脉从病见，如太阴中风则脉浮，不从脏之阴而从风之阳也。然浮为麻黄汤脉而用桂枝者，以太阴是里之表症，桂枝汤是里之表药。因脾主肌肉，是宜解肌耳。太阴伤寒，脉浮而缓者，亦非太阴本病。盖浮为阳脉，缓为胃脉。太阴伤寒，脉不沉细，而反浮缓，是阴中有阳，脉有胃气。所以手足自温，而显脾家之实，或发黄便硬，而转属阳明。此脉症在太阴阳明之间，故曰"系在"。故若太阴自受寒邪，不应如是矣。太阴脉浮为在表，当见四肢烦疼等症；沉为在里，当见腹满吐利等症。表有风热可发汗，宜桂枝汤；里有寒邪当温之，宜四逆辈。太阳而脉沉者，因于寒，寒为阴邪，沉为阴脉也；太阴而脉浮者，因于风，风为阳邪，浮为阳脉也。当知脉从病变，不拘于经，故阳经有阴脉，阴经有阳脉。世谓脉至三阴则俱沉，阴经不当发汗者，未审此耳。

——清·柯琴《伤寒来苏集·伤寒论翼·卷下·太阴病解》

【提要】　本论主要阐述太阴病常见之脉象。要点如下：沉细为太阴本病之脉，脉随病而变，太阴中风则脉浮，太阴伤寒则脉浮缓。因风为阳邪，鼓荡气血，故太阳中风则脉浮。缓为胃脉，提示胃气有余，脾家有实，易发黄、便硬转属阳明。提示医者当知"脉从病变"，不应拘泥。

柯　琴　太阴病提纲证论※*

按：《热病论》云："太阴脉布胃中，络于嗌，故腹满而嗌干。"此热伤太阴之标，自阳部注经之症，非太阴本病也。仲景立本病为提纲，因太阴主内，故不及中风、四肢烦疼之表，又为阴中至阴，故不及热病嗌干之症。太阴为开，又阴道虚，太阴主脾所生病，脾主湿，又主输。故提纲主腹满时痛而吐利，皆是里虚不固，湿胜外溢之症也。脾虚则胃亦虚，食不下者，胃不主内也。要知胃家不实，便是太阴病。

——清·柯琴《伤寒来苏集·伤寒论翼·卷下·太阴病解》

【提要】　本论主要阐述太阴病提纲证的病机特点。要点如下：对《素问·热论》及《伤寒论》中太阴病提纲证进行了辨析。认为《素问·热论》为热邪侵袭太阴经，其病兼嗌干等症。《伤寒论》为寒邪损伤太阴脾脏之阳气，其病以脾胃虚寒所见之里证为主。两者一热一寒，一在经一在脏，相互发明，以体现太阴病之全貌。

柯　琴　太阴病不可轻下论※*

太阳以阴为根，而太阴以阳为本。太阳不敢妄汗，恐亡少阴之津也；太阴不敢轻下，恐伤阳明之气也。太阴本无下症，因太阳妄下而阳邪下陷于太阴，因而有桂枝汤加芍药等法。太阴脉弱，知胃气易动，便当少加矣。此因里急后重者，不可不用，又不可多用，故如是叮咛耳。

——清·柯琴《伤寒来苏集·伤寒论翼·卷下·太阴病解》

【提要】　本论主要阐述太阴病不可轻下的机理。要点如下：其一，太阴病为脾胃虚寒证，当以温为主，一般无可下之证。其二，若阳邪误下而内陷，形成本虚标实之证，不可不下，可用桂枝加芍药汤、桂枝加大黄汤之法。因脾胃之本虚，故芍药、大黄不可多用，以防变生泄利，更伤太阴不足之阳气。

钱 潢 太阴病欲解时论^{※*}

太阴病，欲解时，从亥至丑上。太阴者，阴气之纯全也。先天卦体，阴气生于盛阳之中，故一阴生于午。至亥而为十月之候，卦体属坤，阴气方纯，至子而黄钟初动，阳气虽萌，正阴气盛极之时，故太阴之旺气钟于此，气旺则邪自解矣。至丑而阳气已增，非阴气独旺之时，因丑之上半，阴气尚盛，故曰至丑上。

——清·钱潢《伤寒溯源集·卷之八·太阴篇·太阴证治》

【提要】 本论主要阐述太阴病的欲解时。要点如下：《伤寒论》记载太阴病的欲解时间为"从亥至丑上"，即是从夜晚21时至凌晨3时。作者从《易》理及阴阳消长对"太阴病欲解时"进行了阐释。中医认为，天人相应。太阴为纯阴之气，应于亥时，至丑时阴气仍盛。故从亥至丑，太阴气旺，而邪气自解。

尤在泾 论太阴中风^{※*}

此太阴自中风邪之证，不从阳经来也。夫太阴，脾也。风，阳邪也。脾主行气于四肢，而风淫为末疾。故太阴中风，四肢烦热而疼痛也。脉阳微阴涩而长者，阳无病而阴受邪，而涩又为邪气之将衰，长为正气之方盛，正盛邪衰，故为欲愈。

——清·尤在泾《伤寒贯珠集·卷六·太阴篇·太阴诸法》

【提要】 本论主要阐述太阴中风证的成因及脉象。要点如下：其一，太阴属脾，主四肢肌肉。风为阳邪，"风淫为末疾"，故风邪易侵袭四肢之肌肉而成太阴中风证，其证多见四肢烦热疼痛。其二，脉阳微阴涩而长，提示正盛而邪衰，为疾病向愈之征。

黄元御 论太阴病提纲

太阴湿土，气本上行。《素问》"脾气散精，上归于肺"，是脏气之上行也；足之三阴，自足走胸，是经气之上行也。病则湿盛气滞，陷而不升，脾陷则胃逆而不降矣。盖燥为阳而湿为阴，阳本于天而亲上，阴本乎地而亲下，故阳明燥土，病则气逆，太阴湿土，病则气陷，自然之性也。太阴提纲，腹满而吐，食不下者，太阴之累及阳明而气逆也；自利益甚，时腹痛者，太阴之伤于厥阴而气陷也。脾陷而不升，胃逆而不降，病见于上下，而根在乎中宫，以中宫枢轴之不运也。若下之，枢轴败折，陷者益陷而逆者益逆。逆之至，则胸下结硬，而不止于腹满；陷之极，不过于自利之益甚，无以加矣。故但言其逆而不言其陷，非省文也，无庸言也。

——清·黄元御《伤寒悬解·卷十·太阴经全篇·太阴经提纲》

【提要】 本论主要阐述太阴病提纲证的病机特点及证候表现。要点如下：作者从"一气周流""脾枢四象"的角度对太阴病提纲证进行了辨析。认为脾胃居中，主司人体气机之升降，脾土左旋而升，胃土右旋而降，脾胃升降相因。太阴病累及阳明，阳明气逆不降，而生腹满而吐，食不下，逆之至，则胸下结硬；太阴脾土不升而陷，厥阴肝木失其疏泄之功，故腹满而痛，自利之益甚。

吕震名 太阴病治宜主温论*

问曰：太阴病治宜主温乎？答曰：此不可执一而论。寒邪直中太阴，而本经自病者，是当急温无疑矣。其有阳经之邪，热过寒生，而转入太阴者，亦当主温。若属热邪陷入太阴，而见吐利满痛等证者，纯温非宜，纯清亦不可，则惟有和之一法。如所谓太阳病，脉浮者可发汗，宜桂枝汤。此逆挽其陷入之邪，仍从外解。而方中甘、芍、姜、枣，亦足以奠安太阴，是和法也。若本太阳病，因误下而腹满时痛，转属太阴者，用桂枝加芍药汤。此仍用桂枝升举阳邪，但倍芍药以收太阴之逆气，是亦和法也。若大实痛者，不下则痛势须臾难缓，峻下又恐脾阴随下利而尽泄，故仍用桂枝升举阳邪，但加大黄以微和胃气，是亦和法也。三阴经中，以少阴、厥阴尚有实热之证，可用大寒大下者。太阴湿土，位处中州，全赖阳气布护，以资健运转输之力。病在太阴，虽属热因，切不可用寒凉直折，遏抑阳气，阴邪愈锢。故仲景又谓太阴为病，设当行大黄芍药者，宜减之，以其人胃气弱，易动故也。观此则太阴病之治当主温可知矣，而治太阴之病不可呆执温法，又可知矣。不知温法者，不可与议太阴本脏虚寒之病；徒执温法者，不可与议太阴他经传变之病。仲景治太阴病法，大约以升举阳气为主，或当急温，或宜兼清兼下，随证变通。后世李东垣脾胃论，殆能觑破此旨，其处方似甚夹杂，而于阴阳升降之机，庶乎其得之矣。

——清·吕震名《伤寒寻源·上集·太阴问答》

【提要】 本论主要阐述太阴病的治则宜温。要点如下：其一，太阴病的治疗当以温法为主，又不可呆执温法。如太阴病为太阳表邪传经而来，太阳表邪未尽，则宜桂枝汤，温而兼散；太阳误下，致太阴腹满时痛者，宜桂枝加芍药杨，温而兼和；大实痛者，本虚标实，宜桂枝加大黄汤，温而兼下。其二，太阴病的治疗当随证变通，不可呆执，并认同了李东垣治疗脾胃病的学术成就。

2.6 少 阴 病

少阴病是外感病发展过程中的危重阶段。病至少阴，心肾阴阳气血俱虚，以全身性虚衰为主要特征。其病位在里，病性多属阴、属虚、属寒。少阴病的成因有两个方面，为他经失治误治而传变或外邪直中少阴而来。少阴病以"脉微细，但欲寐"为辨证纲领，体现了少阴病心肾阴阳俱虚的特点，而尤以肾阳虚衰为主。少阴病有三种类型：其一为少阴寒化证。因肾阳虚衰，阴寒内盛，症见无热恶寒、蜷卧倦怠、下利清谷、脉微细等一派虚寒之象。治宜回阳救逆。其二，少阴热化证。因肾阴不足，心火亢盛，心肾不交，症见心烦、不得眠、舌红少苔、脉细数等阴虚火旺之象。治宜育阴清热。其三，少阴阳郁证。因少阴为三阴之枢机，少阴枢机不利，阳气内郁，则症见阳郁四逆。治宜调畅气机，透达郁阳。少阴病的转归与体质强弱、感邪程度、治疗当否有密切关系。少阴病多属危重病证，治疗及时，病可转危为安，但由于本病涉及人体根本，与他经病相比，预后多不良。尤其是少阴寒化证，阳气的存亡为生存的关键，阳回则生，阳亡则死。

张仲景 论少阴病证治[※※]

少阴之为病，脉微细，但欲寐也。

少阴病，脉微，不可发汗，亡阳故也。阳已虚，尺脉弱涩者，复不可下之。

少阴中风，脉阳微阴浮者，为欲愈。

少阴病，始得之，反发热脉沉者，麻黄细辛附子汤主之。

少阴病，得之二三日，麻黄附子甘草汤微发汗。以二三日无证，故微发汗也。

少阴病，脉沉者，急温之，宜四逆汤。

少阴病，得之一二日，口中和，其背恶寒者，当灸之，附子汤主之。

少阴病，吐利，手足逆冷，烦躁欲死者，吴茱萸汤主之。

少阴病，下利脉微者，与白通汤。利不止，厥逆无脉，干呕烦者，白通加猪胆汁汤主之。服汤脉暴出者死，微续者生。

少阴病，二三日不已，至四五日，腹痛，小便不利，四肢沉重疼痛，自下利者，此为有水气。其人或咳，或小便利，或下利，或呕者，真武汤主之。

少阴病，下利清谷，里寒外热，手足厥逆，脉微欲绝，身反不恶寒，其人面色赤，或腹痛，或干呕，或咽痛，或利止脉不出者，通脉四逆汤主之。

少阴病，四逆，其人或咳，或悸，或小便不利，或腹中痛，或泄利下重者，四逆散主之。

少阴病，得之二三日以上，心中烦，不得卧，黄连阿胶汤主之。

少阴病，下利六七日，咳而呕渴，心烦不得眠者，猪苓汤主之。

——汉·张仲景《伤寒论·卷第六·辨少阴病脉证并治》

【提要】 本论主要阐述少阴病的证治。要点如下：其一，少阴病主要的病机为心肾虚衰，阳气虚则鼓动无力而见脉微；阴血虚则脉道不充而脉细；心神虚衰，神失所养则见但欲寐。少阴病包括寒化、热化。其二，少阴病下焦阳气虚衰则寒化，寒邪上逆。少阴病，始得之，寒邪由表入里，宜麻黄细辛附子汤或麻黄附子甘草汤温阳解表，表里双解；寒邪直接入里，宜附子汤温阳散寒；寒客厥阴经脉，吐利，手足逆冷，烦躁欲死，宜吴茱萸汤温中补虚，降逆止呕；阳虚水停，宜真武汤温阳利水；阳衰阴胜，宜四逆汤、白通汤、通脉四逆汤等。其三，少阴阴虚阳亢则热化，可见咽干口燥，舌红苔黄，脉沉细数，宜黄连阿胶汤滋阴清热。若阴虚水热互结，宜猪苓汤育阴清热利水。其四，少阴阳气郁滞，则四肢不温，宜四逆散调畅气机，透达郁阳。

成无己 伤寒表邪入少阴论[※※]

伤寒表邪传里，至于少阴。少阴之脉，从肺出，络心注胸中。邪既留于胸中而不散者，饮食入口则吐，心中温温欲吐，阳气受于胸中，邪既留于胸中，则阳气不得宣发于外，是以始得之，手足寒，脉弦迟，此是胸中实，不可下，而当吐。其膈上有寒饮，亦使人心中温温而手足寒，吐则物出，呕则物不出，吐与呕别焉。胸中实，则吐而物出；若膈上有寒饮，则但干呕而不吐也，此不可吐，可与四逆汤以温其膈。

——金·成无己《注解伤寒论·卷六·辨少阴病脉证并治法》

【提要】　本论主要阐述伤寒表邪传至少阴的证治。要点如下：其一，表邪羁留于胸中，闭阻少阴经脉，阳气不得布散，可出现手足寒、欲吐等症，此为实证，当因势利导，涌吐胸中实邪以宣通阳气。其二，若少阴阳气被伤，失其气化之力，致寒饮留结于膈上，亦可出现手足寒、干呕之症，此为本虚标实之证，当予四逆汤以温阳化饮。

柯　琴　少阴辨脉论※*

少阴脉微，不可发汗，亡阳故也。脉细沉数，病为在里，不可发汗，然可汗之机亦见于此。夫微为无阳，数则有伏阳矣。须审其病为在里而禁汗，不得拘沉为在里而禁汗也。发热脉沉者，是病为在表，以无里症，故可发汗。若脉浮而迟，表热里寒，下利清谷，是迟为无阳，病为在里，又不得拘浮为在表而发汗矣。要知阴中有阳，沉亦可汗；阳中有阴，浮亦当温。若八九日一身手足尽热，是自里达表、阳盛阴虚，法当滋阴，又与二三日无里症者不侔。

——清·柯琴《伤寒来苏集·伤寒论翼·卷下·少阴病解》

【提要】　本论主要阐述少阴病脉象特点与辨证。要点如下：一般来说，浮脉主表，沉脉主里，病在表者可汗，病在里者则不可汗。作者认为，表邪郁闭，脉可沉而不浮，但见表证不见里证，故可发汗。若里阳不足，虚阳外越，脉可浮而不沉，此时不可汗而当温。故不可拘泥于脉象之浮沉，当脉症合参而论治。

柯　琴　少阴病提纲证论※*

少阴一经，兼水火二气，寒热杂居，为病不可捉摸。其寒也，症类太阴；其热也，症似太阳。故仲景以微细之病脉，欲寐之病情为提纲，立法于象外，使人求法于病中。凡症之寒热与寒热之真假，仿此义以推之，真阴之虚实见矣。五经提纲，皆是邪气盛则实。惟少阴提纲，是指正气夺则虚者，以少阴为人身之本也。然邪气之盛，亦因正气之虚，故五经皆有可温可补症。正气之夺，亦由邪气之盛，故少阴亦有汗吐下者。要知邪气盛而正气已虚者，固本即所以逐邪，正不甚虚而邪气实者，逐邪即所以护正，此大法也。少阳为阳枢，少阴为阴枢。弦为木象，弦而细者，是阳之少也；微为水象，微而细者，阴之少也。此脉气之相似。卫气行阳则寤，行阴则寐。其行阴二十五度，常从足少阴之分，间行脏腑。少阴病，则枢机不利，故欲寐也。与少阳喜呕者同。呕者主出，阳主外也；寐者主入，阴主内也。喜呕是不得呕，欲寐是不得寐，皆在病人意中，得枢机之象如此。

——清·柯琴《伤寒来苏集·伤寒论翼·卷下·少阴病解》

【提要】　本论主要阐述少阴病提纲证的形成机理。要点如下：作者从"少阴主枢"的角度对少阴病提纲证进行了阐释。《素问·阴阳离合论》曰："少阳主枢……少阴主枢。"作者将少阳病主症与少阴病主症进行对比，从枢机不利的角度进行解释。《灵枢·邪客》认为，卫气昼行于阳经则寤，夜行于五脏则寐，而足少阴为卫气出入阴阳之关口，少阴枢机不利，故而但欲寐。

钱　潢　少阴病欲解时论^{※※}

少阴病，欲解时，从子至寅上。少阴为一阳初生之处，坎中之阳也。初阳之孕育，必假少阴之体以为之胞胎。人身之真阳，必赖两肾之寒水以为之闭藏，则癸尽甲出，贞下元生矣。故少阴之于子，太极元气，涵三为一，而阳气初生。

——清·钱潢《伤寒溯源集·卷之九·少阴篇·少阴前篇证治》

【提要】　本论主要阐述少阴病欲解时的机理。要点如下：《伤寒论》记载少阴病的欲解时间为"从子至寅上"，即是从夜晚23时至凌晨5时。作者认为，少阴属肾，为人身真阳之根本，赖肾水以潜藏，为一阳初生之处。子时阴尽阳生，少阴之气旺，正盛则邪却，故少阴病可从此而解。

《医宗金鉴》　少阴阳邪脉证论^{※*}

少阴阳邪沉细数，口燥咽干大承汤，少阴心烦不得卧，黄连阿胶是主方。

注：阳邪，谓少阴邪从阳化之热证也。少阴病但欲寐，阴邪则脉沉细无力，阳邪则脉加数而有力矣。始病即口燥咽干，水不上升，热之甚也。宜大承气汤急下之，泻阳救阴也。少阴病但欲寐，二三日以上变生心烦不得眠，是阳邪乘阴，阴不能静也，宜黄连阿胶汤，清阳益阴也。详少阴篇。

——清·吴谦《医宗金鉴·伤寒心法要诀·卷三十六·少阴阳邪脉证》

【提要】　本论主要阐述少阴病邪从阳化之热证的证候及治疗。要点如下：其一，邪入少阴，从阳化热，化燥成实，欲竭少阴真水，必与大承气汤急下以存阴。其二，若阳邪扰动少阴致阴虚而火盛，变生心烦，不得眠，则应与黄连阿胶汤清泄阳热之有余，滋养真阴之不足。

黄元御　论少阴病提纲[*]

少阴虽从君火化气，病则还其本原，寒水司权，有阴无阳。寒主蛰藏，藏气当令，而无微阳以鼓之，是以脉微细而善寐。阳明之病，脉实大而不得卧者，少阴之负趺阳也；少阴之病，脉微细而但欲寐者，趺阳之负少阴也。盖土旺则不眠，水旺则善寐，自然之性如此。少阴提纲揭此一语，而少阴之性情体状传真如画，则夫扶趺阳而泻少阴，自为第一要义。于此而稍事滋润，将使之千古不寤矣。少阴醒梦之关，不可不急讲也。

——清·黄元御《伤寒悬解·卷十一·少阴经全篇·少阴经提纲》

【提要】　本论主要阐述少阴病提纲证"脉微细，但欲寐"的机理。要点如下：其一，少阴病为阳气不足，阴寒内盛之证。其二，阳主动，阳气微弱则无力鼓动气血而脉来微细，人亦少动而善寐。阳明病燥热内盛，则脉实大而不得卧；少阴病阳虚阴盛，则脉微细而但欲寐，即"土旺则不眠，水旺则善寐"。

黄元御 论少阴病死证*

少阴病，脉微细沉伏，但欲卧寐，汗出不烦，自欲呕吐，是水盛火衰，胃逆而阳泄也。至五六日，又见自利，复烦躁不得卧寐者，则脾肾寒泄，阳根上脱，必主死也。若吐利烦躁，再加四肢逆冷者，更无生望也。若四肢逆冷，蜷卧恶寒，其脉不至，不烦而躁者，亦主死也。凡少阴病，蜷卧恶寒而下利，手足逆冷者，皆不治也。若下利虽止，而头上晕眩，时时昏冒者，此阳气拔根，欲从上脱，必主死也。若六七日后，渐觉息高者，此阳根已断，升浮不归，必主死也。

——清·黄元御《伤寒说意·卷九·少阴经·死证》

【提要】 本论主要阐述少阴病死证的症状表现及病机。要点如下：少阴病属阴盛阳衰，少阴病的治疗，以回阳救逆为第一要务，存得一丝阳气，便留得一分生机。若救治不力或阴极阳微易致虚阳不复而现死证，如手足逆冷、吐利不止、眩冒息高、不烦而躁、其脉不至等，皆是阳微欲绝、虚阳外脱之见证，多预后不良。

黄元御 论少阴病阳复*

少阴病，上下吐利而手足不逆冷，身反发热者，是中气未败，微阳欲复，不至死也。其脉不至者，灸少阴之经穴七壮，以回阳根，或以温药暖水通经，则脉至矣。若蜷卧恶寒，时而自烦，欲去衣被者，是阳气欲复，病可治也。若蜷卧恶寒，下利自止，手足温暖者，是阳气来复，病可治也。若寒甚脉紧，至七八日，忽见自利，脉候暴微，紧象反去，手足反温者，是寒去阳回，保无后虑，虽烦而下利，必能自愈也。

——清·黄元御《伤寒说意·卷九·少阴经·阳复》

【提要】 本论主要阐述少阴病阳复证的症状表现及病机。要点如下：少阴病阴盛阳衰，多危证。若阳气得回则生机可复。阳气主司温煦，故机体之寒温可反映阳气之存亡。时而自烦、手足自温、欲去衣被皆是阳气回复之征象。脉绝而复出，为阳气复生；脉紧而暴微，为寒去阳回。阳气不灭，故生机犹存。

2.7 厥 阴 病

厥阴病是伤寒六经病证的最后阶段。病至厥阴，阳衰至极，阴盛至极，于是便有"阴尽阳生"的变化。因此，厥阴病既有阴盛阳衰的寒证，亦有阳复太过的热证、阴阳进退的厥热胜复证或寒热错杂证等，具有两极转化的特点。厥阴病的成因，一是从它经传来，二是本经直接受邪。厥阴病"消渴，气上撞心，心中疼热，饥而不欲食，食则吐蛔"，反映了厥阴病寒热错杂的证候特点，故作为厥阴病的提纲。厥阴受邪，阴阳失调，若邪从寒化，则为厥阴寒证；邪从热化，则为厥阴热证。病至厥阴，正邪相争，阴阳消长，阴盛可厥，阳盛易热，阴阳互有争胜，则表现为手足厥热交替出现。若由于"阴阳气不相顺接"而致四肢厥冷者，称为厥证。厥阴病的治疗，因证而异，可采用"寒者温之，热者清之"或寒温并用等方法。上热下寒证，治宜清上温下；厥阴寒证，或温经养血，或温胃降逆；厥阴热证，可用凉肝解毒之法。厥阴病的预后及转归，主要有以下几方面：厥阴正复邪祛，可有向愈之机；厥阴阳复太过，可发生痈脓、便血或喉痹等热证；若阳亡阴竭，则预后不良。

张仲景　论厥阴病证治及脏厥蛔厥鉴别※*

厥阴之为病，消渴，气上撞心，心中疼热，饥而不欲食，食则吐蛔，下之利不止。

厥阴中风，脉微浮为欲愈，不浮为未愈。

伤寒先厥后发热，而利者必自止，见厥复利。

伤寒脉微而厥，至七八日肤冷，其人躁无暂安时者，此为脏厥，非蛔厥也。蛔厥者，其人当吐蛔。今病者静，而复时烦者，此为脏寒。蛔上入其膈，故烦，须臾复止。得食而呕，又烦者，蛔闻食臭出，其人常自吐蛔。蛔厥者，乌梅丸主之。又主久利。

——汉·张仲景《伤寒论·卷六·辨厥阴病脉证并治》

【提要】　本论主要阐述厥阴病的证治及脏厥蛔厥的鉴别。要点如下：其一，病至厥阴，或阳气衰至极，或阴寒盛至极，阴尽阳生，寒热错杂，病证复杂。寒邪郁遏厥阴相火，相火郁极乃发，相火上冲而成上热，阴寒未尽而成下寒，从而形成上热下寒之证，如乌梅丸证。其二，脏厥与蛔厥同有厥冷、烦躁之表现，但脏厥之烦躁无有休止，蛔厥之烦躁时作时止。且蛔厥以吐蛔为特征，又与饮食相关，蛔闻食臭而欲出，故烦躁呕吐。其三，提出乌梅丸主治蛔厥之证。后世认为蛔虫得酸即止，得苦即定，得辛即伏，乌梅丸酸苦辛并用，故能取效。

张　璐　论蛔厥

昔人云：杂病吐蛔责于热，伤寒吐蛔责于寒。殊不知皆是胃虚邪盛，寒热错乱所致。所以仲景乌梅丸，辛热苦寒补泻并用，而独不用甘草者，盖蛔闻甘即起，闻酸即止，闻苦即定，见辣则头伏而下，设不知此，而纯用辛热之药，则吐逆转剧；误用纯苦寒之药，则微阳顿绝，危殆立至也。然《金匮》又有甘草粉蜜汤，纯用甘味者，此又治久病胃虚不得食而蛔病之药，不可因此碍彼也。有初见表证即吐蛔者，此必夹食所致，但与二陈汤中倍生姜、乌梅，加细辛、川椒、紫苏、广藿香叶之类自安。少阳寒热往来，呕而吐蛔者，小柴胡去参、枣、甘草加乌梅、黄连，若胸中痞者，三泻心汤、黄连汤选用。若腹满不大便，热甚昏愦而吐蛔者，当用大柴胡去大枣加黄连、乌梅微利之。厥阴病，消渴，气上撞心，饥不欲食，食即吐蛔，盖中焦寒极，而无根失守之火浮于上焦，故能消水，宜连理汤。用乌梅肉糊丸，川椒汤服。若大便难者，加酒制大黄、蜂蜜微利之。用丸不用汤者，取渟入虫口也。蛔上膈，烦躁昏乱欲死，两手脉沉迟，足冷便秘者，多难治。若蛔色赤而活或多者，属胃热，犹可治之；蛔死色白而扁者，属胃败，必不治也。凡人胃脘忽痛忽止，身上乍热乍凉，面上乍赤乍白，脉候乱候静，口中吐沫不食者，便是蛔厥之候。

——清·张璐《伤寒绪论·卷下·蛔厥》

【提要】 本论主要阐述吐蛔的病机及治疗。要点如下：吐蛔之症，无论伤寒还是杂病，皆由胃虚邪盛，寒热错乱所致。纯用辛热则增其吐逆之势，纯用苦寒则伤其已衰之阳。当随证之所见而加减应用，仿乌梅丸制方之法，辛热苦寒补泻并施。

◆ 张 璐 论脏厥※*◆

脏厥者，胃中阳虚，不能生化脾土，则脾脏气衰不运，不运则水谷不化，胃气不行，经脉不通，故周身皆冷而厥也。伤寒脉微而厥，至七八日肤冷，其人躁无暂安时，此为脏厥，非蛔厥也，附子理中汤急温之。

——清·张璐《伤寒绪论·卷下·脏厥》

【提要】 本论主要阐述脏厥的病机及治疗。要点如下：脾胃阳虚，不能运化水谷，气血化生无源，经脉失其充养，肢体无以温煦，则脉微而厥冷。当以附子理中汤温中补虚，补火生土，以复脾胃运化之职，则气血生，经脉充，脏厥可愈。

◆ 柯 琴 论厥阴病提纲证※*◆

太阴、厥阴，皆以里症为提纲。太阴为阴中之阴而主寒，故不渴；厥阴为阴中之阳而主热，故消渴也。太阴主湿土，土病则气陷下，湿邪入胃，故腹痛自利；厥阴主相火，火病则气上逆，火邪入心，故心中疼热也。太阴腹满而吐，食不下；厥阴饥不欲食，食即吐蛔。同是食不下，太阴则满，厥阴则饥。同是一吐，太阴则吐食，厥阴则吐蛔。此又属土属木之别也。太阴为开，本自利而下之，则开折，胸下痞硬者，开折反合也；厥阴为合，气上逆而下之，则合折，利不止者，合折反开也。两阴交尽，名曰厥阴，又名阴之绝阳，是厥阴宜无热矣。然厥阴主肝，而胆藏肝内，则厥阴热症，皆少阳相火内发也。要知少阳、厥阴，同一相火。相火入于内，是厥阴病；相火出于表，为少阳病。少阳咽干，即厥阴消渴之机；胸胁痞满，即气上撞心之兆；心烦，即邪热之初；不欲食，是饥不欲食之根；喜呕，即吐蛔之渐。故少阳不解，转属厥阴而病危；厥阴病衰，转属少阳而欲愈。如伤寒热少厥微，指头寒不欲食，至数日热除，欲得食，其病愈者是已。

——清·柯琴《伤寒来苏集·伤寒论翼·卷下·厥阴病解》

【提要】 本论主要阐述厥阴病提纲证的形成机理。要点如下：其一，通过对比厥阴病与太阴病、厥阴病与少阳病的异同，对厥阴病提纲证的形成进行了阐释。其二，太阴主湿土之气，厥阴主相火之气，故太阴、厥阴虽同属里证，而太阴病多湿土气陷，厥阴病多相火上冲。少阳、厥阴两经互为表里，同司相火，出于表则为少阳病，入于里则为厥阴病。少阳在表而病多轻，厥阴在里而病多重。

柯 琴 治厥阴病以阴为主论^{※※}

诊厥阴脉，以阳为主，而治厥阴病，以阴为主。故当归四逆不去芍药，白头翁重用芩、连，乌梅丸用黄连至一斤，又佐黄柏六两，复脉汤用地黄至一斤，又佐麦冬八两。要知脉微欲绝，手足厥冷，虽是阴盛，亦未阳虚，故可表散外邪，不可固里。脉结代心动悸者，似乎阳虚，实为阴弱，只可大剂滋阴，不可温补。所以然者，肝之相火，本少阳之生气，而少阳实出于坎宫之真阴。《经》曰：阳予之正，阴为之主。又曰：阴虚则无气。又曰：少火生气，壮火食气。审此，则知治厥阴之理矣。

——清·柯琴《伤寒来苏集·伤寒论翼·卷下·厥阴病解》

【提要】 本论主要阐述厥阴病的治疗特点。要点如下：厥阴病的治疗当注重滋养阴液。因肝所藏之相火，本乎少阳生发之气；而少阳生发之气，又以肾中所藏之阴精为根本。故仲景治疗厥阴病，重视阴液的保护，一则苦寒坚阴，如黄连、黄柏之类，一则甘润滋阴，如生地、麦冬、芍药之类，养阴以生气。

钱 潢 厥阴病欲解时论^{※※}

厥阴病，欲解时，从丑至卯上。厥阴肝脏，乃含生土中尚未透地之木。自子而一阳初生，木之萌芽未长，故不可言木。丑为二阳，则阳气已长，草木之根荄，已勾萌于阴土之中。至寅而三阳将及透地，阳气已旺，萌芽苗长，将出未出之时也。卯则阳气已出，草木发生，正厥阴木旺之时，邪气至此而解矣，故曰从丑至卯上。

——清·钱潢《伤寒溯源集·卷之十·厥阴篇·厥阴证治》

【提要】 本论主要阐述厥阴病欲解时的内在机理。要点如下：《伤寒论》记载少阴病的欲解时间为"从丑至卯上"，即是从凌晨1时至早晨7时。作者认为，自然界丑时至卯时为阳气由弱至壮，犹如草木之由萌芽至发生，生机勃勃。厥阴肝脏五行属木，此亦为肝木气旺盛之时。故丑时至卯时，厥阴木旺而邪退，邪气至此而解。

《医宗金鉴》 厥阴阳邪脉证论^{※※}

阳邪热厥厥而热，消渴热气撞心疼，烦满囊缩舌焦卷，便硬尚任大承攻，四逆不分四逆散，咳加姜味下利同，悸加桂枝腹痛附，下重薤白秘尿苓。

注：阳邪，谓厥阴邪从阳化之热证也。厥，谓手足寒也。厥而复热，热而复厥，是为热厥。厥微热微，厥深热深也。消渴，谓饮水多而小便少也。热气上撞心疼，是火挟木邪而逆也。烦满，谓少腹烦满也。囊缩，谓外肾为热灼，筋缩入腹也。舌焦卷，谓舌苔干焦而卷也。便硬，谓大便硬，尚可任攻，宜大承气汤。四逆，谓四肢厥冷也。不分，谓寒热之厥，疑似不分也，宜四逆散，疏达厥阴。其厥不回，再审寒热可也。或咳加生姜、五味子。下利亦加，故曰同也。心下悸加桂枝，腹痛加附子，泻利下重加薤白，秘尿不利加茯苓。

——清·吴谦《医宗金鉴·伤寒心法要诀·卷三十六·厥阴阳邪脉证》

【提要】 本论主要阐述厥阴病邪从阳化之热证的证候及治疗。要点如下：其一，热邪炽盛，郁闭气机，可致四肢厥冷。故热厥的轻重与热邪的轻重有关，热深则厥深，热微则厥微。其二，此时虽有四肢厥冷，但有消渴、烦躁、舌焦等热象可察，此时应釜底抽薪，予大承气汤下之，热退则厥退。若寒热之征不显，予四逆散疏利厥阴气机，令阳气布散而厥回。

《医宗金鉴》 厥阴阴邪脉证论*

厥阴阴邪微细厥，肤冷脏厥躁难安，囊缩舌短胎滑黑，四逆当归四逆先，少满痛厥姜萸入，蛔厥静而复时烦，得食而呕蛔闻臭，烦因蛔动乌梅圆。

注：厥阴阴邪，谓邪从阴化之寒证也。微细，厥阴阴邪脉也。厥，谓四肢厥冷也。肤冷，谓肌肤冷也。脏厥，谓寒阴脏厥也。躁难安，谓烦躁无有安时也。囊缩，谓外肾为寒收引缩入腹也，妇人则乳缩阴收也。舌短，谓舌缩短也。胎滑黑，谓舌苔不干而色黑也。四逆汤也。当归四逆，谓当归四逆汤也。先者，谓先服当归四逆汤也。少满痛，谓少腹满按之痛也。厥，谓厥冷也。姜萸入，谓当归四逆汤加入吴茱萸、生姜也。蛔厥，谓厥而吐蛔也。静而复时烦，谓烦时止时烦也。得食而呕蛔闻臭，谓呕因蛔闻食臭而始呕也。烦因蛔动，谓烦因蛔动而始烦也。乌梅圆蛔厥，谓宜用乌梅丸也。

——清·吴谦《医宗金鉴·伤寒心法要诀·卷三十六·厥阴阴邪脉证》

【提要】 本论主要阐述厥阴病邪从阴化之寒证的证候及治法。要点如下：其一，足厥阴肝经环阴器，布胁肋，寒凝肝脉致男子囊缩、女子乳缩阴收，当予当归四逆汤，养血散寒，通利经脉。其二，若少腹满痛而厥冷者，即张仲景所谓"内有久寒者"，加吴茱萸、生姜以散陈寒痼冷。其三，若时止时烦，得食而呕，吐蛔者，为寒凝腹中，蛔虫窜扰而致蛔厥，当治以乌梅丸。

黄元御 论厥阴经提纲证**

厥阴脏气，自下上行，病则怒气郁升，心受其害，于是冲心疼热之证作，胃被其贼，于是吐蛔不食之病生。升令不遂，风木遏陷，于是脾蒙其虐而泄利不止。其消渴疼热者，上热也，是阳复发热之根；下利不止者，下寒也，是阴盛发厥之本。只此数证，而厥阴之病皆备矣。厥阴、少阳之经，同布于胁肋，少阳之病在经，故有胸胁之证，厥阴之病在脏，故有吐利之邪。吐为胃病，设吐之则胃气更伤，当吐逆而莫禁；利为脾病，故下之则脾气更败，乃洞泄而不止也。

——清·黄元御《伤寒悬解·卷十二·厥阴经全篇·厥阴经提纲》

【提要】 本论主要阐述厥阴病提纲证形成机理。要点如下：其一，厥阴病的产生缘因厥阴肝气失其条达顺遂之性，肝气郁怒上犯心胃，克伐脾土，而作心疼、吐蛔、泄利之症，终致上热下寒，为厥阴病寒热进退之根本。其二，厥阴、少阳互为表里，其经虽同布于胁肋，其病有表里之别。少阳病在外在经，厥阴病在里在脏。厥阴病阴极阳衰，不可吐下再损正气。

黄元御　厥阴病厥热胜复论*

手足逆冷，则名为厥，其所以厥者，以其阳上而不下，阴下而不上，不相顺接之故也，不顺则逆，故曰厥逆。盖四肢秉气于脾胃，脾胃者，阴阳升降之枢轴，脾升胃降，阴阳交济，土气温和，故四肢不冷。脾胃虚败，升降失职，肾水下陷，心火上逆，此阴阳分析，不相顺接之由也。厥阴肝木，水火之中气，阴盛则从母气而化寒，阳复则从子气而化热，心火既复则发热，心火未复，则肾水方盛而为厥。诸凡四肢厥冷者，是寒水方旺之时，不可下之。他如虚损之家，阳亏阴盛，亦同此法也。厥阴阴极阳生，阴极则厥，阳复则热。伤寒一二日，至四五日，阴极而发厥者，此后阳复，必然发热，及其发热，则后必又厥。以阴阳之理，不能长胜而无复也，其前之厥深者，后之热亦深，前之厥微者，后之热亦微。方其厥之将终而热之欲作，应当下之，以泻未炎之火，而反发汗，以伤津血，必心火上炎，而口伤烂赤也。阴胜发厥，原不可下，厥将罢而热欲来，则又可下，不使寒热迭发，胜复循环，以伤正气也。大抵阴盛而发厥者五日，则阳复而发热者亦必五日，设至六日，必当复厥，其不厥者，则阴退而自愈。以厥证始终不过五日，今热又五日，胜复相应，而不见再厥，是以知其必愈也。若发厥四日，热反三日，后日发厥，复至五日，则其病为进，以其寒多热少，阳气退败，故为病进也。若发热四日，厥反三日，复热四日，寒少热多，阳气渐长，其病当愈。阳长阴消，自是吉事，而阳长不可太过。若发热四日，以至七日，而其热不除者，是阳气过长，热甚之极，必郁蒸阴分，而便脓血也。

——清·黄元御《伤寒说意·卷十·厥阴经·厥热胜复》

【提要】　本论主要阐述厥阴病的厥热胜复机理。要点如下：其一，从脾枢四象、一气周流的角度，对厥阴病厥证的形成、厥热胜复产生的机理进行了阐释。认为脾胃居中，为阴阳升降之枢纽，脾升胃降则肾水上升，心火下降，阴阳交泰。脾虚胃败则肾水下陷，心火上逆，阴阳气不相顺接而成厥。其二，水生木，木生火，肝为心肾之中气，或从心火之阳而化热，或从肾水之阴而生寒，随阴阳之进退而出现厥热胜复之表现。

黄元御　厥阴病死证论*

伤寒，发热而下利，厥逆不止者，土败木贼，中气脱陷，必主死也。若伤寒六七日不利，忽发热下利，汗出不止者，表里脱亡，微阳消烁，必主死也。若厥逆下利，而发热烦躁，不得卧寐者，微阳脱泄，必主死也。若厥逆下利，而脉又微细，或按之绝无，灸之手足不温与脉不还，反烦躁，或微喘者，是陷者不举而逆者不回，中气断绝，必主死也。若厥逆下利，利后脉绝，倘晬时脉还而手足温者，阳气欲复，其人可生。如脉绝不还，手足不温，则阳无复机，必主死也。若下利日十余行，阳败阴长，其脉当虚，而反实者，是胃气消亡，厥阴真脏脉见，必主死也。

——清·黄元御《伤寒说意·卷十·厥阴经·死证》

【提要】　本论主要阐述厥阴病死证的症状表现及病机。要点如下：其一，厥阴病阴极阳衰，故多死证。下利不止，阳从下脱；汗出不止，阳从外亡。发热烦躁，不寐微喘为虚阳欲脱之先兆；手足不温，脉绝不还为残阳不复之征象。或胃气已衰而真脏脉，脉虽有力，实为胃气衰败，故主死证。其二，厥阴病死证虽多，但同时蕴含着阴尽阳生之机转，阳气得复则生，阳气不复则死。

郑寿全 厥阴经证论※*

经症者何？消渴，气上冲心，心中疼热，饥而不欲食，食则吐蛔，下之利不止是也。夫厥阴之木气，从下起而上合于手厥阴包络。包络主火，风火相合为病，风火相煽，故能消。火盛津枯，故见渴。包络为心之外垣，心包火动，故热气撞心而疼；木气太盛，上凌脾土，土畏木克，故饥而不欲食。蛔虫禀厥阴风木所化，故吐蛔。木既克土，土气大虚，若更下之，故利不止。主以当归四逆汤、乌梅丸两方。方中寒热并行，重在下降，立法大费苦心。

——清·郑寿全《医理真传·卷一·厥阴经证解》

【提要】 本论主要阐述厥阴病经证的证候表现、病机及治疗。要点如下：其一，手厥阴心包经与足厥阴肝经同属厥阴，故易同病。足厥阴属木，手厥阴属火，厥阴风木之气从下而起，上合心包之火，风火相煽，变生诸证。其二，厥阴经病以当归四逆汤、乌梅丸为主方，以降厥阴之逆气。

唐宗海 厥阴以风论※*

中国冬日则热带在南，故风从北吹向南去，是为寒风；夏日则热带在北，故风从南吹向北去，则为热风。余按吹往南者，以阴从阳，如《周易》之巽卦，热带在南而风生于北，故其卦二阳在上而一阴在下也。吹往北者，阴极阳回，如《周易》之震卦，虽《易经》训震不名为风，然震训东方也。《内经》云：东方生风，应春气。阳回阴退之象，故上二阴爻而下一阳爻，阳生阴退，为得其和。在人属厥阴肝经，厥者，尽也逆也。阴尽而阳生，极而复返，故曰厥阴。谓厥阴肝脏内含胆火，厥阴包络下通三焦，阴为体而阳为用，《内经》所谓厥阴不从标本，从中见之气化者，正谓其通阳和阴，以成其氤氲摩荡之和风，则气血无病也。若肝木挟肾水，发而为寒风，如风从冷带吹来者也，遂发厥利。若包络挟心火，发而为热风，如风从热带吹来者也，遂发脓血；或寒热互相进退，为厥热往来；或外寒内热，为厥深者热亦深，或下寒上热为饥渴，又不能食；或阴搏阳回，为左旋右转之抽风；或阳回阴复，为厥热停匀而自愈。至于风之生虫，必先积湿，故虫从风化，又云虫从湿化，盖先有阴湿浸渍，后被阳风熏动，则蠕蠕而生矣。人多不知此经证治，皆以"风气"二字，先不明也。

——清·唐宗海《伤寒论浅注补正·卷六·辨厥阴病脉证篇》

【提要】 本论主要阐述厥阴病的形成机理。要点如下：其一，从气候、卦象的角度，结合《内经》理论，主要阐述厥阴的特性，认为厥阴当属风。其二，结合人体生理和病理，认为足厥阴肝和手厥阴心包通于风气。风气和煦，则气血无病，人体康泰。若挟肾水则成寒，挟心火则成热，而成寒热之证，或寒热进退，或外寒内热，或上热下寒等。

3
暑　病

夏令季节伤于暑邪的病证统称暑病。包括古书中"中暑""伤暑""中暍""冒暑""暑秽"等多种病证。暑为夏令主气，系火热所化，暑邪致病有明显的季节性。暑为阳邪，其性炎热，善发散。暑邪致病可致人体阳气亢盛，腠理开泄，而致汗液过度外泄，津伤气耗。暑气通心，若暑热内犯心营，心神被扰，可出现高热、昏迷等症状。暑多夹湿，由于盛暑时节，天暑下迫地湿上蒸，故常见暑热夹湿的症状。暑病的治疗，当以清解暑热为主，夹湿者佐以化湿，气津耗伤者佐以益气生津。

《圣济总录》　中暍统论

论曰：盛夏炎热，人多冒涉路途，热毒易伤。微者客于阳经，令人呕逆头眩，心神懊闷，汗出恶寒，身热发渴，即时不治，乃至热气伏留经络，岁久不除，遇热即发，俗名暑气。甚者热毒入内，与五脏相并，客邪炽盛，郁瘀不宣，致阴气猝绝，阳气曝隔，经络不通，故奄然闷绝，谓之中暍。此乃外邪所击，真脏未坏，若遇救疗，气通则苏，但治热暍，不可以冷物，冷则热不流通。若外以冷触，其热蕴积于内，反不得宣发故也。

——宋·赵佶《圣济总录·卷五·中暍门·中暍统论》

【提要】　本论主要阐述暑邪的致病特点及治疗原则。要点如下：其一，天气炎热之时，暑热之邪中于经络，可出现心烦口渴、头晕呃逆、发热汗出、恶寒等症状，若救治不及时，导致热邪羁留于经络，可因受热而诱发，此为"暑气"。其重者，热毒侵袭五脏，郁结气机，使阴液大伤，阳气隔绝，出现险恶之症，此为"中暍"。其二，暑热的治疗，当以宣发郁热为主，不可妄用寒凉，以防凝滞气机，郁热不得宣散。

陈无择　伤暑叙论

伤暑者，乃夏至前后各三十日有奇，少阳相火用事之时也，炎热大行，烁石流金，草萎河涸，人或伤之，则发热自汗，面垢背寒，倦怠少气。以暑消气，气消血散，与伤寒相类。此是夏间即病，非冬伤寒至夏发为热病也，当以脉别之。伤暑脉虚无力，盖因气血消散，致血虚弱；伤寒则泣血而闭，脉紧而有力，大不同也。《要略》言伤寒家别有暍病。盖诠次者，见其一条别在后，故有是说。轻重不同，识者当自知之。

——宋·陈无择《三因极一病证方论·卷之五·伤暑叙论》

【提要】 本论主要阐述伤暑的证候表现及与伤寒的脉象鉴别。要点如下：其一，"伤暑"是指在夏至前后三十日，少阳相火主令之时，暑邪伤人而致疾病。具有明显的季节性。其二，伤暑以发热、汗出、面垢、背寒、倦怠、少气为主要临床表现。其三，伤暑因暑热耗伤气血，故脉弱无力；伤寒因寒性收引凝滞，故紧而有力。

杨士瀛 暑病综论[※]

人有常言，伤暑做出百般病，其果厚诬哉？盖暑之入人，伏于三焦、肠胃之间，至有兼旬累月而不可测识者，如呕吐，如中满，如泄泻，如下痢，如焦渴，如发疟，如腹痛，如下血，以至诸热等证。苟因暑得之，其根未除，虽百药遍尝，难施其巧。夫人心包络与胃口相应，胃气稍虚，或因饥冒暑，故暑气自口鼻而入，凝之于牙颊，达之于心胞络，如响应声。遇暑以还，急漱口而勿咽可也；若觉暑毒逼塞咽喉，尤当灌涤而吐之。伤暑脉虚，面垢自汗，身热背寒，烦闷大渴，倦怠少气，毛耸恶寒，或头疼，或霍乱，或四肢厥冷，但身体无痛。《经》云：热则诸毛孔开，故洒然恶寒。体认不精，妄以伤暑为伤寒，误人不小。然而暑家何以脉虚？暑能消气，气消则血散，脉安得而不虚？其或六脉沉伏，冷汗自出，闷绝而昏不知人，此则中暑证候又加重耳。

——宋·杨士瀛《仁斋直指方论·卷之三·诸风·暑》

【提要】 本论主要阐述暑邪的病因病机和证候表现。要点如下：其一，暑邪伤人，伏于三焦肠胃之间，常可出现呕吐、中满、泄泻、腹痛等症状表现，难以鉴别，因此不解暑邪，虽用药无数亦难以取效。其二，暑邪致病，常出现脉虚、自汗、身热、恶寒或四肢厥冷等症状，其表现近于伤寒，而易误诊为伤寒病。

朱丹溪 论冒暑与中暑辨治[※]

暑乃夏月炎暑也，盛热之气者，火也。有冒、有伤、有中，三者有轻重之分、虚实之辨。或腹痛水泻者，胃与大肠受之；恶心者，胃口有痰饮也。此二者，冒暑也，可用黄连香薷饮、清暑益气汤。盖黄连退暑热，香薷消蓄水。或身热头疼，躁乱不宁者，或身如针刺者，此为热伤在分肉也，当以解毒汤、白虎汤，加柴胡。如气虚者，加人参。或咳嗽发寒热，盗汗出不止，脉数者，热在肺经，用清肺汤、柴胡天水散之类。急治则可，迟则不救，成火乘金也，此为中暑。凡治病，须要明白辨别，慎勿混同施治。春秋间亦或有之，切莫执一，随病处方为妙。

——元·朱丹溪撰，明·程充校补《丹溪心法·卷一·中暑》

【提要】 本论主要阐述冒暑和中暑的辨证施治。要点如下：其一，提出暑病分冒暑、伤暑和中暑三类，三者有轻重之分、虚实之辨。其二，冒暑可表现为腹痛、水泻、恶心，为暑热伤于胃肠，夹有痰饮所致。可用黄连香薷饮、清暑益气汤清暑热，消蓄水。其三，中暑，伤于表者，身热头痛，烦躁，心神不宁，身痛如刺，当以解毒汤、白虎汤加减清解暑热。暑热伤于肺者，可出现咳嗽、发热恶寒、盗汗等症状，当用清肺汤、柴胡天水散及时治疗。

🌊 王肯堂　论中暑证治※**　🌊

中暑之症，面垢闷倒，昏不知人，冷汗自出，手足微冷，或吐或泻，或喘或满，以来复丹末，同苏合香丸，用汤调灌。或以来复丹研末，汤调灌之。却暑散水调，灌下亦得。候其人稍苏，则用香薷饮、香薷汤煎熟去渣，入麝香少许服。或剥蒜肉入鼻中，或研蒜水解灌之。盖中伤暑毒，阳外阴内，诸暑药多有暖剂，如大顺之用姜、桂，枇杷叶散之用丁香，香薷饮之用香薷。香薷味辛性暖，蒜亦辛暖，又蒜气臭烈，能通诸窍，大概极臭极香之物，皆能通窍故也。热死人切勿便与冷水及卧冷地，正如冻死人须先与冷水，若遽近火即死。一法：行路死人，惟得置日中，或令近火，以热汤灌之即活。初觉中暑，即以日晒瓦，或布蘸热汤，更易熨其心腹脐下，急以二气丹末，汤调灌下。一方，用不蛀皂角，不拘多少，刮去黑皮，烧烟欲尽，用盆合于地上，周遭勿令透烟。每用皂角灰一两、甘草末六钱和匀，每服一钱，新汲水调下。气虚人温，浆水调下。昏迷不省者，不过两服。盖中暑人痰塞关窍，皂角能疏利去痰故也。又有暑途一证，似中而轻，欲睡懒语，实人香薷饮加黄连一钱，虚人星香饮加香薷一钱。苏后冷汗不止，手足尚逆，烦闷多渴者，宜香薷饮。苏后为医者过投冷剂，致吐利不止，外热内寒，烦躁多渴，甚欲裸形，状如伤寒，阴盛格阳，宜用温药香薷饮加附子，浸冷服。渴者缩脾饮加附子，亦浸冷服。

——明·王肯堂《证治准绳·杂病·第一册·诸中门·中暑》

【提要】　本论主要阐述中暑的症状表现及治疗原则。要点如下：其一，中暑以突然昏倒、面色秽垢、自汗、手足冷为主要症状表现，可伴有吐泻或喘满。其二，关于中暑的治疗，作者认为中暑当先以来复丹、苏合香丸一类救急，再以香薷饮一类暖剂加入通窍之品。其三，暑病与中暑痰闭关窍之证亦不离温法，不可过用寒凉，可谓奠定了治疗暑病的基调。

🌊 张凤逵　辨寒暑证各异　🌊

伤寒、伤暑二证，流毒天地，沿袭古今，人率习而不察，据其外证头痛身痛、发热恶寒等证相同，皆混于象而不审内景，不观乎时因，一名之曰寒，而不知其歧多端，甚不可一律论者。寒之伤人，一二日在肤宜汗，三四日在胸宜吐，五六日在脏宜下，确有定期可据者；若暑则变幻无常，入发难测，不可寻想。彼暴中之激烈，扁鹊不及攮指而投咀，久伏之深毒，长桑不能隔肤而见脏，最为难察而难救已。即寻常之感，亦难觉知。非若伤寒之有定期定证，可据可疗者，不拘表里，不以渐次，不论脏腑。冒暑蒸毒，从口鼻入者，直中心胞经，先烦闷，后身热。行坐近日，熏烁皮肤肢体者，即时潮热烦渴。入肝则眩晕顽麻，入脾则昏睡不觉，入肺则喘咳痿躄，入肾则消渴，非专心主而别脏无传入也。中暑归心，神昏卒倒。暑伤肉分，周身烦躁，或如针刺，或有赤肿。盖天气浮于地表，故人气亦浮于肌表也。冒暑入肠胃，腹痛恶心呕泻。伏暑即冒暑，久而藏伏三焦肠胃之间，热伤气而不伤形，旬日莫觉，变出寒热不定、霍乱吐泻、膨胀中满、疟痢烦渴、腹痛下血等。（自入肝至此，采《医学入门》。）并主治法，皆以清内火为主，而解表兼之。寒之中人，乘其虚；暑则虚实并中，而实更剧。盖气血强盛之人，内已有伏火，加之外火，炎炎相合，故焦灼为甚。经虚处寒栖之，经实处暑栖之；寒凌其弱，而暑亲其类也。又藜藿常被寒，惟膏粱独能御；若暑则不问膏粱、藜藿，而咸能胜之侮之。虽广厦累冰，蕙质生粟，轻罗纨绮，泠泠玉树，一犯其烈焰，讵能却之乎？是以知暑气之毒盛于寒。乃古人专以寒为杀厉之气，而不及暑何也？试观寒病至七八日方危，暑病则有危在二三日间，甚至朝发暮殒，暮发朝殒。尤有顷刻忽作，拯救不及者，如暑风、干霍乱之类。然则暑之杀厉之气，视寒尤甚，彰明较著矣。寒病止一途，察脉审候，执古方以疗之易为力。暑证多歧，中热中暍、中内中外，甚者为厥，为风，为癫痫。即发，则泄泻、霍乱、干霍乱；积久后发，则疟痢、疮疡。种种病名，约有十余科，皆暑为厉，则暑杀厉之气，视寒不几倍哉！除暴中暴发、久伏后发，不可度量，其余受发，亦有渐次焉。盖盛夏之时，热毒郁蒸，无论动得静得，其初入人也，不识不知。外之流火，与内之阳气，骤遇而争，阳气不服，先昏愦倦疲，及火与气合，气不能胜，火力渐强，散为外热，烧灼不已，气耗而血枯。故燥渴、痞塞、腹痛，诸恶证作焉。此其变化，或乍或久，人莫自觉，医家亦不能辨，至病深而后施治，故难速愈。宜早辨而早治之，则取效速而易愈。

——明·张凤逵《伤暑全书·卷上·辨寒暑证各异》

【提要】 本论主要阐述暑邪的致病特点及临床表现。要点如下：其一，暑邪致病从口鼻而入，伤于脏腑，与伤寒表里先后传变不同，无一定之次序，而是"不拘表里，不以渐次，不论脏腑"，且不专在心。日久伏藏于三焦肠胃之间，可导致多种变证。其二，暑邪致病与寒邪不同，寒邪专伤虚人，而暑邪无论虚实之体皆可侵犯。其三，暑病变症较多，兼及各科，其杀厉之气较寒邪更甚。其四，暑病的治疗当以清内热为主，兼以解表。

张介宾 论中暑阳中之阴证辨治※*

凡中暑热者，人皆知为阳证，而不知阳中有阴也。盖外中热邪，而内亦热者，此表里俱热，方是阳证，治宜清补如前。若内本无热，而因热伤气，但气虚于中者，便有伏阴之象，故凡治暑热之证，最当辨其阴阳虚实。若脉虚无力，或为恶寒背寒，或为呕恶，或为腹痛泄泻，或四肢鼻尖微冷，或不喜凉茶凉水，或息短气促，无力以动之类，皆阳中之阴证也。凡见此类，但当专顾元气，惟宜独参汤，徐徐与之为最妙。若兼微呕恶寒者，宜加煨姜与人参等分主之。再其甚者，则养中煎、理中汤、五君子煎，或五福饮、理阴煎之类，皆当随宜用之。若虚寒之甚，则舍时从证，桂、附皆所必用，切不可因暑热之名，而执用寒凉解暑等剂再伐阳气，则变有不可测也。若夏月于盛暑中，过于劳倦，因而中暑者，其劳倦既已伤脾，暑热又以伤气，此本内伤大虚之候，当专以调补为先，然后察其有火无火，或有邪无邪，而兼治如前可也。

——明·张介宾《景岳全书·卷十五性集·杂证谟·暑证》

【提要】 本论主要阐述中暑阳中之阴证辨证施治。要点如下：其一，关于中暑阳中之阴证的形成，作者认为，若本无内热，而暑热耗伤，至气虚于内，则形成伏阴之象。故中暑者，若伴有"脉虚无力、恶寒背寒、呕恶、腹痛泄泻、四肢鼻尖微冷、不喜凉茶凉水、息短气促、无力以动"等虚寒征象，则为中暑阳中之阴证。其二，中暑阳中之阴证的治疗，当专顾元气，随其病情之轻重及兼症，可选用人参、煨姜、理中汤，甚则桂枝、附子等方药，不可寒凉解暑杀伐阳气。

陆廷珍　论伤暑传变^{※*}

伤暑条辨第一

伤暑初起，无汗恶寒，头痛身热，渴不引饮，舌白呕恶，此邪初袭卫。宜用香薷饮加杏仁、薄荷、通草、豆卷、连翘、大力、丝瓜叶等味，汗解可也。

暑必挟湿，先伤气分。凡人静坐纳凉，暑风乘袭，肌表因之，阳被阴遏，腠理闭郁，发为头痛身热、恶寒无汗等症。矧湿蕴化热，势渐燎原，胃液不升则口渴，湿邪内蕴则不引饮，肺气失宣则烦而欲呕。兼之舌白苔腻，脉形缓大，无非挟湿而然。治用香薷者，体轻浮而性温泄，乃夏令之麻黄，善于走表，加杏仁宣肺，薄荷、大力祛风，连翘、豆卷、通草泄湿清热，是邪在卫分，宜先汗解者，杜其传里之患矣。

伤暑条辨第二

伤暑既汗，头痛虽减，热仍不解，舌白渐黄，脉洪口渴，此邪不汗解，热延气分。宜用白虎汤加杏仁、通草、连翘、淡竹叶、枇杷叶；若头痛未止，再加葛根、薄荷，清凉解散也。

此承上条，既发汗而热不解，则卫外之邪渐传气分。故头痛减，而舌转黄，至脉洪口渴，则气热盛也，用白虎汤直清阳明气分。如头额仍痛，外邪未尽，必加葛根、薄荷走表祛风，以头为清阳，非风药不能到也。……

伤暑条辨第六

伤暑热甚，口渴，舌黄尖绛，斑疹隐隐，神昏谵语，此气分不解，而热渐入营。宜用沙参、连翘、玄参、桑叶、甜杏仁、花粉、鲜生地、羚羊角、鲜石斛、鲜菖蒲、广郁金、牛黄丸，芳香宣窍，为心营肺卫两清之也。

此条气分不解，渐入营分者。以肺主气，心主血，故口渴舌黄为气热，尖绛昏谵斑现，为营分受灼。若不两清，病必不解。故用沙参、连翘、元参、花粉、石斛清气热，鲜生地，羚角、菖蒲、郁金、牛黄丸，以透营邪也。……

伤暑条辨第八

伤暑旬余，热仍不解，舌绛焦黑，斑色或紫或黑，神昏妄笑，此热炽血分，津枯邪滞。宜用犀角地黄汤加羚羊角、元参心、连翘心、鲜石斛、人中黄、鲜菖蒲、紫草、红花、至宝丹等味，凉血透斑也。

此言营热不解，而延入血分。故舌绛焦黑，血既被蒸，失于荣灌，则斑色或紫或黑。且心主血，心热则血热，血热则昏谵妄笑。故用犀角地黄汤合紫草、红花行血清热，兼至宝丹芳香入络，以透内邪。若再不解，病必危矣。此舌黑而鲜绛者宜之，为无地之黑也。

——清·陆廷珍《六因条辨·上卷·辨伤暑中暑中热辨误·伤暑条辨二十六条》

【提要】　本论主要阐述伤暑的传变及治疗。要点如下：伤暑的传变，符合卫气营血的传变规律，因此伤暑的治疗，当分清其病变阶段，随证立法：暑必夹湿，先伤于卫分，宜先发汗，方用香薷散；若发汗不解，则卫外之邪渐传气分，宜用白虎汤清阳明气分；若气分不解，邪入营分，宜沙参、连翘、玄参、鲜生地、羚羊角、鲜石斛等清气透营；若营热不解，而延入血分，宜清热凉血散瘀，芳香透邪，方用犀角地黄汤加味兼至宝丹。此时病情深重，病势凶险，为暑温病之重证。

邵新甫 论暑湿致病特点※*

天之暑热一动，地之湿浊自腾。人在蒸淫热迫之中，若正气设或有隙，则邪从口鼻吸入。气分先阻，上焦清肃不行，输化之机失于常度，水谷之精微，亦蕴结而为湿也。人身一小天地，内外相应，故暑病必挟湿者，即此义耳。前人有因动因静之分，或伤或中之候，以及入心入肝，为疟为痢，中痧霍乱，暴厥卒死，种种传变之原，各有精义可参，兹不重悉。想大江以南，地卑气薄，湿胜热蒸，当此时候，更须防患于先。昔李笠翁记中所谓：使天只有三时而无夏，则人之病也必稀。此语最确。盖暑湿之伤，骤者在当时为患，缓者于秋后为伏气之疾。其候也，脉色必滞，口舌必腻，或有微寒，或单发热，热时脘痞气窒，渴闷烦冤，每至午后则甚，入暮更剧，热至天明，得汗则诸恙稍缓，日日如是。必要两三候外，日减一日，方得全解。倘如元气不支，或调理非法，不治者甚多。然是病比之伤寒，其势觉缓。比之疟疾，寒热又不分明。其变幻与伤寒无二，其愈期反觉缠绵。若表之汗不易彻，攻之便易溏泻，过清则肢冷呕恶，过燥则唇齿燥裂。每遇秋来，最多是症，求之古训，不载者多，独《己任编》名之曰秋时晚发。感症似疟，总当以感症之法治之。要知伏气为病，四时皆有，但不比风寒之邪，一汗而解，温热之气，投凉即安。夫暑与湿，为熏蒸黏腻之邪也，最难骤愈。若治不中窾，暑热从阳上熏，而伤阴化燥，湿邪从阴下沉，而伤阳变浊。以致神昏耳聋，舌干龈血，脘痞呕恶，洞泄肢冷，棘手之候丛生，竟至溃败莫救矣。（邵新甫）

——清·叶桂著，徐灵胎评《临证指南医案·卷五·暑》

【提要】 本论是邵新甫为叶天士医案所作按语，主要阐述暑湿的致病特点。要点如下：其一，天暑下迫，地湿上蒸，人在天地之间，受暑湿蒸腾，若正气不足，失于防御，则暑湿之邪从口鼻而入，侵袭人体。其二，暑湿中人，先伤于上焦气分，使肺气宣降失调，津液失于布散，蕴结而为湿浊。暑湿起病有急有缓，其证发病多以口中黏腻、微恶风寒、胸中满闷、发热、午后尤甚等症状为主要特点。其三，暑湿黏腻，难以速愈，治疗不当，变证丛生。

王士雄 论暑病病因病机※*

雄按：此言长夏湿旺之令，暑以蒸之，所谓土润溽暑，故暑湿易于兼病，犹之冬月风寒每相兼感。暑伤气分，湿亦伤气，汗则耗气伤阳，胃汁大受劫烁，变病由此甚多。发泄司令，里真自虚。张凤逵云：暑病首用辛凉，继用甘寒，再用酸泄酸敛，不必用下。可称要言不烦矣。然幼科因暑热蔓延，变生他病。

——清·王士雄《温热经纬·卷三·叶香岩三时伏气外感篇》

【提要】 本论主要阐述暑病的病因病机以及治法。要点如下：其一，暑病的发病时节为长夏湿盛之时，暑病的病因为暑邪夹湿。其二，暑湿的致病机理，即伤津耗气。其三，暑病的治疗，作者赞同张凤逵"首用辛凉，继用甘寒，再用酸泄酸敛，不必用下"的治法。

吴 贞、邵先根 论暑病辨治※※

暑伤气分 凡吸入致病，上焦气分先受，舌白边红，呕恶烦渴，咳嗽喘急，二便不爽，脉右大者，此暑邪阻于上焦气分也，宜杏仁、石膏、半夏、厚朴、栀皮、豆豉、郁金、竹茹之类。如热邪内迫，肺气郁闭而致胸中胀闷者，宜栀子豉汤加枳实、川郁金、杏仁、半夏、白蔻、滑石、连翘、蒌皮、黄芩之类。

邵评：暑热由口鼻吸受，先伤上焦气分。邪留肺胃，邪在肺则舌白边红者，热也。胃热，则呕恶心烦。肺火盛则咳，气不降则喘急，大小便不利也。

暑袭肺卫 如身热头胀脘闷，咳呛不已者，此暑邪外袭，干肺卫也，宜清上焦，甜杏仁、滑石粉各三钱，香薷七分，白蔻五分，通草一钱五分，丝瓜叶三钱。如暑风外袭肺卫，气阻发热，畏风，头胀，咳呛，防作肺疟，宜香薷、杏仁、桔梗、连翘、六一散、丝瓜叶。

邵评：邪郁上焦，肺不宣降，则头胀咳呛，身热脘闷，此邪在卫分也；卫分不解，则入气分；气分不解，则邪传中焦，而入营分；营分不解，则邪传下焦，而入血分矣。

三焦俱受，营卫均病，甚至逆传包络，邪入膻中，而邪闭正脱之症见矣。故邪初在卫，先用辛香以开泄上焦为主。如暑邪挟风，袭入于肺，肺主皮毛，故亦为之表。邪在于卫，表气不宣，暑风郁蒸发热。卫气被邪抑遏，则微恶寒。寒热似疟，而畏风咳呛，此是暑疟，与少阳足经之疟大异，当从手经施治，宣泄肺卫之暑邪。

肺伤痰喘 暑风热气伤肺，身热，痰嗽而喘，宜桑、杏、连翘、石膏、淡竹叶、橘红、瓜蒌皮、苡仁、芦根之类。喉痛，加射干、牛蒡；小水不利，加六一散；头胀，加鲜荷叶。

邵评：此条暑风入肺，肺有痰浊，痰热伤肺，肺升不降而喘嗽，治宜宣泄上焦，清化痰热。

如暑湿伤气，午后痰喘更加者，肺先受病也，亦宜清理上焦，为无形气分之治，如芦根、杏仁、蒌霜、苡仁、橘红、川贝、西瓜翠衣、通草、茯苓皮之类。

邵评：暑必挟湿，暑先入上焦，与痰热先伤肺气，故痰喘加于午，而化痰渗湿，用轻药以开泄上焦无形之肺气也。

暑湿伤胃 凡身热，中焦痞满，不饥不纳，二便不爽，此暑热伤于中焦气分，热痰聚胃所致，宜苦辛泄降，半夏泻心去甘草、干姜，加杏仁、枳实。

邵评：邪自上焦而至中焦，由卫分而入气分。上焦主肺，中焦主胃。病则痞满，不饥不纳，是暑热湿痰伏于中焦气分，胃气不得宣行也。宜苦辛开痞，宣泄中焦气分治之。

暑入营分 凡身热心烦，面赤舌绛，神呆，夜寐不安，此暑邪入心也；辰砂六一散加川郁金、川连之类，或犀角尖、鲜生地、石菖蒲、川郁金、连翘、银花之类。

邵评：邪由肺卫而入心营，邪入渐深矣。心主血而藏神，营热则伤神，神呆而寐不安也。当清热以开泄其邪，使邪从肺达为妥。否则热灼阴伤，邪入下焦血分，有阴涸邪陷之危。亦有逆传心包，邪热内闭，为内闭外脱之症耳。

暑入膻中 如暑邪初伤气分，发热口渴，失治则邪传膻中，舌形绛缩，小便赤涩，鼻煤裂血，耳聋神昏。此邪由气分蔓延及血分，最怕内闭外脱，急用犀角尖、石菖蒲、川郁金、鲜生地、银花、连翘、元参、西黄之类。

邵评：暑邪由口鼻吸入，先伤上焦肺卫。肺内膜与心包络膜相连，心在肺下，其道最近，故极易传入心包。且心为君火，心包为相火，暑为相火行令之邪，同气相求，其入心包尤易，即陈无择所谓暑喜归心是也。邪入营分，而至逆传心包，则元神伤耗，阴血涸竭。邪热深入宫城，每多内闭外脱。急用清心达邪芳香开闭一法，如用牛黄清心丸、至宝丹、紫雪丹等，然亦十不救一矣。

暑入阳明　凡大热，大渴，干呕，唇燥，舌苔黄厚，六脉洪数，此暑邪入于阳明也，黄连香薷饮及益元散。大热大渴大汗者，白虎汤。

邵评：暑邪在上焦肺卫，不传心营，而传入阳明之经，见症热渴干呕，脉洪数而舌苔黄厚，此邪在中焦阳明胃经症也。汗少者，用黄连香薷饮；热渴而大汗者，白虎汤。盖邪入阳明，无所复传，以阳明为中土万物所归也。然邪入阳明，有在经、在腑之分。在经宜清，在腑当下，皆以救液逐邪为务。盖阳明主津液所生病，病在阳明，津液涸竭，则邪陷气脱而死，或可迁延二候四候。非若邪入心包，直犯宫城，元神无所归束，外散而亡，每在一候二候，邪内闭而正外脱也。

暑入膜原　暑秽从口鼻吸入，结于膜原则必脘闷，寒热，治宜清疏募原，如广藿梗、川郁金、槟榔、厚朴、草蔻、青皮、滑石、连翘、紫苏、黄芩之类。

邵评：暑湿秽邪从口鼻吸受，直行中道，流布三焦，结于膜原。膜原附近于胃，为半表半里之界，故见症寒热如疟，实非疟也，与少阳之半表半里大为不同。故仿达原饮意，用辛香温化之药，以达膜原暑秽之邪。

暑入厥阴　凡四肢不热，中心如焚，舌灰黑，消渴，心下板实，呕恶吐蛔，寒热似疟者，此暑邪陷于厥阴也，病势最危。治宜酸苦泄热，扶正祛邪，须人参、枳实、川连、干姜、黄芩、白芍、椒梅。

邵评：此暑热乘虚而陷入于足厥阴肝经也。厥者，尽也，阴尽则阳生。木中有相火，故外不热而内如焚。火灼津伤，故渴而且消。虫为风木所化，热盛生风。木邪犯胃，则呕而吐蛔也。邪结不开，则心下板实。肝与胆为表里，故寒热如疟。邪陷至阴，症势危险。厥阴见症，多寒热错杂之邪，故药亦须寒热并用耳。

——清·吴贞著，清·邵先根评《伤寒指掌·卷四·伤寒类症·暑证》

【提要】　本论主要阐述暑病的辨证施治。要点如下：其一，暑病的辨证，分暑伤气分、暑袭肺卫、肺伤痰喘、暑湿伤胃、暑入营分、暑入膻中、暑入阳明、暑入膜原和暑入厥阴等证候，明确了症状及治法方药。如暑入膜原，脘闷寒热，治宜清疏膜原，用广藿梗、川郁金、槟榔、厚朴、草蔻等药。其二，邵氏的评论，详细阐述其病证的病因病机，以及治法的理论依据。

4

湿　病

4.1　湿　病　总　论

　　湿病是由湿邪引起的以纳呆、脘闷、腹胀、头重、倦怠为主要表现的疾病。湿为长夏主气。湿病多由气候潮湿，或淋雨涉水，或伤于雾露，或水中作业，久居湿地等病因，使湿邪侵袭人体而引起。湿邪重浊黏腻，其为病，往往起病缓慢，缠绵难愈。湿邪侵袭人体，在上则头重如裹，昏蒙眩晕；在中则脘腹痞闷，纳呆；在下则淋浊、带下；在经则肢体沉重，倦怠乏力。湿邪中人，因体质寒热不同，有寒化、热化之别，可形成寒湿和湿热之证，依据病证之不同，分别采取散寒除湿、芳香化湿、苦温燥湿、淡渗利湿或清热利湿之法治疗。

《素问》　论土岁湿病※*

　　岁土太过，雨湿流行，肾水受邪。民病腹痛，清厥，意不乐，体重烦冤……甚则肌肉痿，足痿不收，行善瘈，脚下痛，饮发，中满，食减，四肢不举……岁土不及……民病飧泄，霍乱，体重腹痛，筋骨繇复，肌肉瞤酸。

——《素问·气交变大论》

　　【提要】　本论主要阐述湿邪致病的临床表现。要点如下：其一，土运太过之年，雨湿偏盛，侵袭人体而发病。脾主运化，水湿困阻脾胃，则纳差腹胀，甚则腹痛。脾主四肢肌肉，水湿浸滞肌肉，阳气受阻，则肢体困重，四肢厥冷，甚则痿躄；脾虚气血生化乏源，四肢肌肉失于濡养，无气以动，则沉重而难举。其二，土运不及之年，脾胃不足，水湿内生，水谷杂下，发为飧泄。脾胃升降失调，发为霍乱。亦可因水湿阻滞气机，四肢肌肉失养，而发生肢体困重酸楚等病症。

《素问》　论湿邪与运气胜复为病※*

　　湿淫所胜……民病饮积心痛，耳聋浑浑焞焞，嗌肿喉痹……太阴之复，湿变乃举，体重中满，食饮不化……饮发于中，咳喘有声。

——《素问·至真要大论》

【提要】 本论主要阐述湿邪致病的临床表现。要点如下：其一，水湿内盛，停聚为饮，水饮上犯，凌心射肺，可出现喘咳心痛。其二，水湿盘踞中焦，困阻脾胃，可出现脘腹胀满，水谷不化，肢体沉重。其三，三焦为水道，水湿内盛，三焦不通，手少阳三焦经脉受邪而为病，发为耳聋、咽喉肿痛。

张仲景 论湿病证治※*

湿家之为病，一身尽疼，发热，身色如熏黄也。

太阳病，关节疼痛而烦，脉沉而细者，此名湿痹。湿痹之候，小便不利，大便反快，但当利其小便。

风湿相搏，一身尽疼痛，法当汗出而解，值天阴雨不止，医云此可发汗，汗之病不愈者，何也？盖发其汗，汗大出者，但风气去，湿气在，是故不愈也。若治风湿者，发其汗，但微微似欲出汗者，风湿俱去也。

——汉·张仲景《金匮要略方论·卷上·痉湿暍病脉证治》

【提要】 本论主要阐述湿病的症候及治疗原则。要点如下：其一，湿为有形之邪，易阻滞气机，侵袭五体，导致肌肉关节疼痛，发为湿痹。湿邪久郁化热，熏蒸于内，可致发黄。其二，湿痹的治疗，当根据湿邪侵袭的病位不同，因势利导。在表者，当微发其汗；在里者，当利小便。

陈无择 伤湿叙论

《经》云：湿为停着。凡关节疼痛，重痹而弱，皆为湿着。若气不平，亦使人半身不遂，口眼㖞斜，涎潮昏塞，此中湿之候也。夫寒热风湿，皆能并合为病，所谓风湿、寒湿、湿温者，其证各不同，为治亦别，不可不辨。若治风湿、寒湿，当发其汗，但微微似汗出，则风湿俱去；若大汗出，风去湿不去，则不能愈；若治单单中湿，只宜利小便，忌不得以火攻并转利。湿家下之，额上汗出，微喘，小便不利者死；若下利不止者亦死。论曰：治湿不利小便，非其治也。

——宋·陈无择《三因极一病证方论·卷之五·伤湿叙论》

【提要】 本论主要阐述湿邪致病的临床表现与治疗原则。要点如下：其一，湿邪流注关节，闭阻经脉可导致关节沉重疼痛；若气机逆乱，痰湿蒙蔽神窍，可致半身不遂、口眼㖞斜。其二，湿邪的治疗，当辨其所合的邪气不同而分别论治，其中风湿和寒湿当发汗，单纯的中湿当利小便。其三，单纯的中湿禁用火攻及下法，非但不能祛邪外出，反伤正气，致下竭上脱，病情危殆。

华岫云 论湿病*

湿为重浊有质之邪，若从外而受者，皆由地中之气升腾，从内而生者，皆由脾阳之不运。虽云雾露雨湿，上先受之，地中潮湿，下先受之，然雾露雨湿，亦必由地气上升而致，若地气不升，则天气不降，皆成燥症矣，何湿之有？其伤人也，或从上，或从下，或遍体皆受。此论外感之湿邪，着于肌躯者也。此虽未必即入于脏腑，治法原宜于表散，但不可大汗耳，更当察其兼症。若兼风者，微微散之；兼寒者，佐以温药；兼热者，佐以清药。此言外受之湿也。然水流湿，火就燥，有同气相感之理。如其人饮食不节，脾家有湿，脾主肌肉四肢，则外感肌躯之湿，亦渐次入于脏腑矣。亦有外不受湿，而但湿从内生者，必其人膏粱酒醴过度，或嗜饮茶汤太多，或食生冷瓜果及甜腻之物。治法总宜辨其体质阴阳，斯可以知寒热虚实之治。若其人色苍赤而瘦，肌肉坚结者，其体属阳。此外感湿邪，必易于化热。若内生湿邪，多因膏粱酒醴，必患湿热、湿火之症。若其人色白而肥，肌肉柔软者，其体属阴，若外感湿邪，不易化热。若内生之湿，多因茶汤生冷太过，必患寒湿之症。人身若一小天地，今观先生治法，若湿阻上焦者，用开肺气，佐淡渗，通膀胱，是即启上闸，开支河，导水势下行之理也。若脾阳不运，湿滞中焦者，用术、朴、姜、半之属，以温运之；以苓、泽、腹皮、滑石等渗泄之。亦犹低湿处，必得烈日晒之，或以刚燥之土培之，或开沟渠以泄之耳。其用药总以苦辛寒治湿热，以苦辛温治寒湿，概以淡渗佐之，或再加风药。甘酸腻浊，在所不用。总之，肾阳充旺，脾土健运，自无寒湿诸症；肺金清肃之气下降，膀胱之气化通调，自无湿火、湿热、暑湿诸症。若夫失治变幻，则有肿胀、黄疸、泄泻、淋闭、痰饮等类，俱于各门兼参之可也。（华岫云）

——清·叶桂著，徐灵胎评《临证指南医案·卷五·湿》

【提要】 本论是华岫云为叶天士医案所作按语，主要阐述湿邪的致病特点及治疗原则。要点如下：其一，湿邪有外受和内生之分，亦有内外相合者。外湿可兼风、寒、热邪，内湿多与饮食不节相关。其二，湿邪中人，可因体质不同而出现不同转归，阳盛之体多从阳热化，阴盛之体多从阴寒化。其三，湿邪的治疗总不离肺、脾、肾、膀胱，宣降肺气，健脾温肾，通利膀胱，禁用甘酸腻浊之品，以防滋腻助湿，有碍气化。

吴鞠通 论中焦湿证总纲※*

湿之入中焦，有寒湿，有热湿，有自表传来，有水谷内蕴，有内外相合。其中伤也，有伤脾阳，有伤脾阴，有伤胃阳，有伤胃阴，有两伤脾胃。伤脾胃之阳者十常八九，伤脾胃之阴者十居一二。彼此混淆，治不中窾，遗患无穷，临证细推，不可泛论。（此统言中焦湿证之总纲也。寒湿者，湿与寒水之气相搏也。盖湿水同类，其在天之阳时为雨露，阴时为霜雪，在江河为水，在土中为湿，体本一源，易于相合，最损人之阳气。热湿者，在天时，长夏之际，盛热蒸动湿气流行也，在人身，湿郁本身阳气，久而生热也，兼损人之阴液。自表传来，一由经络而脏腑，一由肺而脾胃。水谷内蕴，肺虚不能化气，脾虚不能散津，或形寒饮冷，或酒客中虚。内外相合，客邪既从表入，而伏邪又从内发也。伤脾阳，在中则不运痞满，传下则洞泄腹痛；伤胃阳，则呕逆不食，膈胀胸痛；两伤脾胃，既有脾证，又有胃证也。其伤脾胃之阴若何？湿久生热，热必伤阴，古称湿火者是也。伤胃阴，则口渴不饥；伤脾阴，则舌先灰滑，后反黄燥，大便坚结。湿为阴邪，其伤人之阳也，得理之正，故多而常见。其伤人之阴也，乃势之变，故罕而少见。）

——清·吴鞠通《温病条辨·卷二·中焦篇·寒湿》

【提要】　本论主要阐述中焦湿证之总纲。要点如下：其一，湿分寒湿与湿热，其传变途径有三：自表传来、水谷内蕴与内外相合。其二，自表而来途径又分由经络而脏腑与由肺而脾胃两种。因于水谷内蕴者，多为肺脾亏虚，津气失于布散，凝结而为湿，或饮食不节，致水湿内停。内外相合是既有客邪从表入，又有伏邪从内发也。其三，其病机分为伤脾阳、伤脾阴、伤胃阳、伤胃阴、两伤脾胃五种，见症各不相同，其中伤脾胃之阳远比伤脾胃之阴更常见。其四，湿热既可由长夏之际，盛热蒸动湿气而成，也可由湿邪郁久化热而成。

吴鞠通　湿病总纲

湿之为物也，在天之阳时为雨露，阴时为霜雪，在山为泉，在川为水，包含于土中者为湿。其在人身也，上焦与肺合，中焦与脾合，其流于下焦也，与阴癸水合。

——清·吴鞠通《温病条辨·卷三·下焦篇·寒湿》

【提要】　本论主要阐述湿邪的特性。要点如下：其一，湿邪在自然界和人体有不同的表现形式，天地与人身之湿异出而同源。其二，湿在人体，弥散三焦，合于肺、脾、肾三脏：在上者合于肺，肺为太阴，主湿土之气，故与湿合；在中者合于脾，脾为湿土，易为湿困，故中焦湿证最多；在下者合于肾，肾为少阴癸水，湿之本质即为水，故与肾水相合。

4.2　寒　湿　病

寒湿病是感受寒湿之邪，以周身关节筋骨疼痛、头重肢困、胸脘痞闷、纳呆腹胀为常见症状的病证。感受寒湿之邪，气血运行受阻，出现寒湿阻络的病证；寒湿内困，阻滞气机，出现周身肌肉酸痛、胸脘痞闷等症。治疗以温化为原则，在表者兼以发散，在里者兼以渗利。

喻　昌　论下焦寒湿证治※*

脾恶湿，夏月湿热相蒸，多有发黄之候。然与伤寒阳明瘀热发黄，微有不同。彼属热多，其色明亮；此属湿多，其色黯晦。

《内经》云：湿胜为著痹。《金匮》独以属之肾，名曰肾著。云肾著之病，其人身体重，腰中冷，如坐水中，形如水状，反不渴，小便自利，饮食如故。病属下焦，身劳汗出，衣里冷湿，久久得之，腰以下冷痛，腹重如带五千钱，甘姜苓术汤主之。此证乃湿阴中肾之外廓，与肾之中脏无预也。地湿之邪，着寒脏外廓，则阴气凝聚，故腰中冷，如坐水中，实非肾脏之精气冷也。若精气冷，则膀胱引之，从夹脊逆于中上二焦，荣卫上下之病，不可胜言。今邪止著下焦，饮食如故，不渴，小便自利，且于肠胃之腑无预，况肾脏乎？此不过身劳汗出，衣里冷湿，久久得之，但用甘草、干姜、茯苓、白术，甘温从阳，淡渗行湿足矣。又何取暖胃壮阳为哉！甘姜苓术汤。

——清·喻昌《医门法律·卷四·热暑湿三气门·痉脉论》

【提要】 本论阐释下焦寒湿的证治。要点如下：其一，首先将湿热熏蒸之发黄与伤寒阳明瘀热发黄进行鉴别，继而从症状、病因病机及治疗论述下焦寒湿证。其二，其病因为身劳汗出，衣里冷湿。病机总属地之寒湿客于下焦肾之外廓，阴气凝聚。因不影响肠胃与肾的气化，则小便自利，饮食如故。因此用甘姜苓术汤甘温从阳，淡渗行湿。

林珮琴　寒湿综论※*

脉不滑数，溺清便利，身痛无汗，关节不利，牵掣作痛，属寒湿，宜温利，七味渗湿汤、五苓散。

脉虚者宜温补，理中汤加茯苓、薏米。四肢浮肿，不利屈伸，大便多溏，除湿汤，或升阳除湿汤。腰痛身重，小便不利，肾着汤。如寒热之气中于外，此与内生之湿不同，宜温而兼散，五积散，或加味五苓散。叔和《脉经》云：脉大而浮，虚而涩，皆寒湿。

——清·林珮琴《类证治裁·卷一·湿症论治·寒湿》

【提要】 本论主要阐述寒湿证的脉症及治疗。要点如下：其一，在脉象上可见脉大而浮，虚而涩，可不滑数。其二，症状上，二便多为小便不利，溺清便利甚至便溏；躯体症状多为身痛无汗，关节不利，四肢浮肿，腰痛身重。其三，治法上有温散、温利、温补三法，此外治疗寒湿当分内外。

雷　丰　寒湿病综论※*

伤湿又兼寒，名曰寒湿。盖因先伤于湿，又伤生冷也。夫寒湿之证，头有汗而身无汗，遍身拘急而痛，不能转侧，近之则痛剧，脉缓近迟，小便清白，宜以辛热燥湿法治之。毋使其酝酿成温，而成湿温之病，温甚成热，而成湿热之病。又毋使其变为痰饮，伏而不发，交冬发为咳嗽之病。由是观之，可不速罄其湿乎！须知寒湿之病，患于阳虚寒体者为多，辛热燥湿之法，未尝不为吻合。湿热之证，患于阴虚火体者为多，此法又宜酌用耳。贸贸者，不别病之寒湿、热湿，体之阴虚、阳虚，一遇湿病，概投通利之方，若此鲁莽，未有不误人者也。

——清·雷丰《时病论·卷之六·秋伤于湿大意·寒湿》

【提要】 本论主要阐述寒湿之病因病机及治法。要点如下：其一，寒湿的病因为先伤于湿，又伤生冷，治法多为辛热燥湿。其二，转归有二，一是寒湿久郁化热，发展为湿温，甚则湿热；二是发展为痰饮，伏于体内，遇寒发为咳嗽。其三，湿热的治法与寒湿相反，根据湿热与寒湿的治法与对应体质，当"别病之寒湿、热湿，体之阴虚、阳虚"斟酌用药。

4.3　湿　热　病

湿热病为感受湿热之邪而致的病证。夏秋季节，天暑下逼，地湿上腾，人处气交当中，则易感受湿热病邪。湿热偏盛季节，脾胃功能多呆滞，如劳倦过度或恣食生冷等，更易使脾胃受伤，导致湿邪内困，加重湿滞不运，皆为本病发生的条件。湿热病的治疗当辨湿与热之轻重，分消邪气。

张 璐 论湿热证治※*

湿证有二，湿热证多，湿寒证少，当以脉证明辨之。如脉滑数，小便赤涩，引饮自汗，为湿热证；若小便自利清白，大便泻利，身疼无汗，为寒湿也。湿热身黄如橘子色，而小便不利，腹微满者，茵陈蒿汤；身黄小便不利而渴者，五苓散加茵陈；烦热小便不利而渴者，桂苓甘露饮；湿热相搏者，清热渗湿汤；肩背沉重疼痛，上热胸膈不利，及遍身疼痛者，属外因之湿热，当归拈痛汤。其人平素阴虚多火，加之走精者，湿袭精窍也，虎潜丸，或拈痛加龟板、白术、牡蛎。湿热之属于里者，则水肿小便不利，当与五苓、神芎辈，分轻重以泄之；后用实脾之剂调理，若夫阴水肿胀，另详水肿本门。

石顽曰：昔人有云，湿热一证，古所未详，至丹溪始大发其奥，故后世得以宗之。殊不知其悉从东垣痹证诸方悟出，然其所论，皆治标之法，绝无治本之方。及读仲景书至痞论中，则湿热治本之方具在。盖伤寒误下，则有痞满之变，然亦有不经攻下而痞者，皆由痰气逆满之故。故仲景特立泻心汤诸法，正以祛逆上之湿热也。湿热证类最多，如鼓胀水肿、呕逆吞酸、黄瘅滞下、腰腿重痛、脚气痹著等候，悉属湿热为患，然皆别有所致而然，咸非湿热之本病也。尝见苍黑肥盛之人，及酒客辈，皆素多湿热，其在无病之时，即宜常服调气利湿之剂，如六君子加黄连、沉香、泽泻之类，夏秋则清燥汤，春夏则春泽汤加姜汁、竹沥，使之日渐消弭，此谓不治已病治未病。及乎五旬内外，气血向衰，渐至食少体倦，或胸腹痞满，或肢体烦疼，或不时举发，或偶有所触而发，忽然胸高喘胀，烦闷呕遂，甚至上下不通者，须乘初起元气未衰，急投控涎丹十余粒，不下，少顷再服。当此危急之时，不下必死，下之庶或可生。此系专攻湿热痰涎之药，不可与硝、黄辈同视也。世医舍此而用香燥之剂，未有不相引丧亡而已。以与身偕老之固疾，因元气衰惫而骤然僭发，已为九死之候，更兼误治，必无生理。慎勿复药，自贻其咎也。又有素禀湿热而挟阴虚者，在膏粱辈，每多患此，以其平时娇养，未惯驰驱，稍有忧劳，或纵恣酒色，或暑湿气交，即虚火挟痰饮上升。轻则胸胁痞满，四肢乏力；重则周身疼重，痰嗽喘逆。亦有血溢便秘，面赤足寒者，甚则痿厥瘫废不起矣。大抵体肥痰盛之人，则外盛中空，加以阴虚，则上实下虚，所以少壮犯此最多，较之中年以后触发者更剧，而治又与寻常湿热迥殊。若用风药胜湿，虚火易于僭上；淡渗利水，阴津易于脱亡；专于燥湿，必致真阴耗竭；纯用滋阴，反助痰湿上壅。务使润燥合宜，刚柔协济，始克有赖，如清燥汤、虎潜丸等方，皆为合剂。复有阴阳两虚，真元下衰，湿热上盛者，若乘于内，则不时喘满眩晕；溢于外，则肢体疼重麻瞀。见此即当从下真寒上假热例治之，否则防有类中之虞。即如痰厥昏仆，舌强语涩，或口角流涎，或口眼㖞斜，或半肢倾废，非内热招风之患乎？历观昔人治法，惟守真地黄饮子多加竹沥、姜汁，送下黑锡丹。差堪对证，服后半日许，乘其气息稍平，急进大剂人参，入竹沥、姜汁、童便，晬时中，分三次服之。喘满多汗者，生脉散以收摄之。若过此时，药力不逮，火气复升，补气之药，又难突入重围矣。服后元气稍充，喘息稍定，更以济生肾气丸，杂以黑锡丹一分，缓图收功可也。至于但属阳虚，而阴不亏者，断无是理；虽有邪湿干之，亦随寒化，不能为热也；即使更感客邪，自有仲景风湿寒湿治法可推，不似阴虚湿热之动辄扼腕也。

——清·张璐《张氏医通·卷二·诸伤门·湿（湿热）》

【提要】　本论主要阐述湿热病的辨证施治。要点如下：其一，湿证有寒湿与湿热之不同，湿热为多，当以脉症来分辨。并列举各种外因之湿热与内在湿热的治方。如茵陈蒿汤、五苓散加茵陈、桂苓甘露饮、清热渗湿汤、五苓散、神芎丸等。其二，强调仲景泻心汤诸法，正以祛逆上之湿热所设，湿热证类最多，如鼓胀水肿、呕逆吞酸等候，悉属湿热为患，当在无病之时，即宜常服调气利湿之剂，未病先防。其三，讨论了湿热兼证的证治与禁忌。湿热兼气血亏虚，可予专攻湿热痰涎之药；湿热兼阴虚，易成虚火挟痰饮上升之证，风药渗湿、淡渗利水、燥湿、滋阴之法均不可用，应润燥合宜，刚柔协济，始克有赖；湿热兼阴阳两虚，真元下衰，应用守真地黄饮子送下黑锡丹。

◀ 张　璐　湿热论 ※* ▶

《经》云：诸湿肿满，皆属于脾。地之湿气，感则害人皮肉筋脉。阳受风气，阴受湿气。身半已下者，湿中之也。伤于湿者，下先受之。声如从室中言，是中气之湿也。湿胜则濡泻。因于湿，首如裹。湿热不攘，大筋缩短，小筋弛长。缩短为拘，弛长为痿。因于气为肿，四维相代，阳气乃竭。

首为诸阳之会，其位高，其气清，其体虚，故聪明系焉，却被湿土之独气熏蒸，清道不通，故沉重不利。似乎有物蒙之，失而不治，湿郁为热，热留不去，热伤血不能养筋，故为拘挛。湿伤筋不能束骨，故为弱痿。素尝气疾，湿热加之。气湿热争，故为肿，诸阳受气于四肢也。今人见膝间关节肿痛，全以风治者误矣。

——清·张璐《张氏医通·诸伤门·湿热》

【提要】　本论主要阐述湿邪以及湿热导致之证候与病机。要点如下：湿邪中人，易伤人体下部，损伤皮肉筋脉，其见症各有不同，与此同时又论述了湿热所导致诸症的机理。湿邪导致的诸症大抵为肿满、濡泻、沉重、肿痛之类，湿热致病多以湿热伤血以至于不能养筋束骨为主，症见拘挛、痿弱。

◀ 冯兆张　湿热综论 ※* ▶

湿热之原，因寒温饥饱失常，喜怒劳役过度，以伤脾胃。脾胃为水谷之海，调则运行水谷而致精华，伤则动火熏蒸水谷而为湿热。且胃司纳受，脾司运化，今脾既不运化，则饮食停积而湿热愈生矣。治法壮者暂攻湿热，虚者攻补兼施，而补脾消谷导水三者，不可阙一也。若一概妄治，愈攻愈虚，肿痛日甚，五皮、五子反泻其气，卒至夭枉矣。

丹溪曰：首为诸阳之会，其位高，其体虚，其气清，故清明系焉。何为湿热熏蒸？清道不通，沉重不利，似乎有物以蒙之，久而不治，湿郁为热，热而不去，热伤于血，而不能养筋，故大筋缩短，而为拘挛，湿热伤筋，不能束骨，故小筋弛长，而为痿弱。

——清·冯兆张《冯氏锦囊秘录·杂症大小合参卷九·方脉湿门合参》

【提要】　本论主要阐述湿热病的病因、病机、症状及治法宜忌。要点如下：其一，湿热的病因为寒温饥饱失常与喜怒劳役过度，伤及脾胃，脾胃被伤而动火，致使饮食停积，水谷被熏蒸而成湿热。湿热一成则伤血，致使筋骨失于濡养而成拘挛、痿弱、沉重之症。其二，病分虚实，实者当攻其湿热，虚者当攻补兼施，在补脾的同时消食导水。不可不论虚实，而一味攻伐。

薛 雪 湿热证提纲论[注][*]

湿热证，始恶寒，后但热不寒，汗出，胸痞，舌白或黄，口渴不引饮。

此条乃湿热症之提纲也。湿热证属阳明、太阴经者居多。中气实则病在阳明，中气虚则病属太阴。病在二经之表者，多兼少阳三焦；病在二经之里者，每兼厥阴风木。以少阳、厥阴同司相火。阳明、太阴湿久郁生热，热甚则少火皆成壮火，而表里上下充斥肆逆。故是症最易耳聋干呕，发痉发厥。而提纲中不言及者，因以上诸症，皆湿热中兼见之变局，而非湿热病必见之正局也。始恶寒者，阳为湿遏而恶寒，终非若寒伤于表之恶寒。后但热不寒，则郁而成热，反恶热矣。热盛阳明则汗出，湿蔽清阳则胸痞，湿邪内盛则舌白，湿热交蒸则苔黄，热则液不升而口渴，湿则饮内留而不引饮。然所云表者，乃阳明、太阴之表，而非太阳之表。太阴之表四肢也，阳明也；阳明之表肌肉也，胸中也。故胸痞为湿热病必有之症，四肢倦怠、肌肉烦疼，亦必并见。

——清·薛雪《湿热论》

【提要】　本论主要阐述湿热证之症状表现及其产生机理，为湿热证之提纲。要点如下：其一，湿热证以恶寒或但热不寒，汗出，胸痞，舌白，口渴不引饮为其主要临床表现。其二，湿性黏滞，为有形之邪气，易闭阻气机，阳气被郁，故而恶寒；若湿郁化热，反而但热不寒，蒸湿为汗；湿邪闭阻胸中阳气则胸痞；湿邪内盛，上泛于口则舌白，湿热胶结，上蒸于口则舌黄；热盛伤津则口渴，湿邪内聚则不欲饮，湿热俱存故口渴不引饮。

沈金鳌 论湿热证治[注][*]

丹溪曰：湿本土气，火热能生湿土，故夏热则万物润，为凉则万物燥也。夫热郁生湿，湿生痰，故用二陈汤加酒芩、羌活、防风去风行湿，盖风能胜湿也。又曰：湿者，土浊之气。头为诸阳之会，其位高，其气清，其体虚，故聪明得以系焉。湿气熏蒸，清气不行，沉重而不爽利，似乎有物蒙冒之，失而不治，湿郁为热，热留不去，热伤血不能养筋，故大筋为拘挛。湿伤筋不能束骨，故小筋为痿弱。又曰：湿上甚而热，治以苦温，佐以甘辛平胃散主之。湿在上，宜微汗而解，不欲汗多，故不用麻黄、干葛，宜微汗，用防己黄芩汤。湿在中下，宜利小便，此渗淡治湿也，五苓散主之。

——清·沈金鳌《杂病源流犀烛·卷十六·湿病源流》

【提要】　本论主要论述湿热的病因病机与治则治法。要点如下：其一，朱丹溪根据夏秋的气候特点，提出热能生湿这一病机，用二陈汤加酒芩、羌活、防风祛风行湿治之。其二，湿气久郁可化生湿热，损伤筋脉，可见拘挛、痿弱等病变。其三，在治法上根据湿邪侵袭的部位，各有不同，湿上甚而热，治以苦温，佐以甘辛；湿在上，宜微汗而解，不欲汗多；湿在中下，宜利小便。

林珮琴 湿热综论※*

脉滑数，溺赤涩，引饮自汗，属湿热。宜主清火，佐分利，清热渗湿汤，或小分清饮。湿盛身痛，溺涩体重，发渴，五苓散加羌活。身黄如橘色，溺涩腹微满，茵陈蒿汤。身黄溺涩而渴，五苓散加茵陈。

烦热溺涩而渴，桂苓甘露饮。湿热相搏，清热渗湿汤。肩背沉重，肢节烦痛，或遍身痛，脚膝肿痛，属外因湿热，当归拈痛饮。湿热之内因，则水肿小便不利，五苓散、神芎丸之类。分轻重之泄，后用实脾之剂调理。六君子汤，异功散。阴虚多火，兼走精者，湿袭精窍也，虎潜丸，或加白术、牡蛎。有气如火，从脚下起入腹，属湿郁成热，二妙丸加牛膝、防己。叔和《脉经》云：湿热之脉滑疾。

——清·林珮琴《类证治裁·卷一·湿症论治·湿热》

【提要】　本论主要论述湿热证的脉症及治疗。要点如下：其一，列举湿热的症状如脉滑数，溺赤涩，引饮自汗，身黄如橘色，身痛，体重等，并根据症状的不同处以不同的方剂予以治疗。其二，根据症状分湿热的病因与病位，按病因可分为外因与内因湿热，用方有别。根据湿热侵袭部位不同，列举了湿袭精窍与湿从足入腹两种情况及其治疗方剂。

何廉臣 湿火综论※*

试先论湿火之症治。凡湿火症，发于夏至以前者，为湿温，夏至以后者为湿热，发于霜降立冬后者，为伏暑挟湿，其邪必伏于膜原。《内经》所谓横连膜原是也。（拯、华注：膜原，即统腹膜空隙之处，外通肌肤，内近胃肠，上连胸膈，下包内肾膀胱，中有夹缝最易藏邪。邪伏于此，症必胸腹热甚，按之灼手，小便黄赤浊热者，职是之故。故凡湿热内伏之邪，必由膜原达外。）其人中气实而热重于湿者，则发于阳明胃肠；中气虚而湿重于热者，则发于太阴肺脾。初起邪在气分，当分别湿多热多。

湿多者，湿重于热也。其病多发于太阴肺脾，其舌苔必白腻，或白滑而厚，或白苔带灰，兼黏腻浮滑，或白带黑点而黏腻，或兼黑纹而黏腻，甚或舌苔满布，浓如积粉，板贴不松。脉息模糊不清，或沉细似伏，断续不匀。神多沉困嗜睡，症必凛凛恶寒，甚而足冷，头目胀痛昏重，如裹如蒙，身痛不能屈伸，身重不能转侧，肢节肌肉疼而且烦，腿足痛而且酸；胸膈痞满，渴不引饮，或竟不渴；午后寒热，状若阴虚；小便短涩黄热，大便溏而不爽，甚或水泻。治法以轻开肺气为主。肺主一身之气，肺气化，则脾湿自化，即有兼邪，亦与之俱化。宜用藿朴夏苓汤，体轻而味辛淡者治之，启上闸，开支河，导湿下行，以为出路，湿去气通，布津于外，自然汗解。

——清·戴天章原著，陆九芝删定，何廉臣重订《重订广温热论·第一卷·论温热即是伏火（新增）》

【提要】　本论为何廉臣新增之论，主要阐述湿火的病因、病机、症状及治法。要点如下：其一，湿火根据发病节气分为三种，一为湿温，一为湿热，一为伏暑挟湿。病位多伏于膜原。

文中"拯、华注",指何氏之子何拯、何光华手录参校时所作之注释。其二,根据湿与热的轻重程度不同,又分为湿重于热和热重于湿两种情况。湿重于热与热重于湿二者病位病性均不同。前者为实,病在阳明胃肠;后者为虚,病在肺脾。其三,论述舌脉诸症以及治法方药。

◀ 雷 丰 论湿热夹暑* ▶

贾氏曰:夏热则万物湿润,秋凉则万物干燥。若此论之,湿热之证,在长夏而不在秋,岂非与《内经》之"秋伤于湿"不合耶?细思之,斯二句,书不重"夏秋"二字,当重在"热凉"二字也。盖热蒸则湿,凉胜则燥,理固然矣。即如立秋处暑之令,炎蒸如夏,患者非秋湿,即秋暑。其实秋令之湿热,亦必夹之秋暑也。

考湿热之见证,身热有汗,苔黄而泽,烦渴溺赤,脉来洪数是也,当用通利州都法治之。如大便秘结,加瓜蒌、薤白,开其上以润其下。如大便未下,脉形实大有力者,是湿热夹有积滞也,宜本法内加元明粉、制大黄治之。

或问曰:先贤尝谓暑必夹湿,今先生谓湿热夹暑,有是说乎?答曰:小暑之节,在于相火之后,大暑之气,在于湿土之先,故先贤有暑必夹湿之训也。丰谓湿热夹暑,专在大暑至白露而言。盖斯时湿土主气,暑气渐退,湿令方来,而湿甚于暑者,故谓之湿热夹暑也。又问曰:章虚谷录薛生白湿温之条,加之注解,统以湿温称为湿热。今先生分门而论者何也?曰:湿体本寒,寒湿可以温散;酝酿成热,热湿可以清通。惟湿温不热不寒,最为难治,断不可混湿温为湿热,理当分列湿热、湿温为二门。又问曰:湿热致病者多,何略而弗详乎?曰:因湿致病者,固属不少,如肿满、黄疸、淋浊等证,诸先贤皆早详于杂证之书,是编专论时病,毋庸迭赘可耳。

——清·雷丰《时病论·卷之六·秋伤于湿大意·湿热》

【提要】 本论主要论述湿热夹暑的病因病机。要点如下:其一,湿热夹暑不拘于夏与秋,仅以凉与热分别。"热蒸则湿,凉胜则燥",秋日炎热,亦可热蒸成湿而有湿热之证。其二,湿热夹暑在节气上范围有限,在夏秋之间,多局限于大暑至白露这段时间,此时暑气渐退,湿令方来,而湿甚于暑之际。其三,湿温不同于寒湿与湿热,属于不热不寒之类。其四,对于湿热病的症状以及治法则略论。

5
燥　病

燥病是秋季感受燥邪引起的以口鼻、咽唇、皮肤干燥，干咳少痰为特征的病证。其发生尤以秋分后小雪前为多见。秋燥之病，多因正气不足，肺卫不固，感受燥热病邪而致。初起多出现肺卫证候，类似风热表证，同时具有津液干燥的症候。中期肺卫燥热之邪不解，内传于里。燥热在肺，形成肺胃阴伤；传入胃肠，则导致肺胃阴伤、肺燥肠闭或阴伤腑实等证。后期少数患者，如感邪较重，正气较虚，亦可内陷营血或传入下焦。若传入营血，可出现络伤咳血或气血两燔；深入下焦，则伤及肝肾之阴，导致水不涵木、虚风内动。秋燥的治疗，以"燥者润之"为治疗原则。初起邪在肺卫，以辛凉甘润为先。若燥伤肺卫，治宜辛凉甘润，轻透肺卫。病至中期，邪入气分，燥热已炽，津伤尤甚，宜清养并施，即在泻肺、清胃、通腑之时，注重养阴增液。若燥热伤肺，治宜清泄肺热，养阴润燥。燥热化火，内陷营血者，治宜清营凉血。其邪热如深入下焦，耗伤肝肾之阴，病属后期，须滋培真阴。

刘完素　论燥邪的形成与特点[※]

燥干者，金肺之本。肺藏气，以血液内损，气虚成风，则皴揭。风能胜湿，热能耗液，皆能成燥。故经云：风、热、火兼为阳，寒、湿、燥同为阴。又燥、湿亦异也。然燥虽属秋阴，而其性异于寒湿。燥阴盛于风热也，故风热甚而寒湿同于燥也。然中寒吐泻，亡液而成燥者，亦以此矣。故经云：诸涩枯涸，干劲皴揭，皆属于燥也。

——金·刘完素《黄帝素问宣明论方·卷五·伤寒门·论风热湿燥寒·诸燥》

【提要】　本论主要阐述燥邪产生的原因及特点。要点如下：其一，燥为秋天主气，感受燥邪，损伤肺金。其二，燥的形成，主要原因为"风能胜湿，热能耗液"所致，血虚生风，或中寒吐泻亡液伤津，皆可成燥。其三，燥邪的形成途径决定了其较为特殊的阴阳属性，燥因属阳之风热所致，燥属阴，又异于同属于阴的寒湿，表现为各种干燥。

刘完素　燥若火论[※]

热胜燥，燥自金生，热为火化。金余则制之以火，肺胜则治之以苦。又曰：金气之下，火气承之，燥淫于内，治以苦温，佐以苦辛，以苦下之。若肺气上逆，急食苦以泄之。

王注曰：制燥之胜，必以苦温，故受干病生焉。是以金主秋而属阴，其气凉，凉极天气清明，而万物反燥，故燥若火，是金极而反兼火化也。

——金·刘完素《素问病机气宜保命集·卷上·病机论》

【提要】 本论主要阐述燥病的性质及治疗。要点如下：其一，作者根据"金气之下，火气承之"等五行生克制化之理，提出肺燥当治以苦温，佐以苦辛，以苦下之。因苦为火味，燥性属金，肺亦属金，因此肺燥为肺脏的实证，即肺胜，当治之以苦，以火克金。其二，燥属金，为秋季主气，其气本凉，但反使万物干燥，为金气过极，反兼胜己之化，故与火有相似之处。

张从正 论燥病证治*

夫燥者，是阳明燥金之主也。诸气愤郁，肠胃干涸，皮肤皲揭，胁痛，寒疟，喘咳，腹中鸣，注泄鹜溏，胁肋暴痛，不可反侧，嗌干面尘，肉脱色恶，及丈夫癫疝，妇人少腹痛，带下赤白，疮疡痤疖，喘咳潮热，大便涩燥，及马刀挟瘿之疮，肝木为病。

神功丸、脾约丸、麻仁丸、润体丸、四生丸。

——金·张从正《儒门事亲·卷四·燥》

【提要】 本论主要阐述燥病的症状及治疗。要点如下：其一，燥五行属金，六气属阳明，可损伤肺金及阳明胃肠，而金克木，故燥胜亦可损伤肝胆，故出现肺、胃肠及肝胆疾患。其二，提出燥证的治疗可与神功丸、脾约丸、麻仁丸等滋阴润燥。

刘 纯 燥本风热论※

《原病式》曰：经曰：风、热、火同阳也，寒、燥、湿同阴也。又燥、湿小异也。然燥金虽属秋阴，而异于寒湿，故反同其风热也。故火热胜，金衰而风生，则风能胜湿，热能耗液而反寒，阳实阴虚，则风热胜于水湿而为燥也。凡人风病，多因热甚，而风燥者，为其兼化，以热为其主也。

——明·徐彦纯撰，刘纯增补《玉机微义·卷十三·燥门·燥本风热论》

【提要】 《玉机微义》一书，卷一至卷七、卷三十四至卷四十三之17病证门为徐氏原撰内容，其余诸卷均属刘纯所续增者。本论刘纯根据六淫与五行论述温燥的形成机理。要点如下：从阴阳来看，风火热属阳，寒燥湿皆属于阴，然燥又因形成机制特殊，故不同于寒湿。燥起于火热胜，火热胜致使金衰，金衰不能克木而风木反强，风胜湿则燥，而火胜则温，二者相合即为温燥。根据火热胜能生风，则可类比人患风病，多因热甚，风胜湿又兼风燥。

虞 抟 燥证风热胜于水湿论※※

《内经》曰：诸涩枯涸，干劲皲揭，皆属于燥。《原病式》曰：经云：风、热、火同阳也，寒、燥、湿同阴也，又燥、湿少异也。然燥金虽属秋阴，而异乎寒湿，故反同其风热也。故火热胜，则金衰而风生，缘风能胜湿，热能耗液而反寒，阳实阴虚，则风热胜于水湿而为燥也。凡人风病多因热甚，而风燥者为其兼化，以热为其主也。盖肝主于筋，而风气自甚，又燥热加之，则筋大燥也。燥金主于收敛，其脉紧涩，故为病劲强紧急而口噤也。或病燥热太甚，而脾胃干涸成消渴者；或风热燥甚，怫郁在表，而里气平者；或善伸数欠，筋脉拘急；或时恶寒筋惕而搐；又或风、热、燥并而郁甚于里，故烦满而或秘结也。及风痫之发作者，由热甚而风燥为其兼化，涎溢胸膈，燥烁而瘛疭昏冒僵仆也。凡此诸证，皆由热甚而生风燥，病各有异者，由风、热、燥各微甚不等故也。所谓中风筋缓者，因其风热胜湿而为燥之甚也。然筋缓不收而痿痹，故诸膹郁病痿皆属于肺金，乃燥之化也。如秋深燥甚，则草木萎落而不收，病之象也。是以掌得血而能握，足得血而能步。夫燥之为病者，血液衰少，不能荣养百骸，故若是也，学人不可不知。

脉法

脉紧而涩，或浮而弦，或芤而虚。

方法

丹溪曰：皮肤皴揭拆裂，血出大痛，或肌肤燥痒，皆火烁肺金，燥之甚也，宜以四物汤去川芎，加麦门冬、人参、天花粉、黄柏、五味子之类治之。（以上丹溪方法凡一条）

——明·虞抟《医学正传·卷二·燥证》

【提要】 本论主要阐述燥证的病因病机及证治。要点如下：其一，燥金虽属秋阴，而其性同风热，风能胜湿，热能耗液，风热胜于水湿燥病乃成。而燥热伤筋、燥热伤脾胃、风燥伤表，病状各异，由风、热、燥轻重不同、部位不同所致。其二，引朱丹溪之言，认为皮肤皴揭拆裂，血出大痛，或肌肤燥痒，为火烁肺金，燥之重证，宜四物汤加减治疗。其三，本文所引《内经》之言，实出自刘完素《素问玄机原病式》。

吴正伦 论燥邪致病特点*

症：按《内经》云：诸涩枯涸，干劲皴揭，皆属于燥。《易》曰：燥万物者，莫熯乎火。盖乾为天而为燥金，坤为地而为湿土，天地相反，燥湿异用，故燥金主于紧敛，而湿土主于纵缓也。譬犹长夏地湿，则纵缓滑泽，秋干则紧缩燥涩，皴揭之理，显可见焉。

——明·吴正伦《脉症治方·卷之二·燥门·燥症》

【提要】 本论主要阐述燥邪的致病特点。要点如下：引刘完素《素问玄机原病式》之言“诸涩枯涸，干劲皴揭，皆属于燥”，并根据八卦，提出燥与湿异用，燥金主于紧敛，而湿土主于纵缓的观点。又以长夏与秋日的气候特点类比说明诸涩枯涸，干劲皴揭属于紧敛之类。

周慎斋 论燥热证治※*

燥热之病有似热证，胃气不行，内无津液而干涸，求汤饮以自救，非渴也，乃口干，舌虽干而舌根多润，欲饮而饮汤不多，脉豁大无力。燥甚者，亦郑声而不谵语，此血枯之证也。宜黄芪当归汤主之，服白虎汤、五苓散则死矣。

验案

一人年十七，初秋病身热如火，至六日郑语不止，寻衣撮空，昏不识人，泻利日三四十次，目开不眠。用甘草四钱，归身三钱，麦冬五钱饮之，目稍合，脉之豁大者稍敛，重用生地黄、白芍、归身、麦冬、五味子、甘草，然后神清泻止，调理而愈。此真象白虎汤之燥病也。其泄泻者，肾燥也，故以生地黄涩之。

——明·周慎斋《周慎斋遗书·卷六·外感·热暑燥》

【提要】　本论主要阐述燥热病的证候及治疗。要点如下：其一，燥热证与热证相似，口干欲饮，重者因津血枯竭而郑声谵语。但燥热证舌虽干而舌根多润，欲饮而饮水不多，脉豁大无力，此为燥热证之诊断要点。其二，其治疗当以黄芪当归汤益气生津养血，不可误为热证妄用寒凉清热之白虎汤，亦不可用五苓散利水渗湿再伤津液。其三，作者列举验案，证类白虎汤证，实为燥热，故以当归、麦冬等生津养血润燥而愈。其中下利为肾燥所致，燥伤肾阴，失其固摄之能，故以生地黄填补肾阴，非但不嫌其滋腻滑肠，反收涩肠止利之功。

李　梴　燥病综论※※

燥有内外属阳明，

明外因时值阳明燥令，久晴不雨，黄埃蔽空，令人狂惑，皮肤干枯屑起。内因七情火燥，或大便不利亡津，或金石燥血，或房劳竭精，或饥饱劳逸损胃，或炙煿酒酱厚味，皆能偏助火邪，消烁血液。

总来金被火相刑；

六气，风、热、火属阳，寒、燥、湿属阴。但燥虽属秋阴，而反同风热火化。盖火盛则金被热伤，木无以制而生风，风胜湿，热耗津。入肝则筋脉劲强，紧急口噤，发为风痫，或手足瘫痪偏枯，或十指反而莫能搔痒，或为雀目内障；入心则昏冒僵仆，语言謇涩；入脾则隔满不食，或善饥而瘦，或伤积变为水肿腹胀；入肺则毛焦干疥，膹郁咳嗽；入肾则津液竭而烦渴，及骨蒸秘结。总皆肺金所主，阳明与肺为表里也。

皴劲渴秘虽风热，表里俱宜润卫荣。

表病皮肤皴揭，四物汤去川芎，合生脉散加知、柏、天花粉，或单天门冬膏。如筋挛不能运动者，大秦艽汤。里病消渴，活血润燥，生津饮。燥结，因肝木自旺，或肺风入大肠者，曰风燥，搜风顺气丸。因脏腑积热，或久病郁热者，曰热燥，四顺清凉饮、当归龙荟丸。因脾胃伏火，便闭不食者，曰血燥，四物汤加大黄、桃仁，或为丸服；大便偏秘者，导滞通幽汤；小便偏秘者，导气除燥汤。阴虚火燥者，曰虚燥，单黄柏丸、补阴丸、肾气丸。劳役气虚燥者，补中益气汤，通用四物汤去芎为君，天、麦门冬为臣，瓜蒌为佐，升麻、红花、甘草为使。风，加秦艽或牛膝；热，加黄芩；血，倍生地；渴，加天花粉、五味子；闭结，加大黄、郁李仁、麻仁；气虚，量加参、芪；阴虚，加知、柏。大抵宜甘寒润剂，忌辛香动火及一切发汗之药。《经》曰：燥者润之。养血之谓也。盖燥则血涩，而气液为之凝滞；润则血旺，而气液为之宣通，由内神茂而后外色泽矣。然积液固能生气，积气亦能生液。常用气虚者琼玉膏，津虚者单五味子膏，血虚者地黄膏。凡病遇天燥，亦宜量加此等润剂。

——明·李梴《医学入门·外集·卷四·杂病提纲·外感·燥》

【提要】　本论主要阐述燥病的病因病机、症状及治法。要点如下：其一，燥病外因时值阳明燥令，久晴不雨；内因七情火燥，或大便不利亡津，或服金石之药燥血，或房劳竭精，或饥饱劳逸损胃，或炙煿酒酱厚味，偏助火邪，消烁血液。其二，燥病"总来金被火相刑"。燥虽属秋阴，而反同风热火化，风胜湿，热耗津，燥热始成。其三，燥证有入肝、入心、入脾、入肺、入肾等不同临床表现。其四，治疗宜甘寒滋润之剂，辨证用药。忌辛香动火及发汗之药。其五，积液固能生气，积气亦能生液。凡病遇天燥，宜加用琼玉膏、单五味子膏、地黄膏等润剂。

龚　信、龚廷贤　论燥病证治[**]

脉

燥脉涩而紧，或浮而弦，或芤而虚。

证

经云：诸涩枯涸，干劲皱揭，皆属于燥。故燥气在里，耗其津液，则大便秘结，消渴生焉，血脉枯而气亦滞也。或过食辛辣厚味之物而助火邪，伏于血中，耗散真阴，津液亏少，燥结有时。或风燥于表，钟于皮肤，皮毛燥涩，干疥爪枯，劲强紧急，口噤善伸数欠。或时恶寒，筋惕而搐，涎溢胸膈，燥烁瘈疭，昏冒僵仆，皆由阴血衰少，不能制火，火炽克金，金受邪则不能平木，以致肝气独盛，风邪内生，而成此疾矣。

治

治之之法，以辛润之，以苦泄之。因虚者，滋阴养血。因火者，泻火软坚。因风者，消风散结。此三者，乃治燥证之大法也。

——明·龚信撰，龚廷贤续补《古今医鉴·卷之四·燥证》

【提要】　本论主要阐述秋燥与内燥病的脉象、症状及治法。要点如下：其一，引用《素问玄机原病式》之语"诸涩枯涸，干劲皱揭，皆属于燥"，说明燥证症状特点。脉浮而弦，为秋燥；脉涩而紧，或芤而虚，是为内燥。秋季风燥伤表，皮毛干燥涩滞，爪甲干枯。燥气在里，大便秘结，消渴；津枯血竭，虚风内动，抽搐眩晕。其二，针对燥证的成因，提出了滋阴养血、泻火软坚、消风散结三大治疗原则。

王肯堂　伤燥论[**]

《内经》曰：诸燥枯涸，干劲皱揭，皆属于燥。乃阳明燥金肺与大肠之气也。燥之为病，皆属燥金之化，然能令金燥者火也，故曰燥万物者，莫熯乎火。夫金为阴之主，为水之源，而受燥气，寒水生化之源竭绝于上，而不能灌溉周身，营养百骸，色干而无润泽皮肤，滋生毫毛者，有自来矣。或大病而克伐太过，或吐利而亡津液，或预防养生误饵金石之药，或房劳致虚，补虚燥剂，食味过厚，辛热太多，醇酒炙肉，皆能偏助狂火而损害真阴。阴中伏火，日渐煎熬，血液衰耗，使燥热转甚为诸病。在外则皮肤皱揭，在上则咽鼻焦干，在中则水液衰少而烦渴，在下则肠胃枯涸，津不润而便难，在手足则痿弱无力，在脉则细涩而微，此皆阴血为火热所伤也。治法当以甘寒滋润之剂，甘能生血，寒能胜热，阴得滋而火杀，液得润而燥除，源泉下降，精血上荣，如是则气液宣通，内神茂而外色泽矣。滋燥养荣汤、大补地黄丸、清凉饮子、导滞通幽汤、润肠丸、八正散，皆燥病中随症酌用之方药也。

——明·王肯堂《证治准绳·杂病·第一册·诸伤门·伤燥》

【提要】 本论主要阐述燥病的病因病机及治疗。要点如下：其一，燥证的发生，有外燥与内燥之分。感受六淫之燥气，津血生化乏源，不能灌溉周身，营养百骸，润泽皮肤，滋生毫毛而致。内燥则为大病克伐太过，或吐利亡津液，或预防养生误饵金石之药，或房劳致虚，或服补虚燥剂，或食味过厚，辛热太多，醇酒炙肉，皆助狂火而损害真阴，阴血为火热所伤而致。其二，燥证的表现，在外则皮肤干燥起屑，在上则口鼻咽喉干燥，在内则水液衰少而烦渴，在下则肠胃枯涸，津不润而便难，在手足则痿弱无力，在脉则细涩而微。其三，治法当以甘寒滋润之剂治疗，甘能生血，寒能胜热，方用滋燥养荣汤、大补地黄丸、清凉饮子、导滞通幽汤、润肠丸、八正散等。

孙志宏 论燥病辨治※*

经曰：诸涩枯涸，干劲揭皴，皆属于燥。若皮肤裂屑，干疥爪枯之类，为燥病之表证。大便秘结，消渴引饮之类，为燥病之里证。脉芤而虚，宜滋阴养血；脉涩而弱，宜益肾壮水。更察表里缓急分治，如脉浮而弦，乃风胜其湿润，兼治风。脉洪而数，乃火熯其津液，兼治火。临证详审。

——明·孙志宏《简明医彀·卷之二·燥证》

【提要】 本论主要阐述燥病的病因病机及其症状治疗。其一，秋燥之病，因“风胜其湿润”“火熯其津液”而致，在外表现为皮肤干裂脱屑，爪甲干枯等症状。其二，阴血虚，在内口渴欲饮，大便干结，是为内燥，当注意分辨。其三，燥病的治疗，当“察表里缓急分治”。脉芤而虚者，为阴血不足，脉道失充，阳气浮越，故当滋阴养血；脉涩而弱者，为肾精大伤，故当益肾壮水；脉浮弦者，为风邪伤阴，故当疏散风邪；脉洪数者，为火热烁金，故当泻火存津。

喻 昌 论燥邪形成※*

觉六气配四时之旨，与五运不相背戾，而千古之大疑始一决也。然则秋燥可无论乎？夫秋不遽燥也，大热之后，继以凉生，凉生而热解，渐至大凉，而燥令乃行焉。《经》谓阳明所至，始为燥终为凉者，亦误文也。岂有新秋月华露湛，星润渊澄，天香遍野，万宝垂实，归之燥政？迨至山空月小，水落石出，天降繁霜，地凝白卤，一往坚急劲切之化，反谓凉生，不谓燥乎？或者疑燥从火化，故先燥而后凉，此非理也。深乎深乎！

——清·喻昌《医门法律·卷四·伤燥门·秋燥论》

【提要】 本论主要阐述凉燥的形成过程。要点如下：首先指出“秋不遽燥”的特点，继而根据“大热之后，继以凉生，凉生而热解，渐至大凉，而燥令乃行”这一气候变化的规律，反驳前人“先燥后凉”之说，因此凉燥当是随着秋季的逐渐转凉而伴随出现。

喻 昌 论秋燥症状※*

《经》曰：燥胜则干。夫干之为害，非遍赤地千里也。有干于外，而皮肤皱揭者；有干于内，而精血枯涸者；有干于津液，而荣卫气衰，肉烁而皮著于骨者。随其大经小络，所属上下中外前后，各为病所。燥之所胜，亦云熯矣。至所伤则更厉，燥金所伤，本摧肝木，甚则自戕肺金。盖肺金主气，而治节行焉，此惟土生之金，坚刚不挠，故能生杀自由，纪纲不紊。若病起于秋而伤其燥，金受火刑，化刚为柔，方圆且随型埴，欲仍清肃之旧，其可得耶？《经》谓咳不止而出白血者死。白血谓色浅红，而似肉似肺者，非肺金自削，何以有此？试观草木菁英可掬，一乘金气，忽焉改容，焦其上首，而燥气先伤上焦华盖，岂不明耶？

——清·喻昌《医门法律·卷四伤燥门·秋燥论》

【提要】 本论主要阐述秋燥的症状。要点如下：其一，燥病的症状有外内之分。发于外者，皮肤干燥起屑；发于内者，精血枯涸；伤于津液，气血虚弱，肉枯皮著。其二，秋燥易先伤肺，导致肺失清肃，并取类比象以草木的形态变化来说明秋燥伤肺金这一病机。

喻 昌 治肺燥不可苦寒下气论※*

昌按：诸气膹郁之属于肺者，属于肺之燥也。而古今治气郁之方，用辛香行气，绝无一方治肺之燥者。诸痿喘呕之属于上者，亦属于肺之燥也，而古今治法，以痿呕属阳明，以喘属肺，是则呕与痿属之中下，而惟喘属之上矣，所以千百方中亦无一方及于肺之燥也。即喘之属于肺者，非表即下，非行气即泻气，间有一二用润剂者，又不得其旨矣。总之，《内经》六气，脱误秋伤于燥一气，指长夏之湿为秋之燥。后人不敢更端其说，置此一气于不理，即或明知理燥，而用药夹杂，如弋获飞虫，茫无定法示人也。今拟此方，命名清燥救肺汤，大约以胃气为主，胃土为肺金之母也。其天门冬虽能保肺，然味苦而气滞，恐反伤胃阻痰，故不用也；其知母能滋肾水，清肺金，亦以苦而不用；至如苦寒降火正治之药，尤在所忌。盖肺金自至于燥，所存阴气不过一线耳。倘更以苦寒下其气，伤其胃，其人尚有生理乎？诚仿此增损以救肺燥变生诸证，如沃焦救焚，不厌其频，庶克有济耳。

——清·喻昌《医门法律·卷四·伤燥门·秋燥门方》

【提要】 本论主要阐述秋燥的治疗。要点如下：其一，认为气郁与痿、喘、呕属于上者，为肺燥所致，而医家治疗气郁多用辛香行气之品，痿、呕又多从阳明论治，唯独喘证从肺论治，但非宣肺解表即肃降肺气，滋阴润肺之法为人所忽视，故提倡应用清燥救肺汤治疗肺燥诸证。其二，治疗肺燥，不可妄用苦寒下气之法，以防损伤胃气，胃土生肺金，肺阴以胃气为本，胃气损伤则肺无所禀，故以此为禁。

华岫云 燥病论治*

燥为干涩不通之疾，内伤外感宜分。外感者，由于天时风热过胜，或因深秋偏亢之邪，始必伤人上焦气分。其法以辛凉甘润肺胃为先，喻氏清燥救肺汤及先生用玉竹、门冬、桑叶、薄荷、梨皮、甘草之类是也。内伤者，乃人之本病，精血下夺而成，或因偏饵燥剂所致，病从下焦阴分先起。其法以纯阴静药，柔养肝肾为宜，大补地黄丸、六味丸之类是也。要知是症，大忌者苦涩，最喜者甘柔。若气分失治，则延及于血；下病失治，则槁及乎上。喘咳痿厥，三消噎膈之萌，总由此致。大凡津液结而为患者，必佐辛通之气味；精血竭而为患者，必借血肉之滋填。在表佐风药而成功，在腑以缓通为要务。古之滋燥养营汤、润肠丸、五仁汤、琼玉膏、一炁丹、牛羊乳汁等法，各有专司也。（华岫云）

——清·叶桂著，徐灵胎评《临证指南医案·卷五·燥》

【提要】 　本论是华岫云为叶天士医案所作按语，主要阐述燥病的治疗原则。要点如下：其一，燥有外感、内伤之分，外感风热或者秋燥之邪，皆先侵袭上焦气分，治当辛凉甘润，润养肺胃。此为外燥。因精血亏虚，或者过服辛温燥烈之品，伤于下焦阴分，当用纯阴静药，柔养肝肾。此为内燥。其二，治疗燥病，宜用甘柔，忌用苦涩，以防燥烈伤津。

吴鞠通　燥气论

前三焦篇所序之燥气，皆言化热伤津之证，治以辛甘微凉（金必克木，木受克，则子为母复仇，火来胜复矣），未及寒化。盖燥气寒化，乃燥气之正，《素问》谓"阳明所至为清劲"是也。《素问》又谓"燥极而泽"（土为金母，水为金子也）。本论多类及于寒湿、伏暑门中，如腹痛、呕吐之类，《经》谓"燥淫所胜，民病善呕，心胁痛，不能转侧"者是也。治以苦温，《内经》治燥之正法也。前人有六气之中，惟燥不为病之说。盖以燥统于寒，（吴氏《素问》注云：寒统燥湿，暑统风火，故云寒暑六入也），而近于寒，凡是燥病，只以为寒，而不知其为燥也。合六气而观之，余俱主生，独燥主杀，岂不为病者乎！细读《素问》自知。再前三篇原为温病而设，而类及于暑温、湿温，其于伏暑、湿温门中，尤必三致意者，盖以秋日暑湿踞于内，新凉燥气加于外，燥、湿兼至，最难界限清楚，稍不确当，其败坏不可胜言。经谓粗工治病，湿证未已，燥证复起，盖谓此也（湿有兼热兼寒，暑有兼风兼燥，燥有寒化热化。先将暑、湿、燥分开，再将寒热辨明，自有准的）。

——清·吴鞠通《温病条辨·卷四·杂说·燥气论》

【提要】 　本论主要阐述燥邪的热化与寒化。要点如下：作者辨证施治温病十分注重辨燥邪，燥邪不仅能化热伤津，亦能寒化，"燥气寒化，乃燥气之正"。秋初"新凉燥气加于外"是为凉燥，治以苦温。古人常把燥邪归入寒邪中，作者认为不妥。

吴鞠通　论凉燥证治※※

燥伤本脏，头微痛，恶寒，咳嗽稀痰，鼻塞，嗌塞，脉弦，无汗，杏苏散主之。

本脏者，肺胃也。《经》有"嗌塞而咳"之明文，故上焦之病自此始。燥伤皮毛，故头微痛，恶寒也。微痛者，不似伤寒之痛甚。阳明之脉，上行头角，故头亦痛也。咳嗽稀痰者，肺恶寒，古人谓燥为小寒也。肺为燥气所搏，不能通调水道，故寒饮停而咳也。鼻塞者，鼻为肺窍。嗌塞者，嗌为肺系也。脉弦者，寒兼饮也。无汗者，凉搏皮毛也。按杏苏散，减小青龙一等。此条当与下焦篇所补之痰饮数条参看。再杏苏散乃时人统治四时伤风咳嗽通用之方，本论前于风温门中已驳之矣。若伤燥凉之咳，治以苦温，佐以甘辛，正为合拍；若受伤寒夹饮之咳，则有青龙；若伤春风，与燥已化火无痰之证，则仍从桑菊饮、桑杏汤例。

——清·吴鞠通《温病条辨·卷一·上焦篇·补秋燥胜气论》

【提要】　本论主要阐述凉燥的证治。要点如下：燥伤肺胃，乃上焦之病，以头微痛、恶寒、咳嗽稀痰、鼻塞嗌塞、脉弦无汗为主要症状，治疗当遵从《内经》"治以苦温，佐以甘辛"的治法，选方杏苏散。

俞根初　论温燥与凉燥※*

秋深初凉，西风肃杀，感之者多病风燥，此属燥凉，较严冬风寒为轻。若久晴无雨，秋阳以曝，感之者多病温燥，此属燥热，较暮春风温为重，然间有夹暑湿内伏而发。故其病有肺燥脾湿者，亦有肺燥肠热者，以及胃燥肝热者，脾湿肾燥者，全在临证者，先其所因，伏其所主，推求其受病之源而已。

——清·俞根初著，何廉臣等增订，徐荣斋重订《重订通俗伤寒论·第八章伤寒兼证·第十三节秋燥伤寒》

【提要】　本论主要阐述燥邪分类及其致病特点。要点如下：根据气候特点将燥邪分为凉燥与温燥，其中秋深初凉，西风肃杀较严冬风寒轻者称为凉燥；秋日阳光曝晒、较晚春风温重者属温燥。若秋燥夹杂内伏之暑湿则见肺燥脾湿，此外尚有肺燥肠热、胃燥肝热、脾湿肾燥四种证候。

6

温 病

6.1 温 病 总 论

温病是感受四时温热之邪引起的外感急性热病的总称。具有起病急，热象较盛，传变迅速，易于化燥伤阴，逆传心包，动风痉厥等临床特点。温病包括风温、春温、暑温、湿温及冬温等不同病证，也有新感温病和伏邪温病之分。感邪即发者为新感温病；感受病邪后，伏藏于里，过时而发者为伏邪温病。温病的发病与传变，叶天士认为"温邪上受，首先犯肺，逆传心包"。肺受邪后又有顺传和逆传的不同。其顺传，吴鞠通认为"始上焦，终下焦"，叶天士提出以卫气营血的顺序相传。其逆传，为肺卫之邪，径自内陷心包，使疾病出现了急剧的转变，病邪不传气分，而迅传心包营分。温病的治疗，以祛邪护阴为原则。邪在卫分，以辛凉透表为主；邪在气分，以清泄无形里热为主；邪在营分可治以"透热转气"，即在清营泄热剂中配伍轻清宣透之品，使营分邪热透出气分而解；在血分，治以清热凉血，活血散瘀。

◀《素问》 论火热病机^{※※}▶

夫百病之生也，皆生于风寒暑湿燥火，以之化之变也。经言盛者泻之，虚者补之。余锡以方士，而方士用之，尚未能十全，余欲令要道必行，桴鼓相应，犹拔刺雪污，工巧神圣，可得闻乎？岐伯曰：审察病机，无失气宜。此之谓也。帝曰：愿闻病机何如？岐伯曰：诸风掉眩，皆属于肝。诸寒收引，皆属于肾。诸气膹郁，皆属于肺。诸湿肿满，皆属于脾。诸热瞀瘛，皆属于火。诸痛痒疮，皆属于心。诸厥固泄，皆属于下。诸痿喘呕，皆属于上。诸禁鼓栗，如丧神守，皆属于火。诸痉项强，皆属于湿。诸逆冲上，皆属于火。诸胀腹大，皆属于热。诸躁狂越，皆属于火。诸暴强直，皆属于风。诸病有声，鼓之如鼓，皆属于热。诸病胕肿，疼酸惊骇，皆属于火。诸转反戾，水液浑浊，皆属于热。诸病水液，澄澈清冷，皆属于寒。诸呕吐酸，暴注下迫，皆属于热。

——《素问·至真要大论》

【提要】 本论主要阐述六淫致病的机理、症状。要点如下：其一，六淫包括风寒暑湿燥火，是导致诸病的因素，其致病各有特点，出现相应的症状。其二，提出五条火热病机，明确了火热的症状："诸热瞀瘛，皆属于火""诸禁鼓栗，如丧神守，皆属于火""诸逆冲上，皆属于火""诸躁狂越，皆属于火""诸病胕肿，疼酸惊骇，皆属于火"。其三，亦将症状与五脏对应，如"诸痛痒疮，皆属于心"。或将症状与病位相对应，如"诸厥固泄，皆属于下"。

巢元方　热病总论※*

热病者，伤寒之类也。冬伤于寒，至春变为温病，夏变为暑病。暑病者，热重于温也。

肝热病者，小便先黄，腹痛多卧，身热。热争则狂言及惊，胁满痛，手足躁，不安卧。庚辛甚，甲乙大汗，气逆则庚辛死。心热病者，先不乐，数日乃热。热争则卒心痛，烦冤善呕，头痛面赤无汗。壬癸甚，丙丁大汗，气逆则壬癸死。脾热病者，先头重颊痛，烦心，欲呕，身热。热争则腰痛，腹满泄，两颔痛。甲乙甚，戊己大汗，气逆则甲乙死。肺热病者，先淅然起毛恶风，舌上黄，身热。热争则喘咳，痛走胸应背，不得太息，头痛不甚，汗出而寒。丙丁甚，庚辛大汗，气逆则丙丁死。肾热病者，先腰痛胫酸，苦渴数饮，身热，热争则项痛而强，胫寒且酸，足下热，不欲言，其项痛淖澹。戊己甚，壬癸大汗，气逆则戊己死。

——隋·巢元方《诸病源候论·卷九·热病诸候·热病候》

【提要】　本论主要阐述热病的概念及五脏热病的证候、预后。要点如下：其一，指出热病为广义伤寒之一种，是冬季感受寒邪，伏而不发，至夏季而发的伤寒病，不同于夏季的暑病。其二，援引《素问·刺热篇》之文，论述了五脏热病的发病症状，并根据五脏及日期天干的五行属性，按五行相克原则推断了热病的加重及死亡日期。

巢元方　温病总论※*

《经》言：春气温和，夏气暑热，秋气清凉，冬气冰寒，此四时正气之序也。冬时严寒，万类深藏，君子固密，则不伤于寒。触冒之者，乃为伤耳。其伤于四时之气，皆能为病，而以伤寒为毒者，以其最为杀厉之气焉。即病者，为伤寒；不即病者，为寒毒藏于肌骨中，至春变为温病。是以辛苦之人，春夏必有温病者，皆由其冬时触冒之所致也。

凡病伤寒而成温者，先夏至日者为病温，后夏至日者为病暑。其冬复有非节之暖，名为冬温，毒与伤寒大异也。

有病温者，汗出辄复热，而脉躁，病不为汗衰，狂言不能食，病名为何也？曰：病名曰阴阳交。阴阳交者死。人所以汗出者，皆生于谷，谷生于精。今邪气交争于骨肉之间，而得汗者，是邪却而精胜，则当食而不复热。热者邪气也，汗者精气也。今汗出而辄复热者，是邪胜也。不能食者，精无俾也，病而留者，其寿可立而倾也。汗出而脉尚躁盛者死。今脉不与汗相应，此不胜其病也，其死明矣。狂言者，是失志，失志者死。今见三死，不见一生，虽愈必死。

凡皮肤热甚，脉盛躁者，病温也。其脉盛而滑者，汗且出也。凡温病人，二三日，身躯热。腹满头痛，食饮如故，脉直疾，八日死。四五日，头痛，腹满而吐，脉来细强，十二日死，此病不治。八九日，头不疼，身不痛，目不赤，色不变，而反利，脉来牒牒，按不弹手，时大，心下坚，十七日死。病三四日以下不得汗，脉大疾者生；脉细小难得者，死不治也。下利，腹中痛甚者，死不治。

——隋·巢元方《诸病源候论·卷十·温病诸候·温病候》

【提要】 本论主要阐述了温病的病因病机、分类及判断预后的标准。要点如下：其一，冬季伤于严寒，伏而不发者，至春夏可变为温病及暑病；冬季感受非时之暖者，为冬温病，为时行病。其二，提出了温病、暑病、冬温、阴阳交的不同温病类型。其三，根据《内经》的理论，提出温病的预后与精气和汗密切相关。温病汗出热退，由于精盛邪退；若邪盛精衰，则汗出热不退，脉躁疾，狂言。说明阴液的损耗程度，是判断温病的预后吉凶的标准。后世温病治疗重视养阴护液，源于此。

王 履 温病不同于伤寒论※※

凡温病热病，若无重感，表证虽间见，而里病为多，故少有不渴者。斯时也，法当治里热为主，而解表兼之；亦有治里，而表自解者。余每见世人治温热病，虽误攻其里，亦无大害，误发其表，变不可言。此足以明其热之自内达外矣。其间有误攻里而致大害者，乃春夏暴寒所中之疫证。邪纯在表，未入于里故也，不可与温病、热病同论。夫惟世以温病、热病混称伤寒，故每执寒字，以求浮紧之脉，以用温热之药，若此者，因名乱实，而戕人之生，名其可不正乎。又方书多言四时伤寒，故以春夏之温病、热病，与秋冬之伤寒，一类视之，而无所别。夫秋冬之伤寒，真伤寒也；春夏之伤寒，寒疫也，与温病、热病自是两途，岂可同治？吁！此弊之来，非一日矣。历考方书，并无救弊之论，每每雷同，良可痛哉！

——元·王履《医经溯洄集·卷一·伤寒温病热病说》

【提要】 本论主要阐述春夏季节的伤寒与温病、疫病的区别。要点如下：其一，不可将春夏季节的温病、热病与真正的伤寒混为一谈，导致辨证和治疗上的混乱。其二，"真伤寒"，是秋冬季节的伤寒；春夏季节的伤寒，名为"寒疫"，邪气在表，未入于里，故与温病、热病属于不同的疾病。

王 纶 论温病与疫病辨治※※

世间发热症，类伤寒者数种，治各不同，外感、内伤乃大关键。……又有一种冬温之病，谓之非其时而有其气。盖冬寒时也，而反病温焉。此天时不正，阳气反泄，用药不可温热。又有一种时行寒疫，却在温暖之时，时行温暖，而寒反为病。此亦天时不正，阴气反逆，用药不可寒凉。又有一种天行温疫热病，多发于春夏之间，沿门阖境相同者。此天地之疠气，当随时令参气运而施治，宜用刘河间辛凉甘苦寒之药，以清热解毒。以上诸症，皆外感天地之邪者。

——明·王纶撰，薛已注《明医杂著·卷之一·发热论》

【提要】 本论主要阐述温病、疫病的发病原因。要点如下：其一，发热类疾病分为外感和内伤两类，外感发热又有伤寒、温病和温疫的不同。其二，冬温之病，因"非其时而有其气"，冬寒之时，天气反温所致，用药不可温热。时行寒疫，因温暖之季，而寒反盛所致，用药不可寒凉。天行温疫热病，多发于春夏之间，沿门阖境相同，为天地疠气所致，宜用刘河间辛凉甘苦寒之药，以清热解毒。

缪希雍 春温夏热病大法

冬伤于寒，至春变为温病，大都头疼发热，或渴或不渴，三阳证俱。亦间有先微寒，后即发热者，大抵发热其常也。药用辛温，佐以辛寒，以解表邪。太阳宜羌活汤，阳明宜白虎汤，无汗不呕者，间用葛根汤。少阳往来寒热等证，不可汗吐下，宜和解，小柴胡汤。渴者去半夏，加瓜蒌根。耳聋热盛，去人参，加麦冬、知母、瓜蒌根，渴亦加之。

至夏变为热病，其表证大约与春温同，但热比于温则邪气更烈耳。解表用白虎汤、竹叶石膏汤。有太阳证则加羌活，有少阳证则加柴胡、黄芩。如发斑，白虎汤、竹叶石膏汤，加玄参、栀子、桔梗、鼠粘、连翘、大青、小青、青黛，大剂与之。二证若大便秘，宜按之。其邪已结于内，便硬，宜察邪结中焦，小承气汤、调胃承气下之。邪结下焦，少腹坚痛，始用大承气汤下之。

伤寒、温疫，其不可治及难治者，皆属下元虚。伤寒、温疫，三阳证中，往往多带阳明者，以手阳明经属大肠，与肺为表里，同开窍于鼻，足阳明经属胃，与脾为表里，同开窍于口。凡邪气之入，必从口鼻，故兼阳明证者独多。邪在三阳，法宜速逐，迟则胃烂发斑。或入于里，则属三阴。邪热炽者，令阴水枯竭，于法不治矣。此治之后时之过也。近代医师卤莽，既不明伤寒治法，又不识杂证类伤寒，往往妄投汗下之药，以致虚人元气，变证丛生。元气本虚之人，未有不因之而毙者矣。戒之哉！汗下之药，焉可尝试也？

——明·缪希雍《先醒斋医学广笔记·卷一·春温夏热病大法》

【提要】 本论主要阐述温病的发病途径与治疗。要点如下：其一，首次提出口鼻为肺卫之门，温疫之邪气，必从口鼻而入，邪留肠胃之间，发于六经。其观点对明清温病学派产生重要影响。其二，温病的治疗，依照所在经脉的不同，分经治疗，"邪在三阳，法宜速逐"，重在清热保津。邪热炽盛，阴水枯竭，于法不治。

张凤逵 论火热烁金证治*

盛暑之月，火能烁金。若不禁辛酒，脾火暴甚，劳热躁扰，而火动于心肺者，令人咳嗽气喘，骤吐血衄血，头目不清，胸膈烦喝不宁，即童稚老夫，间一病此。昧者以为劳瘵，不知火在血上，非真阴亏损而虚劳者等也。宜四物汤、黄连解毒、二陈汤三药内去川芎、白芍、黄柏，以贝母易半夏，加桔梗以抑之，薄荷以散之，麦冬、五味以敛之，自愈，或加童便、藕汁，或黄连香薷饮一二剂亦可。静摄数日，忌酒、煎炒，自安。是名暑瘵，宜酌而善用焉，或用东垣参苓调中亦妙。

——明·张凤逵《伤暑全书·卷上·暑瘵》

【提要】 本论主要阐述火热之邪灼伤肺金导致的病证及其治法。要点如下：其一，盛暑时节火热之邪偏胜，由于火能克金，同时又由于饮食情志劳逸所伤，火热之邪损伤心肺，耗伤营血，导致了咳嗽气喘，骤然吐血衄血，头目不清，胸膈烦渴不宁等病证，此并非虚劳所致。其二，治疗时一般应用四物汤、黄连解毒汤、二陈汤等方剂加减，以清热凉血滋阴。

◆ 叶 桂 论温病治法^{※*} ◆

盖伤寒之邪，留恋在表，然后化热入里，温邪则热变最速。未传心包，邪尚在肺。肺主气，其合皮毛，故云在表。在表初用辛凉轻剂，挟风则加入薄荷、牛蒡之属，挟湿加芦根、滑石之流。或透风于热外，或渗湿于热下，不与热相抟，势必孤矣。

——清·叶桂《温热论·各论·第一章温病大纲》

【提要】 本论主要阐述温病的治法。要点如下：其一，伤寒病为寒邪致病，寒邪袭表与阳气相搏，化热之后方能入里，温邪则化热迅速。其二，温邪致病或兼风或兼湿，风热与湿热的治疗，需在辛凉轻剂之中，加入透风、渗湿之品，使风、湿之邪不与温热之邪搏结，热势孤立，易于透散。

◆ 叶 桂 卫气营血论^{※*} ◆

大凡看法，卫之后方言气，营之后方言血。在卫，汗之可也；到气，才宜清气；入营，犹可透热转气，如犀角、元参、羚羊等物；入血，就恐耗血动血，直须凉血散血，如生地、丹皮、阿胶、赤芍等物。

——清·叶桂《温热论·各论·卫气营血看法》

【提要】 本论主要阐述温病的卫气营血辨证。要点如下：其一，首次明确了温病的卫气营血辨证体系，确立了各阶段的治则。其二，卫气营血的表里层次代表了温病病邪的浅深层次及病情的轻重程度。其三，温邪在卫分，肺卫失宣，治宜辛凉泄肺，透邪外出；邪入气分，热炽津伤，治宜清气分之热；热灼营阴，尚未入血，可透邪转出至气分；热盛迫血，必须用凉血活血药物治疗。

◆ 吴鞠通 三焦治法论[*] ◆

治外感如将（兵贵神速，机圆法活，去邪务尽，善后务细，盖早平一日，则人少受一日之害），治内伤如相（坐镇从容，神机默运，无功可言，无德可见，而人登寿域）。治上焦如羽（非轻不举），治中焦如衡（非平不安），治下焦如权（非重不沉）。

——清·吴鞠通《温病条辨·卷四·杂说·治病法论》

【提要】 本论主要阐述温病三焦治法理论。要点如下：作者总结前人有关三焦的学说，创立了温病三焦辨证理论，运用比喻手法，总结提炼出针对外感病、内伤病三焦病变的治疗大法。依据《灵枢》"上焦如雾，中焦如沤，下焦如渎"之理，认为治疗上焦疾病的药物宜质地轻清，轻量与之，药物剂量要小，煎煮时间要短；治疗中焦疾病用药须不偏不倚，权衡湿与热之侧重，治湿与治热不可偏于一方；治疗下焦疾病用药须重镇厚味，且用药剂量也应大，煎煮时间较长，使其直达下焦病所。

◆ 雷 丰 温病综论^{※*} ◆

温病尝读介宾之书，谓温病即伤寒，治分六要五忌；又可之书，谓温病即瘟疫，治法又分九传。殊不知伤寒乃感冬时之寒邪，瘟疫乃感天地之厉气，较之伏气温病，大相径庭，岂可同日而语哉！推温病之原，究因冬受寒气，伏而不发，久化为热，必待来年春分之后，天令温暖，阳气弛张，伏气自内而动，一达于外，表里皆热也。其证口渴引饮，不恶寒而寒热，脉形愈按愈盛者是也。此不比春温外有寒邪，风温外有风邪。初起之时，可以辛温辛凉。是病表无寒风，所以忌乎辛散；若误散之，则变证蜂起矣。如初起无汗者，只宜清凉透邪法；有汗者，清热保津法。如脉象洪大而数，壮热谵妄，此热在三焦也，宜以清凉荡热法；倘脉沉实，而有口渴谵语，舌苔干燥，此热在胃腑也，宜用润下救津法。凡温病，切忌辛温发汗，汗之则狂言脉躁，不可治也。然大热无汗则死；得汗后而反热，脉躁盛者亦死。又有大热脉反细小，手足逆冷者亦死；或见痉搐昏乱，脉来促结沉代者皆死。医者不可不知。

——清·雷丰《时病论·卷之一·冬伤于寒春必病温大意·温病》

【提要】　本论主要论述了温病的病因病机及其证治。要点如下：其一，首先通过对比张介宾及吴又可对温病的认识，引出温病、瘟疫与伤寒的区别。伤寒乃感冬时之寒邪；瘟疫乃感天地之厉气；而温病是冬受寒气，伏而不发，久化为热，必待来年春分之后方才发作，表里皆热。其二，提出温病的治法。温病初起，外无寒、风，切忌辛散。初起无汗，只宜清凉透邪；有汗者，清热保津。中期热在三焦，宜清凉荡热；热在胃腑，宜润下救津。其三，强调温病切忌辛温发汗，不论汗后如何均将不治。

何廉臣　论伏火致病[※]

凡伏气温热，皆是伏火。虽其初感受之气有伤寒、伤暑之不同，而潜伏既久，蕴酿蒸变，超时而发，无一不同归火化。中医所谓伏火症，即西医所谓内炎症也。王秉衡曰：风寒暑湿，悉能化火，血气郁蒸，无不生火，所以人之火症独多焉。朱心农曰：东南方天气多热，地气多湿，最多湿温、湿热之症，正伤寒症极少，即云冬月多正伤寒症，亦不尽然。历症以来，恒见大江以南，每逢冬令太温，一遇感冒，表分虽有外寒，内则竟多伏火，悉以伏火治之，丝毫不爽。故魏柳州曰：壮火为万病之贼。嘉约翰曰：炎症为百病之源。

中医西医，其揆一也。虽然，同一伏火，而湿火与燥火，判然不同。以治燥火之法治湿火，则湿愈遏，而热愈伏；势必为痞满，为呕呃，为形寒热不扬，为肠鸣泄泻，甚则蒙闭清窍，谵语神昏，自汗肢厥，或口噤不语，或手足拘挛。以治湿火之法治燥火，则以燥济燥，犹拨火使扬，势必为灼热，为消渴，为热盛昏狂，为风动痉厥，甚则鼻煽音哑，舌卷囊缩，阴竭阳越，内闭外脱。是以对症发药，必据湿火、燥火之现症为凭，分际自清，误治自少。

——清·戴天章原著，陆九芝删定，何廉臣重订《重订广温热论·第一卷·论温热即是伏火（新增）》

【提要】　本论为何廉臣新增之论，主要阐述伏气温病的病因和治法的不同。要点如下：其一，伏气温热皆是伏火，无论最初感受的是寒邪还是温邪，潜伏既久，邪气久郁皆会变为火邪。其二，将伏火与西医的炎症进行类比，认为伏火即为炎症。其三，明确指出伏火分为湿火和燥火的不同，治疗时一定要严格区分，否则会产生种种变症。

❧ 何廉臣 论伏火证治※*

温热郁于气分为伏热，郁于血分为伏火，通称伏邪，热与火，未有不当清凉者也。当其伏邪外溃在表，法宜辛凉开达，使热从表泄，则发表法亦清凉法也。伏邪内结在里，法宜苦寒通降，使火从下泄，则攻里法亦清凉法也。伏邪在半表半里，法宜双方和解，使热从表泄，火从里泄，则和解法亦清凉法也。若在表已得汗而热不退，在里已下而热不解，在半表里已和解而热犹不净，或本来有热无结，则惟以清凉直折，以整肃清其火而已，故清凉法可济发表攻里和解之不逮，四者之用，可合而亦可分，温热病当清凉者十之六七，则清凉法不可不细讲也。凡用清凉方法，必先辨其为伏热、为伏火。热属气分，为虚而无形（俗称浮游火），如盛夏酷暑炎蒸，虽挥汗淋漓，一遇凉风而即解，故人身之热，气清即退。至其清热之法，首用辛凉继用轻清者，所以清肃气分之浮热也。终用甘寒者，所以清滋气分之燥热也。火属血分，为实而有物（俗称实火），其所附丽者，非痰即滞，非滞即瘀，非瘀即虫，但清其火，不去其物，何以奏效？必视其附丽者为何物，而于清火诸方加入取消痰滞、瘀积、虫等药，效始能捷。如燔柴炙炭，势若燎原，虽沃以水，犹有沸腾之恐慌，必撤去柴炭而火始熄。

故凡清火之法，虽以苦寒直降为大宗，而历代医方，往往有清火兼消痰法，清火兼导滞法，清火兼通瘀法，清火兼杀虫法者，皆所以清化火之所附丽者也。若无所附丽之伏火，但为血郁所化者，自以清其络热宣其气机为第一要义。而有时苦寒复甘寒法者，甘苦化阴，以存胃肠之津液，使苦寒不致化燥，苦寒复酸寒法者，酸苦泄肝，善通孙络之积血（《汇报》云：酸味，能通微丝血管之积血），使络热转出气分而解。苦寒复咸寒法者，咸苦达下，一则清利内肾之溺毒，一则清镇冲气之上逆，一则清通外肾之败精也。总而言之，凡温热病，宜于辛凉开达者，早用苦寒直降，即为误遏，冰伏其邪而内陷；宜于苦寒直降者，但用轻清甘寒，只能清热，不能退火。

——清·戴天章原著，陆九芝删定，何廉臣重订《重订广温热论·第二卷·验方妙用·清凉法》

【提要】 本论为何廉臣所述，主要阐述伏邪的分类及其治法。要点如下：其一，伏邪分为热与火两种。热邪为无形之热在气分，而火邪一般有形潜伏在血分。治疗时邪在浅表当辛凉清解，在里在血分当以苦寒泄火为主，在半表半里之间则表里双解，但都以清凉为主。其二，火邪在血分一般与有形之邪相合，治疗必须照顾到有形之邪的祛除，而且辛凉轻开与苦寒直折法应用的时机应当掌握好。

6.2 风 温

风温是感受风热病邪所引起的初起以发热、微恶风寒、咳嗽、口微渴、苔薄白、脉浮数等邪袭肺卫证候为特征的急性外感热病。风温四季均可发生，但多见于春冬两季，其发于冬季者又称为冬温。风温之病，因正气不足，肺卫不固，外感春季的风热病邪，内外合邪为病。初起风热外袭，肺卫失宣，出现发热、恶风、咳嗽、口微渴等肺卫证候。感邪不甚，及时治疗可愈。如肺卫之邪不解，或顺传入气，或逆传心包。顺传入气，邪热自上而下可犯及胸膈、肺、胃、肠等部位，出现阳明邪热炽盛或腑实内结，或邪热壅肺痰热喘急，或肺热下移大肠，或热入血络外发红疹。如肺卫之邪骤然内陷，深入心营，逆传心包，必见神昏谵语之候。病至后期，风热病邪化燥伤阴，出现肺胃阴伤之象。治疗上，温病初起，邪袭肺卫，治宜辛凉宣解以驱邪外出。病至中期，若邪传气分，出现邪热壅肺证，治宜清热宣肺平喘；若内陷心包，治宜清心开窍。本病后期，邪热已退而肺胃阴液未复，治宜甘寒清养肺胃之阴。

张仲景 论风温为病※*

太阳病，发热而渴，不恶寒者，为温病。若发汗已，身灼热者，名风温。风温为病，脉阴阳俱浮，自汗出，身重，多眠睡，鼻息必鼾，语言难出。若被下者，小便不利，直视失溲；若被火者，微发黄色，剧则如惊，时瘛疭，若火熏之。一逆尚引日，再逆促命期。

——汉·张仲景《伤寒论·第三·辨太阳病脉证并治上》

【提要】 本论主要阐述风温的成因、症状及变证。要点如下：其一，本论之风温由温病误用辛温发汗而致。其二，风温病邪热充斥内外，鼓荡气血，故而脉浮，迫津外泄，故自汗出身重，内扰心神，故多眠睡，鼻息必鼾，语言难出。其三，风温误下，重伤津液；误火，更助热邪，预后不良。本论之风温与后世温病学之风温不同。

王叔和 论风温与湿温的鉴别※*

伤寒有五，皆热病之类也。其形相象，根本异源，同病异名，同脉异经。病虽俱伤于风，其人自有痼疾，则不得同法。其人素伤于风，因复伤于热，风热相搏，则发风温，四肢不收，头痛身热，常汗出不解，治在少阴、厥阴。不可发汗，汗出谵言独语，内烦，躁扰不得卧，善惊，目乱无精。治之复发其汗，如此者医杀之也。

——晋·王叔和《脉经·卷七·病不可发汗证》

【提要】 本论主要阐述风温与湿温的鉴别。要点如下：其一，风温病因在于风热相搏，湿温病因在于湿热相搏。其二，风温常表现出四肢不收、头痛身热、汗出、谵言独语、内烦、躁扰不得卧、善惊、目乱无精等症状。湿温常表现为两胫逆冷、腹满叉胸、头目痛苦、妄言等症状。其三，风温的治疗在少阴与厥阴两经，不可妄用发汗，否则津液损伤，燥热独盛，将生变证。

巢元方 风热综论*

风热病者，风热之气先从皮毛入于肺也。肺为五脏上盖，候身之皮毛。若肤腠虚，则风热之气先伤皮毛，乃入肺也。其状，使人恶风寒战，目欲脱，涕唾出，候之三日内及五日内，目不精明者是也。七八日微有青黄脓涕，如弹丸大，从口鼻内出，为善也。若不出，则伤肺，变咳嗽唾脓血也。

——隋·巢元方《诸病源候论·卷二·风病诸候·风热候》

【提要】　本论主要阐述风热的病因病机、症状以及转归。要点如下：其一，风热病为风热乘虚从皮毛入肺而致。其二，风热病的临床表现为恶风寒战，目欲脱，涕唾出；其症状随时间的变化而变化，三五日内可出现视物模糊，七八日可出现微有青黄脓涕。其三，若涕从口鼻出则向愈，为邪气外出之象；若不出则邪气内陷而伤肺，可演化为咳嗽唾脓血。

许叔微　论风温证

仲景云：太阳病，发热而渴，不恶寒者，为温病。若发汗已，身灼热者，名风温。风温为病，脉阴阳俱浮，自汗出，身重，多眠睡，鼻息必鼾，语言难出。若被下者，小便不利，直视失溲；若被火者，微发黄色，剧则如惊痫，时瘈疭。又云：阳脉浮滑，阴脉濡弱，更遇于风，变成风温。大抵温气大行，更感风邪，则有是证。今当春夏，病此者多，医作伤寒漏风治之，非也。不可火，不可下，不可大发汗，而仲景无药方，古法或谓当取手少阴火、足厥阴木，随经所在而取之，如麻黄薏苡仁汤、葳蕤汤之辈。予以谓败毒、独活、续命减麻黄去附子益佳。

——宋·许叔微《伤寒发微论·卷下·论风温证》

【提要】　本论主要阐述风温的病机和治疗。要点如下：其一，风温为病，多在春夏之季，由于温气大行，更感风邪所致，治疗不可妄用火法、下法及大发汗法，应依据病邪侵袭经络的不同特点而辨证施治。其二，张仲景只提出风温的病名和证候表现，未提出其具体的治疗方药，后世多用麻黄薏苡仁汤、葳蕤汤来治疗。作者认为，败毒、独活、续命等方可随证加减应用。

邵新甫　风温治宜辛凉清解论[※*]

风为天之阳气，温乃化热之邪，两阳熏灼，先伤上焦，种种变幻情状，不外手三阴为病薮。头胀汗出，身热咳嗽，必然并见，当与辛凉轻剂，清解为先。大忌辛温消散，劫烁清津。太阴无肃化之权，救逆则有蔗汁、芦根、玉竹、门冬之类也。苦寒沉降，损伤胃口，阳明顿失循序之司，救逆则有复脉、建中之类。大凡此症，骤变则为痉厥，缓变则为虚劳，则主治之方总以甘药为要，或兼寒，或兼温，在人通变可也。（邵新甫）

——清·叶桂著，徐灵胎评《临证指南医案·卷五·风温》

【提要】　本论是邵新甫为叶天士医案所作按语，主要阐述风温的病因、病机、症状及治疗方法。要点如下：其一，指出风为天之阳气，温为化热之邪，两阳熏灼，先伤上焦，出现头胀、汗出、身热、咳嗽等主症，首当辛凉清解，禁用辛温消散。其二，风温的病机以热伤津液为主，故不可用辛温之品，以热助热，损伤肺津，亦不可用苦寒之品，损伤胃气。其三，风温的救逆之法，总以甘药为要，可据证情之不同，或兼寒，或兼温，随证变通。

林珮琴　论风温证治[※*]

风属阳，温化热，两阳熏灼，先伤上焦，上焦近肺，肺气既阻，致头胀脘痞，身热汗出。宜微苦以清降，微辛以宣通，杏仁、香豉、郁金、瓜蒌、橘红、山栀、薄荷、牛蒡，忌辛散劫津，葳蕤汤去麻黄、羌活、木香。

若风温误汗，身灼热者，脉阴阳俱浮，自汗身重，多眠鼻鼾，语言难出，危症也，急用蔗浆、麦冬、白芍、生地、炙草、玉竹、阿胶之属。误下误火熏亦危。其病温而湿胜者，为湿温，身热头重，胸满呕恶，足胫冷。

——清·林珮琴《类证治裁·卷一·温症论治》

【提要】　本论主要阐述风温的证治。要点如下：其一，风、温皆为阳邪，两阳相合，熏灼上焦，肺气宣降失常，出现头胀脘痞，身热汗出等症。其二，风温的治疗原则，当"微苦以清降，微辛以宣通"，清解热邪，宣通气滞。其三，治疗风温，"忌辛散劫津"，若风温误汗，出现危急之症，当用蔗浆、麦冬、白芍、生地、炙甘草、玉竹、阿胶等滋阴养液，扶助正气。

陈平伯、王士雄　论风温提纲**

风温为病，春月与冬季居多。或恶风，或不恶风，必身热，咳嗽，烦渴，此风温证之提纲也。

自注：春月风邪用事，冬初气暖多风。

雄按：冬暖不藏，不必定在冬初也。故风温之病，多见于此。但风邪属阳，阳邪从阳，必伤卫气。人身之中，肺主卫，又胃为卫之本，是以风温外薄，肺胃内应，风温内袭，肺胃受病。其温邪之内外有异形，而肺胃之专司无二致，故恶风为或有之证，而热、渴、咳嗽为必有之证也。

三复仲景书，言温病者再，一则曰："太阳病，发热而渴，不恶寒者为温病。"此不过以不恶寒而渴之证，辨伤寒与温病之异，而非专为风温叙证也。

雄按：此言伏气发为春温，非冬春所感之风温。故曰太阳病，以太阳为少阴之表也。

再则曰："发汗已，身灼热者，名曰风温。"夫灼热因于发汗，其误用辛热发汗可知。仲景复申之曰："风温为病，脉阴阳俱浮，自汗出，身重多眠睡，鼻息必鼾，语言难出。"凡此皆误汗劫液后变见之证，非温病固有之证也。续云："若被下者，直视失溲；若被火者，发黄色，剧则如惊痫状，瘛疭时；若火熏之，一逆尚引日，再逆促命期。"亦止详用下、用火之变证，而未言风温之本来见证也。

——清·王士雄《温热经纬·卷四·陈平伯外感温病篇》

【提要】　本论主要阐述风温的提纲。要点如下：其一，风温春月与冬季居多，提出"或恶风，或不恶风，必身热，咳嗽，烦渴"作为风温的提纲证，其中身热、咳嗽、烦渴为必有之症，恶风为或然症。其二，风温证的病机为风温外薄，肺胃内应。其三，指出仲景所论风温为温病误用辛温发汗之变证，而非温病固有之证。

陈平伯、王士雄　论风温走窜心包**

风温证：热渴烦闷，昏愦不知人，不语如尸厥，脉数者，此热邪内蕴，走窜心包络。当用犀角、连翘、焦远志、鲜石菖蒲、麦冬、川贝、牛黄、至宝之属，泄热通络。热邪极盛，与三焦相火相煽，最易内窜心包，逼乱神明，闭塞络脉，以致昏迷不语，其状如尸，俗谓发厥是也。闭者宜开，故以香开辛散为务。

——清·王士雄《温热经纬·卷四·陈平伯外感温病篇》

【提要】 本论主要阐述风温走窜心包的病机与论治。要点如下：其一，风温热邪极盛，与三焦相火相煽，最易内窜心包，心主神明蒙蔽，机窍不灵，则现昏愦不语、烦躁闷乱等心神不宁之证。其二，风温走窜心包，郁闭神明，此为闭证，闭者宜开，治以香开辛散大法，选用菖蒲、远志等药芳香开窍，连翘、犀角等药辛凉清解，透散郁热，共奏泄热通络开闭之功。

陆廷珍 风温辨论

夫风者天之阳气，温者天之热气，若非其时而见之，即为戾气，人或染之，即为病气。都由冬春久暖，雨泽愆期，风阳化燥，鼓荡寰宇，而人于气交之中，素禀阴亏者，最易凑袭。故风温一症，良由先伏温邪，后再感风，风与温合，是为风温。然温则应火，风则应木，二气相煽，化为壮火，动辄伤肺。故其见症，必面赤舌干，身热神迷，鼻鼾多寐，默默不语，不思饮食，却与中风相似。过一二日后，神志反清，语言反出，似乎欲解，但口渴喜饮，舌干烦热，较甚者何也？以风由外解，而热自内蒸也。故初起即宜外疏风邪，内清温热，须步步照顾阴液，勿泛泛治风而已。倘治失其宜，传变最速，较诸温热则尤险也。

——清·陆廷珍《六因条辨·卷下·风温辨论》

【提要】 本论主要阐述风温的形成机理、症状及治疗原则。要点如下：其一，风温的病因是天气过暖，温邪先潜伏于阴亏之体，继而感受风邪，风与温邪相合而发病。其二，风温以面赤舌干、身热神迷、鼻鼾多寐、默默不语、不思饮食为主症。其三，风温的治疗当"外疏风邪，内清温热"，但需固护津液，以防诊治失宜，变生他证。治疗禁忌只外散风邪，不清里热，致使热自内蒸，出现口渴喜饮，舌干烦热等症状。

陆廷珍 论风温热劫胃阴辨治※*

风温舌绛干焦，神清脉数，而热不肯解，此热劫胃阴。宜用复脉汤去姜、桂，加鲜斛、白芍、地骨皮、梨汁、蔗浆等味，甘凉养阴也。

神清脉数，病退之象。然热不解，而舌绛焦黑，并无苔腻，是为无地之黑，乃热灼伤阴，胃津消烁，非甘凉濡润，充养胃阴，则热何以清？故用复脉汤去姜、桂者，恐增热耳；加蔗、梨者，助甘寒焉。若舌苔黄而焦黑，或老黄如沉香色者，此为有地之黑，因热瘀在腑，宿垢未清，大便闭结，皆宜下之。即用大黄、元明粉、生首乌、鲜生地、鲜石斛、鲜稻根等味，养阴攻热，不必过虑。近时医辈，一见攻下，不问应否，众口交咻，咸为诧异，此不过沽名盗利，以图虚声。殊不知仲景先师，汗、吐、下、和、温、清、补、泻，皆有一定之理。又有急下、微下、先攻、后攻之戒。故命后人云，有是症投是药，方为良医。若恐招是惹非，有是症而不敢投是药，以致因循贻误，坐失机宜，岂得谓之良哉！

——清·陆廷珍《六因条辨·卷下·风温辨论》

【提要】 本论主要阐述风温热劫胃阴的辨证施治。要点如下：其一，风温神清脉数，本为病退之象，但若热不解，舌绛焦黑，并无苔腻，为热伤胃阴，当养阴清热，宜用复脉汤加减。其二，若舌苔黄而焦黑，或老黄，为热结肠腑，宿垢未清，当下之，用大黄、元明粉、首乌、鲜生地、鲜石斛、鲜稻根等药，滋阴养液，攻下热结。

6.3 春 温

春温是由温热病邪内伏而引起的以起病即见发热、心烦、口渴、舌红苔黄，甚则神昏痉厥为特征的伏气温病。多发于春季，或冬春之交，或春夏之际。春温之病，由于冬令人体精气失于固藏，感受寒邪，伏藏于里，郁久化热，至春阳气动泄，伏热外发；或因再感时邪引动伏热而发病。由于春温患者感邪有轻重，正虚有微甚，病位浅深有不同，故有发于气分或发于营分、血分之别。感时邪引动伏热而发病者，亦可见邪郁卫表之证。发于气分，则可见少阳、阳明热盛之象，及时治疗，病可外解；否则气分证不解可深入营分、血分，可见气营（血）两燔、热盛动血、热盛动风、热与血结、邪热内闭心包甚至内闭外脱等病理变化。由于春温因伏热为患，故最易伤阴，后期多致肝肾阴虚。春温的治疗以清热养阴为原则，注意透邪外出，顾护阴精。春温犯卫，宜辛凉解表；热在气分，宜清热养阴；热在营分，宜清营透热；热盛动血，宜凉血解毒；热盛动风，宜清营凉肝熄风；肝肾阴虚，宜滋肾养肝。

朱 肱 论春温证治[*]

问：夏至以前，发热恶寒，头疼，身体痛，其脉浮紧。

此名温病也。春月伤寒，谓之温病。冬伤于寒，轻者夏至以前发为温病，盖因春温暖之气而发也（又非温疫也）。治温病与冬月伤寒、夏月热病不同，盖热轻故也（春初秋末，阳气在里，其病稍轻，纵不用药治之，五六日亦自安），升麻汤、解肌汤、柴胡桂枝汤最良。热多者，小柴胡汤主之；不渴外有微热者，小柴胡加桂枝也；嗽者，小柴胡加五味子也；或烦渴，发热不恶寒，与虚烦者，并竹叶石膏汤次第服之。麻黄、桂枝、大青龙，惟西北二方四时行之无有不验，若江淮间，地偏暖处，惟冬月及正初乃可用正方，自春末至夏至以前，桂枝、麻黄、大青龙内宜加减也。

——宋·朱肱《类证活人书·卷第六·问夏至以前，发热恶寒，头疼，身体痛，其脉浮紧》

【提要】 本论主要阐述春温的症状和治疗。要点如下：其一，春温为伏邪温病，多发于夏至前，症状为发热恶寒，头疼，身体痛，脉浮紧。其二，温病的治疗和冬月伤寒、夏月热病治法不同，因热轻，治疗多用升麻汤、解肌汤、柴胡桂枝汤。其三，麻黄汤、桂枝汤和大青龙汤，西北方四季可用，江淮间唯冬月及正月初可用正方，春末至夏至前当加减应用。

缪希雍 论春温治法[*]

冬伤于寒，至春变为温病，大都头疼发热，或渴或不渴，三阳证俱。然亦间有先微寒，后即发热者，大抵发热其常也。药用辛温，佐以辛寒，以解表邪。太阳宜羌活汤，阳明宜白虎汤，无汗不呕者间用葛根汤。少阳往来寒热等证，不可汗、吐、下，宜和解，小柴胡汤。渴者去半夏，加瓜蒌根。耳聋热盛，去人参，加麦冬、知母、瓜蒌根，渴亦加之。

——明·缪希雍《先醒斋医学广笔记·卷一·寒温夏热病大法》

【提要】　本论主要阐述春温夏热病的辨证施治。要点如下：其一，冬伤于寒，至春变为温病，此即春温，以头疼、发热为主症，治以辛温为主，佐以辛寒，以解表邪。其二，春温表现为三阳经证，宜随证选方，太阳病治宜羌活汤，阳明病治宜白虎汤、葛根汤，少阳病治宜小柴胡汤，并随证加减用药。

吴又可　冬伤于寒至春而发温论

注云：愚谓温与热，有轻重之分。故仲景云：若遇温气，则为温病（此叔和之言，非仲景论）。更遇温热气，即为温毒，热比温尤重故也。但冬伤于寒，至春而发，不感异气，名曰温病，此病之稍轻者也。温病未已，更遇温气，变为温病，此病之稍重者也。《伤寒例》以再遇温气名曰温疫。又有不因冬伤于寒，至春而病温者，此特感春温之气，可名春温，如冬之伤寒，秋之伤湿，夏之中暑相同也。以此观之，是春之温病，有三种不同：有冬伤于寒，至春变为温病者；有温病未已，再遇温气，而为温病者；有重感温气，相杂而为温病者；有不因冬伤于寒，不因更遇温气，只于春时，感春温之气而病者。若此三者，皆可名为温病，不必各立名色，只要知其病原之不同也。

——明·吴又可《温疫论·下卷·诸家温疫正误》

【提要】　本论主要阐述春温病的三种鉴别。要点如下：分析前人有关春天感邪致病的观点，认为春之温病有三种形式：其一是冬伤于寒，至春而发，无其他异气所感，名曰温病。其二是温病未已，又感受温气（或称温毒），比温病稍重，《伤寒例》中称为温疫。其三是不因冬伤于寒，至春而病温者，这是感受春温之气而发病。此三者都可以温病命名。

陶　华　春温综论

温热病者，冬时感寒，偶不即发，寒毒藏于肌肤，至春变为温病，夏变为暑病。暑病者，热又甚于温也。温病，发于春三月夏至前是也。发热咳嗽，头疼身痛，口燥渴，脉浮弦。热甚者，小柴胡汤。热微者，升麻葛根汤、解肌汤。微热不渴，小柴胡加桂枝；咳者，加五味；渴者，去半夏，加瓜蒌、人参。脉实烦渴者，大柴胡汤微利之，以其脉实，必大便难也。虚烦者，竹叶石膏汤，然用羌活汤解之为当；渴，加知母、石膏。

——明·陶华《伤寒六书·伤寒明理续论卷之六·春温变热》

【提要】　本论主要阐述春温的病因病机、症状及治法。要点如下：其一，冬季感受寒邪，寒毒藏于肌肤，至春发为温病，即是春温。其症状为发热咳嗽，头身疼痛，口燥渴，脉浮弦。其二，春温的治疗，当以清透热邪为主，根据症状表现，列举了相应方剂。热重者用小柴胡汤；热轻者用升麻葛根汤、解肌汤；微热不渴者，用小柴胡汤加桂枝；脉实、烦渴者，用大柴胡汤。

◀ 喻 昌 论春温病因※* ▶

仲景书详于治伤寒，略于治温，以法度俱错出于治伤寒中耳。后人未解义例，故春温一证，漫无成法可师，而况触冒寒邪之病少，感发温气之病多，寒病之伤人什之三，温病之伤人什之七，古今缺典，莫此为大。昌特会《内经》之旨，以畅发仲景不宣之奥，然僭窃无似矣。厥旨维何？《内经》云，"冬伤于寒，春必病温"，此一大例也；又云，"冬不藏精，春必病温"，此一大例也；既冬伤于寒，又冬不藏精，至春月同时病发，此一大例也。举此三例以论温证而详其治，然后与三阳、三阴之例，先后同符。盖冬伤于寒，邪藏肌肤，即邪中三阳之谓也。冬不藏精，邪入阴脏，即邪中三阴之谓也。

——清·喻昌《尚论篇·尚论后篇·卷一·尚论春三月温症大意》

【提要】 本论主要阐述春温的发病原因。要点如下：作者认为仲景详于治伤寒，略于治温，导致春温的治疗无法可依。根据《内经》之文，对春温的发病机理进行阐释，认为春温发病的原因有冬伤于寒、冬不藏精、既冬伤于寒又冬不藏精三种情况。冬伤于寒，邪藏肌肤，即邪中三阳；冬不藏精，邪入阴脏，即邪中三阴，与伤寒之三阴三阳证相符。

◀ 周扬俊 春温病论※ ▶

周禹载曰：喻嘉言《尚论篇》，阐发仲景《伤寒论》殊畅也；《医门法律》，阐发《金匮要略》殊贯也。虽皆有所粉本，然学广才张，心灵笔古，以各成其妙者也。至《尚论·温病》云：会《内经》之旨，以发仲景不宣之秘。且谓仲景略于治温，而法度错出于治伤寒中。因《内经》云，"冬伤于寒，春必病温"，此一大例也；"冬不藏精，春必病温"，此一大例也；既冬伤于寒，又冬不藏精，至春月同时病发，此一大例也。奉此三例，以论温证而详其治，然后与仲景三阳三阴之例先后合符。盖冬伤于寒，邪藏肌肤，即邪中三阳之谓也。冬不藏精，邪入阴脏，即邪中三阴之谓也。嘉言之论如此。予谓温病无阴阳之分也，何也？冬有温气，先开发人之腠理，而寒得以袭之，所谓邪之所凑，其气必虚，惟不藏精之人而后虚也。虚则寒伤其经，经必少阴者，以少阴脏本虚也。然所伤原微，且冬月大水当令，其权方盛，微邪不敢抗衡。但卧榻之侧，岂容他人鼾睡？惟有阻彼生意，暗烁精髓。至于春，时强木长，而水不足以供其资，始则当春而温。

门人复问曰：春温亦间有一二表症者乎？曰：有之。伏气之病，虽感于冬，然安保风之伤人，不在伏气将发未发之时乎？但兼外感者，必先头痛，或恶寒而后热不已，此新邪引出旧邪来也。或往来寒热，头痛而呕，稍愈后，浑身壮热为病者，此正气又虚，伏发更重也。总之，无外证者，以黄芩汤为主治。兼外感者，必加柴胡，或以本经药轻解，必无发汗之理。故仲景云：发汗已，身灼热者，名曰风温。谓误用辛热之药，既辛散以劫其阴，复增热以助其阳，遂使热更炽，脉俱浮，有如此之危证也。以及误下、误火，严加戒谕者，舍黄芩汤，别无治法也。

——清·周扬俊《温热暑疫全书·卷一·温病方论·春温病论》

【提要】 本论主要阐述春温产生的原因、症状及治疗。要点如下：其一，素体肾精不足之人，冬季感受温气开发腠理，致寒邪乘虚内袭，伏于少阴之经，暗耗肾精，至春季温气渐盛，伏邪外发，发为春温。其二，春温的发病有新感引动伏邪和伏邪自发两种情况，无外感之表证者，以黄芩汤为主治疗；兼外感者，必加柴胡，或以本经药轻解，但不可发汗。

周扬俊 春温集补证治并方论

凡温病，发必渴而烦扰，胁满口苦，恶热而不恶寒。明系自内发出，更无表证。虽经络不同，必先少阳，以春行风木之令也。

一法，少阳阳明合病，里证多者，承气汤。

一法，三阳合病，大柴胡汤或双解散。

一法，若少阳经有客邪而发，脉弦，两额旁痛，寒热口苦，宜小柴胡去人参、姜、半，加瓜蒌根。有呕者，但去人参。

一法，脉微紧，兼恶寒头痛，宜栀子豉汤，或益元散加葱、豉、薄荷。热甚，凉膈散去大黄、朴硝，加葱、豉。

一法，头痛如破，暴感外邪，宜葛根葱白汤。散邪后，用黄芩汤。

一法，脉洪大而数，外热谵语，热在三焦也，三黄石膏汤。

一法，凡应下证，下后热不去，或暂解复热，再下之。

一法，下后热不止，脉涩咽痛，胸满多汗，热伤血分也，葶苈苦酒汤吐之。

一法，里热已甚，阳邪怫郁，作战而不能汗出，虽下证未全者，宜凉膈散。

一法，腹满烦渴，脉沉实者，三承气汤选用。势剧者，合黄连解毒汤。

——清·周扬俊《温热暑疫全书·卷一·温病方论·春温集补证治并方》

【提要】 本论主要阐述春温的症状及治疗。要点如下：其一，春温为里热外发，先伤少阳，见渴而烦扰，胁满口苦，恶热而不恶寒，而无表证。其二，春温的治疗，根据其发病特点不同，确立相应的十项治法，附以方药。

陆廷珍 春温辨论

尝按：《内经》：冬伤于寒，春必病温。又云：冬不藏精，春必病温。语虽二致，理实一贯，所重在藏精而已矣。盖冬主藏，肾亦主藏，人能体冬之藏阳而藏精，则人不自伤于寒，寒岂遽伤乎人哉！故《四气调神》篇曰：逆冬气者，肾病，奉生者少；逆春气者，肝病，奉长者少；逆夏气者，心病，奉收者少；逆秋气者，肺病，奉藏者少。彼以春起论，而归本奉藏，可知奉时之藏以藏精，则四时生长收藏，于五脏各司一气，交相递运，无偏无胜，而顺一岁之气候也。若烦劳多欲之人，阳气疏泄，阴水先亏，时令之邪，易于凑袭，所谓至虚之处，便是容邪之处也。况春为岁首，冬为岁末，春之发生，赖冬之封藏。观夫诸阴在上，一阳在下，其时天气严寒，而井水反温，及诸阳在上，一阴在下，其时天气炎热，而井水反凉，是阴阳消长，天地阖辟之机也。人生一小天地，苟能顺天时而固密，则肾气内充，命门三焦之阳气，足以固腠理而护皮毛。虽当春令升泄之时，而我身之真气，内外弥沦，不随升令之泄而告匮，纵有寒邪，安能内侵？晋王叔和云，寒毒藏于肌肤，至春而变为温，至夏而变为热，以致后人翻驳。何不云，肾精不藏之人，至春易病温，至夏易病热，便能深入理谭矣。即《内经》"冬伤于寒，春必病温"之句，注家咸谓冬令闭藏，寒毒伏于肾中，病不即发，至春阳气大泄，内伏之寒邪，随升令而外达。后贤钱天来，已大非其说矣。谓：冬伤于寒者，乃冬伤寒水之脏，即冬不藏精之互词，何得以寒邪误解耶！夫寒为杀厉之气，中人即病，非比暑湿之邪，能伏处身中，况肾为生命之本，所关最大，安有寒邪内入，相安无事，直待春时始发之理？由此推之，显系温之为病，由肾精之不藏矣。盖肾既失藏，坎水先亏，少阳之少火，悉化为壮火，与春时之温气，互相交炽。然亦必因外感微寒，而能引动，故初起亦似伤寒之头痛身疼，发热恶寒，较诸伤寒，则传变尤速，而于幼稚者为甚。以体属纯阳，阳与阳合，其感尤易，甚而化斑化痘，为惊为厥者也。然此"温"字，又与瘟疫不同。瘟疫乃不正之戾气，四时皆有，而此温乃独发于春，故名春温。至于治法，总宜辛凉清解，预顾阴液，大忌辛温升散，鼓动风阳。苟能临症制宜，对症发药，庶不愧为司命矣。故不揣谫陋，列为条辨，同道君子，知我罪我，其在斯乎！

——清·陆廷珍《六因条辨·卷上·春温辨论》

【提要】　本论主要阐述春温的病因病机及治疗原则。要点如下：其一，春温的发生，在于肾精不足，无以封藏，致虚热内生，与来春之温气相合，致体内伏热内盛，再因外感微寒，引动伏热，发为风温。以小儿为纯阳之体，易感而病重。其二，治疗宜辛凉清解，预顾阴液，大忌辛温升散，抱薪救火，鼓动风阳，致变证丛生。

雷　丰　冬伤于寒春必病温论

《经》谓"冬伤于寒，春必病温"，是训人有伏气之为病也。夫冬伤于寒，甚者即病，则为伤寒；微者不即病，其气伏藏于肌肤，或伏藏于少阴，至春阳气开泄，忽因外邪乘之，触动伏气乃发，又不因外邪而触发者，偶亦有之。其藏肌肤者，都是冬令劳苦动作汗出之人；其藏少阴者，都是冬不藏精肾脏内亏之辈。此即古人所谓最虚之处，便是容邪之处。何刘松峰、陈平伯诸公，皆谓并无伏气，悖《经》之罪，其何逭乎！据丰论春时之伏气有五：曰春温也，风温也，温病也，温毒也，晚发也。盖春温者，由于冬受微寒，至春感寒而触发。风温者，亦由冬受微寒，至春感风而触发。温病者，亦由冬受微寒，寒酿为热，至来春阳气弛张之候，不因风寒触动，伏气自内而发；温毒者，由于冬受乖戾之气，至春夏之交，更感温热，伏毒自内而发。晚发者，又由冬受微寒，当时未发，发于清明之后，较诸温病晚发一节也。此五者，皆由冬伤于寒，伏而不发，发于来春而成诸温病者，当辨别而分治之。

春温： 考诸大家论春温者，惟嘉言与远公，精且密矣。嘉言以"冬伤于寒，春必病温"为一例，"冬不藏精，春必病温"又为一例，既伤寒，且不藏精，至春同时并发，又为一例。举此三例，以论温病，而详其治。远公所论都是春月伤风之见证，分出三阳若何证治，三阴若何证治。观二家之论，可谓明如指掌。然宗嘉言不合远公，宗远公不合嘉言，反使后人无从执法。其实嘉言之论，遵经训分为三例，意在伏气；远公之论，皆系伤风见证，意在新感。总之春温之病，因于冬受微寒，伏于肌肤而不即发，或因冬不藏精，伏于少阴而不即发，皆待来春加感外寒，触动伏气乃发焉，即《经》所谓"冬伤于寒，春必病温"，"冬不藏精，春必病温"是也。

其初起之证，头身皆痛，寒热无汗，咳嗽口渴，舌苔浮白，脉息举之有余，或弦或紧，寻之或滑或数，此宜辛温解表法为先；倘或舌苔化燥，或黄或焦，是温热已抵于胃，即用凉解里热法；如舌绛齿燥，谵语神昏，是温热深踞阳明营分，即宜清热解毒法，以保其津液也；如有手足瘛疭，脉来弦数，是为热极生风，即宜却热息风法；如或昏瞶不知人，不语如尸厥，此邪窜入心包，即宜祛热宣窍法。春温变幻，不一而足，务在临机应变可也。

——清·雷丰《时病论·卷之一·冬伤于寒春必病温大意》

【提要】　本论主要阐述冬伤于寒春必病温的大意。要点如下：其一，总结了前人关于温病的论述，认为春温之病，因于冬受微寒，伏于肌肤而不即发，或冬不藏精，伏于少阴而不即发，以上两种情况，皆可因来春感受外寒，触动伏气而发为春温。其二，春温初起，头身疼痛，发热恶寒，无汗，咳嗽口渴，舌苔浮白，脉浮，可兼弦、紧、滑、数，此时宜辛温解表；入胃则清解里热；入营则清热凉营；动风则清热息风；神昏则清热开窍。

柳宝诒　论伏气发温与暴感风温病原不同治法各异

冬时伏邪，郁伏至春夏，阳气内动，化热外达，此伏气所发之温病也。《内经》云：冬伤于寒，春必病温。又云：凡病伤寒而成温者，先夏至日为病温，后夏至日为病暑。《难经》云：伤寒有五，有温病，有热病。《伤寒论》云：太阳病，发热而渴，不恶寒者为温病。凡此皆指伏邪所发之温病言也。另有一种风温之邪，当春夏间感受温风，邪郁于肺，咳嗽发热，甚则发为痧疹。《内经》所谓"风淫于内，治以辛凉"，叶氏《温热论》所谓"温邪上受，首先犯肺"者，皆指此一种暴感风温而言也。伏气由内而发，治之者以清泄里热为主。其见证至繁且杂，须兼视六经形证，乃可随机立法。暴感风温，其邪专在于肺，以辛凉清散为主，热重者兼用甘寒清化。其病与伏温病之表里出入，路径各殊；其治法之轻重深浅，亦属迥异。近人专宗叶氏，将伏气发温之病，置而不讲，每遇温邪，无论暴感、伏气，概用叶氏辛凉轻浅之法，银翘、桑菊，随手立方，医家病家，取其简便，无不乐从。设有以伏气之说进者，彼且视为异说，茫然不知伏气为何病。嗟乎！伏温是外感中常有之病，南方尤多，非怪证也。其病载在《内经》《难经》《伤寒论》诸书，非异说也。临证者，竟至茫然莫辨，门径全无，医事尚堪问哉！

——清·柳宝诒著《温热逢源·卷下·论伏气发温与暴感风温病原不同治法各异》

【提要】　本论主要阐述春温与暴感风温的鉴别。要点如下：其一，伏气温病即为春温，其与暴感风温，皆多发于春夏之间，但两者发病不同，治疗迥异，故须鉴别。其二，伏气温病，为里热外达，其病起于里，故其治疗当以清泄里热为主，随其兼症加减变化。暴感风温为风温外袭，专伤于肺，较伏气温病轻浅，当以辛凉清散为主，可兼用甘寒清化。其三，强调伏气温病尤多，医家不可不识，亦不可用治暴感风温之法治之。

6.4 暑 温

　　暑温是夏季感受暑热病邪引起的，初起以阳明气分热盛为主要证候表现的急性外感热病。病程中易致耗气伤津，病情变化多端而迅速，并易出现危重证候，或产生后遗症。本病有夹湿和不夹湿之别，其中夹湿者又称为暑湿。暑温之病，内因为正气不足，元气先亏，或里湿困脾，外因为感受暑热或暑湿病邪而致病。初起即见壮热、汗多、口渴、脉洪大等阳明气分热盛候。如属暑温夹湿之证，还伴有湿邪困阻的病变。若病邪猖獗，人体正虚，起病即可见暑热病邪直中心包，侵及肝经而致神昏、痉厥。若气分暑热不能及时清解，最易化火，深入心营，迅速出现痰热闭窍、风火相煽、引动肝风等危重病证。暑温后期，暑热久羁，余邪可伤及心肾。若痰瘀阻滞经络，筋脉失利，可见手足拘挛、肢体强直或瘫痪等后遗症。暑温基本治法为清暑泄热。初起暑入阳明气分，治宜辛寒清气，涤暑泄热。若暑热耗伤气阴，则清暑益气生津；暑热夹湿困阻中焦，则清暑化湿。中期暑热化火，内传营血，闭阻心包，引动肝风，则须根据病情分别采用清营凉血、化痰开窍、凉肝息风等法。后期余邪未净，气阴未复，治以益气养阴，清泄余热。

❖ 王 纶 暑温综论※* ❖

　　夏至日后病热为暑，暑者相火行令也。夏月人感之，自口齿而入，伤心包络之经，其脉虚，或浮大而散，或弦细芤迟。盖热伤气则气消，而脉虚弱。其为症，汗，烦则喘渴，静则多言，身热而烦，心痛，大渴引饮，头疼，自汗，倦怠少气，或下血，发黄，生斑，甚者火热致金不能平木，搐搦，不省人事。治暑之法，清心、利小便最好。暑伤气，宜补真气为要。又有恶寒，或四肢逆冷，甚者迷闷不省，而为霍乱吐利，痰滞呕逆，腹痛泻痢。此则非暑伤人，乃因暑而自致之病也。以其因暑而得，故亦谓之暑病，治法不同。

　　　　　　　　　　　　——明·王纶撰，薛己注《明医杂著·卷之三·暑病》

　　【提要】　本论主要阐述暑温的病因病机、症状及治法。要点如下：其一，暑温的形成，为夏至后暑热由口齿而入，伤于心包络，易耗伤气阴。其二，症状表现为多汗、烦渴、喘、心痛、大渴引饮、头疼、少气，或下血、发黄、抽搐，其脉虚，或浮大而散，或弦细芤迟等，为暑热耗伤气阴甚则热盛动风之征象。其三，治疗当以清心、利小便为大法。暑热伤气者，宜补益真气。其四，因暑天而得之暑病，尚有霍乱、腹痛、泻痢等病症，与暑温不同。

❖ 吴鞠通 暑温成于上热下湿论※* ❖

　　形似伤寒，但右脉洪大而数，左脉反小于右，口渴甚，面赤，汗大出者，名曰暑温。在手太阴，白虎汤主之；脉芤甚者，白虎加人参汤主之。

　　此标暑温之大纲也。按：温者热之渐，热者温之极也。温盛为热，木生火也；热极湿动，火生土也；上热下湿，人居其中，而暑成矣。若纯热不兼湿者，仍归前条温热例，不得混入暑也。形似伤寒者，谓头痛、身痛、发热恶寒也。水火极不同性，各造其偏之极，反相同也，故《经》谓：水极而似火也，火极而似水也。伤寒，伤于水气之寒，故先恶寒而后发热。寒郁人身卫阳之气而为热也，故仲景《伤寒论》中，有已发热或未发热之文。若伤暑则先发热，热极而后恶寒。盖火盛必克金，肺性本寒，而后恶寒也。然则伤暑之发热恶寒，虽与伤寒相似，其所以然之故实不同也，学者诚能究心于此，思过半矣。脉洪大而数，甚则芤，对伤寒之脉浮紧而言也。独见于右手者，对伤寒之左脉大而言也，右手主上焦气分，且火克金也，暑从上而下，不比伤寒从下而上，左手主下焦血分也，故伤暑之左脉反小于右。口渴甚面赤者，对伤寒太阳证面不赤，口不渴而言也。火烁津液，故口渴。火甚未有不烦者，面赤者，烦也。"烦"字从火从页，谓火现于面也。汗大出者，对伤寒汗不出而言也。首白虎例者，盖白虎乃秋金之气，所以退烦暑，白虎乃暑温之正例也。其源出自《金匮》，守先圣之成法也。

——清·吴鞠通《温病条辨·卷一·上焦篇·暑温》

【提要】 本论主要阐述暑病与伤寒的不同。要点如下：其一，"暑温"之名，首见于本论。认为暑温的形成，在于天暑下迫，地湿上蒸，人在其中，感受暑热夹湿之邪而发病。其二，暑温形似伤寒，当加以鉴别。二者皆有头痛身痛，发热恶寒，但伤寒先恶寒后发热，暑温则先发热而后恶寒。暑温脉洪大而数，甚则芤，独见于右手者；伤寒脉浮紧，左脉大。暑病口渴甚，面赤；伤寒面不赤，口不渴。暑病汗大出，而伤寒汗不出。其三，暑温的治疗当首用白虎汤，清解暑热。气阴耗伤者，加人参，以益气生津。

吴鞠通 论手太阴暑温辨治[※*]

手太阴暑温，如上条证，但汗不出者，新加香薷饮主之。

证如上条，指形似伤寒，右脉洪大，左手反小，面赤口渴而言。但以汗不能自出，表实为异，故用香薷饮发暑邪之表也。按香薷辛温芳香，能由肺之经而达其络。鲜扁豆花，凡花皆散，取其芳香而散，且保肺液，以花易豆者，恶其呆滞也。夏日所生之物，多能解暑，惟扁豆花为最。如无花时，用鲜扁豆皮。若再无此，用生扁豆皮。厚朴苦温，能泄实满。厚朴，皮也，虽走中焦，究竟肺主皮毛，以皮从皮，不为治上犯中。若黄连、甘草，纯然里药，暑病初起，且不必用，恐引邪深入，故易以连翘、银花，取其辛凉达肺经之表，纯从外走，不必走中也。

温病最忌辛温，暑病不忌者，以暑必兼湿，湿为阴邪，非温不解，故此方香薷、厚朴用辛温，而余则佐以辛凉云，下文湿温论中，不惟不忌辛温，且用辛热也。

——清·吴鞠通《温病条辨·卷一·上焦篇·暑温》

【提要】 本论主要阐述手太阴暑温的辨证施治。要点如下：其一，暑温病，面赤口渴但汗不能自出者，为表实之证，故用香薷饮发散在表之暑邪。其二，温病的治疗本应忌用辛温，但暑易夹湿，而湿为阴邪，非温不解，因此应用香薷、厚朴等辛温之品以解湿邪。

吴鞠通 论手厥阴暑温辨治[※*]

脉虚，夜寐不安，烦渴舌赤，时有谵语，目常开不闭，或喜闭不开，暑入手厥阴也。手厥阴暑温，清营汤主之。舌白滑者，不可与也。

夜寐不安，心神虚而阳不得入阴也。烦渴，舌赤，心用恣而心体亏也。时有谵语，神明欲乱也。目常开不闭，目为火户，火性急，常欲开以泄其火，且阳不下交于阴也；或喜闭不喜开者，阴为亢阳所损，阴损则恶见阳光也。故以清营汤急清营中之热，而保离中之虚也。若舌白滑，不惟热重，湿亦重矣，湿重忌柔润药，当于湿温例中求之，故曰不可与清营汤也。

——清·吴鞠通《温病条辨·卷一·上焦篇·暑温》

【提要】 本论主要阐述手厥阴暑温的辨证施治。要点如下：其一，暑温病，出现夜寐不安、烦渴、谵语、舌赤、脉虚等症状，提示已入于手厥阴经，扰动心神，耗伤阴液。其二，手厥阴暑温，当以清营汤治疗，清解营热，滋养心阴。但若舌苔白滑，则提示湿热并重，清营汤阴柔滋润，故不可用之。

吴鞠通 论暑温病久辨治

暑邪久热，寝不安，食不甘，神识不清，阴液元气两伤者，三才汤主之。

凡热病久入下焦，消烁真阴，必以复阴为主；其或元气亦伤，又必兼护其阳。三才汤两复阴阳，而偏于复阴为多者也。温热、温疫未传，邪退八九之际，亦有用处。暑温未传，亦有用复脉、三甲、黄连阿胶等汤之处，彼此互参，勿得偏执。盖暑温不列于诸温之内，而另立一门者，以后夏至为病暑，湿气大动，不兼湿不得名暑温，仍归温热门矣。既兼湿，则受病之初，自不得与诸温同法。若病至未传，湿邪已化，惟余热伤之际，其大略多与诸温同法。其不同者，前后数条，已另立法矣。

——清·吴鞠通《温病条辨·卷三·下焦篇·暑温·伏暑》

【提要】 本论主要阐述暑温病久辨证施治的特点。要点如下：其一，暑温病久，传于下焦，煎灼真阴，应复阴为主，兼护其阳，用三才汤两复阴阳。暑温未传，复脉汤、三甲复脉汤、黄连阿胶汤等皆可随证选用。其二，暑温不同于其他温病，"以后夏至为病暑，湿气大动，不兼湿不得名暑温"，暑温常兼湿邪为患。若湿邪已化，热伤之际与其他温病治法相同。

6.5 湿 温

湿温是感受湿热邪气所引起的初起以恶寒少汗、身热不扬、身重肢倦、胸闷脘痞、苔腻脉缓为特征的急性外感热病。发病季节以夏末秋初为多。湿温之病，与脾胃损伤，湿热内蕴有密切的关系。起病之初，邪遏卫气，多湿重于热。中期湿热留连气分，困遏气机，以脾、胃为病变中心，或偏于脾，或偏于胃。湿热交蒸，又可郁阻中焦，流注下焦，缠绵难解，出现气分湿热的多种证候。若湿重热轻，湿浊久郁不解，则湿渐伤阳，发展为寒湿或湿胜阳微等变证。若热重湿轻，湿热交蒸而化燥，可耗伤阴液，深入营分、血分，出现动风发痉、闭窍昏厥、动血出血等重证。湿温的治疗总以清热化湿为原则。湿郁上焦，宣肺化湿；湿阻中焦，辛开苦降；湿热中阻，则清化湿热；湿留下焦，淡渗利湿；湿热化燥入营，清营凉血。

王叔和　湿温综论[※*]

伤寒湿温，其人常伤于湿，因而中暍，湿热相薄，则发湿温。病苦两胫逆冷，腹满叉胸，头目痛苦，妄言，治在足太阴，不可发汗。汗出必不能言，耳聋，不知痛所在，身青，面色变，名曰重暍，如此者死。医杀之也。

——晋·王叔和《脉经·卷七·病不可发汗证》

【提要】　本论主要阐述湿温的病因病机、症状及治法。要点如下：其一，湿温的形成常因素体湿盛，再伤热邪，致湿热相搏，发为湿温。湿热遏阻阳气，故两胫逆冷，腹满叉胸；湿热郁蒸，故头目痛苦，妄言。其二，湿温可从足太阴论治，不可发汗。若误发汗，恐生变证。

周扬俊　湿温先伤湿后伤暑论[※*]

《活人书》云：先伤于湿，又中于暑，名曰湿温。许学士云：先受暑，后受湿。所言先后感受不同。然湿病则缓，暑中则速。由斯以推，先湿后暑者为确也。其证两胫逆冷，胸满，头目痛，妄言多汗。盖湿得暑邪遏抑阳气，故胫冷而腹满；暑挟湿邪郁蒸为热，故头痛妄言多汗。其脉阳濡而弱，阴小而急。许学士以关前为阳，关后为阴。纪氏以浮为阳，沉为阴。罗谦甫云：濡弱见于阳部，湿拌暑也；小急见于阴部，暑拌湿也。然湿伤血则必小急，暑伤气则必濡弱，于此加浮为阳，沉为阴者当矣。

——清·周扬俊《温热暑疫全书·卷二·热病方论·总论温热死脉死证》

【提要】　本论主要阐述湿温的发病原由及证候表现。要点如下：其一，辨析朱肱《活人书》与许叔微之言，指出湿温的起因当先伤于湿，后中于暑。湿热闭阻阳气，故胫冷而腹满；湿热郁蒸，则头痛，妄言，多汗。其二，对湿温脉象"阳濡而弱，阴小而急"进行了辨析，认为"小急"为湿伤血所致，"濡弱"为暑伤气而来，而"阴阳"当作"浮沉"解。

李用粹　湿温病在心脾论[※*]

湿温者，亦外感病中之一症也。因先伤湿而又伤暑，湿与热搏，病在心脾二经。其症恶寒壮热，头目痛，胸腹满，口虽渴而不能饮冷，多汗妄言，不省人事，两胫逆冷。其脉寸濡而弱，尺小而急者是也。宜茯苓二术汤加减，不可汗下。误汗，则不能言，耳聋呕恶，身变赤色，不知痛处者，名曰重暍，死。误下，则头汗喘急，二便不止者，亦死。

——清·李用粹《证治汇补·卷一·提纲门·暑症·附湿温》

【提要】　本论主要阐述湿温的病因病机、症状及治法。要点如下：其一，湿温因先伤湿而又伤暑，湿与热搏，病在心脾二经。其二，其症状表现恶寒壮热，头目痛，胸腹满，口渴而不能饮冷，多汗妄言，不省人事，两胫逆冷，以湿热困阻气机、蒙蔽心神为主要特点。其三，治疗宜茯苓二术汤加减，忌用汗、下之法。

◆ 吴鞠通　论湿温证治[※*]

　　头痛恶寒，身重疼痛，舌白不渴，脉弦细而濡，面色淡黄，胸闷不饥，午后身热，状若阴虚，病难速已，名曰湿温。汗之则神昏耳聋，甚则目瞑不欲言；下之则洞泄；润之则病深不解。长夏、深秋、冬日同法，三仁汤主之。

　　头痛恶寒，身重疼痛，有似伤寒，脉弦濡，则非伤寒矣。舌白不渴，面色淡黄，则非伤暑之偏于火者矣。胸闷不饥，湿闭清阳道路也。午后身热，状若阴虚者，湿为阴邪，阴邪自旺于阴分，故与阴虚同一午后身热也。湿为阴邪，自长夏而来，其来有渐，且其性氤氲黏腻，非若寒邪之一汗即解，温热之一凉即退，故难速已。世医不知其为湿温，见其头痛恶寒、身重疼痛也，以为伤寒而汗之，汗伤心阳，湿随辛温发表之药，蒸腾上逆，内蒙心窍则神昏；上蒙清窍，则耳聋目瞑不言。见其中满不饥，以为停滞而大下之，误下伤阴，而重抑脾阳之升，脾气转陷，湿邪乘势内渍，故洞泄。见其午后身热，以为阴虚，而用柔药润之，湿为胶滞阴邪，再加柔润阴药，二阴相合，同气相求，遂有锢结而不可解之势。惟以三仁汤轻开上焦肺气，盖肺主一身之气，气化则湿亦化也。湿气弥漫，本无形质，以重浊滋味之药治之，愈治愈坏。

——清·吴鞠通《温病条辨·卷一·上焦篇·湿温》

　　【提要】　本论主要阐述湿温的证候表现、治疗原则及治疗禁忌。要点如下：其一，湿温表现为头痛恶寒，身重疼痛，舌白不渴，脉弦细而濡，面色淡黄，胸闷不饥，午后身热。治以三仁汤，轻开上焦肺气，气化则湿亦化。其二，详细阐释湿温若辨证不清，误用汗法、下法、滋阴之法的后果，强调湿温禁用汗法、下法与滋阴之法。

◆ 章　楠　论湿温病因病机[※*]

　　湿温者，夏感暑湿，及四时温病，而体质阳虚多湿者，则热为湿遏，不能宣达，湿因热蒸，蕴酿胶黏，故最淹缠难愈。或胸腹满闷，或体重酸疼，或为疟疾，或为泻痢，或为黄疸，或为痹肿，变证多端，皆湿热为病，是名湿温也。

——清·章楠《医门棒喝·卷二·温暑提纲》

　　【提要】　本论主要阐述湿温的病因病机及其转归。要点如下：其一，湿温的外因是夏感暑湿或四时温病，内因是体质阳虚多湿。热为湿遏，湿因热蒸，湿热互结，缠绵难愈。其二，湿温的变证多端，或胸腹满闷，或体重酸疼，或为疟疾，或为黄疸等。

◆ 章　楠　湿温综论[※*]

　　湿温者，以夏令湿盛，或人体阳虚多湿，而感四时杂气，遂成湿温。虽四时皆有，而夏秋为多。湿热二气胶黏，淹缠难愈。如从下受，则足肿体重；上受，则头目昏闷。胸满腹膨，午寒乍热，胃不思食，渴不欲饮，大便溏泄，频而不爽，小便黄赤，短而不利，或变黄疸，或化疟痢，皆湿热二气合病也。良由清阳不振，阴邪窃踞，故宜苦温芳香，以宣三焦气化，使小便通利为法。如藿香正气、五苓、六和、消暑丸等方，审证选用。仲景言湿家忌发汗，指湿热在里者。（批：若寒热在表，当用汗解，如仲景之麻黄连翘、麻黄附子等法是也。暑湿胶黏，而在半表半里，故汗之反伤，而邪不出。）因其胶黏之邪，汗之徒泄津液伤元气，而邪仍在，反变坏证矣。既为胶黏之邪，故寒滞之药，亦不宜用。若见腹满，妄用大黄攻泻，则更伤肾元、败脾阳，胀必愈甚，而至危殆，故又不可下也。其或湿盛热轻，尤当用辛热如姜附之类，使阳气克振而佐二苓滑石等，以泄其湿。兼表分者可加防己、赤小豆、木通之类，此大法也。吴门薛生白先生，有《湿热条辨》三十五则，论治甚详，宜参究之。

——清·章楠《医门棒喝·卷二·证治大法·湿温》

【提要】　本论主要阐述湿温的病因病机、症状及治法。要点如下：其一，湿温以夏令湿盛，或人体阳虚多湿，感四时杂气而成。虽四时皆有，而夏秋为多。其二，湿热二气胶黏，缠绵难愈。湿热在下，则足肿体重；湿热在上，则头目昏蒙。或出现清阳不升，浊阴不降，胸满腹膨，乍寒乍热，胃不思食，渴不欲饮，大便溏泄等症状。其三，其治疗宜苦温芳香，以宣三焦气化，使小便通利，可选用藿香正气散、五苓散等方。不可妄用汗法、清法及下法，以防损伤正气，凝滞气机。

林珮琴　湿温综论*

伤于湿，又中暑，暑挟湿邪，郁蒸为热，其脉寸濡而弱，尺小而急，身痛头重，妄言自汗，两胫逆冷，湿遏阳气。忌发汗，汗之名重喝，必死。苍术白虎汤。胸满，香薷饮加半夏、苍术。头胀耳聋，邪与气混也，正气散去腹皮、白术、姜、枣，加连翘、银花、牛蒡子。小便不利，大便反快，五苓散合白虎汤或天水散。

——清·林珮琴《类证治裁·卷一·温症论治（湿温）》

【提要】　本论主要阐述湿温的病因病机、症状及治法。要点如下：其一，湿温由暑热挟湿，郁蒸为热所致。证见身痛头重，妄言自汗，两胫逆冷，寸脉濡弱，尺脉细小而拘急。其二，治疗上，应用苍术白虎汤，燥湿清热，随证加减。但忌用发汗之法。

吴鞠通　论湿温证治*

头痛恶寒，身重疼痛，舌白不渴，脉弦细而濡，面色淡黄，胸闷不饥，午后身热，状若阴虚，病难速已，名曰湿温。汗之则神昏耳聋，甚则目瞑不欲言，下之则洞泄，润之则病深不解，长夏深秋冬日同法，三仁汤主之。（头痛恶寒，身重疼痛，有似伤寒，脉弦濡，则非伤寒矣。舌白不渴，面色淡黄，则非伤暑之偏于火者矣。胸闷不饥，湿闭清阳道路也。午后身热，状若阴虚者，湿为阴邪，阴邪自旺于阴分，故与阴虚同一午后身热也。湿为阴邪，自长夏而来，其来有渐，且其性氤氲黏腻，非若寒邪之一汗而解，温热之一凉则退，故难速已。世医不知其为湿温，见其头痛恶寒，身重疼痛也，以为伤寒而汗之，汗伤心阳，湿随辛温发表之药蒸腾上逆，内蒙心窍则神昏，上蒙清窍则耳聋目瞑不言。见其中满不饥，以为停滞而大下之，误下伤阴，而重抑脾阳之升，脾气转陷，湿邪乘势内渍，故洞泄。见其午后身热，以为阴虚而用柔药润之，湿为胶滞阴邪，再加柔润阴药，二阴相合，同气相求，遂有锢结而不可解之势。惟以三仁汤轻开上焦肺气，盖肺主一身之气，气化则湿亦化也。湿气弥漫，本无形质，以重浊滋味之药治之，愈治愈坏。伏暑、湿温，吾乡俗名秋呆子，悉以陶氏《六书》法治之，不知从何处学来，医者呆，反名病呆，不亦诬乎！再按：湿温较诸温，病势虽缓而实重，上焦最少，病势不甚显张，中焦病最多，详见中焦篇，以湿为阴邪故也，当于中焦求之。）

——清·吴鞠通《温病条辨·卷一·上焦篇·湿温》

【提要】　本论主要阐述湿温的症状、治疗原则及治疗禁忌。要点如下：其一，湿温以头痛恶寒、身重疼痛、舌白不渴、面色淡黄、胸闷不饥、午后身热为主症，并对其证候加以分析。其二，湿温的治疗，以三仁汤为主方，开宣上焦肺气。肺气宣降如常，气机条达，津液输布无滞，则水湿得以宣化。其三，湿温禁汗、下、润，汗之易蒙蔽清窍致神昏，下之易伤脾阳而见洞泄，润之易使湿邪胶着难解，产生诸多变症。

6.6　伏　暑

伏暑是感受暑热病邪或暑湿病邪至秋冬而发的一种伏气温病。临床以发病急骤、病情深重、病势缠绵为特征。伏暑之病因，内因为正气不足，气虚不能抗邪外出，外因为夏月感受暑热病邪或暑湿病邪，郁伏于体内，未即发病，至深秋或冬月，由当令时邪触动诱发而成。发病初期，暑湿病邪郁伏气分，病变以暑湿内郁气分为主；若暑热病邪郁伏营分而发，其病变以暑热内舍营分为重心。由当令时邪外感引动而发，初起均有表证，或为卫气同病，或为卫营同病。中期，卫气同病者，因表解则见暑湿内蕴气分，郁阻少阳，进而暑湿困阻脾胃，或与胃肠积滞交结，阻于肠道。气分证不解，可化燥伤阴而深入营血。后期，可见肾气大伤，下元亏虚，固摄失职的病机变化。治疗以清泄里热为主，兼以透表。暑湿郁伏而初发于气分，清暑化湿兼以透表；暑热郁伏而发于营分，清营凉血，化瘀解毒兼以透表。如郁阻少阳，治宜清泄少阳，分消湿热。如暑湿挟滞，阻结肠道，治宜导滞通下，清热化湿。

◆ 李　梴　论伏暑病机 ※*◆

伏暑即冒暑，久而藏伏三焦、肠胃之间，热伤气而不伤形，旬月莫觉，变出寒热不定、霍乱吐泻、膨胀中满、疟痢烦渴、腹痛下血等症。但暑病多无身痛，间有痛者，或为澡浴，水湿相搏耳。

——明·李梴《医学入门·外集·卷四·杂病提纲·外感·暑》

【提要】　本论主要阐述伏暑的病机及症状。要点如下：其一，伏暑即触冒暑邪，邪留于三焦、胃肠，伏而后发者。证见恶寒发热、口渴、吐泻、胀满、疟疾、痢疾、腹痛、便血等。其二，从症状上鉴别了伏暑与暑病，指出暑病多无身痛之症，若有身痛者，当有触冒湿邪病史，为水湿相搏所致。

吴鞠通 论伏暑发病特点※*

长夏受暑，过夏而发者，名曰伏暑。霜未降而发者少轻，霜既降而发者则重，冬日发者尤重，子、午、丑、未之年，为多也。

长夏盛暑，气壮者不受也。稍弱者，但头晕片刻，或半日而已，次则即病；其不即病而内舍于骨髓，外舍于分肉之间者，气虚者也。盖气虚不能传送暑邪外出，必待秋凉金气相搏而后出也。金气本所以退烦暑，金欲退之，而暑无所藏，故伏暑病发也。其有气虚甚者，虽金风亦不能击之使出，必待深秋大凉、初冬微寒相逼而出，故尤为重也。子、午、丑、未之年为独多者，子、午君火司天，暑本于火也；丑、未湿土司天，暑得湿则留也。

——清·吴鞠通《温病条辨·卷一·上焦篇·伏暑》

【提要】 本论主要阐述伏暑的发病特点。要点如下：其一，伏暑由长夏暑热之邪中于虚人，气虚不能托邪外出，致邪气伏藏体内，待秋凉外束，伏邪外出而发病。其二，伏暑的发病有轻重之别，"霜未降而发者少轻，霜既降而发者则重"。其三，子、午、丑、未年，伏暑发病较重。子、午年少阴君火司天，火热之气盛，故暑热病邪较其他年份更为重；丑、未年太阴湿土司天，暑湿易胶结为病，导致病势缠绵。

陆廷珍 伏暑辨论※

尝观医书林立，并无伏暑之名。惟《己任编》有"秋时晚发，以感证之法治"之一语，因著伏暑之称。盖人于盛暑之际，汗泄气疏，百节弛张，设或有隙，邪乘虚入，《内经》所谓至虚之处，便是容邪之处也。又云：春伤于风，夏必飧泄；夏伤于暑，秋必发疟；秋伤于燥，冬生咳嗽；冬伤于寒，春必病温。可知四时伏气，皆能为病。即伏寒、伏风、伏燥，皆可与伏暑立名主病。故春温为冬令之伏寒，肠风为春令之伏风，疟痢为夏间之伏暑，咳嗽为秋天之伏燥，以类而推。古人治病立法，良有以也，惜后人习焉不察，漫不关心耳。予苦心斯道，廿载虚名，何敢妄为议论。特前贤既启其端，后人未穷其旨，聊为引伸，以备葑菲之遗，庶可测伏暑之有由名。且不但可测伏暑之有由名，更可测伏暑之有由病，而有由治焉矣。

——清·陆廷珍《六因条辨·卷中·伏暑辨论》

【提要】 本论主要阐述伏暑的病名及病机。要点如下：其一，盛夏之时，暑热蒸腾，腠理开泄，卫气随津外泄，暑热乘虚而入，伏藏于人体至虚之处。其二，依《内经》之言，认为"四时伏气，皆能致病"，春温为冬季之伏寒，肠风为春季之伏风，疟痢为夏季之伏暑，咳嗽为秋天之伏燥，而伏暑是其中之一。

陆廷珍 论伏暑提纲※*

伏暑秋发，头痛无汗，恶寒发热，身痛，胸腹满闷，或吐或泻，此新感外邪，引动伏暑。宜用香薷饮合正气散，表里两和也。

此伏暑之提纲。凡夏间伏暑，因遇秋令凄怆之寒，袭于腠理，致内邪亦为引动。故无汗头痛身疼，发热恶寒，系新感之见证，病尚在表。胸腹满闷，吐泻交作，系伏暑之发动，病涉在里。大凡看法，须辨明新感与伏邪，何有何无，孰轻孰重。故用香薷饮合正气散者，借香薷、藿香、苏叶、芷、桔之苦辛走表而散新邪，夏、朴、陈皮、大腹、神曲之辛温理中而疏伏邪，则内外通彻，邪自疏泄矣。

——清·陆廷珍《六因条辨·卷中·伏暑辨论·伏暑条辨二十八条·伏暑条辨》

【提要】　本论主要阐述伏暑的提纲证。要点如下：伏暑病发于秋季，以头痛无汗、恶寒发热、身痛、胸腹满闷、或吐或泻为主症。因新感外邪，引动伏暑而发病。宜用香薷饮合正气散，外散表邪，辛温理中而疏伏邪，使表里两和。并阐释其证治的机理。

雷　丰　伏暑综论※*

伏天所受之暑者，其邪盛，患于当时；其邪微，发于秋后。时贤谓秋时晚发，即伏暑之病也。是时凉风飒飒，侵袭肌肤，新邪欲入，伏气欲出，以致寒热如疟，或微寒，或微热，不能如疟分清。其脉必滞，其舌必腻，脘痞气塞，渴闷烦冤，每至午后则甚，入暮更剧，热至天明得汗，则诸恙稍缓。日日如是，必要二三候外，方得全解。倘调理非法，不治者甚多。不比风寒之邪，一汗而解，温热之气，投凉则安。

拟用清宣温化法，使其气分开，则新邪先解，而伏气亦随解也。然是证变易为多，其初起如疟，先服清宣温化法。倘畏寒已解，独发热淹绵，可加芦、竹、连翘，本法内之半夏、陈皮，乃可删去，恐其温燥之品，伤津液也。其舌苔本腻，倘渐黄、渐燥、渐黑、渐焦，是伏暑之热，已伤其阴，于本法内可加洋参、麦冬、元参、细地治之。倘神识昏蒙者，是邪逼近心包，益元散，紫雪丹，量其证之轻重而用。倘壮热舌焦，神昏谵语，脉实不虚，是邪热归并阳明，宜用润下救津法治之。如年壮体强，以生军易熟军，更为有力。种种变证，务在临证之时，细审病之新久、体之虚实，按法用之，庶无差忒耳！

——清·雷丰《时病论·卷之五·夏伤于暑秋必疟大意·伏暑》

【提要】　本论主要阐述伏暑的病因病机、症状及治法。要点如下：其一，伏暑病因，为伏天感受暑邪，因邪气轻微，未能即时发病，待秋凉外束，引动伏邪外出，表现为寒热如疟、午后热甚、口渴、脘痞、苔腻、脉象涩滞。其二，伏暑易生变证，伏暑的治疗，当先用清宣温化之法，解其外邪。外邪已解，气机舒展，伏邪可随之外透而解；若畏寒已解，发热仍在，提示表邪虽去，里邪尚存，当去温燥之品，加用滋阴润燥之类以防津液耗伤。邪陷心包者，清热开窍；兼阳明腑实者，釜底抽薪。

俞根初　伏暑伤寒综论*

伏暑伤寒（一名伏暑兼寒，通称伏暑晚发。）

因：夏伤于暑，被湿所遏而蕴伏，至深秋霜降及立冬前后，为外寒搏动而触发。邪伏膜原而在气分者，病浅而轻；邪舍于营而在血分者，病深而重。

证：邪伏膜原，外寒搏束而发者，初起头痛身热，恶寒无汗，体痛肢懈，脘闷恶心，口或渴或不渴，午后较重，胃不欲食，大便或秘或溏，色如红酱，溺黄浊而热；继则状如疟疾，但寒热模糊，不甚分明，或皮肤隐隐见疹，或红或白，甚或但热不寒，热甚于夜，夜多谵语，辗转反侧，烦躁无奈，渴喜冷饮，或呕或呃，天明得汗，身热虽退，而胸腹之热不除，日日如是，速则三四候即解，缓则五七候始除。舌苔初则白腻而厚，或满布如积粉，继则由白转黄，甚则转灰转黑，或糙或干，或焦而起刺，或燥而开裂。此为伏暑之实证，多吉少凶。若邪舍于营，外寒激动而发者，一起即寒少热多，日轻夜重，头痛而晕，目赤唇红，面垢齿燥，心烦恶热，躁扰不宁，口干不喜饮，饮即干呕，咽燥如故，肢虽厥冷，而胸腹灼热如焚，脐间动气跃跃，按之震手，男则腰痛如折，先有梦遗，或临病泄精，女则少腹酸痛，带下如注，或经水不应期而骤至，大便多秘，或解而不多，或溏而不爽，肛门如灼，溺短赤涩，剧则手足瘛疭，昏厥不语，或烦则狂言乱语，静则郑声独语。舌色鲜红起刺，别无苔垢，甚则深红起裂，或嫩红而干光，必俟其血分转出气分，胎始渐布薄黄，及上罩薄胎黏腻，或红中起白点，或红中夹黑苔，或红中夹黄黑起刺。此为伏暑之虚证，多凶少吉。其他变证，兼寒者暑邪内郁，则成痎疟，或间一日而发，或间二日而发，总多寒轻而热重，终则瘅疟而无寒。夹积者暑毒下陷，则成赤痢，或黄脓白涕，或夹青汁黑垢，总多稠黏而无粪，终则下多而亡阴。

脉：左弦紧，右沉滞，此《内经》所谓"夏伤于暑，秋必痎疟"者是也。实则有正疟、类疟之殊，皆暑湿伏邪，至秋后被风寒新邪引动而发也。若左弦数，右弦软，此《内经》所谓"逆夏气则伤心，内舍于营，奉收者少，冬至重病"是也。皆《内经》所论伏暑内发及伏暑晚发之明文也。

治：邪伏膜原而在气分，先以新加木贼煎，辛凉微散以解外，外邪从微汗而解。暂觉病退，而半日一日之间，寒虽轻而热忽转重，此蕴伏膜原之暑湿，从中而作，固当辨其所传而药之，尤必辨其暑与湿孰轻孰重。传胃而暑重湿轻者，则用新加白虎汤加连翘、牛蒡，辛凉透发，从疹痦而解。传二肠则伏邪依附糟粕，即用枳实导滞汤，苦辛通降，从大便而解。解后，暂用蒿芩清胆汤，清利三焦，使余邪从小便而解。然每有迟一二日，热复作，苔复黄腻，伏邪层出不穷，往往经屡次缓下，再四清利，而伏邪始尽。邪虽尽，而气液两伤，终以竹叶石膏汤去石膏，加西洋参、鲜石斛、鲜茅根、青蔗汁、甘凉清养以善后。传脾而湿重暑轻者，先用大橘皮汤加茵陈、木通，温化清渗，使湿热从小便而泄。然脾与胃以膜相连，湿在胃肠之外，热郁在胃肠之中，其湿热黏腻之伏邪，亦多与肠中糟粕相搏，蒸作极黏腻臭秽之溏酱矢，前方酌加枳实导滞丸、更衣丸等缓下之，必俟宿垢下至五六次或七八次，而伏邪始尽。邪既尽，而身犹暮热早凉者，阳陷入阴，阴分尚有伏热也，可用清燥养营汤，加鳖血柴胡（八分）、生鳖甲（五钱）、青蒿脑（钱半）、地骨皮（五钱），清透阴分郁热，使转出阳分而解。解后则以七鲜育阴汤（鲜生地五钱、鲜石斛四钱、鲜茅根五钱、鲜稻穗二支、鲜雅梨汁、鲜蔗汁各两瓢冲、鲜枇杷叶去毛，炒香，三钱），滋养阴液以善后。若邪舍于营而在血分，先与加减葳蕤汤，加青蒿脑、粉丹皮，滋阴宣气，使津液外达，微微汗出以解表；继即凉血清营以透邪。轻则导赤清心汤，重则犀地清络饮，二方随证加减。若已痉厥并发者，速与犀羚三汁饮，清火熄风，开窍透络，定其痉以清神识。若神识虽清，而夜热间有谵语，舌红渐布黄腻，包络痰热未净者宜清肃，玳瑁郁金汤去紫金片，加万氏牛黄丸（二颗，药汤调下）。口燥咽干，舌干绛而起裂，热劫液枯者宜清滋，清燥养营汤去新会皮，加鲜石斛、熟地露、甘蔗汁。心动而悸，脉见结代，舌淡红而干光，血枯气怯者宜双补，复脉汤加减。冲气上逆，或呃或厥，或顿咳气促，冲任脉搏，舌胖嫩圆大，阴竭阳厥者宜滋潜，坎气潜龙汤主之。亦有凉泻太过，其人面白唇淡，肢厥便泄，气促自汗，脉沉细或沉微，舌淡红而无苔，气脱阳亡者宜温补，附子理中汤，加原麦冬、五味子救之。

——清·俞根初著，何廉臣等增订，徐荣斋重订《重订通俗伤寒论·第八章伤寒兼证·第十二节伏暑伤寒》

【提要】 本论主要阐述伏暑的病因病机、症状及治法。要点如下：其一，伏暑伤寒是由夏伤于暑，暑为湿遏，伏藏于膜原或营分，秋后由外寒引动而触发。其中，邪伏膜原而在气分，病浅而轻，为实证；邪在营而在血分，病深而重，属虚证。其二，伏暑伤寒的脉象，表现为左弦紧右沉滞，或左弦数右弦软，皆暑湿伏邪，秋后感风寒引动而发之象。其三，治疗上，若邪伏膜原在气分者，先辛凉微散以解表邪；又依传胃而暑重湿轻和传脾而湿重暑轻二种证候，分别给予相应的治法方药。伏暑预后多气阴两伤，应滋阴养液以善后。若邪舍于营在血分者，先滋阴解表，继则清热凉血，透邪外达。邪在血分，多见阴血耗伤，因此清透邪热之时，当注意滋补阴液。此外凉泻太过，损伤阳气，或气随津脱，致阳气外亡者，亦需用扶阳之法。

陆廷珍 伏暑辨论

尝观医书林立，并无伏暑之名。惟《已任编》有秋时晚发，以感证之法治之一语，因著伏暑之称。盖人于盛暑之际，汗泄气疏，百节弛张，设或有隙，邪乘虚入，《内经》所谓至虚之处，便是容邪之处也。又云：春伤于风，夏必飧泄；夏伤于暑，秋必发疟；秋伤于燥，冬生咳嗽；冬伤于寒，春必病温。可知四时伏气，皆能为病。即伏寒、伏风、伏燥，皆可与伏暑立名主病。故春温为冬令之伏寒，肠风为春令之伏风，疟痢为夏间之伏暑，咳嗽为秋天之伏燥，以类而推。古人治病立法，良有以也，惜后人习焉不察，漫不关心耳。予苦心斯道，廿载虚名，何敢妄为议论。特前贤既启其端，后人未穷其旨，聊为引伸。以备菁菲之遗，庶可测伏暑之有由名。且不但可测伏暑之有由名，更可测伏暑之有由病，而有由治焉矣。

——清·陆廷珍《六因条辨·卷中·伏暑辨论》

【提要】 本论主要阐述伏暑的病名及病因。要点如下：其一，夏季暑热隆盛之时，汗出较多，腠理疏松，暑热之邪乘虚内入，伏于体内，过时而发，称为伏暑。其二，作者根据《内经》理论，认为伏藏体内的四时邪气皆能致病，非独伏暑一病。伏邪致病理论为当世医者所不察，故作者特此提出以彰古人之法。

何廉臣 论伏暑辨治*

廉勘：春夏间伏气温热，秋冬间伏暑晚发，其因虽有伤寒、伤暑之不同，而其蒸变为伏火则一。故其证候疗法，大致相同，要诀在先辨湿燥，次明虚实，辨得真方可下手。俞公此论，颇有妙旨，耐人研究。后贤如王孟英，论伏气之治，亦语语精诚。大旨谓伏气温病，自里出表，乃先从血分而后达于气分，故起病之初，往往舌润而无苔垢，但察其脉噢，或弦或数，口未渴而心烦恶热，即宜投以清解营阴之药，迫邪从气分而化，苔始渐布，然后再清其气分可也。伏邪重者，初起即舌绛咽干，甚有肢冷脉伏之假象，亟宜大清阴分伏邪。继必厚腻黄浊之苔渐生，此伏邪与新邪先后不同处，更有邪伏深沉，不能一齐外出者，纵治之得法，而苔退舌淡之后，逾一二日，舌复干绛，苔复黄燥，正如抽蕉剥茧，层出不穷，不比外感温暑，由卫及气，自营而血也。秋冬伏暑，证势轻浅者，邪伏膜原，深沉者亦多如此，苟阅历不多，未必知其曲折乃尔也。此真阅历有得之言欤！然金针虽度，奈粗工只知新感伤寒，不知伏气温暑，羌、苏、荆、防，随手乱投，不知汗为心之液，恣用辛温燥烈药，强发其汗，则先伤其津液，涸其汗源，汗何能出？汗不出，反益病，往往发痉谵语，衄血喘满，昏迷闷乱，发痉发厥，变证百病，目击心伤。石顽老人曰：世人只知辛温药能发汗，不知辛凉药亦能发汗。华岫云曰：辛凉开肺，便是汗剂。故余治伏暑内发，新凉外束，轻则用益元散加葱、豉、薄荷，重则用叶氏荷杏石甘汤加葱、豉，皆以辛凉泄卫法解外。外解已，而热不罢，伏暑即随汗而发，必先审其上中下三焦，气营血三分随证用药。盖暑湿内留，多潜伏于三焦膜络之间，外与皮肉相连，内与脏腑相关。伏暑传膜外溃，从皮肉而排泄者，气分病多；入络内陷，从脏腑而中结者，营分血分病多，阴分病亦不少。凡病在上焦气分者，酌与薛氏五叶芦根汤加味（杜藿香叶、苏佩兰叶、苏薄荷叶、霜桑叶、炒香枇杷叶、鲜卷心竹叶、青箬叶、活水芦笋、鲜冬瓜子、荷花露），宣上焦以清肃肺气；若在上焦营分者，酌与叶氏犀角地黄汤加味（犀角尖、鲜生地、银花、连翘、广郁金、鲜石菖蒲、鲜大青、粉丹皮、竹叶卷心、鲜茅根、野菰根，亦可重用生玳瑁代犀角），清上焦以凉透心营；若邪犯包络，舌色纯绛鲜泽者，前汤调下安宫牛黄丸，舌罩一层垢浊薄苔者，调下《局方》至宝丹，芳香宣窍以清包络。病在中焦气分者，酌与王氏连朴饮加味（川连、川朴、焦栀、香豉、仙半夏、水节根、石菖蒲、枳实、条芩），苦降辛通以清胃气；若在中焦血分者，酌与吴氏养营承气汤加减（鲜生地、生白芍、老紫草、白知母、小枳实、真川朴、生锦纹酒浸汁、鲜茅根），凉血泻火以保胃液。病在下焦气分者，酌与桂苓甘露饮加减（官桂、赤苓、猪苓、泽泻、滑石、石膏、寒水石、小青皮），辛淡降泄以清化肾气；若在下焦阴分血室者，酌与章氏青蒿鳖甲汤加减（青蒿脑、生鳖甲、归须、新绛、细生地、东白薇、银胡、地骨皮、鲜茅根、来复丹。虚谷治热入血室，邪结血分，长热不退，夜多谵语，左关脉沉涩，服二三剂后，夜即安睡至晓，畅解小便，色深碧，稠如胶浆，谵语止，热即退，历验，较吴氏青蒿鳖甲煎效尤速），透络热以清镇血海；若在阴分精室者，酌与陶氏逍遥汤加减（西洋参、知母、川柏、韭白、猓鼠矢、青竹皮、秋石水炒槐蕊、滑石、生甘细梢、裩裆灰、肾茎及子宫痛甚者，再加杜牛膝、当门子），逐败精以肃清髓热。善后之法，则一以滋养阴液，肃清余热为主，如叶氏加减复脉汤（北沙参、龙牙燕、陈阿胶、吉林参、麦冬、大生地、生白芍、清炙草、白毛石斛、鲜茅根）及甘露饮加西参蔗浆汁，往往得育阴垫托，从中下焦血分复还气分，阴分转出阳分，少腹部及两腰部，发白痦黑疹而解。惟病在中下焦胃肠，夹食积者最多，每用陆氏润字丸，磨荡而缓下之；或用枳实导滞丸，消化而轻逐之。此皆治伏暑晚发，博采众长之疗法也。然素心谨慎，选药制方，大旨以轻清灵稳为主，以近今膏粱体，柔脆居多，故于去病之时，不得不兼顾其虚也。

——清·俞根初著，何廉臣等增订，徐荣斋重订《重订通俗伤寒论·第八章伤寒兼证·第十二节伏暑伤寒》

【提要】　本论主要阐述伏暑的辨证施治。要点如下：本论为何氏对俞根初伏暑伤寒之论的补充。他认为伏暑多由暑湿内伏膜原，外感辛凉而诱发。伏暑的治疗，当先辛凉解外。外邪已解，暑湿可随之外达。因膜原外连皮肉，内系脏腑，邪离膜原，可外出于皮肉而入气分，亦可内结脏腑而入营血。因此，当根据邪气停踞之部位，"必先审其上中下三焦，气营血三分随证用药"。治疗当以"清轻灵稳"为准则，祛邪之时，体质柔弱者当兼顾其虚。

戴天章 论暑温辨治[※*]

温热，伏邪也。凡言兼者，伏邪兼他邪，二邪兼发者也。治法以伏邪为重，他邪为轻，故略治他邪，而新病即解。约而计之，大约有八。……

其三兼暑，病名暑温，一名暑热。初起一二日，身大热，背微恶寒，与伤寒略同。但伤寒先恶寒而后发热，虽热甚亦周身恶寒。暑温则先发大热，热极而后背恶寒，继则但热无寒，口大渴，汗大出，且必有面垢齿燥，心烦懊侬，便闭溺涩，或泻不爽等兼症。脉则右洪数，左脉反小，甚则厥深热深，手足逆冷，脉滑而厥。治法宜察病势。势轻者，但先轻宣上焦，如桔梗汤加苦杏仁、青蒿露，或五叶芦根汤加西瓜翠衣、银花露之类；势重者，必肃清上中二焦，如荷杏石甘汤、竹叶石膏汤之类，甚则三黄石膏汤去麻黄，加薄荷、青蒿。若热深肢厥，神识昏迷者，热厥也，即热气闭塞空窍所致，必须辛凉重剂兼芳香开窍，如白虎汤加鲜竹叶、童桑枝、瓜霜、紫雪丹之类；挟痰者，加竹沥、竺黄、石菖蒲、川贝、白薇、新定牛黄清心丸、犀珀至宝丹等选用。若肝风内动，手足发痉，必须熄风清火，凉血透络，如犀羚白虎汤重加桑叶、丹皮、菊花、钩藤、童便等之类。若热盛烁肺，络伤咯血者，必须凉血降火，肃清络热，如白虎汤重加鲜竹茹、鲜茅根、童便等之类。血再不止，加鲜生地、犀角汁。若热盛伤气，脉大而芤者，必须清热扶气，白虎加人参汤主之。若喘喝欲脱，汗多脉散者，必须敛津益气，《千金》生脉散主之。惟其间挟酒湿食滞，肌热无汗，胸膈痞满者，最忌白虎法清凉寒润，必须苦辛开泄，小陷胸加枳实合泻心法最效。间有表见身痛，宜参用香薷、秦艽；里见腹满，宜参用苍术、厚朴者，正不以寒凉逆折其邪也。虽然，伏邪兼风、兼寒，四时皆有，至若兼暑一症，惟长夏有之。故温热症总以风温、冷温为最多。

——清·戴天章原著，陆九芝删定何廉臣重订《重订广温热论·第一卷·温热总论·论温热兼症疗法》

【提要】 本论主要阐述暑温的辨证施治。要点如下：其一，从伏邪立论，认为暑温的形成由内有伏邪，外伤暑热所致。其二，暑温初起，身大热，背微恶寒，与伤寒相类似，但发热恶寒有先后之别，可以此为辨。其三，治疗上，病势轻者，先轻宣上焦，用桔梗汤或五叶芦根汤加味；病势重者，必肃清上中二焦，用荷杏石甘汤、竹叶石膏汤之类，甚则三黄石膏汤加减；若热深肢厥，神识昏迷，为热气闭塞空窍所致，必须辛凉重剂兼芳香开窍，用白虎汤加味及紫雪丹，并附不同的兼症，给予加减用药。

6.7 冬 温

冬季感受温热病邪引起的温病称为冬温。冬季气候异常，应寒反暖，容易产生风热病邪，由此出现冬温。风热病邪由口鼻而入，初起多有肺卫见证。继而表证解而肺热渐炽，出现邪热壅肺，肺失宣降之证；热郁于肺，炼液为痰，可致痰热阻肺，或痰热互结于上焦，气机失于通降而成痰热互结之证。肺与大肠相表里，肺热下移大肠，导致肠腑气化不行，燥热内结而便秘；也可因肺热移肠，大肠传导失司而导致泄泻。邪热在肺，易于耗伤肺胃之阴液，故冬温后期多现肺胃阴伤的病理改变。治疗以清泻肺热为原则。初起邪在肺卫，治宜辛散凉泄，透邪外达；邪渐入里，治宜清热宣肺；邪热灼津为痰，结于胸膈胃脘者，治宜辛开苦降，清化痰热。至于邪热传至胃肠，其轻者，犹可辛寒透泄，达邪出表；其下迫大肠，传导失司而下利者，宜苦寒清热止利；其热结肠腑，腑气不通者，宜苦寒攻下，导热下行。病变后期肺胃阴伤者，宜甘寒滋养肺胃之阴。但需要注意本病初起不可过用辛温消散，防其更灼津液；不可过用寒凉，以免凉遏卫气，阻滞气机，使邪热难于外达，反致传变内陷。

巢元方　论温病与冬温的鉴别*

温病者，是冬时严寒，人有触冒之，寒气入肌肉，当时不即发，至春得暖气而发，则头痛壮热，谓之温病。又冬时应寒而反暖，其气伤人即发，亦使人头痛壮热，谓之冬温病。凡邪之伤人，皆由触冒，所以感之。小儿虽不能触冒，其乳母抱持解脱，不避风邪冷热之气，所以感病也。

——隋·巢元方《诸病源候论·卷四十六·小儿杂病诸候·温病候》

【提要】　本论主要阐述温病与冬温的鉴别。要点如下：温病与冬温，皆有头痛壮热之症状，但是温病为冬季感受寒邪，伏藏于肌肉，至春得春温之气而发病，冬温为感受冬季非时之温气中病即发。

王肯堂　论冬温伤寒温病的鉴别**

自霜降以后，天令寒冱，感之而病者，伤寒也。（脉浮紧无汗，为伤寒，脉浮缓有汗，为伤风。）霜降以后，当寒而不寒，乃更温暖，因而衣被单薄，以致感寒而病者，冬温也。（时气发斑，与伤寒热未已再遇温热，为温毒。）春时天道和暖，有人壮热口渴，而不恶寒者，温病也。以辛温汗之则坏矣。（若天令尚寒，冰雪未解，感寒而病者，亦曰伤寒。）

——明·王肯堂《证治准绳·伤寒·入门辨证诀·伤寒类伤寒辨》

【提要】　本论主要阐述伤寒、冬温与温病的鉴别。要点如下：其一，伤寒为感受霜降之后的寒邪所致，因其脉症不同，分为伤寒与伤风。其二，冬温为霜降之后，不寒而反温，失于调摄，感受非时之邪而发。其三，温病发于春季，表现为壮热口渴、不恶寒，并提出禁用辛温发汗的治疗禁忌。

吴又可　冬温综论**

冬温，《活人书》曰：冬应寒而反大温折之，责邪在肾。宜葳蕤汤。丹溪曰：冬温为病，非其时有其气者，冬时严寒，君子当闭藏而反发泄于外，专用补药带表药。

——明·吴又可《温疫论·下卷·诸家温疫正误》

【提要】　本论主要阐述冬温的病因病机、症状及治疗。要点如下：其一，引用《活人书》及朱丹溪的观点，认为冬温为冬季感受非时之温气，热性升散，致使肾失封藏，阴精耗伤，阳气发泄于外而致。其二，冬温的治疗，当以葳蕤汤为主方，滋补阴液，兼解表邪，补而兼散。

周扬俊　论冬温证治[※*]

一法，冬时有非节之暖，未至而至，即为不正之气。独冬不藏精之人，肾气外泄，腠理不固，温气袭人，感之为病，此为冬温。脉必寸洪尺数，或实大，心烦呕逆，身热不恶寒，或头疼身重，面肿咳嗽，咽痛下利，与温无异，而时令不同也。宜阳旦汤，加桔梗、茯苓。

一法，若有寒食停滞，加厚朴温药一味，以温散其中，黄芩凉解其外，即仲景阴旦汤之意也。

一法，若先感温气，即被严寒遏抑，则发热而微畏寒，汗不出而烦扰，阳旦加麻黄、石膏发之。

一法，医视冬温，每有误认伤寒，辛热发汗，致令发斑成毒者，当以升麻葛根汤，加犀角、黑参，或犀角黑参汤。

一法，更有辛热发汗，徒耗津液，里热益甚，胸腹满闷，因误用下药，反发热无休止，脉来涩。此阴血受伤也，急宜葶苈苦酒汤探之，以收阴气，泄邪热。若服后热势转剧，神气昏愦，谵语错乱者，必不救也。冬温为病，亦自不一，当各随见证治之。

凡冬温之毒，大便泄而谵语，脉虚小，手足冷者，皆不治也。

——清·周扬俊《温热暑疫全书·卷一·温病方论·春温集补证治并方·附冬温》

【提要】　本论主要阐述冬温的病因病机、症状及治法。要点如下：其一，冬令调摄失常，肾中精气外泄，腠理不固，感受非时之暖，则发为冬温。其二，冬温出现身热不恶寒、头痛、心烦、咽痛咳嗽、脉洪数或实大等热象，与温病表现相类似，只是发病季节不同。其三，治疗当以阳旦汤加桔梗茯苓为主方，并随证加减。作者所用之阳旦汤即为仲景桂枝汤加黄芩，将辛温解表与苦寒清热相结合，去性存用，辛苦寒法，以散其在表之热邪。其四，由于医家对于冬温病认识不够，每误用汗、下之法，致变证丛生，作者对此提出了救误之法，并提出了冬温病的死证。

陆廷珍　论冬温初起证治[※*]

冬温初起，头痛无汗，恶寒发热，口渴鼻干，脉数，此温邪在表。宜用薄荷、大力、荆芥、连翘、桑叶、淡豉、蒌皮、杏仁、葛根、枇杷叶等味，辛凉汗解也。

无汗头痛，恶寒发热，原与伤寒无异。但口渴鼻干，脉数气躁，则有不同。盖伤寒邪在于表，理宜温散；冬温邪伏于内，理宜清泄。非用薄荷、荆芥、桑叶、淡豉、葛根苦辛泄表，连翘、蒌皮、杏仁、枇杷叶辛凉清内，则不能表里两清，必致传变无穷矣。

——清·陆廷珍《六因条辨·卷中·冬温温毒辨论·冬温条辨十条·冬温条辨》

【提要】　本论主要阐述冬温初起的证治。要点如下：其一，冬温初起，以头痛无汗、恶寒发热、口渴鼻干、脉数为主要临床表现，其中恶寒发热、无汗头痛虽与伤寒表现相同，但口渴鼻干、脉数等热象可作为鉴别要点。其二，冬温初起的治疗当用薄荷、牛蒡子、连翘等清泄之品。冬温既有"温邪在表"，又有"邪伏于内"，因此必使其表里两清，方不至传遍无穷。

陆廷珍　冬温综论*

尝考轩岐《灵》《素》，及仲景《伤寒杂病》《金匮玉函》诸书，有伤寒而无冬温。迨南医辈出，始著其名。其症之由，皆因冬令温燠，阳失潜藏，甚至冰霜不见，桃李舒葩，而乾坤之气，遂有辟而无阖矣。人生一小天地，天地既有辟而无阖，则人身之气化亦有泄而无藏矣。是故冬应寒而反温者，即为恒燠之咎征。人或正气有亏，则邪尤易感，以致头痛无汗，发热恶寒，与伤寒仿佛，但口渴脉数，鼻干气燥，则与伤寒有异，甚则为痧为斑为痘，皆此类也。更有阴亏阳亢之体，阴气暴绝，阳邪独发，初起便目赤齿枯，舌绛口渴，斑如锦纹，神昏咽痛，脉弦数促，此名温毒，即《伤寒》例中阳毒症也。较诸冬温更上一层，为感症中之最险者，故名为毒。而惟幼稚为甚者，盖以体属纯阳，阳与阳合，以类相招，其感尤速。凡遇此症，即宜辛凉清解，甘寒养阴，佐以解毒，可免万一。若再温表，犹抱薪救火，定遭热毙。故大江以南，地卑气湿，潮湿雾露皆能致病。况冬失其令，尚易感温，其真伤寒者，廿无一二。间有证类太阳，而头痛身疼，发热恶寒，只须辛凉清解，得汗即愈。究因地暖气疏，易感易散，非若此方地寒气刚，可概以真伤寒法治之也。

——清·陆廷珍《六因条辨·卷中·冬温温毒辨论》

【提要】　本论主要阐述冬温的发病原因、证候表现及治疗原则。要点如下：其一，天人相应，冬应寒而反温，则天地之气有开而无合，人之气亦有泄而无藏，正气虚者易感受冬季反常之温邪，发为冬温。其二，冬温的临床表现为头痛无汗、发热恶寒、口渴脉数、鼻干气燥，当与伤寒相鉴别。热毒较盛者，可出现痧、斑、痘，甚则发为温毒。其三，冬温的治疗，当以辛凉清解、甘寒养阴为大法，不可辛温解表以助其热。

雷　丰　冬温综论*

昔贤谓冬应寒而反温，非其时而有其气，人感之而即病者，名曰冬温是也。其劳力辛苦之人，动作汗出，温气乘袭，多在于表；其冬不藏精之人，肾经不足，温气乘袭，多在于里。冬温虽发于冬时，然用药之法，与伤寒迥别。盖温则气泄，寒则气敛，二气本属相反，误用辛温，变证迭出矣。其证头痛有汗，咳嗽口渴，不恶寒而恶热，或面浮，或咽痛，或胸疼，阳脉浮滑有力者，乃温邪窜入肺经也，宜用辛凉解表法加连翘、象贝治之。口渴甚者，温邪入胃腑也，再加芦根、花粉治之。如或下利，阴脉不浮而滑，温邪已陷于里也，宜以清凉透邪法加葛根、黄芩治之。倘热势转剧，神气昏愦，谵语错乱，舌苔转黑者，不易治也，勉以祛热宣窍法治之，紫雪丹亦可用之。种种变证，不能尽述，须仿诸温门中之法可也。

或问：冬温发热而不恶寒，倘恶寒者，为何病也？答曰：冬温恶寒，偶亦有之，良由先感温气，即被严寒所侵，寒在外而温在里，宜用辛温解表法先去寒邪，继用凉解里热法而清温气。

又问曰：伤寒、冒寒皆恶寒，何以别之？曰：伤寒、冒寒初起无口渴，以此别之？曰：温邪当发为冬温，倘其微者，伏而不发，为何病也？曰：伏而不发，来春必变为温毒也。凡治时病者，新邪伏气，切要分明，庶不至千里毫厘之失。

又问：先生之书，专为六气而设，风、寒、暑、湿、燥，皆已详明，何独火证不详？恐为不全之书，而火证可补述否？答曰：子不知君火秉权之候，有温病、温毒也；相火主政之时，有热病、暑病也。君相司令而病者，非火证而何？何不全之有哉！况火为阳邪，其证最著，如脉数有力，舌苔黄燥，或目赤，或口渴，或喉痛，或溺红，皆火证也，法当清凉治之。其余五志之火，龙雷之火，悉属内伤，兹不论之。

——清·雷丰《时病论·卷之八·冬伤于寒大意·冬温》

【提要】　本论主要阐述冬温的病因病机、症状及治法。要点如下：其一，冬温由冬季感受不正之温气而形成。辛苦劳力之人，腠理开泄，感受冬之温邪，病多起于表；素体肾精亏损之人，感受冬之温邪，多起于里。其二，强调冬温病虽发于冬季，不可误认为伤寒而用辛温法治疗，以免抱薪救火。其三，对冬温不同阶段，邪气侵袭部位不同，提出了不同治法，但总以清凉为其大法。

7 疫 病

7.1 疫病总论

疫病是感受疫疠之气引起的具有强烈传染性和广泛流行性的急性传染病的总称。又称"瘟疫"。根据其疾病寒热性质之不同，通常分为温疫和寒疫两大类。又有大头瘟、烂喉痧、霍乱、疟疾等暴怪之病，症状各异，众人所患皆同，又将其称为"杂疫"。疫病之邪，古代医家称为"杂气""疠气""戾气""毒气""异气"等，具有以下致病特点：具有强烈的传染性，易引起流行；多通过口鼻、接触等方式入侵机体，病变部位具有特异性；致病暴戾，病情凶险，病变复杂；具有种属感染特异性；温热属性为多，易耗伤阴津；一年四季均可发病。疫病的辨证方法通过历代医家的不断充实与发挥，内容较为丰富，除了温病学卫气营血辨证和三焦辨证两大主要辨证纲领之外，还包括六经辨证、表里辨证、气血辨证等，使疫病的辨证理论体系不断趋于完善。疫病的预防原则，包括避其毒气、药物预防和存其正气三个方面。疫病的治疗原则，包括首重祛邪、明辨病种、确定病位、顾护正气四点。疫病的治法，可概括为表里双解法、辛寒清透法、清热解毒法、泻热通腑法、芳香化湿法、开达膜原法、清营凉血法、开窍息风法、扶正透邪法、活血化瘀法和益气养阴法等多种治法。

◆ 巢元方　疫疠病候 ◆

其病与时气、温、热等病相类，皆由一岁之内，节气不和，寒暑乖候，或有暴风疾雨，雾露不散，则民多疾疫。病无长少，率皆相似，如有鬼厉之气，故云疫疠病。

——隋·巢元方《诸病源候论·卷之十·疫疠病诸候·疫疠病候》

【提要】　本论主要论述了疫疠的致病特点。要点如下：其一，疫疠与时气、温、热均属一年之内，节气不和、气候乖戾所成之病。其二，疫疠具有不分长幼症状相似的特点，因其如有鬼厉之气，而得名疫疠。

◆ 朱　肱　论温疫治法* ◆

问：一岁之中，长幼疾状多相似，此名温疫也。四时皆有不正之气，春夏亦有寒清时，秋冬或有暄暑时。人感疫疠之气，故一岁之中，病无长少，率相似者，此则时行之气，俗谓之天行是也，老君神明散、务成子萤火丸、圣散子、败毒散。（冬气温，春气寒，夏气冷，秋气热，为时气。时气与伤寒同，而治有异者，盖因四时不正之气而更改，不拘以日数浅深，汗、吐、下随证施行，所以圣散子不问表、里、阴、阳者此也。唯圣散子性差热，用者宜详之。）若春应暖而清气折之，则责邪在肝。（三四月或有暴寒，其时阳气尚弱，为寒所折，病热犹轻，升麻散、解肌汤主之。）夏应暑而寒气折之，则责邪在心。（五月六月阳气已盛，为寒所折，病热则重。七月八月阳气已衰，为寒所折，病热亦微，调中汤、射干汤、半夏桂枝甘草汤可选而用之。）秋应凉而反大热抑之，则责邪在肺。（湿热相搏，民多病瘅。瘅者，黄也，宜白虎加苍术汤煎茵陈汁，调五苓散。）冬应寒而反大温抑之，则责邪在肾。（其冬有非节之暖者，名为冬温。此属春时阳气发于冬时，则伏寒变为温病，宜葳蕤汤。）仲景云：冬温之毒，与伤寒大异。盖伤寒者，伤寒气而作。冬温者，感温气而作。寒疫者，暴寒折人，非触冒之过。其治法不同，所施寒热温凉之剂亦异，不可拘以日数，发汗吐下，随证施行。要之治热以寒，温而行之；治温以清，冷而行之；治寒以热，凉而行之；治清以温，热而行之。以平为期，不可以过，此为大法。

——宋·朱肱《类证活人书·卷第六·问一岁之中，长幼疾状多相似》

【提要】　本论主要阐述瘟疫发病与季节的关系和治法。要点如下：其一，瘟疫发病与四季气候的反常密切相关，不同季节病发于不同脏腑，故春季治肝，夏季治心，秋季治肺，冬季治肾。其二，瘟疫的病程不循伤寒传变的日数规律，故在治法上作者强调"发汗吐下，随证施行"，但瘟疫治疗大法仍是以热治寒，以寒治热，以平为期。

庞安时　天行温病论

庞曰：辛苦之人，春夏多温热者，皆由冬时触冒寒毒所致。自春及夏至前为温病者，《素问》、仲景所谓伤寒也。有冬时伤非节之暖，名曰冬温之毒，与伤寒大异，即时发病温者，乃天行之病耳。其冬月温暖之时，人感乖候之气，未即发病，至春或被积寒所折，毒气不得泄，至天气暄热，温毒乃发，则肌肉斑烂也。又四时自受乖气，而成腑脏阴阳温毒者，则春有青筋牵，夏有赤脉攒，秋有白气狸，冬有黑骨温，四季有黄肉随，治亦别有法。《难经》载五种伤寒，言温病之脉，行在诸经，不知何经之动，随经所在而取之。中风木，伤寒金，热病火，湿温水，温病土，治之者各取其属。据《难经》，温病本是四种伤寒，感异气而变成温病也。土无正形，因火而名，故以温次热也。土寄在四维，故附金木水火而变病，所以王叔和云：阳脉浮滑，阴脉濡弱，更遇于风热，变成风温；阳脉洪数，阴脉实大，更遇其热，变成温毒，温毒为病最重也；阳脉濡弱，阴脉弦紧，更遇湿气，变为湿温；脉阴阳俱盛，重感于寒，变成温疟。斯乃同病异名，同脉异经者也。故风温取足厥阴木、手少阴火，温毒专取手少阴火，温疟取手太阴金，湿温取足少阴水、手少阴火，故云随经所在而取之也。天行之病，大则流毒天下，次则一方，次则一乡，次则偏着一家，悉由气运郁发，有胜有伏，迁正退位，或有先后。天地九室相形，故令升之不前，降之不下，则天地不交，万化不安，必偏有宫分，受斯害气，庄子所谓运动之泄者也。且人命有遭逢，时有否泰，故能偏着一家。天地有斯害气，还以天地所生之物以防备之，命曰贤人知方矣。

——宋·庞安时《伤寒总病论·卷第五·天行温病论》

【提要】　本论主要阐述温病的分类与发病特点。要点如下：作者从温病是否具有流行性为依据，将温病分为普通温病与天行温病两类。普通温病，由冬季触冒寒毒，伏藏体内，自春及夏至前与时气相搏发为温病。天行温病，乃冬月温暖之时，感受乖候之气，即病者"大则流毒天下，次则一方，次则一乡，次则偏着一家"；若伏藏未发，毒气不得泄，至天气转热，温毒乃发，出现青筋牵、赤脉攒、白气狸、黑骨温和黄肉随等疫病。天行温病的治法，与伤寒治法大异。

陈无择　叙疫论※

夫疫病者，四时皆有不正之气，春夏有寒清时，秋冬亦有暄热时。一方之内，长幼患状，率皆相类者，谓之天行是也。若春时应暖，而清气折之，则责邪在肝，病曰青筋牵；夏时应暑，而寒气折之，则责邪在心，病曰赤脉攒；秋时应凉，而热气抑之，则责邪在肺，病曰白气狸；冬时应寒，而暖气抑之，则责邪在肾，病曰黑骨温；土无正形，因火而名，故附金木水火而变，病曰黄肉随。其天行之病，大则流毒天下，次则一方一乡，或偏着一家，悉由民庶同业所召，故天地灵祇，假斯不正之气而责罚。且人命有遭逢，时有否泰，故有偏着一家者。天地既有斯害气，还以天地所生之物而防备之，命曰贤人知方。

——宋·陈无择《三因极一病证方论·卷之六·叙疫论》

【提要】　本论主要阐述疫病的主要病因和发病情况。要点如下：其一，疫病为四时不正之气所导致。一般由于春时应暖而反寒，秋冬宜寒而反热，非其时而有其气，不正之气侵袭人体而发病，无论长幼症状相似，且具有传染性。其二，列举了四时所患疫病而主要影响的脏腑，给出了病名。

郭　雍　伤寒温疫论※

若夫一乡一邦一家皆同患者，是则温之为疫者然也，非冬伤于寒自感自致之病也。盖以春时应暖而反寒，夏热反凉，秋凉反热，冬寒反暖，气候不正，盛强者感之必轻，衰弱者得之必重，故名温疫，亦曰天行时行也。设在冬寒之日，而一方一乡一家皆同此病者，亦时行之寒疫也。大抵冬伤于寒，经时而后发者，有寒毒为之根，再感四时不正之气而病，则其病安得不重。如冬病伤寒，春病温气，与夫时行瘟疫之类，皆无根本蕴积之类，才感即发，中人浅薄，不得与寒毒蕴蓄有时而发者同论也。

——宋·郭雍《仲景伤寒补亡论·卷十八·伤寒温疫论一条》

【提要】　本论主要阐述了伤寒与温疫的区别。要点如下：温疫的发生为四时不正之气侵袭人体，而且由于正气的强弱不同，感受同一种疫气发病情况也会有所不同。正气强盛的发病轻浅，正气较弱的发病较重。而且如果体内有伏邪，发病会比没有伏邪的重。

虞　抟　论瘟疫*

《内经》曰：苍天之气，清净则志意治，顺之则阳气固，虽有贼邪，弗能害也。又曰：冬不藏精者，春必病瘟。是以多感于房劳辛苦之人，安乐者未之有也。俗名瘟病，医书曰疫疠，曰黄病，岭南闽广等处曰瘴气，盖指山岚雾露烟瘴湿热恶气而名之也，一皆触冒四时不正之气而为病焉。《伤寒论》曰：春应温而反清，夏应热而反寒，秋应凉而反热，冬应寒而反温。庞安常曰：疫气之发，大则流行天下，次则一方，次则一乡，次则偏著一家，悉由气运郁发、有胜有伏、迁正退位之所致也。视斯疾者，其可不推运气而治之乎？陶氏曰：夫疫气之中人，轻重不一，仲景无治法，后人用败毒散治，甚得理，然亦有愈不愈者。盖疫气有浅深，资禀有壮怯，怯而受疠气之深者，虽智者尚不能治，况庸劣之士乎？若资禀壮实，所感又浅，则庶几可愈，切不可作伤寒正治而大汗大下也，但当从乎中治而用少阳、阳明二经药（少阳，小柴胡汤；阳明，升麻葛根汤也），看所中阴阳经络脉证，而以二方加减和治之，殊为切当。学者宜详察之，毋忽。

——明·虞抟《医学正传·卷之二·瘟疫》

【提要】　本论主要阐述瘟疫的病因病机。要点如下：瘟疫主要是由于触冒四时不正之气而为病，而此不正之气又为仲景所论述的春应温而反清，夏应热而反寒，秋应凉而反热，冬应寒而反温。但仲景却并未给出治法，因此虞抟认为主要从少阳、阳明两经来论治。少阳用小柴胡汤，阳明用升麻葛根汤，同时要看所中阴阳经络脉症，而以二方加减治之。

吴又可　杂气论[※]

日月星辰，天之有象可睹；水火土石，地之有形可求；昆虫草木，动植之物可见；寒热温凉，四时之气往来可觉。至于山岚瘴气，岭南毒雾，咸得地之浊气，犹或可察。而惟天地之杂气，种种不一，亦犹天之有日月星辰，地之有水火土石，气交之中有昆虫草木之不一也。草木有野葛、巴豆，星辰有罗、计、荧惑，昆虫有毒蛇猛兽，土石有雄、硫、砒、信，万物各有善恶不等，是知杂气之毒有优劣也。然气无形可求，无象可见，况无声复无臭，何能得睹得闻，人恶得而知其气？又恶得而知其气之不一也？是气也，其来无时，其着无方，众人有触之者，各随其气而为诸病焉。其为病也：或时众人发颐；或时众人头面浮肿，俗名为大头温是也；或时众人咽痛，或时音哑，俗名为是虾蟆温是也；或时众人疟痢；或为痹气；或为痘疮；或为斑疹；或为疮疥疔瘇；或时众人目赤肿痛；或时众人呕血暴亡，俗名为瓜瓤温、探头温是也；或时众人瘿疬，俗名为疙瘩温是也。为病种种，难以枚举。大约病偏于一方，延门合户，众人相同者，皆时行之气，即杂气为病也。为病种种是知气之不一也。盖当时，适有某气，专入某脏腑某经络，专发为某病，故众人之病相同，是知气之不一，非关脏腑经络或为之证也。夫病不可以年岁四时为拘，盖非五运六气所印定者，是知气之所至无时也。或发于城市，或发于村落，他处截然无有，是知气之所着无方也。疫气者亦杂气中之一，但有甚于他气，故为病颇重，因名之疠气。

——明·吴又可《温疫论·下卷·杂气论》

【提要】　本论主要阐述杂气致病。要点如下：其一，杂气非自然界的六气，杂气为毒气，"无形可求，无象可见，况无声复无臭"，"其来无时，其着无方，众人有触之者，各随其气而为诸病焉"。其二，杂气具有传染性，"大约病偏于一方，延门合户，众人相同"，只要染上，无论男女老幼病证基本一致。其三，杂气临床表现复杂，如发颐、大头瘟、疟、痢、痘疮、斑疹等皆是。疫气为杂气之一，发病较重，又称为疠气。

吴又可 论疫气致病^{※*}

病疫之由，昔以为非其时有其气，春应温而反大寒，夏应热而反大凉，秋应凉而反大热，冬应寒而反大温，得非时之气，长幼之病相似以为疫。余论则不然。夫寒热温凉，乃四时之常，因风雨阴晴，稍为损益，假令秋热必多晴，春寒因多雨，较之亦天地之常事，未必多疫也。

伤寒与中暑，感天地之常气；疫者，感天地之疠气。在岁有多寡，在方隅有厚薄，在四时有盛衰。此气之来，无论老少强弱，触之者即病。邪自口鼻而入，则其所客，内不在脏腑，外不在经络，舍于伏脊之内，去表不远，附近于胃，乃表里之分界，是为半表半里，即《针经》所谓"横连膜原"是也。胃为十二经之海，十二经皆都会于胃，故胃气能敷布于十二经中而营养百骸，毫发之间，弥所不贯。凡邪在经为表，在胃为里。今邪在膜原者，正当经胃交关之所，故为半表半里。其热淫之气，浮越于某经，即能显某经之证。如浮越于太阳，则有头项痛、腰痛如折；如浮越于阳明，则有目痛、眉棱骨痛、鼻干；如浮越于少阳，则有胁痛、耳聋、寒热、呕而口苦。大概观之，邪越太阳居多，阳明次之，少阳又其次也。邪之所着，有天受，有传染，所感虽殊，其病则一。凡人口鼻之气，通乎天气。本气充满，邪不易入；本气适逢亏欠，呼吸之气，亦自不及，外邪因而乘之。昔有三人，冒雾早行，空腹者死，饮酒者病，饱食者不病。疫邪所着，又何异耶？若其年气来盛厉，不论强弱，正气稍衰者，触之即病，则又不拘于此矣。其感之深者，中而即发；感之浅者，邪不胜正，未能顿发。或遇饥饱劳碌，忧思气怒，正气被伤，邪气始得张溢，营卫运行之机，乃为之阻，吾身之阳气，因而屈曲，故为病热。其始也，格阳于内，不及于表，故先凛凛恶寒，甚则四肢厥逆，阳气渐积，郁极而通，则厥回而中外皆热。至是但热而不恶寒者，因其阳气之周也。此际应有汗，或反无汗者，存乎邪结之轻重也。即使有汗，乃肌表之汗。若外感在经之邪，一汗而解。今邪在半表半里，表虽有汗，徒损真气。邪气深伏，何能得解？必俟其伏邪已溃，表气潜行于内，乃作大战。精气自内由膜中以达表，振战止而复热，此时表里相通，故大汗淋漓，衣被湿透，邪从汗解，此名战汗。当即脉静身凉，神清气爽，划然而愈。然有自汗而解者，但出表为顺，即不药亦自愈也。伏邪未退，所有之汗，止得卫气渐通，热亦暂减，逾时复热。午后潮热者，至是郁甚，阳气与时消息也。自后加热而不恶寒者，阳气之积也；其恶寒或微或甚，因其人之阳气盛衰也；其发热或久或不久，或昼夜纯热，或黎明稍减，因其感邪之轻重也。疫邪与疟仿佛，但疟不传胃，惟疫乃传胃。始则皆先凛凛恶寒，既而发热，又非若伤寒发热而兼恶寒也。至于伏邪动作，方有变证。其变或从外解，或从内陷。从外解者顺，从内陷者逆。更有表里先后不同：有先表而后里者，有先里而后表者，有但表而不里者，有但里而不表者，有表里偏胜者，有表里分传者，有表而再表者，有里而再里者，有表里分传而又分传者。从外解者，或发斑，或战汗、狂汗、自汗、盗汗；从内陷者，胸膈痞闷，心下胀满，或腹中痛，或燥结便秘，或热结旁流，或协热下利，或呕吐、恶心、谵语、舌黄、舌黑、苔刺等证。因证而知变，因变而知治。

——明·吴又可《温疫论·上卷·原病》

【提要】 本论主要阐述疫气致病的特点、病机、症状及治疗原则。要点如下：其一，疫病的致病因素是感"天地之厉气"，具有传染性，无论老少强弱，正气稍衰，触之即病，病状相似。感邪重深，中病即发；感邪轻者，邪不胜正，不能即发，或遇饥饱劳碌、忧思愤怒，邪气始盛而发病。其二，邪气的感染途径自口鼻而入，病位"内不在脏腑，外不在经络，舍于伏脊之内，去表不远，附近于胃，乃表里之分界，是为半表半里"，即《内经》所说的"募原"。其三，其邪毒之气侵入某经，即显某经之症状。其四，本病或从外解，由战汗而愈、从自汗而解；或从内陷，则见变证，应审其顺逆、表里先后及偏胜而治之。

吴又可 统论疫有九传治法※

夫疫之传有九，然亦不出乎表里之间而已矣。所谓九传者，病人各得其一，非谓一病而有九传也。盖温疫之来，邪自口鼻而感，入于膜原，伏而未发不知不觉。已发之后，渐加发热，脉洪而数，此众人相同，宜达原饮疏之。继而邪气一离膜原，察其传变，众人多有不同者，以其表里各异耳。有但表而不里者，有但里而不表者，有表而再表者，有里而再里者，有表里分传者，有表里分传而再分传者，有表胜于里者，有里胜于表者，有先表而后里者，有先里而后表者，凡此九传，其病一也。医者不知九传之法，不知邪之所在，如盲者之不任杖，聋者之听宫商，无音可求，无路可适，未免当汗不汗，当下不下。或颠倒误用，或寻枝摘叶，但治其证，不治其邪，同归于误一也。

所言但表而不里者，其证头疼、身痛、发热而复凛凛恶寒，内无胸满、腹胀等证，谷食不绝，不烦不渴。此邪外传，由肌表而出，或自斑消，或从汗解。斑者有斑疹、桃花斑、紫云斑，汗者有自汗、盗汗、狂汗、战汗之异。此病气使然，不必较论，但求得汗得斑为愈疾耳。凡自外传者为顺，勿药亦能自愈。间有汗出不彻而热不退者，宜白虎汤。斑出不透而热不退者，宜举斑汤。有斑、汗并行而愈者，若斑出不透，汗出不彻而热不除者，宜白虎合举斑汤。

间有表而再表者，所发未尽，膜原尚有隐伏之邪，或二三日后，四五日后，又依然如前发热，脉洪而数。及其解也，斑者仍从斑解，汗者仍汗而愈。未愈者，仍如前法治之，然亦希有。至于三表者，更希有也。

若但里而不表者，外无头疼身痛，继而亦无三斑四汗，惟胸膈痞闷，欲吐不吐，虽得少吐而不快，此邪传里之上，宜瓜蒂散吐之。邪从吐减，邪尽病已。若邪传里之中下者，心腹胀满，不呕不吐，或大便秘，或热结旁流，或协热下利，或大肠胶闭，并宜承气辈导去其邪。邪去病减，邪尽病已。上中下皆病者，不可吐，吐之为逆，但宜承气导之，则在上之邪，顺流而下，呕吐立止，胀满渐除矣。

有里而再里者，愈后二三日、或四五日，依前之证，复发在上者仍吐之，在下者仍下之，再里者常事，甚有三里者，希有也。虽有上中下之分，皆为里证。

若表里分传者，始则邪气伏于膜原。膜原者，即半表半里也。此传法以邪气平分，半入于里，则现里证，半出于表，则现表证，此疫家之常事。然表里俱病，内外壅闭，既不得汗，而复不得下，此不可汗，强求其汗必不可得，宜承气通其里，里邪先去，邪去则里气通，中气方能达表。向者郁于肌肉之邪，乘势尽发于肌表矣，或斑或吐，盖随其性而升泄之也。诸证悉去，既无表里证而热不退者，膜原尚有已发之邪未尽也，宜三消饮调之。

若表里分传而再分传者，照前表里俱病，宜三消饮。复下复汗如前而愈，此亦常事。至于三发者，亦希有也。

若表胜于里者，膜原伏邪，发时传表之邪多，传里之邪少，何以治之？表证多而里证少，当治其表，里证兼之；若里证多而表证少者，但治其里，表证自愈。

若先表而后里者，始则但有表证而无里证，宜达原饮。有经证者，当用三阳加法。经证不显，但发热者不用加法。继而脉洪大而数，自汗而渴，邪离膜原未能出表耳，宜白虎汤辛凉解散，邪从汗解，脉静身凉而愈。愈后二三日或四五日后，依前发热，宜达原饮。至后反加胸满腹胀，不思谷食，烦渴，舌上苔刺等证，加大黄微利之。久而不去，在上者宜瓜蒂散吐之，如在下者宜承气汤导之。

若先里而后表者，始则发热，渐加里证，下之里证除，二三日内复发热，反加头疼身痛、脉浮者，宜白虎汤。若下后热减不甚，三四日后，精神不慧，脉浮者宜白虎汤汗之。服汤后不得汗者，因津液枯竭也，加人参覆卧则汗解。此近表里分传之证，不在此例。

若大下后、大汗后，表里之证悉去，继而一身尽痛，身如被杖，甚则不可反侧，非表证也，经气渐回，身痛自愈。

凡疫邪再表再里，或再表里分传者，医家不解，反咎病家不善调理，以致反复，病家不解，每咎医家用药，有误致病复起，彼此归咎，殊不知病势之所当然，绝非医家病家之过也。但得病者无向赖精神完固，虽再三反复，可以随复随治而愈，惟虚怯者不宜耳。间有延捱失治，或治之不得其法，日久不除，精神耗竭，嗣后更医投药，固当现在之邪拔，因而得效。殊不知膜原尚有伏邪，在一二日内，前证复起，反加循衣摸床，神思昏愦，目中不了了等证，大凶之兆也。病家不咎于前医之耽误时日，反咎于后之医生而又杀之，良可叹也！当此之际，攻之则元气几微，是令其速死；补之则邪火益炽，精气枯竭；守之则正不胜邪，必无生理矣。

——明·吴又可《温疫论·下卷·统论疫有九传治法》

【提要】 本论主要阐述疫病发病过程中的不同形式、症状表现及治疗。要点如下：其一，在疫病的初始阶段，邪自口鼻而入，伏于膜原，待到发作之时，病邪外出的形式可概括为九种，以表里为纲，依据病邪在表在里、传入表里的先后顺序及表里之多少进行辨证。其二，症状表现上，病邪在表，主症是头疼身痛、发热恶寒，可通过汗出、发斑而自愈；病邪入里，主症是胸膈痞闷、欲吐不吐。其三，治疗上，若以表证为主，可随证选用白虎汤、举斑汤治疗；若以里证为主，病位在上，用瓜蒂散，病位在下，用承气汤类方；遇到表里俱病、病情反复等复杂情况，还需随证应用三消饮、达原饮等进行治疗。

吴又可 传变不常※

疫邪为病，有从战汗而解者，有从自汗、盗汗、狂汗而解者。有无汗竟传入胃者；有自汗淋漓，热渴反甚，终得战汗方解者。有胃气壅郁，必用下乃得战汗而解者；有表以汗解，里有余邪，不因他故，越三五日，前证复发者。有发黄因下而愈者，有发黄因下而癍出者，有竟从发癍而愈者。有里证急，虽有斑，非下不愈者。此则传变不常，亦疫之常变也。有局外之变者，男子适逢淫欲，或向来下元空虚，邪热乘虚陷于下焦，气道不施，以致小便闭塞，小腹胀满，每至夜即发热，与导赤散、五苓、五皮之类，分毫不效，得大承气一服，小便如注而愈者。或宿有他病，一隅之亏，邪乘宿昔所损而传者，如失血崩带，经水适来适断，心痛，疝气，痰火喘急，凡此皆非常变。大抵邪行如水，惟注者受之。传变不常，皆因人而使。盖因疫而发旧病，治法无论某经某病，但治其疫，而旧病自愈。

——明·吴又可《温疫论·卷上·传变不常》

　　【提要】　　本论主要阐述疫邪的传变特点。要点如下：其一，疫邪或在表，或在里，或表里同病，传变迅速，变化多端。其二，疫邪排出人体的出路也有多种形式，如汗液、大小便、发斑等等。其三，若疫病诱发患者宿疾，病情复杂，此时应辨明轻重缓急，以治疗疫病为先，疫病治愈后旧病自然平复。

吴又可　内壅不汗[※]

　　邪发于半表半里，一定之法也。至于传变，或出表，或入里，或表里分传。医见有表复有里，乃引经论，先解其表，乃攻其里，此大谬也。尝见以大剂麻黄连进，一毫无汗，转见烦躁者，何耶？盖发汗之理，自内由中以达表，今里气结滞，阳气不能敷布于外，即四肢未免厥逆，又安能气液蒸蒸以达表？譬如缚足之鸟，乃欲飞升，其可得乎？盖鸟之将飞，其身必伏，先足纵而后扬翅，方得升举，此与战汗之义同。又如水注，闭其后窍，则前窍不能涓滴，与发汗之义同。凡见表里分传之证，务宜承气先通其里，里气一通，不待发散，多有自能汗解。

——明·吴又可《温疫论·卷上·内壅不汗》

　　【提要】　　本论主要阐述瘟疫与伤寒治法上的区别。要点如下：疫邪自膜原发出之后有多种传变方式，若邪气表里分传，则表里同病，此时不可采用《伤寒论》中先治表后治里的原则，因为"里气结滞，阳气不能敷布于外"，务必先通其里，使气机通畅，便能汗出而解。

吴又可　解后宜养阴忌投参术[※]

　　夫疫乃热病也，邪气内郁，阳气不得宣布，积阳为火，阴血每为热搏，暴解之后，余焰尚在，阴血未复，大忌参、芪、白术。得之反助其壅郁，余邪留伏，不惟目下淹缠，日后必变生异证。或周身痛痹，或四肢挛急，或流火结痰，或遍身疮疡，或两腿攒痛，或劳嗽涌痰，或气毒流注，或痰核穿漏，皆骤补之为害也。凡有阴枯血燥者，宜清燥养荣汤。若素多痰，及少年平时肥盛者，投之恐有腻膈之弊，亦宜斟酌。大抵时疫愈后，调理之剂，投之不当，莫如静养节饮食为第一。

——明·吴又可《温疫论·卷上·解后宜养阴忌投参术》

　　【提要】　　本论主要阐述温疫病后当养阴的治法。要点如下：其一，疫乃热病，阴血被热煎熬，邪去但余热尚在，阴血未复，病后忌用参、芪、白术温补，防止助余邪留伏，变生他证。其二，温疫病后当养阴。阴枯血燥，宜清燥养荣汤。对于平素多痰及形体肥盛者，亦须斟酌。其三，时疫愈后，静养节饮食为第一要务。

喻 昌 三焦病变论※＊

然从鼻从口所入之邪，必先注中焦，以次分布上下。故中焦受邪，因而不治。中焦不治，则胃中为浊，营卫不通，血凝不流，其酿变即现中焦，俗称瓜瓤瘟、疙瘩瘟等证，则又阳毒痈脓，阴毒遍身青紫之类也。此三焦定位之邪也。若三焦邪溷为一，内外不通，脏气熏蒸，上焦怫郁，则口烂食龈；卫气前通者，因热作使，游行经络脏腑，则为痈脓；营气前通者，因召客邪，嚏出声嗢咽塞，热拥不行，则下血如豚肝；然以营卫渐通，故非危候。若上焦之阳，下焦之阴，两不相接，则脾气于中，难以独运，斯五液注下，下焦不阖，而命难全矣。伤寒之邪，先行身之背，次行身之前，次行身之侧，由外廓而入；瘟疫之邪，则直行中道，流布三焦。上焦为清阳，故清邪从之上入；下焦为浊阴，故浊邪从之下入；中焦为阴阳交界，凡清浊之邪，必从此区分。甚者三焦相混，上行极而下，下行极而上，故声嗢咽塞、口烂食龈者，亦复下血如豚肝，非定中上不及下，中下不及上也。

——清·喻昌《尚论篇·卷首·详论温疫以破大惑》

【提要】 本论主要阐述温疫病在三焦的病位。要点如下：其一，温疫病邪由口鼻而入，流布三焦。病邪侵犯部位不同，患者表现的症状也不同。其二，将三焦与温病发病紧密联系在一起，强调三焦病变定位，病邪侵犯部位不同，病证不同，治疗迥异，不可混淆。

邹滋九 论疫病＊

疫疠一症，都从口鼻而入，直行中道，流布三焦，非比伤寒六经，可表可下。夫疫为秽浊之气，古人所以饮芳香，采兰草，以袭芬芳之气者，重涤秽也。及其传变，上行极而下，下行极而上，是以邪在上焦者，为喉哑，为口糜。若逆传膻中者，为神昏舌绛，为喉痛丹疹。今观先生立方，清解之中，必佐芳香宣窍逐秽，如犀角、菖蒲、银花、郁金等类，兼进至宝丹，从表透里，以有灵之物，内通心窍，搜剔幽隐，通者通，镇者镇。若邪入营中，三焦相溷，热愈结，邪愈深者，理宜咸苦大制之法，仍恐性速直走在下，故用玄参、金银花露、金汁、瓜蒌皮，轻扬理上。所谓仿古法而不泥其法者也。考是症，惟张景岳、喻嘉言、吴又可论之最详。然宗张、喻二氏，恐有遗邪留患。若宗吴氏，又恐邪去正伤。惟在临症权衡，无盛盛，无虚虚，而遗人夭殃，方不愧为司命矣。（邹滋九）

——清·叶桂著，徐灵胎评《临证指南医案·卷五·疫》

【提要】 本论是邹滋九为叶天士医案所作按语，主要阐述疫疠的传变方式及治疗原则。其一，疫疠为秽浊之邪，从口鼻直驱中道，流布三焦，与伤寒六经传变不同，亦不可用解表及攻下之法治疗。其二，疫疠的治疗，当辨三焦及卫气营血，随证变法。因疫疠为秽浊之邪，故总以芳香化浊、宣窍透邪为要。

刘 奎 疫病有三种论※

传曰：疫者，民皆疾也。又曰：疫，疠也，中（去声）人如磨砺伤物也。夫曰民皆疾而不言何疾，则疾之所该也广矣。盖受天地之疠气，城市、乡井以及山陬海澨所患皆同，如徭役之役，故以"疫"名耳。其病千变万化，约言之则有三焉。一曰瘟疫。夫瘟者热之始，热者温之终，始终属热症。初得之即发热，自汗而渴，不恶寒。其表里分传也，在表则现三阳经症，入里则现三阴经症，入腑则有应下之症。其愈也，总以汗解，而患者多在热时。其与伤寒不同者，初不因感寒而得，疠气自口鼻入，始终一于为热。热者，温之终，故名之曰瘟疫耳。二曰寒疫。不论春夏秋冬，天气忽热，众人毛窍方开，倏而暴寒，被冷气所逼即头痛、身热、脊强。感于风者有汗，感于寒者无汗，此病亦与太阳伤寒伤风相似，但系天作之孽，众人所病皆同，且间有冬月而发疹者，故亦得以疫称焉。其治法则有发散、解肌之殊，其轻者或喘嗽气壅，或鼻塞声重，虽不治，亦自愈。又有病发于夏秋之间，其症亦与瘟疫相似，而不受凉药，未能一汗即解，缠绵多日而始愈者，此皆所谓寒疫也。三曰杂疫。其症则千奇百怪，其病则寒热皆有，除诸瘟、诸挣、诸痧瘴等暴怪之病外，如疟痢、泄泻、胀满、呕吐、喘嗽、厥痉、诸痛、诸见血、诸痈肿、淋浊、霍乱等疾，众人所患皆同者，皆有疠气以行乎其间，故往往有以平素治法治之不应，必洞悉三才之蕴而深究脉症之微者，细心入理，一一体察，方能奏效，较之瘟疫更难揣摩。盖治瘟疫尚有一定之法，而治杂疫竟无一定之方也。且其病有寒者，有热者，有上寒而下热者，有上热而下寒者，有表寒而里热者，有表热而里寒者，种种变态，不可枚举。世有瘟疫之名，而未解其义，亦知寒疫之说，而未得其情，至于杂疫，往往皆视为本病，而不知为疫者多矣。故特表而出之。

——清·刘奎《松峰说疫·卷之二·论治·疫病有三种论》

【提要】 本论主要阐述三种疫病的辨别。要点如下：其一，"疫病"病名来自其发病的特征，即同时患病者众多，且病证相似。其二，从病因、病机角度可将疫病分为瘟疫、寒疫和杂疫三类。瘟疫属热证，邪从口鼻而入；寒疫由外感风寒而致，与太阳伤寒伤风相似，但系不正之"疫"；杂疫包括多种疫病，症状繁多，病机各异。其三，其治法，瘟疫，"总以汗解"；寒疫，强调发散或解肌；杂疫"无一定之方"，以平素治法治之不应，必细心体察，方能奏效。

◆ 余 霖 疫疹案 ◆

疹出于胃，古人言热毒未入于胃而下之，热乘虚入胃，故发斑；热毒已入于胃，不即下之，热不得泄，亦发斑。此指误下、失下而言。夫时行疫疹，未经表下，有热不一日而即发，有迟至四五日而仍不透者。其发愈迟，其毒愈重。一病即发，以其胃本不虚，偶染邪气，不能入胃，犹之墙垣高大，门户紧密，虽有小人，无从而入，此吴又可所谓达于募原者也。至于迟至四五日而仍不透者，非胃虚受毒已深，即发表攻里过当。胃为十二经之海，上下十二经都朝宗于胃，胃能敷布十二经，荣养百骸，毫发之间，靡所不贯。毒既入胃，势必亦敷布于十二经，残害百骸。使不有以杀其炎炎之势，则百骸受其煎熬，不危何待？瘟既曰毒，其为火也明矣。且五行各一其性，惟火有二：曰君，曰相。内阴外阳，主乎动者也。火之为病，其害甚大，土遇之而赤，金遇之而熔，木遇之而燃，水不胜火则涸，故《易》曰：燥万物者，莫熯乎火。古人所谓元气之贼也。以是知火者疹之根，疹者火之苗也。如欲其苗之外透，非滋润其根，何能畅茂？一经表散，燔灼火焰，如火得风，其焰不愈炽乎？焰愈炽，苗愈遏矣，疹之因表而死者，比比然也。其有表而不死者，乃麻疹、风疹、暑疹之类。有谓疹可治而斑难医，人或即以疫疹为斑耳。夫疹亦何不可治之有？但人不敢用此法耳！

——清·余霖《疫疹一得·卷上·疹疫案》

【提要】 本论主要阐述疫疹的病因病机。要点如下：其一，疫疹为火毒入胃，继而敷布于十二经，煎熬百骸所致。其二，认为"瘟既曰毒，其为火也明矣"，治疗当滋阴养液以助火毒外透，不可发散其表以助其热。

顾祖庚 认疫治疫要言

疫疬之证，病家每每忌讳，医家故不明言，然口虽不必明言，心内还须认清，若认之不清，不但用药无效，而且开口便差。认疫若何？于闻见中但有两三人病情相同者，便要留心。留心若何？病有来踪去迹，怪怪奇奇，传变迟速，不近情理，较诸正伤寒、风温、温热、湿温、暑暍等门，迥乎大异者，即疫也。脉证不必大凉，而服大凉之药，似有害而终无害者，即疫也。脉证可进温补，而投温补之剂，始似安而渐不安者，即疫也。

治疫之法，总以"毒"字为提纲，凭他如妖似怪，自能体会无疑。君如不信，试观古今治疫之方，何莫非以解毒为主，吴又可之专用大黄，非解毒乎？张路玉之酷喜人中黄，而以童便配葱、豉为起手方，非解毒乎？叶天士之银花、金汁必同用，非解毒乎？至于犀角、黄连、生甘草等味，十方九用，非解毒乎？故嘉言喻氏有要言不繁曰："上焦如雾，升而逐之，佐以解毒；中焦如沤，疏而逐之，佐以解毒；下焦如渎，决而逐之，佐以解毒。"观其旨，上中下则有升疏决之异，而独于解毒一言，叠叠紧接，不分彼此，岂非反覆丁宁，示人以真谛也哉？

——清·唐大烈《吴医汇讲·卷六·认疫治疫要言》

【提要】 本论主要阐述疫病的辨识与治法。要点如下：其一，提出疫病的辨析要点：多人病情相同、病情传变不近情理、病与治法相异，即是疫病。其二，疫病的治疗，列举古今治疫之方，强调总以"毒"字为提纲。

李 炳 辨疫论[※*]

风寒暑湿燥火，为天之六气。其中人也，皆发热恶寒，头疼身痛，其邪从皮毛而入，太阳经之所司也。疫为地所蕴郁之气，其中人也，亦发热恶寒，头疼身痛，其邪从口鼻而入，肺胃之所司也。六气为天气，天气轻清，但中皮毛，不入口鼻。温疫为地气，地气重浊，但入口鼻，不中皮毛。所入虽异，所病则同。若不于同处别其所异，则六气之寒热，皆得混指为疫，是不可不首先辨之。六气之辨，仲景论之详矣。今专言疫，疫为地气，发不常有，此气一行，病则少长率皆相似，沿门阖户，互相传染。故《说文》释"疫"字云：民皆疾也。无疫之年，每春夏之间，偶见一二症。确乎是疫者，不过地之偏气，由其人正气偶伤，为地气所触，口鼻受之，亦谓之疫。口气通于脾，邪从口入，必先于胃，胃者脾之表也。胃喜清通，以下行为顺，胃受其浊，胸膈必闷，甚则两胁亦胀，不能下行，势必上逆，不为恶心，则为呕哕。鼻气通于肺，肺主气，以气干气，尤易受邪。《经》云：上焦如雾。浊邪壅闭，则雾气弥漫，为舌苔、为头目蒙混。六气之中，人初虽发热恶寒，头疼身痛，未尝便有胸满胁胀，舌苔、头目蒙沸诸里症。纵间有兼里症者，亦必四五日后，经气郁久而成，初病则未尝有也。疫症才起，诸里症与寒热齐见，盖疫从口鼻而入，本属里邪，无关于表，故见症异于太阳之表也。得其所异，以别其所同，则是疫非疫，可一问而决矣。或曰，疫从口鼻而入，无关于表，何以又有发热恶寒，头疼身痛诸表症？曰：《经》云：心营肺卫，心肺俱在膈上。今膈上被壅，则营卫错乱，安得不恶寒发热？人之胃属于头，胃壅故头疼，上中二焦被遏，则周身之经气皆遏，故身痛。此症不但异处有辨，即同处亦略有辨。六气之寒热，由邪自外干，故寒热特甚；疫则邪自内壅，故恶寒不甚，或半日一日便止，后只发热不恶寒，其热初在肌肉，由内渐及于表，里闭则表通，虽灼热而有汗。六气之头疼身痛，由邪气搏击于经；疫则邪壅于内，而致经气阻遏，虽疼不甚疼也。不甚疼者，无邪以搏击也。仲景《伤寒论》，其中表里腑脏，虚实寒热，头绪纷繁，每日"何以别"之，辨之明，乃治之当，不可忽也。

——清·李炳《辨疫琐言·正文》

【提要】 本论主要阐述疫气致病与外感六淫的区别。要点如下：其一，疫气主要由口鼻而入不犯皮毛，外感主要侵犯体表，病邪为由表而入不由口鼻。同时疫气不过是地之偏气，由于口通脾胃，鼻通肺，所以发病之初会有脾胃症状及头目等里证，这与外感六淫发病为表证有所区别。其二，疫气感人亦可有表证是因为膈上被壅，则营卫错乱所致，而且外感六淫发热重，疫气感人发热较轻。

王士雄 治疫以顾中焦为主论[※*]

疫者，即寒、暑、燥、湿、风夹杂而成，清浊不分，三焦相混。其曰中上、中下者，是就邪之清浊而言；曰阴中、阳中者，亦即邪之中上、中下而言。扼要全在中焦得治为主。中焦者，脾胃是也。脾胃之气有权，若卫气前通者，邪可从经而汗解。若营气前通者，邪可从腑而下解；倘脾胃之气不足，邪必内陷伤脏，五液注下，便难脐痛，命将难全矣。为痈脓下豚肝，指其重者而言，未必定当如是也。所以疫证最怕邪伏募原，内壅不溃为难治。

——清·王士雄《温热经纬·卷二·仲景疫病篇》

【提要】 本论主要阐述疫疹的治疗关键在中焦。要点如下：其一，疫气是六淫邪气混杂而成，具有"清浊不分，三焦相混"的特点。其二，针对疫病的病机，治疗的关键在于中焦。中焦脾胃强健，则正气生化有源；若中焦不足，正气亏虚，则邪气容易内陷脏腑，甚者化为内痈，极为难治。

7.2 温 疫

温疫是感受热毒疠气而致，以暴起发热，或稍畏寒，随即但热不寒，或烦躁昏迷，或见皮肤发斑为主要表现的一类急性热性传染病。由于感受疫邪性质不同，人的体质不同，温疫分为湿热疫和暑燥疫两类。湿热疫为感受湿热疫毒所致。疫邪自口鼻而入，初起卫气同病，或疫邪直达膜原，邪遏膜原。若膜原之邪不解，其传变又可分为表病、里病及表里同病。表病为邪热壅于肌表，或里病浮溢于表；里病上有湿热疫邪内溃胸膈，中下有阳明实热，劫烁真阴。暑燥疫为感受暑热火毒所致。初起卫气同病，多为表寒里热证，入里则见热毒充斥表里上下之证。热毒深伏，可出现真热假寒之候或淫热内攻脏腑的危候。温疫的治疗当依据病邪性质和证候表现确定治法和方药，其总的原则是迅速祛除疫邪，扭转病情。在治疗过程中，随时注意病情转化，后期注意养护正气。湿热疫卫气同病，治以清暑化湿，透表解肌；邪遏膜原治以疏利透达，辟秽化浊；热入阳明，治以辛寒清气或苦寒攻下；疫邪入血，迫血发斑，或疫邪内陷心包，引动肝风，皆当依证治疗。暑燥疫表寒里热证治以疏表散寒，清热通腑；热毒充斥表里，则以大剂清热解毒以救阴；三阴热毒亢极而阴津将绝，当大剂苦寒解毒清热。暑燥疫后期，邪去正伤，以临床所见为据，治以清除余邪，恢复阴液为主。

陈无择 论诸疫证治※*

凡春分以前，秋分以后，天气合清寒，忽有温暖之气折之，则民病温疫；春分以后，秋分以前，天气合温热，忽有清寒之气折之，则民病寒疫。治之各有法，不可拘以日数汗下。

此且据方论，一体而分，既有寒、温二疫，风、湿亦宜备论。如己未年，京师大疫，汗之死，下之死，服五苓散遂愈，此无他，湿疫也。以此为法，每年遇有不正之气，即当纪而用之。假如冬合寒，时有温暖之气，则春必患温疫；春合温，而有清凉之气，则夏必患燥疫；夏合热，而有寒气折之，秋必病寒疫；秋合清，而反淫雨，冬必病温疫。此亦一途而推之，更须以时斟酌，不可偏执。况疫之所兴，或沟渠不泄，渟其秽恶，熏蒸而成者；或地多死气，郁发而成者；或官吏枉抑怨，讟而成者。世谓狱温、伤温、墓温、庙温、社温、山温、海温、家温、灶温、岁温、天温、地温等，不可不究。古法辟之，用屠苏酒、务成子萤火丸、李子建杀鬼煎、老君神明散，皆辟法。惟刘根别传，令于州治太岁六合处，穿地深三尺，阔亦如之，取净沙三斛实之，以醇酒三升沃其上，俾使君祝之，此亦消除疫气之良术。所谓太岁六合者，岁泄气之所在，故以厌禳。

——宋·陈无择《三因极一病证方论·卷之六·料简诸疫证治》

【提要】 本论主要阐述疫病的分类、病因及治法。要点如下：其一，疫病的分类，以春分、秋分为节点，分为温疫、寒疫两类，多因非其时有其气，反常气候所致。又以时令、感邪不同，细分为温疫、燥疫、寒疫、湿疫。其二，究其发病原因，多归于自然及社会环境。如沟渠淤堵，秽恶熏蒸；或地多死气，郁发而成；或官吏冤屈，怨恨而成。其三，列举诸种古法避温、消除疫气。

郭 雍 论温疫辨治※*

又曰，一岁之中，长幼疾多相似，此温疫也。四时皆有不正之气，春夏亦有寒凉时，秋冬亦有暄暑时。人感疫疠之气，故一岁之中，病无长幼，悉相似者，此则时行之气，俗谓之天行是也。老君神明散、务成子萤火丸、圣散子、败毒散主之。雍曰：此谓春温成疫之治法也，若夏暑成疫，秋温成疫，冬寒成疫，皆不得同治，各因其时而治之。况一岁之中，长幼疾状相似者，即谓之疫。

如疟利相似，咽喉病相似，赤目相似，皆即疫也。皆谓非触冒自取之，因时行之气而得也。

又曰：春应暖而凉气折之，则责邪在肝，升麻解肌汤主之；夏应暑而寒气折之，则责邪在心，射干汤、半夏桂枝甘草汤选用之；秋应凉而反大热抑之，则责邪在肺，温热相搏，民多病疟，宜白虎加苍术汤、煎茵陈汤调五苓散；冬应寒而反大温抑之，则伏寒变为温，宜葳蕤汤；土无正名，因火而名，当随其经而取之。此又治四时温气之法，温疫皆同治也。

——宋·郭雍《仲景伤寒补亡论·卷十八·温病论六条》

【提要】 本论主要阐述温疫发病特点及辨证施治。要点如下：其一，温疫发病，为感受四时不正之疫疠之气而致，病无长幼，症状相似，亦称天行。其二，春温成疫，夏暑成疫，秋温成疫，冬寒成疫，或疟利、或相似的咽喉病、赤目病，皆属疫病，治各不同，皆因时行之气而得，当因其时而治之。其三，列举了四时温气之治法，强调温疫皆同治。

吴又可 论温疫初起证治[*]

温疫初起，先憎寒而后发热，日后但热而无憎寒也。初得之二三日，其脉不浮不沉而数，昼夜发热，日晡益甚，头疼身痛。其时邪在伏脊之前，肠胃之后，虽有头疼身痛，此邪热浮越于经，不可认为伤寒表证，辄用麻黄、桂枝之类强发其汗。此邪不在经，汗之徒伤表气，热亦不减。又不可下，此邪不在里，下之徒伤胃气，其渴愈甚。宜达原饮。

达原饮

槟榔（二钱） 厚朴（一钱） 草果仁（五分） 知母（一钱） 芍药（一钱） 黄芩（一钱） 甘草（五分）

上用水二钟，煎八分，午后温服。

按：槟榔能消能磨，除伏邪，为疏利之药，又除岭南瘴气；厚朴破戾气所结；草果辛烈气雄，除伏邪盘踞。三味协力，直达其巢穴，使邪气溃败，速离膜原，是以为达原也。热伤津液，加知母以滋阴；热伤营气，加白芍以和血；黄芩清燥热之余；甘草为和中之用。以后四味不过调和之剂，如渴与饮，非拔病之药也。凡疫邪游溢诸经，当随经引用，以助升泄。如胁痛、耳聋、寒热、呕而口苦，此邪热溢于少阳经也，本方加柴胡一钱。如腰背项痛，此邪热溢于太阳经也，本方加羌活一钱。如目痛、眉棱骨痛、眼眶痛、鼻干不眠，此邪热溢于阳明经也，本方加干葛一钱。证有迟速轻重不等，药有多寡缓急之分，务在临时斟酌，所定分两，大略而已，不可执滞。间有感之轻者，舌上白苔亦薄，热亦不甚而无数脉。其不传里者，一二剂自解；稍重者，必从汗解。如不能汗，乃邪气盘踞于膜原，内外隔绝，表气不能通于内，里气不能达于外，不可强汗。或者见加发散之药，便欲求汗，误用衣被壅遏，或将汤火熨蒸，甚非法也。然表里隔绝，此时无游溢之邪在经，三阳加法不必用，宜照本方可也。感之重者，舌上苔如积粉满布无隙，服汤后不从汗解而从内陷者，舌根先黄，渐至中央，邪渐入胃，此三消饮证。若脉长洪而数，大汗多渴，此邪气适离膜原，欲表未表，此白虎汤证。

如舌上纯黄色，兼之里证，为邪已入胃，此又承气汤证也。有二三日即溃而离膜原者，有半月十数日不传者，有初得之四五日淹淹摄摄，五六日后陡然势张者。凡元气胜者毒易传化，元气薄者邪不易化，即不易传。设遇他病久亏，适又微疫，能感不能化，安望其传？不传则邪不去，邪不去则病不瘳，延缠日久，愈沉愈伏，多致不起。时师误认怯证，日进参者，愈壅愈固，不死不休也。

——明·吴又可《温疫论·上卷·温疫初起》

【提要】 本论主要阐述温疫初起的证候特点、病位、治禁、治法方药、欲候及传变。要点如下：其一，温疫初起表现为脉数、昼夜发热、日晡益甚、头身疼痛等症状。其二，其邪在夹脊之前，肠胃之后半表半里的膜原，则不可用汗下之法。其三，治宜达原饮，开达膜原，辟秽化浊。详细阐释其方名、方解，提出疫邪游溢诸经，临证酌加引经药。其四，病轻者，一二剂自解；重者则易发生传变，延缠日久。并附各证的辨证施治用药。

吴又可 论温疫表里分传证治*

温疫舌上白胎者，邪在膜原也。舌根渐黄至中央，乃邪渐入胃。设有三阳现证，用达原饮三阳加法。因有里证，复加大黄，名三消饮。三消者，消内、消外、消不内外也。此治疫之全剂，以毒邪表里分传，膜原尚有余结者宜之。

三消饮

槟榔 草果 厚朴 白芍 甘草 知母 黄芩 大黄 葛根 羌活 柴胡

姜、枣煎服。

——明·吴又可《温疫论·上卷·表里分传》

【提要】 本论主要阐述温疫表里俱现的治疗。要点如下：温疫邪在膜原，居于半表半里之间，舌上白胎。若舌根渐黄至中央，则病邪入里，渐入于胃，治以达原饮复加大黄等，名为三消饮。三消饮，为治疫之全剂，尤宜于毒邪表里传变，膜原未尽者。

喻 昌 论温疫特点※*

饥馑兵凶之际，疫病盛行，大率春夏之交为甚。盖温暑热湿之气交结互蒸，人在其中，无隙可避，病者当之，魄汗淋漓。一人病气，足充一室，况于连床并榻，沿门阖境，共酿之气，益以出尸尸虫，载道腐瑾，燔柴掩席，委壑投崖，种种恶秽，上混苍天清净之气，下败水土物产之气，人受之者，亲上亲下，病从其类，有必然之势。如世俗所称大头瘟者，头面腮颐肿如瓜瓠者是也；所称蛤蟆瘟者，喉痹失音，颈筋胀大者是也；所称瓜瓤瘟者，胸高胁起，呕汁如血者是也；所称疙瘩瘟者，遍身红肿，发块如瘤者是也；所称绞肠瘟者，腹鸣干呕，水泄不通者是也；所称软脚瘟者，便清泄白，足重难移者是也。

——清·喻昌《尚论篇·尚论篇卷首·详论温疫以破大惑》

【提要】 本论主要阐述疫气致病的特点。要点如下：其一，温疫之病，多发生于大灾之年或者兵荒之年，温疫之病邪逢人体之虚而发病。其二，发病之时，多在春夏之交，温暑热湿之气交结熏蒸，人在其中，必致疫病。其三，患病之人，病气快速传播，传染众人，致尸横遍地，尸虫恶秽，上污苍天清净之气，下败水土物产之气，人感受此污秽之气，必然病状相似。其四，列举大头瘟、蛤蟆瘟、瓜瓤瘟、疙瘩瘟、绞肠瘟、软脚瘟之例作证明。

秦之桢 论温疫辨治^{※*}

温疫，即时行伤热病也。热邪带表，当以辛凉解表。太阳见表症，羌活冲和汤。阳明见表症，升麻干葛汤。少阳见表症，小柴胡汤。温疫禁用辛温，若里有结热，凉膈散、三黄汤、人参白虎汤。有下症者，三乙承气汤选用。若表邪未尽，仍要先散表邪，然后清下。

——清·秦之桢《伤寒大白·卷四·疫病》

【提要】 本论主要阐述温疫的辨证施治。要点如下：其一，温疫为时行热病。热邪在表，治以辛凉解表；三阳经兼表证，分别用羌活冲和汤、升麻干葛汤与小柴胡汤。里证结热，用凉膈散、三黄汤、人参白虎汤。阳明腑实，用三乙承气汤。表邪未尽，先散表邪，然后清下。其二，温疫本为热病，禁用辛温之法。

黄元御 论温疫与寒疫辨治^{※*}

问：疫分寒温，前贤不解，先生推仲景微义，以发眇旨，今吾闻所不闻，快矣，但犹有疑焉。秋冬则曰伤寒，春夏则曰温病，寒疫亦以秋冬名，温疫亦以春夏名。温病、温疫，俱缘中风，仲景《伤寒》所列中风，实非春夏之温病，是为何时之邪也？玉楸子曰：仲景中风，秋冬之病也，秋冬之月，不皆寒天，其时日暖风和而病外感，自是风淫，而非寒邪。然究与三春之炎风、九夏之温风，气候迥别，故但名中风，而不可以为温热也。

问：寒疫、温疫，感兆风寒，邪既不同，证自悬殊，其分别之义安在？玉楸子曰：风为阳邪，而性疏泄；寒为阴邪，而性闭涩。故温疫之脉浮缓，其证发热而有汗；寒疫之脉浮紧，其证恶寒而无汗。温疫卫闭而营郁，是以经尽而出红斑；寒疫营闭而卫郁，是以经尽而发白汗。汗者，卫气之所蒸泄；斑者，营血之所逼现。其病解既别，其病发亦判，不相混也。

问：温疫得之风邪，当与中风同法；寒疫得之寒邪，当与伤寒同法。今温疫不用桂枝，寒疫不用麻黄，其法不同，何居？玉楸子曰：春夏温病，秋冬伤寒，虽感天地之风寒，然不因岁气之偏。至于疫疠，阴阳愆伏，寒暄错乱，或盛夏而零寒露，或隆冬而飘温风，节候乖常，是以成疫。其分寒温于冬夏者，大略如此，而未始尽然，固难以桂枝、麻黄统治错综无定之寒温也。

问：寒疫、温疫之传脏腑，同乎不同？玉楸子曰：温疫有表热而无里热，不必传腑，阳盛者，里热作，乃传于腑；寒疫有表寒而无里寒，不必传脏，阴盛者，里寒动，乃传于脏。寒疫传脏，未始不入腑，其入腑者，亦是寒而非热也；温疫传腑，未始不入脏，其入脏者，亦是热而非寒也。温疫非无寒，而寒终不胜其热，入腑而病热者多，入脏而病寒者少；寒疫非无热，而热终不胜其寒，入脏而病寒者多，入腑而病热者少也。

问：温疫热胜，法宜清泻；寒疫寒胜，法宜温补。否耶？玉楸子曰：温疫之热，在表不在里，法宜清散其表热，不必清里，表热入腑，而后用清泻之剂；寒疫之寒，在表不在里，法宜温散其表寒，不必温里，表寒入脏，而后用温补之方。是当透发表邪，非有里证，不可误用攻补。后世庸工之于疫疠，不论寒温表里，概用硝黄泻下，十治九误，此助天为虐者也。

——清·黄元御《四圣悬枢·卷五·伊公四问第五·问疫五条》

【提要】 本论主要阐述寒疫与温疫的病因病机及治法宜忌。要点如下：其一，疫疠的成因乃阴阳愆伏，寒热错乱，节候异常，而致寒疫或温疫的发生。其二，温疫卫闭而营郁，是以经尽而出红斑，其脉浮缓，其证发热而有汗；寒疫营闭而卫郁，是以经尽而发白汗，脉浮紧，其证恶寒而无汗。其三，温疫仅有表热者不传腑，里热作则传腑；寒疫仅有表寒者不传腑，里寒动则传腑。其四，温疫热仅在表宜轻散，入腑宜清泻；寒疫寒仅在表宜温散，入腑宜温补。但以其寒温错综无定，温疫虽得之风邪不用桂枝，寒疫虽得之寒邪不用麻黄。

❖ 任越庵 论温热与温疫的辨别※※

夫温与暑，偶感天气而病者轻，因不藏精者，为自伤其病重，若再感方土之异气，此三气相合而成温疫也。温热利害，只在一人；温疫移害，祸延邻里。今人不分温热、温疫，浑名温病，令人恶闻而讳言之，因于辞之害义矣。吴又可《温疫论》、程郊倩热病注，俱有至理可传，愚不复赘，余义详见方论。

——清·任越庵《伤寒法祖·卷上·温暑指归》

【提要】 本论主要阐述温疫的成因及温疫与温热的辨别。要点如下：其一，温疫的成因为外感温热之天气，加之肾不藏精，再感方土之疫气，三气相合则发为温疫。其二，温疫与温热病邪均属温病，但临证须加以区分：温热病邪伤人，只在病者，不传及他人；而病温疫者，传染性极强。吴又可、程郊倩对此亦有论述。

❖ 王德宣 温病瘟疫之辨析※

热为火之用，火为热之体，故言火则不言热，言热则不言火，一而二，二而一也。温者，热之不甚者也。六气言火不言温，举一以概二也。曰温热者，乃温病热病之总称。邪之轻者为温，邪之重者为热。近世概以温病括之，而温病乃赅热暑湿燥而言。温病、暑病之冬伤于寒而春夏发者，及春夏感邪而秋冬发者，皆谓之伏气；随时感受而即发者，谓之新感。新感其邪轻，治之尚易；伏气其邪重，治之较难。故治温病之法不独异于伤寒，伏气与新感亦不可同日而论也。

瘟疫本名疠疫，传染病也。《素问·刺法论》云：帝曰：余闻五疫之至，皆相染易，无问大小，病状相似。《六元正纪大论》云：厉（《韵会》：疠通作"厉"）大至，民善暴死。皆言疠疫之证状者也。《说文》：疠者，恶疾也；疫者，民皆疾也。从广役省声。《释名》：疫，役也。言有鬼行役也。《刺法论》于疠疫之分，则以干支推之，谓天运化疫，地运化疠。

盖以疫之与疠，不过上下刚柔之异。故又以金木水火土统之，即所谓五疫者也。而按之实际，则疠疫均有寒温之别。其流行者，温疠、温疫多，而寒疠、寒疫少。《六元正纪大论》曰：其病温疠大行，远近咸若。又曰：其病温疠。皆言温疠，而不及寒疠，盖以温疠概寒疠也。《老子》曰：凶年之后，必有温疫。《抱朴子》曰：经温疫，则不畏。俱言温疫，而不及寒疫，亦以温疫概寒疫也。后人又立杂疫之名，以统疫病之杂症也。

夫温病与瘟疫，病源既殊，治法各异，古人分辨，本极明了，不可以混同也。后人犹恐其相混，故改温疫之"温"作"瘟"。吴又可不明此意，以古无"瘟"字，反混温病、瘟疫为一病。（吴又可云：《伤寒论》曰发热而渴，不恶寒者为温病；后人去"氵"加"疒"为"瘟"，即"温"也。要之，古无"瘟"字，乃后人之自为变易者，不可因易其文，以温、瘟为两病。）不识温病者，以温为病名也；温疫、温疠者，以疫疠为病名，言疫之温者、疠之温者也。惟其古无"瘟"字，乃知瘟疫、温疠之"温"非病名，何得反混温病为疠疫哉？

夫言事物者，必通权而达变，医病亦何独不然？春温夏热秋凉冬寒，感之而病者，常也；《素问》曰"重阴必阳，重阳必阴""冬伤于寒，春必病温""春伤于风，夏生飧泄；夏伤于暑，秋必痎疟；秋伤于湿，冬生咳嗽"者，皆伏气也，则谓之变。然犹不传染，仍属变中之常。若夫喉痧、白喉、霍乱、伏阴症、痧症、痢疾、疫痉、鼠疫，诸传染病，则又变中之非常者也。（但白喉、霍乱、痧症、痢疾，亦有非传染而病者，则亦属变中之常。）故论温病而欲穷其原委，则非明乎常变之道不可。

然自吴又可混温病、瘟疫为一之后，附和者众，而常变之理不明，治瘟疫之书多混温病，治温病之书亦杂瘟疫，后之学人，苟非好学深思之士，鲜不为其所惑者。（松如）窃忧之，爰将关于温病、瘟疫之书分别评论，俾后之读者知所取舍焉。

——民国·王德宣《温病正宗·上编·学说辩正·第三章温病温疫之辨析·第一节通论》

【提要】　本论主要阐述温病与瘟疫的辨析。要点如下：其一，温病与瘟疫有本质区别，不得混淆。温病为感受温热病邪所致疾病的统称，而瘟疫本名"疠疫"，为传染病。疫疠又有寒温之分，且因温疫较寒疫多见，因此常以温疫概寒疫。其二，后人恐温病与瘟疫混淆，故将"温疫"改作"瘟疫"。作者认为，吴又可不明此意，将瘟疫与温病误认为一病，致后人混淆难懂。

7.3　寒　　疫

寒疫是由感受暴寒疫邪所引起的以头痛、身痛、寒热无汗、状如伤寒为主症的急性寒性传染病。又名"时行伤寒"，具有强烈传染性并能引起广泛的流行。晋代王叔和在《伤寒例》中，首次提出了寒疫概念，"从春分以后秋分节，天有暴寒者皆为时行寒疫也"。寒疫的病因是具有风寒性质的疫邪，其发生与气候条件、地理环境、卫生条件、生态环境等因素相关。寒疫四季皆可发病，但以气候寒热变化剧烈的冬、春、秋季较为多见。风寒疫邪袭人多从皮毛而入，可凝滞经脉气血，可郁而化热，后期可伤阳。治疗上，初起治以辛温解表，兼表虚则益气和卫。寒疫的演变，类似伤寒诸证，可选用和解少阳、清阳明之热等法。若暴寒之气，直中阴经，则宜温阳解表，散寒救阴。

巢元方　论时气病与寒疫[※※]

时行病者，是春时应暖而反寒，夏时应热而反冷，秋时应凉而反热，冬时应寒而反温，非其时而有其气，是以一岁之中，病无长少，率相似者，此则时行之气也。

从立春节后，其中无暴大寒不冰雪，而人有壮热为病者，此则属春时阳气，发于冬时伏寒，变为温病也。从春分以后至秋分节前，天有暴寒者，皆为时行寒疫也。一名时行伤寒。此是节后有寒伤于人，非触冒之过也。若三月四月有暴寒，其时阳气尚弱，为寒所折，病热犹小轻也；五月六月，阳气已盛，为寒所折，病热则重也；七月八月，阳气已衰，为寒所折，病热亦小微也。其病与温及暑病相似，但治有殊耳。

然得时病，一日在皮毛，当摩膏火灸愈。不解者，二日在肤，法针，服行解散汗出愈。不解，三日在肌，复发汗，若大汗即愈；不解，止勿复发汗也。四日在胸，服藜芦丸，微吐愈；若病固，藜芦丸不吐者，服赤豆瓜蒂散，吐已解，视病者尚未了了者，复一法针之当解。不愈者，六日热已入胃，乃与鸡子汤下之愈。百无不如意，但当谛视节度与病耳。

——隋·巢元方《诸病源候论·卷九·时气病诸候·时气候》

【提要】　本论主要阐述时行病与寒疫的发病特点及治疗。要点如下：其一，时行病为感受四季非时之气所致之病，如春时应暖反寒，夏时应热而反冷，秋时应凉而反热，冬时应寒而反温，且有长幼病状相似的特点。其传变途径为皮毛、肤、肌、胸、胃。其二，时行病感寒发病轻重与季节相关。春分以后至秋分节前，天有暴寒伤人，是为时行寒疫。因感邪时间不同，病情亦异。如三月四月阳气尚弱，病热犹轻；五月六月阳气盛，病热则重；七月八月阳气衰，病热亦微。病情与温病、暑病相似，但治疗方法不同。其三，时行病病位不同，治法有异，当因势利导。

朱　肱　论冬温伤寒与寒疫辨治※*

仲景云：冬温之毒，与伤寒大异。盖伤寒者，伤寒气而作；冬温者，感温气而作；寒疫者，暴寒折人，非触冒之过。其治法不同，所施寒热温凉之剂亦异，不可拘以日数，发汗吐下，随证施行。要之，治热以寒，温而行之；治温以清，冷而行之；治寒以热，凉而行之；治清以温，热而行之。以平为期，不可以过，此为大法。

——宋·朱肱《类证活人书·卷第六》

【提要】　本论主要阐述冬温、伤寒和寒疫的辨证施治。要点如下：其一，三者病因不同：伤寒，感寒而发；冬温，感温气而作；寒疫，感受暴寒疫气所得，而非受寒所致。其二，治法不可一概而论，发汗吐下，当随证施行。所施寒热温凉之剂，亦随证而异，辅以反佐之法，以平为期。

《普济方》　论寒疫发病※*

从春分以后，至秋分节前，天有暴寒者，皆为时行寒疫。三月四月或有暴寒，其时阳气尚弱，为寒所折，病热犹轻。五月六月阳气已盛，为寒所折，病热则重。七月八月阳气已衰，为寒所折，病热亦微。其病与温及暑病相似，但治有殊耳。（此为疫气也，是数者，以明前斗历之法，占其随时气候，发病寒热轻重不同耳。）

——明·朱橚《普济方·卷一百二十六·伤寒门·伤寒例》

【提要】　本论主要阐述寒疫感邪的特点。要点如下：引用巢元方之论，说明春分以后，至秋分之前，暴寒所伤皆为寒疫，但感邪时间不同，病情亦异。如三月四月阳气尚弱，病热犹轻；五月六月阳气盛，病热则重；七月八月阳气衰，病热亦微。该病病势规律与温病、暑病有相似之处，但其治疗方法不同。

张凤逵、叶 霖 寒疫综论※*

一夏月亦有病凉者，偶遇暴风怒雨，不及加衣，或夜失覆，或路行冒犯，皆能为凉证。此非其时而有其气，谓之寒疫。治法与暑症异，亦以九味羌活汤、败毒散、以辛散和解为主，不可专用汗药。此论乃李东垣先生发自《十书》中，从来医书罕及，然仅百之一耳，以一律百，以或然为固然，左矣。

霖按：寒疫多病于金水不敛之年，人气应之，以其毛窍开而寒气闭之也。疫乃天地不正淫泆沴厉气，颇难骤逐，非风寒之邪，一汗可解。治法宜苏桂杏草等温散，更察其兼湿兼风，消息治之。东坡在黄州，以圣散子治疫甚效，亦寒疫挟湿之方也。后永嘉宣和间服此方殒命者，不知凡几，盖以寒疫之方，误施于温疫者也。

——明·张凤逵撰，清·叶霖增订《增订叶评伤暑全书·卷上·寒疫》

【提要】 本论主要阐述寒疫的病因病机、治法及方药。要点如下：其一，张氏遵东垣之说，认为夏月寒凉所伤之病，为非其时而有其气，故谓之寒疫。以九味羌活汤、败毒散辛散和解为主，不可专用汗药。其二，叶霖补充说明自然界金水不敛之年，人体阳气外浮，与之相应，腠理皮毛不闭，感伤天地不正之厉气而成寒疫。不可一汗而解，宜温散兼祛风除湿等法以治之。

秦之桢 寒疫综论※*

疫邪之症，长幼相似。若一人独病，不染他人者，此人自感，非大灾之疫也。疫症之原不一，如春时应暖而反寒，则有寒疫。冬时应寒反温，则有温疫。推之于夏应热而反凉，秋应凉而反热，应燥而反温，及久雨之湿，久旱之燥，偏于太过者，则皆可成疫也。《伤寒论》惟注温疫、寒疫，不知六气之不正者，皆能发疫也。故各随时气之不正者主治，则得之矣。总之，时令应暖而反寒，散寒邪即是治疫；时令应寒而反温，清温热即是治疫；应燥而反湿，祛湿邪即是治疫；应湿而反燥，清燥火即是治疫。

寒疫，即时行之伤寒病也。既冒寒邪，当以辛温散表。若内无积热，太阳见症者，冬月北方用麻黄桂枝汤，南方用羌独败毒散等。若表邪未散，即内有积热者，亦止宜羌活冲和汤等和解，未可用清凉。若阳明见症者，冬月北方葛根汤，南方升麻干葛汤。少阳见症者，北方柴胡桂枝汤，南方柴胡防风汤。若寒邪已散，里有结热，仍照伤寒清里之法。

——清·秦之桢《伤寒大白·卷四·疫病》

【提要】 本论主要阐述疫病的特点、病因病机、治法以及寒疫的具体治法方药。要点如下：其一，疫病具有长幼症状相似，易染他人的发病特点。其二，四时之气偏于太过者，如春时应暖而反寒，冬时应寒反温，及久雨之湿，久旱之燥等，皆可成疫。当各随其证而治之。其三，寒疫治宜辛温散表，分经论治，并附以南北方不同之方药。

黄元御　寒疫由来

寒疫之证，寒热无汗，得之于寒。其年金水不能敛藏，则人气应之，多病寒疫，以孔窍开而寒气闭之也。

金水收藏，因乎阳气之右降。盖纯阳之位，而一阴已生，阴生必降，降则清凉而化燥金，积凉成寒，是为寒水。凉则收而寒则藏，阳气封蛰于九地之下，皮毛秘密而不开，故弗伤于寒。金水不能敛藏，则阳气上郁，而生外热。腠理发泄，皮毛不闭，是以易伤于寒。

天人同气，天地之金水不能敛藏，人物应之，而病寒疫，故多病于秋冬。其病于秋者，伤在庚金，病于冬者，伤在壬水也。

——清·黄元御《四圣悬枢·卷二·疫病解第二·寒疫由来》

【提要】　本论主要阐述寒疫的病因。要点如下：其一，寒疫多发于金水不能敛藏之年，人气应之而得。金水主敛藏，可使阳气封藏于体内，腠理密闭而不受邪；若金水敛藏失司，阳气外浮，腠理皮毛不闭，必易伤于寒而病寒疫。其二，寒疫之病，多发于秋冬之季。其病于秋者，伤在肺；病于冬者，伤在肾。

黄元御　寒疫传经*

寒疫传经，亦与伤寒相同，一日太阳，二日阳明，三日少阳，四日太阴，五日少阴，六日厥阴。阳性热而阴性寒，里热非盛，不入阳明之腑，内寒非盛，不入太阴之脏，始终在表，未尝内陷，六日经尽，则邪退正复，汗出而愈矣。

其卫盛而感轻者，皮毛易泄，则先期而汗解。其卫虚而感重者，腠理难开，则过期而汗解。其卫弱郁深，不能遽发，往往振栗战摇，而后汗出。

寒战者，少阳之证，寒战而不能发热者，相火之虚，发热而不能汗出者，表寒之盛也。少阳为阴阳之枢，寒极则入于太阴，热极则入于阳明，故阴阳偏胜而内传脏腑，多由少阳而入。入于脏腑，则解无定期而动致危亡，不可不慎也。

——清·黄元御《四圣悬枢·卷二·疫病解第二·传经大凡》

【提要】　本论主要阐述寒疫的传经规律及预后转归。要点如下：其一，寒疫传经与伤寒相同。若始终在表，未尝内陷，六日经尽，则邪退正复，汗出而愈。其二，患者素体卫气盛衰及感邪轻重不同，则预后不同。其三，寒战者，少阳之证，阴阳偏胜而内传脏腑，多由少阳而入，此谓转归之关键。

吴　贞、邵先根　寒疫综论※*

天久阴雨，寒湿流行，脾土受伤，故多寒疫、寒湿，宜温燥而忌清润。二者治法大异，最当分辨。春当暖而反寒，夏应热而反凉，感此非时之寒为寒疫，宜太无神术散，加羌活、紫苏温散之。或藿香正气散加减亦可，从正伤寒治。此条寒疫。

邵评：应暖热而反寒凉，是非时不正之气。人受其气而病者，为时行寒疫。治以温散为主，忌用寒凉润药。

　　——清·吴贞著，清·邵先根评《伤寒指掌·卷四·伤寒类症·疫邪兼六气入足经从表里汗下》

　　【提要】　本论主要阐述寒疫的病因病机及治法。要点如下：其一，天久阴雨，寒湿困脾，多致寒疫或寒湿之病，二者当辨明。其二，应暖热而反寒凉，此为非时不正之气，若人受其气而病者，即为时行寒疫。其三，治疗当以温散为主，如太无神术散、藿香正气散等，亦可酌情加羌活、紫苏温散之，忌用寒凉润药。

吴鞠通　寒疫论

　　世多言寒疫者，究其病状，则憎寒壮热，头痛骨节烦疼，虽发热而不甚渴，时行则里巷之中，病俱相类，若役使者然。非若温病之不甚头痛骨痛而渴甚，故名曰寒疫耳。盖六气寒水司天在泉，或五运寒水太过之岁，或六气中加临之客气为寒水，不论四时，或有是证。其未化热而恶寒之时，则用辛温解肌；既化热之后，如风温证者，则用辛凉清热，无二理也。

　　——清·吴鞠通《温病条辨·卷四·杂说·寒疫论》

　　【提要】　本论主要阐述寒疫的发病及其症状治法。要点如下：其一，寒疫之病，多发于六气寒水司天在泉、或五运寒水太过、或六气中加临之客气为寒水之年，四时皆可发病。其二，寒疫的主症为憎寒壮热，头痛骨节烦疼，虽发热而不甚渴，时行发病，病状相类。其三，治疗之法，初起辛温解肌，化热之后宜分证论治。

陆廷珍　暴感风寒论

　　惟暴感风寒，虽盛暑炎蒸，长幼同居，久病卧床者，俱能染诸，故古人称为寒疫也。良以风必兼寒，先伤乎肺，肺气闭塞，则鼻息不利，声不显扬，但留连在肺，熏蒸熔炼，直至痰浓涕厚，鼻通气宣，庶得渐解。故治法只宜苦辛温解，以宣肺气，不可过于寒凉，而致壅遏上焦，邪留肺底，变成损法，医者慎之。

　　——清·陆廷珍《六因条辨·卷下·暴感风寒论》

　　【提要】　本论主要阐述寒疫的病因病机、症状及治法。要点如下：其一，寒疫指炎热的盛暑突然感受风寒，不分长幼、身体强弱，同时受病，始称寒疫。其二，邪气首先犯肺，肺气郁闭，因而鼻息不利；其邪难于速去，久郁于肺化热蒸津，致痰浓涕厚。其三，治疗当用苦辛之品温解，以宣利肺气。不可过用寒凉，以致邪气壅遏于里。

俞根初、何秀山、何廉臣　寒疫综论*

　　寒疫（一名时行伤寒，通称寒疫。）

　　因：春应温而反寒，夏应热而反凉，感而为病，长幼率皆相似，互相传染。其所以传染者，由寒气中或挟厉风，或挟秽湿，病虽与伤寒相类，而因则同中有异。

证：初起头疼身痛，憎寒壮热，无汗不渴，胸痞恶心，或气逆作呕，或肢懈腹痛，舌苔白薄，甚或淡灰薄腻。若传里后，亦有口渴便闭，耳聋神昏者，舌苔由白而黄，由黄而黑。

脉：左略紧，右弦缓。

治：春分后挟厉风而发，头疼形寒独甚者，苏羌达表汤，加鲜葱白（三钱）、淡香豉（四钱）、辛温发表。秋分前挟秽湿而发，身痛肢懈独甚者，藿香正气汤加葱豉，辛淡芳透，均加紫金片以解毒。如有变证，可仿正伤寒传变例治之。

秀按：时行寒疫，俞君区别挟厉风、挟秽湿两因，按时求原，对症立方，确有见地。若其人素体阳虚，外寒直中阴经，陡然吐利腹痛，肢冷筋吊者，则为时行中寒，应仿阴症伤寒例治之。以予所验，寒疫多发于四五六七四个月，若天时晴少雨多，湿令大行，每多伤寒兼湿之证，藿香正气汤，加葱豉、紫金片，汗利兼行，避秽解毒，确是对病真方。若寒挟厉风，邪气独盛于表，而里无伏热者，则活人败毒散，每用三四钱，葱豉汤泡服，亦奏肤功。即圣散子治寒疫，其功亦著。

廉勘：春应温而反寒，夏应热而反凉，感此非时之寒为寒疫；秋应凉而反热，冬应寒而反温，感此非时之暖为温疫。此皆四时之常疫也，通称时疫。近世寒疫少，温疫多，医者尤宜注意。前哲吴坤安曰：治时疫，当分天时寒暄燥湿，病者虚实劳逸，因症制宜，不可执泥。如久旱天时多燥，温疫流行，宜清火解毒，忌用燥剂；久雨天时多湿，民多寒疫，或兼吐泻，宜燥湿散寒，忌用润剂：此治时疫之正法也。

——清·俞根初著，何廉臣等增订，徐荣斋重订《重订通俗伤寒论·第八章伤寒兼证·第五节伤寒兼疫》

【提要】 本论主要阐述寒疫的病因病机、症状及治法。要点如下：其一，寒疫为感非时之寒而致，又有寒中挟厉风，或挟秽湿之不同，症状虽与伤寒相类，但长幼病状相似，互相传染，病因同中有异。其二，治法上，春分后挟厉风而发者，苏羌达表汤加味，辛温发表。秋分前挟秽湿而发者，藿香正气汤加味，辛淡芳透，均加紫金片以解毒。其三，何秀山认为四至七月，若天时晴少雨多，湿令大行，每多伤寒兼湿之证。同时提出若寒挟厉风，邪气在表，而无里热，宜活人败毒散。其四，何廉臣引吴坤安之言，指出治时疫，当分天时寒暄燥湿，病者虚实劳逸，因症制宜，不可执泥。

7.4 杂 疫

清代刘松峰将疫病分为三种，一是温热性质的温疫，二是类伤寒的寒疫，三是杂疫。杂疫症状千奇百怪，众人所患皆同，病证有寒有热，包括大头瘟、烂喉痧、霍乱、疟病、诸瘟等暴怪之病。此类疾病因感疠气而病，按常规治疗不应，常须从疫病角度进行思考，仔细辨证，方可奏效。

7.4.1 大头瘟

大头瘟是感受风热时毒所致以初起憎寒壮热、头面焮赤肿痛为特征的一种疫病。本病多发于冬春两季，风热时毒侵袭人体是引起大头瘟发病的直接原因，同时人体正气不足，或气血阴阳失调为其内因。初起邪袭肺卫，憎寒发热，面肿咽痛；继而热势渐盛，深入气分，充斥肺胃，上攻头面，焮赤肿痛，壮热口渴，或毒结肠腑，身热，头面红肿，大便秘结；后期胃阴耗伤，表现为身热退，头面焮肿消退，而口渴欲饮，不欲食，咽干。治疗原则以疏风透邪、清热解毒为主。初起宜疏风透邪，兼以解毒消肿。中期毒壅肺胃，则清热解毒，疏风消肿；若局部红肿严重，又当以解毒消肿为主；如兼有毒结肠腑，又当配合攻下泻热以釜底抽薪。后期胃阴耗伤，则滋养胃阴。此外，全程配合清热解毒、行瘀止痛之外敷方，内外兼治。

刘完素　大头瘟论※*

　　夫大头病者，是阳明邪热太甚，资实少阳相火而为之也。多在少阳，或在阳明，或传太阳，视其肿势在何部分，随经取之。湿热为肿，木盛为痛。此邪见于头，多在两耳前后先出，皆主其病也。治之大不宜药速，速则过其病所，谓上热未除，中寒复生，必伤人命。此病是自外而之内者，是血病。况头部分受邪，见于无形迹之部，当先缓而后急。先缓者，谓邪气在上，著无形之分部，既著无形，无所不至，若用重剂速下，过其病难已。虽用缓药，若急服之，或食前，或顿服，皆失缓体，则药不能除病，当徐徐浸渍无形之邪也。或药性味形体拟象，皆要不离缓体是也。且后急者，谓缓剂已泻，邪气入于中，是到阴部，染于有形质之所，若不速去，则损阴也。此终治却为客邪，当急去之，是治客以急也。且治主当缓者，谓阳邪在上，阴邪在下，各本家病也。若急治之，不能解纷而益乱也，此故治主当缓。治客以急者，谓阳分受阴邪，阴分受阳邪，此客气急除去之也。假令少阳、阳明为病，少阳为邪，出于耳之前后也；阳明为邪者，首大肿是也，先以黄芩黄连甘草汤，通炒过，锉煎，少少不住服，或剂毕，再用大黄，煨，鼠粘子新瓦上炒香，煎药成，去滓，纳芒硝，俱各等分，亦时时呷之，无令饮食在前。得微利及邪气已，只服前药，如不已，再同前次第服之，取大便利，邪气即止。如阳明渴者，加石膏；如少阳渴者，加瓜蒌根。阳明行经，升麻、芍药、葛根、甘草。太阳行经，羌活、防风之类。

——金·刘完素《素问病机气宜保命集·卷下·大头论》

　　【提要】　本论主要阐述大头瘟的病因病机及治疗。要点如下：其一，大头瘟是由于阳明邪热太过，传入少阳，使少阳相火过盛，湿热所致。湿热为肿，木盛为痛，表现为多在两耳前后出现肿痛。病位多在少阳，或在阳明，或传太阳。其二，治之宜缓，以徐徐浸渍无形之邪。不宜药速，速则上热不除，而中寒复生，危及生命。视其肿势在何部分，随经治疗。

徐春甫　论大头瘟辨治*

大头瘟候

　　大头瘟为天行邪气客于太阳、阳明、少阳之经，头目俱肿而为病也。太阳病发于头上，并脑后下项，及目后赤肿者是也，治宜荆防败毒散，羌活、藁本行经。阳明病发于鼻额，并二目不开，及面部者是也。或热，气喘，口干舌燥，咽喉肿痛不利，脉数大者，普济消毒饮。若内实热者，防风通圣散间服之。少阳病发于耳之上下前后，并头角红肿者是也。若肌热日晡潮热，或寒热往来，口苦咽干目痛，胸胁满闷，小柴胡汤加消毒之药。三阳经俱受邪，并发于头面耳鼻者，以普济消毒饮或通圣散、消毒散，外用清凉救苦散敷之。

治大头瘟不宜速，攻则邪气不伏，反攻于内而伤人也。且头空虚之分，既着空虚，则无所不至也。所以治法当先缓而后急，则邪伏也。缓治以清热消毒，虚者兼益元气，胃虚食少者兼助胃气，内实热盛者大便秘结，以酒浸大黄下之，乃宣热而泄其毒也。此为先缓后急之法。若先从鼻肿，次肿于目，又次肿于耳至头上，络脑后结块，则止不散，必出脓而后愈。

虾蟆瘟

虾蟆瘟，天行邪气客于少阳，颈项并腮俱肿，大如虾蟆样者，故名虾蟆瘟，宜用风热药解毒丸间下之，外以侧柏汁调蚯蚓粪敷之。大头虾蟆之候，尽因风热温邪在于高颠之上，宜败毒散加羌活、黄芩、酒浸大黄，随病加减，不可峻用降药。虽有硝、黄之剂，必细细呷之。大抵攻之太峻，则邪在上，自如无过之地，及受其害也。

——明·徐春甫《古今医统大全·卷之二十五·瘟疫门》

【提要】 本论主要阐述大头瘟的辨证施治。要点如下：其一，大头瘟为天行邪气客于三阳经而为病。太阳病发于头顶、脑后及目后，治宜荆防败毒散；阳明病发于鼻额、目及面部，治宜普济消毒饮；少阳病发于耳之上下前后并头角，小柴胡汤加消毒之药。三阳经俱受邪，以普济消毒饮，外用清凉救苦散敷之。其二，邪气客于少阳，颈项并腮俱肿，大如虾蟆样者，称为虾蟆瘟，宜败毒散加味。

张介宾 论大头瘟证治[※]

大头瘟者，以天行邪毒客于三阳之经，所以憎寒发热，头目颈项或咽喉俱肿，甚至腮面红赤，肩背斑肿，状如虾蟆，故又名为虾蟆瘟。大都此证多属风热，然亦有表里虚实之辨。又外科有时毒证，亦即此也。

大头虾蟆瘟治法：凡病在头目，内火未盛者，先当解散，宜正柴胡饮或败毒散。若时毒咽喉肿痛，内火不甚而便利调和者，葛根牛蒡汤。时毒表里俱热，头目俱肿，宜清宜散者，柴葛煎。若毒在阳明，表里俱热，多头痛鼻干，宜散者，柴葛解肌汤。若时毒三阳热极狂躁，咽喉肿痛，宜清兼散者，栀子仁汤。若时毒遍行，邪热上浮，头面俱肿，咽喉不利者，普济消毒饮。若时毒风热上聚头面，宜升散者，犀角升麻汤。若时气盛行，宜清火解毒者，羌活升麻汤。若时毒血热烦躁，兼赤斑者，犀角散、人参白虎汤。若时毒内外俱实，当双解者，防风通圣散。若时毒肿作痛，脉实便秘，宜下者，五利大黄汤，或漏芦升麻汤，或连翘消毒散。若时毒虽盛，而外实内虚，脉弱神困，凡诸虚证有据者，必当救里内托，宜参芪托里散，或托里消毒散。其有阳虚假热而兼呕恶泄泻者，如六味回阳饮之类，皆所必用，不可疑也。若头项肿甚，疼痛难忍者，宜用清凉救苦散敷之。或取侧柏叶自然汁，调蚯蚓泥敷之。

——明·张介宾《景岳全书·卷十三卷性集·杂证谟·瘟疫·大头瘟证治》

【提要】 本论主要阐述大头瘟的症状表现及治法方药。要点如下：其一，大头瘟系感受天行风热邪毒而发，客于三阳之经，因头目颈项俱肿，腮面红赤，肩背斑肿，状如虾蟆，又名虾蟆瘟。其二，治疗当辨别表里虚实寒热。病在表，内火未盛，先当解散，宜正柴胡饮或败毒散。时毒表里俱热，宜清宜散者，宜柴葛煎。病入里，若时毒三阳热极，宜清兼散者，宜栀子仁汤。同时根据病证不同，或升散，或清热解毒，或凉血化斑，或表里双解，或清热泻下，分别施治。若现虚证，必当救里内托，宜参芪托里散，或托里消毒散。其三，若头项肿痛难忍，可加用外治法，以消肿止痛。

李中梓 论大头瘟分三阳经施治^{※*}

（天行疫毒邪犯高巅，分别三阳经而施治。）

发于项上，并脑后目后赤肿，太阳也，荆芥败毒散。发于鼻额，以至面目闭，阳明也，通圣消毒散。发于耳之上下前后，并头角者，少阳也，小柴胡汤加荆芥芩连。三阳俱受邪，普济消毒饮。

——明·李中梓《伤寒括要·卷下·大头瘟》

【提要】 本论主要阐述大头瘟的辨证施治。要点如下：大头瘟系天行疫毒之邪侵犯头部而发，以三阳经论治。太阳者，发于项上、脑后目后，治宜荆芥败毒散；阳明者，发于鼻额，以至面目闭，治宜通圣消毒散；少阳者，发于耳之上下前后，治宜小柴胡汤加减。若为三阳俱受邪，治宜普济消毒饮。

秦昌遇 大头瘟综论^{※*}

大头痛之症：身发寒热，头面胕肿，赤色嫩红，壅害言语，此三阳经湿热为患。若大小传染，沿门相似，此天行湿毒症。若无传染，独一人自病，此起居不慎，偶触湿热之气，人自感冒，《内经》所谓湿上甚为热，正此症也。

大头痛之因：太阴司天，湿淫所胜；少阳司天，火淫所胜；阳明之胜，上行头目。湿胜则肿，热胜则痛，湿热上甚，则头面胕肿，大头之症作矣。

大头痛之脉：必见浮洪。湿胜则浮，热胜则数。浮数宜汗，沉数宜清。浮大易愈，沉伏难医。

大头痛之治：宜羌活败毒散，以散天气之邪；次用普济消毒饮，加酒煮大黄，以清散热毒。胕肿红赤，外用砭刺出血，以去在表壅滞。大抵时行之症，先宜发汗，要知出血，亦发汗之意也。

——明·秦昌遇《症因脉治·卷一·头痛论·附大头症·大头见症》

【提要】 本论主要阐述大头瘟病因病机、症状及治法。要点如下：其一，大头瘟有因起居不慎，偶感湿热之气者，也有无论长幼，皆相传染的天行湿毒症。其二，天行湿毒之症，多发于太阴与少阳司天，湿邪与火淫所胜之时。起病见身发寒热，头面胕肿，赤色嫩红，为三阳经湿热，湿胜则肿，热胜则痛，湿热上蒸而致。其三，大头瘟之脉必见浮洪。湿胜则浮，热胜则数。其四，治疗首选羌活败毒散，以散天行之气；次用普济消毒饮加减，以清散热毒；甚者可酌用砭刺之法，以去在表壅滞。

周扬俊 大头瘟辨治^{※*}

大头瘟者，此天行之厉气也。其湿热伤高巅之上，必多汗气蒸。初憎寒壮热体重，头面肿甚，目不能开，上喘，咽喉不利，舌干口燥。不速治，十死八九，宜普济消毒散。如大便硬，加酒蒸大黄一二钱，缓缓服，作丸噙化尤妙。若额上面部焮赤，面肿脉数者，属阳明，本方加石膏。内实，加大黄。若发于耳之上下前后，并额角旁红肿者，此少阳也，本方加柴胡、瓜蒌根，便实亦加大黄。若发于头脑项下，并耳后赤肿者，此太阳也，荆防败毒散去人参，加芩、连，甚者砭针刺之。

——清·周扬俊《温热暑疫全书·卷四·疫病方论·大头瘟》

【提要】　本论主要阐述大头瘟初起的辨治方法。要点如下：大头瘟为感受天行之疠气而发，初起有恶寒壮热体重，头面俱肿，目不能开等症状，治疗首选普济消毒散以清热消毒，兼以分经论治。若额上面部红肿属阳明，宜上方加石膏，如有便实加大黄。发于耳之上下前后，并额角旁红肿，属少阳，宜上方加柴胡、瓜蒌根，便实亦加大黄。属太阳者，发于头脑项下，并耳后赤肿，荆防败毒散去人参，加芩、连，甚者砭针刺之。

俞根初　大头伤寒※*

风温将发，更感时毒，乃天行之疠气。感其气而发者，故名大头天行病；又系风毒，故名大头风；状如伤寒，故名大头伤寒；病多互相传染，长幼相似，故通称大头瘟。多发于春冬两季，间有暑风夹湿热气蒸，亦多发此病。人体手足六经，惟三阳与厥阴诸经，皆上头面清窍，必先辨其为太阳时毒、少阳时毒、阳明时毒、厥阴时毒、三阳同受时毒、少厥并受时毒，分际斯清。

——清·俞根初著，何廉臣等增订，徐荣斋重订《重订通俗伤寒论·第八章伤寒兼证·第十五节大头伤寒》

【提要】　本论主要阐述大头瘟的别名及病因。要点如下：其一，该病因感受天行之疠气而发，故名大头天行病；又系风毒，故名大头风；状如伤寒，故名大头伤寒；传染性强，长幼相似，故名大头瘟。其二，该病多发于春、冬两季，若暑风夹湿热气蒸，亦易发此病。其三，三阳经与厥阴诸经皆上头面清窍，因此临证时需要辨清各经邪毒。

7.4.2　烂喉痧

烂喉痧是感受温热时毒引起的以咽喉肿痛糜烂、肌肤多丹痧密布为特征的一种疫病。本病具有较强的传染性，易引起流行，多发于冬春两季。烂喉痧之病多因素体阴虚，正气不足，外感温热时毒而致。初起邪毒侵犯肺卫，憎寒发热；继则病邪入里，热毒壅于上焦，外达肌肤，出现壮热口渴、咽喉红肿糜烂、肌肤现痧疹等症状。若邪毒内陷，可致死亡。诊察时，应从视喉、察神、按脉、观痧几方面判断顺逆。后期咽喉糜烂渐减，但午后低热，口干唇燥，余毒伤阴为此期特点。治疗以清泄热毒为主。初起邪在肺卫，病邪较清，病位较浅，治宜辛凉清解，以透邪外出；病邪传里，热极化火，治宜清火解毒；热毒陷入营血，注重清营凉血；若气血两燔，则清气凉血。本病后期，营阴津液耗伤，余邪未尽，治以清营养阴。

萧　霆　论烂喉痧证治^{※*}

　　初起发热咽疼，有通身肤赤如锦纹者，有通身紫黯如红霞者，有发而不出者，有发而不透者，有发而不退者，有上浆者，有发泡者，有肤烂者，有神昏谵语者，有吐、痢、鼻衄者，有毒发两颐，有咽喉肿烂者，有唇焦舌黑者，有口中臭秽者。有早发而夕毙者，有二三日失治而致死者，有重病用轻药不救者，有掣肘于医家、病家不敢用重剂而莫挽者。如斯恶候，夫岂冬温所致耶？

　　疫痧之邪，不由肌表而入，却由鼻窍入胃，所以郁而后发。发即便壮热，咽疼，肌肤红赤。疫痧火邪烁肺，毋论轻重，无不咽喉作痛者。

　　疫毒痧疹，古无其症，罕有其方。目下疫痧盛行，既有其症，苦无其法。予也深思其故，而不可得。一日南窗静坐，检阅《瘟疫全书》，见其症，有内症，有外症，有不内不外症。立三消饮，以之消内、消外、消不内不外，投之无不效。因悟疫痧初起有表症、有里症、有半表半里症，将河间先生双解散表里兼治之方，加减酌定，名曰表里解毒汤，以之解表、解里、解半表半里，亦投无不效。

——清·萧霆《痧疹一得》

　　【提要】　本论主要阐述烂喉痧的症状及治法。要点如下：其一，疫痧之邪，不由肌表而入，却由鼻窍入胃，郁而后发，火邪上烁于肺而致诸证发生。其二，详细描述烂喉痧的表现：壮热，咽疼，肌肤或如锦纹，或紫黯如红霞，或疹发不出，或发而不透，或发而不退，或有上浆，有发泡，有肤烂，或神昏谵语等等，病情危重。其三，治疗上可投三消饮，消内、消外、消不内不外；或用表里解毒汤，以之解表、解里、解半表半里。

陈耕道　论烂喉痧诊察要点^{※*}

　　烂喉疫痧，以喉为主。喉烂浅者疫邪轻，喉烂深者疫邪重。疫邪轻者易治，重者难痊。医者当视其喉，喉烂宜浅不宜深也；观其神，神气宜清不宜昏也；按其脉，脉宜浮数有神，不宜沉细无力也；察其痧，痧宜颗粒分明而缓达透表，不宜赤如红纸而急现隐约也。合而论之，以定吉凶。

——清·陈耕道《疫痧草》

　　【提要】　本论主要阐述烂喉痧的诊察要点。要点如下：烂喉痧的主要发病部位在喉部，医者当视其喉，喉烂宜浅不宜深也。同时观其神，神气宜清不宜昏；按其脉，脉宜浮数有神，不宜沉细无力也；察其痧，痧宜颗粒分明而缓达透表，不宜赤如红纸而急现隐约。综上判断病之轻重。

王士雄　论烂喉痧治法^{※*}

　　倪冲之《伤寒汇言》附载袁云龙云：仲景之书，前叙六经诸条，其中文义，前后起止，多有阙失，历代医哲，并未深勘。至于阳毒、阴毒二条，更可诧异，俱用升麻鳖甲汤。阴毒，但无雄黄、蜀椒。此坊刻之讹本也。宋庞安常，阴毒阳毒，概用全方，阴毒不去椒、黄，于理稍近。余于万历乙亥，得南阳旧本，其阴毒条，于"去雄黄"下，作"倍蜀椒加半主之"，于理为是。盖阳毒、阴毒二证，良由平素将息失宜，耗疲精髓，逆乱气血，所以猝受山林、水泽、瘴厉恶气所中，感而成疾。余当壮年，北游燕邸，以及辽阳之外，南游闽广黔甸，以及交阯之区。大抵南方多阳毒，北方多阴毒，时医按法施治，曾无一验。中州等处，有人患此，亦罕能救。细按二证俱有"咽喉痛"三字，以余窃论，疡科书有锁喉风、缠喉风、铁蛾缠三证，其状相似。有面色赤如斑者，有面色青而凄惨者，有吐脓血者，有身痛如被杖者，有气喘急促者，有发谵语烦乱者，虽有兼证如此，总以咽喉闭痛为苦。猝发之间，三五日可治，至七日不减，即无生理，岂非阳毒、阴毒二证之类乎？再察其脉，缓大者生，细数紧促者死。余见此二证，不论阳毒、阴毒，概用喉科方，以蓬砂二钱，火硝六分，米醋一钱，姜汁小半钱，用鹅翎探入喉中，吐痰碗许，活者百数。据袁公之论，则阳毒为阳邪，阴毒为阴邪矣。阴邪固宜倍蜀椒之半，而以蜀椒施之阳邪，终嫌未妥。改从喉科法引吐却稳当。以余度之，阳毒即后世之烂喉痧耳，叔和谓之温毒是已。治法，忌用温散，宜用清化。陈继宣《疫痧草》专论此证。

——清·王士雄《温热经纬·卷二·仲景疫病篇》

【提要】　本论主要阐述烂喉痧的治法。要点如下：其一，从文献记载及临床所见，认为仲景所论之阳毒即为后世所论之烂喉痧。其二，烂喉痧为将养失宜，致正气亏损，又感染山林、水泽、瘴厉恶气所致。其三，对于烂喉痧治疗，采用喉科之方，以蓬砂二钱，火硝六分，米醋一钱，姜汁小半钱，鹅翎探喉以令患者吐痰，此法稳妥而有效。

金德鉴　论烂喉痧证治[※]

雍正癸丑年间以来有烂喉痧一证，发于冬春之际，不分老幼，遍相传染，发则壮热烦渴，丹密肌红，宛如锦纹，咽喉疼痛肿烂，一团火热内炽。医家见其热火甚也，投以犀、羚、芩、连、栀、膏之类，辄至隐伏昏闭，或喉烂废食，延俟不治，或便泻内陷，转候凶危。医者束手，病家委之于命。孰知初起之时，频进解肌散表，温毒外达多有生者。《内经》所谓微者逆之，甚者从之。火热之甚，寒凉强遏，多致不救，良可慨也。

——清·金德鉴《烂喉丹痧辑要·附录》

【提要】　本论主要阐述烂喉痧的发病特点、症状及治法。要点如下：烂喉痧，多发于冬春之际，传染性极强。起病表现为壮热烦渴，肌肤丹红斑疹密布，咽喉疼痛肿烂。当以解肌散表之法，使温毒外达，不可以峻猛苦寒之药攻之。

戴天章　论烂喉痧证治[※]

温毒喉痧，俗称烂喉痧。多发于春冬之际，不分老幼，遍相传染。发则始必恶寒，后但壮热烦渴，斑密肌红，宛如锦纹。咽喉痛疼肿烂，或红肿而痛，或但痛不肿不红，甚则白腐喉烂。微者饮食如常，甚则胸痞咽阻不能食。脉形弦数，或濡数，或沉数，或沉弦不数，或右寸独大，或两寸并沉，或左部兼紧。惟痧有一见即化者，有透后始化者。其证虽一团火热内炽，而表分多风邪外束。医家见其火热甚也，率投以犀、羚、芩、连、栀、柏、膏、知之类，寒凉强遏，辄至隐伏昏闭，或喉烂废食，延挨不治，或便泻内陷，转眼凶危。

——清·戴天章原著，陆九芝删定，何廉臣重订《重订广温热论·第一卷·论温热兼症疗法》

【提要】　本论主要阐述烂喉痧的发病特点、症状及治禁。要点如下：其一，此病多发于春冬之际，传染性极强。发病初起必恶寒，后但壮热烦渴，斑密肌红，以及不同程度的咽喉红肿疼痛，其脉象弦数，或濡数，或沉数，或沉弦不数等。其二，此虽为火热之证，其表多为风邪外束，未可投峻猛苦寒之药，易发生变证。

❧ 何廉臣　论风痧与烂喉痧异同※* ❧

由于风温者则为时痧，亦名风痧，俗称红斑痧，病虽传染而症轻；由于温毒者则为疫痧，亦名喉痧，俗称烂喉痧，病多传染而症重。风痧初起，必须疏达，如荆防败毒散（雷少逸《时病论》方）、连翘败毒散（《伤寒指掌》方）二方均加青松针一两煎汤代水，投无不效。即或宜兼清散，总以"散"字为重，防风解毒汤加青松针最效，切忌骤用寒凉。喉痧初起，自须轻散解毒，如加减普济消毒饮（《温病条辨》方）、代赈普济散（《鞠通医案》方）二方最当。迨表分之痧毒发透，内蕴之伏火方张，势轻者清化，如陈氏清肺饮、夺命饮、犀羚二鲜汤（陈继宣《疫痧草》方）三方酌用。势重者寒泻，如陈氏四虎饮（《疫痧草》方）、拔萃犀角地黄汤加金汁、元明粉（《温毒病论》方）二方酌用，方能泻火泄热，热一尽而病自愈。若仍执辛散之方，则火得风而愈炽，炎势燎原，杀人最暴。谨摘发痧症列下：

风痧之候：头痛怕风，身热恶寒，痧现无汗，一身筋骨大痛，咽阻喉痛而不腐，胸痞心烦，舌苔白腻。

喉痧初中末之候：始恶寒，后但壮热烦渴，痧密肌红，宛如锦纹，咽喉疼肿，或但痛不肿不红，甚则白腐喉烂，胸痞咽阻不能食，挟湿则舌苔滑腻，或渴甚而苔仍白滑，或黄滑而腻，或黄燥；内陷则舌赤或鲜绛，神昏谵语，灼热无汗，痧隐成片，或厥或痉，口秽喷人，音哑气急，鼻煽呃逆者凶。

——清·戴天章原著，陆九芝删定，何廉臣重订《重订广温热论·第二卷·验方妙用·发表法》

【提要】　本论主要阐述风痧与烂喉痧的区别。要点如下：其一，风痧系感受风温时邪，虽传染而症轻；烂喉痧系感受温毒，病多传染而症重。其二，烂喉痧较风痧症状表现更重，且有初中末病情演变之过程，甚者易发生变证。其三，风痧宜疏达清散，如荆防败毒散等；烂喉痧宜轻散解毒，如普济消毒饮等。

❧ 丁甘仁　烂喉痧综论※* ❧

时疫喉痧，由来久矣。壬寅春起，寒暖无常，天时不正，屡见盛行。予临诊二十余年，于此症略有心得，爰述其大概，与同志一商榷之。凡痧麻种类甚多，有正痧，有风痧、红痧。惟时疫喉痧为最重，传染迅速，沿门阖境，竟有朝发而夕毙，夕发而朝亡者。暴厉夭札，殊深浩叹。业是科者，当谨慎而细察，悉心而辨治焉。……独称时疫烂喉痹痧者何也？因此症发于夏秋者少，冬春者多，乃冬不藏精，冬应寒而反温，春犹寒禁，春应温而反冷，《经》所谓非其时而有其气，酿成疫疠之邪也。邪从口鼻入于肺胃，咽喉为肺胃之门户。暴寒束于外，疫毒郁于内，蒸腾肺胃两经，厥少之火，乘势上亢，于是发为烂喉病痧。丹与痧略有分别，丹则成片，痧则成颗，其治法与白喉迥然不同。……此时疫喉痧当与白喉分别清楚，不容稍混也。白喉固宜忌表，而时疫喉痧初起，则不可不速表。故先用汗法，次用清法，或用下法，须分初、中、末三层。在气在营，或气分多，或营分多。脉象无定，辨之宜确，一有不慎，毫厘千里。初则寒热烦躁呕恶，咽喉肿痛腐烂，舌苔或白如积粉，或薄腻而黄，脉或浮数，或郁数，甚则脉沉似伏。此时邪郁于气分，速当表散，轻则荆防败毒、清咽利膈汤去硝、黄，重则麻杏石甘汤。如壮热口渴烦躁，咽喉肿痛腐烂，舌边尖红绛，中有黄苔，丹痧密布，甚则神昏谵语。此时疫邪化火，渐由气入营，即当生津清营解毒，佐使疏透，仍望邪从气分而解。轻则用黑膏汤、鲜石斛、豆豉之类，重则犀豉汤、犀角地黄汤，必待舌色光红或焦糙，痧子布齐。气分之邪已透，当用大剂清营凉解，不可再行表散，此治时疫喉痧用药之次第也。假使早用寒凉，则邪遏在内，必至内陷神昏或泄泻等症，致成不救。如表散太过，则火炎愈炽，伤津劫液，引动肝风，发为痉厥等险象，仍当大剂清营凉解，或可挽回。先哲云：丹痧有汗则生，无汗则死。金针度人，二语尽之矣。故此症当表则表之，当清则清之，或用釜底抽薪法，亦急下存阴之意。谚云：救病如救火，走马看咽喉。用药贵乎迅速，万不可误时失机。

——清·丁甘仁《喉痧证治概要·时疫烂喉痧麻正痧风痧红痧白喉总论》

【提要】 本论主要阐述烂喉痧的病因病机、症状及治法。要点如下：其一，烂喉痧由于感受疫疠之邪，自口鼻入肺胃，暴寒束于外，疫毒郁于内，蒸腾肺胃两经，致使厥少之火，上扰肺胃之门户咽喉，发为烂喉丹痧，传染迅速，病情危重。其二，其症有丹与痧之分，丹则成片，痧则为颗粒。其三，治疗原则为先用汗法，次用清法，或用下法，须分初中末三层，在气在营，辨证施治，并附方药。其四，强调用药禁忌。忌早用寒凉，邪遏在内，致成不救；又忌表散太过，伤津劫液，引动肝风，发为痉厥等险象。

7.4.3 霍乱

霍乱是感受时行秽浊疫疠之邪所引起的以猝然发作、上吐下泻为特征的一种疫病。本病发病急骤，病情严重，病变常在顷刻之间挥霍缭乱，故名霍乱。又名"绞肠痧""瘪螺痧""吊脚痧"。霍乱的病因为外受时行秽浊疫疠之邪，并与饮食不慎有密切关系。本病好发于夏秋之际，此时暑湿气盛，蒸腾充斥上下，若饮食不洁，或贪凉饮冷，恣食生冷瓜果，或饮食不节，暴饮暴食，均易造成脾胃损伤，暑湿秽浊疫疠之邪乘虚侵入，蕴于中焦，气机升降失常，清浊相干，乱于肠胃而成上吐下泻之霍乱。本病的发生比较急骤，来势凶猛，津液暴泻，极易损伤阴津和阳气，故当急则治标，以辟秽解毒，清热化湿，宣畅气机，恢复胃肠升降功能为首要治则。湿热霍乱，治当清热化湿，芳香化浊；寒湿霍乱，治当芳香化湿，温中散寒。亡阴当急以救阴，亡阳治当回阳固脱。对干霍乱等病情危重者，当采用综合疗法及时救治。

葛 洪 论霍乱病因与治法※※

凡所以得霍乱者，多起饮食，或饮食生冷杂物，以肥腻酒鲙，而当风履湿，薄衣露坐，或夜卧失覆之所致。初得之便务令暖，以炭火布其所卧下，大热减之。又，并蒸被絮若衣絮自苞，冷易热者。亦可烧地，令热水沃，敷薄布席卧其上，厚覆之。亦可作灼灼尔热汤著瓮中，渍足令至膝，并铜器贮汤，以著腹上，衣藉之，冷复易。亦可以熨斗贮火著腹上。如此而不净者，便急灸之，但明案次第，莫为乱灸。须有其病，乃随病灸之。未有病，莫预灸。灸之虽未即愈，要万不复死矣，莫以灸不即愈而止。灸霍乱，艾丸若不大，壮数亦不多，本方言七壮为可，四五壮无不便火下得活。服旧方，用理中丸及厚朴大豆豉通脉半夏汤。先辈所用药皆难得，今但疏良灸之法及单行数方，用之有效，不减于贵药。死未久者，犹可灸。

——晋·葛洪《肘后备急方·卷二·治卒霍乱诸急方》

【提要】 本论阐述了霍乱的病因及治法。要点如下：霍乱的发生多因饮食不慎，贪凉饮冷所致，而"当风履湿，薄衣露坐，或夜卧失覆"为本病的诱因。故其治疗，初得之便以火熏烤，或烧地，以厚被温覆之，或用热水渍足腿，若不奏效者，便急灸之，艾灸七壮，用之有效。灸后，服理中丸及厚朴大豆豉通脉半夏汤。

巢元方 霍乱综论※※

霍乱候

霍乱者，由人温凉不调，阴阳清浊二气，有相干乱之时，其乱在于肠胃之间者，因遇饮食而变发，则心腹绞痛。其有先心痛者，则先吐；先腹痛者，则先利；心腹并痛者，则吐利俱发。挟风而实者，身发热，头痛体疼而复吐利；虚者，但吐利，心腹刺痛而已。亦有饮酒食肉腥脍，生冷过度，因居处不节，或露卧湿地，或当风取凉，而风冷之气归于三焦，传于脾胃，脾胃得冷则不磨，不磨则水谷不消化，亦令清浊二气相干，脾胃虚弱，便则吐利，水谷不消，则心腹胀满，皆成霍乱。

霍乱有三名：一名胃反，言其胃气虚逆，反吐饮食也。二名霍乱，言其病挥霍之间，便致缭乱也。三名走哺，言其哺食变逆者也。

干霍乱候

冷热不调，饮食不节，使人阴阳清浊之气相干，而变乱于肠胃之间，则成霍乱。霍乱者，多吐痢也。干霍乱者，是冷气搏于肠胃，致饮食不消，但腹满烦乱，绞痛，短气。其肠胃先挟实，故不吐利，名为干霍乱也。

霍乱转筋候

冷热不调，饮食不节，使人阴阳清浊之气相干，而变乱于肠胃之间，则成霍乱。霍乱而转筋者，由冷气入于筋故也。足之三阴三阳之筋起于人足指，手之三阴三阳之筋，起于手指，并循络于身。夫霍乱大吐下之后，阴阳俱虚，其血气虚极，则手足逆冷，而荣卫不理。冷搏于筋，则筋为之转；冷入于足之三阴三阳，则脚筋转；入于手之三阴三阳，则手筋转；随冷所入之筋，筋则转。转者，皆由邪冷之气击动其筋而移转也。

——隋·巢元方《诸病源候论·卷之二十二·霍乱病诸候》

【提要】 本论主要阐述霍乱的病因病机及证候特点。要点如下：其一，霍乱由起居不慎，外感风寒，或饮食不节，引起肠胃之间阴阳清浊二气相干，致心腹绞痛、上吐下利，因其病挥霍之间，便致缭乱，便谓之"霍乱"，又名"胃反""走哺"。其证候特点有实、虚之分，实证发热、头痛体疼兼吐利，虚证仅吐利、心腹刺痛而已。临证需慎辨其证，脉大者可疗；脉微细，或吐下，脉微迟，气息劣，口不欲言者，皆不可疗。其二，相对于霍乱上吐下泻，干霍乱以不吐泻为特征，是冷气搏于肠胃，致饮食不消，但腹满烦乱，绞痛，短气。其三，霍乱吐泻后损伤了人体气血，使荣卫之气不达四末，故冷气从手足四末进入筋络，传入手足，冷邪与筋相击则发生转筋。

孙思邈 霍乱皆因饮食论 ※*

原霍乱之为病也，皆因食饮，非关鬼神。夫饱食肫脍，复餐乳酪，海陆百品，无所不啖；眠卧冷席，多饮寒浆；胃中诸食结而不消，阴阳二气，壅而反戾。阳气欲升，阴气欲降，阴阳乖隔，变成吐痢。头痛似破，百节如解，遍体诸筋，皆为回转。论时虽小，而卒病之中最为可畏，虽临深履危，不足以喻之。养生者，宜达其旨，庶可免于夭横矣。

——唐·孙思邈《备急千金要方·卷二十膀胱腑方·霍乱》

【提要】 本论主要阐述霍乱的病因病机。要点如下：其一，霍乱皆因饮食所致，非关鬼神。如饱餐肉食，复食乳酪；海陆珍馐，无所不啖；眠卧冷席，多饮寒浆。各种饮食之因，致使胃中食物郁积不消，壅滞阴阳二气。阳气欲升，阴气欲降，阴阳变乱，出现吐利。其二，病重则周身筋脉拘急，最为险恶，多致不救。

《圣济总录》 霍乱统论

论曰：三焦者，水谷之道路，气之所终始也。因风冷或饮食伤胃，致中焦不和，则正气不守，而邪得以干，挥霍之间，便致撩乱，故名霍乱。盖清浊相干于肠胃之间，心痛则吐，腹痛则利，甚者吐利俱发。其不吐不利，俗谓之干霍乱，亦以冷气暴争于中而不得出也。然脉必代者，以气不足也。脉大能言者为可治，若其脉微气劣而不欲言者为难治。

——宋·赵佶《圣济总录·卷第三十八·霍乱门·霍乱统论》

【提要】 本条阐述了霍乱的病因及证候。要点如下：其一，霍乱病因为风冷或饮食伤胃，致中焦不和，正气不守，而邪得以干，挥霍之间，便致撩乱，故名霍乱。其二，霍乱症见吐利腹痛，或干霍乱之不吐不利。其三，霍乱之脉象，脉代者以气不足也，脉大者为可治，脉微者为难治也。

陈无择 霍乱叙论 ※

霍乱叙论

夫霍乱之病，为卒病之最者，以人起居无他，挥霍之间，便至变乱，闷绝不救，甚为可畏，临深履危，不足以谕，有生之流，不可不达其旨趣。盖其病因，涉于内、外、不内外，三种具备。而读《伤寒论》者，见有本是霍乱，今是伤寒之说，便谓霍乱即伤寒。殊不知因伤寒致霍乱，只是外因一证尔，况风暑湿皆有此证；殊不知喜怒忧思，饮食饥饱，皆能致霍乱之证，故不得不备论。

霍乱凡例

转筋者，以阳明养宗筋，属胃与大肠，令暴下暴吐，津液顿亡，外伤四气，内积七情，饮食甜腻，攻闭诸脉，枯削于筋，宗筋失养，必致挛急，甚则卵缩舌卷，为难治。

————宋·陈无择《三因极一病证方论·卷之十一》

【提要】　本论主要阐述霍乱的病因。要点如下：其一，霍乱病因包括内因、外因和不内外因。外感风暑湿邪、内伤七情、饮食不节皆可导致霍乱。伤寒是霍乱的外因之一。其二，霍乱转筋，因为阳明养宗筋，暴下暴吐后津液亡失，宗筋失养，而致挛急。若卵缩舌卷，为难治。

张元素　吐下霍乱※

注云：三焦为水谷传化之路，热气甚，则传化失常，而吐下霍乱，火性燥动故也。

大法曰：吐利烦渴为热，不渴为寒。或热吐泻，始得之亦有不渴者，若不止，则亡液而后必渴也。或寒本不渴，若不止，亡津液过多，则亦燥而渴也。若寒者，脉当沉细而迟；热者，脉当实大而数。或损气亡液过极，则脉亦不能实数，而反缓弱也，虽尔，亦不为热矣。

————金·张元素《医学启源·卷之中·〈内经〉主治备要·六气病解·吐下霍乱》

【提要】　本论阐述了霍乱的病机及证候。要点如下：其一，霍乱之病，由三焦热盛所致，火性躁动致传化失常，而见吐泻。其二，依据渴与不渴将病证分为三类：吐利烦渴为热，其脉当实大而数；不渴则为寒，脉见沉细而迟；或有初病不渴，但因吐利无度，损伤阴液而后见渴者，脉反缓弱。

朱丹溪　论霍乱证治※*

内有所积，外有所感，致成吐泻，仍用二陈汤加减，作吐以提其气。此非鬼神，皆属饮食，前人确论，乃阳不升，阴不降，乖隔而成。切莫与谷食，虽米饮一呷，入口即死。必待吐泻过二三时，直至饥甚，方可与稀粥食之。脉多伏欲绝。见成吐泻不彻，还用吐提其气起，或用樟木煎汤吐之亦可。大法生姜理中汤最好，不渴者可用。如渴者用五苓散，有吐者以二陈汤探吐，亦有可下者。转筋不住，男子以手挽其阴，女子以手牵乳近两边，此《千金》妙法也。转筋皆属乎血热，四物汤加酒芩、红花、苍术、南星煎服。干霍乱者，最难治，死在须臾，升降不通，当以吐提其气，极是良法，世多用盐汤。此系内有物所伤，外有邪气所遏。有用吐者，则兼发散之义；有用温药解散者，不可用凉药，宜二陈汤加解散药。

————元·朱丹溪撰，明·程充校补《丹溪心法·卷二·霍乱》

【提要】　本条阐述了霍乱的治法方药。要点如下：其一，内有所积，外有所感，致成吐泻，用二陈汤加减作吐以提其气，以恢复阳升阴降。其二，转筋皆属血热，宜四物汤加味。其三，干霍乱系内有物所伤，外有邪气所遏，宜内外同治，兼散外邪，可用吐法，或二陈汤加解散药。不可用凉药，有败坏中气、收敛外邪之弊。

朱丹溪 霍乱综论※*

脉：微涩，或代，或伏。脉弦滑者，膈有宿食，身却不热，为霍乱。大者生，微迟者死，脉洪者热。

因：其气有三：一曰火，二曰风，三曰湿。

邪在上焦则吐，下焦则泻，中焦则吐而且利。吐为暍热也，泻为湿也；风胜则动，故转筋也。或因大渴而大饮，或饥，或饱甚，伤损胃气，阴阳交争而不和。此为急病也，不死。如干霍乱而不得吐利，必死。

证：其状心腹卒痛，呕吐下利，憎寒发热，头痛眩晕。先心痛则先吐，先腹痛则先下，心腹俱痛吐利并作。甚则转筋，入腹则死，不然则吐泻。

干霍乱者，忽然心腹胀满，绞刺痛，欲吐不吐，欲利不利，须臾则死。以盐汤大吐之，佳。外有冲恶，病同而名异。

治：五苓散治热多饮水，关上脉洪者，热也，宜清之。

——元·朱丹溪《脉因证治·卷一·霍乱》

【提要】 本条阐述了霍乱的病因病机、症状及治法。要点如下：其一，霍乱因饮食不节，伤损胃气，阴阳交争不和而致。其病机一为热，二为风，三为湿。邪在上焦则吐，吐为热；邪在下焦则泻，泻为湿；邪在中焦则吐而且利。风胜则动，故转筋。其二，霍乱之症，心腹卒痛，呕吐下利；干霍乱则心腹绞痛，欲吐不吐，欲利不利。其三，热多口渴者，治以五苓散，清利小便泻火。

张介宾 霍乱论证※

霍乱一证，以其上吐下泻，反复不宁而挥霍撩乱，故曰霍乱。此寒邪伤脏之病也。盖有外受风寒，寒气入脏而病者；有不慎口腹，内伤食饮而病者；有伤饥失饱，饥时胃气已伤，过饱食不能化而病者；有水土气令，寒湿伤脾而病者；有旱潦暴雨，清浊相混，误中沙气阴毒而病者，总之，皆寒湿伤脾之证。邪在脾胃，则中焦不能容受，故从上而出则为吐，从下而出则为泻。且凡邪之易受者，必其脾气本柔，而既吐既泻，则脾气不无更虚矣。故凡治霍乱者，必宜以和胃健脾为主。健者，培补之谓，因其邪气已去，而胃气受伤，故非培补不可也；和者，调和之谓，以其胃气虽伤，而邪犹未尽，故非察其邪正，而酌为调和不可也。若其寒少滞多，则但以温平之剂调之可也；若滞因于寒，则非温热之剂不能调也。而诸家有言为火者，谓霍乱之病多在夏秋之间，岂得为之伤寒乎？吁！谬亦甚矣。不知夏秋之交，正多脏寒之病，盖一以盛暑将杀，新凉初起，天人易气，寒之由也；一以酷暑当令，生冷不节，疾病因时寒之动也。人以夏秋之外热易见，而脏腑之内寒难见，故但知用热远热，而不知用寒远寒，见之浅陋，多有如此，此所以多致误也。学人于此，当熟察之。

转筋霍乱证，以其足腹之筋拘挛急痛，甚至牵缩阴丸，痛迫小腹，最为急候，此足阳明厥阴气血俱伤之候也。观河间曰：转筋，《经》云反戾也，热气燥烁于筋，则挛瘛而痛，火主燔烁燥动故也。或以为寒客于筋者，误也。盖寒虽主于收引，然止为厥逆、禁固、屈伸不便，安得为转筋也？所谓转者，动也，阳动阴静，热证明矣。丹溪亦曰：转筋属血热。余谓此二子之言，总属一偏之见，不可从也。试以《内经》质之，不有曰：经筋之病，寒则反折筋急，热则筋弛纵不收。此转筋者，谓非反折筋急之病乎，而何以谓之热也？夫所谓转者，以其坚强急痛，有如扭转之状，是谓转筋。今西北方以"转"字作去声者，即其义也。而河间曰转者，动也，则不为强矣。且凡患转筋者，必于大吐大泻之后，乃有此证，未闻于吐泻之前，而先见转筋者也。若转于吐泻之前而谓之火，犹可云因火而病也；既转于吐泻之后，则上下皆已火去，岂因吐泻而反生火耶？又何以吐泻之前火不转耶？河间其何以解之？盖阳明为五脏六腑之海，主润宗筋，此证以阳明血气骤损，筋急而然，本非火也。观无择陈氏曰：转筋者，以阳明养宗筋，属胃与大肠。今暴吐下，津液顿亡，外感四气，内伤七情，攻闭诸脉，枯削于筋，宗筋失养，必致挛缩，甚则卵缩、舌卷，为难治。此说始为切当，若从河间而作火治，能无误乎？余故曰不可从也。

——明·张介宾《景岳全书·卷二十明集·杂证谟·霍乱·论证》

【提要】　本论主要阐述霍乱的病因病机。要点如下：其一，霍乱有外受风寒、内伤食饮、饥饱无常所致者；有水土气令，寒湿伤脾而病者；有旱涝暴雨，清浊相混，误中沙气阴毒而病者。总之，皆属寒湿伤脾之证。其二，治疗宜和胃健脾为主。寒少滞多，以温平之剂调之；若滞因于寒，以温热之剂调。其三，批驳霍乱因火热而致的观点，认为夏秋季节人体外热而内寒，加之饮食生冷，故"多脏寒之病"，强调治疗霍乱不可妄用寒凉。其四，认为刘完素转筋由"热气燥烁于筋"与朱丹溪"转筋属血热"的看法均不正确。主张霍乱吐泻之后，此时火邪已减弱，但是"足阳明厥阴气血俱伤"，宗筋失养，发生挛缩，故表现为转筋。

张介宾　干霍乱论治[※※]

干霍乱证，最为危候。其证则上欲吐而不能出，下欲泻而不能行，胸腹搅痛，胀急闷乱，此必内有饮食停阻，外有寒邪闭遏。盖邪浅者易于行动，故即见吐利，邪深者阴阳格拒，气道不通，故为此证。若不速治，多致暴死。宜先用盐汤探而吐之，一以去其滞隔，一以通其清气，但使清气得升，然后浊气得降，从泻而出，斯不致害。药以温中散滞破气等剂，庶乎胃气可舒而邪随以散，宜排气饮加减主之，或神香散，或《局方》七气汤亦可酌用。

——明·张介宾《景岳全书·卷二十明集·杂证谟·霍乱·论治》

【提要】　本论主要阐述干霍乱的病机及治疗。要点如下：其一，干霍乱为霍乱不见吐利，仅胸腹绞痛者，"邪深者阴阳格拒，气道不通"，故欲吐而不能出，欲泻而不能行，病情危急。其二，治疗宜通其清气，泻其浊气，可用盐汤探吐，并用温中散滞破气之剂，疏通中焦气机，使清气得升，浊气得降。

秦昌遇　霍乱论[※]

秦子曰：霍乱之症，心腹绞痛，上吐下泻，躁乱烦闷，甚者转筋。以经络而论，主于阳明肠胃。若但吐利而无腹痛烦乱之类，乃吐利，非霍乱也。今列外感者六，内伤者四。

——明·秦昌遇《症因脉治·卷四·霍乱论》

【提要】 本论阐释了霍乱的主症、病因及病位。要点如下：其一，霍乱以心腹绞痛、吐泻、烦躁为主症，甚者可出现转筋。若无腹痛、烦乱则为吐利。其二，霍乱分为外感和内伤两大类，其病位在阳明胃肠。

◆ 秦昌遇　外感霍乱论 ◆

外 感 霍 乱

湿气霍乱

湿气霍乱之症：既非饮食所伤，无七情恼怒，但因时令湿淫之气，一旦挥霍撩乱，吐泻水饮，此外感岁土湿郁之症。《内经》云：太阴所至，土郁之发，民病霍乱、呕吐注下，即此症也。

湿气霍乱之因：湿土司政，从气太过，脾胃主土，恶湿喜燥，今以湿土之气太过，中州受伤，遂成此症。

湿气霍乱之脉：或见沉伏，或见促止，或见代结，或见濡软。

湿气霍乱之治：仲景用五苓散，今推广平胃散，正气散，加青藿香。若应汗者，防风胜湿汤。

风气霍乱

风气霍乱之症：无饮食内伤，七情恼怒，但因时令风淫，头痛身热，上吐下泻，心腹绞痛，甚则转筋，此风木太过之症。《内经》云：岁不及，风乃大行，民病霍乱飧泄，即此症也。

风气霍乱之因：岁土不及，风木太过，来克中土，则风淫木贼，水谷不化，而霍乱餐泄作矣。

风气霍乱之脉：浮紧风寒，浮数风热，浮濡风湿。左关脉浮，风木之邪。右关脉浮，土受木贼。

风气霍乱之治：风寒、败毒散，风热、家秘神术汤，风湿、海藏神术汤。风木之邪，柴胡防风汤，内兼食滞者，荆防平胃散。

热气霍乱

热气霍乱之症：时值湿热，心腹绞痛，上吐下泻，烦闷扰乱，昏不知人，此热淫所胜之霍乱也。

热气霍乱之因：暑热行令，岁土混浊，挥霍撩乱，即《内经》所云岁土不及，时有热至，则霍乱吐泻也。

热气霍乱之脉：少见洪数，或见沉数，或见促止，或见躁疾。

热气霍乱之治：清暑益元散、家秘甘露饮、黄连香薷饮，煎热，冲益元散服，内兼停滞，栀连平胃散。

寒气霍乱

寒气霍乱之症：时值暴寒，恶寒身痛，腹痛吐利，唇青爪青，此寒气霍乱，即仲景三阴经寒霍乱症也。

寒气霍乱之因：阳气素虚，中气不足，偶值时令寒邪，直中三阴，则阴寒霍乱之症作矣。

寒气霍乱之脉：脉多沉迟，或见沉伏，或见沉紧，寒重阳竭，六脉不至。

寒气霍乱之治：太阴霍乱，理中温、补中汤。少阴、厥阴霍乱，四逆汤。内有停滞者，治中汤。

——明·秦昌遇《症因脉治·卷四·外感霍乱论》

【提要】　本论主要阐述霍乱的辨证施治。要点如下：外感霍乱，分湿气霍乱、风气霍乱、热气霍乱与寒气霍乱四种。在各证候之下，均以症、因、脉、治为纲目，阐述其辨证施治。

❧ 周扬俊　霍乱论治* ❧

暑气入腹，恶心腹痛，上吐下泻，泻如水注。此暑火暴发，升降不利，清浊不分。所泻者，皆五脏之精液，宜速止之，用五苓散或胃苓汤，利小便，清暑火，甚者桂苓甘露。

此证有夹食积者，医用下之，误矣。不知精液暴涸，元气顿伤，当立止之为上。按云：止者，非通因塞用之谓也，分阴阳，去暑气，则吐利自止矣。

——清·周扬俊《温热暑疫全书·卷三·暑病方论·霍乱》

【提要】　本论主要阐述霍乱的治疗。要点如下：霍乱因暑气入腹，暑火暴发，气机升降不利，清浊不分，导致恶心腹痛、上吐下泻。治以清暑火，利小便，保存五脏之精为要。方用五苓散或胃苓汤利小便，病重者用桂苓甘露饮，夹有食积不可妄用下法。

7.4.4　疟病

疟病是外受风、暑以及寒、湿之邪所致的以寒战壮热、头痛汗出、休作有时为特征的一种疫病。邪气入侵人体后，舍于营卫，伏藏于半表半里，内搏五脏，横连膜原，与正气相争，虚实更作，阴阳相移，而发生疟疾的一系列症状。临床有正疟、温疟、寒疟、瘅疟、劳疟、疫疟、疟母之分。祛邪截疟是治疗疟疾的基本原则，在此基础上根据其证候的不同，分别施治。邪在少阳者，宜和解少阳，以达邪于外；偏热者，宜清热以解表；偏寒者，宜辛温以散邪；感受瘅气者，治当辟秽解瘅；夹痰夹食者，宜祛痰消滞；病久证虚者，给予调补脾胃或补养气血。证属虚实夹杂、寒热交错者，则应攻补兼施，寒温并用。

❧《素问》　疟疾综论※* ❧

黄帝问曰：夫痎疟皆生于风，其蓄作有时者何也？岐伯对曰：疟之始发也，先起于毫毛，伸欠乃作，寒栗鼓颔，腰脊俱痛，寒去则内外皆热，头痛如破，渴欲冷饮。帝曰：何气使然？愿闻其道。岐伯曰：阴阳上下交争，虚实更作，阴阳相移也。阳并于阴，则阴实而阳虚，阳明虚则寒栗鼓颔也；巨阳虚则腰背头项痛；三阳俱虚则阴气胜，阴气胜则骨寒而痛；寒生于内，故中外皆寒；阳盛则外热，阴虚则内热，外内皆热，则喘而渴，故欲冷饮也。此皆得之夏伤于暑,热气盛,藏于皮肤之内、肠胃之外,此荣气之所舍也。此令人汗空疏,腠理开,因得秋气,汗出遇风,及得之以浴,水气舍于皮肤之内,与卫气并居。卫气者昼日行于阳,夜行于阴,此气得阳而外出,得阴而内薄,内外相薄,是以日作。

帝曰:其间日而作者何也?岐伯曰:其气之舍深,内薄于阴,阳气独发,阴邪内著,阴与阳争不得出,是以间日而作。帝曰:善。其作日晏与其日早者,何气使然?岐伯曰:邪气客于风府,循膂而下,卫气一日一夜大会于风府,其明日日下一节,故其作也晏,此先客于脊背也,每至于风府则腠理开,腠理开则邪气入,邪气入则病作,以此日作稍益晏也。其出于风府,日下一节,二十五日下至骶骨,二十六入于脊内,注于伏膂之脉,其气上行,九日出于缺盆之中,其气日高,故作日益早也。其间日发者,由邪气内薄于五脏,横连募原也,其道远,其气深,其行迟,不能与卫气俱行,不得皆出,故间日乃作也。

帝曰:夫子言卫气每至于风府,腠理乃发,发则邪气入,入则病作。今卫气日下一节,其气之发也不当风府,其日作者奈何?岐伯曰:此邪气客于头项循膂而下者也,故虚实不同,邪中异所,则不得当其风府也。故邪中于头项者,气至头项而病;中于背者,气至背而病;中于腰脊者,气至腰脊而病;中于手足者,气至手足而病。卫气之所在,与邪气相合,则病作。故风无常府,卫气之所发,必开其腠理,邪气之所合,则其府也。帝曰:善。夫风之与疟也,相似同类,而风独常在,疟得有时而休者何也?岐伯曰:风气留其处,故常在;疟气随经络沉以内薄,故卫气应乃作。……

帝曰:夫经言有余者泻之,不足者补之。今热为有余,寒为不足。夫疟者之寒,汤火不能温也,及其热,冰水不能寒也,此皆有余不足之类。当此之时,良工不能止,必须其自衰乃刺之,其故何也?愿闻其说。岐伯曰:经言无刺熇熇之热,无刺浑浑之脉,无刺漉漉之汗,故为其病逆未可治也。夫疟之始发也,阳气并于阴,当是之时,阳虚而阴盛,外无气,故先寒栗也。阴气逆极,则复出之阳,阳与阴复并于外,则阴虚而阳实,故先热而渴。夫疟气者,并于阳则阳胜,并于阴则阴胜,阴胜则寒,阳胜则热。疟者,风寒之气不常也,病极则复。至病之发也,如火之热,如风雨不可当也。故经言曰:方其盛时必毁,因其衰也,事必大昌。此之谓也。夫疟之未发也,阴未并阳,阳未并阴,因而调之,真气得安,邪气乃亡,故工不能治其已发,为其气逆也。帝曰:善。攻之奈何?早晏何如?岐伯曰:疟之且发也,阴阳之且移也,必从四末始也,阳已伤,阴从之,故先其时坚束其处,令邪气不得入,阴气不得出,审候见之在孙络盛坚而血者皆取之,此真往而未得并者也。帝曰:疟不发,其应何如?岐伯曰:疟气者,必更盛更虚,当气之所在也,病在阳,则热而脉躁;在阴,则寒而脉静;极则阴阳俱衰,卫气相离,故病得休;卫气集,则复病也。……

帝曰:时有间二日或至数日发,或渴或不渴,其故何也?岐伯曰:其间日者,邪气与卫气客于六腑,而有时相失,不能相得,故休数日乃作也。疟者,阴阳更胜也,或甚或不甚,故或渴或不渴。

——《素问·疟论》

【提要】　本论主要阐述疟疾的发病症状以及病因病机。要点如下:其一,疟疾始发,"先起于毫毛,伸欠乃作,寒栗鼓颌,腰脊俱痛,寒去则内外皆热,头痛如破,渴欲冷饮"。其二,疟疾的发病,由疟气与卫气相迫所致。而疟气的形成,又与外受风、暑以及寒、湿之邪相关,"卫气之所在,与邪气相合,则病作""疟气随经络沉以内薄,故卫气应乃作"。其三,疟气并于阳则阳胜，并于阴则阴胜，阴胜则寒，阳胜则热，故寒热往来。疟疾按照发作的日期不同，又可分为每日疟、间日疟、间二日疟和间数日疟。

《素问》 论寒疟温疟与瘅疟※*

帝曰：疟先寒而后热者何也？岐伯曰：夏伤于大暑，其汗大出，腠理开发，因遇夏气凄沧之水寒，藏于腠理皮肤之中，秋伤于风，则病成矣。夫寒者阴气也，风者阳气也，先伤于寒而后伤于风，故先寒而后热也，病以时作，名曰寒疟。帝曰：先热而后寒者何也？岐伯曰：此先伤于风而后伤于寒，故先热而后寒也，亦以时作，名曰温疟。其但热而不寒者，阴气先绝，阳气独发，则少气烦冤，手足热而欲呕，名曰瘅疟。……

帝曰：论言夏伤于暑，秋必病疟，今疟不必应者何也？岐伯曰：此应四时者也。其病异形者，反四时也。其以秋病者寒甚，以冬病者寒不甚，以春病者恶风，以夏病者多汗。帝曰：夫病温疟与寒疟而皆安舍？舍于何藏？岐伯曰：温疟者，得之冬中于风，寒气藏于骨髓之中，至春则阳气大发，邪气不能自出，因遇大暑，脑髓烁，肌肉消，腠理发泄，或有所用力，邪气与汗皆出，此病藏于肾，其气先从内出之于外也。如是者，阴虚而阳盛，阳盛则热矣，衰则气复反入，入则阳虚，阳虚则寒矣，故先热而后寒，名曰温疟。

帝曰：瘅疟何如？岐伯曰：瘅疟者，肺素有热，气盛于身，厥逆上冲，中气实而不外泄，因有所用力，腠理开，风寒舍于皮肤之内、分肉之间而发。发则阳气盛，阳气盛而不衰则病矣。其气不及于阴，故但热而不寒，邪气内藏于心，而外舍于分肉之间，令人消烁脱肉，故命曰瘅疟。帝曰：善。

——《素问·疟论》

【提要】 本论主要阐述疟疾的分类。要点如下：其一，按照寒热发作的症状，将疟疾分为寒疟、温疟和瘅疟。其二，先感受寒邪，后伤于风邪，以恶寒重而发热轻为特点的疟疾为寒疟。其三，冬感风寒，伏内化热，热伤肾阴，复遇暑热，发为温疟，其症先热后寒，热多寒少。其四，肺有郁热，复感风寒，导致阳热亢盛，发为瘅疟，其症以但发热，不恶寒，及烦闷、少气为特征。

《素问》 论六经疟脏腑疟与风疟※*

足太阳之疟，令人腰痛头重，寒从背起，先寒后热，熇熇暍暍然，热止汗出，难已，刺郄中出血。足少阳之疟，令人身体解㑊，寒不甚，热不甚，恶见人，见人心惕惕然，热多汗出甚，刺足少阳。足阳明之疟，令人先寒，洒淅洒淅，寒甚久乃热，热去汗出，喜见日月光火气乃快然，刺足阳明跗上。足太阴之疟，令人不乐，好太息，不嗜食，多寒热汗出，病至则善呕，呕已乃衰，即取之。足少阴之疟，令人呕吐甚，多寒热，热多寒少，欲闭户牖而处，其病难已。足厥阴之疟，令人腰痛少腹满，小便不利如癃状，非癃也，数便，意恐惧，气不足，腹中悒悒，刺足厥阴。

肺疟者，令人心寒，寒甚热，热间善惊，如有所见者，刺手太阴阳明。心疟者，令人烦心甚，欲得清水，反寒多，不甚热，刺手少阴。肝疟者，令人色苍苍然，太息，其状若死者，刺足厥阴见血。脾疟者，令人寒，腹中痛，热则肠中鸣，鸣已汗出，刺足太阴。肾疟者，令人洒洒然，腰脊痛宛转，大便难，目眴眴然，手足寒，刺足太阳少阴。胃疟者，令人且病也，善饥而不能食，食而支满腹大，刺足阳明太阴横脉出血。

疟发身方热，刺跗上动脉，开其空，出其血，立寒。疟方欲寒，刺手阳明太阴、足阳明太阴。疟脉满大急，刺背俞，用中针旁伍胠俞各一，适肥瘦出其血也。疟脉小实急，灸胫少阴，刺指井。疟脉满大急，刺背俞，用五胠俞背俞各一，适行至于血也。疟脉缓大虚，便宜用药，不宜用针。凡治疟，先发如食顷乃可以治，过之则失时也。诸疟而脉不见，刺十指间出血，血去必已，先视身之赤如小豆者尽取之。

十二疟者，其发各不同时，察其病形，以知其何脉之病也。先其发时如食顷而刺之，一刺则衰，二刺则知，三刺则已。不已，刺舌下两脉出血，不已，刺郄中盛经出血，又刺项已下侠脊者必已。舌下两脉者，廉泉也。刺疟者，必先问其病之所先发者，先刺之。先头痛及重者，先刺头上及两额两眉间出血。先项背痛者，先刺之。先腰脊痛者，先刺郄中出血。先手臂痛者，先刺手少阴阳明十指间。先足胫酸痛者，先刺足阳明十指间出血。风疟，疟发则汗出恶风，刺三阳经背俞之血者。胻酸痛甚，按之不可，名曰胕髓病，以镵针针绝骨出血，立已。身体小痛，刺至阴。诸阴之井无出血，间日一刺。疟不渴，间日而作，刺足太阳。渴而间日作，刺足少阳。温疟汗不出，为五十九刺。

——《素问·刺疟篇》

【提要】　本论主要阐述疟疾的分类与治法。要点如下：其一，首次提出六经疟和脏腑疟的概念。疟邪伤足六经，出现足少阳疟、足阳明疟、足太阴疟、足少阴疟和足厥阴疟，是为六经疟；疟邪伤脏腑，出现肺疟、心疟、肝疟、脾疟、肾疟和胃疟，是为脏腑疟。并详述其症状，提出针刺各经经穴的治法。其二，刺疟之法，首先根据症状表现推断出病邪所在经脉，随经取穴；其次根据症发之先后，决定针刺顺序，"必先问其病之所先发者，先刺之"。《内经》的理论对后世具有重大影响。

◆ 巢元方　疟病综论[※*] ◆

夏日伤暑，秋必病疟。疟之发以时者，此是邪客于风府，循膂而下。卫气一日一夜常大会于风府，其明日日下一节，故其作也晏。此先客于脊背也，每至于风府则腠理开，腠理开则邪气入，邪气入则病作，此所以日作常晏也。卫气之行风府，日下一节，二十一日下至尾骶，二十二日入脊内，注于伏冲之脉，其气上行九日出于缺盆之中，其气既上，故其病稍早发。其间日发者，由邪气内薄五脏，横连募原，其道远，其气深，其行迟，不能日作，故间日蓄积乃作。夫卫气每至于风府，腠理而开，开则邪入焉。其卫气日下一节，其气之发也，不当风府，其日作者奈何？然风府无常，卫气之所应，必开其腠理，邪气之所舍，则其病已。

风之与疟也，相与同类，而风独常在也，而疟特以时休何也？由风气留其处，疟气随经络沉以内薄，故卫气应乃作。阳当陷而不陷，阴当升而不升，为邪所中，阳遇邪则卷，阴遇邪则紧，卷则恶寒，紧则为栗，寒栗相薄，故名疟。弱乃发热，浮乃汗出。旦中旦发，暮中暮发。夫疟，其人形瘦，皮必栗。

病疟，以月一日发，当以十五日愈。设不愈，月尽解。

——隋·巢元方《诸病源候论·卷之十一·疟病诸候·疟病候》

【提要】 本论主要阐述疟病的病因病机。要点如下：其一，疟病与夏日伤于暑邪有关。其发作，有日发、间日发等不同，与卫气运行有关，卫气汇聚于风府之时，则腠理开，邪气入，疟病发作。其二，疟病与风邪致病不同，疟邪侵袭，循经入里，与卫气相应时而发病；而风邪留于病所，不随经络内陷，故症状持续存在。

 巢元方 论痎疟病因病机[*]

夫痎疟者，夏伤于暑也。其病秋则寒甚，冬则寒轻，春则恶风，夏则多汗者，然其蓄作有时。以疟之始发，先起于毫毛，伸欠乃作，寒栗鼓颔，腰脊痛。寒去则外内皆热，头痛而渴欲饮。何气使然？此阴阳上下交争，虚实更作，阴阳相移也。阳并于阴，则阴实阳虚，阳明虚则寒栗鼓颔，巨阳虚则腰背头项痛，三阳俱虚，则阴气胜，阴气胜则骨寒而痛，寒生于内，故中外皆寒。阳盛则外热，阴虚则内热。内外皆热，则喘而渴欲饮。

此得之夏伤于暑，热气盛，藏之于皮肤之间，肠胃之外，此荣气之所舍。此令汗出空疏，腠理开，因得秋气，汗出遇风乃得之，及以浴水气舍于皮肤之内，与卫气并居。卫气者，昼日行阳，夜行于阴，此气得阳如外出，得阴如内薄，内外相薄，是以日作。

其间日而作者，谓其气之舍深，内薄于阴，阳气独发，阴邪内著，阴与阳争不得出，是以间日而作。

——隋·巢元方《诸病源候论·卷之十一·疟病诸候·痎疟候》

【提要】 本论主要阐述痎疟的病因病机。要点如下：其一，夏日热气盛，暑邪藏于皮肤之间，肠胃之外，蒸腾于内，开泄腠理，汗出于表，感受秋季之寒风，或沐浴之时，水湿内舍于皮肤之内，与卫气相合，发为痎疟。其二，卫气昼行于阳，夜行于阴，邪气进退于表里之间，是以日作，出现寒热之症。

巢元方 论疟病诸候[*]

风疟候

夫疟皆生于风。风者，阳气也，阳主热，故卫气每至于风府，则腠理开，开则邪入，邪入则病作。先伤于风，故发热而后寒栗。

山瘴疟候

此病生于岭南，带山瘴之气。其状，发寒热，休作有时，皆由山溪源岭嶂湿毒气故也。其病重于伤暑之疟。

痰实疟候

痰实疟者，谓患人胸膈先有停痰结实，因成疟病，则令人心下胀满，气逆烦呕也。

劳疟候

凡疟积久不瘥者，则表里俱虚，客邪未散，真气不复，故疾虽暂间，小劳便发。

久疟候

夫疟，皆由伤暑及伤风所为。热盛之时，发汗吐下过度，腑脏空虚，荣卫伤损，邪气伏藏，所以引日不瘥，仍故休作也。夫疟岁岁发，至三岁发，连月发不解，胁下有癖，治之不得攻其癖，但得虚其津液。先其时发其汗，服汤已，先小寒者，引衣自温覆汗出，小便自引利，即愈也。

——隋·巢元方《诸病源候论·卷之十一·疟病诸候》

【提要】 本论主要阐述五种疟疾的病因病机及症状。要点如下：巢元方在《素问·疟论》的基础上补充阐述了风疟、山瘴疟、痰实疟、劳疟及久疟。其一，风疟系风邪自腠理而入，症见发热而后寒栗。其二，山瘴疟多见于岭南之地，为感受山溪源岭瘴湿毒气而作，症见寒热偏颇，休作有时。其三，痰实疟为病者胸膈素有痰饮内停，又外受邪气而引起疟病发生，症见心下胀满，气逆烦呕。其四，劳疟为疟疾迁延日久不愈，表里俱虚，每遇劳累则易发，寒热时作。其五，久疟，患者腑脏空虚，荣卫伤损，邪气深伏体内，日久气滞血瘀痰结于胁下，形成疟母。

《圣济总录》　论疟病病因病机[**]

诸疟统论

论曰：夏伤于暑，秋成痎疟，该于时而作也。方夏之时，阴居于内，暑虽入之，势未能动，候得秋气，阳为之变动，汗出遇风，乃成此疾，故曰痎疟。皆生于风，蓄作有时，其气阴阳上下交争，虚实更作，阴阳相移也。阳并于阴，则阴实而阳虚。阳明虚则寒栗鼓颔，巨阳虚则腰背头项痛，三阳俱虚则阴气胜。阴气胜则骨寒而痛，寒生于内，故中外皆寒。阳盛则外热，阴虚则内热，内外皆热，则喘而渴。故欲饮冷，皆得之夏伤于暑，热气盛藏于皮肤之内、肠胃之外，此荣气之所舍也，令人汗孔疏，腠理开，因得秋气，汗出遇风，及得之于浴，水气舍于皮肤之内，与卫气并居。卫气者，昼行于阳，夜行于阴，此气得阳而外出，得阴而内薄，内外相薄，是以日作。其间日作者，其气之所舍深也。其作之早晏者，随风府日下一节也。是以或先寒后热，或先热后寒，或但热无寒。又或本于痰，或本于瘴，或本于鬼神，或本于邪气，大概外传经络，内入五脏，证既不同，治法亦异。治疟者不辨阴阳虚实，概以吐药投之，有非痰实而真气受弊者固多矣。《内经》论五脏、诸经之疟，本以刺法补泻，其寒热先后，与夫发止早晏，又皆不同，明邪气所传，不可一概论。今备载诸证，参以治法之轻重，要在随证而治，庶乎无一曲之蔽也。

寒疟

论曰：寒疟之状，《内经》所谓先寒后热，病以时作是也。盖伤暑汗出，腠理开发，因遇夏气凄沧之水寒，其气藏于腠理皮肤之中，秋伤于风，则病成矣。其证先起于毫毛，伸欠乃作，寒栗鼓颔，腰脊俱痛，寒去则内外皆热，头痛饮冷是也。

温疟

论曰：温疟之状，《内经》所谓先伤于风，后伤于寒，其证先热后寒，病以时作是也。盖风为阳气，寒为阴气，风气先胜，故先热而后寒。得之冬中于风，寒气藏于肾，内至骨髓，至春阳气大发，邪气不能自出，至夏大暑，脑髓烁，肌肉消，腠理发泄，或有所用力，邪气与汗俱出，故气从内之外。其法宜先治其阳，后乃治其阴也。

——宋·赵佶《圣济总录·卷第三十四·中暍门疟病门》

【提要】　本论主要阐述疟疾的病因病机。要点如下：其一，依照《内经》的理论，认为疟疾是由夏伤于暑，邪伏未发，候得秋气，阳气变动，汗出遇风而作。其病或本于痰，或本于瘴气，或本于鬼神，或本于邪气，外传经络，内入五脏，证候不同，当随证而治。其二，寒疟是由夏伤暑汗出，因遇水寒之气，藏于腠理皮肤之中，秋伤于风而致病。其三，温疟因冬中于风，寒气藏于肾，内至骨髓，至春阳气升发，邪气不能自出，至暑腠理发泄，邪气与汗俱出。故当先治其阳，后治其阴。

◆ 陈无择　疟病三因论^{※*} ◆

疟叙论

夫疟，备内、外、不内外三因。外则感四气，内则动七情，饮食饥饱，房室劳逸，皆能致疟。《经》中所谓夏伤暑，秋痎疟者，此则因时而序耳，不可专隅。以此论之，则知瘟病、飧泄、咳嗽，不可拘也。夫疟之始发，先起于毫毛，伸欠乃作，寒栗鼓颔，腰脊俱痛，寒去则内外皆热，头痛而渴，惟欲饮冷者。以阴阳上下交争，虚实更作。若阳并于阴，则阴实而阳虚。阳明虚，则寒栗鼓颔；太阳虚，则腰背头项俱痛；少阳虚，则身体解㑊，心惕惕然；三阳俱虚，则阴气胜，骨寒而痛。阴并于阳，则阳实而阴虚。太阴虚，则不嗜食，善呕，呕已乃衰；少阴虚，则热多寒少，呕甚，其病难已；厥阴虚，则腰腹痛，小便不利如癃；三阴俱虚，则阳气胜，热盛，悒悒不乐。阴盛则内寒，阳虚则外寒，寒生于内，故中外皆寒；阳盛则外热，阴虚则内热，热生于外，故中外皆热。此皆因外感寒暑风湿，内郁喜怒忧惊，蕴积涎饮，乃至饮食饥饱劳逸之所为也。病气与卫气并居，故病作，卫气昼行阳，夜行阴，得阳而外出，得阴而内搏，所以日作。其气内搏于五脏，横连于募原，其道远，其气深，其行迟，不能与卫气俱出，故间日作。以卫气一日一夜大会于风府，日下一节，以此日作稍晏，至二十五日至骶骨，二十六日入脊内，其气上行，故作日益早也。疟气所以更盛更虚，当气之所在者，在阳则热躁，在阴则寒静，极则阴阳俱衰，卫气相离则病休，卫气集则复病也，于是有日作间作早晏不同。又邪气中于头项者，气至头项则作；中于背者，气至背则作；中于腰脊者，至腰脊即作。各随其所中而作，但卫气之所在，与邪气相合，则病作也。更有疫疟、鬼瘴等疟，亦以邪气中卫气之所为也。除瘴疟纯热，温疟先热，牝疟无热外，诸疟皆先寒而后热。又《经》曰：无刺熇熇之热，无刺浑浑之脉，无刺漉漉之汗。为其病逆，未可治也。知此则病方来，与正作，与将过，皆不可治，以反伤真气，不可不知。所因备列于后。

疟病外所谓因证治

病者先寒后热，寒则汤火不能温，热则冰水不能寒，以先伤寒后伤风，故先寒而后热，名曰寒疟。病者先热后寒，躁烦自汗恶风，以先伤风后伤寒，风为阳，寒为阴，故先热而后寒，名曰温疟。病者但热不寒，阴气孤绝，阳气独发，心气烦冤，手足热而欲呕，必渴，以伤于暑热，名曰瘴疟。病者寒热身重，骨节烦疼，胀满，濈濈自汗，善呕，因汗出复浴，湿舍皮肤，及冒雨湿，名曰湿疟。病者寒多不热，但惨戚振慄，病以时作，此以阳虚阴盛，多感阴湿，阳不能制阴，名曰牝疟。五种疟疾，以外感风寒暑湿与卫气相并而成。治之各有方法。

疟病内所因证治

病者寒热，颜色苍苍然，善太息，如死状，以蓄怒伤肝，气郁所致，名曰肝疟。病者心烦欲饮清水，反寒多不甚热，乍来乍去，以喜伤心，心气耗散所致，名曰心疟。病者寒多，腹中热痛，或渴，或不渴，不热不泄，肠鸣汗出，以思伤脾，气郁涩结所致，名曰脾疟。病者心寒，寒甚则发热，热间善惊，如有所见，以忧伤肺，肺气凝痰以致，名曰肺疟。病者手足寒，洒然腰脊痛，发热大便难，目眴，以失志伤肾，名曰肾疟。五种疟疾，以脏气不和，郁结涎饮所致，治之各有方。

疟病不内外因证治

病者发寒热，一岁之间，长幼相若，或染时行，变成寒热，名曰疫疟。以岁运推之。病者寒热时作，梦寐不祥，多生恐怖，名曰鬼疟。宜用禁避厌禳之法。病者乍寒乍热，乍有乍无，商方多病此，名曰瘴疟。当随方土所宜治之。病者寒热，善饥而不能食，食已支满，腹急疼痛，病以日作，名曰胃疟。六腑无疟，唯胃有者，盖饮食饥饱所伤胃气而成，世谓之食疟，或因诸疟饮食不节，变为此证也。病者经年不瘥，瘥复再发，远行久立，下至微劳，力皆不任，名曰劳疟。亦有数年不瘥，百药不断，结成癥癖在腹胁，名曰老疟，亦曰疟母。

以上诸证，名状不同，各有治方，宜推而用之。

——宋·陈无择《三因极一病证方论·卷之六》

【提要】　本论主要阐述疟疾致病"三因说"。要点如下：其一，疟疾的发生有内因、外因和不内外三因。外因为外感风寒暑湿与卫气相并，可导致寒疟、温疟、瘅疟、湿疟、牝疟的发生。内因是脏气不和，郁结涎饮，可导致肝疟、心疟、脾疟、肺疟、肾疟的发生。不内外因包括疫气流行、内伤七情、饮食不节及劳逸失度，可导致疫疟、鬼疟、胃疟、劳疟、老疟（疟母）的发生。其二，疟疾发作以阴阳上下交争，虚实更作，因而寒战壮热，休作有时。其三，因病气与卫气并居，有日作间作早晏不同，又各随其所中而作，但皆集于卫气邪气相交方才发病。其四，此病证候复杂，临证须知其顺逆，慎施治也。

严用和　诸疟论治[*]

《素问》云：夫疟疾皆生于风。又云：夏伤于暑，秋必病疟，此四时之气使然也。或乘凉过度，露卧湿处，饮冷当风，饥饱失时，致令脾胃不和，痰积中脘，遂成此疾，所谓无痰不成疟。夫病之始发也，必先起于毫毛，伸欠乃作，寒栗鼓颔，头痛如破，渴欲饮冷，或先寒后热，或先热后寒，或热多寒少，或寒多热少，或但热不寒，或但寒不热，或一日一发，或间日一发，或三日一发。一日一发者易治，间日一发者难愈，三日一发者尤其难愈。疟之名状不一，有所谓瘴疟、寒疟、温疟、食疟、牝疟、牡疟之类，皆寒热二气之所变化也。大抵疟脉自弦，弦数者多热，弦迟者多寒。弦小紧者可下之，弦迟者可温之，脉紧数者发汗、针灸之，脉浮大者宜吐之。久而不愈，胁下痞满结为癥癖，名曰疟母。各分受病之由，以意消息，施以治法。

——宋·严用和《严氏济生方·诸疟门·诸疟论治》

【提要】　本论主要阐述诸疟的病因病机、症状及治法。要点如下：其一，疟疾皆生于风，无痰不成疟。乘凉饮冷当风，饥饱失时，致令"脾胃不和，痰积中脘，遂成此疾，所谓无痰不成疟"。其二，疟疾症状多样，病名多种，"皆寒热二气之所变化也"，久而不愈，胁下痞满结为癥癖，名曰疟母。其三，依据脉象辨别病性寒热，确定治法。

张介宾 疟疾论证

疟疾之疾，本由外感，故《内经》论疟无非曰风，曰寒，其义甚明。而后世之论，则泛滥不一，总不过约言其末而反失其本，所以议论愈多，则病情愈昧矣。有辨在后，所当并察。

凡疟因于暑，人皆知之。不知夏令炎热，此自正气之宜。然而人有畏热者，每多避暑就阴，贪凉过度，此因暑受寒，所以致疟。《经》曰：夏暑汗不出者，秋成风疟。义可知也。然又惟禀质薄弱，或劳倦过伤者，尤易感邪。此所以受邪有浅深，而为病有轻重也。第以病因暑致，故曰受暑，而不知暑有阴阳，疟惟阴暑为病耳。至其病变，则有为寒证者，有为热证者，有宜散者，有宜敛者，有宜温者，有宜清者，其要在"标本虚实"四字。知此四者，而因证制宜，斯尽善矣。其有云伤暑而认暑为火者，有云脾寒而执以为寒者，皆一偏之见，不足凭也。

凡疟发在夏至后，秋分前者，病在阳分，其病浅；发在秋分后，冬至前者，病在阴分，其病深。发在子之后，午之前者，此阳分病也，易愈；发在午之后，子之前者，此阴分病也，难愈。病浅者，日作；病深者，间日作。若三日四日者，以受邪日久，而邪气居于阴分，其病尤深。

凡疟病自阴而渐阳，自迟而渐早者，由重而轻也；自阳而渐阴，自早而渐迟，由轻而重也。凡感邪极深者，其发必迟，而多致隔日，必使渐早渐近，方是佳兆。故治此疾者，春夏为易，秋冬为难。

——明·张介宾《景岳全书·卷十四性集·杂证谟·疟疾·论证》

【提要】 本论阐述了疟疾的病因及证治。要点如下：疟疾本由外感而作，如夏季贪凉过度，因暑受寒，所以致疟。又有禀赋薄弱，或劳倦过伤，尤易感邪。因暑致，故曰受暑；而不知暑有阴阳，疟惟阴暑为病耳。至其病变，则有为寒证者，有为热证者。则其治疗又当依据标本虚实，因证治宜。病在阳分者，病浅易愈；病在阴分者，病深难愈，故治此疾，春夏为易，秋冬为难。

张介宾 疟疾论治

凡疟疾初作，必多寒热，大抵皆属少阳经病。其于初起，当专以散邪为主。若果形气无伤，而脉证别无他故者，但宜正柴胡饮，或三柴胡饮主之。少者一二剂，多者三四剂，无有不愈。若气体本弱而感邪为疟，即宜四柴胡饮为妙，勿以初起而畏之弗用也。

治疟当辨寒热，寒胜者即为阴证，热胜者即为阳证。盖有素禀之寒热，有染触之寒热，然必其表里俱有热邪，方是火证。若疟至则热，疟止则退，而内无烦热闭结等证，则不得以火证论治。若内外俱有火证，而邪有不散者，一柴胡饮主之。若邪入阳明，内热之甚，而邪有未散者，宜柴胡白虎煎。若邪入肝肾，而热极动血者，宜柴芩煎。

疟有寒证，如无虚邪，而但以寒邪不能散，或多中寒者，宜二柴胡饮。若以寒胜而兼气虚，邪有不解者，宜四柴胡饮，或补中益气汤加干姜、官桂。若寒甚热少，脉迟而兼背恶寒，或多呕恶泄泻者，必用麻桂饮，或大温中饮。

中气虚弱不能胜邪，而邪不能解者，病在脾肺气分，宜补中益气汤、五柴胡饮。若阴虚血液不充，而邪不能解者，病在肝肾精分，宜补阴益气煎、归柴饮。此证极多，其效尤捷。若发时其寒如冰，其热如烙，而面赤如脂，渴欲饮水，而热退即不渴者，以六味地黄汤加柴胡、芍药、肉桂，大剂一服，即可愈。若元气虚寒之甚，阳不胜阴而邪不能解者，大温中饮。若元气虚甚，或衰老积弱者，则不必兼用攻邪，只当以正气为主，但使元气之不败，则邪气无有不服，宜大补元煎，或十全大补汤之类主之。而又惟休疟饮为最妙。

疟疾屡散之后，取汗既多，而病不能止者，必以过伤正气，而正不胜邪，则虽止微邪犹然不息，但使元气之虚者一振，散者一收，则无不顿然愈矣，宜三阴煎、五福饮，或小营煎、休疟饮主之。若有微寒者，宜大营煎，或理中汤。若微有火者，宜一阴煎。若多汗不收者，宜五阴煎之类主之。

疟疾久不能愈者，必其脾肾俱虚，元气不复而然。但察其脉证，尚有微邪不解者，当专以补中益气汤为主。若邪气已尽而疟有不止者，则当专补元气，以八珍汤、十全大补汤，或大补元煎之类主之。若肾阴不足，而精不化气者，宜理阴煎最效。若阴邪凝滞而久不愈者，宜于前药加姜、桂、附子。

疟作而呕吐恶食者，虽曰少阳之邪为呕吐，然实由木邪乘胃所致。但解去外邪，呕当自止，宜柴陈煎，或正柴胡饮加半夏主之。若脾胃气虚而寒邪乘之，则最多呕恶之证，宜温胃饮、理中汤、养中煎之类主之。若虚寒连及命门，火不生土而作呕者，宜理阴煎、右归饮之类主之。若兼食滞而作呕者，必多胀满，宜加陈皮、砂仁、山楂、厚朴之类为佐。若兼火邪者，必多热渴躁烦秘结，宜以黄芩、黄连之类为佐；若火在阳明甚者，宜加石膏。若兼寒者，必胃口怕寒，或吞酸，或嗳腐，或恶心。得热稍可者，宜以姜、桂、附子、吴茱萸之类为佐。

疟疾因劳辄复，连绵不已者，此脾肾虚证。盖肾主骨，肝主筋，脾主四肢，气弱不胜劳苦，所以即发，但补脾肝肾，使其气强则愈。如十全大补汤、八珍汤、补中益气汤，皆可酌用。

疟疾发散已多，每致阴虚水亏，而烦热多渴者，宜以西瓜汁，或雪梨浆，或冷参汤，俱可滋阴截疟。无热者，不可强用。

疟痢并作而脏平邪浅者，宜胃苓汤加柴胡一二钱。若寒湿伤脾而疟痢并作者，宜温胃饮加柴胡，或胃关煎加柴胡亦妙。若湿热伤脾，下及肝肾而暴注热渴，或下纯鲜血者，宜柴芩煎。

疟邪未清，而过食伤脾，以致痞满连绵不已者，宜大小和中饮加柴胡。若因食而成疟痞者，宜芍药枳术丸，及大小和中饮之类调之。若痞成难消者，须灸章门、水道等穴，柱宜稍大，多灸，或连灸二三次，方得全愈。

古云：治疟之法，凡将发之时，与正发之际，慎毋勉强施治，即治亦无效，必待阴阳并极，势平气退之后，然后察而治之；或于未发二三时之先，迎而夺之，可也。《经》曰：夫疟之未发也，阴未并阳，阳未并阴，因而调之，真气得安，邪气乃亡。故工不能治其已发，为其气逆也。按此古法，殊似不然，予近治疟，每迎其锐而击之，最捷最妙。是可见古法之有不必泥者。

——明·张介宾《景岳全书·卷十四性集·杂证谟·疟疾·论治》

【提要】　本论主要阐述疟疾的辨证施治。要点如下：其一，疟疾初起，必多寒热，属少阳经病，宜正柴胡饮或三柴胡饮以散邪；若元气虚，四柴胡饮为妙。其二，治疟之实证当辨寒热。表里俱有热邪，方是火证。若疟至则热，疟止则退，内无烦热闭结等热证，则不得以火证论治。寒疟如无虚邪，宜二柴胡饮。其三，疟之虚证，脾肺气虚，宜补中益气汤、五柴胡饮。肝肾精血虚，宜补阴益气煎、归柴饮。阳气不足，宜大温中饮。元气虚甚，或衰老积弱者不可攻邪，宜大补元煎或十全大补汤。其四，疟疾兼呕吐恶食、烦热多渴，或成疟痞，或痞成难消，当视人之强弱虚实辨证用药。其五，疟疾因劳复发，必脾肾俱虚，元气不复，当专补元气，宜十全大补汤、八珍汤、补中益气汤。

张介宾　论瘴疟致病特点[*]

论证

瘴疟一证，惟岭南烟瘴之地有之。盖南方风湿不常，人受其邪而致病者，因名瘴疟。然瘴出地气，疟由天气，但使内知调摄，而外不受邪，则虽居瘴地，何病之有？是可见瘴以地言，而疟即风寒外感之病也。但其甚者，则或至迷困喑哑，乃与常疟为稍异耳。凡治此者，亦总不离寒热虚实，及有邪无邪，如前治疟诸法而尽之矣。外如大梁李待诏瘴疟等证，既明且确，详列瘴气门，不可不察。

瘴病所由

凡劳疫伤饥之人，皆内伤不足者也。所谓邪气伤虚不伤实，同一理也。观《卫生方》云：北人寓广之地者，或往来广之途者，俱有阴阳相搏之患。然居者十病二三，途者十病八九。正以居者安静，途者劳伤耳。《活人三昧》论瘴疟条云：饮食有节，起居有常，则邪气不能为害。彼道路崎岖，人烟疏阔，水浆不洁，酒炙多腥，饮食起居，未免乖度，况复有阴阳相搏之气乎？故曰：瘴气惟染劳役伤饥之人者此也。又凡居岭南者，必慎起居，节饮食，寡欲清心，虽有风邪勿能害也。惟内境不出，则外境不入，此理之自然。其有感而病者，皆不知所慎耳。

——明·张介宾《景岳全书·卷十四性集·杂证谟·瘴气》

【提要】　本论主要阐述瘴疟的致病特点。要点如下：其一，瘴疟一证，为岭南烟瘴之地所独有。人处瘴地，外感风寒，病证与常疟稍异。其二，引用《卫生方》《活人三昧》之语，论述居北方或旅途劳顿之人，饮水不洁，酒炙多腥，饮食起居失常，劳役伤饥，易于感受瘴气而为瘴疟。而居岭南之人，若慎起居，节饮食，寡欲清心，即使有瘴气亦不能致病。

张介宾　截疟论[※]

凡截疟之法，方固不可，然亦无必效之方，若以愚见并及治验，则未尝借于截也。盖有邪者去邪则愈，若散邪既透，解表已过，则但收拾元气而气复即愈，惟能于邪正之间，得其攻补之宜，则无不自愈，此截之最善者也。至如截疟诸方，虽不可执，亦不可无，第有效于此而不效于彼者，亦以人之气血阴阳各有不同故耳。故凡用截药者，亦当察人之强弱而酌以用之，庶乎得效，然亦惟轻者易截，而重者不易截也。兹录诸方于后，亦可备于酌用。截疟常山饮，气血强壮者可用。截疟饮，气分不足者可用。牛膝煎，血分不足者可用。截疟丹，时气多湿者可用。木贼煎，湿痰邪实者可用。何人饮、休疟饮，血气大虚，欲急济者可用。小柴胡汤加常山二钱，截疟如神。追疟饮，凡气血未衰，或屡散之后，用之最效。

——明·张介宾《景岳全书·卷十四性集·杂证谟·疟疾·截疟论》

【提要】　本论主要阐述截疟之法及常用方药。要点如下：其一，疟疾的治疗，邪正之间，得其攻补之宜。如有邪者去邪则愈，邪气已解，培补元气而气复即愈，是为最好的截法。其二，截疟诸方，需依据人体气血阴阳之强弱而加以使用。气血强壮者可用截疟常山饮，气分不足者可用截疟饮，血分不足者可用牛膝煎等。何人饮、休疟饮，血大虚急者可用；小柴胡汤加常山二钱，截疟如神；若气血未衰，或屡散之后，当用追疟饮。

张介宾　论无痰不作疟

疟者，风、寒、暑、湿之邪，为外感三阳经病。故《经》云：夏伤于暑，秋成风疟。或先伤于寒，而后伤于风，则先寒后热；或先伤于风，而后伤于寒，则先热后寒。病属三阳，而寒热往来，则以少阳一经为主。

初非有痰，以为疟邪之根也。疟邪随人身之卫气为出入，故有迟早、一日间日之发，而非痰之可以为疟也。何也？人身无痰，痰者，人身之津液也。随其邪之所在，而血凝、气滞、停饮、宿食，则津液即化为痰，是痰从邪气而成病者也。乃严用和论疟，谓"无痰不作疟"，若指痰为疟邪之主，反以疟邪为痰病之客矣。岂有人身津液变痰，而为寒为热以成疟者乎？痰本因疟邪以生，而非因痰以有疟邪者。如痰生于脾，脾恶湿则痰动；痰本于肾，肾阴虚则水泛。疟病之痰，痰因风寒之邪而生者也。岂有无痰而便不作疟者乎？至杨仁斋、许叔微，更有以瘀血、停涩、黄水主为疟病之根，而后之治疟者，均以常山、草果、槟榔、砒信，为吐痰、消瘀、截疟之法，徒戕人元气，而败脾伤胃，以致夭枉也。

——明·张介宾《质疑录·论无痰不作疟》

【提要】　本论主要阐述疟疾的病因病机，质疑"无痰不作疟"的观点。要点如下：疟疾为感受风、寒、暑、湿之邪而致外感三阳经病。疟邪随人身之卫气为出入而发寒热，随疟邪之所在，而血凝、气滞、停饮、宿食，津液化而为痰。痰本因疟邪而生，而非因痰而有疟邪者，对陈无择"无痰不作疟"的认识提出质疑，指出以吐痰、消瘀、截疟之法治疟，伤脾伤胃，伤人元气。

李中梓　疟疾综论[※*]

夫夏伤于暑，汗出腠开，当风浴水，凄沧之寒，伏于皮肤，及遇秋风，新凉束之，表邪不能外越，阴欲入而阳拒之，阳欲出而阴遏之，阴阳相薄而疟作矣。浅者病在三阳，随卫气以为出入，而一日一作；深者病在三阴，邪气不能与卫气并出，或间日，或三四日而作。作愈迟者，病愈深也。《经》之论疟，无漏义矣。而仁斋、丹溪，又分痰与食、饮与血、瘴与劳与牝，此不过疟之兼证耳，非因而成疟者也。故治疟者，察其邪之浅深，证之阴阳，令其自脏而腑，散而越之，邪去则安。古法有汗欲其无汗，养正为先；无汗欲其有汗，散邪为急。然邪在阳者取汗易，邪在阴者取汗难。必使由阴而阳，由晏而早，乃得之也。又热多者，凉药为君；寒多者，温药为主。至于痰、食、血、饮、瘴、劳与牝之七证，各随其甚者而兼理之。世俗又有鬼疟之名，此为时行疫气，投平胃散无不截者。总之，脉实证实者，攻邪以治标；脉虚证虚者，补正以治本。久疟必虚，惟人参、生姜各一两，连投二服于未发之前，莫不应手取效。贫困者，白术可代；血亏者，当归可代。近世不明表里虚实，辄用知母、石膏、芩、连、栀、柏，若表未解而得此寒凉，则寒邪愈固。或用常山、草果、巴豆、砒、雄，若正已虚，而得此克伐，则元气转虚。故夫绵延不已者，皆医之罪耳，岂病之咎耶？

——明·李中梓《医宗必读·卷七·疟疾》

【提要】　本论主要阐述疟疾的病因病机、症状及治法。要点如下：其一，总结了《内经》论疟的病因病机及症状表现。其二，指出痰与食、饮与血、瘴与劳与牝，为疟之兼证，不是成疟的原因，当随证治疗。其三，鬼疟，为时行疫气，宜投平胃散。其四，治疗上，当辨表里虚实。脉实证实者，攻邪以治标；脉虚证虚者，补正以治本。久疟必虚，宜于未发之前治以人参、生姜，必效。

吴又可　论温疟证治*

凡疟者，寒热如期而发，余时脉静身凉，此常疟也，以疟法治之。设传胃者，必现里证，名为温疟，以疫法治者生，以疟法治者死。里证者，下证也。下后里证除，寒热独存者，是温疫减疟证在也。疟邪未去者宜疏，邪去而疟势在者宜截，势在而挟虚者宜补。疏以清脾饮，截以不二饮，补以四君子。

——明·吴又可《温疫论·下卷·温疟》

【提要】　本论主要阐述常疟与温疟的症状及治疗。要点如下：其一，寒热如期而发，余时脉静身凉是为常疟，其治疗当以疟法治之。其二，若传于胃，必现里证为温疟，当以治疫之法治疗。疟疾兼里证者当下，下后疟邪仍在者宜疏散，邪去疟势在者宜以不二饮截疟，若兼虚证者宜补以四君子。

秦昌遇　疟疾总论

秦子曰：疟疾者，先寒后热，发作有定期，大约巳午未三时者多。若一日一作，太阳、少阳也；间日而作，阳明、少阳也；伸欠、恶寒、头痛，太阳也；发热口渴，阳明也；有寒有热，呕而口苦，少阳也。日中三阳得令，其病即发；日夕三阳时令退而病解。不比寒热往来，时寒时热，一日二三次发；亦不比暑热之症，热无停止。按《内经》但有巨阳、阳明二经，而不及少阳，然有寒有热，乃是少阳所主，余故补注少阳之脉、少阳之治也。以上三阳经疟易愈。若三日一发，名曰三阴经疟，难愈。今分别外感八条，内伤三条，又三疟三条，游疟一条。

——明·秦昌遇《症因脉治·卷四·疟疾总论》

【提要】　本论主要阐述疟疾的发作特点及症状表现。要点如下：其一，秦氏将疟疾分为外感疟疾和内伤疟疾两类，对其症、因、脉、治进行了全面总结归纳。其二，疟疾的症状先寒后热，休作有时。因其证有寒有热，乃是少阳所主。然其发作时间又各随其经而异，如太阳、少阳，一日一作；阳明、少阳，间日而作；若三日一发，为三阴经疟，难愈。其症状亦有不同，伸欠、恶寒、头痛，属太阳；发热口渴，属阳明；有寒有热，呕而口苦，属少阳。

秦昌遇　外感疟疾

寒疟（《内经》寒营名"寒疟"）

寒疟之症：《内经》云：先寒后热，腰背头项痛，脊膂强，呵欠呻吟，始则寒极而战动，终则大热而汗解，发在午前者，此太阳经疟。若目痛鼻干，寒栗鼓颔，略寒即热，发在午后者，此阳明经疟。以上二条，乃《内经》寒邪伤营，名寒疟之症也。

寒疟之因：夏伤暑热之气，入于皮肤之内，肠胃之外，营气所舍之处。又值早晚寒冷之邪，外束暑热，至日中阳旺之时，发泄不出，后感寒邪近表，是以先寒，先感暑热在里，是以后热。此先寒后热之疟作矣。

寒疟之脉：浮大而紧，太阳之邪；长大洪实，阳明之疟；弦大之脉，少阳之诊。

寒疟之治：在太阳者，桂枝羌活汤。在阳明者，桂枝葛根汤。在少阳者，桂枝柴胡汤。三经俱见症者，三方互用。

风伤卫疟（《内经》亦名"温疟"）

风疟之症：《内经》云：风伤卫气，先热后寒。此言先后者，言多少也，言热多寒少之疟。是以不曰恶寒，而曰恶风、自汗、烦躁、伸欠也。不恶寒，则寒少也。发热直至烦躁，热多也。若头痛背痛，发于午前者，太阳也。目痛鼻干，发于午后者，阳明也。发于寅卯者，少阳也。

风疟之因：《内经》云：暑邪既伏，秋气收之，汗出遇风，与卫气并居，阴阳分争，内外相搏，而风邪伤卫之疟作矣。

风疟之脉：左脉浮缓，太阳疟也。右脉洪长，阳明疟也。左右皆弦，少阳疟也。

风疟之治：疟在太阳有汗，桂枝石膏汤。在阳明，白芷石膏汤。在少阳，小柴胡汤。三阳俱见症者，《准绳》和解汤。

阳明瘅疟（《内经》名"瘅疟"，仲景名"温疟"）

瘅疟之症：但热不寒，少气烦冤，手足热而欲吐呕，面赤口渴，虽热已而六脉沉数大者，《内经》名热伤阳明瘅疟之症。仲景发明《内经》阳明瘅疟，则曰身无寒，骨节疼痛，烦冤时呕，更其名曰温疟是也。

瘅疟之因：夏秋暑热之令，热气伤人。《内经》云：阴气先绝，阳气独发。此暑热伤于阳经，阳独用事，毫无阴寒，故名曰瘅热疟也。

瘅疟之脉：六脉弦数，少阳有热。若见洪长，阳明有邪。若见沉数，里有热结。

瘅疟之治：仲景以脉平者，用白虎加桂枝汤，治太阳阳明。《家秘》用桂枝黄芩汤，兼治少阳阳明。《准绳》于风邪疟中，补出三阳和解汤。余于瘅疟中，亦补立三阳和解法也。

湿热疟

湿热疟之症：身体重痛，肢节烦疼，呕逆胀满，胸膈不舒，此湿热疟之症也。

湿热疟之因：《内经》云：因得秋气，汗出遇风，及得之以浴，水气舍于皮肤之内，与卫气并居。卫气者，昼日行于阳，夜行于阴，此气得阳而外出，得阴而内薄，内外相薄，则疟日作。

湿热疟之脉：若见浮紧，表有寒湿。若见浮缓，乃是风湿。若见弦数，湿而兼热。

湿热疟之治：《内经》有其论，仲景无其方。桢意身体重痛，肢节烦疼，脉浮紧者，羌活败毒散。右脉弦长，呕逆胸满者，柴葛平胃散。六脉洪数湿热者，加味香薷饮，调益元散。

肺热瘅疟

肺热瘅疟之症：发则阳气盛而不衰，故但热而不寒，令人消烁脱肉。此《内经》肺素有热之瘅疟症也。

肺热瘅疟之因：《内经》云：肺素有热，热盛于身，因有所用力，腠理开泄，风寒舍于皮肤之内，分肉之间，邪盛于阳，不涉于阴，则但热不寒，而肺热瘅疟之症作矣。

肺热瘅疟之脉：寸口洪而数，洪则主阳，数则主热，阳热为患，火来乘金，阴虚阳亢，消烁脱肉，则发瘅疟。

肺热瘅疟之治：古人有论无方，桢意用防风泻白散，以散舍于皮肤之风寒。用石膏泻白散，以治肺素有热。用凉八味丸，滋阴清肺，以治阴虚阳亢，消烁脱肉。

肾经疟

肾经温疟之症：肌肉消，脑髓烁，先见烦躁发热，躁状畏人，热势稍衰，复返归肾，又见寒候，此肾经冬受风寒温疟之症也。

肾经温疟之因：冬受风寒，藏于骨髓，至春阳气大发，邪气不能自出，因遇大暑，有所用力，邪气与汗皆出，从内出外，则始热终寒，乃成肾经疟疾之症矣。

肾经温疟之脉：尺脉多弦，弦紧主寒，弦数主热，浮弦外发，沉弦内结。

肾经温疟之治：《内经》有其论，无其方。桢意壮水之主，急救其阴，六味地黄汤，加柴胡、白芍药、独活、细辛，以乙癸同源，肝肾同治，借滋阴养肾之药，滋阴降火，以治始热，佐以升散之药，升散伏寒，以治终寒，于理可通。

风发疟（即《金匮》"少阳热疟"）

风发疟之症：热极生风，消渴易饥，其脉弦数，症兼少阳。《内经》止有巨阳阳明症象，而少阳之疟，惟以三阳俱虚，暗为地步，未曾明示。故仲景特以疟脉自弦弦数一条，发明《内经》内外皆热，喘渴冷饮，以著少阳风发疟疾之症也。

风发疟之因：风属东方甲乙，风能胜湿，风主乎燥，风热之邪，挟少阳木火之势，传入三阳之经，而风发烦渴之症作矣。

风发疟之脉：疟脉自弦，弦浮风发，弦数风热，风热交作，故曰风发。

风发疟之治：仲景以寒饮食消息之，止其烦渴，退其风热。今以知母石膏汤，合小柴胡汤治之。大便结者，大柴胡汤下之。

瘴疟

瘴疟之症：疟发之时，神识昏迷，狂妄多言，或声音哑暗，此瘴毒疟疾之症也。

瘴疟之因：山岚溪涧之间，湿毒蒸酿之处，瘴气入人脏腑，血聚上焦，败血瘀于心窍，毒涎聚于肝脾，则瘴毒疟疾之症作矣。

瘴疟之脉：或大或小，或见沉伏，或见数大，或见沉涩。

瘴疟之治：解方宜之毒，消岚瘴之气，治无一定之治，方无一定之方，当随地以措方，随机以应变。古不定方，余亦未补方也。

——明·秦景明《症因脉治·卷四·疟疾总论·外感疟疾》

【提要】　本论主要阐述外感疟疾的辨证施治。要点如下：外感疟疾，分寒疟、风伤卫疟、阳明瘅疟、湿疟、肺热瘅疟、肾经疟、风发疟及瘴疟八种。在各证候之下，均以症、因、脉、治为纲目，阐述其辨证施治。

第二篇

内科

概　要

【内科】　中医内科是以中医理论阐述内科疾病的病因病机、证候特征、辨证施治及预防、康复、调摄规律的一门临床学科。古称"疾医""杂医""大方脉"。传统上将其分为外感病和内伤病两大类。随着时代的发展、学科的分化，原属中医内科范畴的外感病已另设专科，因此本文所言"中医内科"实指《金匮要略》及后世内科专著所述的脏腑经络病、气血津液病等内伤杂病。

　　内伤杂病的病因，可由外感六淫侵袭、七情损伤、饮食劳倦所伤、先天禀赋不足、外伤及内生瘀血或痰饮等因素所致。诊断上以望、闻、问、切四诊作为诊法，通过八纲辨证、脏腑辨证、经络辨证、气血津液辨证，辨别疾病的寒热、表里、虚实、阴阳的属性及所在脏腑、经络及气血津液等部位。依照预防为主、早期治疗、"急则治其标，缓则治其本，标本俱急者，标本同治"、扶正祛邪、脏腑补泻等原则，防治疾病；治法上采用汗、吐、下、和、温、清、补、消等八法，治疗疾病，使之康复。

　　本篇分总论与各论两部分来论述内科疾病。总论主要包括内伤杂病的病因病机、共性诊疗规律、多个病种综合性论述等内容。各论部分包括具体病证的诊疗理论，其排列顺序主要依据《中医内科学》五版教材。

1
内科总论

1.1 病因病机

陈无择　三因论

　　夫人禀天地阴阳而生者，盖天有六气，人以三阴三阳而上奉之，地有五行，人以五脏五腑而下应之，于是资生皮肉筋骨、精髓血脉、四肢九窍、毛发齿牙唇舌，总而成体。外则气血循环，流注经络，喜伤六淫；内则精神魂魄志意思，喜伤七情。六淫者，寒暑燥湿风热是；七情者，喜怒忧思悲恐惊是。若将护得宜，怡然安泰；役冒非理，百疴生焉。病诊既成，须寻所自，故前哲示教，谓之病源。《经》不云乎，治之极于二者因得之，闭户塞牖，系之病者，数问其经，以从其意，是欲知致病之本也。然六淫，天之常气，冒之则先自经络流入，内合于腑脏，为外所因；七情，人之常性，动之则先自脏腑郁发，外形于肢体，为内所因；其如饮食饥饱，叫呼伤气，尽神度量，疲极筋力，阴阳违逆，乃至虎狼毒虫、金疮踒折、疰忤附着、畏压溺等，有背常理，为不内外因。《金匮》有言：千般疢难，不越三条。以此详之，病源都尽。如欲救疗，就中寻其类例，别其三因，或内外兼并，淫情交错，推其深浅，断其所因为病源，然后配合诸证，随因施治，药石针艾，无施不可。

——宋·陈无择《三因极一病证方论·卷之二·三因论》

　　【提要】　本论主要阐述致病的"三因说"。要点如下：陈无择在《金匮要略》"千般疢难，不越三条"对病因认识的基础上，将病因划分为内因、外因和不内外因三因。天之六淫寒、暑、燥、湿、风、热，从外由内，自经络传入脏腑，是为外因。喜、怒、忧、思、悲、恐、惊七情，郁于脏腑，生于体内，是为内因。饮食、劳倦、房事、金刃、虫兽、外伤等有悖常理的伤害，为不内外因。诊疗时，明其病源，配合诸证，随因施治，药到病除。陈氏的三因论对后世产生较大影响。

李东垣　饮食劳倦论[※]

　　古之至人，穷于阴阳之化，究乎生死之际，所著《内经》，悉言人以胃气为本。盖人受水谷之气以生，所谓清气、荣气、卫气、春升之气，皆胃气之别称也。夫胃为水谷之海，饮食入胃，游溢精气，上输于脾，脾气散精，上归于肺，通调水道，下输膀胱，水精四布，五经并行，合于四时五脏阴阳，揆度以为常也。苟饮食失节，寒温不适，则脾胃乃伤；喜怒忧恐，劳役过度，而损耗元气。既脾胃虚衰，元气不足，而心火独盛。心火者，阴火也，起于下焦，其系于心，心不主令，相火代之。相火，下焦胞络之火，元气之贼也。火与元气不能两立，一胜则一负。脾胃气虚，则下流于肾肝，阴火得以乘其土位。故脾胃之证，始得之则气高而喘，身热而烦，其脉洪大而头痛，或渴不止，皮肤不任风寒而生寒热。盖阴火上冲，则气高而喘，身烦热，为头痛，为渴，而脉洪大；脾胃之气下流，使谷气不得升浮，是生长之令不行，则无阳以护其荣卫，不任风寒，乃生寒热。皆脾胃之气不足所致也。然而与外感风寒所得之证颇同而理异。内伤脾胃，乃伤其气；外感风寒，乃伤其形。伤外为有余，有余者泻之；伤内为不足，不足者补之。汗之、下之、吐之、克之，皆泻也；温之、和之、调之、养之，皆补也。内伤不足之病，苟误认作外感有余之病而反泻之，则虚其虚也。《难经》云：实实虚虚，损不足而益有余。如此死者，医杀之耳！然则奈何？曰：惟当以甘温之剂，补其中升其阳，甘寒以泻其火则愈。《内经》曰：劳者温之，损者温之。盖温能除大热，大忌苦寒之药泻胃土耳。今立补中益气汤。

补中益气汤

黄芪（劳役病热甚者，一钱）　人参（去芦）　甘草（炙，以上各五分）　升麻　柴胡　橘皮　当归身（酒洗）　白术（以上各三分）

上件㕮咀，都作一服，水二盏，煎至一盏，去渣，早饭后温服。如伤之重者，二服而愈，量轻重治之。

立方本旨　夫脾胃虚者，因饮食劳倦，心火亢甚，而乘其土位；其次肺气受邪，须用黄芪最多，人参、甘草次之。脾胃一虚，肺气先绝，故用黄芪以益皮毛而闭腠理，不令自汗，损其元气。上喘气短，人参以补之。心火乘脾，须炙甘草之甘以泻火热，而补脾胃中元气。若脾胃急痛并大虚，腹中急缩者，宜多用之。《经》云：急者缓之。白术苦甘温，除胃中热，利腰脐间血。胃中清气在下，必加升麻、柴胡以引之，引黄芪、甘草甘温之气味上升，能补卫气之散解，而实其表也，又缓带脉之缩急。二味苦平，味之薄者，阴中之阳，引清气上升也。气乱于胸中，为清浊相干，用去白陈皮以理之，又能助阳气上升，以散滞气，助诸甘辛为用，口干嗌干加干葛。脾胃气虚，不能升浮，为阴火伤其生发之气，荣血大亏，荣气不营，阴火炽盛，是血中伏火日渐煎熬，血气日减。心包与心主血，血减则心无所养，致使心乱而烦，病名曰悗。悗者，心惑而烦闷不安也。故加辛甘微温之剂生阳气，阳生则阴长。或曰：甘温何能生血？曰：仲景之法，血虚以人参补之，阳旺则能生阴血，更以当归和之。少加黄柏以救肾水，能泻阴中之伏火。如烦犹不止，少加生地黄补肾水，水旺而心火自降。如气浮心乱，以朱砂安神丸镇固之则愈。

——金·李东垣《内外伤辨惑论·卷中·饮食劳倦论》

【提要】　本论主要阐述脾胃的生理功能、阴火理论及用补中益气汤甘温除热的原理。要点如下：其一，饮食化为精微物质濡养全身的过程中，脾胃具有重要的作用。若饮食、情志、劳倦等损伤脾胃，脾胃气虚，则阴火上冲乘土位而成气虚发热之证。故而创制补中益气汤，通过甘温之药，补脾胃达到降阴火除大热的目的。其二，详述补中益气汤立方之旨。

罗天益　饮食自倍肠胃乃伤论

《痹论》云：阴气者，静则神藏，躁则消亡。饮食自倍，肠胃乃伤。谓食物无务于多，贵在能节，所以保冲和而遂颐养也。若贪多务饱，饫塞难消，徒积暗伤，以召疾患。盖食物饱甚，耗气非一。或食不下而上涌，呕吐以耗灵源；或饮不消而作痰，咯唾以耗神水。大便频数而泄，耗谷气之化生；溲便滑利而浊，耗源泉之浸润。至于精清冷而下漏，汗淋漉而外泄，莫不由食物之过伤，滋味之太厚。如能节满意之食，省爽口之味，常不至于饱甚者，即顿顿必无伤，物物皆为益，糟粕变化，早晚溲便按时，精华和凝，上下津液含蓄，神藏内守，荣卫外固，邪毒不能犯，疾疢无由作。故圣人立言垂教，为养生之大经也。

——元·罗天益《卫生宝鉴·卷四·饮食自倍肠胃乃伤论》

【提要】　本论主要阐述饮食自倍肠胃乃伤的理论。要点如下：其一，"饮食自倍，肠胃乃伤"出自《素问·痹论》，李东垣基于此又将其分为饮伤和食伤。其弟子罗天益承其思想，在《卫生宝鉴》中著有《食伤脾胃论》和《饮伤脾胃论》专篇，详细阐释其原理。其二，提出饮食过饱，肠胃受损可导致呕吐、咯唾、腹泻、遗精、滑泄、自汗等诸多耗气伤津的病证。故提倡饮食节制、口味清淡、按时排便的养生之法。

王　履　内伤余议

尝观夫东垣李氏所著《内外伤辨》有曰：外伤风寒，客邪有余之病，当泻不当补；内伤饮食，劳役不足之病，当补不当泻。自此论一出，而天下后世，始知内外之伤有所别，而仲景之法，不可例用矣。其惠也，不其大哉！虽然，夷考其言，犹或有可疑者，不敢谀佞，僭用条之。如曰：夫饮食劳倦，伤而内热者，乃阴火乘其坤土之位，故内热以及于胸中也。又曰：《内经》有云，劳者温之，损者温之，惟宜温药以补元气而泻火邪。《内经》曰：温能除大热，故治之必温药乃可耳。又曰：饮者，无形之气，伤之则宜发汗，利小便，使上下分消其湿（此饮谓酒也）。食者，有形之物，伤之则宜损其谷，其次莫如消导。若此者，皆不能使人无疑者也。

谨按《素问·调经论》篇云：帝曰：阴虚生内热，奈何？岐伯曰：有所劳倦，形气衰少，谷气不盛，上焦不行，下脘不通，胃气热，热气熏胸中，故内热。嗟夫，此内伤之说之原乎！请释其义如下。

夫人身之阴阳，有以表里言者，有以上下之分言者，有以气血言者，有以身前身后言者，有以脏腑言者，有以升降呼吸之气言者，余如动静、语默、起居之类甚多，不必悉举。此所谓阴虚之"阴"，其所指与数者皆不同。盖劳动之过，则阳和之气，皆亢极而化为火矣。况水谷之味又少入，是故阳愈盛，而阴愈衰也。此阴虚之"阴"，盖指身中之阴气与水谷之味耳！或以下焦阴分为言，或以肾水真阴为言，皆非也。

夫有所劳役者，过动属火也。形气衰少者，壮火食气也。谷气不盛者，劳伤元气，则少食而气衰也。上焦不行者，清阳不升也；下脘不通者，浊阴不降也。夫胃受水谷，故清阳升，而浊阴降，以传化出入，滋荣一身也。今胃不能纳，而谷气衰少，则清无升，而浊无降矣。故曰上焦不行，下脘不通。然非谓绝不行不通也，但比之平常无病时，则谓之不行不通耳。上不行下不通则郁矣，郁则少火皆成壮火，而胃居上焦、下脘两者之间，故胃气热，热则上炎，故熏胸中，而为内热也。东垣所谓劳役形体，所谓饮食失节而致热者，此言正与《调经论》篇之旨相合，固宜引此段经文。于内外伤辨以为之主，而乃反不引此，却谓"阴火乘土位，故内热及胸中"，此不能无疑者也。

夫"阴火"二字，《素问》《灵枢》《难经》未尝言，而东垣每每言之。《素问》只有"七节之旁，中有小心"二句，而刘守真推其为命门属火不属水，引《仙经》心为君火，肾为相火之说，以为之证，然亦不以"阴火"名之，是则名为阴火者，其东垣始欤！

窃意内热之作，非皆阴火也，但气有郁，则成热耳。虽曰心为君火，君不主令，然《素问》所叙诸病之属热者甚众，皆君火病也。岂君火不能为病，而直欲纯归之于阴火乎？《至真要大论》云：劳者温之，损者益之。夫劳则动之太过，而神不宁矣，故温之。温也者，养也。温之者，所以调其食饮，适其起居，澄心息虑，从容以待其真气之复常也。《礼记》所谓"柔色以温之"，此"温"字，正与此同。或以药扶助之，亦养也。今东垣乃以"温"为温凉之"温"，谓宜温药以补元气，而泻火邪，又易"损者益之"，为"损者温之"，又以"温能除大热"，为《内经》所云，而遍考《内经》，并无此语，此亦不能无疑者也。然温药之补元气，泻火邪者，亦惟气温而味甘者斯可矣。盖温能益气，甘能助脾而缓火，故元气复而火邪熄也。夫宜用温药，以为内伤不足之治则可，以为劳者温之之注，则不可。《阴阳应象论》所谓"形不足者，温之以气"，其"温"字亦是滋养之义，非指温药也。夫形不足，乃阳虚而不充也。气者，药之气也。药有气厚、气薄、味厚、味薄。味厚者属阴而滋精，气厚者属阳而滋形。今以药之气厚者滋阳不兼形乎，故曰"形不足者，温之以气"。虽以药温养之，亦未尝不兼乎调食饮，适起居，与澄心息虑也。"温"字固其二意，然终不可视为温凉之"温"。苟以补之、除之、抑之、举之、散之等语，比类而观焉，则其义自著矣。

夫金木水火土，运于天地也，则无形质之可观，其丽于地则有形质矣。金木土水者，有形有质者也；火者，有形而质不实者也。酒性虽热，体同于水，今东垣乃谓饮者无形之气，此亦不能无疑者也。既待发汗、利小便以去之，其可谓之无形之气乎？且劳倦伤、饮食伤二者，虽俱为内伤，然不可混而为一。《难经》所谓饮食劳倦则伤脾者，盖谓脾主饮食，而四肢亦属脾，故饮食失节，劳役四肢，皆能伤于脾耳，非谓二者同类而无辨也。夫劳倦伤、饮食伤，虽与风寒暑湿有余之病不同，然饮食伤又与劳倦伤不同。劳倦伤诚不足也，饮食伤尤当于不足之中，分其有余不足也。何也？盖饥饿不饮食，与饮食太过，虽皆是失节，然必明其有两者之分，方尽其理。节也者何？无不及无太过之中道也。夫饥饿不饮食者，胃气空虚，此为不足，固失节也；饮食自倍而停滞者，胃气受伤，此不足之中兼有余，亦失节也。以受伤言，则不足；以停滞言，则有余矣。惟其不足，故补益；惟其有余，故消导。亦有物滞气伤，必补益消导兼行者；亦有物暂滞，而气不甚伤，宜消导独行，不须补益者；亦有既停滞，不复自化，不须消导，但当补益或亦不须补益者。洁古枳术丸，东垣橘皮枳术丸，木香枳术丸之类，虽曰消导，固有补益之意存乎其间。其他如木香分气丸，导气枳实丸，大枳壳丸之类，虽无补益，然施之于物暂滞，气不甚伤者，岂不可哉？但不宜视为通行之药耳。且所滞之物，非枳术丸之力所能去者，亦安可泥于消导而不知变乎？故备急丸、煮黄丸、感应丸、瓜蒂散等之推逐者，洁古、东垣亦未尝委之，而弗用也。故善将兵者，攻亦当，守亦当。不善者，则宜攻而守，宜守而攻。其败也非兵之罪，用兵者之罪耳。观乎此，则知消导补益推逐之理矣。

——元·王履《医经溯洄集·内伤余议》

【提要】 本论主要阐述对李东垣内伤脾胃理论的认识。要点如下：其一，饮食、劳倦、情志损伤可以导致内伤发热，其病机有三：一则体内阴津与水谷精微衰少，阴虚阳亢；二则劳役过度，阳气亢盛化火；三则脾胃不能升清降浊，上下不通，气郁化火。总归为因虚致郁，气郁发热。其二，指出《内经》中"劳者温之"的"温"字，意为"温养"，非单指用热药温补。其三，饮食不节损伤脾胃，有饥饿伤脾和暴食伤脾两端，故有气伤、食滞虚实之别，治法有补益与消导之异。二者可视病情不同而有所偏重，故补益、消导不可偏废，才不失东垣之旨。

戴思恭 论郁病多在中焦

郁病多在中焦。六郁例药，诚得其要。中焦者，脾胃也。胃为水谷之海，法天地，生万物，体乾坤健顺，备中和之气，五脏六腑皆禀之以为主，荣卫天真皆有谷气以充大。东垣谓人身之清气、荣气、运气、卫气、春升之气，皆胃气之别称。然岂尽胃气，乃因胃气以资其生。故脾胃居中，心肺在上，肾肝在下。凡有六淫、七情、劳役妄动，故上下所属之脏气，致有虚实克胜之变，而过于中者。其中气则常先四脏，一有不平，则中气不得其和而先郁。更因饮食失节停积、痰饮寒湿不通，而脾胃自受者，所以中焦致郁多也。今药兼升降而用者，苍术，阳明药也，气味雄壮辛烈，强胃健脾，开发水谷气，其功最大；香附子，阴血中快气药也，下气最速，一升一降以散其郁；抚芎，手足厥阴药也，直达三焦，俾生发之气，上至目头，下抵血海，疏通阴阳气血之使也。

——明·戴思恭《推求师意·卷之下·郁病》

【提要】 本论主要阐述郁病多在中焦的观点。要点如下：其一，中焦脾胃居中，心肺在上，肾肝在下。其他四脏脏气稍有不平，脾胃必先受到波及，中气不得其和而先郁。其二，"饮食失节停积，痰饮寒湿不通，而脾胃自受者"，这是本脏自郁。其三，治疗上，当主要调整中焦气机升降。并论述了以苍术强胃健脾、开发谷气，以及川芎之升与香附之降等遣方用药思路。

徐春甫 郁证综论

何氏曰：郁为七情不舒，遂成郁结；既郁之久，变病多端。男子得之，或变为虚怯，或变噎噎、气满腹胀等证；妇女得之，或为不月，或为堕胎、崩、带、虚劳等证。治法必能内养，然后郁开，按证调理。

心郁者，神气昏昧，心胸微闷，主事健忘者是也。治心郁者，当加黄连、菖蒲、香连丸之类。

肝郁者，两胁微膨，或时刺痛，嗳气连连有声者是也。治肝郁者，宜用青皮、川芎、吴茱萸、左金丸之属。

脾郁者，中脘微满，生涎少食，倦怠嗜卧，四肢无力者是也。治脾郁宜用苍术、半夏、砂仁、神曲、陈皮、越鞠丸之属。

肺郁者，毛皮枯涩，燥而不润，欲嗽而无痰者是也。治肺郁者，桔梗、瓜蒌、杏仁之类。

肾郁者，小腹硬急，腰腿重胀，精髓亏少，淋浊时作，不能久立者是也。治肾郁者，宜用苍术、茯苓、肉桂、小茴香、青娥丸之类。

胆郁者，口苦，身微潮热往来，惕惕然人将捕之是也。治胆郁者，宜用竹茹、生姜、温胆汤之类。

大抵七情六淫，五脏六腑，气血痰湿，饮食寒热，无往而不郁也。治之宜各求其属而施之，则无不愈者。

——明·徐春甫《古今医统大全·卷之二十六·郁证门·治法·郁为七情之病故病郁者十有八九》

【提要】　本论主要阐述郁证的病因病机及辨证施治。要点如下：本论既不同于张元素的五脏之郁论，也与朱丹溪的六郁论大异。在五脏之郁以外，又单独提出胆郁一说。具体论述了五脏郁及胆郁的临床表现和治疗方药。指出七情、五脏六腑、气血痰湿、饮食寒热，均可致郁，"治之宜各求其属而施之，则无不愈者"。

◆ 汪绮石　虚症有六因 ◆

虚症有六因：有先天之因，有后天之因，有痘疹及病后之因，有外感之因，有境遇之因，有医药之因。

因先天者，指受气之初，父母或年已衰老，或乘劳入房，或病后入房，或妊娠失调，或色欲过度，此皆精血不旺，致令所生之子夭弱。故有生来而或肾、或肝心、或脾肺，其根蒂处先有亏，则至二十左右，易成劳怯。然其机兆，必有先现。或幼多惊风，骨软行迟；稍长读书不能出声，或作字动辄手振；或喉中痰多，胸中气滞，或头摇目瞬：此皆先天不足之征。宜调护于未病之先，或预服补药，或节养心力，未可以其无寒无热，能饮能食，并可应接世务，而恃为无惧也。即其病初起，无过精神倦怠，短气少力，五心烦热而已，岂知危困即在眉前也。

因后天者，不外酒色、劳倦、七情、饮食所伤。或色欲伤肾，而肾不强固；或劳神伤心，而心神耗惫；或郁怒伤肝，而肝弱不复调和；或忧愁伤肺，而肺弱不复肃清；或思虑伤脾，而脾弱不复健运。先伤其气者，气伤必及于精；先伤其精者，精伤必及于气。或发于十五六岁，或二十左右，或三十上下，病发虽不一，而理则同归耳。

因痘疹及病后者，痘乃先天阳毒，疹乃先天阴毒。故痘宜益气补中，则阳毒之发也净，而终身少脾病；疹宜清散养荣，则阴毒之发也彻，而终身少肺病。苟致失宜，多贻后患。故凡后此脾泄胃弱，腹痛气短，神瘁精亏，色白足痿，不耐劳动，不禁风寒，种种气弱阳衰之症，皆由痘失于补也。凡肺风哮喘，音哑声嘶，易至伤风咳嗽等类，种种阴亏血枯之症，皆由疹失于清也。至于病后元气尚亏，更或不自重命，以劳动伤其气，以纵欲竭其精，顷间五脏齐损，恒致不救，尤宜慎之。

因外感者，俗语云：伤风不醒结成痨。若元气有余者，自能逼邪使出；或肾精素厚，水能救母；或素无郁火郁热，则肺金不得猝伤。若此者，不过为伤风咳嗽，年老者则为痰火而已，不至于成痨也。若其人或酒色无度，或心血过伤，或肝火易动，阴血素亏，肺有伏火，一伤于风，火因风动，则痨嗽之症作矣。盖肺主皮毛，风邪一感于皮毛，肺气便逆而作嗽。似乎伤风咳嗽，殊不经意，岂知咳久不已，提起伏火，上乘于金，则水精不布，肾源以绝，且久嗽失气，不能下接沉涵，水子不能救金母，则痨嗽成矣。

因境遇者，盖七情不损，则五痨不成，惟真正解脱，方能达观无损，外此鲜有不受病者。从来孤臣泣血，孽子坠心，远客有异乡之悲，闺妇有征人之怨，或富贵而骄泆滋甚，或贫贱而窘迫难堪，此皆能乱人情志，伤人气血。医者未详五脏，先审七情，未究五痨，先调五志，大宜罕譬曲喻，解缚开胶。荡泆者，惕之以生死；偏僻者，正之以道义；执着者，引之以洒脱；贫困者，济之以钱财。是则仁人君子之所为也。

因医药者，本非痨症，反以药误而成。或病非因感冒而重用发散，或稍有停滞而妄用削伐，或并无里热而概用苦寒，或弱体侵邪，未经宣发，因其倦怠，骤患其虚，而漫用固表滋里，遂致邪热胶固，永不得解。凡此能使假者成真，轻者变重，所宜深辨也。

——明·汪绮石《理虚元鉴·卷上·虚证有六因》

【提要】　本论主要阐述虚劳的六种病因。要点如下：作者将虚劳的病因分为先天、后天、痘疹及病后、外感、境遇和医药六种。其一，先天禀赋不足，源于父母年老、房劳损伤或妊娠失调，其特点为先天禀赋薄弱，年少多病，年长发为劳怯，可提前预防调护。其二，后天之因包括酒色过度、劳倦损伤、七情失调和饮食不节等。气能生精，精能化气，损及一方，精气并伤。其三，痘属阳毒，易发脾病。疹属阴毒，易发肺病。其四，身体强盛，若遇外感，不过伤风咳嗽。若体虚肾亏，或素有郁火郁热，则易发虚劳。其五，境遇不遂，则七情不畅，惟真正解脱，方能不生虚劳。其六，滥用发散、削伐、苦寒和固表之药，本非痨病，而药误成痨。

何梦瑶　凡病多属火论[※※]

凡病多属火。丹溪谓"气有余便是火"，此一火也，治宜清凉。气不足亦以郁而成火，东垣所谓"阳虚发热"也，又一火也，治宜甘温以补其气，少加甘寒以泻其火。外感暑热燥气，增助内气成热，此一火也，治宜辛润清凉。外感风寒湿气，闭郁表气成热，亦一火也，治宜辛温发散。内伤饮食辛热之物，致火得热益炽，此一火也，宜以苦寒之剂消导之。内伤饮食生冷之物，致火被遏愈怒，又一火也，治宜辛热之剂消导之。肾水虚，致令下焦之火上炎，此一火也，治宜六味，壮水以制阳光。肾阴盛，逼其浮游之火上升，又一火也，治宜八味，益火以消阴翳。又凡动皆属火，醉饱火起于胃，大怒火起于肝，悲哀火起于肺，房劳火起于肾，五脏火炽，心火自焚。种种已散见于各篇中，而发热篇更详，细阅自见。

夫人非寒则热，非实则虚耳！今寒热虚实皆能生火，然则凡病多属火，河间、丹溪之言，岂不信哉？而张景岳辈不达其旨，极力谰诋，亦已过矣。或曰：虚火既不可用寒凉，是有火之名，无火之实，故景岳诸公直谓之非火，子何訾之乎？曰：虚火不可用寒凉，谓苦寒之味耳。若甘寒之品，何可废乎？盖虚火有二：其一可用温热，如内寒外热，下寒上热等证是也，目为非火犹可也。其一宜用甘寒，水虚火炎者是也，目为非实火则可，竟目为非火，可乎？至如滞下、消渴、吞酸、虫疳等证，明明属热者，亦概目为非火，且反谓之为寒，真菽麦不辨者矣。彼意以为必目之为非火，而后人不敢用寒凉，不知立论失实，徒起后人之疑。今夫驽马之驾而败，尽人而知之矣。直言此为驽马不可驾，未有不信者也。必谓之非马也，鹿也，谁则信之乎？不信，则有驾之而败者矣。是非火之说，固将使人不信而用寒凉也。孰若仍其虚火之名，而明夫不可用寒凉之故之为实而可信哉？

或谓上世人所禀厚实，可任攻伐；晚近人所禀薄弱，止宜温补。谬也！丹溪去景岳不过二百余年，如果禀赋强弱相悬如是，将数千百年而后，人皆变为阴鬼乎？惟古人谓劳扰之人多火，与安静者不同；黑瘦之人多火，与肥白者不同。其说深为得理。

桂、附引火归元，此为下寒上热者言之。若水涸火炎之证，上下皆热，不知用此引火引归何处？今日医者，动用桂、附，动云引火归元，杀人如麻，可叹也！

凡病有形者是痰，无形者是火。如红肿结块，或痛或不痛，皆形也，痰也。（按：结块肿而不痛不红者，纯痰也；红肿而痛者，兼火也。）但痛不肿者，无形也，火也。（又谓湿火肿而不痛，燥火痛而不肿，亦此意也。）又谓胀痛是湿火，筋缩痛是燥火。（又谓平时筋不缩，偶直足一曲即缩，是火。盖火性欲舒伸，一屈则激而暴发，陡然抽挛。观蛇之动而挛曲，是其象也。）又谓火证，睡觉忽腰背重滞，转觉不便（睡则火敛于内，蒸其血液滞于腰背也。腰背着席，故滞），隆冬薄衣不冷，非壮盛。食时有涕无痰（痰为食压暂下，故无痰。火气得谷气助之上升，故化涕以出），不食时有痰无涕。弱证，左侧睡则心左坠一响，右侧睡则心右坠一响（弱证人，心血少，易于动，故转侧则倾坠。与火气相搏击，故响），心中滴滴当当响（火气搏击心血作响），头眩耳鸣。心火，黄连、生地、木通。小肠火，木通。肝火，柴胡，片芩佐之。胆火，龙胆草。脾火，白芍。胃火，石膏。肺火，黄芩、桑皮佐之。大肠火，子芩。肾、膀胱火，知母、黄柏。凡用知、柏、芩、连等寒药，少加枳壳行之，否则凝滞。又寒凉药不可久服，致伤脾胃，不救。三焦火，山栀。上中二焦火，连翘。虚火，姜皮、竹叶、麦冬、童便、生甘草、生姜缓之散之，或参、芪等补之。实火热甚，黄芩、黄连、山栀、黄柏。宜下者，芒硝、大黄。血虚发热，当归、生熟地。无根之火，游行作热（肾水干涸，相火上炎也。阳以阴为根，肾阴虚，故曰无根），六味丸加元参，作汤服。气如火从脚下起入腹（肾阳虚极欲脱），十不救一，六味加肉桂五钱作汤。外用附子末，津调涂涌泉穴，引火下行。燥火，归、地、麦冬。湿火，苍术、茯苓、猪苓、木通。郁火，重按烙手，轻按不觉，取汗则愈。过食生冷，遏少阳之火于脾部者，升、柴、葛根、羌活、细辛、香附、葱白。肝火郁，青黛。

——清·何梦瑶《医碥·卷二·杂症·火》

【提要】 本论主要阐述"凡病皆属火"的观点。要点如下：其一，寒热虚实皆能生火。列举了气盛有余、气虚郁热、外感暑热、外邪闭表、饮食辛热、食冷火遏、肾阴虚损和肾阳虚损导致火证的病因病机及治法。其二，虚火亦为火，用药有温热和甘寒二类。治虚火，忌用寒凉而不忌甘寒。其三，上热下寒者可用肉桂、附子引火归元，上下皆热者不可滥用。其四，阐述了有形之痰与无形之火相互搏结而致的诸多病证。其五，分别列举五脏、六腑和三焦等部位的清火药物。

华岫云 肝风论※

《经》云：东方生风，风生木，木生酸，酸生肝。故肝为风木之脏，因有相火内寄，体阴用阳，其性刚，主动主升，全赖肾水以涵之，血液以濡之，肺金清肃下降之令以平之，中宫敦阜之土气以培之，则刚劲之质，得为柔和之体，遂其条达畅茂之性，何病之有？倘精液有亏，肝阴不足，血燥生热，热则风阳上升，窍络阻塞，头目不清，眩晕跌仆，甚则瘛疭痉厥矣。先生治法，所谓缓肝之急以熄风，滋肾之液以驱热，如虎潜、侯氏黑散、地黄饮子、滋肾丸、复脉等方加减，是介以潜之，酸以收之，厚味以填之，或用清上实下之法。若思虑烦劳，身心过动，风阳内扰，则营热心悸，惊怖不寐，胁中动跃，治以酸枣仁汤、补心丹、枕中丹加减，清营中之热，佐以敛摄神志。若因动怒郁勃，痰、火、风交炽，则有二陈、龙荟，风木过动，必犯中宫，则呕吐不食，法用泄肝安胃，或填补阳明。其他如辛甘化风、甘酸化阴、清金平木种种治法，未能备叙。然肝风一症，患者甚多，因古人从未以此为病名，故医家每每忽略，余不辞杜撰之咎，特为拈出，另立一门，以便后学考核云。（华岫云）

——清·叶桂著，徐灵胎评《临证指南医案·卷一·肝风》

【提要】　本论是华岫云为叶天士医案所作按语，主要阐述肝风的病因病机、症状及治法。要点如下：其一，肝属风木，内寄相火，以血为体，以气为用，体阴用阳，"全赖肾水以涵之，血液以濡之，肺金清肃下降之令以平之，中宫敦阜之土气以培之，则刚劲之质，得为柔和之体"。其二，肝肾阴液不足，风阳上亢，则缓肝之急以熄风，滋肾之液以驱热，治以虎潜丸、侯氏黑散、地黄饮子、滋肾丸、复脉等方加减。若思虑烦劳者，清营敛神，治以酸枣仁汤、补心丹、枕中丹加减；动怒犯胃者，泄肝安胃，或填补阳明，治以二陈汤、龙荟丸。其三，提出治肝风还有辛甘化风，甘酸化阴，清金平木等治法。

 华岫云　论脾胃升降异治※*

　　脾胃之论，莫详于东垣，其所著补中益气、调中益气、升阳益胃等汤，诚补前人之未备。察其立方之意，因以内伤劳倦为主，又因脾乃太阴湿土，且世人胃阳衰者居多，故用参、芪以补中，二术以温燥，升、柴升下陷之清阳，陈皮、木香理中宫之气滞。脾胃合治，若用之得宜，诚效如桴鼓。盖东垣之法，不过详于治脾，而略于治胃耳。乃后人宗其意者，凡著书立说，竟将脾胃总论，即以治脾之药，笼统治胃，举世皆然。今观叶氏之书，始知脾胃当分析而论。盖胃属戊土，脾属己土，戊阳己阴，阴阳之性有别也。脏宜藏，腑宜通，脏腑之体用各殊也。若脾阳不足，胃有寒湿，一脏一腑，皆宜于温燥升运者，自当恪遵东垣之法；若脾阳不亏，胃有燥火，则当遵叶氏养胃阴之法。观其立论云：纳食主胃，运化主脾，脾宜升则健，胃宜降则和。又云：太阴湿土，得阳始运；阳明阳土，得阴自安。以脾喜刚燥，胃喜柔润也。仲景急下存津，其治在胃；东垣大升阳气，其治在脾。此种议论，实超出千古。故凡遇禀质木火之体，患燥热之症，或病后热伤肺胃津液，以致虚痞不食，舌绛咽干，烦渴不寐，肌燥熇热，便不通爽，此九窍不和，都属胃病也，岂可以芪、术、升、柴治之乎？故先生必用降胃之法，所谓胃宜降则和者，非用辛开苦降，亦非苦寒下夺，以损胃气，不过甘平，或甘凉濡润，以养胃阴，则津液来复，使之通降而已矣。此义即宗《内经》所谓"六腑者传化物而不藏"，以通为用之理也。今案中所分胃阴虚、胃阳虚、脾胃阳虚、中虚、饥伤、食伤，其种种治法，最易明悉，余不复赘。总之脾胃之病，虚实寒热，宜燥宜润，固当详辨。其于"升降"二字，尤为紧要。盖脾气下陷固病，即使不陷，而但不健运已病矣。胃气上逆固病，即不上逆，但不通降亦病矣。故脾胃之治法，与各门相兼者甚多，如呕吐、肿胀、泄泻、便闭、不食、胃痛、腹痛、木乘土诸门，尤宜并参，互相讨论，以明其理可也。（华岫云）

——清·叶桂著，徐灵胎评《临证指南医案·卷三·脾胃》

【提要】　本论是华岫云为叶天士医案所作按语，针对东垣详于治脾，而略于治胃的做法，主要阐述脾胃升降异治的理论。要点如下：其一，提出"纳食主胃，运化主脾，脾宜升则健，胃宜降则和"，"太阴湿土，得阳始运；阳明阳土，得阴自安"，"脾喜刚燥，胃喜柔润"的脾胃理论。其二，认为脾胃有别，不可一概使用升阳之法。脾属阳，主运化，喜刚燥，升则健，属脏宜藏；胃属阴，主纳食，喜柔润，降则和，属腑宜通。故治胃宜甘平凉润，顾护胃阴，通降为要。脾胃之治，在乎"升降"二字耳。

邵新甫　肝火论※

肝者，将军之官，相火内寄，得真水以涵濡，真气以制伏，木火遂生生之机，本无是症之名也。盖因情志不舒则生郁，言语不投则生嗔，谋虑过度则自竭，斯罢极之本，从中变火，攻冲激烈，升之不熄为风阳，抑而不透为郁气，脘胁胀闷，眩晕猝厥，呕逆淋闭，狂躁见红等病，由是来矣。古人虽分肝风、肝气、肝火之殊，其实是同一源。若过郁者，宜辛宜凉，乘势达之为妥；过升者，宜柔宜降，缓其旋扰为先；自竭者，全属乎虚，当培其子母之脏。至于犯上侮中乘下诸累，散见各门可考。（邵新甫）

——清·叶桂著，徐灵胎评《临证指南医案·卷六·肝火》

【提要】　本论是邵新甫为叶天士医案所作按语，主要阐述肝火的病因病机、症状及治法。要点如下：肝为将军之官，内寄相火，肾水濡养，使肝火不能上亢。若情志郁怒，肝气郁结，肝郁化火，升之不熄为肝风，而肝风、肝火、肝气三者名虽殊而源一。治肝郁以辛凉疏达之，治肝火升宜柔降缓之，治肝虚竭宜培补其子母脏。

唐宗海　瘀血论※

吐衄便漏，其血无不离经。凡系离经之血，与荣养周身之血，已睽绝而不合。其已入胃中者，听其吐下可也；其在经脉中，而未入于胃者，急宜用药消除，或化从小便出，或逐从大便出，务使不留，则无余邪为患。此血在身，不能加于好血，而反阻新血之化机。故凡血证，总以去瘀为要。世谓血块为瘀，清血非瘀；黑色为瘀，鲜血非瘀。此论不确。盖血初离经，清血也，鲜血也，然既是离经之血，虽清血、鲜血，亦是瘀血；离经既久，则其血变作紫血。譬如皮肤被杖，血初被伤，其色红肿，可知血初离经，仍是鲜血，被杖数日，色变青黑，可知离经既久，其血变作紫黑也。此血在经络之中，虽已紫黑，仍是清血，非血块也，是以能随气运行，走入肠胃，吐下而出。设在经络之中，即是血块，如何能走入肠胃耶？至于血块，乃血入肠胃，停留片时，立即凝结。观宰割猪羊，滴血盆中，即时凝结，便可知矣。故凡吐衄，无论清凝鲜黑，总以去瘀为先。且既有瘀血，便有瘀血之证，医者按证治之，无庸畏阻。

瘀血攻心，心痛头晕，神气昏迷，不省人事，无论产妇及吐衄家，有此证者，乃为危候。急降其血，而保其心，用归芎失笑散，加琥珀、朱砂、麝香治之，或归芎汤调血竭、乳香末，亦佳。

瘀血乘肺，咳逆喘促，鼻起烟煤，口目黑色，用参苏饮，保肺去瘀。此皆危急之候。凡吐血即时毙命者，多是瘀血乘肺，壅塞气道。肺虚气促者，此方最稳；若肺实气塞者，不须再补其肺，但去其瘀，使气不阻塞，斯得生矣。葶苈大枣汤，加苏木、蒲黄、五灵脂、童便治之。

瘀血在经络脏腑之间，则周身作痛，以其堵塞气之往来，故滞碍而痛，所谓痛则不通也。佛手散，加桃仁、红花、血竭、续断、秦艽、柴胡、竹茹、甘草酒引，或用小柴胡，加归、芍、丹皮、桃仁、荆芥，尤通治内外之瘀，方义较稳。

瘀血在上焦，或发脱不生，或骨膊胸膈顽硬刺痛，目不了了，通窍活血汤治之，小柴胡汤加归、芍、桃仁、红花、大蓟亦治之。

瘀血在中焦，则腹痛胁痛，腰脐间刺痛着滞，血府逐瘀汤治之，小柴胡汤加香附、姜黄、桃仁、大黄亦治之。

瘀血在下焦，则季胁、少腹胀满刺痛，大便黑色，失笑散加醋军、桃仁治之，膈下逐瘀汤亦稳。

瘀血在里，则口渴，所以然者，血与气本不相离，内有瘀血，故气不得通，不能载水津上升，是以发渴，名曰血渴，瘀血去则不渴矣。四物汤加枣仁、丹皮、蒲黄、三七、花粉、云苓、枳壳、甘草；小柴胡汤加桃仁、丹皮、牛膝皆治之；温经汤以温药去瘀，乃能治积久之瘀，数方皆在酌宜而用。

瘀血在腠理，则荣卫不和，发热恶寒。腠理在半表半里之间，为气血往来之路。瘀血在此，伤荣气则恶寒，伤卫气则恶热，是以寒热如疟之状。小柴胡汤加桃仁、红花、当归、荆芥治之。

瘀血在肌肉，则翕翕发热，自汗盗汗。肌肉为阳明所主，以阳明之燥气，而瘀血相蒸郁，故其证象白虎，犀角地黄汤加桃仁、红花治之，血府逐瘀汤加醋炒大黄亦可治之也。

瘀血在经络脏腑之间，则结为癥瘕。瘕者或聚或散，气为血滞，则聚而成形，血随气散，则没而不见。方其既聚，宜以散气为解血之法，九气丸治之。在胸膈上者，加桔梗、枳壳、瓜蒌、生姜、甘草；在右者，加苏子、桑皮、陈皮；在左者，加青皮、牡蛎、当归。在中焦大腹者，加厚朴、枳壳、防己、白芍、甘草；在小腹下者，加橘核、小茴、荔核、槟榔、川楝子、五灵脂。气散则血随而散，自不至于结聚矣。至其既散之后，则又恐其复聚，宜以调血为和气之法。此时瘕气既散，处于血分之中，但一调血，则气自和，而不复聚矣，逍遥散加丹皮、香附治之，归脾汤加柴胡、郁金子亦治之。癥者常聚不散，血多气少，气不胜血故不散。或纯是血质，或血中裹水，或血积既久，亦能化为痰水。水即气也，癥之为病，总是气与血胶结而成，须破血行气，以推除之，元恶大憝，万无姑容。即虚人久积，不便攻治者，亦宜攻补兼施，以求克敌。攻血质宜抵当汤、下瘀血汤、代抵当丸；攻痰水，宜十枣汤；若水血兼攻，则宜大黄甘遂汤、或秘方化气丸。外治法，贴观音救苦膏。……

瘀血在经络脏腑之间，被气火煎熬，则为干血。气者，肾中之阳。阴虚阳亢，则其气上合心火，是以气盛即是火盛，瘀血凝滞，为火气所熏，则为干血。其证必见骨蒸痨热，肌肤甲错，皮起面屑，名为干血痨。病至此者，十治二三，仲景大黄䗪虫丸治之。盖既系干血，便与气化隔绝，非寻常行血之品所能治也，故用诸虫啮血之物，以消蚀干血。瘀血不去，新血且无生机，况是干血不去，则新血断无生理，故此时虽诸虚毕见，总以去干血为主也。如胆识不及，可以滋补之药送下此丸，亦调停之一术。

——清·唐宗海《血证论·卷五·瘀血》

【提要】　本论主要阐述瘀血的病机及治法。要点如下：其一，离经之血，是为瘀血。瘀血不能荣养周身，反阻新血化生，"**故凡血证，总以去瘀为要**"。或化从小便出，或逐从大便出，则无余邪为患。其二，初离经之血，为清血、鲜血，离经既久，则变作黑紫色，均为瘀血，当按证治之。其三，瘀血部位不同，症状不同，治法各异。如瘀血攻心，心痛头晕，神气昏迷，不省人事，乃为危候。急降其血，而保其心，用归芎失笑散加味。瘀血乘肺，咳逆喘促，鼻起烟煤，口目黑色，亦为危症，用参苏饮、葶苈大枣汤加味，保肺去瘀。其余列举了瘀血在经络脏腑之间、瘀血在上焦、瘀血在中焦、瘀血在下焦、瘀血在里、瘀血在腠理、瘀血在肌肉、瘀血被气火煎熬成为干血等不同部位的症状及治法方药，是为对瘀血理论的全面阐述。

1.2　辨　证　施　治

《素问》　论五郁之治※*

帝曰：善。郁之甚者，治之奈何？岐伯曰：木郁达之，火郁发之，土郁夺之，金郁泄之，水郁折之，然调其气，过者折之，以其畏也，所谓泻之。

——《素问·六元正纪大论》

【提要】　本论主要阐述"五郁"的治疗原则。要点如下：其一，木郁达之的"达"为舒畅条达之义，火郁发之的"发"为宣化发散之义，土郁夺之的"夺"为劫夺之义，金郁泄之的"泄"为降泄之义，而水郁折之的"折"为抑制之义。其二，此论提出了"郁""发"的思想，并将其贯彻到对五脏之气的认识，使得"郁"成为一个重要的病机概念，并逐渐形成了系统的病机理论。

孙思邈　治病略例※

夫百病之本，有中风伤寒，寒热温疟，中恶霍乱，大腹水肿，肠澼下痢，大小便不通，贲豚上气，咳逆呕吐，黄疸消渴，留饮癖食，坚积癥瘕，惊邪癫痫，鬼疰，喉痹齿痛，耳聋目盲，金疮踒折，痈肿恶疮，痔瘘瘤瘿，男子五劳七伤，虚乏羸瘦，女子带下崩中，血闭阴蚀，虫蛇蛊毒所伤，此皆大略宗兆，其间变动枝叶，各依端绪以取之。又有冷热劳损，伤饱房劳，惊悸恐惧，忧恚怵惕；又有产乳落胎，堕下瘀血；又有贪饵五石，以求房中之乐。此皆病之根源，为患生诸枝叶也，不可不知其本末。但向医说男女长幼之病，有半与病源相附会者，便可服药也。男子者众阳所归，常居于燥，阳气游动，强力施泄，便成劳损损伤之病，亦以众矣，若比之女人，则十倍易治。凡女子十四以上则有月事，月事来日，得风冷湿热四时之病相协者，皆自说之，不尔，与治误相触动，更增困也，处方者亦应问之。凡用药皆随土地所宜，江南岭表，其地暑湿，其人肌肤薄脆，腠理开疏，用药轻省；关中河北，土地刚燥，其人皮肤坚硬，腠理闭塞，用药重复。世有少盛之人，不避风湿，触犯禁忌，暴竭精液，虽得微疾，皆不可轻以利药下之，一利大重，竭其精液，困滞著床，动经年月也。凡长宿病宜服利汤，不须尽剂，候利之足则止，病源未除者，于后更合耳，稍有气力，堪尽剂则不论也。病源须服利汤取除者，服利汤后，宜将丸散时时助之。

凡病服利汤得瘥者，此后慎不中服补汤也。若得补汤，病势还复成也，更重泻之，则其人重受弊也。若初瘥气力未甚平复者，但消息之。须服药者，当以平药和之。夫常患之人，不妨行走，气力未衰，欲将补益，冷热随宜丸散者，可先服利汤，泻除胸腹中拥积痰实，然后可服补药也。夫极虚劳应服补汤者，不过三剂即止。若治风病应服治风汤者，皆非三五剂可知也。自有滞风洞虚，即服十数剂，乃至百余日可瘳也，故曰：实则泻之，虚则补之。

——唐·孙思邈《备急千金要方·卷第一·治病略例》

【提要】　本论主要阐述治病的大略要求。要点如下：其一，孙思邈继承了《神农本草经》中"大病之主"的理论，认为治疗时需根据疾病的本质及变证综合考虑，对证用药。同时对唐以前疾病的种类和临床症状及病因做了较为完整的总结和论述。其二，指出男女疾病有别。男性阳气盛，多劳损，易治；女性在生理病理上比男子更为复杂，治疗时医家要注意询问女性患者，女性患者也要主动将自身情况告知医生。其三，从地理气候和体质分析南北用药区别，强调治病用药要"因地制宜"。其四，认为不可盲目攻下，虚证妄下，会导致"竭其精液"，使患者缠绵难愈。强调"实则泻之，虚则补之"的治疗原则，用药要适度，掌握分寸。

张元素　论五脏补泻法

肝　虚以陈皮、生姜之类补之。《经》曰：虚则补其母。水能生木，肾乃肝之母。肾，水也，若补其肾，熟地黄、黄柏是也。如无他证，钱氏地黄丸主之。实则白芍药泻之，如无他证，钱氏泻青丸主之。实则泻其子，心乃肝之子，以甘草泻心。

心　虚则炒盐补之，虚则补其母，木能生火，肝乃心之母。肝，木也；心，火也。以生姜泻肝。如无他证，钱氏安神丸是也。实则甘草泻之，如无他证，以钱氏方中重则泻心汤，轻则导赤散。

脾　虚则甘草、大枣之类补之，实则以枳壳泻之。如无他证，虚则以钱氏益黄散，实则泻黄散。心乃脾之母，以炒盐补之；肺乃脾之子，以桑白皮泻肺。

肺　虚则五味子补之，实则桑白皮泻之。如无他证，实则用钱氏泻白散，虚则用阿胶散。虚则以甘草补土，补其母也；实则泻子，泽泻泻其肾水。

肾　虚则熟地黄、黄柏补之，泻以泽泻之咸。肾本无实，本不可泻，钱氏止有补肾地黄丸，无泻肾之药。肺乃肾之母，金生水，补之故也。补则以五味子。

已上五脏，《内经·脏气法时论》中备言之，欲究其详，精看本论。

——金·张元素《医学启源·卷之上·主治心法·五脏补泻法》

【提要】　本论主要阐述五脏虚实补泻之法。要点如下：作者根据《内经》"虚则补其母，实者泻其子"以及钱乙"顺其性则补，逆其性则泻"的理论，结合五行相生的关系来论述五脏补泻法，提出治疗五脏虚、实的必用方药。并将钱乙所创的地黄丸、泻青丸、安神丸、泻心汤、导赤散、益黄散、泻黄散、泻白散、阿胶散等方，列为五脏补泻的标准方剂，使其方不只局限于儿科。

张元素　论五郁之病的证候特征※

木郁之病，肝酸木风。

注云：故民病胃脘当心而痛，四肢两胁，咽隔不通，饮食不下，甚则耳鸣眩转，目不识人，善暴僵仆，筋骨强直而不用，卒倒而无所知也。《经》曰：木郁则达之。谓吐令其调达也。

火郁之病，心苦火暑。

注云：故民病少气，疮疡痈肿，胁腹胸背，面首四肢，膜膜胪胀，疡痱呕逆，瘛疭骨痛，节乃有动，注下温疟，腹中暴痛，血溢流注，精液乃少，目赤心热，甚至瞀闷懊侬，善暴死。《经》曰：火郁发之。谓汗令其发散也。

土郁之病，脾甘土湿。

注曰：故民病心腹胀，肠鸣而为数便，甚则心痛胁膜，呕吐霍乱，饮发注下，胕肿身重，则脾热之生也。《经》曰：土郁夺之。谓下之令无壅滞也。

金郁之病，肺辛金燥。

注云：故民病咳逆，心胁满，引少腹，善暴痛，不可反侧，嗌干面尘色恶，乃金胜木而病也。《经》曰：金郁泄之。解表利小便也。

水郁之病，肾咸水寒。

注云：故民病寒客心痛，腰椎痛，大关节不利，屈伸不便，善厥逆，痞坚腹满，阴乘阳也。《经》曰：水郁折之。谓抑之制其冲逆也。

五运之政，犹权衡也，高者抑之，下者举之，化者应之，变者复之。此生长化收藏之理也，失常则天地四塞也。

——金·张元素《医学启源·卷之上·五郁之病》

【提要】 本论主要阐述五郁之病的证候特征。要点如下：其一，将《素问·六元正纪大论》中的五郁与脏腑加以对应，提出"五郁之病"的概念；并将五行郁发论中与人体相关的内容，与五郁之治的内容加以整合与对接，初步建立起人体五郁之病诊疗的理论框架。其二，举例而言，如对木郁之病，首先明确相应脏腑——肝，并与五味、六气进行耦合，阐明五味为酸，六气为风。"注云"的内容，是《素问·六元正纪大论》木郁之发论中与人体相关的内容。自然界木气郁久而发作，对应到人体应是肝气郁久，亢旺无制而乘逆胃土之象。"经曰"的内容，便是五郁之治的内容——木郁则达之。解释部分，则是王冰的注解，"谓吐令其调达也"。其他四脏亦是同样的论述模式。

朱丹溪 论痰病辨治[※*]

脉浮当吐。久得脉涩，卒难开也，必费调理。大凡治痰用利药过多，致脾气虚，则痰易生而多。湿痰，用苍术、白术；热痰，用青黛、黄连、芩；食积痰，用神曲、麦芽、山楂；风痰，用南星；老痰，用海石、半夏、瓜蒌、香附、五倍子，作丸服。痰在膈上，必用吐法，泻亦不能去。风痰多见奇证，湿痰多见倦怠软弱。气实痰热结在上者，吐难得出。痰清者属寒，二陈汤之类。胶固稠浊者，必用吐。热痰挟风，外证为多，热者清之。食积者，必用攻之。兼气虚者，用补气药送。痰因火盛逆上者，以致火为先，白术、黄芩、软石膏之类。内伤挟痰，必用参、芪、白术之属，多用姜汁传送，或加半夏；虚甚，加竹沥。中气不足，加参、术。痰之为物，随气升降，无处不到。脾虚者，宜清中气以运痰降下，二陈汤加白术之类，兼用升麻提起。中焦有痰则食积，胃气亦赖所养，卒不便虚，若攻之尽，则虚矣。痰成块，或吐咯不出，兼气郁者，难治。气湿痰热者，难治。痰在肠胃间者，可下而愈。在经络中，非吐不可。吐法中就有发散之义焉。假如痫病，因惊而得，惊则神出舍，舍空则痰生也。血气入在舍，而拒其神，不能归焉。血伤必用姜汁传送。黄芩治热痰，假其下火也。竹沥滑痰。非姜汁不能行经络。五倍子能治老痰，佐他药，大治顽痰。二陈汤，一身之痰都治管，如要下行，加引下药；在上，加引上药。凡用吐药，宜升提其气，便吐也，如防风、山栀、川芎、桔梗、芽茶、生姜、齑汁之类，或用瓜蒂散。凡风痰病，必用风痰药，如白附子、天麻、雄黄、牛黄、片芩、僵蚕、猪牙、皂角之类。

凡人身上中下有块者多是痰，问其平日好食何物，吐下后，方用药。许学士用苍术治痰成窠囊一边行极妙。痰挟瘀血，遂成窠囊。眩晕嘈杂，乃火动其痰，用二陈汤加山栀子、黄连、黄芩之类。噫气吞酸，此食郁有热，火气上动，以黄芩为君，南星、半夏为臣，橘红为使，热多加青黛。痰在胁下，非白芥子不能达；痰在皮里膜外，非姜汁、竹沥不可导达；痰在四肢，非竹沥不开；痰结核在咽喉中，燥不能出入，用化痰药，加咸药软坚之味，瓜蒌仁、杏仁、海石、桔梗、连翘，少佐朴硝，以姜汁蜜和丸，噙服之。海粉即海石，热痰能降，湿痰能燥，结痰能软，顽痰能消，可入丸子、末子，不可入煎药。枳实泻痰，能冲墙壁。小胃丹治膈上痰热、风痰、湿痰、肩膊诸痛，能损胃气，食积痰实者用之，不宜多。

喉中有物咯不出，咽不下，此是老痰。重者吐之，轻者用瓜蒌辈，气实必用荆沥，天花粉大能降膈上热痰。痰在膈间，使人癫狂，或健忘，或风痰，皆用竹沥，亦能养血，与荆沥同功，治稍重。能食者用此二味，效速稳当。二沥治痰结在皮里膜外及经络中痰，必佐以姜汁。韭汁治血滞不行，中焦有饮，自然汁冷吃两三银盏，必胸中烦躁不宁，后愈。参芪丸能消痰。

——元·朱丹溪撰，明·程充校补《丹溪心法·卷二·痰》

【提要】 本论主要阐述痰病的辨证施治。要点如下：其一，痰证，主要有湿痰、热痰、风痰、食积痰和老痰等五种类型。其中，热痰挟风，外证为多；风痰多见奇证。其二，治疗上，当根据痰的质地、兼夹症状、所处部位，辨证用药。痰清者属寒，治当二陈汤之类；胶固稠浊者，治当用吐法；内伤挟痰，治当用参、芪、白术之属，多用姜汁传送，或加半夏，虚甚加竹沥；痰在胁下，非白芥子不能达；痰在皮里膜外，非姜汁、竹沥不可导达。

孙一奎 论五郁辨治

生生子曰：《内经》有五郁之论，谓"木郁达之，火郁发之，土郁夺之，金郁泄之，水郁折之"。虽统揭夫郁之名，而未显言夫郁之症，与详明其达、发、夺、泄、折之义。惟是后之人认"达"为吐，认"发"为发汗，以"泄"为解表、利小便，以"夺"为下，以"折"为抑其冲逆，意义未必非是，恐于经义未之尽也。余故缕析五郁之症并治法焉。

夫五脏一有不平则郁。"达"是条达或通达也，"发"是发越，"泄"是疏泄，"夺"是攘夺，"折"是决折。何者？夫《内经》曰：木郁达之。木郁者，肝郁也。达者，条达、通达之谓也。木性上升，怫逆不遂则郁。故凡胁痛耳鸣，眩晕暴仆，目不识人，皆木郁症也。当条而达之，以畅其挺然不屈之常。（如食塞胸中，而肝胆之气不升，故胸腹大痛，宣而吐之，以舒其木之气，是"在上者因而越之"也。木郁于下，胁疼日久，轻则以柴胡、川芎之类开而提之，亦条达之意也；重则用当归龙荟丸摧而伐之，孰非通达之意欤？）

火郁发之。火郁者，心郁也。发者，发越之谓也。火性炎上，怫逆不遂则郁。故凡瞀闷目赤，少气疮疡，口渴溲黄，卒暴僵仆，呕哕吐酸，瘛疭狂乱，皆火郁症也。当发而越之，以返其自然之常。（又如五心烦热，肌肤大热，过食冷物，抑遏阳气于脾土之中，以火郁汤、升阳散火汤，皆发之之意也，又谓从其性而扬之。思想无穷，所愿不遂，悒郁不乐，因生痰涎，不进饮食，或气不升降，如醉如痴，以木香、石菖蒲、生姜、雄黄之类帅而动之，亦发之之意也。小便浑浊，疮疡舌疳，以黄连解毒汤、导赤散、八正散之类引而下之，孰非越之之意欤？）

土郁夺之。土郁者，脾郁也。夺者，攘夺之谓也。土性贵燥，惟燥乃能运化精微，而致各脏也，壅滞渍濡则郁。故凡肿满痞塞，胕肿，大小便不利，腹疼䐜胀，皆土郁症也。当攘而夺之，以复其健运之常。（又如腹中窒塞，大满大实，以枳实导滞丸、木香槟榔丸、承气汤下而夺之，是"中满者泻之于内"也。饮食伤脾，痞闷，痰涎日生，以橘半枳术丸；忧思痞结，不思饮食，腹皮微急，以木香化滞汤、消痞丸消而磨之，亦攘之之意也。诸湿肿满，胕肿，湿热发黄，以实脾利水之剂燥之，孰非攘而夺之之意欤？）

金郁泄之。金郁者，肺郁也。泄者，疏泄之谓也。金贵空清，壅塞窒密则郁。故凡咳逆，喉痛声哑，胸满喘息，抬肩撷项，肌热，鼻塞呕脓，皆金郁症也。当疏而泄之，以肃其清降之常。（又如伤风，咳嗽鼻塞，以参苏饮、人参败毒散，皆疏之之意。胸膈停饮，或水饮入肺，喉中如水鸡之声，或肺痈呕脓血，以葶苈大枣泻肺汤治之，孰非泄之之意欤？）

水郁折之。水郁者，肾郁也。折者，决折之谓也。水贵沉静，搏激窒塞则郁。故凡冷唾上涌，水肿腹胀，腰膝不利，屈伸不便，皆水郁症也。决而折之，以导其东归之常。（又如肾气抑郁，邪水泛上而为冷唾，以茯苓、泽泻之类导而下之，决之之意也。腰膝疼痛，不可俯仰，或如奔豚之状，以桂心之类折之；或小便癃疼，久亢不泄，而为白浊，以小茴香、泽泻、黄柏之类治之，孰非决之之意欤？）

是皆因其曲而直之也，举其概则余可推矣。若以"达"为吐，以"发"为汗，以"泄"为解表利小便，以"夺"为下，以"折"为抑其冲逆，然固然，于《经》义恐犹未尽善也。且后文又又曰：然调其气，过者折之，以其畏也，所谓泻之。愚谓：过者，淫胜之谓也。折之者，谓裁之也。如木胜助之以辛，火胜助之以咸之类，投其畏而伐之，故曰：五脏一有不平，所胜平之，递相济养，交互克伐。此之谓也。

——明·孙一奎《医旨绪余·上卷·论五郁》

【提要】 本论主要阐述达、发、夺、泄、折的含义及五郁的辨证施治。要点如下：其一，达，是条达或通达也。木性上升，怫逆则郁，治当舒木之气。其二，发，是发越，火性炎上，怫逆则郁，治当发越之。其三，泄，是疏泄，金贵空清，壅塞则郁，治当疏泄之。其四，夺，是攘夺，土性贵燥，惟燥乃能运化精微，输布各脏。壅滞则郁，治当健运。其五，折，是决折，水贵沉静，窒塞则郁，治当导利。总之，五郁治法是根本原则，是"皆因其曲而直之也"。

周慎斋 论脾胃病治法※*

调理脾胃，有治、理、调、和、养、补之不同。用山楂、神曲、麦芽等药谓之治。用消克之药，以攻其病，是治贼邪也，故云治。用四君子汤谓之理，是清理之也，故云理。用参苓白术散加益智谓之调。此药能上能下能中，故云调。用四君子汤，寒加干姜，热加川连，谓之和。有热去热，有寒去寒，故云和。四君子汤等分用之谓之养。等分均平，不攻不入，故云养。补者不必正治，但补肾令脾土自温，谓之补。补者补其母也，土之母，命门火是也。

——明·周慎斋《慎斋遗书·卷四·用药权衡》

【提要】　本论主要阐述脾胃病治法。要点如下：调理脾胃有治、理、调、和、养、补之不同。以山楂、神曲、麦冬等健胃消食之药，攻治病邪为"治"；以四君子汤益气健脾，称为"理"；以参苓白术散上补肺气，中补脾胃，下渗湿止泻，称为"调"；以四君子汤寒加干姜，热加川连，有热去热，有寒去寒，称为"和"；等分四君子汤，不攻不入，称为"养"；通过补命门之火从而补脾，称之为"补"。

缪希雍　治法提纲

（阴阳寒热、脏腑经络、气血表里、标本先后、虚实缓急。）

病在于阴，毋犯其阳；病在于阳，毋犯其阴。犯之者，是谓诛伐无过。

病之热也，当察其源：火苟实也，苦寒咸寒以折之；若其虚也，甘寒酸寒以摄之。病之寒也，亦察其源：寒从外也，辛热辛温以散之；动于内也，甘温以益之，辛热辛温以佐之。

《经》曰：五脏者，藏精而不泻者也，故曰满而不能实。是有补而无泻者，其常也。脏偶受邪，则泻其邪，邪尽即止。是泻其邪，非泻脏也。脏不受邪，毋轻犯也。世谓肝无补法，知其谬也。六腑者，传导化物糟粕者也，故曰实而不能满。邪客之而为病，乃可攻也。中病乃已，毋尽剂也。

病在于经，则治其经；病流于络，则及其络。经直络横，相维辅也。

病从气分，则治其气；虚者温之，实者调之。病从血分，则治其血；虚则补肝、补脾、补心，实则为热、为瘀，热者清之，瘀者行之。因气病而及血者，先治其气；因血病而及气者，先治其血。因证互异，宜精别之。

病在于表，毋攻其里；病在于里，毋虚其表。邪之所在，攻必从之。

受邪为本，现证为标；五虚为本，五邪为标。譬夫腹胀由于湿者，其来必速，当利水除湿，则胀自止，是标急于本也，当先治其标。若因脾虚，渐成胀满，夜剧昼静，病属于阴，当补脾阴；夜静昼剧，病属于阳，当益脾气。是病从本生，本急于标也，当先治其本。举一为例，余可类推矣。

病属于虚，宜治以缓。虚者精气夺也。若属沉痼，亦必从缓。治虚无速法，亦无巧法。盖病已沉痼，凡欲施治，宜有次第，故亦无速法。病属于实，宜治以急。实者，邪气胜也。邪不速逐，则为害滋蔓，故治实无迟法，亦无巧法。此病缓急一定之法也。

——明·缪希雍《神农本草经疏·卷一·续序例上·治法提纲》

【提要】　本论主要阐述疾病治法纲领。要点如下：作者认为疾病辨证，当详察其证候之阴阳、寒热、脏腑、经络、气血、表里、标本先后、虚实缓急，从而确定相应的治法。辨证范畴较前人更为全面，更加有利于现今临床的治疗。

缪希雍　论制方和剂治疗大法

夫虚实者，诸病之根本也；补泻者，治疗之纲纪也。何谓虚？五脏六腑虚所生病也。何谓实？五脏六腑实所生病也。《经》曰：真气夺则虚，邪气胜则实。虚则补之，实则泻之。此万世之常经也。以补为泻，是补中有泻也；以泻为补，是泻中有补也。譬夫参、芪、炙甘草之退劳倦气虚发热；地黄、黄柏之滋水坚肾，以除阴虚潮热，是补中之泻也。桑根白皮之泻肺火，车前子之利小便除湿，是泻中之补也。举斯为例，余可类推矣。

升降者，病机之要最也。升为春气，为风化，为木象，故升有散之之义；降为秋气，为燥化，为金象，故降有敛之之义。饮食劳倦，则阳气下陷，宜升阳益气；泻利不止，宜升阳益胃。郁火内伏，宜升阳散火；滞下不休，宜升阳解毒，开胃除热；因湿洞泄，宜升阳除湿；肝木郁于地中，以致少腹作胀、作痛，宜升阳调气：此病宜升之类也。阴虚则水不足以制火，火空则发而炎上。其为证也，为咳嗽，为多痰，为吐血，为鼻衄，为齿衄，为头痛，为齿痛，为眼痛，为头眩，为晕，为眼花，为恶心，为呕吐，为口苦舌干，为不眠，为寒热，为骨蒸，是为上盛下虚之候。宜用苏子、枇杷叶、麦门冬、白芍药、五味子之属以降气，气降则火自降，而气自归元；而又益之以滋水添精之药，以救其本，则诸证自瘳。此病宜降之类也。设宜降而妄升，当升而反降，将使轻变为重，重必毙矣。

——明·缪希雍《神农本草经疏·卷一·续序例上·论制方和剂治疗大法》

【提要】 本论主要阐述制方和剂治疗大法。要点如下：其一，指出虚实是诸病之根本，补泻是治疗之纲纪，当以"虚则补之""实则泻之"之法治疗，同时注意补中有泻，以泻助补之法。其二，提出"升降者，病机之要最也"，认为疾病的病机及其治疗方药多有升降属性之别，列举了多种属于"升""降"的治法，强调治疗中要注意避免妄升妄降而导致的疾病转危。

张介宾 论脾胃病的诊治[**]

脾胃为水谷之海，得后天之气也。何也？盖人之始生，本乎精血之原；人之既生，由乎水谷之养。非精血无以立形体之基，非水谷无以成形体之壮。精血之司在命门，水谷之司在脾胃。故命门得先天之气，脾胃得后天之气也。是以水谷之海，本赖先天为之主；而精血之海，又必赖后天为之资。故人之自生至老，凡先天之有不足者，但得后天培养之力，则补天之功亦可居其强半，此脾胃之气所关于人生者不小。且先天如朝廷，后天如司道；执政在先天，布政在后天。故人自有生以后，无非后天为之用，而形色动定，一无胃气之不可。故《经》曰：平人之常气禀于胃，胃者平人之常气也。人无胃气曰逆，逆者死。又曰：人以水谷为本，人绝水谷则死。脉无胃气亦死。正以人之胃气即土气也，万物无土皆不可，故土居五行之中，而旺于四季，即此义也。

由此推之，则凡胃气之关于人者，无所不至，即脏腑、声色、脉候、形体，无不皆有胃气，胃气若失，便是凶候。如五脏胃气之病，则凡气短、气夺而声哑喘急者，此肺之胃败也。神魂失守，昏昧日甚，而畏寒异常者，此心之胃败也。躁扰烦剧，囊缩痉强，而恐惧无已者，此肝胆之胃败也。胀满不能运，饮食不能入，肉脱痰壅，而服药不应者，此脾之胃败也。关门不能禁，水泉不能化，热蒸不能退，骨痛之极不能解者，此肾之胃败也。又如五色之有胃气者，无论青红黑白，皆宜兼苍黄明润。若色赤如赭，或如衃血；色青如蓝，或如草滋；色白如盐，或如枯骨；色黄如枳实，或如黄土；色黑如炲，或如地苍，而加之沉晦：是皆五色之胃败也。又如脉象之有胃气者，《经》曰：脉弱以滑，是有胃气；脉实以坚，谓之益甚；脉逆四时，为不可治。故无论浮沉迟数，皆宜兼见缓滑，方是脉中之胃气。若见但弦、但钩、但毛、但石、但代，或弦搏之极而全无和气，或微渺之极而全无神气，总云真脏之见，是皆五脉之胃败也。不独此也，即如情性气质，亦无不关于胃气。盖土性厚重，而轻薄者少胃气；土色苍固，而夭嫩者少胃气。是可知土气为万物之源，胃气为养生之主，胃强则强，胃弱则衰，有胃则生，无胃则死。

是以养生家必当以脾胃为先，而凡脾胃受伤之处，所不可不察也。盖脾胃之伤于外者，惟劳倦最能伤脾。脾伤则表里相通，而胃受其困者为甚。脾胃之伤于内者，惟思忧忿怒最为伤心，心伤则母子相关，而化源隔绝者为甚，此脾胃之伤于劳倦情志者，较之饮食寒暑为更多也。故《经》曰：二阳之病发心脾，有不得隐曲，女子不月，其传为风消，其传为息贲者，死，不治。再此之外，则脾胃属土，惟火能生。故其本性，则常恶寒喜暖，使非真有邪火，则寒凉之物最宜慎用，实所以防其微也。若待受伤，救之能无晚乎？此脾胃之伤于寒凉生冷者，又饮食嗜好之最易最多者也。故昔有柳公度者，善于摄生，或问其致寿之术，则曰：我无他也，但不以气海熟生物，暖冷物，亦不以元气佐喜怒耳。此得善养脾胃之道，所以便能致寿。

故凡欲察病者，必须先察胃气；凡欲治病者，必须常顾胃气。胃气无损，诸可无虑。奈何今之医家习矣不察，初不知元气胃气为何物，动辄止知攻病，开口便云有火，以致败人胃气，绝人谷气者，不可胜纪。殊不知病之与命，孰为轻重？正之与邪，孰为缓急？矧此中的确之用，孰者宜先，孰者宜后，自有标本一定之理，原非可以意凑猜摸者也。世有庸流，每借窃一二成语，东扯西搜，以似为是，偏执惑乱，欺人误人，倘不幸遇之而不能烛其真伪，其亦命之使然乎？悲夫悲夫！

——明·张介宾《景岳全书·卷十七理集·杂证谟·脾胃·论脾胃》

【提要】　本论主要阐述脾胃病的诊治。要点如下：其一，脾胃为后天之本，能滋养先天。其二，五脏之气根于胃气，阐述了胃气衰败影响五脏的症状表现。有胃气和无胃气可通过人之五色的颜色对比和脉象特点来区分。其三，鉴于脾胃对人的重要性，养生必重视调养脾胃。劳倦、情志、饮食、寒热最能伤脾。其四，治病需辨标本缓急，随时留意顾护胃气，方不贻误。

张介宾　论血病辨证[*]

万物生成之道，惟阴与阳。非阳无以生，生者神其化也；非阴无以成，成者立其形也。人有阴阳，即为血气。阳主气，故气全则神旺；阴主血，故血盛则形强。人生所赖惟斯而已。然人之初生，必从精始，精之与血，若乎非类。而丹家曰涕、唾、精、津、汗、血、液，七般灵物总属阴。由此观之，则凡属水类，无非一六所化，而血即精之属也。但精藏于肾，所蕴不多；而血富于冲，所至皆是。盖其源源而来，生化于脾，总统于心，藏受于肝，宣布于肺，施泄于肾，灌溉一身，无所不及。故凡为七窍之灵，为四肢之用，为筋骨之和柔，为肌肉之丰盛，以至滋脏腑，安神魂，润颜色，充营卫，津液得以通行，二阴得以调畅。凡形质所在，无非血之用也。是以人有此形，惟赖此血。故血衰则形萎，血败则形坏。而百骸表里之属，凡血亏之处，则必随所在而各见其偏废之病。倘至血脱，则形何以立，气何所归，亡阴亡阳，其危一也。然血化于气而成于阴，阳虚固不能生血，所以血宜温而不宜寒；阳亢则最能伤阴，所以血宜静而不宜动。此盈虚性用之机，苟能察其精义，而得养营之道，又何血病之足虑哉？

血本阴精，不宜动也，而动则为病；血主营气，不宜损也，而损则为病。盖动者，多由于火，火盛则逼血妄行；损者，多由于气，气伤则血无以存。故有以七情而动火者，有以七情而伤气者；有以劳倦色欲而动火者，有以劳倦色欲而伤阴者。或外邪不解，而热郁于经；或纵饮不节，而火动于胃；或中气虚寒，则不能收摄而注陷于下；或阴盛格阳，则火不归原而泛溢于上：是皆动血之因也。故妄行于上，则见于七窍；流注于下，则出乎二阴。或壅瘀于经络，则发为痈疽脓血；或郁结于肠脏，则留为血块血癥。或乘风热，则为斑为疹；或滞阴寒，则为痛为痹：此皆血病之证也。若七情劳倦不知节，潜消暗烁不知养，生意本亏而耗伤弗觉，则为营气之羸，为形体之敝，此以真阴不足，亦无非血病也。故凡治血者，当察虚实，是固然矣。然实中有虚，则于疼痛处有不宜攻击者，此似实非实也；热中有寒，则于火证中有速宜温补者，此似热非热也。夫正者正治，谁不得而知之？反者反治，则吾未见有知之者。矧反证甚多，不可置之忽略也。

失血于口者，有咽喉之异。盖上焦出纳之门户，惟咽、喉二窍而已。咽为胃之上窍，故由于咽者，必出于胃；喉为肺之上窍，故由于喉者，必出于肺。然喉连于肺，而实总五脏之清道；咽连于胃，而实总六腑之浊道。此其出于肺者，人知病在五脏，而不知出于胃者，亦多由乎脏者也。何也？观《内经》曰：五脏者皆禀气于胃，胃者，五脏之本也。然则五脏之气皆禀于胃，而五脏之病独不及于胃乎？今见吐血之证，古人云呕血者出于胃，而岂知其亦由乎脏也。盖凡胃火盛而大吐者，此本家之病无待言也。至若怒则气逆，甚则呕血者，亦必出于胃脘。此气逆在肝，木邪乘胃而然也。又如欲火上炎，甚则呕血者，亦出于胃脘。此火发源泉，阴邪乘胃而然也。由此观之，则凡五志之火，皆能及胃；而血出于咽者，岂止胃家之病？但咳而出者，必出于喉。出于喉者，当察五脏。呕咯而出者，必出于咽。出于咽者，则五脏六腑皆能及之。且胃以水谷之海，故为多气多血之腑，而实为冲任血海之源。故凡血枯经闭者，当求生血之源，源在胃也；而呕血吐血者，当求动血之源，源在脏也。于此不明，济者鲜矣。

凡失血等证，身热脉大者难治，身凉脉静者易治。若喘咳急而上气逆，脉见弦紧细数，有热不得卧者，死。

——明·张介宾《景岳全书·卷三十贯集·杂证谟·血证·论证》

【提要】 本论主要阐述血证的病因病机和辨证。要点如下：其一，血"生化于脾，总统于心，藏受于肝，宣布于肺，施泄于肾，灌溉一身"，具有濡养全身的功能。其二，血属阴，宜静不宜动，宜盈不宜损。情志失常、劳倦损伤、色欲过度、外邪郁滞、饮食不节、中气虚寒和阴盛格阳等都可导致动血。故血病可出现迫血妄行、血瘀经络或肠脏、乘风热为斑疹、或滞阴寒为痛痹等病证。其三，呕血吐血之病，不仅责之于胃，凡五志之火，皆能及胃，当求动血之源，源在脏。咳血出于喉，亦与五脏相关。其四，提出血证的预后判断，身热脉大者难治，身凉脉静者易治。

张介宾 论肝无补法

凡一切疝癖、癥瘕、痞气、奔豚、腹中如杯如盘者，皆肝虚金衰木横之病，当滋肾水以救之，切不可用疏利伐肝之剂。

足厥阴肝为风木之脏，喜条达而恶抑郁，故《经》云"木郁则达之"是也。然肝藏血，入夜卧则血归于肝，是肝之所赖以养者，血也。肝血虚，则肝火旺；肝火旺者，肝气逆也。肝气逆，则气实，为有余；有余则泻，举世尽曰伐肝，故谓"肝无补法"。不知肝气有余不可补，补则气滞而不舒，非云血之不可补也。肝血不足，则为筋挛，为角弓，为抽搐，为爪枯，为目眩，为头痛，为胁肋痛，为少腹痛，为疝痛诸症。凡此皆肝血不荣也，而可以不补乎？然补肝血，又莫如滋肾水。水者，木之母也，母旺则子强，是以当滋化源。若谓"肝无补法"，见肝之病者，尽以伐肝为事，愈疏而愈虚，病有不可胜言矣。故谓"肝无补法"者，以肝气之不可补，而非谓肝血之不可补也。

——明·张介宾《质疑录·论肝无补法》

【提要】 本论主要阐述补肝之法。要点如下：其一，"肝无补法"，言肝气有余，不可用补法。肝气有余由于肝气不舒，补则加重肝气郁滞，故《内经》云："实者泻之"，后世遵其治则。其二，若肝血不足，阴不制阳，则肝阳亢，肝阳上亢，气机逆乱，此肝气逆，因肝血不足引起，须补肝血而治之，不可疏利伐肝，此乃补肝之法。其三，补肝血，须滋肾水。盖水为木之母，水能涵木，母旺则子强，此乃治肝之妙法。

张介宾 论疾病虚实治法※※

虚实之治，大抵实能受寒，虚能受热，所以补必兼温，泻必兼凉者，盖凉为秋气，阴主杀也，万物逢之，便无生长，欲补元气，故非所宜。凉且不利于补，寒者益可知矣。即有火盛气虚，宜补以凉者，亦不过因火暂用，火去即止，终非治虚之法也。又或有以苦寒之物谓其能补阴者，则《内经》有曰：形不足者，温之以气；精不足者，补之以味。夫气味之相宜于人者，谓之曰补可也；未闻以味苦气劣而不相宜于人者，亦可谓之补也。虽《内经》有曰水位之主，其泻以咸，其补以苦等论，然此特以五行岁气之味据理而言耳。矧其又云麦、羊肉、杏、薤皆苦之类，是则苦而补者也。岂若大黄、黄柏之类，气味苦劣若此而谓之能补，无是理也。尝闻之王应震曰：一点真阳寄坎宫，固根须用味甘温。甘温有益寒无补，堪笑庸医错用功。此一言蔽之也，不可不察。

补泻之法，补亦治病，泻亦治病，但当知其要也。如以新暴之病而少壮者，乃可攻之泻之。攻但可用于暂，未有衰久之病，而屡攻可以无害者，故攻不可以收缓功。延久之病而虚弱者，理宜温之补之。补乃可用于常，未有根本既伤，而舍补可以复元者，故补不可以求速效。然犹有其要，则凡临证治病，不必论其有虚证无虚证，但无实证可据而为病者，便当兼补，以调营卫精血之气；亦不必论其有火证无火证，但无热证可据而为病者，便当兼温，以培命门脾胃之气。此补泻之要领，苟不知此，未有不至决裂败事者。

治法有逆从，以寒热有假真也，此《内经》之旨也。《经》曰：逆者正治，从者反治。夫以寒治热，以热治寒，此正治也，正即逆也。以热治热，以寒治寒，此反治也，反即从也。如以热药治寒病而寒不去者，是无火也，当治命门，以参、熟、桂、附之类，此王太仆所谓"益火之源，以消阴翳"，是亦正治之法也。又如热药治寒病而寒不退，反用寒凉而愈者，此正假寒之病，以寒从治之法也。又如以寒药治热病而热不除者，是无水也，治当在肾，以六味丸之类，此王太仆所谓"壮水之主，以镇阳光"，是亦正治之法也。又有寒药治热病而热不愈，反用参、姜、桂、附、八味丸之属而愈者，此即假热之病，以热从治之法也，亦所谓甘温除大热也。第今人之虚者多，实者少，故真寒假热之病为极多，而真热假寒之病则仅见耳。……

医诊治法有曰：见痰休治痰，见血休治血，无汗不发汗，有热莫攻热，喘生休耗气，精遗不涩泄，明得个中趣，方是医中杰。行医不识气，治病从何据？堪笑道中人，未到知音处。观其诗意，皆言不治之治，正《内经》求本之理耳，诚格言也！至于"行医不识气，治病从何据"一联，亦甚有理。夫天地之道，阳主气，先天也；阴成形，后天也。故凡上下之升降，寒热之往来，晦明之变易，风水之留行，无不因气以为动静，而人之于气，亦由是也。凡有余之病，由气之实，不足之病，因气之虚。如风寒积滞，痰饮瘀血之属，气不行则邪不除，此气之实也。虚劳遗漏，亡阳失血之属，气不固则元不复，此气之虚也。虽曰泻火，实所以降气也。虽曰补阴，实所以生气也。气聚则生，气散则死，此之谓也。所以病之生也，不离乎气，而医之治病也，亦不离乎气，但所贵者，在知气之虚实，及气所从生耳。近见有浅辈者，凡一临证，不曰内伤外感，则曰痰逆气滞。呵呵！此医家八字诀也。有此八字，何必八阵？又何必端本澄源以求迂阔哉？第人受其害，恐不无可畏也。

————明·张介宾《景岳全书·卷一入集·传忠录·论治篇》

【提要】　本论主要阐述疾病虚实之治法。要点如下：其一，论治虚实之要，虚者补必兼温，实者泻必兼凉。凉药不利于补，即使火盛气虚之证，凉药但暂时用之，火去即止，不可久用。另外，苦寒之药，如大黄、黄柏之属，不可谓之专补。盖苦寒直折，易伤阳气，补之宜用甘温。其二，补泻之法，临证之时须审时度势。新病暴病而正气充盛者，可泻之，然中病即止，攻之宜速，盖邪之所凑，易伤正气。久病而正气不足者，可温补之，然不可求速。虚实治之之要，无实证者，不论虚证有无，但调营卫精血之气以补之；无热证者，不论火证有无，但培固命门脾胃之气以温之，此要领不可不知。其三，治有逆从，寒热有真假，当辨寒热虚实之因而治之。其四，阳主气，为调虚实之关键。阳主动，气之升降出入正常，则邪气自除。盖气能生血，虚者但当补气也。

张介宾　论调气

夫百病皆生于气，正以气之为用，无所不至，一有不调，则无所不病。故其在外，则有六气之侵；在内，则有九气之乱。而凡病之为虚为实，为热为寒，至其变态，莫可名状，欲求其本，则止一"气"字足以尽之。盖气有不调之处，即病本所在之处也。是惟明哲不凡者，乃能独见其处。撮而调之，调得其妙，则犹之解结也，犹之雪污也。污去结解，而活人于举指之间，诚非难也。然而人多难能者，在不知气之理，并不知调之法。即自河间相传以来，咸谓木香、槟榔可以调气，陋亦甚矣。夫所谓"调"者，调其不调之谓也。凡气有不正，皆赖调和。如邪气在表，散即调也；邪气在里，行即调也；实邪壅滞，泻即调也；虚羸困惫，补即调也。由是类推，则凡寒之、热之，温之、清之，升之、降之，抑之、举之，发之、达之，劫之、夺之，坚之、削之，泄之、利之，润之、燥之，收之、涩之，缓之、峻之，和之、安之。正者，正之。假者，反之。必清必静，各安其气，则无病不除，是皆调气之大法也。

此外有如按摩导引、针灸熨洗，可以调经络之气。又如喜能胜忧，悲能胜怒，怒能胜思，思能胜恐，恐能胜喜，可以调情志之气。又如五谷、五果、五菜、五畜可以调化育之气。又如春夏养阳，秋冬养阴，避风寒，节饮食，慎起居，和喜怒，可以调卫生之气。及其至也，则精气有互根之用，阴阳有颠倒之施。或以塞之而实以通之，或以启之而实以封之，或人见其有而我见其无，或病若在此反以治彼。惟智者能见事之未然，惟仁人能惜人之固有。若此者，何莫非调之之谓？人能知此，岂惟却病。而凡内而身心，外而庶政，皆可因之而无弗调矣。甚矣，调之为义，其道圆矣！其用广矣！有神有据，无方无隅。有不可以言宣者，言难尽意也。有不可迹拘者，迹难求全也。故余于本门，但援经悉理，不敢执方。盖亦恐一曲之谈，有不可应无穷之变也。倘有所须，则各门具列论治，所当互证酌宜，而无负调和之手，斯于斯道可无愧矣！

——明·张介宾《景岳全书·卷三十六天集·杂证谟·诸气·经义·论调气》

【提要】　本论主要阐述调气之法。要点如下：其一，强调"百病生于气"，外有六淫之气侵袭，内有九气之乱伤之，而病之本也以"气"一字可概之。其二，调气之法，不限于木香、槟榔之类的调气之品。邪气在表，散之是为调气；邪气在里，行之是为调气。故《内经》所论"寒者热之"等治法皆属调气之法。其三，此外，调经络之气、情志之气、化育之气、卫生之气等，亦属调气之法。

汪绮石　治虚有三本

治虚有三本，肺脾肾是也。肺为五脏之天，脾为百骸之母，肾为性命之根，治肺、治脾、治肾，治虚之道毕矣。夫东垣发脾胃一论，便为四大家之首；丹溪明滋阴一着，便为治劳症之宗；立斋究明补火，谓太阳一照，阴火自弭。斯三先生者，皆振古之高人，能回一时之习尚，辟岐黄之心传者。然皆主于一偏，而不获全体之用。是以脾胃之论，出于东垣则无弊；若执东垣以治者，未免于燥剂补土，有拂于清肃之肺金。滋阴之说，出于丹溪已有弊；若执丹溪以治者，全以苦寒降火，有碍于中州之土化。至于"阳常有余，阴常不足"，此实一偏之见，难为古人讳者，而后人沿习成风，偏重莫挽。凡遇虚火虚热，阴剧阳亢之疾，辄以黄柏补肾、知母清金，未能生肾家真水，而反以熄肾家真火。夫肾者，坎象，一阳陷于二阴之间。二阴者，真水也。一阳者，真火也。肾中真水，次第而上生肝木，肝木又上生心火。肾中真火，次第而上生脾土，脾土又上生肺金。故生人之本，从下而起，如羲皇之画卦然。盖肾之为脏，合水火二气，以为五脏六腑之根，真水不可灭，真火独可熄乎？然救此者，又执立斋补火之说，用左归、右归丸，不离苁蓉、鹿茸、桂、附等类，而不顾其人之有郁火无郁火，有郁热无郁热，更不虑其曾经伤肺不伤肺。夫虚火可补，理则诚然。如补中益气汤，用参、芪、术、草之甘温以除大热。然苟非清阳下陷，犹不敢轻加升、柴、归、姜辛热之品，乃反施之郁火郁热之症，奚啻抱薪救火乎！余唯执两端以用中，合三部以平调。一曰清金保肺，无犯中州之土。此用丹溪而不泥于丹溪也。一曰培土调中，不损至高之气。此用东垣而不泥于东垣也。一曰金行清化，不觉水自流长。乃合金水于一致也。三脏既治，何虑水火乘时，乃统五脏以同归也。但主脾、主肾，先贤颇有发明，而清金保肺一着，尚未有透达其精微者，故余于论肺也独详。此治劳之三本，宜先切究也。

——明·汪绮石《理虚元鉴·卷上·治虚有三本》

【提要】　本论主要阐述治虚的三项根本原则。要点如下：作者将论治虚劳高度概括为"治虚有三本，肺、脾、肾是也。肺为五脏之天，脾为百骸之母，肾为性命之根，治肺、治脾、治肾，治虚之道毕矣"。这一观点也是《理虚元鉴》全书的精髓。汪氏对虚劳的研究围绕李东垣、朱丹溪、薛立斋三家，在肯定前人成就的同时指出其不足。认为李东垣"以燥剂补土，有拂于清肃之肺金"，朱丹溪"以苦寒降火，有碍于中州之土化"，而薛立斋的补火之说，则虚火实火不明。对此，汪氏汲取各家的长处，提出清肺、调脾、补肾为治虚劳的三大原则。

汪绮石 治虚二统

治虚二统，统之于肺、脾而已。人之病，或为阳虚，或为阴虚。阳虚之久者，阴亦虚，终是阳虚为本；阴虚之久者，阳亦虚，终是阴虚为本。凡阳虚为本者，其治之有统，统于脾也；阴虚为本者，其治之有统，统于肺也。此二统者，与前人之治法异。前人治阳虚者，统之以命火，八味丸、十全汤之类，不离桂、附者是；前人治阴虚者，统之以肾水，六味丸、百补丸之类，不离知、柏者是。余何为而独主金、土哉？盖阴阳者，天地之二气。二气交感，乾得坤之中画而为离，离为火；坤得乾之中画而为坎，坎为水。水火者，阴阳二气之所从生，故乾坤可以兼坎离之功，而坎离不能尽乾坤之量。是以专补肾水者，不如补肺以滋其源，肺为五脏之天，孰有大于天者哉？专补命火者，不如补脾以建其中，脾为百骸之母，孰有大于地者哉？

——明·汪绮石《理虚元鉴·卷上·治虚二统》

【提要】　本论主要阐述治虚统于脾肺。要点如下：作者将虚劳症状归纳为阴虚、阳虚二证，认为阳虚者，统于脾；阴虚者，统于肺。其治法有别于前人从肾立论，独补肾阴肾阳，汪氏创造性的将补肾之法，分寄于肺、脾之中，提出"专补肾水者，不如补肺以滋其源"和"专补命火者，不如补脾以建其中"的治疗原则，为虚劳的治疗，开辟出一条新的途径。

柯　琴　血证"调气补血安神固精"论*

柯韵伯曰：失血之症，关系最重。先辈立论甚详，治法甚备。如血脱益气，见之东垣矣；滋阴清火，见之丹溪矣；安神补血，见之陆迎矣；引血归源，见之吴球矣；攻补迭用，见之伯仁矣；逐淤生新，见之宇泰矣；辛温从治，见之巢氏矣；先止后补，见之葛氏矣；胃药收功，见之石山矣；宜滋化源，见之立斋矣。无说不通，无治不善。乃创法者用之而痊，遵法者因循而败，岂古今人有不相及欤？抑亦未知其要耳。

请言治血之要，其取效在调气而补血，其收功在安神而固精。夫人身中惟气血用事，血随气行，谁不能言？独于失血病，不言调气之理。血脱须补，谁不知之？反于失血症，不知补血之法，惟以降火为确论，寒凉为定方。至于气绝血凝，犹不悔悟，不深可悯耶？夫气亢于上焦之阳分，则阳络伤，血随气上溢于口鼻，当桃仁承气以下之；气并于下焦之阴分，则阴络伤，血随气而下陷于二便，用补中益气以举之。气有余必挟火，当用苦寒以凉其气；气不足便挟寒，宜用甘温以益其气。此调气之大要也。血自心来者，补心丹主之；脾来者，归脾汤主之；肺来者，生脉散主之；肾来者，肾气丸主之：此补血之大要。

然气血者后天，精神者先天，故精神不散，气血和调，形体不敝，精神内守。故治血者，必用安神固精，使病者积精全神，以善其后，何有夭枉之憾哉？

——清·罗美《古今名医汇粹·卷六·病能集四·诸血证》

【提要】 本论主要阐述血证的治法。要点如下：其一，提出血证的证治纲要"其取效在调气而补血，其收功在安神而固精"。其二，调气之要，上充者下而竭之，下陷者引而升之，有余者凉其气，不足者温其气。其三，补血之要，辨其所亏之脏而养之。其四，安神固精。肾藏之精乃化血之源，心驭之神主宰造化之机，积精全神血证乃愈。

◆ 张 璐 痰火综论*

石顽曰：痰火一证，方书罕及，近惟郢中梁仁甫《国医宗旨》专为立言，然皆泛引肤辞，且所用方药，专事降泄，略无切于病情，殊非指南之谓。夫所谓痰火者，精髓枯涸于下，痰火凭陵于上，有形之痰，无形之火，交固于中。良由劳思伤神，嗜欲伤精，加以饮食不节，血肉之味，蕴酿为痰为火，变动为咳为喘。其在平居无恙之时，贮积窠囊之中，或时有所触发，则冲膈透膜，与潮宗之泛滥无异。观其外显之状，颇有似乎哮喘；察其内发之因，反有类乎消中。消中由阴邪上僭，摄之可以渐瘳；哮喘由表邪内陷，温之可以暂安。此则外内合邪，两难分解，温之、燥之、升之、摄之，咸非所宜。况乎触发多端，治非一律，何怪时师之茫无统绪乎？予由是而因病制宜，特立玉竹饮子一方，为是证之专药，临证以意增减，庶几款洽病情。其有兼挟客邪者，又须先彻标证，然后从本而施，自然信手合辙。如因感风寒而发，则香苏散为至当，略加细辛以开肺气，香豉以通肾邪，散标最捷。盖香、苏性降，可无升举浊垢之虞。他如麻黄、桂枝、柴、防、升、葛、羌、独、川芎等味，能鼓动痰气，薄荷、荆芥、橘皮、苏子等味，能耗散真气，芩、连、知、柏、赤白芍、瓜蒌根、石膏等味，能敛闭邪气，皆宜远之。因饮食而发，只宜《金匮》枳术汤，随所伤之物而为参用。谷伤曲蘖，酒伤煨葛，肉伤炮楂，麸面伤加草果，鸡鸭卵伤加杏仁，痰食交结则加橘、半，食积发热必加黄连。黄连与枳实同用，善消痞满；半夏与白术同用，专运痰湿。然须生用力能豁痰，痰去则津液流通，热渴自解，非苍术、南星燥烈伤津之比。因恼怒而发，沉香降气散和滓煎服，不但理气化痰，亦可消运食滞。其或兼冒微风，另煎香苏散以协济之。原其触发之因，不出风、食、气三者为甚，然皆人所共知，惟是触感风热而发者，世所共昧。盖寒伤形而不伤气，气本乎肺，肺气受伤，咳嗽喘满，势所必致；而寒客皮毛，皮毛为肺之合，邪从皮毛而入伤于肺，咳嗽喘满，亦势所必致。何怪举世医师，一见喘咳，概以表散为务，良由不辨内因外因之故耳。易知外因从表而伤有形之津，证属有余，故一咳其痰即应，而痰沫清稀；内因从肺而伤无形之气，证属不足，故屡咳而痰不得出，咳剧则呕，此不但肺病而胃亦病矣。是予玉竹饮子，方中茯苓、甘草专为胃家预立地步也。至于标证散后，余火未清，人参未宜遽用，玉竹饮子尤为合剂。病势向衰，即当滋养肺胃，异功散加葳蕤，取橘皮为宣通气化之报使。气虚不能宣发其痰，又需《局方》七气汤，借肉桂为热因热用之向导。若其人形体虽肥，而色白气虚，则以六君子汤加竹沥、姜汁，即有半夏，亦无妨碍。食少便溏者，竹沥又为切禁，宜用伏龙肝汤代水煎服，脾气安和，津液自固，可无伤耗之虑矣。瘦人阴虚多火，六味地黄去泽泻合生脉散，使金水相生，自然火息痰降。去泽泻者，以其利水伤津也。若命门脉弱，真火式微，或不时上冲，头面烘热，又须六味地黄加肉桂、五味子以摄火归阴，阴平阳秘，精神乃治。须知治痰先治火，治火先养阴，此为治痰治火之诀。然后有真气浮散之极，草根木实，无济于用，又须金石以镇固之。予尝借服食方中灵飞散，取云母以摄虚阳，钟乳以通肺窍，菊花以清旺气，兼天冬、地黄、人参之三才，以固精气神之根本，即修内丹，不外乎此。所谓"知其要者，一言而终，不知其要，流散无穷"，敢以此言质之梁子。

梁仁甫云：病痰火者，或吐血，或衄血，或喉疼、身热、尿黄，皆热证也。庸医妄投苦寒泻火之剂，不知苦寒能泻脾胃，脾胃土也，乃人身之本也，今火病而泻其土，火未尝除而土已病矣。土病则胃虚，因而饮食减少，甚至泄泻肌肉消瘦，不可救药矣。世俗谓病痰火者，服童便最好，余治痰火，每禁服童便。盖童便降火虽速，而损胃多矣。故治火病，以理脾为主，此真诀也。

诊：痰脉沉弦细滑，大小不匀，皆痰气为病。左右手关前脉浮大而实者，膈上有稠痰也；关上脉伏而大者，清痰也。丹溪云：人得涩脉，痰饮胶固，脉道阻滞，卒难得开，必费调理。

——清·张璐《张氏医通·卷九·杂门·痰火》

【提要】　本论主要阐述痰火的病因病机和辨证施治。要点如下：其一，痰火，即有形之痰和无形之火交结体内，贮积于窠囊之中，触感情志、房事、饮食等病因上冲膈膜而发。症状上类似哮喘，病机上类似消中。其二，玉竹饮子为张璐治疗痰火之证的专方。因风寒、饮食、恼怒之病因不同，随证加减。喘咳须辨外因内因。外因伤有形之津，证属有余；内因伤无形之气，证属不足，常肺病及胃。其三，提出"治痰先治火，治火先养阴"的治痰火要诀。其四，痰火不可妄投苦寒以泻火，恐伤脾土。治火病，以理脾为主。

顾靖远　治气治血三法

治气有三法。一曰补气。气虚宜补之助之，参、术、黄芪、糯米之属。二曰降气调气。降者，下也。升者宜降，轻者如苏子、橘红、麦冬、枇杷叶、甘蔗浆、芦根汁，重者如降香、沉香、郁金、槟榔之属。调者，和也。逆则宜和，和则调也。其药如木香、沉香、砂、豆蔻、香附、橘皮之属。三曰破气。破者，损也。实则宜破，如少壮人暴怒气壅之类，药用青皮、枳、朴、槟榔之属。然亦可暂不可久，盖气分之药，不出三端，误则转剧。

治血亦有三法。一曰补血。血虚宜滋之补之，如熟地、杞、圆、人乳、牛乳、柏仁、枣仁、肉苁蓉、鹿角胶之属。二曰凉血。血热宜清之凉之，如生地、白芍、丹皮、犀角、地榆之属。三曰活血行血。血瘀宜通之下之，如当归、红花、桃仁、延胡，皆通经活络之品，䗪虫、硝、黄，皆攻坚下血之剂，病既不同，药亦各异，用贵合宜，不可不审。

——清·顾靖远《顾松园医镜·卷五乐集·格言汇纂·论治大纲》

【提要】　本论主要阐述气、血虚实论治大纲。要点如下：其一，治气三法：虚者宜行补助之法；气升则降之，气逆则和之；实者属气壅则破之。实者之分乃因气滞之轻重缓急而制。其二，治血三法：血虚者宜行滋补之法，血热者宜行清凉之法，血瘀者宜行通下之法。病既不同，药亦各异，因证因机，灵活取之。

程国彭　杂症主治四字论

杂症主治四字者，气、血、痰、郁也。丹溪治法，气用四君子汤，血用四物汤，痰用二陈汤，郁用越鞠丸，参差互用，各尽其妙。薛立斋从而广之，气用补中，而参以八味，益气之源也。血或四物，而参以六味，壮水之主也。痰用二陈，而兼以六君，补脾土以胜湿，治痰之本也。郁用越鞠，而兼以逍遥，所谓以一方治木郁而诸郁皆解也。用药之妙，愈见精微。以愚论之，气虚者，宜四君辈，而气实者，则香苏、平胃之类可用也。血虚者，宜四物辈；而血实者，则手拈、失笑之类可用也。寻常之痰，可用二陈辈，而顽痰胶固，致生怪症者，自非滚痰丸之类不济也。些小五郁，可用越鞠、逍遥辈；而五郁相混，以致腹膨肿满，二便不通者，自非神佑、承气之类弗济也。大抵寻常治法，取其平善，病势坚强，必须峻剂以攻之，若一味退缩，则病不除。而不察脉气，不识形情，浪施攻击，为害尤烈。务在平时，将此气、血、痰、郁四字，反复讨论，曲尽其情，辨明虚实寒热，轻重缓急，一毫不爽，则临证灼然，而于治疗杂症之法，思过半矣。

——清·程国彭《医学心悟·首卷·杂症主治四字论》

【提要】　本论主要阐述杂病治法纲领。要点如下：其一，治气，虚者当补，宜四君子之属；实者当散，宜香苏散之类。其二，治血，虚者当补，宜四物之属；实者当消，宜失笑散之类。其三，治痰，病症轻浅者，二陈汤即可消散；病深势重者，非滚痰丸之类不能攻破。其四，治郁，气、血、痰、火、湿、食之郁，越鞠丸加减即可散郁；诸郁混杂，必当重用神佑丸之类以攻取。虽止言四端，然标本虚实、轻重缓急、兼杂变证，更当详明，灵活取法。

何梦瑶　论气之病证

《内经》列九气为病：一曰怒则气上。甚则呕血（暴怒伤阴，血随气逆）、飧泄（完谷而出也。怒气上冲则呕血，下郁则飧泄，气郁不运则水谷不分也）；或血菀于上（不呕则郁积于上焦），形气绝（卒然倒毙），名薄厥（薄，迫也。谓血气厥逆，迫于上焦）；或胸满胁痛，食则气逆而不下。一曰喜则气缓。志气通畅和缓本无病，然过于喜则心神散荡而不藏，为笑不休，为气不收，甚则为狂；有喜极气暴脱而死者，必其人素虚，气浮无根也（所谓暴喜伤阳）。一曰悲则气消。心志摧抑沮丧，则气亦因之消索。以怒则气盛而张，反观之，可见悲则气衰而敛矣。为目昏（悲泣多则目昏），为筋挛，为阴缩（皆有降无升，肝木受克所致也），为酸鼻辛频，为少气不能报息（报，接续意），为下血（气不能摄血也），为泣则臂麻。一曰恐则气下。精却（肾精方欲化气而上，因恐则却而退下也。王太仆谓：恐则伤精，却而上，不下流，下焦阴气亦回环而不散，故聚而胀。未妥），气还，下焦胀，为阴痿骨酸，精时自下。一曰惊则气乱。心无所倚，神无所归，虑无所定，为痴痫（惊则神不守舍，痰涎入心所致），为不省人事，为僵仆。一曰思则气结。心有所存，神有所归，正气留而不行，为不眠，为中痞，三焦闭塞，为不嗜食，为昏瞀，为得后（即大便）与气（嗳气或屁。气郁下陷之屁，不若伤食之屁臭甚），则快然而衰（结气得通而滞减也）。一曰寒则气收。腠理闭，气不行，上下所出水液澄澈清冷。一曰热则气泄。腠理开，汗大泄，喘呕吐酸，暴迫下注，所谓壮火食气，又曰热伤气也（气乘风则飘，遇火则散，火主发泄，一夜热作而身顿怯，可见）。一曰劳则气耗。喘息汗出，内外皆越，精神竭绝（《经》曰：静则神藏，躁则消亡），为促乏，为嗽血，为腰痛骨痿，为高骨坏，为煎厥（五心烦热，如煎熬而厥逆也），男为少精，女为不月。按：七情皆生于心；以悲则气下，故属之肺；怒则气上，故属之肝；恐则怯而欲藏匿，故属于肾；思则无所不通，故属之脾耳。此义宜知（惊属心肝气动，故风火交煽，则病发惊骇）。清气在下，则生飧泄；浊气在上，则生䐜胀。《经》谓清浊相干为乱气（水谷之清气注五脏，浊气注六腑，清气上升，浊气下行，反之则乱也），予谓邪正相干亦然（此如卦画之交错，阴阳糅杂）。于此想见霍乱情状，气滞必痛。《经》云：诸痛皆因于气。又云：气伤痛，形伤肿。先痛后肿者，气伤形也；先肿后痛者，形伤气也。丹溪谓气有余便是火。自觉冷气自下而上者，非真冷也，火极似水耳。不治其火，则气不降（火极似水，犹云热证似寒，气为火所冲突，飘忽若风，故冷也），气本清，滞而痰凝血瘀，则浊矣。不治其痰血，则气不行。

——清·何梦瑶《医碥·卷之一·杂症·气之病证》

【提要】 本论主要阐述九种气的病证。要点如下：其一，详细阐释了怒则气上、喜则气缓、悲则气消、恐则气下、惊则气乱、思则气结、寒则气收、热则气泄和劳则气耗的病因病机和辨证特点。其二，简要说明了清气、浊气、诸痛皆因于气、气有余便是火等理论和"不治其火，则气不降""不治其痰血，则气不行"等治疗经验。

何梦瑶 论气之治法[*]

结者散之，郁者达之，闭者开之（气闭者无小便，或两手脉伏不见），陷者举之，高者抑之，浮越者镇坠之，脱者固之，散者收之，虚者补之（痞满似难补，然由脾虚不行，正宜补脾以复其健运之职，则浊气行而痞满自除，所谓塞因塞用也），热者清之，寒者温之。其病在七情，非药可愈者，以五志相胜。故悲可以治怒，以怆恻苦楚之言感之；喜可以治悲，以谑浪亵狎之言娱之；恐可以治喜，以迫遽死亡之言怖之；怒可以治思，以污辱欺罔之言触之；思可以治恐，以虑彼忘此之言夺之。又习可以治惊（使之习见则不惊），逸可以治劳也。大约青皮疏肝，枳壳利膈，香附散郁，木香舒脾，厚朴散满，沉香降逆，前胡下痰，柴胡升清，乌药、川芎、紫苏能散邪气从汗而解。槟榔、大腹皮能使浊气下行，而去后重。莱菔子、苏子、杏仁下气润燥，肺气滞于大肠者宜之。豆蔻、沉香、丁香、檀香辛热能散滞气，暴郁者宜之。郁久成火者忌用，须以姜炒山栀子佐之。以上皆治有余气病。若兼痰火、兼积滞、兼血，各随症加减。调气用木香，然性温上升，若阴火上冲胸、喉，似气滞而实非气者，用之反以助火，当用黄柏、知母，少佐枳壳。气虚气滞，六君子汤加益智、苏梗。血虚气滞，四物汤加香附、陈皮。肾阴虚气滞，六味地黄汤加沉香、石斛、砂仁。肾阳虚气滞，四逆汤加肉桂、补骨脂。肥人气滞必挟痰，二陈汤加香附、枳壳，燥以开之，甚者加苍术、白芥子。瘦人气滞必挟火，宜苏子、山栀、归、芍，降以润之。妇人性执，易于动气，痞满胀痛，上凑心胸，或攻筑胁肋，腹中结块，月水不调，或眩晕呕吐，往来寒热，正气天香散、四七汤酌用之。如气不升降，痰涎壅盛者，苏子降气汤。气不归元，以补骨脂为主，取其壮肾，收浊气归就膀胱，使化而出也。或白术亦可，以其能和胃，胃和则气自归元，此为脾肾两虚者立法也。若肺肾两虚，气不归元，喘促不卧者，宜五味、胡桃、人参之类。气郁久则中气伤，不宜克伐，宜归脾、逍遥二方，佐抚芎、香附、枳壳以舒郁。胎产同法。木香流气饮，通治一切气病，利三焦，通营卫，达内外，肿胀、喘嗽、痛疼皆效。分心气饮，治七情气滞。苏子降气汤，治气上逆。补中益气汤，治气虚下陷。越鞠汤治气郁中焦。

——清·何梦瑶《医碥·卷之一·杂症·气·治法》

【提要】 本论主要阐述气病的治法纲领。要点如下：其一，气病表现繁杂，治法甚广。因于气之升降出入紊乱而为病者，当施以正治之法。其二，因于七情太过不及为患者，以五志相胜之理治之。其三，脏腑不调，有余之气病者，但随证以辛散行滞之药，佐以泻热、化痰、消积、散瘀之法；脏腑不足，因虚而气病者，当知何脏何腑之气、血、阴、阳不足而调之，佐以行气消滞之法。治气当晓利三焦、通营卫、达内外之准绳，方药便可随证而灵活化裁。

王旭高 治肝三十法

肝气、肝风、肝火，三者同出异名。其中侮脾乘胃，冲心犯肺，挟寒挟痰，本虚标实，种种不同，故肝病最杂而治法最广，姑录大略于后。

一法曰疏肝理气。如肝气自郁于本经，两胁气胀或痛者，宜疏肝，香附、郁金、苏梗、青皮、橘叶之属。兼寒，加吴萸；兼热，加丹皮、山栀；兼痰，加半夏、茯苓。

一法曰疏肝通络。如疏肝不应，营气痹窒，络脉瘀阻，兼通血络，如旋覆、新绛、归须、桃仁、泽兰叶等。

一法曰柔肝。如肝气胀甚，疏之更甚者，当柔肝，当归、杞子、柏子仁、牛膝。兼热，加天冬、生地；兼寒，加苁蓉、肉桂。

一法曰缓肝。如肝气甚而中气虚者，当缓肝，炙草、白芍、大枣、橘饼、淮小麦。

一法曰培土泄木。肝气乘脾，脘腹胀痛，六君子汤加吴茱萸、白芍、木香。即培土泄木之法也。（温中疏木，黄玉楸惯用此法。）

一法曰泄肝和胃。肝气乘胃（即肝木乘土），脘痛呕酸，二陈加左金丸，或白蔻、金铃子。即泄肝和胃之法也。

一法曰泄肝。如肝气上冲于心，热厥心痛，宜泄肝，金铃、延胡、吴萸、川连。兼寒，去川连，加椒、桂；寒热俱有者，仍入川连，或再加白芍。盖苦、辛、酸三者，为泄肝之主法也。

一法曰抑肝。肝气上冲于肺，猝得胁痛，暴上气而喘，宜抑肝，如吴萸汁炒桑皮、苏梗、杏仁、橘红之属。

肝风一证，虽多上冒巅顶，亦能旁走四肢。上冒者，阳亢居多。旁走者，血虚为多。然内风多从火出，气有余便是火，余故曰肝气、肝风、肝火，三者同出异名，但为病不同，治法亦异耳。

一法曰熄风和阳。如肝风初起，头目昏眩，用熄风和阳法，羚羊、丹皮、甘菊、钩藤、决明、白蒺藜，即凉肝是也。

一法曰熄风潜阳。如熄风和阳不效，当以熄风潜阳，如牡蛎、生地、女贞子、玄参、白芍、菊花、阿胶。即滋肝是也。

一法曰培土宁风。肝风上逆，中虚纳少，宜滋阳明，泄厥阴，如人参、甘草、麦冬、白芍、甘菊、玉竹。即培土宁风法，亦即缓肝法也。

一法曰养肝。如肝风走于四肢，经络牵掣或麻者，宜养血熄风，生地、归身、杞子、牛膝、天麻、制首乌、三角胡麻。即养肝也。

一法曰暖土以御寒风，如《金匮》近效白术附子汤，治风虚、头重眩、苦极、不知食味。是暖土以御寒风之法。此非治肝，实补中也。

肝火燔灼，游行于三焦，一身上下内外皆能为病，难以枚举。如目红颧赤，痉厥狂躁，淋秘疮疡，善饥烦渴，呕吐不寐，上下血溢皆是。

一法曰清肝。如羚羊、丹皮、黑栀、黄芩、竹叶、连翘、夏枯草。

一法曰泻肝。如龙胆泻肝汤、泻青丸、当归龙荟丸之类。

一法曰清金制木。肝火上炎，清之不已，当制肝，乃清金以制木火之亢逆也，如沙参、麦冬、石斛、枇杷叶、天冬、玉竹、石决明。

一法曰泻子。如肝火实者，兼泻心，如甘草、黄连。乃"实则泻其子"也。

一法曰补母。如水亏而肝火盛，清之不应，当益肾水，乃"虚则补母"之法，如六味丸、大补阴丸之类。亦乙癸同源之义也。

一法曰化肝。景岳治郁怒伤肝，气逆动火，烦热胁痛，胀满动血等证，用青皮、陈皮、丹皮、山栀、芍药、泽泻、贝母，方名化肝煎。是清化肝经之郁火也。

一法曰温肝。如肝有寒，呕酸上气，宜温肝，肉桂、吴萸、蜀椒。如兼中虚胃寒，加人参、干姜，即大建中汤法也。

一法曰补肝。如制首乌、菟丝子、杞子、枣仁、萸肉、芝麻、沙苑蒺藜。

一法曰镇肝。如石决明、牡蛎、龙骨、龙齿、金箔、青铅、代赭石、磁石之类。

一法曰敛肝。如乌梅、白芍、木瓜。

此三法，无论肝气、肝风、肝火，相其机宜，皆可用之。

一法曰平肝。金铃、蒺藜、钩藤、橘叶。

一法曰散肝。木郁则达之，逍遥散是也。肝欲散，急食辛以散之，即散肝是也。

一法曰搜肝。此外有搜风一法。凡人必先有内风而后外风，亦有外风引动内风者，故肝风门中，每多夹杂，则搜风之药，亦当引用也。如天麻、羌活、薄荷、蔓荆子、防风、荆芥、僵蚕、蝉蜕、白附子。

一法曰补肝阴。地黄、白芍、乌梅。

一法曰补肝阳。肉桂、川椒、苁蓉。

一法曰补肝血。当归、川断、牛膝、川芎。

一法曰补肝气。天麻、白术、菊花、生姜、细辛、杜仲、羊肝。

——清·王旭高《西溪书屋夜话录·治肝三十法》

【提要】 本论主要阐述治肝三十法。要点如下：其一，作者在仲景《伤寒论》治肝理脾及叶天士"肝气、肝风、肝火同源异名""久病血伤入络"等理论的基础上，归纳出治肝三十法。其二，认为肝气、肝风、肝火为主要致病因素，常常横犯脾胃，冲心犯肺，挟寒挟痰，病属本虚标实，肝肾阴虚，肝阳上亢。其三，从肝气、肝风、肝火、肝寒、肝虚等入手，逐一分述治法。肝气盛宜疏宜泄，有理气、通络、柔肝、缓肝、培土、和胃、泄肝、抑肝、散肝之治；肝风内动宜熄，故有和阳、潜阳、培土、养肝、暖土、平肝、搜肝之治；肝火盛宜清宜泻或滋阴，有清肝、泻肝、清金、泻子、补母、化肝之法；肝寒肝虚宜温宜补兼治实，有温肝、补肝、镇肝、敛肝、补肝阴、补肝阳、补肝血、补肝气之法，并且列出各种治法的常用药物。

❀ 华岫云　论肺病辨治※ ❀

肺为呼吸之橐籥，位居最高，受脏腑上朝之清气，禀清肃之体，性主乎降；又为娇脏，不耐邪侵。凡六淫之气，一有所着，即能致病。其性恶寒恶热，恶燥恶湿，最畏火风，邪着则失其清肃降令，遂痹塞不通爽矣。今先生立法，因于风者，则用薄荷、桑叶、牛蒡之属，兼寒则用麻黄、杏仁之类；若温热之邪壅遏而痹者，则有羚羊、射干、连翘、山栀、兜铃、竹叶、沙参、象贝；因湿则用通草、滑石、桑皮、苡仁、威喜丸；因燥则梨皮、芦根、枇杷叶、紫菀；开气则蒌皮、香豉、苏子、桔梗、蔻仁。其葶苈汤、葶苈大枣汤，一切药品，总皆主乎轻浮，不用重浊气味，是所谓微辛以开之，微苦以降之，适有合乎轻清娇脏之治也。肺主百脉，为病最多，就其配合之脏腑而言，肺与大肠为表里，又与膀胱通气化，故二便之通闭，肺实有关系焉。其他如肺痿、肺痈、哮喘、咳嗽、失音，各自分门，兹不重赘。（华岫云）

                ——清·叶桂著，徐灵胎评《临证指南医案·卷四·肺痹》

【提要】　本论是华岫云为叶天士医案所作按语，主要阐述肺脏的特性与肺痹的辨证施治。要点如下：其一，肺位居最高，禀清肃之体，性主乎降，又肺为娇脏，易受邪侵，失其肃降，气痹塞不通则为肺痹。其主证不外咳喘、咯痰、胸闷、胸痛等肺病常见症状。其二，对因风、寒、热、湿、燥、气所致的肺痹分别辨证施治，用药多轻浮，常用辛开苦降之法。其三，肺与大肠相表里，又与膀胱通气化，故二便之通闭，与肺有重要关系。

华玉堂　论诸痛治法*

《经》云：诸痛痒疮，皆属于心。夫心主君火，自当从热而论，然此乃但言疮耳！若疡科之或痛或疽，则有阴有阳，不可但执热而论矣。又如《举痛论》中所言十四条，惟热留小肠一条，则主乎热，余皆主乎寒客。故诸痛之症，大凡因于寒者，十之七八，因于热者，不过十之二三而已。如欲辨其寒热，但审其痛处，或喜寒恶热，或喜热恶寒，斯可得其情矣。至于气血虚实之治，古人总以一"通"字立法，已属尽善。此"通"字，勿误认为攻下通利讲解，所谓通其气血，则不痛是也。然必辨其在气分与血分之殊。在气分者，但行其气，不必病轻药重，攻动其血；在血分者，则必兼乎气治，所谓气行则血随之是也。若症之实者，气滞血凝，通其气而散其血则愈；症之虚者，气馁不能充运，血衰不能滋荣，治当养气补血，而兼寓通于补。此乃概言其大纲耳！

若夫诸痛之症，头绪甚繁。内因七情之伤，必先脏腑而后达于肌躯；外因六气之感，必先肌躯而后入于脏腑。此必然之理也。在内者考《内景图》，在外者观《经络图》。其十二经游行之部位：手之三阴，从脏走手；手之三阳，从手走头；足之三阳，从头走足；足之三阴，从足走腹。凡调治立方，必加引经之药，或再佐以外治之法，如针灸砭刺，或敷贴熨洗，或按摩导引，则尤易奏功。此外更有跌打闪挫、阴疽内痈、积聚癥瘕、蛔蛲疝痹、痧胀中恶诸痛，须辨明证端，不可混治。

今观各门痛证诸案，良法尽多，难以概叙。若撮其大旨，则补泻寒温，惟用辛润宣通，不用酸寒敛涩以留邪，此已切中病情。然其独得之奇，尤在乎治络一法。盖久痛必入于络，络中气血，虚实寒热，稍有留邪，皆能致痛。此乃古人所未及详言，而先生独能剖析明辨者，以此垂训后人，真不愧为一代之明医矣。（华玉堂）

                ——清·叶桂著，徐灵胎评《临证指南医案·卷八·诸痛》

【提要】 本论是华玉堂为叶天士医案所作按语，主要阐述痛症的治法纲要。要点如下：第一，治痛之法，重在"通"。"通"法首分气血，在气则治气勿动血，在血则活血兼行气；次定虚实，实者开通，虚者寓通于补。第二，调治立方，必加引经之药，或再佐以外治之法，详明何脏何经之所由，有的放矢。因于他疾而致痛者，须辨明证端，不可混治。第三，久痛入络，络中气血流通，稍有留邪，皆能致痛。是为叶天士的创见。

吴鞠通 俗传虚不受补论

俗云：虚不受补。便束手无策，以为可告无愧。盖曰：非我之不会补，彼不受也。不知虚不受补之症有三：一者，湿热盘踞中焦；二者，肝木横穿土位；三者，前医误用呆腻，闭塞胃气，苦寒伤残胃阳等弊。湿热者，宣化其湿即受补矣；肝木横者，宣肝络，使不克土即受补；误伤胃气者，先和胃气，即受补矣。盖和胃有阴阳之别、寒热之分。胃阳受伤，和以橘、半之类；胃阴受伤，和以鲜果汁、甘凉药品之类。随症类推，惟胃气绝者不受补，则不可救矣。

——清·吴鞠通《医医病书·俗传虚不受补论》

【提要】 本论主要阐述虚不受补的原因和治法。要点如下："虚不受补"主要责之于湿热困阻中焦、肝木横犯脾胃、误治而使胃气壅滞，皆使脾胃生化无权，不能运化水谷，无以生气血，故为"虚不受补"。其治法有三：宣其湿，以通为补；条达肝气，使之无犯脾胃；和胃气，以顺其性。

石寿棠 问证求病论

病，藏于中者也。证，形于外者也。工于问者，非徒问其证，殆欲即其证见，以求其病因耳！法当先问其人之平昔有无宿疾，有无恚怒忧思，饮食喜淡喜浓、喜燥喜润，嗜茶嗜酒，大便为燥为溏，妇人问其有无胎产，月事先期后期，有无胀痛；再问其病初起何因，前见何证，后变何证，恶寒恶热孰重孰轻，有汗无汗，汗多汗少，汗起何处，汗止何处，口淡口苦，渴与不渴，思饮不思饮，饮多饮少，喜热喜凉（喜热饮不皆属寒，尝有郁遏不通者，亦喜热饮，以热则流通故也），思食不思食，能食不能食，食多食少，化速化迟，胸心胁腹有无胀痛，二便通涩，大便为燥为溏，小便为清为浊，色黄色淡（二便最为紧要，乃病之外见者也）。种种详诘，就其见证，审其病因，方得轩岐治病求本之旨。岂徒见痰治痰，见血治血而已哉！

——清·石寿棠《医原·卷中·问证求病论》

【提要】 本论主要阐述中医问诊审病求因的原则。要点如下：其一，从情志、饮食、二便、寒热、汗、胸腹，以及妇人月经情况等方面，论述问诊如何审病求因，强调妇人病更应详细询问有无胎产、月经周期正常与否、是否伴有经期疼痛等症状。其二，指出喜热饮不一定为寒证，也可见于郁遏不通之证，强调辨证施治，治病求本，根据辨证结论确定治疗原则，不可见痰治痰，见血治血。

2
内科各论

2.1 咳　　嗽

　　咳嗽是指肺失宣降，肺气上逆作声，咯吐痰液为主要表现的病证。分别言之，有声无痰为咳，有痰无声为嗽，一般多为痰声并见，难以截然分开，故以咳嗽并称。咳嗽的病因有外感、内伤两大类。外感咳嗽为六淫外邪侵袭肺系；内伤咳嗽为脏腑功能失调，内邪干肺。不论邪从外入，或自内而发，均可引起肺失宣肃，肺气上逆作咳。本病病位在肺，与脾肾等脏关系密切。外感咳嗽属于邪实，而内伤咳嗽多为虚实夹杂、本虚标实。咳嗽的治疗应以外感与内伤为纲。外感咳嗽，应祛邪利肺，按病邪性质分风寒、风热、风燥论治。内伤咳嗽，则要分清标本虚实。标实为主者，治以祛邪止咳；本虚为主者，治以扶正补虚。本病的治疗，除直接治肺外，还应从整体出发注意治脾、治肝、治肾等。外感咳嗽一般均忌敛涩留邪，当因势利导，肺气宣畅则咳嗽自止；内伤咳嗽应防宣散伤正，从调护正气着眼。

《素问》　论五脏六腑之咳※※

　　黄帝问曰：肺之令人咳，何也？岐伯对曰：五脏六腑皆令人咳，非独肺也。帝曰：愿闻其状。岐伯曰：皮毛者，肺之合也，皮毛先受邪气，邪气以从其合也。其寒饮食入胃，从肺脉上至于肺则肺寒，肺寒则外内合因而客之，则为肺咳。五脏各以其时受病，非其时，各传以与之。……

　　帝曰：何以异之？岐伯曰：肺咳之状，咳而喘息有音，甚则唾血。心咳之状，咳则心痛，喉中介介如梗状，甚则咽肿喉痹。肝咳之状，咳则两胁下痛，甚则不可以转，转则两胠下满。脾咳之状，咳则右胁下痛，阴阴引肩背，甚则不可以动，动则咳剧。肾咳之状，咳则肩背相引而痛，甚则咳涎。

　　帝曰：六腑之咳，奈何？安所受病？岐伯曰：五脏之久咳，乃移于六腑。脾咳不已，则胃受之。胃咳之状，咳而呕，呕甚则长虫出。肝咳不已，则胆受之。胆咳之状，咳呕胆汁。肺咳不已，则大肠受之。大肠咳状，咳而遗失。心咳不已，则小肠受之。小肠咳状，咳而失气，气与咳俱失。肾咳不已，则膀胱受之。膀胱咳状，咳而遗溺。久咳不已，则三焦受之。三焦咳状，咳而腹满，不欲食饮。此皆聚于胃，关于肺，使人多涕唾而面浮肿，气逆也。

帝曰：治之奈何？岐伯曰：治脏者治其俞，治腑者治其合，浮肿者治其经。帝曰：善。

——《素问·咳论》

【提要】　本论主要阐述五脏六腑咳的发生与传变。要点如下：其一，明确提出"五脏六腑皆令人咳，非独肺也"。又以脏腑为纲，对咳嗽的证候进行分类，提出五脏咳与六腑咳的证候特征。其二，论述了内外合邪引发肺咳的机理、脏咳到腑咳的表里传变，以及治疗脏咳、腑咳的原则，成为后世咳嗽辨证施治理论的基础。

◆ 巢元方　咳嗽综论※*

咳嗽者，肺感于寒，微者则成咳嗽也。肺主气，合于皮毛。邪之初伤，先客皮毛，故肺先受之。五脏与六腑为表里，皆禀气于肺。以四时更王，五脏六腑皆有咳嗽，各以其时感于寒而受病，故以咳嗽形证不同。

五脏之咳者，乘秋则肺先受之。肺咳之状，咳而喘息有音声，甚则唾血。乘夏则心先受之。心咳之状，咳则心痛，喉中介介如哽，甚则咽肿喉痹。乘春则肝先受之。肝咳之状，咳则两胁下痛，甚则不可以转侧，两胠下满。乘季夏则脾先受之。脾咳之状，咳则右胁下痛，阴阴引于肩背，甚则不可动，动则咳剧。乘冬则肾先受之。肾咳之状，咳则腰背相引而痛，甚则咳逆。此五脏之咳也。

五脏咳久不已，传与六腑。脾咳不已，则胃受之。胃咳之状，咳而呕，呕甚则长虫出。肝咳不已，则胆受之。胆咳之状，咳呕胆汁。肺咳不已，则大肠受之。大肠咳之状，咳而遗屎。心咳不已，则小肠受之。小肠咳之状，咳而失气，与咳俱出。肾咳不已，则膀胱受之。膀胱咳之状，咳而遗尿。久咳不已，则三焦受之。三焦咳之状，咳而腹满，不欲食饮。此皆聚于胃，关于肺，使人多涕唾而面浮肿，气逆也。

又有十种咳。一曰风咳，欲语因咳言不得竟是也。二曰寒咳，饮冷食，寒入注胃，从肺脉上气，内外合因之而咳是也。三曰支咳，心下坚满，咳则引痛，其脉反迟是也。四曰肝咳，咳而引胁下痛是也。五曰心咳，咳而唾血，引手少阴是也。六曰脾咳，咳而涎出，续续不止，引少腹是也。七曰肺咳，咳而引颈项，而唾涎沫是也。八曰肾咳，咳则耳聋无所闻，引腰、脐中是也。九曰胆咳，咳而引头痛、口苦是也。十曰厥阴咳，咳而引舌本是也。

诊其右手寸口名气口以前脉，手阳明经也。其脉浮则为阳，阳实者，病腹满，善喘咳。微大为肝痹，咳引小腹也。咳嗽脉浮，喘者生，小沉伏匿者死。

又云：脉浮直者生，沉硬者死。咳且呕，腹胀且泄，其脉弦急欲绝者死。咳，脱形发热，脉小坚急者死。咳且羸瘦，脉形坚大者死。咳而尿血羸瘦，脉大者死。

——隋·巢元方《诸病源候论·卷之十四·咳嗽病诸候·咳嗽候》

【提要】　本论主要阐述咳嗽的病因病机及证候。要点如下：其一，指出咳嗽与四时密切相关，"各以其时感于寒而受病，故以咳嗽形证不同"。其二，据《素问·咳论》之观点，阐释咳与五脏的关系、脏咳及腑的传变，及五脏六腑咳嗽的症状特点。其三，由感受病邪的不同与在脏在腑的不同，提出十种咳的分类，较《素问·咳论》又有新的发展。其四，列举咳嗽的脉诊及预后判断，具有临床参考价值。

窦　材　论肺寒咳嗽辨治※*

咳嗽多清涕者，肺感风寒也，华盖散主之。若外感风寒，内伤生冷，令人胸膈作痞，咳而呕吐，五膈散主之。咳嗽烦躁者，属肾，石膏丸主之。大凡咳嗽者，忌服凉药，犯之必变他证。忌房事，恐变虚劳。久咳而额上汗出，或四肢有时微冷，间发热困倦者，乃劳咳也。急灸关元三百壮，服金液丹、保命丹、姜附汤，须早治之，迟则难救。治咳嗽之法，若如先生因证制宜，焉有痨瘵不治之患？无如医者辄以芩、知、桑、杏为要药，致肺气冰伏，脾肾虚败，及至用补，又不过以四君、六味和平之剂、和平之药与之，所谓养杀而已。

——宋·窦材《扁鹊心书·卷下·咳嗽》

【提要】　本论主要阐述咳嗽的辨证施治。要点如下：其一，指出外感咳嗽、内外合邪咳嗽、肾虚咳嗽、劳咳的证候与治法。其二，从阳虚感寒立论，强调温补，特别提出治疗劳咳当急灸关元，及时服药调治。其三，强调"忌服凉药，犯之必变他证"，批评医者"以芩、知、桑、杏为要药，致肺气冰伏，脾肾虚败"。

陈无择　论咳嗽病因※*

又微寒微咳，厉风所吹，声嘶发咳，热在上焦，咳为肺痿，秋伤湿，冬咳嗽，皆外所因；喜则气散，怒则气激，忧则气聚，思则气结，悲则气紧，恐则气却，惊则气乱，皆能发咳，即内所因。其如饮食生冷，房劳作役，致嗽尤多，皆不内外因。其可一法而治之？治之，当推其三因，随脉证治疗，散之下之，温之吐之，以平为期。

——宋·陈无择《三因极一病证方论·卷之十二·咳嗽叙论》

【提要】　本论主要从"三因"角度阐述咳嗽的病因。要点如下：外感风、热、湿、寒，可以致咳；内伤七情，亦可引发咳嗽；不内外因方面，饮食生冷、房劳作役，致咳尤多。本论成为后世医家以外感、内伤为纲辨证治疗咳嗽的理论基础。

杨士瀛　咳嗽方论※

所以咳嗽者，痰塞胸脘，气逆不下，冲击而动肺耳。然亦何以致此哉？曰：感风伤冷，挟热受湿，瘀血停水，与夫肺实肺虚，皆能壅痰而发嗽也。夫肺为娇脏，外主一身之皮毛，内为五脏之华盖，形寒饮冷，最易得寒，燥气郁蒸，最易生热。惟其易为冷热，所以内外交侵，动则邪气窒塞矣。此非不平而鸣乎？感风者鼻塞声重，伤冷者凄清怯寒，挟热为焦烦，受湿为缠滞，瘀血则膈间腥闷，停水则心下怔忡，或实或虚，痰之黄白，唾之稀稠，从可知也。治嗽大法：肺脉浮，为风邪所客，以发散取之；肺脉实，为气壅内热，以清利行之；脉濡散为肺虚，以补肺安之。其间久嗽之人，曾经解利，以致肺胃俱寒，饮食不进，则用温中助胃，加和平治嗽等辈。至若酒色过度，虚劳少血，津液内耗，心火自炎，遂使燥热乘肺，咯唾脓血，上气涎潮，其嗽连续而不已。惟夫血不荣肌，故邪在皮毛，皆能入肺，而自背得之尤速，此则人参、芎、归所不可无。一种传注，病涉邪恶，五脏反克，毒害尤深，近世率用蛤蚧、天灵盖、桃柳枝、丹砂、雄黄、安息香、苏合香丸通神之剂，然则咳嗽证治，于此可以问津索途矣。

——宋·杨士瀛《仁斋直指方论·卷之八·咳嗽方论》

【提要】 本论主要阐述咳嗽的病因病机与治咳大法。要点如下：其一，指出"感风伤冷，挟热受湿，瘀血停水，与夫肺实肺虚，皆能壅痰而发嗽也"。其二，治嗽大法，或发散取之，或清利行之，或补肺安之。提出对久嗽之人当温中助胃。

刘完素 咳嗽论※

论曰：咳谓无痰而有声，肺气伤而不清也；嗽是无声而有痰，脾湿动而为痰也；咳嗽谓有痰而有声，盖因伤于肺气，动于脾气，咳而为嗽也。脾湿者，秋伤于湿，积于脾也。故《内经》曰：秋伤于湿，冬必咳嗽。大抵肃秋之气宜清，若反动之，气必上冲而为咳，甚则动于脾湿，发而为痰焉。是知脾无留湿，虽伤肺气而不为痰也。有痰寒少而热多。故咳嗽者，非专主于肺而为病，以肺主皮毛，而司于外，故风寒先能伤之也。《内经》曰：五脏六腑皆能令人咳，非独肺也。各以其时主之而受病焉，非其时各传而与之也。所病不等，寒暑燥湿风火六气，皆令人咳。唯湿病痰饮入胃，留之而不行，止入于肺，则为咳嗽。假令湿在于心经，谓之热痰；湿在肝经，谓之风痰；湿在肺经，谓之气痰；湿在肾经，谓之寒痰。所治不同，宜随证而治之。若咳而无痰者，以辛甘润其肺。故咳嗽者，治痰为先。治痰者，下气为上。是以南星、半夏胜其痰，而咳嗽自愈；枳壳、陈皮利其气，而痰自下。痰而能食者，大承气汤微下之，少利为度；痰而不能食者，厚朴汤治之。夏月嗽而发热者，谓之热痰嗽，小柴胡四两，加石膏一两、知母半两用之；冬月嗽而发寒热，谓之寒嗽，小青龙加杏仁服之。然此为大例，更当随证、随时加减之，量其虚实，此治法之大体也。

——金·刘完素《素问病机气宜保命集·卷下·咳嗽论》

【提要】 本论主要阐述咳嗽的病因病机及辨证施治。要点如下：其一，强调脾湿生痰的重要性。指出"因伤于肺气，动于脾气，咳而为嗽也""脾无留湿，虽伤肺气而不为痰也"。其二，认为咳嗽重在辨湿与痰。其辨湿与痰以脏腑为纲，指出湿在心经，为热痰；湿在肝经，为风痰；湿在肺经，为气痰；湿在肾经，为寒痰。其三，治疗上，以有痰、无痰为纲。咳而无痰，治以辛甘润肺；咳嗽有痰，治痰为先。具体治法，有燥湿、利气、下气、清热化痰及散寒涤痰等。

朱丹溪 论咳嗽辨治※*

咳嗽，有风寒、痰饮、火、劳嗽、肺胀。春作是春升之气，用清凉药，二陈加薄、荆之类；夏是火气炎上，最重，用芩、连；秋是湿热伤肺；冬是风寒外来，以药发散之后，用半夏逐痰，必不再来。风寒，行痰开腠理，用二陈汤加麻黄、桔梗、杏仁，逐痰饮降痰，随证加药。火主清金化痰降火。劳嗽，宜四物汤加竹沥、姜汁，补阴为主。干咳嗽难治，此系火郁之证，乃痰郁其火邪在中，用苦梗开之；下用补阴降火之剂，四物加炒柏、竹沥之类者有之。倒仓法好。肺虚嗽甚，此好色肾虚者有之，用参膏，以陈皮、生姜佐之。大概有痰加痰药。上半日多嗽者，此属胃中有火，用贝母、石膏降胃火；午后嗽多者，属阴虚，必用四物汤加炒柏、知母降火；

黄昏嗽者，是火气浮于肺，不宜用凉药，宜五味子、五倍子敛而降之；五更嗽多者，此胃中有食积，至此时，火气流入肺，以知母、地骨皮降肺火。肺胀而嗽，或左或右，不得眠，此痰挟瘀血，碍气而病，宜养血以流动乎气，降火疏肝以清痰，四物汤加桃仁、诃子、青皮、竹沥、姜汁之类。嗽而胁下痛，宜疏肝气，以青皮挟痰药，实者白芥子之类，再后以二陈汤加南星、香附、青黛、青皮、姜汁。血碍气作嗽者，桃仁去皮尖、大黄酒炒，姜汁丸服。治嗽多用生姜，以其辛散故也。痰因火动，逆上作嗽者，先治火，次治痰，以知母止嗽清肺，滋阴降火。夜嗽用降阴分药。止嗽多用粟壳，不必疑，但要先去病根，此乃收后药也，治痢亦同。劳嗽，即火郁嗽，用诃子能治肺气，因火伤极，遂成郁遏胀满，不得眠，一边取其味酸苦，有收敛降火之功，佐以海石、童便浸香附、瓜蒌、青黛、杏仁、半夏曲之类，姜、蜜调，嚼化，必以补阴为主。治嗽，灸天突穴、肺俞穴，大泻肺气。肺俞穴在三椎骨下两旁，各一寸五分。

——元·朱丹溪撰，明·程充校补《丹溪心法·卷二·咳嗽》

【提要】 本论主要阐述咳嗽的辨证施治。要点有三：其一，将咳嗽分为风寒、痰饮、痰火、劳嗽及肺胀咳嗽等，并阐明治疗思路和方药。其二，咳嗽的治疗宜因时制宜。如四时咳嗽，春宜清凉发散，夏当清热为主，秋多湿热，冬当散寒化痰。如一日之中，不同时间咳嗽，治宜不同：午前咳嗽，多属胃火，治当清降胃火；午后咳嗽，多属阴虚，治当滋阴降火；黄昏咳嗽，多为火浮于肺，宜酸敛降之；五更嗽，多因食积，致火气流肺，当降肺清火。其三，肺胀的病机，为"痰挟瘀血，碍气而病"。治疗上，"宜养血以流动乎气，降火疏肝以清痰"。

戴思恭 论咳嗽病因病机[※※]

古人云：脏腑皆有咳嗽。夫嗽属肺，何为脏腑亦皆有之？盖咳嗽为病，有自外而入者，有自内而发者。风寒暑湿，外也；七情饥饱，内也。风寒暑湿，先自皮毛而入，皮毛者，肺之合，故虽外邪欲传脏腑，亦必先从其合而为嗽，此自外而入者也；七情饥饱，内有所伤，则邪气上逆，肺为气出入之道，故五脏之邪，上蒸于肺而为嗽，此自内而发者也。然风寒暑湿有不为嗽者，盖所感者重，径伤脏腑，不留于皮毛；七情亦有不为嗽者，盖病尚浅，止在本脏，未即上攻。所以伤寒以有嗽为轻，而七情饥饱之嗽，久而复见。凡诸嗽，未审内外所感，并宜二陈汤加杏仁、五味、人参各半钱重。饮水一二口而暂止者，热嗽也；呷热汤而暂停者，冷嗽也。治热嗽，以小柴胡汤加五味；冷嗽，理中汤加五味。皆已试之验，此出《医余》。

——明·戴思恭《秘传证治要诀及类方·卷之六·诸嗽门·嗽证》

【提要】 本论主要阐述外感与内伤咳嗽的病因病机。要点如下：其一，外感而不嗽者，是因为感邪较重，直入脏腑；内伤而不嗽者，是因为感邪较轻，未及上攻肺脏。所以提出"伤寒以有嗽为轻，而七情饥饱之嗽，久而复见"。其二，治疗上，提出通治法，以二陈汤加味；还提出冷嗽、热嗽辨证施治的原则与方法。

戴思恭 咳嗽治以泻火益水以救金论[※※]

人之阳常有余，阴常不足，故金、水二脏必保养之，使水不竭、金不亏，则木有制不猖狂矣。《经》曰：诸逆冲上，皆属于火。《原病式》曰：五志色欲之动，皆属相火，水衰火无所畏，得以冲逆于肺，其水莫能救母之鬼贼，则肺之阴愈亏，必须泻火益水以救金可也。如姜、桂、半夏辛温燥热之剂，皆不宜用。然于泻火，虽不比外邪郁发而为风寒暑湿之至者，亦须分四脏所动之本气，各欲安之。且火不惟伤肺之阴，甚则亦害元阳，又必辨其所伤之阴阳孰轻孰重。此条只论虚者用参、术，其于益阴，如天、麦门冬之属无有也。至若治寒加细辛、干姜之属，亦无有也。是皆要者，尚且不备，况分经之剂乎？

——明·戴思恭《推求师意·卷之上·杂病门·咳嗽》

【提要】　本论主要阐述咳嗽治以"泻火益水以救金"之法的原理与法则。要点如下：其一，人体阴液常不足，故当保养肺肾，使肾水不竭，才能滋养肺金，涵养肝木，使相火得以内守。其二，提出泻火须明辨四脏相火所动之本原，分而治之。还指出相火不仅能伤及肺阴，过极亦可伤及元阳；治疗上应明辨其所伤阴阳孰轻孰重。其三，治疗咳嗽，"如姜、桂、半夏辛温燥热之剂，皆不宜用"。

汪　机　论咳嗽治疗大法※*

咳嗽之症大法，要分肺虚、肺实为主。虚则补正气，实则泻邪气。如肺虚久嗽者，宜用五味、款冬、紫菀、兜铃等以补之；如肺实乃火邪，宜黄芩、天花粉、桑白皮、杏仁等以泻之。诃子味酸，有收敛降火之功，五味善收肺中之火热，乃肺经有火热必用之药。杏仁散肺气，若肺中有实邪，及因风寒外束，郁热于中者，宜用之。桑白皮虽能泻肺气，然性不纯良，用之多者宜慎焉。兜铃去肺邪，补肺宜多用生姜佐之，以其辛能发散之故。瓜蒌苦寒且有膏，以其甘能补肺，膏能润肺，苦寒折热，治嗽之要药也。紫菀味苦辛甘，善泄肺热、补肺，以其苦辛散热，甘以补肺。如风寒外束，郁热于肺而嗽者，宜三拗汤加知母；脉大而浮有热，加黄芩、生姜。寒嗽者，古方以生姜切作薄片，焙干为末，以糯米糊丸如芥子大，每空心米饮送下三四十丸，良效。凡黑瘦之人素有热郁者，遇冬寒则发嗽，甚乃寒包热，宜细辛、半夏、生姜诸辛以散之。如风入肺久嗽者，用鹅管石、雄黄、郁金、款冬花为末，以生姜一片置舌上，以艾拌药末于姜上灸之，吸烟入喉。一本有南星、佛耳草。

——明·汪机《医学原理·卷之五·咳嗽门·治咳嗽大法》

【提要】　本论主要阐述咳嗽治疗大法及用药法则。要点如下：其一，提出咳嗽治疗大法，以分肺虚、肺实为主。"虚则补正气，实则泻邪气"。其二，提出肺虚久嗽者，宜用五味、款冬、紫菀、兜铃等以补之；如肺实乃是火邪，宜黄芩、天花粉、桑白皮、杏仁等以泻之。其三，论及诃子、杏仁、桑白皮、瓜蒌、细辛、半夏、生姜、鹅管石、雄黄、郁金、款冬花等药的用法。

徐春甫　论咳嗽辨治※*

治嗽须观时令

夏月嗽而热者，谓之热嗽，以小柴胡汤加石膏、知母之属是也。冬月嗽而恶寒，谓之寒嗽，以小青龙汤加杏仁、冬花、细辛、干姜之属是也。

凡嗽，春是春升之气。《杂著》云：宜润肺抑肝，二陈汤加杏仁、知母、五味子、川芎、白芍药、麦门冬、炒黄芩。

夏嗽，火炎于上，用二陈去半夏加五味、桔梗、桑白皮、地骨皮、麦门冬、黄芩、石膏、贝母之类。

秋嗽，湿热伤肺，用清热泻湿，二陈汤去半夏加杏仁、天门冬、防风、桔梗、苍、白术、桑白皮、栀子仁、黄芩之类。

冬嗽，风寒外束，用解散，二陈汤加麻黄、桂枝、桔梗、杏仁。发热头痛，加川芎、藁本、前胡、柴胡之类。

治嗽要分虚实新久

凡咳嗽之人，体气虚弱者，用泻气药多不效，间有效者必复作。若此者，并宜补益而嗽自愈。体气厚者，或系外感，俱宜发散邪气，破滞气而嗽自宁。新咳嗽者，亦是从实者之治也。久咳嗽者，从补法之治也。或用涩药击其惰归，九仙散之属是也。

治嗽有早晏之殊

早晨嗽多者，此胃中有食积，此时火气流入肺中。

上半日嗽多者，胃中有火，知母、石膏降之。

午后嗽多者，属阴虚，四物汤加黄柏、知母先降其火。

黄昏嗽多者，火气浮于肺，不宜用凉药，以五味子、五倍子降敛之。

夜嗽并阴分嗽者，多属阴虚。肾水不足者，六味地黄丸之类。

治嗽不可先用涩药

凡治咳嗽，当先各因其病根，伐去邪气，而后以乌梅、诃子、五味子、罂粟壳、款冬花之类，其性燥涩，有收敛劫夺之功，亦在所必用，可一服而愈，慎毋越其先后之权衡也。

——明·徐春甫《古今医统大全·卷之四十四·咳嗽门·治法》

【提要】　本论主要阐述咳嗽的辨证施治。要点如下：其一，提出从观时令、辨虚实、分新久来辨证治疗咳嗽，指导临床具体用药。其二，在时令辨证施治方面，不仅总结了春、夏、冬三季咳嗽的特点和论治，还补充了秋季咳嗽属湿热伤肺者，治当用清热泻湿之法。其三，指出虚咳、久咳者宜补，实咳、新咳者宜破滞。其四，提出治咳不可过早使用涩药的原则，以防止闭门留寇。

◀ 张介宾　论咳嗽辨治※* ▶

以余观之，则咳嗽之要，止惟二证。何为二证？一曰外感，一曰内伤，而尽之矣。夫外感之咳，必由皮毛而入。盖皮毛为肺之合，而凡外邪袭之，则必先入于肺，久而不愈，则必自肺而传于五脏也。内伤之嗽，必起于阴分。盖肺属燥金，为水之母，阴损于下，则阳孤于上，水涸金枯，肺苦于燥，肺燥则痒，痒则咳不能已也。总之，咳证虽多，无非肺病；而肺之为病，亦无非此二者而已；但于二者之中，当辨阴阳，当分虚实耳。盖外感之咳，阳邪也，阳邪自外而入，故治宜辛温，邪得温而自散也；内伤之咳，阴病也，阴气受伤于内，故治宜甘平养阴，阴气复而嗽自愈也。然外感之邪多有余，若实中有虚，则宜兼补以散之；内伤之病多不足，若虚中挟实，亦当兼清以润之。大都咳嗽之因，无出于此；于此求之，自得其本；得其本则治之无不应手，又何有巢氏之十咳证，陈氏之三因证，徒致乱人心目而不得其际也？留心者其熟味此意。

外感有嗽，内伤亦有嗽，此一实一虚，治当有辨也。盖外感之嗽，必因偶受风寒，故或为寒热，或为气急，或为鼻塞声重，头痛吐痰。邪轻者，脉亦和缓；邪甚者，脉或弦洪微数。但其素无积劳虚损等证，而陡病咳嗽者，即外感证也。若内伤之嗽，则其病来有渐，或因酒色，或因劳伤，必先有微嗽而日渐以甚。其证则或为夜热潮热，或为形容瘦减，或两颧常赤，或气短喉干。其脉，轻者亦必微数，重者必细数弦紧。盖外感之嗽其来暴，内伤之嗽其来徐；外感之嗽因于寒邪，内伤之嗽因于阴虚；外感之嗽可温可散，其治易，内伤之嗽宜补宜和，其治难。此固其辨也。然或其脉证素弱，而忽病外感者有之；或其形体素强，而病致内伤者亦有之。此中疑似，但于病因脉色中细加权察，自有声应可证。若或认之不真，而互谬其治，则吉凶攸系不浅也，最宜慎之。

——明·张介宾《景岳全书·卷十九明集·杂证谟·咳嗽》

【提要】　本论主要阐述咳嗽的辨证施治。要点如下：其一，对于外感、内伤之咳嗽，提出"当辨阴阳，当分虚实"。认为外感之咳嗽，属阳邪，阳邪自外而入，治宜辛温散邪，邪气散而咳嗽自止；内伤之咳嗽，属阴病，阴气伤于内，治宜甘平养阴，阴气复而咳嗽自愈。其二，论述了外感、内伤咳嗽治疗的常法，还指出常中之变：外感之邪多属实，若实中有虚，则宜兼补而散邪；内伤之病多属虚，若虚中挟实，亦当兼清邪而润之。其三，提出外感与内伤咳嗽的鉴别要点：外感之咳嗽发病急，内伤之咳嗽发病缓；外感之咳嗽多因于寒邪，易治，可用温散之法；内伤之咳嗽多因于阴虚，难治，治宜补宜和。

孙文胤　论咳嗽辨治※*

脾肺虽分二经，而咳嗽总为一病，病之所由成，皆火之所致也。虽然，火固能致病矣，而亦有得于外，或伤于风，或伤于寒热，如此之类，种种不同，亦皆归咎于火乎？殊不知始之者，风寒与热也，而成之者火也，内外夹攻，病斯成焉，而不可以一端求也。

咳嗽之名，非一言之所能尽悉，而数之有火痰嗽、湿痰嗽、郁痰嗽、顽痰嗽、清痰嗽、风寒痰嗽、酒食痰嗽、干咳嗽、时行嗽、瘀血嗽与大肺胀嗽之异焉。

诸嗽之形症，又何以别之？盖火痰嗽者，嗽必面赤，声多痰少，用力久而后出，脉数喘急是也。湿痰嗽者，喉中漉漉有声，嗽而易出者是也。郁痰嗽者，胸臆胀满，连嗽不出，喉中有喘声，夜不得眠，上饱下饿者是也。顽痰嗽者，胶住咽喉，咯不能出，必努力大嗽，而后出少许，如脂膏之状者是也。清痰嗽者，必待嗽而后出，其痰不稠黏者是也。风痰嗽者，肺气壅盛，必顿嗽而后出，其痰浮而有沫，状如津唾，而略稠黏者是也。寒痰嗽者，得于秋冬之交，或为冷雨所淋，或为冷风所侵，或露卧星月，或寒天入水所致。其嗽必哮喘，而或肩背觉寒，得热汤饮之则缓者是也。酒痰嗽者，醉后感冒风热，腹中有酒积，饮浊酒即发者是也。食积痰嗽者，每食后则嗽，胸膈不宽，其痰稠黏，觉有甜意，面上蟹爪络，一黄一白者是也。干咳嗽者，平素阴血不足，虚火有余，喉中常痒，痒即频嗽，有声而无痰是也。时行嗽，发寒热，鼻塞气急。瘀血嗽，喉间常有腥气。肺胀嗽，动则喘满气急，或左或右眠不得者，此痰与瘀血碍气而病也。

有嗽而两胁痛者，名曰肝咳。有嗽而腰软痛者，名曰肾咳。有嗽而中脘作痛者，名曰脾咳。

有嗽而鼻流清涕者，名曰肺咳。有嗽而口苦舌干者，名曰心咳。

有嗽而遗尿者，气虚也。又有嗽而五心烦热者，血虚也。凡治病者，当精详而审之。

——明·孙文胤《丹台玉案·卷之四·咳嗽门》

【提要】　本论主要阐述咳嗽的辨证施治。要点如下：其一，指出咳嗽有在肺、在脾之别，有咳与嗽之别，但疾病的成因"皆火之所致也"。初始外感风寒热邪，火热内盛，内外夹攻，成为咳嗽。其二，提出火痰嗽、湿痰嗽、郁痰嗽、顽痰嗽、清痰嗽、风寒痰嗽、酒食痰嗽、干咳嗽、时行嗽、瘀血嗽、肺胀嗽等证候与辨识要点。其三，对咳嗽的五脏之辨与气血之辨，亦有详尽的论述。

李中梓　论咳嗽辨治[*]

肺咳，麻黄汤。心咳，桔梗汤。肝咳，小柴胡汤。脾咳，升麻汤。肾咳，麻黄附子细辛汤。胃咳，乌梅丸。胆咳，黄芩加半夏生姜汤。大肠咳，赤石脂禹余粮汤；不止，用猪苓分水散。小肠咳，芍药甘草汤。膀胱咳，茯苓甘草汤。三焦咳，钱氏异功散。

夏月喘嗽，面赤脉洪，黄连解毒汤。……热嗽，咽喉干痛，鼻出热气，痰脓腥臭，金沸草散去麻黄、半夏，加薄荷、枇杷叶、五味、杏仁、桑白皮、贝母、茯苓、桔梗。乍寒亦嗽，乍热亦嗽，金沸草散、清风散并二方煎服。……饮冷致嗽，紫菀饮。嗽吐痰食俱出，二陈汤加木香、杏仁、细辛、枳壳。食积痰嗽，二陈汤加瓜蒌、莱菔子、山楂、枳壳、曲芽。……经年久嗽，服药不瘥，余无他证，与痨嗽异，一味百部膏。咳嗽烦冤，八味丸、安肾丸。暴嗽诸药不效，大菟丝子丸，不可以其暴嗽而疑遽补之非。咳而上气，喉中水鸡声，射干麻黄汤。醋呛而嗽，甘草二两，去皮，作二寸段，中半劈开，用猪胆汁五枚，浸三日，火炙为末，蜜丸，清茶吞二钱，临卧时服之。食成哮嗽，白面二钱，砂糖二钱，糖饼灰汁捻作饼子，炉内烁熟，划出，加轻粉四钱另炒，将饼切作四丫，掺轻粉在内，令患人吃尽，吐出病根即愈。

肺胀嗽而上气，鼻扇抬肩，脉浮大者，越婢加半夏汤主之。无外邪而内虚之肺胀，宜诃子、海藻、香附、瓜蒌仁、青黛、半夏、杏仁、姜汁为末，蜜调噙之。肺胀躁喘，脉浮，心下有水，小青龙汤加石膏。肺胀在左右不得眠，此痰夹瘀血，碍气而病。四物汤加桃仁、诃子、青皮、竹沥、韭汁。

——明·李中梓《医宗必读·卷之九·咳嗽》

【提要】　本论主要阐述咳嗽的辨证施治。要点如下：其一，从脏腑角度将咳嗽归纳为肺咳、心咳、肝咳、脾咳、肾咳、胃咳、胆咳、大肠咳、小肠咳、膀胱咳和三焦咳，并分论其处方。其二，从病因病机角度将咳嗽归纳为夏月喘嗽、寒热嗽、饮冷致嗽、食积痰嗽、热嗽、咳而上气、久咳、暴咳、醋呛而嗽、食成哮嗽等证候类型，并附以治疗方药。其三，指出肺胀嗽而上气的临床表现和治法。

汪绮石　论劳嗽辨治[*]

余于劳嗽症，尝列四候以为准。夫四候者，肺有伏逆之火，膈有胶固之痰，皆畏非时之感，胸多壅塞之气。然此四候，以肺火伏逆为主，余三候则相因而至。盖肺为五脏之天，司治节之令，秉肃清之化，外输精于皮毛，内通调乎四渎，故饮食水谷之精微由脾气蒸发以后，悉从肺为主，上荣七窍，下封骨髓，中和血脉，油然沛然，施于周身，而何痰涎之可成哉？惟肺为火薄，则治节无权，而精微不布于上下，留连膈膜之间，滞而为痰，痰老则胶固而不可解，气无以宣之也。又肺主皮毛，外行卫气，气薄而无以卫外，则六气所感，怯弱难御，动辄受损，则本病而复标邪乘之。或本火标风，则风助火势，而清火易滞其气，驱风必燥其营；本火标寒，则寒火结聚，而散寒则火煽，降火必寒收；本火标暑，则暑火同气；本火标湿，则湿火交煎。虚劳一遇此等标邪触发，或兼伤寒，或兼疟痢，必至轻者重而重者危。故于时已至而气未至、时未至而气先至、或至而太过、至而不及等，皆属虚风贼邪，所宜急防之也。胸者，心肺交加之部，火炎攻肺，而气不得以下输，则气多壅塞，尤不当以宽胸理气之剂开之。总之，肺气一伤，百病蜂起，风则喘，痰则嗽，火则咳，血则咯，以清虚之脏，纤芥不容，难护易伤故也。故于心肾不交之初，火虽乘金，水能救母，金未大伤者，预当防维清肃之令，以杜其渐，而况劳嗽已成，可不以保肺为治哉！

——明·汪绮石《理虚元鉴·卷上·劳嗽症论》

劳嗽初起之时，多兼表邪而发。盖肺部既亏，风邪乘虚而入，风寒入肺，化为火邪，邪火与内火交灼，则肺金愈伤，而咳嗽因之不止。庸医但知劳嗽为五内脏本病，而骤以芪、术益其气，归、地补其血，甚以白芍、五味、枣仁敛其邪，则邪气深滞腠理，胶固而难拔矣。余凡遇此症，先以柴胡、前胡清理表邪，及桔梗、贝母、兜铃之类清润而不泥滞者，以清理肺金；或六七剂后，方用清凉滋阴之品，以要其终。但柴胡可多用几剂，前胡止可用一二剂。若表邪一清，柴胡亦须急去也。

——明·汪绮石《理虚元鉴·卷上·劳嗽初起治法》

【提要】 本论主要阐述劳嗽的辨证施治。要点如下：其一，提出劳嗽四候，即"肺有伏逆之火，膈有胶固之痰，皆畏非时之感，胸多壅塞之气"，强调肺火伏逆为四候之主。其二，详细论述了肺的生理功能，指出劳嗽的病机为"本火"又复感六气，又分析了治疗之宜忌。其三，治疗上提出不可骤用芪、术、归、地补之，也不可过早收敛其邪，治当先以柴胡、前胡清表邪，再用清润之品理肺金，最后用清凉滋阴之品调养。并强调根据具体病情施治，若表邪已去，则柴胡当停。

喻 昌 论伤燥咳嗽病因病机※※

《内经》"秋伤于湿，冬生咳嗽"，此脱文也。讹传千古，今特正之。曰：夏伤于暑，长夏伤于湿，秋必痎疟。秋伤于燥，冬生咳嗽。六气配四时之理，灿然明矣。盖湿者水类也，燥者火类也，湿病必甚于春夏，燥病必甚于秋冬。痎疟明是暑湿合邪，然湿更多于暑，何反遗而不言？至于咳嗽，全是火燥见病，何反以为伤湿耶？所以春夏多湿病者，春分以后，地气上升，天气下降，二气交而湿蒸于中，土膏水源，础润水津，人身应之，湿病见焉。秋冬多燥病者，秋分以后，天气不降，地气不升，二气分而燥呈其象，草黄木落，山巉水枯，人身应之，燥病见焉。然则，咳嗽之为伤燥，岂不明哉？

六气主病，风、火、热、湿、燥、寒，皆能乘肺，皆足致咳。其湿咳，即分属于风、火、热、燥、寒五气中也。风乘肺咳，汗出头痛，痰涎不利。火乘肺咳，喘急壅逆，涕唾见血。热乘肺咳，喘急面赤潮热；甚者热盛于中，四末反寒，热移于下，便泄无度。燥乘肺咳，皮毛干槁，细疮湿痒，痰胶便秘。寒乘肺咳，恶寒无汗，鼻塞身疼，发热躁烦。至于湿痰内动为咳，又必因风、因火、因热、因燥、因寒，所挟各不相同，至其乘肺则一也。

——清·喻昌《医门法律·卷五·咳嗽门·咳嗽续论》

【提要】 本论主要阐述秋燥致咳的机理。要点如下：其一，提出"秋伤于燥，冬生咳嗽"。认为秋冬多燥病，"咳嗽全是火燥见病"，而非因于秋伤于湿。其二，阐明风、火、热、燥、寒五气乘肺致咳的特点，并提出湿咳即分属于风、火、热、燥、寒五气之中。其三，提出诸邪虽有别，但入肺则皆表现为咳嗽。

程国彭 论止嗽散治咳※*

大法，风寒初起，头痛鼻塞，发热恶寒而咳嗽者，用止嗽散，加荆芥、防风、苏叶、生姜以散邪。既散而咳不止，专用本方，调和肺气，或兼用人参胡桃汤以润之。若汗多食少，此脾虚也，用五味异功散加桔梗，补脾土以生肺金。若中寒入里而咳者，但温其中而咳自止。若暑气伤肺，口渴、烦心、溺赤者，其证最重，用止嗽散加黄连、黄芩、花粉以直折其火。若湿气生痰，痰涎稠黏者，用止嗽散加半夏、茯苓、桑白皮、生姜、大枣以祛其湿。若燥火焚金，干咳无痰者，用止嗽散加瓜蒌、贝母、知母、柏子仁以润燥。此外感之治法也。

然外感之邪，初病在肺；肺咳不已，则移于五脏；脏咳不已，则移于六腑。须按《内经》十二经见证而加减如法，则治无不痊。《经》云：咳而喘息有音，甚则唾血者，属肺脏。此即风寒咳血也，止嗽散加荆芥、紫苏、赤芍、丹参。咳而两胁痛，不能转侧，属肝脏，前方加柴胡、枳壳、赤芍。咳而喉中如梗状，甚则咽肿喉痹，属心脏，前方倍桔梗，加蒡子。咳而右胁痛，阴引肩背，甚则不可以动，动则咳剧，属脾脏，前方加葛根、秦艽、郁金。咳而腰背痛，甚则咳涎者，属肾脏，前方加附子。咳而呕苦水者，属胆腑，前方加黄芩、半夏、生姜。咳而失气者，属小肠腑，前方加芍药。咳而呕，呕甚则长虫出，属胃腑，前方去甘草，加乌梅、川椒、干姜，有热佐之以黄连。咳而遗屎，属大肠腑，前方加白术、赤石脂。咳而遗溺，属膀胱腑，前方加茯苓、半夏。久咳不止，三焦受之，其证腹满不食，令人多涕唾，面目浮肿，气逆，以止嗽散合五味异功散并用。投之对症，其效如神。

又以内伤论，前证若七情气结，郁火上冲者，用止嗽散加香附、贝母、柴胡、黑山栀。若肾经阴虚，水衰不能制火，内热，脉细数者，宜朝用地黄丸滋肾水，午用止嗽散去荆芥加知母、贝母以开火郁，仍佐以蒌蕤胡桃汤。若客邪混合肺经，变生虚热者，更佐以团鱼丸。若病势深沉，变为虚损，或尸虫入肺，喉痒而咳者，更佐以月华丸。若内伤饮食，口干痞闷，五更咳甚者，乃食积之火，至此时流入肺经，用止嗽散加连翘、山楂、麦芽、莱菔子。若脾气虚弱，饮食不思，此气弱也，用五味异功散加桔梗。此内伤之治法也。

——清·程国彭《医学心悟·卷三·咳嗽》

【提要】 本论主要阐述止嗽散在咳嗽治疗中的运用。要点如下：其一，外感咳嗽，或风寒初起，或暑气伤肺，或湿气生痰，或燥火焚金者，依据证候不同，分别治以止嗽散加减。其二，外感之邪，初病在肺，肺咳不已，则移于五脏，脏咳不已，则移于六腑，依据证候不同，分别治以止嗽散加减。其三，内伤咳嗽，属七情气结，郁火上冲，或肾经阴虚内热，水衰不能制火，或食积之火，流入肺经，依据证候不同，分别治以止嗽散加减。

黄元御　论咳嗽病因病机※*

咳嗽者，肺胃之病也。胃土右转，肺金顺下，雾气降洒，津液流通，是以无痰，呼吸安静，上下无阻，是以不嗽。胃土上逆，肺无降路，雾气堙塞，故痰涎淫生，呼吸壅碍，则咳嗽发作。其多作于秋冬者，风寒外闭，里气愈郁故也。

其燥热为嗽者，金燥而火炎也。手阳明以燥金主令，燥气旺则手太阴化气于庚金而不化气于湿土，一当胃逆胆升，刑以相火，则壅嗽生焉。然上虽燥热，而下则依旧湿寒也。盖肺胃顺降，则相火蛰藏而下温，肺胃逆升，则相火浮动而上热，上热则下寒，以其火升而不降也。缘足太阴之湿盛，则辛金从令而化湿，是生湿嗽；手阳明之燥盛，则戊土从令而化燥，是生燥咳。燥则上热，湿则下寒，究之湿为本而燥为标，寒为原而热为委。悟先圣咳嗽之义，自得之矣。

咳证缘土湿胃逆，肺金不降，气滞痰生，窍隧阻碍，呼吸不得顺布。稍感风寒，闭其皮毛，肺气愈郁，咳嗽必作。其肺家或有上热，而非脾肾湿寒，不成此病。岐伯之论，仲景之法，不可易也。

——清·黄元御《四圣心源·卷五·杂病解上·咳嗽根原》

【提要】　本论主要阐述咳嗽的病因病机。要点如下：其一，咳嗽为肺胃之病，"缘土湿胃逆，肺金不降，气滞痰生，窍隧阻碍，呼吸不得顺布。稍感风寒，闭其皮毛，肺气愈郁，咳嗽必作。其肺家或有上热，而非脾肾湿寒，不成此病"。其二，秋冬咳嗽，多为外感风寒，内有郁闭所致。燥热咳嗽，多因胃逆胆升，相火上炎肺金而成。肺燥咳嗽，其本为脾湿，标为肺燥。

邵新甫　论咳嗽治法※*

咳为气逆，嗽为有痰，内伤外感之因甚多，确不离乎肺脏为患也。若因于风者，辛平解之；因于寒者，辛温散之；因于暑者，为熏蒸之气，清肃必伤，当与微辛微凉，苦降淡渗，俾上焦蒙昧之邪，下移出腑而后已；若因于湿者，有兼风兼寒兼热之不同，大抵以理肺治胃为主；若因秋燥，则嘉言喻氏之议最精；若因于火者，即温热之邪，亦以甘寒为主，但温热犹有用苦辛之法，非比秋燥而绝不用之也。至于内因为病，不可不逐一分之。有刚亢之威，木扣而金鸣者，当清金制木，佐以柔肝入络；若土虚而不生金，真气无所禀摄者，有甘凉甘温二法，合乎阴土阳土以配刚柔为用也；又因水虚而痰泛，元海竭而诸气上冲者，则有金水双收，阴阳并补之治，或大剂滋填镇摄，葆固先天一气元精。至于饮邪窃发，亦能致嗽，另有专门，兼参可也。以上诸法，皆先生临证权衡之治，非具慧心手眼，能如是乎！（邵新甫）

——清·叶桂著，徐灵胎评《临证指南医案·卷二·咳嗽》

【提要】　本论为邵新甫为叶天士医案所作按语，主要阐述咳嗽的治法。要点如下：其一，指出外感风、寒、暑、湿、燥、火所致六类咳嗽的治法。特别对暑邪致咳的治疗阐发尤详。指出"因于暑者，为熏蒸之气，清肃必伤，当与微辛微凉，苦降淡渗，俾上焦蒙昧之邪，下移出腑而后已"，颇具独到之处。其二，论述脏腑之间相互影响所致咳嗽的治疗。如肝火犯肺，当治以清金制木之法，佐以柔肝入络；对于脾土虚弱，土不生金，有甘凉、甘温二法，分阴阳而治，达到培土生金的目的；肾阳亏虚，阳不化水，水虚而痰泛，则有金水双收，阴阳并补之治，或以大剂滋填镇摄，保固先天肾精元气。

尤在泾　咳嗽统论※

《经》言：五脏六腑，皆令人咳。盖有自外而入者，风寒暑湿燥火是也；有自内而发者，七情饥饱劳伤是也。风寒诸气，先自皮毛而入。皮毛者肺之合，皮毛受邪，内从其所合则咳者，自外而入者也。七情饥饱，内有所伤，则邪上逆，肺为气出入之道，故五脏之邪，上触于肺亦咳，此自内而发者也。然诸气所感，有不为嗽者，病邪特甚，径伤脏腑，不留于皮毛。七情所伤，亦有不为嗽者，病邪尚浅，止留本脏，未即上攻。所以伤寒以嗽为轻，而杂病以嗽为重也。

咳嗽一症，其因实多。辨证不明，妄投希效，亦安赖有医治哉？当按昔贤所述，如咳嗽有风寒、有火、有劳、有痰、有肺胀。风寒者，鼻塞声重，恶风寒是也，宜发散行痰。又有咳喘声哑，或咽痛遇冷则发者，此谓寒包热也，解表则热自除。肺中有痰者，遇冷亦发，宜解表豁痰。火郁者，咳多痰少，面赤焦烦是也。劳者，盗汗出，痰多唾红，作寒热是也。痰者，咳动便有痰，痰出咳止是也。肺胀者，动则喘满，气急声重是也。丹溪以上数条，合而观之，参之居养，合之气体，虽有不中，亦不远矣。

治嗽最要分别肺之虚实、痰之滑涩、邪之冷热，及他脏有无侵凌之气、六腑有无积滞之物。虚者人参、黄芪之属补之，使气充则脏自固；实者葶苈、杏仁之属泻之，使邪去则肺自宁。痰滑者，南星、半夏之属燥其湿；痰涩者，瓜蒌、杏仁之属润其燥。寒者，干姜、细辛温之；热者，黄芩、栀子清之。气侵者，五味、芍药收其气，使不受邪也。积滞者，枳实、瓜蒌逐其客，使无来犯也。

——清·尤在泾《金匮翼·卷七·咳嗽统论》

【提要】　本论主要阐述咳嗽的辨证施治。要点如下：其一，咳嗽有风寒、有火、有劳、有痰、有肺胀所致者。其二，治疗上，最要分别肺之虚实、痰之滑涩、邪之冷热，及他脏有无侵凌之气、六腑有无积滞之物等。

林珮琴　咳嗽论治※

肺为华盖，职司整肃，自气逆而为咳，痰动而为嗽，其症之寒热虚实，外因内因，宜审辨也。肺寒嗽，必痰稀面白，畏风多涕，当温肺固卫，款冬、紫菀之属，加入玉屏风散；肺热嗽，必痰稠面红，身热喘满，当降火清痰，黄芩、花粉、海石、瓜蒌、玉竹之属，加入清肺饮；肺虚嗽，必气逆汗出，颜白飧泄，当补脾敛肺，六君子汤加山药、五味子之属；肺实嗽，必顿咳抱首，面赤反食，当利膈化痰，泻白散加杏、蒌、姜、橘之属。外因者，六淫之邪，自表侵肺，治用辛散，则肺清而嗽止；内因者，五损之病，自下及上，治在甘润，则肺清而嗽安。治外因嗽，感风者辛平解之，桂枝、防风之属。感寒者辛温散之，紫苏、姜、杏之属。感暑者辛凉除之，香薷、薄荷、竹叶之属。感湿者苦降淡渗之，厚朴、通草、薏仁之属。感燥者甘凉清润之，玉竹、花粉、百合之属。感火者甘寒苦辛涤之，麦冬、石膏、桔梗、山栀、象贝之属；湿热痰火阻气，清降辛泄之，茯苓、沙参、杏仁、前胡、桑皮之属。治内因嗽，肝胆气升犯肺者，泄木降逆，钩藤、栀子、枳壳、丹皮、陈皮之属。土虚不生金者，胃用甘凉，参、麦、山药、扁豆之属，脾用甘温，四君、姜、枣之属。肾阴虚火炎金燥者，熟地、五味、人乳、燕窝、阿胶、胡桃之属，滋液填精。肾阳虚水泛为痰者，益智、沉香、沙苑子、肾气丸之属，纳气归肾。劳心动火者，归脾汤去木香，加麦冬、五味，熬膏蜜收服，润养心血。久嗽不已，人参蛤蚧散、嚖化丸、劫嗽丸。……

　　以四时论之，春季咳，木气升也，治宜兼降，前胡、杏仁、海浮石、瓜蒌仁之属。夏季咳，火气炎也，治宜兼凉，沙参、花粉、麦冬、知母、元参之属。秋季咳，燥气乘金也，治宜清润，玉竹、贝母、杏仁、阿胶、百合、枇杷膏之属。冬季咳，风寒侵肺也，治宜温散，苏叶、川芎、桂枝、麻黄之属。以一日计之，清晨嗽为气动宿痰，二陈汤加贝母、枳壳、桑白皮、枇杷叶、橘红。上午嗽属胃火，石膏、川斛之属。午后嗽属阴虚，四物、六味等汤。黄昏嗽属火浮于肺，当敛而降之，五味子、五倍子之属。夜半嗽为阳火升动，宜滋阴潜阳，六味丸加牡蛎、淡菜之属。

　　肺本娇脏，畏热畏寒，火刑金烁，故咳，无痰有声。水冷金寒，故嗽，无声有痰。当分新久虚实治之。感风暴嗽，鼻流清涕，桂枝汤加葱、豉。感寒暴嗽，肩背怯冷，华盖散。兼感风寒暴嗽，鼻塞声重，芎苏饮。咳逆倚息不得卧，小青龙汤。风温化燥呛咳，《金匮》麦门冬汤去半夏，加玉竹、沙参、杏仁、贝母。火热嗽，喉哑痰稠，加减凉膈散。感湿致嗽，面目浮肿，豆豉、杏仁、通草、滑石、半夏、茯苓、大贝之属。一咳痰即出，脾湿胜也，二陈汤加术、薏、防己；连咳痰不出，肺燥甚也，桔梗汤去桑皮、防己，加玉竹。客邪伤肺，久嗽不止，安嗽化痰汤。久嗽中气虚，营卫兼损，归芪建中汤。内伤嗽，脉虚气乏，补中益气汤去升、柴，加麦、味。脾虚食减久嗽，归芪异功散加白芍、南枣。胃虚呕逆作咳，大半夏汤加砂仁、茯苓、橘红、煨姜。肺胃虚寒，咳沫吐食，温肺汤。寒饮停胃，攻肺致咳，半夏温肺汤。上气呛咳胁痛，肝木乘肺也，七气汤加白芍、金橘。思虑劳神干嗽，心火刑金也，生脉散加茯神、贝母、熟地、枣仁、龙眼肉。肾虚肺燥喘咳，都气丸加麦冬。喘嗽痰多，怯冷，生料肾气丸煎服。肺虚喘嗽吐血，门冬清肺饮。咳痰见血，脉虚数，六味丸料煎加阿胶、秋石。

——清·林珮琴《类证治裁·卷之二·咳嗽论治》

　　【提要】　本论主要阐述咳嗽的辨证施治。要点如下：其一，辨肺之寒热虚实而治疗。肺寒当温肺固卫，肺热当降火清痰；肺虚当补脾敛肺，肺实嗽当利膈化痰。其二，四时及一日不同时段咳嗽的病因病机及证候有别，须因时制宜。其三，指出外感与内伤咳嗽的治疗原则。即"外因者，六淫之邪，自表侵肺，治用辛散，则肺清而嗽止；内因者，五损之病，自下及上，治在甘润，则肺清而嗽安"。

郑寿全　论咳嗽病因病机[※※]

　　按咳嗽一证，有从外而入者，有从内而出者。从外而入者，风寒暑燥火之邪干之也（六客各有节令不同，须知）。客邪自外而入，闭其太阳外出之气机，气机不畅，逆于胸膈，胸中乃肺地面，气欲出而不出，咳嗽斯作矣。定有发热、头疼、身痛一段。风邪干者，兼自汗恶风；寒邪干者，兼无汗恶寒；暑邪干者，兼口渴饮冷，人困无力；湿邪干者，兼四肢沉重，周身觉冷而酸疼，不甚发热；燥邪干者，兼吐痰胶黏，喜饮清凉；火邪干者，心烦脉洪，小便短赤饮冷。从内而出者，皆是阳虚阴盛之候。阴虚也有，十中仅见一二。因阳虚者，定见困倦懒言，四肢无力，人与脉息无神，唇舌青淡白色，而喜热饮，食少心烦，身无发热痛苦。即有烧热，多在午后，非若外感之终日发热无已时也。因心肺之阳不宣，不能化其本经之阴邪，逆于胸而作者，其人无外感可征。

——清·郑寿全《医法圆通·卷一·各症辨认阴阳用药法眼·肺病咳嗽》

【提要】　本论主要阐述咳嗽的病因病机。要点如下：其一，认为咳嗽可分为外感、内伤两大类。外感咳嗽主要为风、寒、暑、湿、燥、火六邪随节令而转；内伤咳嗽多为阳虚阴盛，而阴虚较少。其二，重点从阳虚立论，论述内伤咳嗽。指出心肺之阳不宣，不能化其本经之阴邪，故而逆于胸中而为咳嗽，其人并无外感表证。

2.2　哮　证

哮证是一种发作性的痰鸣气喘病证。发作时喉中有哮鸣声，呼吸气促困难，甚则喘息不能平卧。哮证的病因为痰伏于肺，每因外邪侵袭、饮食不当、情志刺激、体虚劳倦等诱因引动而触发，以致痰壅气道，肺气宣降功能失常。痰饮伏留成为本病发病的潜在"夙根"，其实质主要在于脏腑阴阳失调，对津液的运化失常，肺不能布散津液，脾不能输化水精，肾不能蒸化水液，而致凝聚成痰，痰伏于肺成为潜在的病理因素。治法当以"发时治标，平时治本"为基本原则。发作时攻邪治标，祛痰利气。寒痰宜温化宣肺；热痰当清化肃肺；寒热错杂者，当温清并施；表证明显者，兼以解表；属风痰为患者，又当祛风涤痰。反复日久，正虚邪实者，又当兼顾，不可单纯拘泥于祛邪。若发生喘脱危候，当急予扶正救脱。平时应扶正治本。阳气虚者应予温补，阴虚者则予滋养，分别采取补肺、健脾、益肾等法，以冀减轻、减少或控制其发作。

朱丹溪　论哮专主于痰[※*]

哮喘必用薄滋味，专主于痰，宜大吐。药中多用温，不用凉药，须常带表散，此寒包热也。亦有虚而不可吐者。一法用二陈汤加苍术、黄芩，作汤下小胃丹，看虚实用。

——元·朱丹溪撰，明·程充校补《丹溪心法·卷二·哮喘》

【提要】　本论主要阐述哮证"专主于痰"。要点如下：其一，哮证"专主于痰"，宜用吐法劫痰。药中宜"多用温，不用凉药，须常带表散"。其二，哮证属虚而不可吐者，用二陈汤加苍术、黄芩，作汤下小胃丹，依虚实而用。

朱丹溪　论哮证治法※*

哮专主乎痰，宜吐法，亦有虚而不可吐者。治哮必须薄滋味，专主乎痰，必用大吐，吐药中多用醋，不可全用凉药，必带表散，此寒包热也。半夏、枳壳（炒）、桔梗、片黄芩、炒紫苏、麻黄、杏仁、甘草，天寒加桂。一法小胃丹，以二陈汤去甘草，加苍术、黄芩作汤送下，看虚实用之。

治哮积方，用鸡子略损壳，勿损膜，浸尿缸中三四日，夜煮吃，效。盖鸡子能去风痰也。

治哮紫金丹，以精猪肉三十两，切骰子大，用信一两明者，研极细，拌在肉内，令极匀，分作六分，用纸筋黄泥包之，火烘令干，又用白炭火，于无人远处煅之，以青烟出为度，出火毒放地上一宿，研细，用汤浸蒸饼为丸，如绿豆大，食前茶清下，大人二十丸，小儿十丸，量虚实与之。

一人哮喘，南星、半夏、杏仁、瓜蒌仁、香附、橘红、青黛、莱菔子、皂角灰，上末之，曲丸，姜汤送下。

——元·朱丹溪著，明·高宾校正《丹溪治法心要·卷二·哮》

【提要】　本论主要阐述哮证的治法。要点如下：其一，提出"哮专主乎痰，宜吐法"，但虚者不可用吐法。其二，强调"治哮必须薄滋味，专主乎痰，必用大吐，吐药中多用醋"；对于寒包热证，不可全用凉药，必带表散。其三，提出"治哮积方"与"治哮紫金丹"二首方剂。

楼　英　论哮喘有二证※*

哮喘遇冷则发者，有二证：其一属中外皆寒。治法乃东垣参苏温肺汤，调中益气，加茱萸汤及此方紫金丹，劫寒痰者是也。其二属寒包热。治法乃仲景、丹溪用越婢加半夏汤等发表诸方之类，及预于八九月未寒之时，先用大承气汤下其热，至冬寒时无热可包，自不发者是也。

——明·楼英《医学纲目·卷之二十七·肺大肠部·喘》

【提要】　本论主要阐述哮证的辨证施治。要点如下：其一，哮证多遇冷而发，主要有内外皆寒与寒包热两种证候，并论及治法与方药。其二，对于寒包热的证候，先用大承气汤下其热，至冬寒时无热可包，自不发病。

李　梴　论哮证辨治※*

哮，即痰喘甚而常发者。

哮促喉中痰作声，吐法必须量体行；

体实者，用紫金丹二十丸，吐去其痰；虚者止服二三丸则不吐，临发时，用此劫之。丹溪方去豆豉更妙。一法用二陈汤加苍术、黄芩，下小胃丹。体虚者，吐、下俱忌，须带表散之。

挟水挟寒须带表，

水哮者，因幼时被水停蓄于肺为痰，宜金沸草散、小青龙汤倍防己，或古葶枣散、导水丸。有寒包热者，麻黄汤加桔梗、紫苏、半夏、黄芩。有风痰者，千缗汤，或用鸡子一枚，略敲壳损，勿令膜破，放尿缸中三日夜，取煮食之，效。凡哮须忌燥药，亦不宜纯凉，须常带表。

断根扶正金宜清。

欲断根者，必先淡滋味，然后服清肺金、扶正气之剂，如定喘汤、黄芩利膈丸是也。遇厚味发者，清金丸；久不得睡者，兜铃丸。单方：猫儿头骨烧灰，酒调服二三钱，一服即止。

——明·李梴《医学入门·外集·卷四·杂病分类·内伤类·痰类·哮》

【提要】 本论主要阐述哮证的辨证施治。要点如下：其一，指出"哮即痰喘甚而常发者"。其二，哮证施行吐法，适于体实之人。体虚者，吐、下俱忌，须带表散之。其三，哮证若挟水、挟寒，治疗当兼以解表。如水哮者，因幼时被水停蓄于肺为痰，宜金沸草散、小青龙汤倍防己。若属寒包热者，宜麻黄汤加桔梗、紫苏、半夏、黄芩。其四，哮证，欲断病根，必先淡滋味，后服清肺金、扶正气之剂。

孙一奎 论哮证治以定喘汤※*

丹溪曰：哮喘必用薄滋味，专主于痰，宜大吐，不用凉药，须常带表散，此寒包热也。亦有虚而不可吐者。

哮喘遇冷则发者有二：其一属中外皆寒者，治法乃东垣参苏温肺汤，调中益气，加吴茱萸汤及紫金丹，劫寒痰者是也。（紫金丹，即砒霜、猪肉煅为末，蒸饼丸者。）其二属寒包热，治法乃仲景趁未寒之时，先用大承气汤下其热，至冬寒时，无热可包，哮自不发是也。

定喘汤

白果（二十一枚，去壳切碎，炒黄） 麻黄 款冬花 桑皮（蜜炙） 法制半夏（如无，以甘草汤泡七次，去皮用。各三钱。） 甘草（一钱） 苏子（一钱） 杏仁（一钱半） 黄芩（炒，一钱半）

上用水三盅，煎二盅，分二服，不用姜，不拘时，徐徐服。

诗曰：诸病原来有药方，惟愁齁喘最难当。麻黄桑叶寻苏子，白果冬花更又良。甘草黄芩同半夏，水煎百沸不须姜。病人遇此仙丹药，服后方知定喘汤。金陵有一浦舍，用此方专治齁疾，无不取效，此其真方也。

——明·孙一奎《赤水玄珠·第七卷·哮门》

【提要】 本论主要阐述定喘汤在哮证治疗中的运用。要点如下：首先阐明朱丹溪治疗哮喘的经验，继而论述了定喘汤在治疗哮证时的运用。论及"诸病原来有药方，惟愁齁喘最难当"。齁喘，是哮证的俗称。以定喘汤为治疗哮证的专方。

孙一奎 论哮证辨治*

生生子曰：丹溪云：哮者专主于痰，亦用吐法。亦有虚而不可吐者，必使薄滋味，不可纯用寒凉，必兼散表。此深造病情者也。其间亦有自童幼时，被酸咸之味，或伤脾，或呛肺，以致痰积气道，积久生热，妨碍升降而成哮症，一遇风寒即发。缘肺合皮毛，风寒外束，弗得发越，内热壅郁，新痰复生，因新痰而致旧痰并作也。是以气高而哮，抬肩撷项，不得仰卧，面赤头疼，恶寒发热，治宜散表，表散热解，气道流通，庶亦暂可。有饮食厚味伤脾，不能运化而发者，脾伤则津液不得布散而生痰涎，壅塞经隧，肺气为之不利，则胸满腹痛，盗汗潮热，昼夜发哮，声如拽锯，治宜消食健脾，清痰利气，斯亦定矣。有房劳太过，肾水衰少，不能制火下降，火寡于畏而侮所胜，肺金受伤，金伤则生化之源绝矣。病则下午潮热，哮声如雷，头疼面赤，盗汗烦躁，昼轻夜重，脉数无力，治当补肾制火，清金润燥，庶或得安。有气逆而发者，《经》曰"怒则气上"，有升无降；又曰大怒则火起于肝，又曰上升之气自肝而出，中挟相火。肺虚不能平木，病则胸满胁痛，耳聋眼赤，气出如火，治宜抑肝利气。是疾也，气厚者当劫而吐之，拔其病根，根拔又当速补中气，中气充实，痰不再作矣。

——明·孙一奎《医旨绪余·上卷·哮》

【提要】 本论主要阐述哮证的辨证施治。要点如下：其一，哮证的形成，与肺、脾、肝、肾四脏功能失调关系密切。其二，对于外寒内热脾肺失调所致哮证，治宜散表，表散热解；对于饮食厚味伤脾者，治宜消食健脾，清痰利气；对于房劳太过、肾水衰少者，治当补肾制火，清金润燥；对于气逆而发者，治宜抑肝利气。

张三锡 论哮证防治[※*]

遇寒则发，如水鸡声，名哮病。有积痰在肺脏也，必吐去，忌寒凉，宜醋加吐药中。仍淡食年载，再灸肺俞、膏肓，方得除根。不尔，成终身痼疾。年高气弱人，不可吐，不可纯用凉药，必兼辛散。凡喘未发时，以扶正气为主，既发时以散邪为主。

哮喘遇冷则发，其法有二：一属中外皆寒，参麻温肺汤，调中益气，加吴茱萸汤、紫金丹。遇厚味即发，清金丹主之。一属寒包热，越婢加半夏汤、表散药，及预于八九月未寒之时，用大承气汤下其热，后至冬无热可包，自不发矣。余以为肺中有稠痰者，多未必热也。

——明·张三锡《医学六要·治法汇·三卷·喘门·哮喘》

【提要】 本论主要阐述哮证的防治。要点如下：其一，防治原则，未发作时以扶正气为主，既发时以散邪气为主。其二，防治方法上，有积痰在肺脏者，必吐去，忌寒凉，宜醋加吐药中。而后仍淡食年载，再灸肺俞、膏肓，方得除根。其三，对于哮喘遇冷则发者，其法有二：属中外皆寒者，治宜调中益气散寒；属寒包热者，治宜解表清里，并预于秋季未寒之时，以下法清泻里热。

龚廷贤 论治哮方剂[※*]

专主于痰，宜用吐法，亦有虚而不可吐者。治吼必使薄滋味，不可纯用凉药，必兼发散。哮吼者，肺窍中有痰气也。

五虎二陈汤 治哮吼喘急痰盛。

麻黄 杏仁（各一钱） 石膏（二钱） 陈皮（一钱） 半夏（一钱，姜汁炒） 茯苓（去皮，二钱） 人参（八分） 细茶（一撮） 沉香 木香（各五分，另水磨入）

上锉一剂，生姜三片、葱白三根，水煎服。

定喘汤 治哮吼喘急。

麻黄（三钱）　　杏仁（去皮尖，一钱半）　　片芩（去朽）　　半夏（姜制）　　桑白皮（蜜炙）
苏子（水洗，去土）　　款冬花蕊（各二钱）　　甘草（一钱）　　白果（二十一个，去壳，切碎炒黄）
　　上锉一剂，水煎服。

　　紫金丹　　凡遇天气欲作雨便发齁喘，甚至坐卧不得，饮食不进。此乃肺窍中积有冷痰，乘天阴寒气从背、口、鼻而入，则肺胀作声。此病有苦至终身者，亦有子母相传者。每发即服，不过七八次，觉痰腥臭，吐出白色，是绝其根也。

　　白砒（一钱，生用）　　枯矾（三钱，另研）　　淡豆豉（出江西者一两，水润其皮，蒸研如泥，旋加二味末和匀）

　　上捻作丸，如绿豆大，但觉举发，用冷茶送下七丸。甚者九丸，以不喘为愈，再不必多增丸数，慎之慎之！小儿服一二丸殊效。

　　竹沥化痰丸　　治哮吼十数年不愈，宜久久服之奏效。

　　三白丸　　治诸般咳嗽吼气。

　　白大半夏（一两，生用）　　白砒（三钱）　　白矾（三钱）　　雄黄（通明，三钱）　　巴豆仁（去油，三钱）

　　上将白矾熔化，入砒末在矾内，焙干取出捣烂，再炒成砂，同前药为细末，面糊为丸，如粟米大。大人服十丸，小儿三五丸，咳嗽茶下；吼气桑白皮汤送下。

　　治吼积方　　用鸡子一个，略敲碎损，膜不损，浸尿缸内三四日，夜取出煮熟，食之神效。盖鸡子能去风痰。

　　青金丸　　治哮喘，用厚味发者用之。

　　萝卜子淘净蒸熟晒干为末，姜汁浸，蒸饼为细丸。每服二十粒，津送下。

——明·龚廷贤《万病回春·卷之二·哮吼》

　　【提要】　　本论主要阐述治哮方剂。要点如下：指出"哮吼者，肺窍中有痰气也"。五虎二陈汤，治哮吼喘急痰盛。定喘汤治哮吼喘急。紫金丹，去肺窍中所积冷痰。竹沥化痰丸，治哮吼十数年不愈，宜久久服之奏效。三白丸治诸般咳嗽吼气。治吼积方能去风痰。青金丸治哮喘，因食用厚味而发病者可用之。

王肯堂　哮证综论[**]

　　与喘相类，但不似喘开口出气之多，如《圣济总录》有名"呷嗽"者是也。以胸中多痰，结于喉间，与气相系，随其呼吸，呀呷于喉中作声。呷者口开，呀者口闭，乃开口闭口尽有其声。盖喉咙者，呼吸之气出入之门也。会厌者，声音之户也。悬雍者，声之关也。呼吸本无声，胸中之痰随气上升，沾结于喉咙及于会厌、悬雍，故气出入不得快利，与痰引逆相击而作声也。是痰得之食味咸酸太过，因积成热，由来远矣，故胶如漆粘于肺系。特哮出喉间之痰去，则声稍息。若味不节，其胸中未尽之痰，复与新味相结，哮必更作，此其候矣。丹溪云：哮主于痰，宜吐法。治哮必用薄滋味，不可纯作凉药，必带表散。治哮方，用鸡子略击破壳，不可损膜，浸尿缸内三四日夜，煮吃效。盖鸡子能去风痰。又方，用猫屎烧灰，沙糖汤调下立效。哮喘遇冷则发者有二证：其一属中外皆寒，治法乃东垣参苏温肺汤，调中益气，加茱萸汤及紫金丹，劫寒痰者是也。其二属寒包热，治法乃仲景、丹溪用越婢加半夏汤等发表诸剂，及预于八九月未寒之时，先用大承气汤下其热，至冬寒时无热可包，自不发者是也。遇厚味即发者，清金丹主之。

——明·王肯堂《证治准绳·杂病·第二册·诸气门·喘·哮》

【提要】　本论主要阐述哮证的病因病机及辨证施治。要点如下：其一，哮证，是因胸中之痰随气上升，沾结于喉咙及会厌、悬雍，影响到气的出入，痰与气引相撞击而作声的病证。其二，饮食不节、恣食厚味，是哮证复发、反复不愈的重要诱因。即所谓"胸中未尽之痰，复与新味相结，哮必更作"。其三，哮喘遇冷则发者有二证：证属中外皆寒者，治以参苏温肺汤，调中益气，加茱萸汤及紫金丹劫寒痰。证属寒包热者，治以越婢加半夏汤等发表诸剂，或于秋季未寒之时，先用大承气汤下其热，至冬寒时无热可包，自不发病。遇厚味即发者，治以清金丹。

张介宾　论哮证治法※*

喘有夙根，遇寒即发，或遇劳即发者，亦名哮喘。未发时以扶正气为主，既发时以攻邪气为主。扶正气者，须辨阴阳，阴虚者补其阴，阳虚者补其阳。攻邪气者，须分微甚，或散其风，或温其寒，或清其痰火。然发久者气无不虚，故于消散中宜酌加温补，或于温补中宜量加消散。此等证候，当倦倦以元气为念，必使元气渐充，庶可望其渐愈；若攻之太过，未有不致日甚而危者。

——明·张介宾《景岳全书·卷十九明集·杂证谟·喘促·实喘证治》

【提要】　本论主要阐述哮证的治法。要点如下：其一，哮证之发必内有夙根，多因复感寒邪或遇劳而发。其二，治疗上，"未发时以扶正气为主，既发时以攻邪气为主"。或基于临床辨证，"于消散中宜酌加温补，或于温补中宜量加消散"。总之，务必以固护元气为本，能使元气渐充，其病可望渐愈；攻之太过，必致不救。

秦昌遇　哮病论

秦子曰：哮与喘似同而实异。短息，喉中如水鸡声者，乃谓之哮；但张口气急，不能转息者，谓之喘。《正传》云，哮以声响名，喘以气息言。哮病内伤痰饮，外感风寒，合而成病者，故止立一条。

哮病之症：短息倚肩，不能仰卧，伛偻伏坐，每发六七日，轻则三四日，或一月，或半月，起居失慎，则旧病复发，此哮病之症也。

哮病之因：痰饮留伏，结成窠臼，潜伏于内，偶有七情之犯，饮食之伤，或外有时令之风寒，束其肌表，则哮喘之症作矣。

哮病之脉：多见沉弦。沉数痰火，沉涩湿痰，沉迟寒饮，沉结顽痰。

哮病之治：身发热者，外有感冒，先解表，前胡苏子饮、防风泻白散，佐以化痰之药。身无热，无外邪者，消痰理气为主，二陈汤、三子养亲汤、小半夏汤。伏痰留饮，结成窠臼，控涎丹、滚痰丸，量情选用，然必气壮人乃可。

哮症乃肺胃二经，痰火盘结，以其发作，则喉中有声，故知其病在肺。发作则不能饮食，故知其胃亦病。痰火伏结肺胃，外邪一束肌表，其病即发。发时如有表邪，用荆防泻白散，先散外邪。若痰涩壅盛，加枳、桔、半夏。病去之后，宜节斋化痰丸，加枳壳，半夏，兼治肺胃。夫化痰丸，化肺痰，今兼二陈，则化胃痰。若大便硬者，加玄明粉，合指迷丸，兼化大肠之痰，则去痰火之根矣。

——明·秦昌遇《症因脉治·卷二·哮病论》

【提要】　本论主要以症、因、脉、治为纲目，阐述哮证的辨证施治。要点如下：其一，指出"喉中如水鸡声者，乃谓之哮；但张口气急，不能转息者，谓之喘"。其二，哮证主要因宿痰、饮食、七情、外感风寒所致。其三，哮证之脉象，多见沉弦，沉数痰火，沉涩湿痰，沉迟寒饮，沉结顽痰。其四，治疗上，因哮证多因痰火伏结肺胃，外邪束表即发，故治疗上注重去除胃痰胃火，以除酿病之根源。

李用粹　哮证综论*

大意
哮，即痰喘之久而常发者。因内有壅塞之气，外有非时之感，膈有胶固之痰，三者相合，闭拒气道，抟击有声，发为哮病。(《汇补》)

内因
皮毛者，肺之合也。(《内经》)肺经素有火邪，毛窍常疏，故风邪易入，谓之寒包热。(《玉册》)由痰火郁于内，风寒束于外，或因坐卧寒湿，或因酸咸过度，或因积火熏蒸，病根深入，难以卒除。(介宾)

外候
哮与喘相类，但不似喘开口出气之多，而有呀呷之音。呷者口开，呀者口闭。开口闭口，尽有痰声。呷呀二音，合成哮字。以痰结喉间，与气相击故也。(《必读》)

哮喘分辨
哮以声响言，喘以气息言。又喘促而喉中如水鸡声者，谓之哮。气促而连续不能以息者，谓之喘。(《正传》)

治法
或温散肺寒，或疏利膈热，或发汗祛邪，或探吐痰涎。(《汇补》)避风寒，节厚味，禁用凉剂。恐风邪难解，禁用热剂。恐痰火易升，理气疏风。勿忘根本，为善也。(《类经》)

治分虚实
实邪为哮，固宜祛散。然亦有体弱质薄之人，及曾经发散，屡用攻劫，转致脉虚形减者，治当调补之中，兼以清肺利气。(《汇补》)

治分肺脾
哮虽肺病，而肺金以脾土为母，故肺中之浊痰，亦以脾中之湿热为母。俾脾气混浊，则上输浊液，尽变稠痰，肺家安能清净。所以清脾之法，尤要于清肺也。(《汇补》)

用药
主以二陈汤，加前胡、紫苏、枳壳、桔梗、杏仁、桑皮。温散用细辛，清火用石膏，发散加麻黄，探吐用瓜蒂，发汗用华盖散。

哮症发于初冬者，有二症：一属中外皆寒，乃东垣参苏温肺汤，劫寒痰之捷法也。一属寒包热，乃仲景越婢半夏汤，发散之法是也。此症古人有先于八九月未寒之时，用大承气汤下其蓄热，至冬寒之时，无热可包，而哮不作者。然第可施于北方壮实之人，如体虚屡劫，变为脉虚不足者，六君子汤加桑皮、桔梗。

——清·李用粹《证治汇补·卷之五·胸膈门·哮病》

【提要】 本论主要阐述哮证的病因病机及辨证施治。要点如下：其一，指出"内有壅塞之气，外有非时之感，膈有胶固之痰；三者相合，闭拒气道，抟击有声，发为哮病"。其二，治疗上，实邪致哮，固宜祛散，正气虚者，当于调补之中，兼以清肺利气。此外，因"肺中之浊痰亦以脾中之湿热为母"，故清脾之法重于清肺。

张 璐 论哮证辨治※*

哮证多属寒包热邪，所以遇寒即发。喉中水鸡声，有积痰在肺络中，必用吐法以提散之，不可纯用寒凉，常须兼带辛散，小青龙汤探吐最妙，年高气弱人忌吐。凡喘未发时，以扶正气为主。既发时，以散邪为主。哮喘遇冷则发，其法有二：一属中外皆寒，温肺汤、钟乳丸、冷哮丸选用，并以三建膏护肺俞穴最妙；一属寒包热，越婢加半夏汤、麻黄定喘汤，表散其邪，平时用芦吸散亦妙。古人治寒包热邪，预于八九月未寒之时，用滚痰丸下其热痰，后至冬无热可包，则不发矣。丹方治冷哮痰喘，用胡椒四十九粒，入活虾蟆腹中，盐泥煅存性。卧时，分三次醇酒服之，羸者凉分五七服，用之辄效。若有伏热者误用，喘逆倍剧，不可不辨。冷哮灸肺俞、膏肓、天突，有应有不应。夏月三伏中，用白芥子涂法，往往获效。方用白芥子净末一两，延胡索一两，甘遂、细辛各半两，共为细末，入麝香半钱，杵匀，姜汁调涂肺俞、膏肓、百劳等穴，涂后麻瞀疼痛，切勿便去，候三炷香足，方可去之。十日后涂一次，如此三次，病根去矣。遇厚味则发者，用莱菔子炒研一两，猪牙皂荚烧存性三钱，共为细末，姜汁调蒸饼为丸，绿豆大，每服五十丸，沸汤或枳实汤下，名清金丹，消其食积，则肺胃自清，仍当薄滋味以清肺胃之气。伤咸冷饮食而喘者，用白面二钱，砂糖二钱，饴糖饼化汁，捻作饼子，炉内炸熟，划出，加轻粉四钱，令患人食尽，吐出病根即愈。年幼体虚者，分三四次服之。盖咸哮肺胃受伤，白面、砂糖、胶饴甘温恋膈，使之留连病所，引领轻粉搜涤淤积之痰上涌，三涌三补，屡建奇功。补用五味异功稍加细辛服之。醋呛而嗽，甘草二两，中半劈开，用猪胆汁五枚，浸五日，火炙为末，蜜丸，茶清吞二钱，临卧服之。凡哮证见胸凸背驼者，此肺络败，为痼疾，不治。

——清·张璐《张氏医通·卷四·诸气门下·喘》

【提要】 本论主要阐述哮证的治法及方剂。要点如下：其一，哮证虽分寒包热证、内外皆寒证两类，但多数为寒包热证。其二，治疗上，不仅根据哮喘的临床特点附以治疗方药，还列举了诸如白芥子的贴涂法、清金丹的制法、取穴艾灸，以及伤于咸冷而喘的吐法等多种治疗手段。其三，提出哮证的预后，"见胸凸背驼者，此肺络败，为痼疾，不治"。

何梦瑶 哮证综论※*

哮者，喉间痰气作响，以胸中多痰，黏结喉间，与呼吸之气相触成声。得之食味酸咸太过

（幼时多食盐醋，往往成此疾，俗谓之盐哮），渗透气管，痰入结聚，一遇风寒，气郁痰壅即发。其发每在冬初，必须淡饮食，行气化痰。禁凉剂，恐风寒难解；禁热药，恐痰火愈炽。苏子、桑皮、枳壳、青皮、半夏、前胡、杏仁、山栀必用。八九月内用承气预下其热，使冬时无热可包，是妙法。哮久用青皮一个，劈开，入巴豆一粒，扎定，瓦上炙黄，每服三五分，姜酒下。愈后用半夏八两，石膏四两，苏子二两，丸服。又方，鸡子略击破壳，不可损膜，浸尿缸内三四日夜，煮吃效，能去风痰也。或猫屎烧灰，砂糖汤调下。皂荚去皮、弦、子，蜜炙二钱，明矾一钱，杏仁一钱，紫菀、桑皮、炙草、石菖蒲、半夏各二钱，白丑头末一钱，胆星一钱五分，百部熬膏丸，绿豆大，每服七十丸。遇厚味即发者，清金丹。

——清·何梦瑶《医碥·卷之二·杂症·喘哮》

【提要】　本论主要阐述哮证的病因病机及辨证施治。要点如下：其一，哮，是指喉间痰气作响，因胸中多痰，黏结喉间，与呼吸之气相触成声所致。其二，哮证，因"食味酸咸太过，渗透气管，痰入结聚，一遇风寒，气郁痰壅即发"。哮证之发作，每在初冬之时。其三，治疗上，必须淡饮食，行气化痰。禁凉剂，恐风寒难解；禁热药，恐痰火愈炽。即治法用药宜平和，不可过寒过热。

华玉堂　论哮证治法※*

哮与喘，微有不同。其症之轻重缓急，亦微各有异。盖哮症多有兼喘，而喘有不兼哮者。要知喘症之因，若由外邪壅遏而致者，邪散则喘亦止，后不复发，此喘症之实者也。若因根本有亏，肾虚气逆，浊阴上冲而喘者，此不过一二日之间，势必危笃，用药亦难奏功，此喘症之属虚者也。若夫哮症，亦由初感外邪，失于表散，邪伏于里，留于肺俞，故频发频止，淹缠岁月。更有痰哮、咸哮、醋哮、过食生冷及幼稚天哮诸症，案虽未备，阅先生之治法，大概以温通肺脏，下摄肾真为主。久发中虚，又必补益中气。其辛散苦寒、豁痰破气之剂，在所不用。此可谓治病必求其本者矣。此症若得明理针灸之医，按穴灸治，尤易除根。噫！然则难遇其人耳。（华玉堂）

——清·叶桂著，徐灵胎评《临证指南医案·卷四·哮》

【提要】　本论为华玉堂为叶天士医案所作按语，主要阐述哮证的辨证施治。要点如下：其一，提出"哮症多有兼喘，而喘有不兼哮者"，成为诊察哮喘的经典论断。其二，哮证，可分为痰哮、咸哮、醋哮、食冷哮及天哮等证候类型。其三，治疗上，当以温通肺脏，摄纳肾气为主。病久中虚，又必须补益中气，不宜辛散苦寒、豁痰破气之剂。

沈金鳌　论哮证辨治※*

哮，肺病也。当先辨哮与喘与短气三症之相似而不同。李氏士材曰：喘者，促促气急，嗡嗡痰声，张口抬肩，摇身撷肚。哮者，与喘相类，但不似喘开口出气之多，而有呀呷之音。呷者口开，呀者口闭，开口闭口，俱有声音。呀呷二音，合成哮字，以痰结喉间，与气相击，故呷呀作声。短气者呼吸虽急，而不能接续，似喘而无痰声，亦不抬肩，但肺壅而不能下。按士材分别三症，至为精细，临症时所当详察。哮之一症，古人专主痰，后人谓寒包热，治须表散，宜陈皮汤，冬加桂枝。窃思之，大都感于幼稚之时，客犯盐醋，渗透气脘，一遇风寒，便窒塞道路，气息急促，故多发于冬初。必须淡饮食，行气化痰为主，宜千金汤能治一切哮。禁凉剂，恐风邪难解也；禁热剂，恐痰火易升也。苏子、枳壳、青皮、桑皮、桔梗、半夏、前胡、杏仁、山栀皆治哮必用之药。士材谓先于八九月未寒时，用大承气下其热，至冬寒无热可包，此法大妙。而又有食哮，宜清金丹。有水哮，宜水哮方。有风痰哮，宜千缗导痰汤。有年久哮，宜皂荚丸、青皮散。若服青皮散愈后，宜用半夏八两，石膏四两，苏子二两，丸服。皆当随症治之，无不可以断其根也，宜定喘汤。

——清·沈金鳌《杂病源流犀烛·卷一·脏腑门·咳嗽哮喘源流》

【提要】 本论主要阐述哮证的辨证施治。要点如下：其一，哮证与年幼时过多食用盐醋而复遇风寒有关。在预防上也遵循前人清淡饮食、行气化痰之法。其二，将哮证分为食哮、水哮、风痰哮及年久哮等，论述其治法与方药。其三，论述了哮、喘与短气的区别。

罗国纲 论喘促哮辨治[※]

三证相似，而实不同，须清析方可调治。喘者，气急声高，张口抬肩，摇身撷肚，惟呼出一息为快，此肺经邪气实也。盖肺主皮毛而居上焦，故风寒犯之，则气道壅滞而为喘。治宜散之、破之。促者，即《经》之所谓"短气"者也，呼吸虽急，而不能接续，似喘而无声，亦不抬肩，劳动则甚，此肾经元气虚也。盖肾为气之根，主精髓而在下焦；若真阴亏损，则精不化气，下不上交而为促。治宜补之、温之。哮者，其病似喘，但不如喘出气之多，而有呀呷之音。呷者口开，呀者口闭，俱有声音，甚则隔壁亦闻，以痰结喉间，与气相击，故出入有声。此由痰火郁于内，风寒束于外。斯时用凉剂，恐外寒难解；用热剂，恐痰火易升。唯有散寒开痰，理气疏风，尤以保扶元气为主，勿忘本根为善治也。

凡哮证必有夙根，遇寒即发。未发时，以扶正气为主；既发时，以攻邪气为急。扶正气者，须辨阴阳。阴虚者补其阴，如六味、八味之类；阳虚者补其阳，如六君、补中之类。或早夜补阴，中时补阳，须多服为妙。攻邪者，宜分微甚，或散其风，或温其寒，或清其痰火，治法载上，当拣而用之。然数发者，气无不虚，宜于消散中酌加温补，不得攻之太过，必使元气渐充，庶得全愈。

——清·罗国纲《罗氏会约医镜·卷之九·杂证·论喘促哮三证》

【提要】 本论主要阐述喘、促、哮的辨证施治。要点如下：其一，喘者，气急声高，张口抬肩，摇身撷肚，以呼出一息为快，此属外感风寒等实邪壅塞气道而致。治宜散寒破气。其二，将"短气"称为"促"，其特点是呼吸虽急，而不能接续，似喘而无声，亦不抬肩，劳动则甚，此属肾经元气虚。治宜温补。其三，哮者，其病似喘，但不如喘出气之多，而有呀呷之音。唯有散寒开痰，理气疏风，尤以保扶元气为主。凡哮证必有夙根，遇寒即发。未发时，以扶正气为主；既发时，以攻邪气为急。

林珮琴 哮症论治[※]

哮者，气为痰阻，呼吸有声，喉若拽锯，甚则喘咳不能卧息。症由痰热内郁，风寒外束，初失表散，邪留肺络，宿根积久，随感辄发，或贪凉露卧，专嗜甜咸，胶痰与阳气并于膈中，不得泄越，热壅气逆，故声粗为哮。须避风寒，节厚味，审其新久虚实而治之。大率新病多实，久病多虚；喉如鼾声者虚，如水鸡者实；遇风寒而发者为冷哮，为实；伤暑热而发者为热哮，为虚。其盐哮、酒哮、糖哮，皆虚哮也。冷哮有二：一则中外皆寒，宜温肺以劫寒痰，温肺汤、钟乳丸、冷哮丸，并以三建膏护肺俞穴。一则寒包热，宜散寒以解郁热，麻黄汤、越婢加半夏汤。如邪滞于肺，咳兼喘者，六安煎加细辛、苏叶。冬感寒邪甚者，华盖散、三拗汤。外感寒、内兼微火者，黄芩半夏汤。热哮当暑月火盛痰喘者，桑白皮汤，或白虎汤加芩、枳、瓜蒌霜。痰壅气急者，四磨饮、苏子降气汤，气降痰自清。痰多者吐之，勿纯用凉药，须带辛散。小青龙汤探吐。肾哮火急者，勿骤用苦寒，宜温劫之。用椒目五六钱，细研，分二三次，姜汤调服。俟哮止后，因痰因火治之。治实哮，用百部、炙草各二钱，桔梗三钱，半夏、陈皮各一钱，茯苓一钱半，一服可愈。治虚哮，用麦冬三两，桔梗三钱，甘草二钱，一服可愈。此煎剂内，冷哮加干姜一钱，热哮加元参三钱，盐哮加饴糖三钱，酒哮加柞木三钱，糖哮加佩兰三钱，再用海螵蛸火煅研末，大人五钱，小儿二钱，黑砂糖拌匀调服，一服除根。其遇厚味而发者，清金丹消其积食。伤咸冷饮食而发者，白面二钱，沙糖二钱，饴糖化汁捻作饼，炙熟，加轻粉四钱，食尽，吐出病根即愈。年幼体虚者，分三四次服，吐后，用异功散加细辛。脾胃阳微者，急养正，四君子汤。久发中虚者，急补中，益气汤。宿哮沉痼者，摄肾真，肾气丸加减。总之，哮既发，主散邪；哮定，则扶正为主也。

——清·林珮琴《类证治裁·卷之二·哮症论治》

【提要】　本论主要阐述哮的辨证施治。要点如下：其一，哮，是指气为痰阻，呼吸有声，喉若拽锯，甚则喘咳，不能卧息。其二，哮证，是由痰热内郁，风寒外束，初失表散，邪留肺络所致。宿根积久，随感辄发，或贪凉露卧，专嗜甜咸，胶痰与阳气并于膈中，不得泄越，热壅气逆，故声粗为哮。其三，哮证，新病多实，久病多虚；喉如鼾声者虚，如水鸡者实；遇风寒而发者为冷哮，为实；伤暑热而发者为热哮，为虚。如盐哮、酒哮、糖哮，皆属虚哮。其四，治疗上，哮既发，以散邪为主；哮定，则以扶正为主。论中就各类证候附有治法及方药。

2.3 喘 证

喘证即气喘、喘息，以呼吸困难、甚至张口抬肩、鼻翼煽动、不能平卧为主要表现的病证。病因有外感、内伤两大类。外感为六淫外邪侵袭肺系；内伤为饮食不当、情志失调、久病劳欲等各种病因致使肺气上逆，宣降失职，或气无所主，肾失摄纳而成。辨证当分清虚实。实喘者呼吸深长有余，呼出为快，气粗声高，伴有痰鸣咳嗽，脉数有力，病势多急；虚喘呼吸短促难续，深吸为快，气怯声低，少有痰鸣咳嗽，脉象微弱或浮大中空，病势徐缓，时轻时重，遇劳则甚。本病病位在肺，病机与脾、肾、肝等脏密切相关。治法以虚实为纲。实喘治肺，以祛邪利气为主，区别寒、热、痰、气的不同，分别采用温化宣肺、清化肃肺、化痰理气的方法。虚喘以培补摄纳为主，或补肺，或健脾，或补肾，阳虚则温补之，阴虚则滋养之。至于虚实夹杂，寒热互见者，又当按具体情况分清主次，权衡标本，辨证选方用药。

陈无择 论喘之虚实脉证[※*]

夫五脏皆有上气喘咳,但肺为五脏华盖,百脉取气于肺,喘既动气,故以肺为主。病者右手寸口气口以前脉阴实者,手太阴经肺实也。肺必胀,上气喘逆,咽中塞如与呕状,自汗,皆肺实证;若气口以前脉虚者,必咽干无津,少气不足以息,此乃肺虚气乏也。

——宋·陈无择《三因极一病证方论·卷十三·喘脉证治》

【提要】 本论主要阐述喘之虚实脉证。要点如下:其一,右手寸口脉阴实者,为手太阴肺经实,症见肺胀喘逆,咽塞若呕,自汗。其二,若寸口脉虚,则为肺虚气乏,多表现咽干无津,少气不足以息。

严用和 论喘证病因病机[※*]

《素问》云:诸气者皆属于肺。诸喘者亦属于肺。是以人之一呼一吸谓之息,呼吸之间,脾受其气通乎荣卫,合乎阴阳,周流一身,无过不及,然后权衡得其平矣。将理失宜,六淫所伤,七情所感,或因坠堕惊恐,渡水跌仆,饱食过伤,动作用力,遂使脏气不和,荣卫失其常度,不能随阴阳出入以成息,促迫于肺,不得宣通而为喘也。诊其脉滑,手足温者生;脉涩,四肢寒者死,数者亦死,谓其形损故也。更有产后喘急,为病尤亟,因产所下过多,荣血暴竭,卫气无所主,独聚于肺,故令喘急,谓之孤阳绝阴,为难治。医疗之法,当推其所感,详其虚实冷热而治之。如产后喘急已载于妇人产后十六论中矣,兹不再叙。亦有痰停胃脘,痰与气搏,肺道壅塞,亦令人上气,此又不可不知也。

又论:夫喘者,上气也。嗽者古人所谓咳也。《经》云:诸气者皆属于肺。肺主皮毛,皮毛先受邪气,邪气以从其合也。则知喘嗽之疾,关系乎肺明矣。但久嗽不已,传于五脏六腑,至于三焦,病之极也。前所载论治,洞究其源,兹举大略,不复再叙。临病之际,又当审订,对证用之,以平为期。

——宋·严用和《严氏济生方·咳喘痰饮门·喘论治》

【提要】 本论主要阐述喘证的病因病机。要点如下:其一,指出喘证的病因,有六淫、七情、惊恐、伤湿、跌仆、食伤及用力不当等诸种。其二,喘证的病机,为诸种病因导致脏气不和,荣卫不能随阴阳出入以成息,促迫于肺而成喘证。

杨士瀛 论喘证辨治[※*]

肺主气也,一呼一吸,上升下降,营卫息数,往来流通,安有所谓喘?惟夫邪气伏藏,痰涎浮涌,呼不得呼,吸不得吸,于是上气促急,填塞肺脘,激乱争鸣,如鼎之沸,而喘之形状具矣。有肺虚挟寒而喘者,有肺实挟热而喘者,有水气乘肺而喘者,有惊忧气郁肺胀而喘者。又有胃络不和,喘出于阳明之气逆;真元耗损,喘生于肾气之上奔。如是等类,皆当审证而主治之。肺虚、肺寒,必有气乏表怯、冷痰如冰之证,法当温补,如官桂、阿胶之类是也。肺实、肺热,必有壅盛胸满、外烘上炎之状,法当清利,如桑白皮、葶苈之类是也。水气者,辘辘有声，怔忡浮肿，与之逐水利小便，如小半夏茯苓汤、五苓散辈；惊忧者，惕惕闷闷，引息鼻张，与之宽中下气，如四七汤、桔梗枳壳汤辈。阳明之气下行，今逆而上行，古人以通利为戒，如分气紫苏饮、指迷七气汤加半夏、二陈汤加缩砂，施之为当。真阳虚惫，肾气不得归元，固有以金石镇坠，助阳接真而愈者，然亦不可峻骤，且先与安肾丸、八味丸辈，否则人参煎汤下养正丹主之，雄黄、麻黄、马兜铃、汉防己、鸡内金诸品，非不主喘也，如前治法大要，究其受病之源。至若伤寒发喘，表汗里下；脚气喘满，疏导收功。此则但疗本病，其喘自安。圆机之士，可以举隅而反矣。虽然，喘有利下而愈者，亦有因泻而殂者，喘有数年沉痼而复瘳者，亦有忽因他疾大喘而不救者。汗出发润喘者，为肺绝；身汗如油喘者，为命绝；直视谵语喘满者，不治。诸有笃病，正气欲绝之时，邪气盛行，多壅逆而为喘，然则喘之危恶，又安可以寻常目之？

——宋·杨士瀛《仁斋直指方论·卷之八·喘嗽·喘嗽方论》

【提要】　本论主要阐述喘证的辨证施治。要点如下：其一，指出喘证以"痰涎浮涌，呼不得呼，吸不得吸，于是上气促急，填塞肺脘，激乱争鸣，如鼎之沸"为特征。其二，阐明喘证有肺虚挟寒、肺实挟热、水气乘肺、惊忧气郁、胃络不和、真元耗损所致等六类证候，对每类证候皆附以治法和方药。其三，关于喘证的预后，提出肺绝、命绝、直视谵语，属于绝证。

朱丹溪　喘证综论 [※*]

喘病，气虚、阴虚、有痰。凡久喘之症，未发宜扶正气为主，已发用攻邪为主。气虚短气而喘甚，不可用苦寒之药，火气盛故也，宜导痰汤加千缗汤。有痰亦短气而喘。阴虚自小腹下火起冲于上喘者，宜降心火，补阴。有火炎者，宜降心火，清肺金。有痰者，用降痰下气为主。上气喘而躁者为肺胀，欲作风水证，宜发汗则愈。有喘急风痰上逆者，《大全》方千缗汤佳，或导痰汤加千缗汤。有阴虚挟痰喘者，四物汤加枳壳、半夏，补阴降火。诸喘不止者，用劫药一二服则止。劫之后，因痰治痰，因火治火。劫药以椒目研极细末一二钱，生姜汤调下止之，气虚不用。又法：萝卜子蒸熟为君，皂角烧灰等分为末，生姜汁，炼蜜丸，如小豆大。服五七十丸，噙化止之。气虚者，用人参蜜炙、黄柏、麦门冬、地骨之类。气实人因服黄芪过多而喘者，用三拗汤以泻气。若喘者，须用阿胶。若久病气虚而发喘，宜阿胶、人参、五味子补之。若新病气实而发喘者，宜桑白皮、苦葶苈泻之。

戴云：有痰喘，有气急喘，有胃虚喘，有火炎上喘。痰喘者，凡喘便有痰声；气急喘者，呼吸急促而无痰声；有胃气虚喘者，抬肩撷项，喘而不休；火炎上喘者，乍进乍退，得食则减，食已则喘。大概胃中有实火，膈上有稠痰，得食入咽，坠下稠痰，喘即止；稍久，食已入胃，反助其火，痰再升上，喘反大作。俗不知此，作胃虚治以燥热之药者，以火济火也。叶都督患此，诸医作胃虚治之，不愈，后以导水丸利五六次而安。

——元·朱丹溪撰，明·程充校补《丹溪心法·卷二·喘十五》

【提要】　本论主要阐述喘证的病因病机及辨证施治。要点如下：其一，喘证主要是由气虚、阴虚、火炎及有痰所致。其二，治疗上辨证施治：气虚短气而喘甚者，不可用苦寒之药；阴虚自小腹下火起冲于上喘者，宜降心火，补阴；有火炎者，宜降心火，清肺金；有痰者，用降痰下气为主；阴虚挟痰喘者，宜养血滋阴，降火化痰。诸喘不止者，可用劫药止喘；劫之后，因痰治痰，因火治火。此外，对于诸喘日久不愈者，未发以扶助正气为主，已发者以攻邪为主。

虞抟 论哮与喘之别[※※]

《内经》曰：诸逆冲上，皆属于火。又曰：夫起居如故而息有音者，此肺之络脉逆也。河间曰：火气甚为夏热，衰为冬寒，故病寒则气衰而息微，病热则气盛而息粗。又寒水为阴，主乎迟缓；热火为阳，主乎急数。是以寒则息迟气微，热则息数气粗而为喘也。大抵哮以声响名，喘以气息言。夫喘促喉中如水鸡声者，谓之哮；气促而连属不能以息者，谓之喘。虽然，未有不由痰火内郁、风寒外束而致之者欤。外有阴虚发喘，气从脐下起，直冲清道而上者；又有气虚发喘，而短气不能以接续者。是故知喘之为证，有实有虚，治法天渊悬隔者也。若夫损不足而益有余者，医杀之耳，学者不可不详辨焉。

——明·虞抟《医学正传·卷之二·哮喘》

【提要】 本论主要阐述哮与喘的区别。要点如下：其一，指出"大抵哮以声响名，喘以气息言。夫喘促喉中如水鸡声者，谓之哮；气促而连属不能以息者，谓之喘"。其二，提出喘证有虚、实之分，治法完全不同，并对其证候加以初步分类，主要有痰火内郁、风寒外束、阴虚发喘及气虚发喘等证候类型。

龚信、龚廷贤 喘证综论[※※]

治喘之法，当究其原。肺虚肺寒，必有气乏表怯，冷痰如冰之症者，法当温补，如官桂、阿胶之类是也。肺实肺热，必有壅盛胸满，外关上炎之状，法当清利，如桑白皮、葶苈之类是也。水气者，漉漉有声，怔忡浮肿，与之逐水利小便，如半夏、茯苓、五苓散辈。惊忧者，惕惕闷闷，引息鼻胀，与之宽中下气，如四七汤、枳壳汤辈。阴虚者，气从脐下起，直冲清道而上，以降气滋阴。气虚者，气息不能接续，以参、芪补之。有痰者，喘动便有痰声，降痰为主。有气急者，呼吸急促，而无痰声，降气为主。有胃虚者，抬肩撷肚，喘而不休，以温胃消痰。有火炎者，乍进乍退，得食则减，食已则喘，以降火清金。至若伤寒发喘，表汗里下，脚气充满，疏导取效。此皆但疗本病，其喘自安。虽然，喘有利下而愈者，亦有因泻而殂者，喘有数年沉痼而复瘳者，亦有忽因他疾大喘而不救者。汗而发润为肺绝，身汗如油喘者为命绝，直视谵语喘满者，皆不治。然则喘之危恶，又安可以寻常目之。

喘有三：热喘发于夏，不发于冬；冷喘则遇寒而发；水喘停饮，胸膈满闷，脚先肿也。

——明·龚信撰，龚廷贤续补《古今医鉴·卷之四·喘急》

【提要】 本论主要阐述喘证的病因病机及辨证施治。要点如下：其一，阐明喘证是由肺虚挟寒、肺实挟热、水气乘肺、惊忧扰肺、阴虚、气虚、痰阻、气逆、胃虚和火炎等所致。指出热喘发于夏，不发于冬；冷喘则遇寒而发；水喘停饮，胸膈满闷，脚先肿也。论中对每类证候皆附以治法或方药。其二，喘证的预后，喘有利下而愈者，亦有因泻而死者，喘有数年沉痼而复愈者，亦有忽因他疾大喘而不救者。又，汗而发润为肺绝，身汗如油喘者为命绝，直视谵语喘满者，皆不治。

张介宾　论喘证虚实病机※*

气喘之病，最为危候，治失其要，鲜不误人。欲辨之者，亦惟二证而已。所谓二证者，一曰实喘，一曰虚喘也。此二证相反，不可混也。然则，何以辨之？盖实喘者有邪，邪气实也；虚喘者无邪，元气虚也。实喘者气长而有余，虚喘者气短而不续。实喘者，胸胀气粗，声高息涌，膨膨然若不能容，惟呼出为快也；虚喘者，慌张气怯，声低息短，惶惶然若气欲断，提之若不能升，吞之若不相及，劳动则甚，而惟急促似喘，但得引长一息为快也。此其一为真喘，一为似喘。真喘者其责在肺，似喘者其责在肾。何也？盖肺为气之主，肾为气之根。肺主皮毛而居上焦，故邪气犯之，则上焦气壅而为喘。气之壅滞者，宜清宜破也。肾主精髓而在下焦，若真阴亏损，精不化气，则下不上交而为促。促者断之基也，气既短促，而再加消散，如压卵矣。且气盛有邪之脉，必滑数有力，而气虚无邪之脉，必微弱无神，此脉候之有不同也。其有外见浮洪，或芤大至极，而稍按即无者，此正无根之脉也；或往来弦甚而极大极数，全无和缓者，此正胃气之败也：俱为大虚之候。但脉之微弱者，其真虚易知，而脉之浮空弦搏者，其假实难辨。然而轻重之分，亦惟于此而可察矣。盖其微弱者，犹顺而易医；浮空者，最险而多变。若弦强之甚，则为真脏；真脏已见，不可为也。

——明·张介宾《景岳全书·卷十九明集·杂证谟·喘促》

【提要】　本论主要阐述实喘与虚喘的鉴别。其一，实喘为邪气实，虚喘为元气虚。实喘责之于肺，虚喘责之于肾。其二，实喘多表现为胸胀气粗，声高息涌，以呼出为快；虚喘多表现为慌张气怯，声低息短，劳动则甚，但得引长一息为快。其三，实喘为气盛有邪之脉，必滑数有力；虚喘为气虚无邪之脉，必微弱无神。

张介宾　论虚喘与实喘辨治※*

虚喘证治

凡虚喘之证，无非由气虚耳。气虚之喘，十居七八，但察其外无风邪，内无实热而喘者，即皆虚喘之证。若脾肺气虚者，不过在中上二焦，化源未亏，其病犹浅；若肝肾气虚，则病出下焦而本末俱病，其病则深。此当速救其根以接助真气，庶可回生也。其有病久而加以喘者，或久服消痰散气等剂而反加喘者，或上为喘咳而下为泄泻者，或妇人产后亡血过多，则营气暴竭，孤阳无依而为喘者，此名孤阳绝阴，剥极之候，已为难治，更毋蹈剥庐之戒也。

虚喘证，其人别无风寒咳嗽等疾，而忽见气短似喘，或但经微劳，或饥时即见喘促，或于精泄之后，或于大汗之后，或于大小便之后，或大病之后，或妇人月期之后而喘促愈甚，或气道噎塞，上下若不相续，势剧垂危者，但察其表里无邪，脉息微弱无力，而诸病若此，悉宜以贞元饮主之，加减如本方，其效如神。此外如小营煎、大营煎、大补元煎之类，俱可择用。《经》曰：肝苦急，急食甘以缓之。即此之类。若大便溏泄兼下寒者，宜右归饮、右归丸、圣术煎之类主之。

脾肺气虚，上焦微热微渴而作喘者，宜生脉散主之。或但以气虚而无热者，惟独参汤为宜。若火烁肺金，上焦热甚，烦渴多汗，气虚作喘者，宜人参白虎汤主之。若火在阴分，宜玉女煎主之，然惟夏月或有此证。若阴虚，自小腹火气上冲而喘者，宜补阴降火，以六味地黄汤加黄柏、知母之类主之。

水病为喘者，以肾邪干肺也。然水不能化而子病及母，使非精气之败，何以至此？此其虚者十九，而间乎虚中挟实，则或有之耳。故凡治水喘者，不宜妄用攻击之药，当求肿胀门诸法治之，肿退而喘自定矣。古法治心下有水气上乘于肺，喘而不得卧者，以《直指》神秘汤主之。但此汤性用多主气分，若水因气滞者用之则可，若水因气虚者，必当以加减金匮肾气汤之类主之。

老弱人久病气虚发喘者，但当以养肺为主。凡阴胜者宜温养之，如人参、当归、姜、桂、甘草，或加以芪、术之属。阳胜者宜滋养之，如人参、熟地、麦冬、阿胶、五味子、梨浆、牛乳之属。

关格之证为喘者，如《六节藏象论》曰：人迎四盛已上为格阳，寸口四盛已上为关阴，人迎与寸口俱盛四倍已上为关格。此关格之证以脉言，不以病言也。今人之患此者颇多，而人多不知，且近时察脉者不论人迎，惟在寸口，但其两手之脉浮弦至极，大至四倍已上者，便是此证，其病必虚里跳动而气喘不已。此之喘状，多无咳嗽，但觉胸膈舂舂，似胀非胀，似短非短，微劳则喘甚，多言亦喘甚，甚至通身振振，慌张不宁。此必情欲伤阴，以致元气无根，孤阳离剧之候也，多不可治。

凡病喘促，但察其脉息微弱细涩者，必阴中之阳虚也；或浮大弦芤按之空虚者，必阳中之阴虚也。大凡喘急不得卧而脉见如此者，皆元气大虚，去死不远之候。若妄加消伐，必增剧而危。若用苦寒或攻下之，无不即死。

实喘证治

实喘之证，以邪实在肺也。肺之实邪，非风寒则火邪耳。盖风寒之邪，必受自皮毛，所以入肺而为喘；火之炽盛，金必受伤，故亦以病肺而为喘。治风寒之实喘，宜以温散；治火热之实喘，治以寒凉。又有痰喘之说，前人皆曰治痰，不知痰岂能喘，而必有所以生痰者，此当求其本而治之。

凡风寒外感，邪实于肺而咳喘并行者，宜六安煎加细辛或苏叶主之。若冬月风寒感甚者，于本方加麻黄亦可，或用小青龙汤、华盖散、三拗汤之类主之。

外有风寒，内兼微火而喘者，宜黄芩半夏汤主之。若兼阳明火盛而以寒包热者，宜凉而兼散，以大青龙汤，或五虎汤、越婢加半夏汤之类主之。

外无风寒而惟火盛作喘，或虽有微寒而所重在火者，宜桑白皮汤，或抽薪饮之类主之。

痰盛作喘者，虽宜治痰，如二陈汤、六安煎、导痰汤、千缗汤、滚痰丸、抱龙丸之类，皆可治实痰之喘也；六君子汤、金水六君煎之类，皆可治虚痰之喘也。然痰之为病，亦惟为病之标耳，犹必有生痰之本。故凡痰因火动者，必须先治其火；痰因寒生者，必须先治其寒。至于或因气逆，或因风邪，或因湿滞，或因脾肾虚弱，有一于此，皆能生痰，使欲治痰而不治其所以痰，则痰终不能治，而喘何以愈哉？

气分受邪，上焦气实作喘，或怒气郁结伤肝，而人壮力强，胀满脉实者，但破其气而喘自愈，宜廓清饮、四磨饮、四七汤、萝卜子汤、苏子降气汤之类主之。或阳明气秘不通而胀满者，可微利之。

—— 明·张介宾《景岳全书·卷十九明集·杂证谟·喘促》

【提要】　本论主要阐述虚喘与实喘的辨证施治。要点如下：其一，虚喘之证，多为内伤，而非外邪所致，且以气虚最多。虚喘可分为脾肺气虚、肝肾气虚、肾邪干肺、年老久病及关格致喘等类型。论中对以上诸证，皆论述证候、治法及方药。对于元气大虚者，强调切不可妄下寒凉，指出此类患者多预后不良。其二，实喘之证，属邪实在肺，非风寒则火邪。风寒之邪，必受自皮毛，所以入肺而为喘；火之炽盛，金必受伤，故亦以病肺而为喘。实喘，分风寒肺实、风寒微火、火盛、痰盛和上焦气实等类型，论中对以上诸证，亦皆论述证候、治法及方药。

李中梓　论喘短气哮之区别[※※]

喘者，促促气急，喝喝痰声，张口抬肩，摇身撷肚。短气者，呼吸虽急而不能接续，似喘而无痰声，亦不抬肩，但肺壅而不能下。哮者与喘相类，但不似喘开口出气之多，而有呀呷之音。呷者口开，呀者口闭，开口闭口，尽有音声。呷呀二音，合成哮字，以痰结喉间，与气相击，故呷呀作声。三证极当详辨。

——明·李中梓《医宗必读·卷之九·喘》

【提要】　本论主要阐述喘、短气、哮之区别。要点如下：其一，喘，是指促促气急，喝喝痰声，张口抬肩，摇身撷肚。其二，短气，是指呼吸虽急而不能接续，似喘而无痰声，亦不抬肩，但肺壅而不能下。其三，哮与喘相类，但不似喘开口出气之多，而有呀呷之音。

秦昌遇　喘症论

秦子曰：喘者，促促气急，喝喝喘息，甚者张口抬肩，摇身撷肚，与短气不相接续，逆气上奔而不下者不同。若喘促，喉中如水鸡声，谓之哮。《正传》云：喘以气息言，哮以声响名。河间云：病寒则气衰而息微，病热则气盛而息粗。诸经皆令人喘，而多在肺胃二家，喘而咳逆嗽痰者，肺也；喘而呕吐者，胃也。今立外感三条，内伤六条。

风寒喘逆

风寒喘逆之症：头痛身痛，身发寒热，无汗恶寒，喘咳痰鸣，气盛息粗，此外感风寒喘症也。

风寒喘逆之因：外冒风寒，皮毛受邪，郁于肌表，则身热而喘；逆于阳明，则呕吐而喘；壅于肺家，则咳嗽而喘，肺风痰喘之症也。

风寒喘逆之脉：浮缓为风，浮紧为寒。六脉俱浮，表有风寒。六脉沉数，寒郁为热。弦急难治，沉散者绝。

风寒喘逆之治：风气胜者，宜散风解表，防风泻白散、防风桔梗汤。寒气胜者，小青龙汤、三拗汤、麻黄定喘汤。寒郁成热，逆于阳明，呕吐者，干葛竹茹汤、平胃散。

暑湿喘逆

暑湿喘逆之症：烦闷口渴，喘息气粗，多言身重，汗出身仍热，此暑湿之喘症也。

暑湿喘逆之因：《内经》云：因于暑，汗，烦则喘喝。此暑气也。因于湿，首如裹，面胕肿，呼吸气喘，此湿气也。暑湿袭于皮毛，干于肺胃，则喘喝多言也。

暑湿喘逆之脉：脉多濡软，或见微缓。《脉经》云：脉盛身寒，得之伤寒；脉虚身热，得之伤暑。

暑湿喘逆之治：汗多口渴，清暑益元散；脉大多言，即中热症也，黄连解毒汤，或竹叶石膏汤；暑湿身痛，无汗喘逆，应汗者，羌活胜湿汤。

燥火喘逆

燥火喘逆之症：口渴身热，二便赤涩，喘咳气逆，面赤唇焦，吐痰难出，此燥火发喘之症也。

燥火喘逆之因：燥万物者，莫燥乎火，故喘症燥火居多。《原病式》叙喘逆热淫条下，盖燥火烁人，则诸逆冲上，诸痿喘呕，诸气膹郁，肺家不宁，喘症作矣。

燥火喘逆之脉：脉多数大，或见滑数。右脉数大，燥火伤气。左脉滑数，燥火伤血。

燥火喘逆之治：瓜蒌根汤、知母甘桔汤。脉大口渴，人参白虎汤，调益元散。大便结，凉膈散。

内火喘逆

内火喘逆之症：五心烦热，口燥唇焦，喘逆自汗，得食稍减，少顷复发，时作时止，面赤便秘，此内火发喘症也。

内火喘逆之因：内而欲心妄动，外而起居如惊，五志厥阳之火，时动于中，煎熬真阴，精竭血燥，内火刑金，肺气焦满，而喘逆作矣。

内火喘逆之脉：脉多洪数，心火上炎。左关脉数，肝胆之热。两尺洪数，肾火上逆。右寸脉数，肺中有火。右关洪数，胃家有热。

内火喘逆之治：肾虚火旺，宜养阴制火，壮水之主，以镇阳光，门冬饮子、家秘肝肾丸。肝火上冲，宜柴胡清肝散。心火上炎，导赤各半汤。脾胃之火上冲，宜清胃汤。肺火煎熬，石膏泻白散。

痰饮喘逆

痰饮喘逆之症：面色虚白，胸中漉漉有声，时咳时呕，卧下喘逆，此痰饮逆之症也。

痰饮喘逆之因：饮水过多，脾弱不能四布，水积肠间，成痰成饮，上干肺家，则喘息倚肩，而痰饮成也。

痰饮喘逆之脉：多见弦滑，或见弦紧，或见弦数。弦紧寒饮，弦数痰热。

痰饮喘逆之治：苓桂术甘汤、小半夏汤、甘遂半夏汤、二陈汤。带表症者，小青龙汤。大便闭者，导痰汤加大黄，甚者滚痰丸、十枣汤。

食积喘逆

食积喘逆之症：胸满，胃痛腹痛，恶食饱闷，大便或结或溏，上气喘逆，喘呕嗳气，此食积喘逆之症也。

食积喘逆之因：饮食自倍，肠胃乃伤，膏粱厚味，日积于中，太阴填塞，不能运化，下降浊恶之气，反上干清道，则喘呕不免矣。

食积喘逆之脉：气口滑大，肠胃有积。滑大而数，热积之诊。滑大而迟，乃是寒积。

食积喘逆之治：宜消化者，保和丸、枳术丸。大便结者，用下法。寒积，煮黄丸；热积，承气汤。

气虚喘逆

气虚喘逆之症：身倦懒怯，言语轻微，久久渐见不接续，喝喝喘急，此中气大虚之症也。

气虚喘逆之因：或本元素虚，或大病后、大劳后，失于调养，或过服克削，元气大伤，则气虚喘逆之症作矣。

气虚喘逆之脉：多见浮大，按之则空，六部无根，虚浮于上。或见濡软，散大无神。

气虚喘逆之治：人参平肺散、参橘煎、四君子汤。虚热，参冬饮；虚寒，理中汤；虚甚，独参汤。

阴虚喘逆

阴虚喘逆之症：气从小腹直冲于上，喘声浊恶，撷肚抬身，乍进乍退，时止时作，此阴虚火冲之症也。

阴虚喘逆之因：阴血不足，五志厥阳之火，触动冲任之火，自下冲上；阴精不足，龙雷之火，直冲上焦。二火上冲，皆名阴虚喘逆之症。

阴虚喘逆之脉：多见细数。右关脉数，脾阴不足。左关脉数，肝血有亏。两尺脉数，肾阴不足。

阴虚喘逆之治：阴血不足者，四物汤加竹沥、陈皮、童便。阴精不足者，家秘天地煎、家秘肝肾丸。

——明·秦昌遇《症因脉治·卷二·喘症论》

【提要】　本论主要阐述喘证的分类及各证型的脉因证治。要点如下：其一，阐明外感分为风寒、暑湿、燥火三种证候；内伤分为内火、痰饮、食积、气虚和阴虚等五种证候。其二，对每种证候，皆以症、因、脉、治为纲目加以论述，并分别附以方药。

 李用粹　喘证综论*

大意

诸病喘满，皆属于热。(《内经》)故病寒则气衰而息微，病热则气盛而息粗。(河间)盛则为喘，减则为枯。(华佗)盛者，肺中之火邪盛也；减者，肺中之元气衰也。(《汇补》)

内因

肺居五脏之上，升降往来，无过不及。或六淫七情之所伤，或食饱碍气之为病，由是呼吸之气，不得宣畅而生喘。(《汇补》)

外候

气喘者，呼吸急促，无痰而有声。痰喘者，喘动有痰而有声。火喘者，乍进乍退，得食则减，食已大发。水喘者，辘辘有声，怔忡浮肿。此有余之喘也。气虚喘者，呼吸急促，不能接续。胃虚喘者，抬肩撷肚，饮食不进。阴虚喘者，气从脐下直冲清道。此不足之喘也。(《汇补》)

喘分虚实

虚者，气乏身凉，冷痰如冰。实者，气壮胸满，身热便硬。(《入门》)

短气分辨

若夫少气不足以息，呼吸不相接续，出多入少，名曰气短。气短者，气微力弱，非若喘症之气粗奔迫也。(《汇补》)

死候

发汗如油，汗出如珠，抬肩撷肚，直视谵语，鼻煽口开，及胸前高起，脉络散张，手足厥冷，脉散及数者死。(《入门》)

脉法

脉滑手足温者生，脉涩四肢寒者死。脉宜浮迟，不宜急数。(《脉经》)上气脉数，身热不得卧者死。上气面浮，脉浮大者死。右寸脉实而紧，为肺感寒邪。亦有六脉沉伏者，并宜发散，则热退喘止。(《汇补》)

治法

外邪则散之，气郁则开之，痰则豁之，火则清之，停饮者吐之，脾虚者温之。气虚而火入于肺者，补气为先。阴虚而火来乘金者，壮水为亟。水寒火不归经者，导龙入海。肾虚水邪泛溢者，逐水下流。(《汇补》)

用药

主以二陈汤，加桔梗、枳壳、苏子等。寒郁，加麻黄、杏仁。风痰，加南星。火痰，加黄连、山栀。水气，加猪苓、泽泻。胃虚，四君子汤。肾经阴虚，六味地黄汤。阳虚，安肾丸。妇人产后，及跌扑损伤，瘀血入肺喘者，二味参苏饮。脾肾两虚，观音应梦散，或参胡汤、八味丸。凡喘盛，不可用苦寒，以火盛故也。

——清·李用粹《证治汇补·卷之五·胸膈门·喘病》

【提要】　本论主要阐述喘证的病因病机及辨证施治。要点如下：其一，指出肺居五脏之上，升降往来，无过不及。如六淫七情之所伤，或食饱碍气，导致肺失宣畅则生喘证。其二，将喘证分为有余之喘和不足之喘。有余之喘，有气喘、痰喘、火喘及水喘。不足之喘，有气虚喘、胃虚喘和阴虚喘。对每类喘证的辨证要点，均有精当论述。其三，治疗上，提出"外邪则散之，气郁则开之，痰则豁之，火则清之，停饮者吐之，脾虚者温之。气虚而火入于肺者，补气为先。阴虚而火来乘金者，壮水为亟。水寒火不归经者，导龙入海。肾虚水邪泛溢者，逐水下流"。其四，在方药上，主以二陈汤加味。论及四君子汤、六味地黄汤、安肾丸、二味参苏饮、观音应梦散，及参胡汤、八味丸。

程国彭　论外感与内伤之喘[※*]

《经》云：诸病喘满，皆属于热。盖寒则息微而气缓，热则息粗而气急也。由是观之，喘之属火无疑矣。然而外感寒邪，以及脾肾虚寒，皆能令喘，未便概以火断也。假如风寒外客而喘者，散之；直中于寒而喘者，温之；热邪传里，便闭而喘者，攻之；暑热伤气而喘者，清而补之；湿痰壅遏而喘者，消之；燥火入肺而喘者，润之。此外感之治法也。

若夫七情气结，郁火上冲者，疏而达之，加味逍遥散。肾水虚而火上炎者，壮水制之，知柏八味丸。肾经真阳不足而火上泛者，引火归根，桂附八味丸。若因脾虚不能生肺而喘者，五味异功散加桔梗，补土生金。此内伤之治法也。

夫外感之喘，多出于肺；内伤之喘，未有不由于肾者。《经》云：诸痿喘呕，皆属于下。定喘之法，当于肾经责其真水、真火之不足而主之。如或脾气大虚，则以人参、白术为主。参、术补脾土以生肺金，金旺则能生水，乃隔二、隔三之治也。更有哮症与喘相似，呀呷不已，喘息有音，此表寒束其内热，致成斯疾，加味甘桔汤主之，止嗽散亦佳。古今治喘哮症，方论甚繁，大意总不出此。

——清·程国彭《医学心悟·卷三·喘》

【提要】　本论主要阐述喘证的辨证施治。要点如下：其一，外感喘证，不可泥于《内经》"诸病喘满，皆属于热"之论，因寒、热、暑、燥、湿皆可致喘。如风寒外客，治当发表散寒；寒邪直中，当温中散寒；热邪便闭，当攻里泄热；暑热伤气，当清暑益气；湿痰壅遏，当燥湿化痰；燥炎入肺，当生津润肺。其二，内伤喘证，主要为七情郁火、脾不生金、阴虚火炎、阳虚火泛所致。内伤喘证"未有不由于肾者"。治疗上，当补肾之真阴、真阳；或补益脾气，以培土生金，使金旺生水。

何梦瑶　论虚实之喘※*

喘谓呼吸迫促，劳动之人多有之（如奔走则气喘是也）。其在病机，则气之上奔也。古人又以"短气"名之，谓呼吸之气短促也。然有实喘、虚喘之分，所当详辨。实者有邪，邪气实也；虚者无邪，正气虚也。实喘之状，张口抬肩，摇身撷肚，胸胀气粗，声高息涌，惟呼出之为快；虚喘之状，气少而不续，慌张短怯，声低息微，惶惶然若气之欲断（似喘不抬肩，似呻吟而无痛，呼吸虽急而无痰声是也）。

实喘有由于外感者，六淫外邪壅闭肺气，以致胸满上喘也；有由于内伤者，七情五志之动火，酒食痰湿之郁热，上壅于肺而喘也。又有一等火郁甚者，其上冲作喘，与诸实喘无异，而阳气内郁之极，不能畅达，以致四肢厥逆，六脉伏涩（按之鼓指）。此不可以热药投，亦不可以寒药下（用寒则火愈郁），惟逍遥散加栀、连，宣散蓄热，得汗即愈，愈后六味调之。

虚喘有由于阳虚者，肺气实则能清肃下行，脾气实则能健运四布，虚则不能运行下降，而但浮越于上也；有由于阴虚者，肝肾阴虚（兼水火言）则火上炎，乃真元耗损，命门之火自下上冲也。其人平居若无病，但觉喘乏，察其脉，数大而虚，或微而无力者是也。

——清·何梦瑶《医碥·卷之二·杂症·喘哮》

【提要】　本论主要阐述实喘、虚喘的鉴别。要点如下：其一，实喘，有外感六淫、内伤七情、五志化火和阳气内郁等所致喘证。火郁甚而喘者，是由于阳气内郁之极，不能畅达，上冲作喘，故伴有四肢厥逆、六脉伏涩等症状。其二，虚喘，有阳虚、阴虚所致喘证。其中，阴虚之喘，属肝肾阴虚则火上炎，乃真元耗损，命门之火自下上冲所致。表现为其人平居无病，但觉喘乏，其脉数大而虚，或微而无力。

邵新甫　论喘证辨治※*

喘症之因，在肺为实，在肾为虚，先生揭此二语为提纲。其分别有四：大凡实而寒者，必挟凝痰宿饮，上干阻气，如小青龙桂枝加朴杏之属也；实而热者，不外乎蕴伏之邪，蒸痰化火，有麻杏甘膏、千金苇茎之治也。虚者，有精伤、气脱之分。填精以浓厚之剂，必兼镇摄，肾气加沉香，都气入青铅，从阴从阳之异也。气脱则根浮，吸伤元海，危亡可立而待。思草木之无情，刚柔所难济，则又有人参、河车、五味、石英之属，急续元真，挽回顷刻。补天之治，古所未及。更有中气虚馁，土不生金，则用人参建中。案集三十，法凡十九，其层次轻重之间，丝丝入扣，学者宜深玩而得焉。（邵新甫）

——清·叶桂著，徐灵胎评《临证指南医案·卷四·喘》

【提要】 本论为邵新甫为叶天士医案所作按语，主要阐述喘证的辨证施治。要点如下：其一，论喘证之因，虚实为纲。提出"喘证之因，在肺为实，在肾为虚"。其二，论喘证类别，分别有四。提出实喘有实热、实寒，虚喘有精伤、气脱。其三，至于每类喘证的治法，如其所言"案集三十，法凡十九，其层次轻重之间，丝丝入扣"。如"填精以浓厚之剂，必兼镇摄""气脱则又有人参、河车、五味、石英之属，急续元真"等。

沈金鳌 喘证综论※*

喘，肺病也。《内经》论喘之因甚多，独"诸病喘满，皆属乎热"一语，足为纲领。王海藏云：气盛有余便是火，气盛当作气衰，有余当作不足，肺气果盛有余，则清肃下行，岂复为喘，皆以其火入肺，炎烁真阴，气衰不足，故喘。所谓盛有余者，非肺之气，肺中之火也。海藏诚发千古之精奥，而犹未究火所由来。火之有余，即水之不足，诸逆冲上，皆缘壮火食气，销烁肺金。真阴虚，故火益旺，其症多自小腹下火起而上，左尺大而虚，非四物阴血之剂可疗。下焦龙火，亦非寒凉可降。其挟痰者，乃水挟木火而上，非竹沥、枳、半能消，必当补泻兼行，宜六味作汤，加麦冬、五味子，大剂浓煎服之，则水自升，火自降，痰自消。若六脉俱沉实，遍身痰气火气，坐卧不得，则又不在此例，宜黄连膏。总之，喘因虽多，而其原未有不由虚者，元气衰微，阴阳不接续，最易汗脱而亡，一时难救。古人言诸般喘症，皆属恶候是也。盖人身气血阴阳，如连环式样一般。○○两圈交合之中，一点真阳，命也。牵扯和匀，即呼吸调息也；若不接续，即见鼻扇唇青，掀胸抬肚，张口摇肩等状，脉亦不续，无神即死，故凡喘皆不可忽视也。试条列之：火郁喘，六脉俱涩，或沉伏，四肢厥冷，拂拂气促而喘，以为有余，脉却不紧数，以为阴虚，尺脉又鼓指，寒热俱难投，惟当宣散畜热，宜逍遥散加黄连、吴萸，使之发汗；既愈，再养阴和阳，宜六味丸乃佳。水气喘促，乃水气逆行乘肺，肺得水而浮，喘不能卧，气不宣通，当从小便去之，宜桂苓甘术汤、肾气丸。风寒外束喘，喘必有力，其气粗，有余之喘也，宜三拗汤。劳碌气虚喘，必呼吸急促，宜六君子汤。胃虚喘，抬肩撷肚，喘而不休，宜五味子汤。食喘，凡病初起即喘急，多食，或放屁，或咬人，或见壮脉，皆食重之故，消其食自愈，宜资生丸。痰喘，动作便有痰声，宜先服定喘汤加瓜蒌三剂，次照痰症治。痰甚喘，痰声更甚，喘不休，宜神仙住喘汤。气喘，呼吸急促无痰声，宜定喘汤。火喘，乍进乍退，食则减，已则发，宜桔梗二陈汤。暑喘，遇暑热即病，清暑益气汤。湿喘，不论内蒸外感，皆胸满，张口促急，以利水为要，宜渗湿汤。阴虚喘，火自脐下上冲，便喘不休，宜四物汤加知柏、麦冬、五味，间服六味丸。肺痈喘，必口燥，胸中隐隐痛，吐脓，右寸脉数实，以保金化毒为主，宜桔梗汤加防风、橘红、金银花、麦冬。肺萎喘，唾有脓血，或浊痰，宜紫菀散。肺胀喘，上气烦躁，目如脱状，脉浮而大，宜越婢加半夏汤。脉浮，心下必有水气，宜小青龙汤加石膏。药后喘，或其人素来劳倦气虚，或当病后用攻伐药太过，以致喘不能收，宜补中益气汤。忽作喘，必因感风感气，或多食饮酒而然，须兼所感治之，宜以定喘汤为主，各加所感药。似喘非喘之喘，由阳明之气下行，胃络不和，逆而上出也，宜六君子汤。似火非火之喘，真元耗极，肾气上奔，四肢厥冷，面赤烦躁恶热，此非邪火，乃命门真火离宫不归，两寸浮数，两尺微弱，用凉药似稍快，少顷依然，此当细求其绪，予以助元接真镇坠之品，宜六味丸、肾气丸，生脉散送下。觉气稍定，复用大剂以镇于下，或可回生，宜大剂参、芪，加故纸、牛膝、阿胶。小儿行走气急作喘，必是食，食喘必兼感，如感风疏风，感气开气，受惊镇惊，加入消食中自愈，宜以平胃散为主，各加所感药。老人动即作喘，皆由虚衰，必用补益，不可专任定喘之剂，宜《嵩崖》脾肾丸。喘遇秋冬即发，寒包热也，解表则愈，宜陈皮汤。喘不休，汗出如油，气脱也，不治，惟独参汤浓煎多服，或可少延时日。种种喘症，皆当详察治之，至用药，通忌敛涩升发燥热酸咸之品，降气清火润肺，方为治喘平和之法，宜通用苏子、桑皮、枇杷叶、前胡、乌药、枳壳、半夏、山栀、元参、知母、青黛、黄芩、梨肉、贝母、杏仁、花粉、桔梗、橘红、天冬、麦冬等。孙庆曾先生云，凡喘，皆不可轻视。言易治，旨哉言乎！诚见乎喘病之重，而治喘之难也，临症者慎旃。

——清·沈金鳌《杂病源流犀烛·卷一·脏腑门·咳嗽哮喘源流》

【提要】 本论主要阐述喘证的病因病机及辨证施治。要点如下：其一，提出"喘因虽多，而其原未有不由虚者"。认为喘证病机为肾水不足，虚火上炎；而喘夹痰者，为肝肾不足，水挟木火上炎。指出患喘证者，若出现元气衰微，阴阳不能续接，则多预后不良。其二，论及火郁喘、水气喘、风寒喘、气虚喘、胃虚喘、食喘、痰喘、气喘、火喘、暑喘、湿喘、阴虚喘、肺痈喘和肺萎喘、肺胀喘、药后喘、忽作喘、似喘非喘之喘、似火非火之喘、小儿走喘、老人动喘、喘不休等22种证候的辨证特点与选方用药。其三，本论所载喘证，有外感、有内伤，有实证、有虚证，有急证、有缓证；有单纯喘证发作者，有因病而发者；有喘者，有似喘非喘者；有小儿，有老人等。本论是对喘证临床诊治较为全面的总结。

郑寿全　喘证综论[**]

喘者，气短而促，吸不归根，呼吸之气不应皮毛之开合也。有实喘，有虚喘，有半虚半实喘。

实者，风寒之邪，伤其毛腠，致肌表不和。毛，皮毛也，主表；腠，腠理也，主肌。《经》云：三焦、膀胱者，腠理毫毛其应。是三焦应肝血之腠理以主肌，膀胱应肺气之皮毛以主表。若寒邪凝敛于皮毛，皮毛之气不通于腠理，则喘；风邪中伤于腠理，腠理之气不通于皮毛，亦喘。然此喘也，必病之初起，微微气急，或无汗恶寒，或有汗恶风，斯时和其肌表，散其风寒，喘自平矣。

半虚半实者，手足太阴之气，不相交合也。手太阴肺金，天也；足太阴脾土，地也。地气上升，则天气下降，或寒逆于肺而肺金寒，或湿滞于脾而脾土湿，则脾气不升，肺气不降，痰涎在中，上下不交而为喘。然此喘也，必兼咳也。夫脾肺不交，则为虚；寒湿内凝，则为实。虚实相半，则补泻并施；虚多实少，则补多泻少；实多虚少，则泻多补少。寒凉之药，在所禁也。《伤寒论》中有麻黄杏子石膏汤、葛根黄连黄芩汤以治喘，乃病太阳之标阳，而毛腠不通，阳热过盛，病在气化，不在经脉也。又有冷风哮喘，乃胃积寒痰，三焦火热之气燃之不力，火虚土弱，土弱金虚，致中有痰而上咳喘。此缓病也，亦痼疾也，久久不愈，致脾肾并伤，胃无谷神，则死矣。

至虚喘者，水天之气不相交接也。肺，天也；肾，水也。天体不连地而连水。《经》云其本在肾，其末在肺，以明水天一气。若天水违行，则肺肾不交而喘，治不得宜，将离脱矣。当用参、苓、芪、术以补肺，辛、味、桂、附以补肾，肺肾相交，则喘平而能卧。若上下不交，昼夜不卧，喘无宁刻，则太阳标本之气，亦几乎息矣。盖太阳以寒为本，以热为标。寒本，膀胱之水也，气根于肾；热标，皮毛之阳也，气合于肺。此肺肾不交，而太阳标本之气，将以孤危，前药所以必需也。若外道之药，消削于前，其后亦无济矣。余曾以前方治半月之虚喘，一剂而安，举家欣喜，即以告余，问前方可再服否？余曰：姑俟明日。病家曰：何也？余曰：安卧者，肺气下交，子时一阳初生，肾气上行，方为交合，恐惫极而肾气之不升也。至寅时，果死矣。《经》云：升降息，则气立孤危；出入废，则神机化灭。其即肺肾不交，太阳气绝之喘病为然乎！

——清·郑寿全《医理真传·卷四·喘》

【提要】 本论主要阐述喘证的病因病机及辨证施治。要点如下：其一，实喘，为寒邪伤及腠理、皮毛，肌表不和而成。治当散寒解肌。其二，半实半虚喘，指脾气不升，肺气不降，痰涎在中，上下不交而为喘。治当补泻兼施。其三，虚喘，为肺肾不交而喘。治当补益肺肾。

2.4 肺　胀

肺胀是多种慢性肺系疾患反复发作，迁延不愈，导致气道不畅，肺气胀满，不能敛降的病证。临床表现为胸部膨满，憋闷如塞，喘息气促，咳嗽痰多，烦躁心悸，日久可见面色晦暗，唇甲紫绀，肢体浮肿，甚或出现喘脱等危重证候。本病病位在肺，可累及脾肾，后期及心。多由久病肺虚，又受外感病邪诱发。基本病机为肺气胀满，不能敛降。咳嗽喘哮不愈，久则肺虚，继而损及五脏，气血津液输布障碍，痰浊、水饮、瘀血内留为其根；时逢外感，更虚其肺，气机壅滞，内外合邪而作。肺胀治疗应抓住本虚、标实两个方面，依其标本缓急，有所侧重。感邪时偏于祛邪，平时偏于补虚。标实者，根据病邪的性质，分别采取宣肺祛邪（辛温、辛凉）、降气化痰（温化、清化）、利水消肿（温阳、淡渗）、活血化瘀，甚或开窍、熄风、止血等治法。本虚者，当补养心肺、益肾健脾，或益气养阴、滋阴温阳。正气欲脱时则应扶正固脱，救阴回阳。虚实夹杂者，应扶正与祛邪共施。

◀ 张仲景　论肺胀证治※* ▶

上气，面浮肿，肩息，其脉浮大，不治。又加利，尤甚。上气，喘而躁者，属肺胀，欲作风水，发汗则愈。

咳而上气，此为肺胀，其人喘，目如脱状，脉浮大者，越婢加半夏汤主之。

肺胀，咳而上气，烦躁而喘，脉浮者，心下有水，小青龙加石膏汤主之。

——汉·张仲景《金匮要略方论·卷上·肺痿肺痈咳嗽上气病脉证治》

【提要】 本论主要阐述肺胀的症状及治疗。要点如下：其一，肺胀的主证为咳喘、烦躁、目如脱状、脉浮大，由外邪闭肺，风遏水停，肺失宣肃，通调失常所致，治以越婢加半夏汤和小青龙加石膏汤。其二，肺胀若出现呼吸张口抬肩、脉洪者难治，若兼下利则预后不良。

◆ 巢元方 论肺胀虚实病机※*

上气鸣息候

肺主于气，邪乘于肺则肺胀，胀则肺管不利，不利则气道涩，故气上喘逆，鸣息不通。诊其肺脉滑甚，为息奔上气。脉出鱼际者，主喘息。其脉滑者生，快者死也。

——隋·巢元方《诸病源候论·卷之十三·气病诸候》

咳嗽上气候

咳嗽上气者，肺气有余也，肺感于寒，微则成咳嗽。肺主气，气有余则喘咳上气，此为邪搏于气，气壅不得宣发，是为有余，故咳嗽而上气也。其状喘咳上气，多涕唾，面目胕肿，则气逆也。

咳逆候

咳逆者，是咳嗽而气逆上也。气为阳，流行腑脏，宣发腠理。而气，肺之所主也。咳病由肺虚感微寒所成，寒搏于气，气不得宣，胃逆聚还肺，肺则胀满，气遂不下，故为咳逆。其状，咳而胸满气逆，膊背痛，汗出，尻、阴股、膝、腨、胻、足皆痛。

咳逆短气候

肺虚为微寒所伤，则咳嗽。嗽则气还于肺间，则肺胀；肺胀则气逆。而肺本虚，气为不足，复为邪所乘，壅否不能宣畅，故咳逆短气也。

——隋·巢元方《诸病源候论·卷之十四·咳嗽病诸候》

肺主气，肺气有余，即喘咳上气。若又为风冷所加，即气聚于肺，令肺胀，即胸满气急也。

——隋·巢元方《诸病源候论·卷之四十八·小儿杂病诸候·病气候》

【提要】 本论主要阐述肺胀的虚实病机。要点如下：其一，肺胀之病，因"邪乘于肺则肺胀，胀则肺管不利，不利则气道涩，故气上喘逆，鸣息不通"。其二，肺胀有虚、实之分。实者，为肺气有余，复感寒邪，使上逆之气聚于肺所致；虚者，为肺气本虚，寒邪乘之，气机壅塞不畅所致，出现咳嗽、喘、多涕唾，甚至面目浮肿的重证。其三，肺胀，脉滑者生，快者死。

◆ 《太平圣惠方》 风冷致肺胀论※*

夫肺气不足，为风冷所伤，则咳嗽，而气还聚于肺，则肺胀。邪气与正气相搏，不得宣通，胸中痞塞，痰饮留滞，喘息短气，昼夜常嗽，不得睡卧也。

——宋·王怀隐等《太平圣惠方·卷第四十二·治咳嗽不得睡卧诸方》

【提要】 本论主要阐述肺胀的病因病机。要点如下：肺气不足，复感风冷，正邪相搏，气壅于肺，则发肺胀。痰饮留滞，也是久咳、不得卧的主要原因。

◆ 《太平圣惠方》 论肺胀证候※*

夫脏腑之气，皆上注于肺，肺主于气也。若阴阳不调，肺气虚弱，邪之所攻，则肺胀气逆，胸中痞塞，呼吸不利，气奔喘急，不得暂息，故令不得睡卧也。

夫肺主于气，若脏腑不和，肺气虚弱，风冷之气所乘，则胸满肺胀，胀则肺管不利，不利则气道壅涩，则喘息不调，故令喉中作水鸡声也。

夫上气咳逆者，由肺脏虚弱，感于风寒，而成咳逆也，咳则气聚于肺，则令肺胀，心胸烦闷，是为咳逆也。此皆邪气与正气相搏，正气不得宣通，但逆行于咽喉之间，邪气动作，则气逆不顺，奔上胸膈，故谓之上气咳逆也。

——宋·王怀隐《太平圣惠方·卷第四十二·治上气不得睡卧诸方》

【提要】 本论主要阐述肺胀的病因病机及证候特点。要点如下：阴阳失调，肺气虚弱，邪气侵袭，则肺胀气逆。呼吸不利，则肺胀不得睡卧。脏腑失和，风冷邪气侵袭，则胸满肺胀。肺管不利，气道壅涩，则喘息不调，喉中作水鸡声。肺脏虚弱，复感风寒，则气聚肺胀。肺气不能宣通，则上气咳逆。

《圣济总录》 论肺胀辨治※*

论曰：肺胀者，手太阴经是动病也。邪客于肺脉，气先受之，其证气胀满，膨膨而喘咳，缺盆中痛，甚则交两手而瞀，是为肺胀也。《脉经》谓肺胀者，虚而满，喘咳逆倚息，目如脱，其脉浮是也。

治肺胀咳逆倚息，喘，目如脱，脉浮大，越婢加半夏汤方。……

治肺胀，咳而上气，咽燥而喘，脉浮者，心下有水，麻黄汤方。……

治肺胀，咳而上气，烦躁而喘，脉浮，心下有水，小青龙加石膏汤方。……

治肺气胀，心腹满闷，槟榔汤方。……

治嗽喘肺胀，不得眠卧，气急欲绝，紫菀汤方。……

治肺胀，石膏汤方。

——宋·赵佶《圣济总录·卷第四十八·肺脏门·肺胀》

【提要】 本论主要阐述肺胀的辨证施治。要点如下：肺胀是外有实邪，内有虚损所致。其主证见肺气胀满，膨膨而喘咳，缺盆中痛。依据症状，分别治以越婢加半夏汤、麻黄汤、小青龙加石膏汤、槟榔汤、石膏汤方。治疗时还要充分考虑外感因素。

张 锐 论肺胀病因病机※*

若咳逆倚息，喘急鼻张，其人不得仰卧，咽喉如水鸡声，时发时止，此由惊忧之气蓄而不散，肺气郁伏，或因过饱劳动，其气上行而不能出于肺，又遇寒邪，肺寒则诸气收聚，气稍缓则息，有所触则发，经久不能治，谓之肺胀。……若肺胀膨膨而喘者……但坐而不得卧，卧而气上冲者，是水气之客肺经也。

——宋·张锐《鸡峰普济方·卷第一·诸论·喘疾》

【提要】 本论主要阐述肺胀的病因病机。要点如下：情志受惊扰，气郁不散，肺失宣肃，肺气郁闭，或因过饱劳动，气上郁于肺，反复感寒，咳喘经久不愈，终致肺胀。另外，水气上扰肺经，肺气宣发，水饮内停，也是造成肺胀的重要因素之一。

🌸 刘完素　郁热肺胀论※*　🌸

诸胀腹大，皆属于热。肺主于气，贵乎通畅。若热甚则郁于内，故肺胀而腹大。是以火主长而高茂，形现彰显，升明舒荣，皆肿之象也。热去则见自利也。

——金·刘完素《素问病机气宜保命集·卷上·病机论》

【提要】　本论主要阐述肺胀发生的病机。要点如下：基于《素问·至真要大论》"诸胀腹大，皆属于热"之理论，指出热郁于内，气盛形肿，如同"火主长而高茂，形现彰显"，日久发生肺胀。

🌸 朱丹溪　论痰瘀气滞肺胀治法※*　🌸

咳嗽有风寒、痰饮、火、劳嗽、肺胀。……肺胀而嗽，或左或右，不得眠，此痰挟瘀血碍气而病，宜养血以流动乎气，降火疏肝以清痰，四物汤加桃仁、诃子、青皮、竹沥、姜汁之类。

——元·朱丹溪撰，明·程充校补《丹溪心法·卷二·咳嗽》

【提要】　本论主要阐述肺胀的病机及治法。要点如下：肺胀因"痰挟瘀血碍气而病"。其病或因肝气郁结，气滞血瘀，瘀阻于肺，迁延失治，而成肺胀。治疗上，当"养血以流动乎气，降火疏肝以清痰"。

🌸 虞抟　论肺胀病因病机※　🌸

肺如华盖，其位高，其气清，其体浮，形寒饮冷先伤之。至于邪火克金，则伤之重矣。故嗜饮之人，肺先受热，胃厝火邪，逐日熏蒸，或成肺胀，则咳嗽喘急，或成痈痿，则音哑无声，皮毛干枯，癯瘦骨立。此真火之动于肺也，不治。

——明·虞抟《苍生司命·虚损成劳证·论真火动者病不可治》

【提要】　本论主要阐述肺胀的病因病机。要点如下：其一，肺如华盖，其位高，其气清，其体浮，外感寒邪、嗜食冷饮及火热之邪，皆可伤肺。肺先受热，加之酗酒、嗜食辛辣等致胃火盛，逐日熏蒸，终致肺胀发生。其二，肺胀日久，迁延及肾，可致阴虚火旺，虚火上炎于肺则难愈。

🌸 李中梓　论肺胀辨治※*　🌸

肺胀咳而上气，鼻扇抬肩，脉浮大者，越婢加半夏汤主之。无外邪而内虚之肺胀，宜诃子、海石、香附、瓜蒌仁、青黛、半夏、杏仁、姜汁为末，蜜调噙之。肺胀躁喘，脉浮，心下有水，小青龙汤加石膏。肺胀而左右不得眠，此痰夹瘀血碍气而病，四物汤加桃仁、诃子、青皮、竹沥、韭汁。

——明·李中梓《医宗必读·卷之九·咳嗽·分条治咳法》

【提要】　本论主要阐述肺胀的辨证施治。要点如下：肺胀分为四种证型：肺胀，嗽而上气，鼻扇抬肩，脉浮大，治以越婢加半夏汤；无外邪内虚之肺胀，治以诃子、海石等敛肺化痰；肺胀躁喘，脉浮，心下有水，治以小青龙汤加石膏；肺胀不得眠，痰夹瘀血碍气而病，治以四物汤加味。

秦昌遇　肺胀论

肺胀之症：喘不得卧，短息倚肩，抬身撷肚，肩背皆痛，痛引缺盆，此肺胀之症也。

肺胀之因：内有郁结，先伤肺气，外复感邪，肺气不得发泄，则肺胀作矣。

肺胀之脉：寸口独大，或见浮数，或见浮紧。浮数伤热，浮紧伤寒。寸实肺壅，浮芤气脱。和缓易治，代散则绝。

肺胀之治：脉实壅盛者，葶苈泻肺汤；肺受热邪，加味泻白散；肺受寒邪，小青龙汤加石膏，《家秘》立加味泻白散、前胡汤、《三因》神秘汤，随症加减治之。

——明·秦昌遇《症因脉治·喘证论·附肺胀》

【提要】　本论主要阐述肺胀的症因脉治。要点如下：其一，肺胀之证，喘不得卧，短息倚肩，抬身撷肚。其二，肺胀的发生，是内有郁结，先伤肺气，复感外邪，肺气不得发泄所致。其三，根据脉实壅盛、肺受寒邪、肺受热邪等证候，提出葶苈泻肺汤、加味泻白散、小青龙汤加石膏、前胡汤、《三因》神秘汤等，随症加减。其四，指出肺胀之脉。

李用粹　论肺胀辨治

肺胀者，动则喘满，气急息重，或左或右，不得眠者是也。如痰挟瘀血碍气，宜养血以流动乎气，降火以清利其痰，用四物汤加桃仁、枳壳、陈皮、瓜蒌、竹沥。又风寒郁于肺中，不得发越，喘嗽胀闷者，宜发汗以祛邪，利痰以顺气，用麻黄越婢加半夏汤。有停水不化，肺气不得下降者，其症水入即吐，宜四苓散加葶苈、桔梗、桑皮、石膏。有肾虚水枯，肺金不敢下降而胀者，其症干咳烦冤，宜六味丸加麦冬、五味。又有气散而胀者，宜补肺。气逆而胀者，宜降气。当参虚实而施治。若肺胀壅遏，不得眠卧，喘急鼻煽者，难治。

——清·李用粹《证治汇补·卷之五·胸膈门·咳嗽》

【提要】　本论主要阐述肺胀的辨证施治。要点如下：其一，肺胀分实证与虚证。实证，痰挟瘀血，治以养血降火清痰。风寒郁肺，治以发汗祛邪。停水不化，肺失宣肃，治以泄水肃肺。虚证，属肾虚阴亏，肺气不降者，治以滋阴补肾，补肺敛气。属肺气虚而胀，则补肺；气逆而胀，则降气。论中根据相应证候，皆附以方药。其二，提出若肺胀壅遏，不得眠卧，喘急鼻煽者，难治。

高学山 论肺胀病因病机*

九条 上气、喘而躁者，属肺胀。欲作风水，发汗则愈。(《金匮要略》)

肺不能纳气以归元，故喘；肾将欲蒸湿以为汗，故躁；上气而喘躁并见，是肾欲输水气于肺，将作汗而上蒸。肺已自受风邪，不能为肾分布以外泄，则肺肾以子母相持，而风水合为一片，肺之胀也宜矣。欲作风水，与《内经·水热穴论》及《热病》论之言风水者不同，盖指肾以水脏之气上熏，肺以风邪盖之，风水相搏，于是肺不运水，肾不纳水，聚湿成饮，久而溢出经络，致成肿腹大等候。发汗，则肺之风邪、肾之水气，可两解矣，故愈。

此言肺肾两相排挤，中间无所发越之上气也。

十一条 咳而上气，此为肺胀。其人喘，目如脱状，脉浮大者，越婢加半夏汤主之。(《金匮要略》)

此承上文风水之肺胀，而言肺胀一症，又有不因肺风肾水，但以阳明胃气太过，近从中焦上冲肺管，肺受热闭，又不得从皮毛发越，而肺实胀满者。此但看其咳而上气，无上条之躁症者即是，此为肺胀，犹云此亦名为肺胀也。肺既无外发之路，胃又以太过之气乘之，两相鼓吹，胃土以母气乘肺子，与肾水以子气乘金母同义，故亦喘也。

——清·高学山《高注金匮要略·肺痿肺痈咳嗽上气病脉证治》

【提要】 本论主要阐述肺胀的病因病机。要点如下：其一，肺受风邪，不能为肾输布水液，肺风、肾水相合，可发为肺胀。其二，肺胀的病机，不仅仅是肺风、肾水所致，还有阳明胃气太过，使肺热盛，出现肺实胀满的病变。

2.5 肺 痈

肺痈是肺叶生疮，肉败血腐，发生脓疡的病证。临床以咳嗽、胸痛、发热、咯吐腥臭浊痰，甚则脓血相兼为主要特征，属内痈之一。多由痰热素盛，风热外袭，内外合邪所致。本病病位在肺，病理性质属邪盛之实热证候。其主要病机为热壅血瘀，成痈酿脓。因邪热郁肺，蒸液成痰，壅阻肺络，血滞为瘀，而致痰热与瘀血互结，蕴酿成痈，血败肉腐化脓，肺络损伤，脓疡内溃外泄。其病理演变过程，可分为初期、成痈期、溃脓期、恢复期四个阶段。初期主要表现为肺卫表证；成痈期为瘀热蕴肺证；溃脓期痰瘀破溃外泄；恢复期邪去正虚，气阴耗损，调理可逐渐好转，若邪恋正虚，则迁延日久不愈。治疗以祛邪为原则，脓未成者清肺消痈，脓已成者排脓解毒。初期清肺散邪；成痈期清热解毒，化瘀消痈；溃脓期排脓解毒；恢复期养阴益气，邪恋正虚者当扶正祛邪。在溃脓期，要重视"有脓必排"的原则，脓液是否能畅利排出，是治疗成败的关键，必要时配合体位引流。同时本病多演变成热毒伤阴耗气之证补肺应重在清养，不可滥用温补，以免伤阴助热，加重病情。

 张仲景 论肺痈辨治**

若口中辟辟燥，咳即胸中隐隐痛，脉反滑数，此为肺痈，咳唾脓血。脉数虚者为肺痿，数实者为肺痈。

问曰：病咳逆，脉之，何以知其为肺痈？当有脓血，吐之则死。其脉何类？师曰：寸口脉微而数，微则为风，数则为热，微则汗出，数则恶寒。风中于卫，呼气不入，热过于荣，吸而不出；风伤皮毛，热伤血脉。风舍于肺，其人则咳，口干喘满，咽燥不渴，时唾浊沫，时时振寒。热之所过，血为之凝滞，蓄结痈脓，吐如米粥，始萌可救，脓成则死。

肺痈，喘不得卧，葶苈大枣泻肺汤主之。

咳而胸满，振寒脉数，咽干不渴，时出浊唾腥臭，久久吐脓如米粥者，为肺痈，桔梗汤主之。

——汉·张仲景《金匮要略方论·卷上·肺痿肺痈咳嗽上气病脉证治》

【提要】 本论主要阐述肺痈的病因病机及辨证施治。要点如下：其一，首先提出"肺痈"之名，将"肺痈"作为独立的疾病来论述。其二，指出风热伤肺，热壅血瘀，蕴结成脓，而致肺痈。临床以寒热、咳嗽、胸痛、咯痰腥臭，或咳脓血如米粥为特点。其三，治疗上，强调未成脓时泻肺去壅；已成脓者，排脓解毒。其四，提出"始萌可救，脓成则死"的预后判断，强调早期诊治的重要性。

王叔和 肺痈辨脓论[※※]

问曰：振寒发热，寸口脉滑而数，其人饮食起居如故，此为痈肿病。医反不知，而以伤寒治之，应不愈也。何以知有脓？脓之所在，何以别知其处？师曰：假令脓在胸中者，为肺痈。其人脉数，咳唾有脓血。设脓未成，其脉自紧数。紧去但数，脓为已成也。

夫病吐血，喘咳上气，其脉数，有热，不得卧者，死。上气，面浮肿，肩息，其脉浮大，不治。

——晋·王叔和《脉经·卷八·平肺痿肺痈咳逆上气淡饮脉证》

【提要】 本论主要阐述肺痈脓成与未成的脉象差异。要点如下：其一，以脉象"紧"作为判断脓成与否的标准。脓未成，脉紧数；脓已成，脉无紧象。其二，肺痈预后，若吐血，喘咳上气，脉数，有热，不得卧者，死；若上气，面浮肿，肩息，其脉浮大者，不治。

巢元方 正虚感寒肺痈论[※※]

肺痈者，由风寒伤于肺，其气结聚所成也。肺主气，候皮毛，劳伤血气，腠理则开，而受风寒。其气虚者，寒乘虚伤肺，寒搏于血，蕴结成痈；热又加之，积热不散，血败为脓。

肺处胸间，初肺伤于寒，则微嗽。肺痈之状，其人咳，胸内满，隐隐痛而战寒。诊其肺部脉紧，为肺痈。

——隋·巢元方《诸病源候论·卷之三十三·痈疽病诸候下·肺痈候》

【提要】 本论主要阐述肺痈的病因病机及主症。要点如下：其一，肺痈的形成是因患者气血虚弱，寒邪乘虚入里伤于肺，蕴积成热，血败为脓。其二，肺痈的症状为咳嗽，胸内胀满，隐隐作痛，恶寒战栗，右寸脉紧。

孙思邈　论肺痈辨治※*

论曰：病咳唾脓血，其脉数，实者属肺痈，虚者属肺痿。咳而口中自有津液，舌上胎滑，此为浮寒，非肺痿。若口中辟辟燥，咳即胸中隐隐痛，脉反滑数，此为肺痈也。问曰：病者咳逆，师脉之，何以知为肺痈？当有脓血，吐之则死，后竟吐脓死。其脉何类？何以别之？师曰：寸口脉微而数，微则为风，数则为热，微则汗出，数则恶寒。风中于卫，呼气不入；热过于营，吸而不出。风伤皮毛，热伤血脉。风舍于肺，其人则咳，口干喘满，咽燥不渴，多唾浊沫，时时振寒。热之所过，血为凝滞，蓄结痈脓，吐如米粥。始萌可救，脓已成则难治。寸口脉数，趺阳脉紧，寒热相搏，故振寒而咳。趺阳脉浮缓，胃气如经，此为肺痈。师曰：振寒发热，寸口脉滑而数，其人饮食起居如故，此为痈肿病，医反不知，而以伤寒治之，不应愈也。何以知有脓？脓之所在，何以别知其处？师曰：假令脓在胸中者，为肺痈，其脉数，咳唾有脓血。设脓未成，其脉自紧数，紧去但数，脓为已成也。

治咳，胸中满而振寒，脉数，咽干而不渴，时时出浊唾腥臭，久久吐脓如粳米粥，是为肺痈，桔梗汤方。

桔梗（三两，《集验》用二两，《古今录验》用一枚）　甘草（二两）

上二味㕮咀，以水三升，煮取一升，去滓，分二服，必吐脓血也。

治肺痈，喘不得卧，葶苈大枣泻肺汤方。

葶苈（三两，末之）　大枣（二十枚）

上二味，㕮咀，以水二升先煮枣，取二升，去枣纳葶苈二方寸匕，煮取七合，顿服，令尽，三日服一剂，可至三四剂。

治肺痈，胸胁胀，一身面目浮肿，鼻塞清涕出，不闻香臭，咳逆上气，喘鸣迫塞，葶苈大枣泻肺汤主之。用前方，先服小青龙汤一剂，乃进之。

治咳有微热，烦满，胸心甲错，是为肺痈，黄昏汤方。

黄昏手掌大一块，是合昏皮也。㕮咀，以水三升煮取一升，分二服。

又方

苇茎（切二升，水二斗，煮取五升，去滓）　薏苡仁（半升）　瓜瓣（半升）　桃仁（三十枚）

上四味㕮咀，纳苇汁中，煮取二升，服一升，当有所见吐脓血。

——唐·孙思邈《备急千金要方·卷十七肺脏·肺痈》

【提要】　本论主要阐述肺痈的辨证施治。要点如下：其一，在《金匮要略》论肺痈的基础上，增加了肺痈不同分期辨证施治的新观点，并创制了多首方剂，为后世所采用。其二，指出肺痈各阶段的证候特点，并针对不同证候之肺痈列举了桔梗汤、葶苈大枣泻肺汤、皂荚丸、黄昏汤、苇茎汤和桂枝去芍药加皂荚汤等方药。

王　焘　论肺痈治法※*

仲景《伤寒论》：咳，胸中满而振寒，脉数，咽干不渴，时出浊唾腥臭，久久吐脓如粳米粥者，肺痈也。桔梗白散主之方。

《集验》疗胸中满而振寒，脉数，咽燥而不渴，时时出浊唾腥臭，久久吐脓如粳米粥，是为肺痈。桔梗汤方。

《千金》疗咳有微热，烦满，胸心甲错，是为肺痈。黄昏汤方。

黄昏（手掌大一枚，即合欢木皮）

又肺痈喘不得卧，葶苈大枣泻肺汤主之。兼疗胸胁胀满，一身面目浮肿，鼻塞清涕出，不闻香臭酸辛，咳逆上气，喘鸣迫塞方。

《备急》疗肠痈、肺痈方。

《古今录验》疗肺痈方。

薏苡仁（一升） 醇苦酒（三升）

又疗肺痈。苇茎汤方。

又疗肺痈，经时不瘥。桔梗汤方。

忌猪肉、芜荑、桃、李、雀肉、海藻、菘菜等。

又疗肺痈。生地黄汁汤方。

——唐·王焘《外台秘要·卷十·肺痈方九首》

【提要】 本论主要阐述肺痈的治法。要点如下：其一，汇集诸书所载治肺痈方剂，列有桔梗白散、桔梗汤、黄昏汤、葶苈大枣泻肺汤、《备急》疗肠痈肺痈方、《古今录验》疗肺痈方、苇茎汤、生地黄汁汤的方证与药量。包含清热解毒、活血消痈、泻肺排脓、益气托毒和补肺养阴等治法。其二，本论中"疗肺痈经时不瘥"的桔梗汤，适于肺痈之经久不愈而气血衰弱者。

齐德之 论诊候肺疽肺痿法

夫肺者，五脏之华盖也，处于胸中，主于气，候于皮毛。劳伤血气，腠理虚而风邪乘之，内感于肺也，则汗出恶风，咳嗽短气，鼻塞项强，胸肋胀满，久久不瘥，已成肺痿也。风中于卫，呼气不入，热至于荣，则吸而不出，所以风伤皮毛，热伤血脉，风热相搏，气血稽留，蕴结于肺，变成疮疽。诊其脉候，寸口脉数而虚者，肺痿也；数而实者，肺疽也。肺痿之候，久嗽不已，汗出过度，重亡津液，便如烂瓜，下如豕脂，小便数而不渴，渴者自愈，欲饮者欲瘥。此由肺多唾涎沫而无脓者，肺痿也。其肺疽之候，口干喘满，咽燥而渴，甚则四肢微肿，咳唾脓血，或腥臭浊沫，胸中隐隐微痛者，肺疽也。又《圣惠》曰：中府隐隐而微痛者，肺疽也；上肉微起者，肺疮。中府者，穴也，在云门下一寸六分，乳肋间动脉应手陷中也。是以候始萌则可救，脓成则多死。若欲知有脓者，但诊其脉：若微紧而数者，未有脓也；紧甚而数者，已有脓也。又《内经》曰：血热则肉败，荣卫不行，必将为脓。大凡肺疮，当咳嗽短气，胸满时唾脓血，久久如粳米粥者难治；若呕脓而不止者，亦不可治也。其呕脓而自止者自愈，其脉短而涩者自痊，浮大者难治。其面色当白而反面赤者，此火之克金，皆不可治。

——元·齐德之《外科精义·卷上·论诊候肺疽肺痿法》

【提要】　本论主要阐述肺痈与肺痿的鉴别，以及依据脉象诊断肺痈的方法。要点如下：其一，肺痿为劳伤血气，腠理空虚，风邪乘虚入于肺，因而久嗽不已，汗出过度，重亡津液所致。肺痈，又称"肺疽""肺疡"，乃风热乘虚客于营卫，风伤皮毛，热伤血脉，风热相搏，气血稽留，蕴结于肺而致。其二，肺痿，寸口脉数而虚；肺痈脉象数而实，此数脉乃脓成之象。其三，肺痿，多唾涎沫而无脓；肺痈，咳唾脓血或腥臭浊沫，胸中隐隐微痛。其四，肺痈的预后，凡病进邪盛，呕脓不止，面赤脉大者，预后不良；病退邪衰，呕脓血止，脉短而涩者，预后尚好。

龚廷贤　正虚寒热袭肺肺痈论※*

夫肺痈者，由寒热之气内含于肺，其气结聚之所成也。盖因调理失宜，劳伤血气，风寒得以乘之，寒生热，风亦生热，壅积不散，遂成肺痈。咳而脑漏，右胁隐痛，二脚肿满，咽干口燥，烦闷多渴，时出黄唾腥臭，状如糯米粥者难治。有热而呕者不可治呕，脓尽而止则自愈。

——明·龚廷贤《寿世保元·己集六卷·肺痈》

【提要】　本论主要阐述肺痈的病因病机。要点如下：肺痈是"由寒热之气内含于肺，其气结聚之所成"。如调理失宜，劳伤血气，风寒得以乘之，郁久化热，积而不散，而致肺痈。论中还指出肺痈难治和预后不良的临床表现。

陈实功　肺痈论

夫肺痈者，金受火刑之症也。盖肺为五脏华盖，其位至高，其质至清，内主乎气，中主声音，外司皮毛，又兼主乎寿夭。金清而气管深长者，其音自清，其韵自高，其声自洪，此三者主寿，亦主通达；如金浊而气管短细者，其音自焦，其韵自低，其声自小，此三者主夭，亦主蹇滞。故肺金独旺于秋者，应其轻清之候也。倘有所克，其病自生。致患肺痈者，先因感受风寒，未经发越，停留肺中，初则其候毛耸恶风，咳嗽声重，胸膈隐痛，项强不能转侧者，是其真候也；久则鼻流清涕，咳吐脓痰，黄色腥秽，甚则胸胁胀满，呼吸不利，饮食减少，脉洪自汗。法当清金甘桔汤主之，麦冬清肺饮调之。又久嗽劳伤，咳吐痰血，寒热往来，形体消削，咯吐瘀脓，声哑咽痛，其候传为肺痿，如此者百死一生之病也。治宜知母茯苓汤主之，人参五味子汤调之。又有七情、饥饱、劳役损伤脾肺者，麦冬平肺饮主之，紫菀茸汤调之。又有房欲劳伤，丹石补药消铄肾水者，宜肾气丸主之，金液戊土丹调之。又劳力内伤，迎风响叫，外寒侵入，未经解散致生肺痈者，初起脉浮微数，胸热气粗，寒热往来，咳嗽生痰者，当以小青龙汤主之，麦冬清肺饮调之。通用金鲤汤、蜡矾丸、太乙膏，相间服之亦效。如手掌皮粗，六脉洪数，气急颧红，污脓白血，呕哕溢水，鼻煽，不餐饮食者，俱为不治。此症以身凉脉细，脓血交流，痰色鲜明，饮食知味，脓血渐止者，俱为无妨，反此则死。

肺痈看法：初起，脉浮虚细，身体不热，咳嗽有痰，呼吸调匀者，顺。已成，脉浮微数，咳吐脓痰，形色鲜明，语声清朗者，吉。溃后，咯吐脓痰，间吐鲜血，时发时止，饮食知味者，顺。

吐脓渐渐稀少，胸胁不痛，面色微微带黄，便调多秒。初起，脉洪弦数，身热多寒，胸疼气喘，面红多汗，损寿；已成咯吐脓痰，气味滗臭，黄痰如胶黏固，唇反终亡。咯吐再兼白血，气急多烦，指甲紫而带湾，终归冥路。手掌反如枯树，面艳颧红，咽痛音如鸭声，鼻掀终死。

肺痈治法：初起风寒相入，头眩恶寒，咳嗽声重者，宜解散风邪；汗出恶风，咳嗽气急，鼻塞项强，胸膈隐痛，实表清肺；日间多寒，喜复衣被，夜间发热，多烦去被，滋阴养肺；口干喘满，咽嗽而渴，咳嗽身热，脉弦数者，降火抑阴；胸满喘急，咳吐脓痰，身热气粗，不得安卧，平肺排脓；热退身凉，脉来短涩，精神减少，自汗盗汗，补肺健脾。

——明·陈实功《外科正宗·卷之二·上部疽毒门·肺痈论》

【提要】　本论主要阐述肺痈的病因病机及辨证施治。要点如下：其一，肺痈为"金受火刑"之病证。或由外感风寒，邪留肺中；或七情内伤，损伤脾肺；或房室不节，消铄肾水所致。其二，肺痈分初起、已成、溃后、恢复四期。初起，脉浮虚细，身体不热，咳嗽有痰。已成，脉浮微数，咳吐脓痰。溃后，咯吐脓痰，间吐鲜血，时发时止。其三，治疗上，宜解散风邪、降火抑阴、平肺排脓、补肺健脾。

喻　昌　论肺痈肺痿辨治[※※]

论曰：肺痈肺痿之证，谁秉内照，旷然洞悉，请以一得之愚，僭为敷陈。人身之气禀命于肺，肺气清肃，则周身之气，莫不服从而顺行。肺气壅浊，则周身之气，易致横逆而犯上。故肺痈者，肺气壅而不通也。肺痿者，肺气委而不振也。才见久咳上气，先须防此两证。肺痈由五脏蕴崇之火，与胃中停蓄之热，上乘乎肺，肺受火热熏灼，即血为之凝，血凝即痰为之裹，遂成小痈。所结之形日长，则肺日胀而胁骨日昂，乃至咳声频并，浊痰如胶，发热畏寒，日晡尤甚，面红鼻燥，胸生甲错。始先即能辨其脉证属表属里，极力开提攻下，无不愈者。奈何医学无传，尔我形骸，视等隔垣。但知见咳治咳，或用牛黄、犀角，冀以解热；或用膏子油粘，冀以润燥；或朝进补阴丸，或夜服清胃散；千蹊万径，无往非杀人之算，病者亦自以为虚劳尸瘵，莫可奈何！迨至血化为脓，肺叶朽坏，倾囊吐出，始识其证，十死不救。嗟无及矣！间有痈小气壮，胃强善食，其脓不从口出，或顺趋肛门，或旁穿胁肋，仍可得生，然不过十中二三耳。《金匮》治法最精，用力全在未成脓之先。今人施于既成脓之后，其有济乎？肺痿者，其积渐已非一日，其寒热不止一端，总由胃中津液不输于肺，肺失所养，转枯转燥，然后成之。……

凡治肺痈病，须与肺痿分头异治。肺痈为实，肺痿为虚；肺痈为阳实，肺痿为阴虚；阳实始宜散邪，次宜下气；阴虚宜补胃津，兼润肺燥。若不分辨而误治，医杀之也。

凡治肺痈病，以清肺热，救肺气，俾其肺叶不致焦腐，其金乃生。故清一分肺热，即存一分肺气。而清热必须涤其壅塞，分杀其势于大肠，令浊秽脓血，日渐下移为妙。若但清解其上，不引之下出，医之罪也；甚有恶其下利奔迫，而急止之，罪加等也。

——清·喻昌《医门法律·卷十二·肺痈肺痿门》

【提要】　本论主要阐述肺痈肺痿的病因病机及辨证施治。要点如下：其一，肺痈，肺气雍塞不通，为五脏之火挟胃中蓄热上蒸于肺，痰热阻滞，肉腐成脓所致。肺痿，肺气痿而不振，为胃中津液无以输于肺，肺失滋养，转为枯燥所致。其二，治疗上，肺痈属阳分实证，病在有形之血，宜散邪下气，注重清肺热，救肺气，而清热必须涤其雍塞，令浊秽脓血日渐下移为妙。肺痿为阴分虚证，病在无形之气，宜补胃津，兼润肺燥。其三，肺痈初起，应辨清表里而开提攻下，待血败为脓则实为难治，宜治在未成脓之时。肺痿，勿发汗吐下伤阴，以免肺火日盛，痰浊渐重，应补胃津，兼润肺燥。

张　璐　论肺痈病因病机 ※※

石顽曰：肺痈危证，乘初起时，极力攻之，庶可救疗。《金匮》特立二方，各有主见。如患人平昔善饮嗜啖，痰湿渐渍于肺，宜皂荚丸；肥盛喘满多痰，宜葶苈大枣泻肺汤。《千金》补所不足，复立桂枝去芍药加皂荚汤以治风寒客邪感触发热之证。苇茎汤以治心脾过劳，肺气不化，水道不利之疾，功效最速。宋人又有十六味桔梗汤，虽未尽善，亦可以备诸治之采用。若畏其峻，而守王道之方，真养痈以待毙耳，明眼者辨治宜早也。

凡咳嗽吐臭稠痰，胸中隐痛，鼻息不闻香臭，项强不能转侧，咳则遗尿，自汗喘急，呼吸不利，饮食减少，脉数盛而芤，恶风毛耸，便是肺痈之候。盖由感受风寒，未经发越，停留肺中，蕴发为热，或挟湿热痰涎垢腻，蒸淫肺窍，皆能致此。

初起疑似未真，生大豆绞浆饮之，不觉腥气，便为真候。大抵声音清朗，浓痰稀泽，或间有鲜血，饮食知味，胸胁不疼，或咳则微痛，痛在右畔肺之长叶，而坐卧得宁，形色如常，便溺自调者可治。若溃后大热不止，时时恶寒，胸中隐痛，痛在左畔肺之短叶，此金气浅薄，溃后最难平复。而喘汗面赤，坐卧不安，饮食无味，浓痰腥秽不已者难治。若喘鸣不休，唇反，咯吐脓血，色如败卤，瀌臭异常，正气大败，而不知痛，坐不得卧，饮食难进，爪甲紫而带弯，手掌如枯树皮，面艳颧红，声哑鼻煽者不治。

肺痈初起，脉不宜数大，溃后最忌短涩。脉缓滑面白者生，脉弦急面赤者死。

肺痈溃后，浓痰渐稀，气息渐减，忽然臭痰复甚，此余毒未尽，内气复发，必然之理，不可归咎于调理服食失宜也。但虽屡发，而势渐轻可，可许收功；若屡发而痰秽转甚，脉形转疾者，终成不起也。

——清·张璐《张氏医通·卷四·诸气门下·肺痈》

【提要】　本论主要阐述肺痈的病因病机。要点如下：其一，指出《金匮要略》中的皂荚丸与葶苈大枣泻肺汤，《千金方》中的桂枝去芍药加皂荚汤与苇茎汤、宋人十六味桔梗汤，功效迅捷，均是治疗肺痈的重要方药。其二，肺痈是因感受风寒，停留肺中，蕴积发热，或挟湿热痰涎垢腻，熏蒸肺窍所致。其三，溃脓期，是肺痈病情顺和逆的转折点。肺痈排脓之后，病邪仍有反复之可能。

王维德　论肺痈辨治 ※※

诸患易识，独肺中患毒难觉。有两脚骨疼痛者，有脚骨不痛而舌下生一粒如细豆者，再心口之上，内作微痛，及咳嗽口干咽燥，此皆肺中生毒之证也。即用甘、桔各三钱煎服。服下如觉稍安，肺之患毒无疑矣。以犀黄丸十服，服完痊愈。此是预识预治，百无一死之法。

世人但知脚痛医脚，咳嗽医嗽，舌下一粒，便以刀刺。且此一粒，患未成脓，定然色淡，患愈亦消，患笃其色紫黑，如用刀刺立害。诸书皆载云：口吐臭痰，胸中发腥作痛者，肺痈也。又称症有三不治：时吐臭痰，久如粳米饭者不治；呕脓不止者不治；白面变赤者不治。惟呕而脓自出者易治。治之之药，惟地黄、保生、归脾等汤轮服而已，并无预知早治之法。直至吐臭痰发腥，始知肺痈，犹小舟漂入大洋也。此等立论，安可为后学津梁？余每见此症吐脓，其色皆白，故称肺痈，用犀黄丸，治无不效。有赤贫者患之，以陈芥菜卤，每晨取半杯，滚豆腐浆冲服。服则胸中一块，塞上塞下，塞至数次，方能吐出，连吐恶脓，日服至愈。

凡患此症者，终身戒食鸭蛋、白鲞、红萝卜、石首鱼、着甲鱼，食则复发难生。

马曰：肺疽、肺痈，均由咳嗽而起，或外感风寒，郁久化热，或心肝之火上炎，肺叶胀举而成痈脓，故胸痛咳嗽，吐脓吐血。火刑金之候，岂可以乳、没辛苦温之品，助其热，伤其肺！麝香走窜，盗泄真气，《本草》均称诸疮痈疽，溃后勿服，何况娇脏受病乎？

——清·王维德《外科全生集·卷一·有阴有阳症门·肺痈肺疽》

【提要】 本论主要阐述肺痈的病因病机及辨证施治。要点如下：其一，肺痈可由外感风寒，郁久化热，或心肝之火上炎，致肺叶胀举而引起。其二，提出依据症状判断肺痈的方法。如有两脚骨疼痛者，或脚骨不痛舌下生细小颗粒，或胸中微痛，及咳嗽口干咽燥等。其三，治以犀黄丸，并分别提出本病易治与难治的症状特点。其四，提出"火刑金之候"，不可用辛苦温之品及本病的饮食禁忌。

《医宗金鉴》 肺痈肺热复伤风论※*

肺痈肺热复伤风，肺脏生痈隐痛胸，状若伤寒燥咳甚，稠浊痰涎腥臭脓。未溃射干麻黄汗，壅不得卧葶苈攻，溃后脓稠能食吉，脓清兼血不食凶。

注：此证系肺脏蓄热，复伤风邪，郁久成痈，以致胸内中府穴隐隐疼痛，振寒脉数，状类伤寒，咽燥不渴，咳而喘满，唾稠黏黄痰，兼臭秽脓血也。

——清·吴谦《医宗金鉴·外科心法要诀·卷六十七·内痈部·肺痈》

【提要】 本论主要阐述肺痈的病因病机和辨证施治。要点如下：其一，肺痈是因肺脏蓄热，复感风邪，郁久成痈所致。其二，肺痈未溃，治以射干麻黄汤；壅肿不得卧者，用葶苈大枣泻肺汤。其三，肺痈溃后脓稠而能食，则胃气尚可，正气不虚，预后佳；若脓清带血，不能食，则预后不佳。

黄元御 肺痈根原※

肺痈者，湿热之郁蒸也。阳衰土湿，肺胃不降，气滞痰生，胸膈瘀塞，湿郁为热，淫泆熏蒸，浊瘀臭败，腐而为脓。始萌尚可救药，脓成肺败则死。此缘湿旺肺郁，风闭皮毛，卫气收敛，营郁为热，热邪内闭，蒸其痰涎而化痈脓故也。

病生肺部，而根原于胃逆，其胸膈之痛，则是胆木之邪。以胃土不降，肺胆俱无下行之路，胆以甲木而化相火，甲木克戊土，则膈上作疼，相火刑辛金，则胸中生热。是宜并治其标本也。

——清·黄元御《四圣心源·卷五·杂病解上·肺痈根原》

【提要】 本论主要阐述肺痈的病因病机。要点如下：肺痈属湿热郁蒸之病变。是"阳衰土湿，肺胃不降，气滞痰生，胸膈瘀塞，湿郁为热，淫泆熏蒸，浊瘀臭败，腐而为脓"所致。论中提出，"病生于肺部，而根原于胃逆"。

汪蕴谷 论肺痈分期辨治*

肺痈为病，始萌之时，最易惑人，极难识认。医家误作风寒，见咳治咳，用药不应，及酝酿成脓，倾囊吐出，方知肺内生痈，已为棘手之候。是亦未尝察脉辨症，而竟以人命为草菅者也。盖肺属西方之位，为五脏之华盖，内司呼吸，外充皮毛，其色白，其时秋。肺金独旺于秋者，应其轻清之候也，倘有所克，其病自生。故患肺痈者，或因腠理不密，外邪所乘而内感于肺；或因烟酒炙煿，内蕴积热而熏蒸于肺。其症恶寒发热，咳嗽声重，胸膈隐痛，鼻塞项强，气血稽留，日久则鼻流清涕，咳唾脓血，腥秽稠浊，甚则胸胁胀满，呼吸不利。其脉未溃之先，或浮紧而数，或洪大而数；既溃之后，或芤大而数，或弦细而数。初发宜甘桔汤、黑豆汤加减，解毒开提；已成宜百合固金汤加减，滋水清金；溃后宜用六味汤加减，补阴保肺。诚以清肺之热，救肺之气，则肺不致焦腐，其生乃全。盖清一分肺热，则存一分肺气，而清热必须散其火结，涤其壅遏，以分散其势，于大肠令脓血浊沫，日渐下移，因势利导，乃为不易之良法也。夫肺为娇脏，属太阴而体燥，必被火热之毒内攻，致脏伤而脓血外泄。医者不知益肺之虚，救肺之燥，生肺之液，反恣胆妄投燥热之药，其能堪此虚虚之祸？况难成易亏之阴，日为脓血剥削，而多气少血之脏，势必熇熇不救。且今日之人，入房太过，肾水素虚，而母病及子，化源益弱，咳嗽增而虚象现，由是肺喘生胀矣，声出音哑矣，潮热口渴矣，食少下泄矣，痰如米粥，肌瘦如柴矣。病势至此，皆由医学无传，用药误治之明验，而救治之法，舍参、芪补气，熟地补血，安能起垂危于万一耶？大抵血热则肉败，营卫不行，必蓄为脓，是以《金匮》以通行营卫为第一义。而脾旺则生金，津液流行，痰嗽渐减，是以《内经》有欲治其子，先健其母之旨。薛氏云：脾土亏损，不能生肺金，肺金不能生肾水，故始成则可救，脓成则多死。苟能补脾肺，滋肾水，庶有生者。若专攻其疮，则脾胃益虚，鲜有不误者矣。夫火热为害，肺气壅塞，须用升提之品，俾清虚之脏，毋致瘀滞而不通，成气血暴丧；辛金受困，更宜补元之法，俾坚刚之体，全赖血液而润枯。后之学者，于《金匮·肺痈论》而熟读之，则其治是症也，庶不致误投于初病矣。

肺痈之症，初起难于辨别，既成拘于清热解毒，千人一类，用开提补元，可为万世之良法。

——清·汪蕴谷《杂症会心录·卷上·肺痈》

【提要】 本论主要阐述肺痈的病因病机及分期辨证施治。要点如下：其一，肺痈可由外感邪气乘腠理不固而客于肺，或由烟酒炙煿，内积化热而熏蒸于肺，终使肺中热盛而致。其二，治疗上，提出本病初发宜解毒开提，痈成宜滋水清金，溃后宜补阴液保肺气。还提出不必拘泥于"清肺热，救肺气"之法。如对房劳损伤肾水者，以参、芪补元气，熟地滋阴血；对于土虚金弱者，可用"升提补元"之法。

沈金鳌 论肺痈治法^{※※}

肺热极而成病也。其症痰中腥臭，或带脓也，总治宜清金饮。皆缘土虚金弱不能生水，阴火烁金之败症，故补脾亦是要着。而其调治之法，如初起，咳嗽气急，胸中隐痛，吐脓痰，急平之，宜麦冬平肺饮。或咳吐脓痰，胸膈胀满，喘气，发热，急清之，宜元参清肺饮。或病重不能卧，急安之，宜宁肺桔梗汤。或已吐脓血，必以去脓补气为要，宜排脓散。勿论已成、未成，总当清热涤痰，使无留壅，自然易愈，宜金鲤汤。凡患肺痈，手掌皮粗，气急脉数，颧红鼻煽，不能饮食者，皆不治。

——清·沈金鳌《杂病源流犀烛·卷一·脏腑门·肺病源流》

【提要】 本论主要阐述肺痈的病因病机及辨证施治。要点如下：其一，肺痈是因肺热极盛而成，属"土虚金弱不能生水，阴火烁金之败症"。其二，补脾和清热涤痰，为治法之要领。其三，本病初起，应"急平之"，使邪气不得深入；脓痰应"急清之"，使脓痰未能化腐；病重应"急安之"，使肺气不至于更弱；脓血应"去脓补气"，使正气得补以利驱邪。其四，提出判断肺痈预后不佳的脉象和症状。

林珮琴 论肺痈辨治^{※※}

肺痈者，咽干吐脓，因风热客肺，蕴毒成痈，始则恶寒毛耸，喉间燥咳，胸前隐痛，痰脓腥臭，按右胁必痛，著左卧则喘，脉滑数有力者是也。……肺痈毒结有形之血，血结者排其毒，此治法之概也。……肺痈由热蒸肺窍，至咳吐臭痰，胸胁刺痛，呼吸不利，治在利气疏痰，降火排脓，宜安肺桔梗汤。

——清·林珮琴《类证治裁·卷之二·肺痿肺痈论治》

【提要】 本论主要阐述肺痈的病因病机及辨证施治。要点如下：其一，肺痈乃风热袭肺，热毒蕴结于有形之血，蕴毒成痈所致。其二，肺痈成脓之初，恶寒，燥咳，痰脓味臭，胸胁痛，左侧卧位则作喘，脉滑数有力。其三，治疗上，强调行气疏痰、泻火排脓，用安肺桔梗汤治疗。

王泰林 肺痈综论^{※※}

肺痈之病，皆因邪瘀阻于肺络，久蕴生热，蒸化成脓，故其证初起并在此叶者，不及彼叶，初用疏瘀散邪泻热，可冀其不成脓也。继用通络托脓，是不得散而托之，使速溃也。再用排脓泄热解毒，是既溃而用清泄，使毒热速化而外出也。终用清养补肺，是清化余热而使其生肌收口也。

——清·柳宝诒《柳选四家医案·环溪草堂医案·咳喘门》

【提要】　本论主要阐述肺痈的病因病机及分期治法。要点如下：其一，肺痈之病，皆因邪瘀阻于肺络，久蕴生热，蒸化成脓所致。其二，肺痈初期，未成脓者，治当疏散瘀热；脓已成者，通络托脓；已溃者，排脓泄热解毒。恢复期，当用清养补肺之法，使邪热清，肺得滋养而愈。

2.6　肺　痿

肺痿，是指肺叶痿弱不用，以咳吐浊唾涎沫为主要表现的病证。肺痿是肺脏的慢性虚损性疾患，多由久病损肺或误治津伤所致。基本病机为肺虚津伤，失于濡养，以致肺叶枯萎，有虚热性的肺燥津伤和虚寒性的肺气虚冷的不同。肺痿治疗总以补肺生津为原则。虚热者，当生津清热，以润其枯；虚寒者，当温肺益气，而摄涎沫。临床以虚热证较为多见，但久病亦可转为虚寒证。治疗时应重视调补脾胃，脾胃为后天之本，肺金之母，培土有助于生金。阴虚者宜补胃津以润燥，使胃津能上输以养肺；气虚者宜补脾气以温养肺体，使脾能转输精气以上承。此外，肾为气之根，司摄纳，补肾可以助肺纳气。此外有瘀血征象者，应使用活血化瘀法。同时注意，早期忌用升散辛燥温热之品，以免助火伤津；亦忌苦寒滋腻碍胃。慎用祛痰峻剂，宜缓图取效；活血但禁用破血之品。

张仲景　论肺痿辨治※*

问曰：热在上焦者，因咳为肺痿。肺痿之病，何从得之？师曰：或从汗出，或从呕吐，或从消渴，小便利数，或从便难，又被快药下利，重亡津液，故得之。曰：寸口脉数，其人咳，口中反有浊唾涎沫者何？师曰：为肺痿之病。若口中辟辟燥，咳即胸中隐隐痛，脉反滑数，此为肺痈，咳唾脓血。脉数虚者为肺痿，数实者为肺痈。

肺痿吐涎沫而不咳者，其人不渴，必遗尿，小便数。所以然者，以上虚不能制下故也。此为肺中冷，必眩，多涎唾，甘草干姜汤以温之。若服汤已，渴者属消渴。

甘草干姜汤方
甘草（四两，炙）　干姜（二两，炮）
上㕮咀，以水三升，煮取一升五合，去滓，分温再服。

——汉·张仲景《金匮要略方论·卷上·肺痿肺痈咳嗽上气病脉证治》

【提要】　本论主要阐述肺痿的病因病机及辨证施治。要点如下：其一，提出"肺痿"之名，并作为独立之疾病。其二，肺痿的病位在上焦，多因汗出、呕吐、消渴、小便多或下利等，导致重亡津液所致；或肺中虚冷，水液不运而致。其三，肺痿的主要症状，是咳嗽吐涎沫，并以此与肺痈相鉴别。其四，治疗虚寒肺痿，上虚不能制下者，可用甘草干姜汤温补之。张仲景诊治肺痿的理论，后世多有继承。

巢元方 论肺痿病因病机※*

肺主气，为五脏上盖。气主皮毛，故易伤于风邪。风邪伤于腑脏，而血气虚弱，又因劳役，大汗之后，或经大下，而亡津液，津液竭绝，肺气壅塞，不能宣通诸脏之气，因成肺萎也。其病咳唾而呕逆涎沫，小便数是也。咳唾咽燥，欲饮者，必愈。欲咳而不能咳，唾干沫而小便不利者，难治。

诊其寸口脉数，肺萎也，甚则脉浮弱。

——隋·巢元方《诸病源候论·卷之二十一·脾胃病诸候·肺萎候》

【提要】 本论主要阐述肺痿的病因病机。要点如下：肺痿又作"肺萎"，是由外感风邪，气血虚弱，又因劳役过度，大汗大下，亡失津液，肺气壅塞不通，不能宣通诸脏之气而致。以咳唾而呕逆涎沫、小便数为主要症状。本论与脾胃诸病不相关，疑为他卷内容错简于此。

《太平圣惠方》 热盛肺痿论※*

夫肺者，为五脏之华盖。盖诸脏腑通于声，主于气。若人劳伤不已，邪气干于肺，则壅生热，故吐血，胸短气，咳嗽不止，痰甚多唾，时发寒热，肌体羸瘦，乃成肺萎之病也。

——宋·王怀隐《太平圣惠方·卷第三十一·治骨蒸肺萎诸方》

【提要】 本论主要阐述肺痿的病因病机。要点如下：其一，肺痿是因劳伤不已，邪气干于肺，内壅生热而成。其二，肺痿之病，症见吐血短气、咳嗽不止、痰多多唾、时发寒热、肌体羸瘦等症状。

《圣济总录》 论肺痿辨治※*

论曰：《脉经》谓热在上焦，因咳为肺痿。其病之所得，或因汗出，或因呕吐，或因消渴，小便利数，或因便难，数被快药下利，重亡津液，故得之。诊其寸口脉数而虚，其人胸烦多唾，唇燥小便难，或欲咳不得咳，咳则出干沫，胸中隐隐痛者是也。

治肺痿经年咳嗽不止，唾成五色，喘息促急，食少羸瘦，天门冬丸方。……
治虚寒肺痿喘气，干地黄汤方。

——宋·赵佶《圣济总录·卷第四十九·肺痿》

【提要】 本论主要阐述肺痿的辨证施治。要点如下：其一，肺痿病位在上焦，病机为上焦热迫，津亡久咳。其二，症状有胸烦，多唾唇燥，小便难，或欲咳不得咳，咳则出干沫，胸中隐痛，寸口脉数而虚。其三，肺痿经年久咳者，治以天门冬丸；虚寒肺痿者，治以干地黄汤。

《普济方》 论肺痿辨治※*

夫热在上焦，因咳为肺痿。其脉则口寸数，其证则咳而口中有浊唾涎沫，甚者咽中干燥。

盖以邪热熏肺使然，或因快药下利，重亡津液所致也。

方

地黄汤 治肺痿咽燥，咳嗽吐脓血，胸胁胀满短气，羸不思饮食。……

天门冬丸 治肺痿咽干烦燥，痰壅咳嗽，小便赤涩，眠卧不安，咽喉肿痛。……

地黄紫苏煎 治肺痿喘嗽，涕唾稠黏，咽膈不利。……

柴胡汤 治肺痿久嗽不已，四肢烦热，颊赤咽燥。……

天门冬煎 治肺痿咳嗽吐涎沫，咽燥而渴者。

——明·朱橚《普济方·卷第二十七·肺脏门·肺痿咽燥》

【提要】 本论主要阐述肺痿的辨证施治。要点如下：其一，肺痿是热在上焦，邪热熏肺，或因泻药下利，重亡津液所致。其二，肺痿的主要脉证，是寸脉数，咳吐浊唾涎沫，甚者咽中干燥。其三，治疗上，依症状不同，分别用地黄汤、天门冬丸、地黄紫苏煎、柴胡汤、天门冬煎等方药。

朱丹溪 论肺痿治法※*

肺痿治法，在乎养血、养肺、养气、清金。曾治一妇人，二十余岁，胸膺间一窍，口中所咳脓血，与窍相应而出，以人参、黄芪、当归补气血之剂，加退热排脓等药而愈。

——元·朱丹溪，明·程充校补《丹溪心法·卷二·咳嗽》

【提要】 本论主要阐述肺痿的治法。要点如下：肺痿的治法，在于养血、养肺、养气、清肺热。论中所举案例，即治以人参、黄芪、当归等补气血之剂，加清热排脓之品。

徐春甫 肺痿病机论*

《金匮》论曰：热在上焦者，因咳为肺痿。得之或从汗出，或从呕吐，或从消渴，小便利数，或从便难，又被快药下利，重亡津液。故寸口脉数，其人咳，口中有浊唾涎沫者，为肺痿。肺数虚者亦是。大抵咳久伤肺，元气渐虚，其人有寒热往来，自汗濈濈者，即成肺痿证。治法宜补血，调肺气清金。虚者用人参清肺汤之类。

——明·徐春甫《古今医统大全·卷之四十五·肺痿证·病机论》

【提要】 本论主要阐述肺痿的病因病机及辨证施治。要点如下：其一，肺痿是因汗吐下，或消渴，小便利数，或便难，又服泻药下利，重亡津液，肺失所养而成。或咳久伤肺，元气渐虚，阴虚内热而致。其二，主症见寸口脉虚而数，咳嗽，口中有浊唾涎沫，或寒热往来，自汗出。其三，治疗上，宜补血，调肺气，清肺热。虚者方用人参清肺汤。

孙志宏 肺痿综论※*

证属上焦游火蕴热，肺金受其熏蒸，则清纯之气扰乱，生化之令不施，故为咳嗽红痰，往来寒热，自汗，便数，口中浊唾，涎沫多出。寸脉数，而虚者是也。又有因汗多，有因吐甚，或消渴而反通小水，或虚闭而峻利大便，重亡津液，真阴日损，致肺燥而亦成痿矣。如咳嗽恶风、胸胁满者，防成此患。

主方　贝母　知母　紫菀　阿胶　黄芪　茯苓　人参（各一钱）　桔梗　麦冬　冬花　薄荷（各七分）　甘草（五分）　五味（十二粒）　姜一片，水煎，冲胶服。

往来寒热，柴胡、黄芩。痰多加橘红、制半夏。血虚加当归、白芍。咽干而渴，另用生姜（五钱）、人参（二钱）、甘草（三钱）、大枣（三枚），分煎。涎多不渴，用桂枝（五钱）、甘草（二钱）、大枣（六枚）、皂角（二条，炙，去皮弦），分二服，水煎。

保肺饮　肺痿咳嗽，胸中隐痛，辟辟燥咳。

人参　麦冬　薏苡仁　百部　黄芪　桑皮　五味子　当归　芍药（酒炒）　片黄芩　百合（等分）　加姜煎服。

——明·孙志宏《简明医彀·卷之四·肺痿》

【提要】　本论主要阐述肺痿的病因病机及辨证施治。要点如下：其一，肺痿因上焦蕴热，肺金受其熏蒸，肺气布散失司而致，出现咳嗽红痰，口中浊唾，涎沫多出症状；或由于诸种原因，重亡津液，真阴日损，致肺燥而成肺痿。其二，治疗上，首重生津润肺，可采用贝母、知母、紫菀、阿胶、茯苓、五味子等生津润燥之品，水煎冲服。或用保肺饮。

喻　昌　胃中津亏肺痿论※*

肺痿者，其积渐已非一日，其寒热不止一端，总由胃中津液不输于肺，肺失所养，转枯转燥，然后成之。盖肺金之生水，精华四布者，全借胃土津液之富，上供罔缺。但胃中津液暗伤之窦最多，医者粗率，不知爱护：或腠理素疏，无故而大发其汗；或中气素馁，频吐以倒倾其囊；或瘅成消中，饮水而渴不解，泉竭自中；或肠枯便秘，强利以求其快，漏卮难继。只此上供之津液，坐耗歧途，于是肺火日炽，肺热日深，肺中小管日窒，咳声以渐不扬，胸中脂膜日干，咳痰难于上出，行动数武，气即喘鸣，冲击连声，痰始一应。《金匮》治法，非不彰明，然混在肺痈一门，况难解其精意。大要缓而图之，生胃津，润肺燥，下逆气，开积痰，止浊唾，补真气以通肺之小管，散火热以复肺之清肃。如半身痿废及手足痿软，治之得法，亦能复起。虽云肺病近在胸中，呼吸所关，可不置力乎？肺痈属在有形之血，血结宜骤攻；肺痿属在无形之气，气伤宜徐理。肺痈为实，误以肺痿治之，是为实实；肺痿为虚，误以肺痈治之，是为虚虚。此辨证用药之大略也。……

律四条：

凡肺痿病，多不渴。以其不渴，漫然不用生津之药，任其肺日枯燥，医之罪也。以其不渴，恣胆用燥热之药，势必熇熇不救，罪加等也。

——清·喻昌《医门法律·卷十二·肺痈肺痿门》

【提要】　本论主要阐述肺痿的病因病机及辨证施治。要点如下：其一，肺痿总由胃中津液不能上输于肺，使肺失所养，津液枯竭而致。究其病因，主要源于发汗、呕吐、下利等耗伤津液，津液渐消，肺火渐盛，肺日渐枯燥。其二，治疗上，当"缓而图之"，采用生胃津、润肺燥、下逆气、开积痰、止浊唾、补真气等治法，以通肺之小管，散火热以复肺之清肃。避免应用燥热之药，以防耗津。其三，肺痿与肺痈的鉴别：肺痈伤在有形之血，血结宜骤攻；肺痿伤在无形之气，气伤宜徐理。

魏荔彤　寒热肺痿辨^{※*}

上气之证，既就表里二证辨虚实如此。肺痿、痈二证，亦就内因外因辨虚实如彼，似乎可谓详尽矣，而又有说焉，则肺痿中又必辨内外虚实也。肺痿较肺痈，固为虚热之证矣，然又有肺痿而属之虚寒者，则又不可不辨。如病亦肺痿也，乃吐涎沫而不咳，其人既不渴也，又遗尿，小便数，则肺痿同而有所以不同者也。师又自明其所以然者，以上虚不能制水故也。水出高源，惟金生水。今肺气既虚，而无收摄之力，但趋脱泄之势，膀胱之阳气下脱，而肺津益清冷干燥，故不特肺中热可以成痿，即肺冷亦可以成痿也。肺叶如草木之花叶，有热之痿，如日炙之则枯；有冷之痿，如霜杀之则干矣。肺辛金也，实赖阳明之暖土培之温之，而金体柔和，则水生有源。如火灼寒凝，则金为燥金矣，此肺冷之所以成痿也。在阳明胃土，全赖此燥金之用，仗其清肃能消胃中混浊腐败之气也；若在肺金，又必用阳明暖土，借其温和，全滋柔脆而无取乎过于冷燥乃至折裂也，此母子相济之道也。今肺脏虚冷，则肺叶收束，而津液不能纳，遂流注于下而宣泄于小便，肺中益干，而小便日益多，能不急变热在上焦之治法，而为冷在上焦之治乎？必眩者，金痿而木无所畏，乃肆行也；多涎唾者，津注于下，而上焦干燥，口中黏滞也。师立一法，以治肺冷之痿，曰甘草干姜汤以温之。温其冷与清其热大不同，误投则贻害非细矣，可不明辨而慎谛之乎？师又曰：若服汤已，渴者属消渴。服汤以温之，服已而前不渴者今渴矣，津虽未回，而冷已得暖也，是又将变为消渴，小便利数之痿矣。随其冷热，察其虚实，证有变则法亦有变，岂能尽言之乎？且师于热在上焦之痿，未出专方，于肺冷之痿，即出甘草干姜汤一方。见热证虽虚仍为实，冷证虽实亦是虚，虚而有邪，较之实而有邪又不同也，岂略于彼而详于此也哉？

——清·魏荔彤《金匮要略方论本义·肺痿肺痈咳嗽上气病脉证治》

【提要】　本论主要阐述肺痿分寒热及辨证施治。要点如下：肺痿之病机有虚热和虚寒之不同，作者形象地比喻肺叶如草木之花叶，热痿如日炙则枯，冷痿如霜杀则干。虚寒肺痿，在证候上表现为吐涎沫而不咳，不渴，遗尿，小便数，为"上虚不能制水故也"，并详细阐述其机理，遵仲景之法治以甘草干姜汤。

尤在泾　论肺痿辨证及与肺痈鉴别^{※*}

汗出、呕吐、消渴、二便下多，皆足以亡津液而生燥热，肺虚且热，则为痿矣。口中反有浊唾涎沫者，肺中津液，为热所迫而上行也。或云肺既痿而不用，则饮食游溢之精气，不能分布诸经，而但上溢于口，亦通。口中辟辟燥者，魏氏以为肺痈之痰涎脓血，俱蕴蓄结聚于肺脏之内，故口中反干燥，而但辟辟作空响燥咳而已。然按下肺痈条亦云其人咳，咽燥不渴，多唾浊沫，则肺痿、肺痈二证多同，惟胸中痛、脉滑数、唾脓血，则肺痈所独也。比而论之，痿者萎也，如草木之萎而不荣，为津烁而肺焦也；痈者壅也，如土之壅而不通，为热聚而肺溃也。故其脉有虚实不同，而其数则一也。……

肺痿，吐涎沫而不咳者，其人不渴，必遗尿，小便数。所以然者，以上虚不能制下故也。

此为肺中冷，必眩，多涎唾，甘草干姜汤以温之。若服汤已，渴者属消渴。

此举肺痿之属虚冷者，以见病变之不同。盖肺为娇脏，热则气烁，故不用而痿；冷则气沮，故亦不用而痿也。遗尿、小便数者，肺金不用而气化无权，斯膀胱无制而津液不藏也。头眩、多涎唾者，《经》云：上虚则眩。又云：上焦有寒，其口多涎也。甘草、干姜，甘辛合用，为温肺复气之剂，服后病不去而加渴者，则属消渴。盖小便数而渴者为消；不渴者，非下虚即肺冷也。

——清·尤在泾《金匮要略心典·卷上·肺痿肺痈咳嗽上气病脉证治》

【提要】　本论主要阐述肺痿的辨证及与肺痈的鉴别。要点如下：其一，肺痿有肺虚热和肺虚冷两种证候。肺虚热，为热则气烁而痿；肺虚冷，为冷则气沮而痿。其二，肺虚热，肺中津液因热迫而上行，故口中有浊唾涎沫；肺虚冷，因肺金气化无权，膀胱津液不藏，故遗尿，小便数，头眩，多涎唾。其三，肺痿和肺痈的鉴别，肺痿为"津烁而肺焦"所致，肺痈为"热聚而肺癀"所致。症状上，肺痿、肺痈均有咳嗽，咽燥不渴，多唾浊沫；惟胸中痛、脉滑数、唾脓血，则肺痈所独有。

汪蕴谷　论肺痿辨治及与肺痈鉴别[※*]

肺痿一症，《金匮》治法，非不彰明，奈混在肺痈一门，精意难解。然论脉条中，谓脉数虚者为肺痿，数实者为肺痈，虚实之辨，可谓详悉。医家能细心会悟，决不以肺痿之虚症，而误作肺痈之实热矣。夫肺为五脏之华盖，其位至高，其质至清，内主乎气，中主乎音，外司皮毛，人生血气充足于内，水火互藏其根，斯娇脏无畏火之炎。金水有相生之用，肺气安得受克而痿弱不振者乎！无如先天之禀既亏，复又房劳不慎，戕贼真元，根本摇动，致肾水亏而相火炽，上熏肺金，金被火刑。观其症则咳嗽失血矣，寒热往来矣，盗汗侧眠矣，音哑咽痛矣，上呕而下泄矣，切其脉或浮大空数，或弦细而涩数矣。病势至此，形体消削，咯吐瘀脓，色如桃花，或如米粥，此病剧而变肺痿之恶症，竟为百死一生之危候，医药难救，其奈之何哉！虽然，病固难救，而必欲立法以救之，则责在补肾水以镇阴火，生津液以润肺燥，更宜参、芪、河车之属，填实下元，补真气以通肺之小管，以复肺之清肃。所谓补其肺者益其气，补其肾者益其精，庶可起垂危于万一也。夫人身之气，禀命于肺，肺气清肃，则周身之气，莫不服从而顺行；肺气壅浊，则周身之气，易致横逆而犯上。彼肺痿之形象，与肺痈似是而实非。肺痿发在病虚之后，肺痈发在无病之初也；肺痿咳白血而吐涎沫，肺痈则咳臭脓而胸胁痛也；肺痿人肌瘦而神倦，肺痈人体实而强壮也。肺痿病久，始洒寒而潮热；肺痈初发，则毛耸而恶风也；肺痿脉芤数而无神，肺痈脉浮数而有力也。种种症脉，不同如是。是肺痿为虚，误以肺痈治之，是为虚虚；肺痈为实，误以肺痿治之，是为实实。实实虚虚，损不足而益有余，如此而死者，医杀之耳。余也察色按脉，分别虚实，审病情之吉凶，求此中之顺逆。大约从外因而成肺痈者，急宜调治，虽肺伤而尚可补救；从内因而成肺痿者，多方培补，奈肺枯而百法难疗。庸手不知仲景肺痿之论，虚实混治，两症欠明，惟用金银花清热解毒，甘桔汤极力开提，喘咳痰鸣，危在旦夕，病家情急，遍阅方书，始知肺痿之症以告医，医家蒙昧，学浅才疏，又误认痿躄之候而着想，指鹿为马，伤人性命，莫此为甚也。呜呼！以坚刚之体，忽变衰靡之象，无非木火炎于上，君火灼于中，肾气不相顾，土气不相救，而阴液内耗，白血外溢，肺脏之真气尽泄，金能保其全乎！自今以后，后学能知病之原，察病之情，熟读仲景《金匮方论》，讲究甘草干姜等汤，悉心化裁，神明运用，于肺痿一症，思过半矣。

——清·汪蕴谷《杂症会心录·卷上·肺痿》

【提要】　本论主要阐述肺痿的辨证施治及与肺痈的鉴别。要点如下：其一，肺痿总由肾水亏而相火炽，金被火刑而致。其二，治疗上，宜从益肺气、补肾精着手，用药宜参、芪、河车之属，补真气以通肺之小管，以复肺之清肃。其三，对肺痿与肺痈的临床表现加以鉴别。指出肺痿病久，始洒寒而潮热，咳白血而吐涎沫，人肌瘦而神倦，脉芤数而无神；肺痈初发，毛耸而恶风，咳臭脓而胸胁痛，人体实而强壮，脉浮数而有力。

邹时乘　津枯液燥肺痿论※*

肺痿一症，概属津枯液燥，多由汗下伤正所致。夫痿者萎也，如草木之萎而不荣，为津亡而气竭也。然致痿之因，非止一端。《金匮》云：或从汗出，或从呕吐，或从消渴、小便利数，或从便难，又被快药下之，重亡津液，故令肺热干痿也。肺热干痿，则清肃之令不行，水清四布失度，脾气虽散津液上归于肺，而肺不但不能自滋其干，亦不能内洒陈于六腑，外输精于皮毛也，其津液留贮胸中，得热煎熬，变为涎沫，侵肺作咳，唾之不已，故干者自干，唾者自唾，愈唾愈干，痿病成矣。《金匮》治法，贵得其精意。大意生胃津，润肺燥，补真气，以通肺之小管；清火热，以复肺之清肃。故《外台》用炙甘草汤，在于益肺气之虚，润肺金之燥；《千金》用甘草汤及生姜甘草汤，用参、甘以生津化热，姜、枣以宣上焦之气，使胸中之阳不滞，而阴火自熄也。及观先生之治肺痿，每用甘缓理虚，或宗仲景甘药理胃、虚则补母之义，可谓得仲景心法矣。（邹时乘）

——清·叶桂著，徐灵胎评《临证指南医案·卷二·肺痿》

【提要】　本论是邹时乘为叶天士医案所作按语，主要阐述肺痿的病因病机及辨证施治。要点如下：其一，重视津液与本病的关系，提出"肺痿一症，概属津枯液燥，多由汗下伤正所致"。汗吐下后伤津，肺热不得津助，且煎津为涎沫，侵肺作咳，唾之不已，肺叶益干，发为肺痿。其二，提出生胃津、润肺燥、补真气、清火热四大治法，用药多以甘缓理虚之品。如炙甘草汤补肺气、润肺燥，甘草汤及生姜甘草汤清热生津。

程文囿　论肺痿肺痈鉴别※*

再论肺痿、肺痈之病，皆燥病也。肺禀清肃之令，乃金寒水冷之脏。火热熏灼，久久失其清肃而变为燥，肺中生痈，其津液全裹其痈，不溢于口，故口中辟辟然干燥。肺热成痿，则津液之上供者，悉从燥热化为涎沫浊唾。证多不渴，较胃中津液尽伤，母病累子之痿，又大不同。只是津液之上输者变为唾沫，肺不沾其惠泽耳。若夫痿病，津液不能灭火，反从火化，累年积岁，肺叶之间酿成一大火聚，以清凉投之，扞格不入矣。然虽扞格，固无害也，设以燥投之，以火济火，其人有不坐毙者乎？

——清·程文囿《医述·卷十二·肺痿肺痈》

【提要】　本论主要阐述肺痿与肺痈的鉴别。要点如下：其一，认为肺痿与肺痈皆属燥病。肺金属寒水之脏，火热熏灼，失其清肃而变为燥。火热成痈，其津液全裹其痈，不溢于口，故口中辟辟然干燥。肺热成痿，则津液从燥热化为涎沫浊唾。其二，治疗上由于火热为患，当以清凉投之。不可用燥药以火济火。

林珮琴　论肺痿辨治※*

肺痿者，津枯叶悴，因热在上焦，咳久伤肺，始则寒热自汗，口吐浊沫，或唾红丝脓血，脉数而虚者是也。肺痿由津液枯燥，至肺管日窒，咳声不扬，动即气喘，治在补气血，生津液，佐以止嗽消痰，宜人参、玉竹、五味、阿胶、白芍、麦冬、当归、熟地、紫菀、川贝、杏仁等。其肺劳成痿，虚热咳血者，人参固本丸，不时噙化。肺虚喘急自汗者，安肺汤。往来寒热，自汗烦渴者，紫菀散加银柴胡，姜用蜜制。咳脓血，发热盗汗者，劫劳散。涎唾多，心中温温液液者，炙甘草汤。痰嗽，午热声嘶者，紫菀散加丹皮、姜、枣。喘咳失音咯血者，人参蛤蚧散。其虚寒羸瘦，嘘吸胸满者，《千金》生姜温中汤。凡肺痿症，咳唾咽燥，欲饮水者，自愈。张口短气者，危。肺伤咯血喉哑者，不治。

——清·林珮琴《类证治裁·卷之二·肺痿肺痈论治》

【提要】　本论主要阐述肺痿的辨证施治。要点如下：其一，肺痿由热在上焦，津液枯燥，至肺管日窒，或肺劳久咳成痿。其二，津液枯燥者，治以补气血，生津液，佐以止嗽消痰；肺劳成痿者，治以补虚固本。基于临床经验，提出人参固本丸、安肺汤、紫菀散、劫劳散、炙甘草汤、人参蛤蚧散、《千金》生姜温中汤等方剂，还有人参、玉竹、五味等药，可用于肺痿的治疗，并论述辨证加减用药。

2.7 肺　痿

肺痨是由痨虫侵蚀肺脏，人体正气虚弱引起的，以咳嗽咯血、潮热盗汗及身体逐渐消瘦为主要表现的传染性慢性消耗性病证。因其劳损在肺，故称肺痨。又有"尸注""虫疰""劳疰""传尸""鬼疰""骨蒸""劳嗽""痨瘵"等称谓。其致病因素主要有两方面：一为外因，即感染"瘵虫"；一为内伤，即正气虚弱。二者可互为因果。本病病位主要在肺，可累及脾肾心肝。病理性质以阴虚为主，可导致阴虚火旺、气阴两虚和阴损及阳。肺痨辨证可从阴阳、脏腑、病程入手，以补虚培元、治痨杀虫为原则。火旺者兼以降火，气虚者兼以补气，阳虚者兼以补阳。调治肺脏的同时，兼顾他脏。

《中藏经》　传尸论

传尸者，非一门相染而成也。人之血气衰弱，脏腑虚羸，中于鬼气，因感其邪，遂成其疾也。其候或咳嗽不已，或胸膈妨闷，或肢体疼痛，或肌肤消瘦，或饮食不入，或吐利不定，或吐脓血，或嗜水浆，或好歌咏，或爱悲愁，或癫风（一作狂）发歇，或便溺艰难。

或因酒食而遇，或因风雨而来，或问病吊丧而得，或朝走暮游而逢，或因气聚，或因血行，或露卧于田野，或偶会于园林。钟此病死之气，染而为疾，故曰传尸也。

——六朝·佚名氏《中藏经·卷上·传尸论》

【提要】　本论主要阐述肺痨的病因及症状。要点如下：其一，肺痨，又称"传尸"，因其病发于酒食之后，或触冒风雨，或问病吊丧，或旅途疲劳，感受"病死之气"传染而得，非自家传染而得。气血衰弱，脏腑虚羸，是复感"鬼气"的内因。其二，其证候表现繁多，除咳嗽、胸闷、吐脓血等，还常有肢体疼痛、消瘦、呕吐、多饮、大小便困难甚至出现情志异常之症状。

葛　洪　论肺痨症状※*

尸注、鬼注病者，葛云即是五尸之中尸注，又挟诸鬼邪为害也。其病变动，乃有三十六种至九十九种，大略使人寒热、淋沥、恍恍默默不的知其所苦，而无处不恶，累年积月，渐就顿滞，以至于死；死后复传之旁人，乃至灭门。觉知此候者，便宜急治之。

——晋·葛洪《肘后备急方·卷一·治尸注鬼注方》

【提要】　本论主要阐述肺痨的症状。要点如下：肺痨症状多变，常见寒热、淋沥、恍惚、寡言等症状，患者往往因此病消耗日久而死。肺痨又具有传染性，应注意防护，及早治疗；早期治疗，至关重要。

王　焘　论肺痨病因症状

《救急》骨蒸之候，男子因五劳七伤，或因肺壅之后，或为瘴疟之后，宿患痃癖，妇人因产后虚劳，漏汗寒热，或为月闭不通。无问男子妇人，因天行已后，余热不除，或为频频劳复，小儿闪癖。其病并缘此十候所致，因兹渐渐瘦损。初著盗汗，盗汗以后即寒热往来，寒热往来以后即渐加咳，咳后面色白，两颊见赤如胭脂色，团团如钱许大，左卧即右出，唇口非常鲜赤，若至鲜赤即极重。十则七死三活。若此以后加吐，吐后痢，百无一生，不过一月死。

——唐·王焘《外台秘要·卷第十三·骨蒸方一十七首》

【提要】　本论主要阐述肺痨的病因及症状。要点如下：肺痨多继发于，五劳七伤、肺痈、瘴疟、痃癖、妇人产后虚劳或漏汗寒热、闭经、天行后余热不除、频发劳复及小儿闪癖等十种重病之后。临床表现分阶段出现，初起盗汗，后寒热往来，逐渐出现咳嗽、咳后面色白、两颊见赤如胭脂色、口唇鲜赤等症状。预后不佳。

《太平圣惠方》 论肺痨病因与传变[※*]

夫传尸复连殗殜者，皆起于骨蒸遁尸故也。此病多因临尸哭泣，尸气入腹。连绵不已，或三年至五，有能食不作肌肤，或三日五日。若微劳即发，常头额间骨节痛，壮热而翕翕然，死复家中更染一人，如此相传，故名复连也。

——宋·王怀隐《太平圣惠方·卷第三十一·治传尸复连殗殜诸方》

【提要】 本论主要阐述肺痨的病因及传变。要点如下：肺痨是因接触肺痨死者尸体所致。被感染后，三五日发病，或缠绵不已三至五年，多出现消瘦、骨节疼痛、发热等症状。死后会传染他人。

陈无择 论肺痨别名与症状[※*]

夫骨蒸、殗殜、复连、尸疰、劳疰、虫疰、毒疰、热疰、冷疰、食疰、鬼疰等，皆曰传尸者，以疰者注也，病自上注下，与前人相似，故曰疰。其变有二十二种，或三十六种，或九十九种。大略令人寒热盗汗，梦与鬼交，遗泄白浊，发干而耸，或腹中有块，或脑后两边有小结核，连复数个，或聚或散，沉沉默默，咳嗽痰涎，或咯脓血，如肺痿、肺痈状，或复下利，羸瘦困乏，不自胜持，积月累年，以至于死，死后乃疰易旁人，乃至灭门者是也。更有蜚尸、遁尸、寒尸、丧尸、尸注等，谓之五尸，及大小附着等证不一。知其所苦，无处不恶，乃挟诸鬼邪而害人。以三因收之，内非七情所忤，外非四气所袭，虽若丽乎不内外因，奈其证多端，传变迁移，难以推测。故自古及今，愈此病者，十不得一，所谓狸骨、獭肝、天灵盖、铜鉴鼻，徒有其说，未尝见效，唯膏肓俞、崔氏穴，若闻，早灸之，可否几半，晚既不济也。近集得经效方，有人服之颇验，漫录于下，余缺以俟明哲。

——宋·陈无择《三因极一病证方论·卷之十·劳瘵叙论》

【提要】 本论主要阐述肺痨的别名及症状。要点如下：其一，痨瘵有骨蒸、殗殜、尸疰、传尸等多种别名，临床表现各具特征。其二，本病在病因上当归属不内外因。如论中所述，其临床表现变化多端，其转归常难以预测。其三，肺痨具有传染性，若治疗及时，尚有一线生机；若治疗不得当，则多预后不良。

严用和 论肺痨辨治[※*]

夫劳瘵一证，为人之大患。凡受此病者，传变不一，积年染疰，甚至灭门，可胜叹哉！大抵合而言之，曰传尸，别而言之，曰骨蒸、殗殜、复连、尸疰、劳疰、蛊疰、毒疰、热疰、冷疰、食疰、鬼疰是也。夫疰者注也，自上注下，病源无异，是之谓疰。又其变则有二十二种，或三十六种，或九十九种。又有所谓五尸者，曰蜚尸、遁尸、寒尸、丧尸、尸注是也。其名不同，传变尤不一，感此疾而获安者，十无一二也。大抵五脏所传，皆令人憎寒发热，其症状各异。有如传之于肝，则面白目枯，口苦自汗，心烦惊怖；传之于心，则面黑鼻干，口疮喜忘，大便或秘或泄；传之于脾，则面青唇黄，舌强喉梗，吐涎体瘦，饮食无味；传之于肺，则面赤鼻白，吐痰咯血，喘嗽毛枯；传之于肾，则面黄耳枯，胸满胪痛，白浊遗沥。又有二十四种劳蒸者，亦可因证验之。蒸在心也，少气烦闷，舌必焦黑；蒸在小肠也，腹内雷鸣，大肠或秘或泄；蒸在肝也，目昏眩晕，躁怒无时；蒸在胆也，耳聋口苦，胁下坚痛；蒸在肾也，耳轮焦枯，腰脚酸痛；蒸在右肾也，情意不定，泄精白絮；蒸在肺也，喘嗽咯血，声音嘶远；蒸在大肠也，右鼻干疼，大肠隐痛；蒸在脾也，唇口干燥，腹胁胀满，畏寒不食；蒸在胃也，鼻口干燥，腹膨自汗，睡卧不宁；蒸在膀胱也，小便黄赤，凝浊如膏；蒸在三焦也，或寒或热，中脘膻中时觉烦闷；蒸在膈也，心胸噎塞，疼痛不舒；蒸在宗筋也，筋脉纵缓，小腹隐痛，阴器自强；蒸在回肠也，肛门秘涩，传导之时，里急后重；蒸在玉房也，男子遗精，女子白淫；蒸在脑也，眼眵头眩，口吐浊涎；蒸在皮也，肌肤鳞起，毛折发黑；蒸在骨也，版齿黑燥，大杼酸疼；蒸在髓也，肩背疼倦，脏骨酸痛；蒸在筋也，眼昏胁痛，爪甲焦枯；蒸在脉也，心烦体热，痛刺如针；蒸在肉也，自觉身热多不奈何，四肢瞤动；蒸在血也，毛发焦枯，有时鼻衄，或复尿血。评诸病证，大略如斯。若究其根，惟心肺受虫啮，祸之甚也。治法先宜去根，次须摄养调治，亦有早灸膏肓俞、崔氏穴而得愈者。若待其根深蒂固而治之，则无及矣。平时得三五方，用之颇验，谩录于后，以为备治。

——宋·严用和《严氏济生方·诸虚门·痨瘵论治》

【提要】 本论主要阐述肺痨的辨证施治。要点如下：其一，论述了五尸、二十四种劳蒸，发于各脏腑所出现的不同症状与辨证要点。其二，肺痨的根本病机，是痨虫侵蚀。其三，肺痨应尽早治疗，杀痨虫去除病因根本，同时配合调养。

杨士瀛 痨瘵方论 ※

痨虫食人骨髓，血枯精竭，不救者多。人能平时爱护元气，保养精血，瘵不可得而传。惟夫纵欲多淫，苦不自觉，精血内耗，邪气外乘，是不特男子有伤，妇人亦不免矣。然而气虚腹馁，最不可入痨瘵者之门吊丧问疾，衣服器用中，皆能乘虚而染触。间有妇人入其房睹其人病者，思之劳气随入，染患日久，莫不化而为虫。治瘵之法，大抵以保养精血为上，去虫次之，安息、苏合、阿魏、麝、犀、丹砂、雄黄固皆驱伐恶气之剂，亦须以天灵盖行乎其间。

——宋·杨士瀛《仁斋直指方论·卷之九·痨瘵·痨瘵方论》

【提要】 本论主要阐述肺痨的病因病机及辨证施治。要点如下：其一，指出肺痨由平素纵欲过多，精血内亏，复感痨虫而成，其发病与痨虫有关，也与患者自身元气充盛与否有关。其二，治疗上应注重保养精血，辅以去除痨虫之药。强调平素当注重顾护元气，保养精血，不与肺痨患者接触。

危亦林 论肺痨症状 ※*

夫骨蒸、殗殜、复连、尸疰、痨疰、虫疰、毒疰、热疰、冷疰、食疰、鬼疰、皆曰传尸者，以疰者注也，病自上注下，与前人相似，故曰疰。其变有二十二种，或三十六种，或九十九种。大略令人寒热盗汗，梦与鬼交，遗泄白浊，发干而耸，或腹中有块，或脑后两边有小结核，连复数个，或聚或散，沉沉默默，咳嗽痰涎，或咯脓血如肺痿、肺痈状，或复下痢，羸瘦困乏，不自胜持，积月累年，以至于死，死后乃疰易旁人，乃至灭门是也。凡疾始觉精神不爽，气候不调，切须戒慎酒色，调节饮食，如或不然，妄信邪师，或言鬼祟，以致不起。慎之慎之！又云，男子传尸之病，心胸满闷，背膊疼痛，两目不明，四肢无力，虽欲寝卧，卧不得寐，脊膂急痛，膝胫酸疼，多卧少起，状如佯病，每至平旦，精神尚好，日午向后，四肢微热，面无颜色，喜见人过，常怀忿怒，才不如意，又便多嗔，行立脚弱，夜卧盗汗，梦与鬼交，或见先亡，或多惊悸，有时咳嗽，虽思饮食，不能多餐，死在须臾，精神尚好，或时微利，两胁虚胀，口燥鼻干，常多黏唾，有时唇赤，有时欲睡，渐成沉羸，犹若涸鱼，不觉死矣。

——元·危亦林《世医得效方·卷第九·大方脉杂医科·痨瘵》

【提要】　本论主要阐述肺痨的症状。要点如下：其一，肺痨有咳嗽咳痰，或咯脓血，潮热盗汗，瘦弱困乏等表现，症状多样。其二，肺痨具有很强的传染性，凡气候异常时，当养精戒色，调适饮食，以防接触传染。

◆ 王 纶 肺痨阴阳虚损论※*◆

夫衄血、吐血之类，因虚火妄动，血随火而泛行，或阳气虚，不能摄血归经而妄行，其脉弦洪，乃无根之火浮于外也。大抵此症多因四五六月，为火土大旺，金水衰涸之际，不行独宿淡味，保养二脏，及十一二月，火气潜藏，不远帏幕，戕贼真元，故至春末夏初，患头疼、脚软、食少、体热注夏之病，或少有老态，不耐寒暑，不胜劳役，四时迭病。皆因气血方长而劳心亏损，或精血未满而早斫丧，故其见症难以名状。若左尺脉虚弱或细数，是左肾之真阴不足也，用六味丸；右尺脉迟软，或沉细而数欲绝，是命门之相火不足也，用八味丸；至于两尺微弱，是阴阳俱虚也，十补丸。此皆滋其化源也。仍参前发热及后咳嗽诸症治法用之。

——明·王纶撰，薛己注《明医杂著·卷之一·劳瘵》

【提要】　本论主要阐述肺痨的病因病机及辨证施治。要点如下：其一，肺痨咳血，属于无根之火浮于外，多因肺肾两虚，虚火上炎，血随火行所致；或阳虚不能摄血，造成血不归经。其二，治疗上，应根据阴阳虚损之别，分别选用六味丸、八味丸、十补丸以滋化源，并结合治咳嗽之法治之。

◆ 虞 抟 肺痨综论※*◆

《内经》曰：阴虚生内热。又曰：阴气者，静则神藏，躁则消亡。饮食自倍，肠胃乃伤。又曰：有所劳倦，形气衰少，谷气不盛，上焦不行，下脘不通，而胃气热，热气熏胸中，故内热。是故欲养阴而延生者，心神宜恬静而毋躁扰，饮食宜适中而无过伤，风寒暑湿之谨避，行立坐卧之有常，何劳怯之有哉？今也嗜欲无节，起居不时，七情六欲之火，时动乎中，饮食劳倦之过，屡伤乎体，渐而至于真水枯竭，阴火上炎，而发蒸蒸之燥热，或寒热进退，似疟非疟，古方名曰蒸病，或二十四种，或三十六种，名虽不同，证亦少异。大抵不过咳嗽发热，咯血吐痰，白浊白淫，遗精盗汗，或心神恍惚，梦与鬼交。妇人则月闭不通，日渐尪羸，渐成劳极之候。夫病此者，始多未免姑息日久，直至发热不休，形体瘦甚，真元已脱，然后求医治疗，虽仓、扁复生，莫能救其万一，良可叹哉！虽然一人未足怜也，况其侍奉亲密之人，或同气连枝之属，熏陶日久，受其恶气，多遭传染，名曰传尸，又曰丧尸，曰飞尸，曰遁尸，曰殗殜，曰尸注，曰鬼注，盖表其传注酷虐，而神妙莫能以测之名也。虽然，未有不由气体虚弱、劳伤心肾而得之者。初起于一人不谨，而后传注数十百人，甚而至于灭族灭门者，诚有之矣。然此病最为可恶，其热毒郁积之久，则生异物恶虫，食人脏腑精华，变生诸般奇状，诚可惊骇。是以劳伤于肝胆者，则为毛虫，如刺猬瓦蛆之属，食人筋膜。劳伤于心与小肠者，则为羽虫，如灯蛾蚊虻禽鸟之形，食人血脉。劳伤于脾胃者，则为倮虫，如婴孩蚯蚓之类，食人肌肉。劳伤于肺与大肠者，则为介虫，如龟鳖虾蟹之状，食人肤膏。伤于肾与膀胱者，则为鳞虫，如鱼龙鲮鲤之形，食人骨髓；或挟相火之势，亦如羽虫之酷者鸱枭之类。为状不一，不可胜纪。凡人觉有此证，便宜早治，缓则不及事矣。治之之法，一则杀其虫，以绝其根本。一则补其虚，以复其真元。

——明·虞抟《医学正传·卷之三·劳极》

【提要】 本论主要阐述肺痨的病因病机及辨证施治。要点如下：其一，肺痨由饮食劳倦、起居失常、七情内伤等，导致肾阴亏竭，虚火上炎而发病。若日夜消耗，致真元渐脱，多预后不良。其二，总结了咳嗽、发热、咯血，甚至闭经等肺痨的典型临床表现。同时，提出体内热毒积聚日久，则变生诸虫，损伤脏腑精华，进而表现出各类症状。其三，肺痨具有传染性，病变初期若未得到及时的治疗，将导致愈后不佳。在治疗上，一则杀其虫，以绝其根本，一则补其虚，以复其真元。

方 广 肺痨综论※*

夫人之生也，禀天地氤氲之气，在真元固守根本，则万病不生，四体康健。若曰不养真元，不固根本，疾病由是生焉。且真元根本，则气血精液也。余尝闻先师有言曰：万病莫若劳症最为难治。盖劳之由，因人之壮年，气血完聚，精液充满之际，不能保养性命，酒色是贪，日夜耽嗜，无有休息，以致耗散真元，虚败精液，则呕血吐痰，以致骨蒸体热，肾虚精竭，面白颊红，口干咽燥，白浊遗精盗汗，饮食艰难，气力全无，谓之火盛金衰。重则半年而毙，轻则一载而亡。况医者不穷其源，不穷其本，或投之以大寒之剂，或疗之以大热之药，妄为施治，绝不取效。殊不知大寒则愈虚其中，大热则愈竭其内，所以世之医劳者，万无一人焉。先师用药治劳，如羿之射，不中的。今开用药，次第于后。用药之法，如呕吐咯嗽血者，先以十灰散遏住，如甚者，须以花蕊石散止之。

大抵血热则行，血冷则凝，见黑必止，理之必然。止血之后，其人必倦其体，次用独参汤一补，令其熟睡一觉，不要惊动。睡起，病去五六分，后服诸药。

保和汤止嗽宁肺，保真汤补虚除热，太平丸润肺除痿，消化丸下痰消气。

——元·朱丹溪撰，明·方广撰辑《丹溪心法附余·卷二·劳瘵》

【提要】 本论主要阐述肺痨的病因病机及辨证施治。要点如下：其一，肺痨由纵欲无度，耗散真元，肾虚精竭所致。典型的临床表现，为骨蒸体热、面白颊红、口干咽燥等火盛金衰之症状。病情凶险，多预后不良。其二，治疗上，当治其本，不可妄为施治。若有吐血咯血，当先急以止血，后用独参汤等固本，宜静卧休息。

徐春甫 痨瘵九虫候※

痨瘵九虫者，一曰伏虫，长四寸，为群虫之长。二曰蛔虫，长一尺，贯人心，则杀人。三曰寸白虫，长一寸，子孙生长至四五尺，亦能杀人。四曰肉虫，状若烂杏，令人烦满。五曰肺虫，状如蚕，令人咳嗽。六曰胃虫，状如虾蟆，令人呕逆吐哕。七曰弱虫，又名膈虫，状如瓜瓣，令人多唾。八曰赤虫，状若生肉，令人肠鸣。九曰蛲虫，至微细，形似菜虫，居回肠，多则为痔，极则为癞，及生痈疽、癣疥、瘘瘑、龋齿，无不为也。凡此诸虫，依人肠胃之间，脏腑实则害人脏腑，脏腑虚则蚀人脏腑血髓，变成诸患，至于不疗。人将气绝，则缘九窍肤腠飞梭而出，着于怯弱之人，人不能知，日久遂成痨瘵之证，此所谓传尸也。凡人平日保养元气，爱惜精血，瘵不可得而传。惟夫纵欲多淫，若不自觉，精血内耗，邪气外乘，是不特男子有伤，女人亦不免矣。然而气虚血痿，最不可入痨瘵之门，吊丧问疾，衣服器用中，皆能乘虚而染触。间有妇人入患者之房，患人见之思想，则其劳气随入，染患日久，莫不化而为虫。故凡亲近之人，不能回避，须要饮食适宜，不可着饿体。若虚者可服补药，身边可带安息香，大能杀劳虫，内有麝香，尤能避恶，医者不可须臾无也。

——明·徐春甫《古今医统大全·卷之四十六·痨瘵门·痨瘵九虫候》

【提要】 本论主要阐述劳瘵的病因病机及预防。要点如下：其一，痨瘵九虫，所寄居的脏腑有别，所致病证各异。其中，肺虫（痨虫）是导致肺痨发病的重要致病因素。其二，肺痨的病机，为素体虚弱，感染痨虫，日久则变为肺痨。其三，肺痨具有传染性，应注重预防，平日当培固真元。凡亲近之人，当避免接触肺痨病人。若无法回避，则当调适饮食，补虚培元，用佩戴安息香、麝香等预防。

李 梴 肺痨综论※*

初与开关起胃房，

劳者，倦也。气血劳倦不运，则凝滞疏漏，邪气得以相乘；又饮食劳倦所伤，则上焦不行，下脘不通，热熏胸中而生内热。凡颈上有核，腹中有块，或当脐冰冷，或无力言动，皆痰涎结聚，气血凝滞之所致也，故以开关起胃为先。盖关脉闭则气血干枯，胃气弱则药无由行。但阳虚不可偏用辛香丁、附之类，阴虚不可偏用苦寒知、柏之类。古方有开关散、定胃散，今亦难用，窃其意推之。阳病开关，清热利便，宜泻白散，加银柴胡、秦艽、桔梗、木通、泽泻、当归、芍药、木香，以小便多为病去。阴病开关，行痰利气，宜二陈汤，加便制香附、贝母、牡丹皮、当归、山楂、苏梗及生地、木香少许，以气清痰少为病减。阴阳俱用参苓白术散、三白汤、或二陈汤加白术、神曲、麦芽以起脾胃。如有泄者，尤宜多服、久服，俟胃气转，然后依证用药。古方以生犀散、防风当归饮，或三补丸、单黄连丸，治热痨证，然必初起体实，而后敢用之也。

久则平补火处熄，

久虚积损成痨。阳虚，劫劳散、十全大补汤、人参养荣汤、补中益气汤、单人参汤。阴虚，加味逍遥散、滋阴降火汤、节斋四物汤、补阴丸、大造丸、补天丸。虚甚者，琼玉膏、白凤膏。古云：服凉药，百无一生；饮溲溺，万无一死。惟脾胃虚及气血弱者，必以滋补药中，量入童便，以代降火之药。今俗非偏用知、柏、生地滞脾，则又偏用人参、桂、附助火，治咳辄用兜铃、紫菀、款冬、青黛、牡蛎收涩肺经，治血辄用京墨、金石寒凉伤其气血，退潮辄用银柴胡、胡黄连消其肌肉，遗精辄用龙骨、石脂涩燥其精，皆不治其本耳。

扶正祛邪虫亦亡。

虫亦气血凝滞，痰与瘀血化成。但平补气血为主，加以乌梅、青蒿、朱砂之类，而虫自亡矣。紫河车丹、紫河车丸、青蒿膏、蛤蚧散、天灵盖散，选用。传尸之说，不必深泥。历观痨瘵，皆因酒色财气损伤心血，以致虚火妄动，医者不分阴阳用药，病家不思疾由自取，往往归咎前人积恶，甚则疑及房屋器皿、坟墓，且冤业飞尸递相传痘，古人亦云：痨瘵三十六种，惟阴德可以断之。不幸患此疾者，或入山林，或居静室，清心静坐，常梦香叩齿，专意保养，节食戒欲，庶乎病可断根。若不遵此禁忌，服药不效。

——明·李梴《医学入门·外集·卷四·杂病·内伤类·痨瘵》

【提要】　本论主要阐述肺痨的病因病机及辨证施治。要点如下：其一，肺痨，是内伤气血凝滞，复感外邪，或饮食劳倦致三焦运化不畅所致。提出病久则成痨，痨虫亦气血凝滞，痰与瘀血化成，肺痨属于虚劳范畴。其二，治疗上，应遵循久病平补以降火、扶正祛邪以祛虫的原则。治疗应辨清阴阳二证，抓住根本病机。在预防调护上，注重修养身心，调摄饮食。

龚廷贤　相火上乘肺金劳瘵论[※*]

脉数而虚，又兼紧涩，骨蒸劳热，盗汗咳嗽，必殒其躯，非药可除。

夫阴虚火动，劳瘵之疾，由相火上乘肺金而成之也。伤其精则阴虚而火动，耗其血则火亢而金亏。人身之血犹水也，血之英华最浓者精也，不谨者，纵其欲而快其心，则精血渗涸，故脏腑津液渐燥，则火动熏肺而生痰。因其燥则痰结肺管，不利于出，故咳而声干，原乎精乏则阴虚，阴虚则相火行于胃，而变为涎也。二火熏膈，则痰涎逆上，胃脘不利，则多嗽声。

盖痰因火动，嗽因痰起，痰之黄浓者为有气，可治。状如鱼涎白沫者，为无元气，难痊。然斯病之起，非止过欲而已，或五味之偏，或七情之极，或劳役之过，耗散元气，损伤脾胃，气血亏损，脏腑虚弱，六脉沉细，微涩而数，百病由是次第而生。盖肾水一虚，则相火旺动，相火上炎则克肺金，肺受火邪所克，所以为咳为嗽，为热为痰，为喘息，为盗汗，为吐血，为衄血，为便血尿血，为四肢倦怠，为五心烦热，为咽干声哑，为耳鸣眼花，为遗精便浊，为虫胀肿满，为一应难状之症。治者宜滋肾水，养心血元气，健脾胃，以培其本；降相火，清湿热，化痰涎，润肺金，以治其标。宜以清离滋坎汤、补中益气汤、河车地黄汤、太平丸、瑞莲丸、宁嗽膏、白雪膏之类,宜对症选用,慎毋执泥。盖此病功不可以间断,效有难于速期,久则肾水上升,相火下降,火降则痰消嗽止,水升则气足神完,水火既济,又何疾之不愈哉?又须病者坚心爱命,绝房劳,戒恼怒,息妄想,节饮食,广服药,以自培其根可也。万一毫分不谨,则诸症迭起,纵卢扁复生,亦难为矣,可不慎乎!

——明·龚廷贤《寿世保元·卷四·劳瘵》

【提要】　本论主要阐述肺痨的病因病机及辨证施治。要点如下:其一,肺痨为肾水亏虚,相火妄动,虚火上炎,而克肺金所致。肺受火邪所伤,出现咳嗽、盗汗、吐血、五心烦热等典型症状。其二,肺痨痰黄浓稠,气不虚者,可治;若痰如鱼涎白沫者,元气衰败,难治。其三,治疗上,应滋肾水,健脾养心,以培本固元;降相火,清湿热,润肺化痰,以治其标。其四,提出病者应爱惜生命,禁绝房劳,戒除恼怒,断绝妄想,节制饮食,广泛服药,以此增强抗病能力。

◆ 李中梓　瘵虫论治^{※*} ◆

虚痨热毒,积久则生恶虫,食人脏腑。其证蒸热咳嗽,胸闷背痛,两目不明,四肢无力,腰膝酸疼,卧而不寐,或面色脱白,或两颊时红,常怀忿怒,梦与鬼交,同气连枝,多遭传染,甚而灭门,火可畏也。法当补虚以补其元,杀虫以绝其根。能杀其虫,虽病者不生,亦可绝其传疰耳。凡近视此病者,不宜饥饿。虚者须服补药,宜佩安息香及麝香,则虫鬼不敢侵也。

——明·李中梓《医宗必读·卷之六·虚痨·传尸痨瘵》

【提要】　本论主要阐述肺痨的病因病机及辨证施治。要点如下:其一,肺痨由痨虫传染所致,痨虫消耗脏腑精华,导致潮热、咳嗽等症状。其二,治疗上,当补虚、杀虫二者相结合。提出肺痨的传染性非常强,需重视预防。注意饮食调护,探视病人,不宜饥饿,虚者须服补药,宜佩安息香及麝香。

◆ 汪绮石　劳嗽总论 ◆

(心肾不交)若夫阴剧阳亢,木火乘时,心火肆炎上之令,相火举燎原之焰,肺失降下之权,肾鲜长流之用,以致肺有伏逆之火,膈有胶固之痰,皆畏非时之感,胸多壅塞之邪,气高而喘,咳嗽频仍,天突火燃,喉中作痒,咯咽不能,嗽久失气。气不纳于丹田,真水无以制火,于是湿挟热而痰滞中焦,火载血而厥逆清窍,伏火射其肺系,则能坐而不能卧。膈痰滞乎胃络,则能左而不能右。斯时急宜清金保肺,以宣清肃之令;平肝缓火,以安君相之位;培土调中,以奠生金之母;滋阴补肾,以遏阳光之焰。一以中和为治,补其虚,载其陷,镇其浮,定其乱,解其争,制其过,润其燥,疏其淹滞,收其耗散,庶有济也。若执补火之说,用辛热之品,与彼寒凉伤中者,异病而同治,岂不殆哉!

——明·汪绮石《理虚元鉴·卷上·心肾不交与劳嗽总论》

【提要】　本论主要阐述肺痨的病因病机及辨证施治。要点如下：其一，提出肺痨病机为"肺有伏逆之火，膈有胶固之痰，皆畏非时之感，胸多壅塞之邪"，并概括其主证，对后世产生重大影响。其二，提出劳嗽之治，当以清金保肺为要，兼以平肝缓火、培土生金、滋补肾阴。以中和为治，补其虚，载其陷，镇其浮，定其乱，解其争，制其过，润其燥，疏其淹滞，收其耗散，禁用辛热之品。

汪绮石　劳嗽症论

余于劳嗽症，尝列四候以为准。夫四候者，肺有伏逆之火，膈有胶固之痰，皆畏非时之感，胸多壅塞之气。然此四候，以肺火伏逆为主，余三候则相因而至。盖肺为五脏之天，司治节之令，秉肃清之化，外输精于皮毛，内通调乎四渎。故饮食水谷之精微，由脾气蒸发以后，悉从肺为主，上荣七窍，下封骨髓，中和血脉，油然沛然，施于周身，而何痰涎之可成哉？惟肺为火薄，则治节无权，而精微不布于上下，留连膈膜之间，滞而为痰，痰老则胶固而不可解，气无以宣之也。又肺主皮毛，外行卫气，气薄而无以卫外，则六气所感，怯弱难御，动辄受损，则本病而复标邪乘之。或本火标风，则风助火势，而清火易滞其气，驱风必燥其营；本火标寒，则寒火结聚，而散寒则火煽，降火必寒收；本火标暑，则暑火同气；本火标湿，则湿火交煎。虚劳一遇此等标邪触发，或兼伤寒，或兼疟痢，必至轻者重而重者危。故于时已至而气未至，时未至而气先至，或至而太过、至而不及等，皆属虚风贼邪，所宜急防之也。胸者，心肺交加之部，火炎攻肺，而气不得以下输，则气多壅塞，尤不当以宽胸理气之剂开之。总之，肺气一伤，百病蜂起，风则喘，痰则嗽，火则咳，血则咯，以清虚之脏，纤芥不容，难护易伤故也。故于心肾不交之初，火虽乘金，水能救母，金未大伤者，预当防维清肃之令，以杜其渐，而况劳嗽已成，可不以保肺为治哉！

——明·汪绮石《理虚元鉴·卷上·劳嗽症论》

【提要】　本论主要阐述肺痨的病因病机及辨证施治。要点如下：其一，劳嗽"肺有伏逆之火，膈有胶固之痰，皆畏非时之感，胸多壅塞之邪"病机中，以"肺有伏逆之火"为最先，肺为火迫，治节无权，风寒暑湿均可与火邪相兼而至。其二，劳嗽之治当以预防为先，心肾不交之初，当引水救母，防微杜渐。在劳嗽的治疗过程中，当遵循清金保肺之大法。

李用粹　肺痨综论[*]

男子之痨，起于伤精；女子之痨，起于经闭；童儿之痨，得于母胎。(《指掌》)未有不因气体虚弱，劳伤心肾而得之。以心主血，肾主精，精竭血燥，气衰火旺，蒸痊日久，则痨生焉。(《心法》)

内因

嗜欲无节，起居不时，七情六欲之火，时动于中。饮食劳倦之过，屡伤乎体，渐而至于真水枯竭，阴火上炎，而发蒸蒸之燥热。(《正传》)

外候

睡中盗汗，午后发热，烦躁咳嗽，倦怠无力，饮食少进，痰涎带血，咯唾吐衄，肌肉削瘦。（《杂著》）

蒸分上下

蒸上则见喘咳痰血，唇焦面红，耳鸣目眩，肺痿肺痈。蒸中则见腹肋胀痛，四肢倦怠，多食而饥，善食而瘦。蒸下则见遗精淋浊，泄泻燥结，腰疼脚酸，阴茎自强。（《入门》）

痨有阴阳

阳病口干舌疮，咽痛声哑，能嗜滋味，五心烦疼，小便黄赤，大便燥结。阴病胃逆恶心，饮食难化，痰涎白色，四肢懈惰，小便常多，大便溏泄。又有嗽痰，仰卧不得者，必阴阳俱病也。（《汇补》）

五脏传变

凡阴病阳病，日久皆能传变。男子自肾传心肺肝脾，女子自心传肺肝脾肾，五脏复传六腑而死。亦有始终只传一经者，有专着心肾不传者，大要以脉为症验。（《入门》）

——清·李用粹《证治汇补·卷之二·内因门·痨瘵》

【提要】　本论主要阐述肺痨的病因病机及辨证。要点如下：其一，肺痨多因情志不畅、饮食劳倦，导致精竭血燥，气衰火旺，日久而发。其二，按病位划分，蒸有蒸上、蒸中、蒸下三类；肺痨，按临床表现可分为阴病、阳病及阴阳俱病三类。其三，肺痨的五脏传变规律，男子自肾传心肺肝脾，女子自心传肺肝脾肾。

◀ 李用粹　论肺痨治法※* ▶

万病莫难于治痨，若不究其源本，或投以大寒之药，或疗以大热之剂，殊不知大寒则愈虚其中，大热则愈竭其内。滋阴降火，是澄其源也；消痰和血，是洁其流也。（《十药神书》）向后势穷力竭，莫可如何，惟壮水丸以填阴，异功散以培脾，庶不失中和正治。（《汇补》）

脾肾分治

夫人之虚，不属于气，即属于血，五脏六腑，莫能外焉。以水为万化之源，无形之本；土为万物之母，有象之基；二脏安和，一身皆治。故救肾者，必本乎阴血，血主濡之，血属阴，主下陷，虚则上升，当敛而抑；救脾者，必本乎阳气，气主煦之，气为阳，主上升，虚则下陷，当升而举。（《必读》）故邵氏曰：死生之机，升降而已。（《汇补》）

脾肾合治

孙真人云，补脾不若补肾。许学士云，补肾不如补脾。以二脏为生人之根蒂，有相赞之功能，故脾安则土能生金，金为水源，水安其位，不挟肝上泛而凌土，故曰脾安则肾愈安也。设以甘寒补肾，其人减食，又恐不利于脾；以辛温扶脾，其人阴伤，又恐愈耗其水。两者并衡，而较重于脾者，以脾土上交于心，下交于肾故也。（《必读》）

肺脾审治

如扶脾保肺，两不可缺。然脾喜温燥，肺喜清润，保肺则碍脾，补脾则碍肺，惟燥热而甚，能食不泻者，润肺为先，而补脾之药亦不可缓。倘虚羸而甚，食少泻多，虽喘嗽不宁，但宜补脾，而清润之品，则宜戒矣。以脾有生肺之能，肺无扶脾之力，故补脾之法，尤要于保肺也。

《微论》)

治宜甘温

虚者，必补以人参之甘温，此阳生阴长，血脱益气之义也。自好古肺热伤肺，节斋服参必死之说，印定后人眼目，甘用苦寒，喜行清润，直至上呕下泻，犹不悔悟。不知肺脉实者，上焦伏热，非参所宜；肺脉虚者，金气大伤，非参不保。前哲有言曰：土旺而金生，勿拘拘于保肺；水壮而火熄，毋汲汲于清心。信夫！《必读》)

治禁苦寒

近世治痨，专以四物加知、柏，不知四物皆阴，行秋冬之令，非所以生万物者也。且血药常滞，非痰多食少者所宜；血药常润，久用必致滑肠。况知、柏苦寒，能泻实火。名曰滋阴，其实燥而损血；名曰降火，其实苦先入心，久而增气，反能助火。至其败胃，所不待言。《必读》)

——清·李用粹《证治汇补·卷之二·内因门·痨瘵》

【提要】　本论主要阐述肺痨的治法。要点如下：其一，肺痨的治疗，应明确其发病之本，不可妄用大寒、大热之品，以防虚竭其内。急当滋阴降火，消痰和血，培固脾胃。其二，肺痨的病位，在肺、脾、肾三脏，阐述了脾肾分治、脾肾合治、肺脾审治等治法。其三，治疗上，应多用甘温补益，禁用苦寒泻火法。

林珮琴　痨瘵论治※

凡男子之劳，起于伤精；女子之劳，由于经闭；小儿之劳，得于母胎。无不始于阴虚生热。然其源流，宜条列施治焉。有杂病久不愈，因积损成劳者，宜调营养卫汤；有思虑太过，郁损心脾而成劳者，宜归脾汤。……

若夫尸疰瘵症，由瘵久生虫，食人脏腑，其症蒸热呛嗽，胸闷背痛，或面色㿠白，两颊时红，亦有面色不衰，肌肉不损，名桃花痖，宜紫金锭、苏合香丸。又有尸鬼作祟，其症沉沉默默，不知所苦，累月经时，羸顿至死，同气连枝，多遭传染，名传尸劳。当补虚以复其元，养营汤、八味丸；杀虫以绝其根，十痖丸、桃奴丸。凡诊视者，不宜空腹，宜饱食，或佩安息香及麝香，则虫鬼不敢侵也。

——清·林珮琴《类证治裁·卷之二·劳瘵论治》

【提要】　本论主要阐述肺痨的病因病机及辨证施治。要点如下：肺痨是阴虚而内生燥热所致。凡男子之劳，起于伤精；女子之劳，由于经闭；小儿之劳，得于母胎。无不始于阴虚生热。有杂病久不愈，因积损成劳者，有思虑太过，郁损心脾而成劳者。治疗上，宜补虚培元，杀虫治根。

2.8　胸 痹 心 痛

胸痹是指以胸部闷痛、甚则胸痛彻背、喘息不得卧为主要表现的病证，轻者仅感胸闷如窒，呼吸欠畅，重者则有胸痛，严重者心痛彻背，背痛彻心。《金匮要略》中将胸痹与心痛连带并提，后世多沿袭。本病证的发生多与寒邪内侵、饮食失调，情志失节，劳倦内伤及年迈体虚等因素有关。主要病机为心脉痹阻，不外虚实两方面。其虚有气虚、阴伤、阳衰。因阴损及阳、阳损及阴，而表现为气阴两虚、阴阳两虚，甚至阳衰阴竭、心阳外越。实为瘀血、寒凝、痰浊、气滞，又可相互为病，如气滞血瘀、寒凝气滞、痰瘀交阻等。治疗原则应先治其标，后治其本；先从祛邪入手，然后再予扶正；必要时可根据虚实标本的主次，兼顾同治。标实当泻，针对气滞、血瘀、寒凝、痰浊，而疏理气机，活血化瘀，辛温通阳，泄浊豁痰，尤重活血通脉治法。本虚宜补，权衡心脏阴阳气血之不足，有无兼见肝、脾、肾等脏之亏虚，补气温阳，滋阴益肾，纠正脏腑之偏衰，尤其重视补益心气之不足。

《灵枢》 论心痛的分类与针刺治疗※*

厥心痛，与背相控，善瘛，如从后触其心，伛偻者，肾心痛也，先取京骨、昆仑，发狂不已，取然谷。厥心痛，腹胀胸满，心尤痛甚，胃心痛也，取之大都、太白。厥心痛，痛如以锥针刺其心，心痛甚者，脾心痛也，取之然谷、太溪。厥心痛，色苍苍如死状，终日不得太息，肝心痛也，取之行间、太冲。厥心痛，卧若徒居，心痛间，动作痛益甚，色不变，肺心痛也，取之鱼际、太渊。真心痛，手足清至节，心痛甚，旦发夕死，夕发旦死。心痛不可刺者，中有盛聚，不可取于腧。

——《灵枢·厥病》

【提要】 本论主要阐述心痛的分类及针刺治疗。要点如下：其一，提出厥心痛、肾心痛、胃心痛、脾心痛、肝心痛和肺心痛等五种类型；在辨证的基础上治以针刺法。其二，阐明真心痛是病情凶险的急重病证，不可用针刺治疗。

张仲景 胸痹心痛综论※*

师曰：夫脉当取太过不及，阳微阴弦，即胸痹而痛。所以然者，责其极虚也。今阳虚知在上焦，所以胸痹心痛者，以其阴弦故也。

平人无寒热，短气不足以息者，实也。

胸痹之病，喘息咳唾，胸背痛，短气，寸口脉沉而迟，关上小紧数，瓜蒌薤白白酒汤主之。

胸痹不得卧，心痛彻背者，瓜蒌薤白半夏汤主之。

胸痹心中痞，留气结在胸，胸满，胁下逆抢心，枳实薤白桂枝汤主之，人参汤亦主之。

胸痹，胸中气塞，短气，茯苓杏仁甘草汤主之，橘枳姜汤亦主之。

胸痹缓急者，薏苡附子散主之。

心中痞，诸逆心悬痛，桂枝生姜枳实汤主之。

心痛彻背，背痛彻心，乌头赤石脂丸主之。

九痛丸治九种心痛。

——汉·张仲景《金匮要略方论·卷上·胸痹心痛短气病脉证治》

【提要】　本论主要阐述胸痹心痛的病因病机及辨证施治。要点如下：其一，首先提出胸痹心痛的脉证特点，指出脉"阳微阴弦"者属虚，"平人无寒热，短气不足以息"者属实。其二，论及胸痹之病的常见证候，分别治以瓜蒌薤白白酒汤、瓜蒌薤白半夏汤、枳实薤白桂枝汤、橘枳姜汤、茯苓杏仁甘草汤、薏苡附子散、桂枝生姜枳实汤、乌头赤石脂丸。最后指出"九痛丸治九种心痛"。

孙思邈　论胸痹病因病机**

论曰：胸痹之病，令人心中坚满痞急痛，肌中苦痹绞急如刺，不得俯仰，其胸前皮皆痛，手不得犯，胸中愊愊而满，短气咳唾引痛，咽塞不利，习习如痒，喉中干燥，时欲呕吐，烦闷，自汗出，或彻引背痛。不治之，数日杀人。

论曰：夫脉当取太过与不及，阳微阴弦即胸痹而痛。所以然者，责其极虚故也。今阳虚知在上焦，所以胸痹心痛者，以其人脉阴弦故也。

平人无寒热，短气不足以息者实也。

——唐·孙思邈《千金要方·卷十三·胸痹》

论曰：寒气卒客于五脏六腑，则发卒心痛胸痹。感于寒，微者为咳，甚者为痛为泄。厥心痛与背相引，善瘛，如物从后触其心，身伛偻者，肾心痛也。厥心痛，腹胀满，心痛甚者，胃心痛也。厥心痛，如以针锥刺其心，心痛甚者，脾心痛也。厥心痛，色苍苍如死灰状，终日不得太息者，肝心痛也。厥心痛，卧若从心间痛，动作痛益甚，色不变者，肺心痛也。真心痛手足青至节，心痛甚，旦发夕死，夕发旦死。蛔心痛，心腹中痛发作肿聚，往来上下行痛有休止，腹中热，善涎出是蛔咬也，以手按而坚持之，勿令得移，以大针刺之，复久持之虫不动乃出针。心下不可刺，中有成聚不可取于俞，肠中有虫蛔咬皆不可取以小针。

——唐·孙思邈《千金要方·卷十三·心腹痛》

【提要】　本论主要阐述胸痹心痛的病因病机。要点如下：其一，所论心痛，基本出自《灵枢·厥病》；所论胸痹，则融合了《金匮要略》和巢元方的内容。其二，指出"寒气卒客于五脏六腑，则发卒心痛胸痹"。表明心痛胸痹的发病，与寒邪侵袭，乃至五脏六腑的虚损，均有密切关系。

《圣济总录》　胸痹心痛综论**

胸痹统论

论曰：虚极之人，为寒邪所客，气上奔迫，痹而不通，故为胸痹。其证坚满痞急，或胸中愊愊如噎塞，或胸背皆痛，或胸满短气，咳唾引痛，烦闷白汗出，或心痛彻背，或肌痹皮痛，是皆闭塞而不通也。夫脉当取太过与不及，阳微阴弦。则胸痹而痛。又曰胸痹之病，喘息咳唾，背痛短气，寸口脉沉而迟，关上小紧数是也。

胸痹

论曰：胸痹之病，其脉阳微而阴弦。阳虚则知在上焦，阴弦故令胸痹心痛。古方用理中汤，取缓其中气则可也。然背者胸之府，或筑，或悸，或渴，或腹痛，或寒，或腹满，其候不一，治当随宜加损也。

——宋·赵佶《圣济总录·卷第六十一·胸痹门》

心痛统论

论曰：心痛诸候，皆由邪气客于手心主之脉。盖手少阴心之经，五脏六腑君主之官也，精神所舍，诸阳所合，其脏坚固，邪气未易以伤，是以诸邪在心，多在包络者。心主之脉也，其候不一：有寒气卒客于脏腑，发卒痛者；有阳虚阴厥，痛引喉者；有心背相引，善瘈伛偻者；有腹胀归于心而痛甚者；有急痛如针锥所刺者；有其色苍苍，终日不得太息者；有卧则从心间痛，动作愈甚者；有发作肿聚，往来上下，痛有休止者。或因于饮食，或从于外风。中脏既虚，邪气客之，痞而不散，宜通而塞，故为痛也。若夫真心不痛，痛即实气相搏，手足厥冷，非治疗之所及，不可不辨也。

心痛

论曰：心为君主之官，神明之府。正经不受邪，其支别之络脉，为风寒邪气所乘，令人心痛，盖寒邪之气，痞而不散，内干经络，则发为心痛，乍间乍甚，乃其证也。

九种心痛

论曰：九种心痛，曰虫、曰注、曰风、曰悸、曰食、曰饮、曰冷、曰热、曰去来者是也。治病必求其本。今九种心痛，其名虽异，而治疗各有其法。盖正气和调，则邪不能入。若或虚弱，外邪乘之，则种种皆能致疾。善医者惟明攻邪以扶正，则九种之痛，其治一也。《延龄至宝论》曰，鬼击之气，须以牛黄、麝香，或气满相攻，则生嚼桃仁。若此之类，又当随宜治之，理固然矣。

——宋·赵佶《圣济总录·卷第五十五·心痛门》

【提要】　本论主要阐述胸痹和心痛的病因病机及辨证施治。要点如下：其一，胸痹是虚极之人，为寒邪所客，气上奔迫，痹而不通所致。其二，对于心痛，强调病位在心，是由于邪气客于手心主之脉所致；但"正经不受邪，其支别之络脉，为风寒邪气所乘"，致病范围较广，表现形式多种多样。其三，本论列举了九种心痛，并指出正虚邪侵是导致九种心痛发生的基本病机，治当攻邪扶正。但需注意九种心痛包含胃脘痛在内。

陈无择　论心痛三因证治[※※]

外所因心痛证治

足厥阴心痛，两胁急，引小腹连阴股相引痛。手心主心痛，彻背，心烦，掌中热，咽干，目黄赤，胁满。足太阴心痛，腹胀满，涩涩然大便不利，膈闭咽塞。手太阴心痛，短气不足以息，季胁空痛，遗失无度，胸满烦心。足少阴心痛，烦剧面黑，心悬若饥，胸满，腰脊痛。背俞诸经心痛，心与背相引，心痛彻背，背痛彻心。诸腑心痛，难以俯仰，小腹上冲，卒不知人，呕吐泄泻。此皆诸经、诸俞、诸腑涉邪所致病，属外所因。

内所因心痛证治

肝心痛者，色苍苍如死灰状，终日不得太息。真心痛者，手足青至节，旦发夕死，夕发旦死。脾心痛者，如针锥刺其心腹，蕴蕴然气满。肺心痛者，若从心间起，动作痛益甚，色不变。肾心痛者，与背相引，善瘛，如物从后触其心，身伛偻。胃心痛者，腹胀满，不下食，食则不消。皆脏气不平，喜怒忧郁所致，属内所因。

不内外因心痛证

久积心腹痛者，以饮啖生冷果实，中寒不能消散，结而为积，甚则数日不能食，便出干血，吐利不定，皆由积物客于肠胃之间，遇食还发，名积心痛。及其脏寒生蚘致心痛者，心腹中痛，发作肿聚，往来上下，痛有休止，腹热涎出，病属不内外因。方证中所谓九种心痛，曰饮、曰食、曰风、曰冷、曰热、曰悸、曰虫、曰注、曰去来痛者，除风热冷属外所因，余皆属不内外。更有妇人恶血入心脾经，发作疼痛，尤甚于诸痛。更有卒中客忤，鬼击尸疰，使人心痛，亦属不内外因。

——宋·陈无择《三因极一病证方论·卷九·九痛叙论》

【提要】 本论主要阐述心痛的三因证治。要点如下：其一，足厥阴心痛、手心主心痛、手太阴心痛、足少阴心痛、背俞诸经心痛等涉邪所致病，属外所因。是因外感六淫，其气闭塞，郁于中焦，气与邪争而发为心痛。其二，肝心痛、真心痛、肺心痛、肾心痛，由脏气不平，喜怒忧郁所致，属内所因。是因五脏内动，七情内伤，气聚中脘，气与血搏，发为心痛，属内因。其三，由饮啖生冷果实，变乱肠胃，而发疼痛，属不内外因，实为胃脘痛。

杨士瀛 论真心痛与心痛鉴别※*

紫之夺朱，相去一间耳，而毫厘疑似，实霄壤焉。夫心为五官之主，百骸之所以听命者也。心之正经，果为风冷邪气所干，果为气、血、痰、水所犯，则其痛掣背，胀胁胸烦，咽干，两目赤黄，手足俱青至节，朝发而暮殂矣。然心之包络，与胃口相应，往往脾痛连心。或阳虚阴厥，亦令心下急痛。或他脏之邪，亦有客乘于心者，是则心之别脉受焉。如所谓九种心痛，一虫、二疰、三风、四悸、五食、六饮、七冷、八热、九去来者皆是也。真心果痛，不知能愈否乎？然则治剂之法将何如？曰：热者凉之，寒者温之，感受风邪者散之，顺气调血，逐水豁痰，此其要略耳。苏沈内翰有方曰沉麝丸，凡心脾疼痛，随试辄效。他如玄胡索、五灵脂、官桂、当归、乳香、没药、沉香、木香等辈，皆的对药也。临机应变，学者亦当察其微。

——宋·杨士瀛《仁斋直指方论·卷之六·心气·心疼方论》

【提要】 本论主要阐述真心痛与心痛的区别。要点如下：其一，真心痛，指心之正经为风冷邪气所干，为气、血、痰、水所犯，症见手足俱青至节、朝发暮殂，多预后不良。其二，心痛，指心之包络、心之别脉受邪，其范围很广，故有九种心痛之说。治宜热者凉之，寒者温之，感受风邪者散之，顺气调血，逐水豁痰等。

虞抟 论胃脘痛（心痛）与真心痛鉴别※*

胃脘痛，俗称为心痛，古方名为脾疼。盖胃之上口名贲门，贲门与心相连，故《经》所谓

"胃脘当心而痛"是也。其症由积痰、食积郁于中，七情、九气触于内，以致清阳不升，浊阴不降，而肝木之邪得以乘机侵侮而为病也。

然其病不一：有真心痛者，客寒触犯心君，或污血冲心，手足青黑过节腕者，且发夕死；其余有痰，有火，有死血，有客寒犯胃，有虚痛，有实痛，有食积痛，有虫痛。

——明·虞抟《苍生司命·卷五·胃脘心痛证》

【提要】　本论主要阐述心痛（胃脘痛）和真心痛的病因病机。要点如下：其一，心痛（胃脘痛），是因积痰、食积、七情、九气阻滞中焦枢机，或肝木侵侮所致病。其二，真心痛，则属于"客寒触犯心君，或污血冲心"所致，病情急而危重。

汪　机　论心痛辨治※※

论

心痛之症，因状多端，治难执一。有因心事郁结，致血不生而痛者；有因饮食失节，致伤胃脘而痛者；有因清痰稠饮，与血相杂，妨碍升降而痛者；又有丹溪言人饮食热物，以致死血流于胃口而作痛者；有因七情内郁，以致清阳不升，浊阴不降，清浊混淆而痛者。故治法宜乎分因而疗。是以因心事郁结致血不生而痛者，治宜开郁养心血，兼以生血之剂；如伤食致伤胃痛者，法当涤荡，兼以消导之剂；如因清痰稠饮杂血，妨碍升降者，法当驱逐；如因七情内郁，以致清浊不分者，先当分提清浊；如因热食，致使胃脘停留死血者，法当驱行瘀血。数症之外，先哲又有饮、食、风、悸、寒、热、中、痊、火九种之分，兹不及述。学者并观本论，虽然种种不同，未有不由气滞而致。古方皆用行气散气之剂，治而愈之。若气得通，而痛则愈。《经》云痛则不通，通则不痛是也。又有大寒犯触心君之症，其状甚恶，死在旦夕，惟有行气可治，全在临症斟酌，不可例拘，当从丹溪，分新旧而疗。如初得者，宜用辛散；如久则郁而成热，宜用山栀为君，佐以温剂引导，在随机应变可也。

丹溪治心痛活套

心痛即胃脘痛，虽数日不食，亦不死。若痛止便食物，复还痛。必须三五服药后，方可食物。若真心痛者，必死不治。其胃脘痛，当分新旧而治。

——明·汪机《医学原理·卷之七·心痛门》

【提要】　本论主要阐述心痛的辨证施治。其一，本论遵从朱丹溪"心痛即胃脘痛"之论，以"心痛门"将胸痹、胃脘痛架构起来阐述其辨证施治。其二，阐明心痛的部位就是胃脘，但心痛的病证，又不仅仅是胃脘痛。认为心痛有郁、食、痰、瘀、情志等五类，加之先贤总结的九种心痛，病变十分复杂。其三，虽各类心痛病因病机各异，但治疗上应把握"通则不痛"的要点，应用辛散之剂多可治愈。同时指出，大寒触心之证，初用辛散；久郁成热，则用山栀为君，佐以温剂引导治之。

王肯堂　论心痛与胃脘痛鉴别※※

或问：丹溪言心痛即胃脘痛，然乎？曰：心与胃各一脏，其病形不同。因胃脘痛处在心下，故有当心而痛之名，岂胃脘痛即心痛者哉？历代方论将二者混同叙于一门，误自此始。

盖心之藏君火也，是神灵之舍，与手少阴之正经，邪皆不得而伤。其受伤者，乃手心主包络也。如包络引邪入于心之正经脏而痛者，则谓之真心痛，必死，不可治。夫心统性情，始由怵惕思虑则伤神，神伤脏乃应而心虚矣。心虚则邪干之，故手心主包络受其邪而痛也。心主诸阳，又主血，是以因邪而阳气郁伏过于热者痛，阳气不及惟邪胜之者亦痛，血因邪泣在络而不行者痛，血因邪胜而虚者亦痛。然方论虽有九种心痛，曰饮，曰食，曰风，曰冷，曰热，曰悸，曰虫，曰疰，去来，其因固多，终不得圣人之旨，岂复识六淫五邪不一之因哉？且五脏六腑任督支脉络于心，脏腑经脉挟其淫气，自支脉乘于心而为痛者，必有各腑脏病形与之相应而痛。

夫如是胃脘之受邪，非止其自病者多。然胃脘逼近于心，移其邪上攻于心，为心痛者亦多。厥心痛者，他脏病干之而痛，皆有治也。真心痛者，心脏自病而痛，故夕发旦死，旦发夕死，无治也。

膈痛 与心痛不同，心痛则在岐骨陷处，本非心痛，乃心支别络痛耳。膈痛则痛横满胸间，比之心痛为轻，痛之得名，俗为之称耳。诸方称为烦躁、忪悸，皆其证也。

——明·王肯堂《证治准绳·杂病·第四册·心痛胃脘痛》

胸痹 心下满而不痛为痞，心下满而痛为胸痹。《金匮》方，胸痹，胸中气塞，短气，茯苓杏仁甘草汤主之，橘枳姜汤主之。胸痹缓急者，薏苡仁附子散主之（此二条不言痛）。支饮胸满者，枳朴大黄汤主之（不言痹）。胸痹之病，喘息咳唾，胸背痛，短气，寸口脉沉而迟，关上小紧数者，以瓜蒌薤白白酒汤主之。胸痹不得卧，心痛彻背，瓜蒌薤白半夏汤主之。胸痹心中痞，留气结在胸，胸满，胁下逆抢心，枳实薤白桂枝汤主之，人参汤亦主之。一味瓜蒌，取子熟炒，连皮或煎或丸，最能荡涤胸中垢腻。

——明·王肯堂《证治准绳·杂病·第二册·痞·胸痹》

【提要】 本论主要阐述心痛和胃脘痛的鉴别。要点如下：其一，心痛中有真心痛，由阳气郁遏，邪气入心，血行受阻所致，不可治。除此之外，心痛还有因邪气而阳气郁伏化热者、有因阳气虚衰不能胜邪者、有因血络痹阻泣而不行者、有因血虚邪胜而痛等所致者。其二，胃脘痛，是胃脘部因受邪而痛。但由于胃脘所处的位置与心极近，故其邪易于上攻于心，而致心痛。同时，论中还论及厥心痛、膈痛、胸痹的临床表现及治法。

程国彭 论九种心痛辨治※*

当胸之下，岐骨陷处，属心之部位。其发痛者，则曰心痛。然心不受邪，受邪则为真心痛，旦暮不保矣。凡有痛者，胞络受病也。胞络者，心主之宫城也。寇凌宫禁，势已可危，而况犯主乎？故治之宜亟亟也。

心痛有九种，一曰气，二曰血，三曰热，四曰寒，五曰饮，六曰食，七曰虚，八曰虫，九曰疰，宜分而治之。气痛者，气壅攻刺而痛，游走不定也，沉香降气散主之。血痛者，痛有定处而不移，转侧若刀锥之刺，手拈散主之。热痛者，舌燥唇焦，溺赤便闭，喜冷畏热，其痛或作或止，脉洪大有力，清中汤主之。寒痛者，其痛暴发，手足厥冷，口鼻喜冷，喜热畏寒，其痛绵绵不休，脉沉细无力，姜附汤加肉桂主之。饮痛者，水饮停积也，干呕吐涎，或咳或噎，甚则摇之作水声，脉弦滑，小半夏加茯苓汤主之。食痛者，伤于饮食，心胸胀闷，手不可按，或吞酸嗳腐，脉紧滑，保和汤主之。虚痛者，心悸怔忡，以手按之则痛止，归脾汤主之。虫痛者，面白唇红，或唇之上下有白斑点，或口吐白沫，饥时更甚，化虫丸主之。疰痛者，触冒邪祟，卒尔心痛，面目青暗；或昏愦谵语，脉来乍大乍小；或两手如出两人，神术散、葱白酒、生姜汤并主之。此治心痛之大法也。

或问：久痛无寒，暴痛无火，然乎？否乎？答曰：此说亦宜斟酌。如人宿有积热，或受暑湿之热，或热食所伤而发，则暴痛亦属火矣，岂宜热药疗之。如人本体虚寒，经年累月，凭发无休，是久痛亦属寒矣，岂宜寒药疗之。且凡病始受热中，末传寒中者，比比皆是。必须临症审确，逐一明辨，斯无误也。又或谓诸痛为实，痛无补法，亦非也。如人果属实痛，则不可补；若属虚痛，必须补之。虚而寒者，则宜温补并行；若寒而不虚，则专以温剂主之。丹溪云，温即是补。若虚而兼火，则补剂中须加凉药。此治痛之良法，治者宜详审焉。

——清·程国彭《医学心悟·卷三·心痛》

【提要】　本论主要阐述九种心痛的辨证施治。要点如下：其一，依"心痛有九种"之说，论述气、血、热、寒、饮、食、虚、虫、疰等九种心痛的证候表现、病因病机、治法。其二，指出此九种心痛，并非都和心病有关。而且，论及胃脘痛时，除停食与胀痛连腹之外，"治法与心痛相仿"。可见此论尚未从根本上将心病疼痛与胃脘痛分开。其三，本论指出，心痛的病位为岐骨陷处，并指出此处讨论的并非真心痛，而是心胞络受病。其四，治疗上，否定"诸痛为实，痛无补法"，认为不可仅以新病、久病分寒热，对虚实寒热病变，当明辨之后，方可处方用药。

华玉堂、龚商年、徐灵胎　论胸痹与心痛辨治※※*

胸痹与胸痞不同。胸痞有暴寒郁结于胸者，有火郁于中者，有寒热互郁者，有气实填胸而痞者，有气衰而成虚痞者，亦有肺胃津液枯涩因燥而痞者，亦有上焦湿浊弥漫而痞者。若夫胸痹，则但因胸中阳虚不运，久而成痹。《内经》未曾详言，惟《金匮》立方，俱用辛滑温通。所云寸口脉沉而迟，阳微阴弦，是知但有寒症，而无热症矣。先生宗之加减而治，亦惟流运上焦清阳为主，莫与胸痞、结胸、噎膈、痰食等症混治，斯得之矣。（华玉堂）

徐评　此即俗名心头痛也，病有数种。偶然卒得者，不外仲景瓜蒌薤白汤。其余诸种，各有治法，非一煎剂所能必愈也，案中俱不能见及。

——清·叶桂著，徐灵胎评《临证指南医案·卷四·胸痹》

厥心痛一症，古人辨论者，多且精矣，兹不复赘。但厥心痛与胃脘痛，情状似一，而症实有别。世人因《内经》"胃脘当心而痛"一语，往往混而视之。不知厥心痛，为五脏之气厥而入心胞络，而胃实与焉。则心痛与胃痛，不得不各分一门。今先生案中闻雷被惊者，用逍遥散去柴胡，加钩藤、丹皮治之，以其肝阳上逆，不容升达，为之养血以平调也。积劳损阳者，用归、鹿、姜、桂、桃仁、半夏治之，以其劳伤血痹，无徒破气，为之通络以和营也。脾厥心痛者，用良姜、姜黄、茅术、丁香、草果、厚朴治之，以其脾寒气厥，病在脉络，为之辛香以开通也。重按而痛稍衰者，用人参、桂枝、川椒、炙草、白蜜治之，以其心营受伤，攻劫难施，为之辛甘以化阳也。方案虽未全备，然其审病之因，制方之巧，无不一一破的，果能举一反三，其义宁有尽乎？（龚商年）

　　徐评　心痛、胃痛确是二病，然心痛绝少，而胃痛极多，亦有因胃痛而及心痛者。故此二症，古人不分两项，医者细心求之，自能辨其轻重也。

　　　　　　　　　　　　——清·叶桂著，徐灵胎评《临证指南医案·卷八·心痛》

　　【提要】　本论为华玉堂和龚商年为叶天士医案所作按语，徐灵胎评论，主要阐述胸痹与心痛的辨证施治。要点如下：其一，将胸痹和心痛各列一门，明确提出"心痛与胃痛，不得不各分一门"。其二，关于胸痹的辨证，延续《金匮要略》所论，强调与胸痞、结胸、噎膈、痰食等加以辨析。其三，指出胸痹与胸痞，即为心头痛。其中，胸痹为虚，胸痞为实。突发者治以瓜蒌薤白汤，余证则当随证处方。其四，临床上心痛少而胃痛多，也可有因胃痛及于心痛者。对于心痛诸证的治疗，多用养血平肝、通络和营、辛香开通、辛甘化阳法。

尤在泾　论心痛辨治※※

　　方论心痛有九种：曰饮，曰食，曰风，曰冷，曰热，曰虫，曰悸，曰疰，曰去来。悸者动也，心虚则动而痛也。疰者住也，恶风所著也。去来者，作止不常，亦邪气也。但疰为阴，而去来为阳耳。

　　心主诸阳，又心主血。是以因邪而阳气郁伏，过于热者痛；阳气不及，邪气胜之者亦痛。血因邪泣在络而不行者痛，血因邪胜而虚者亦痛。

　　五脏六腑任督支脉，皆络于心，是以各脏腑经脉，挟其淫气，自支脉上乘于心，皆能作痛。然必有各脏腑病形与之相应。《经》云：心痛引少腹，上下无定处，溲便难者，取足厥阴；心痛，腹胀啬然，大便不利，取足太阴；心痛，短气，不足以息，取手太阴；心痛引背不得息，刺足少阴，不已，刺手少阳。此之谓也。

　　胃居中焦，禀中和之气，为水谷之海，三阳之总司。凡饮食、寒热、气血、虫邪、恶气，亦如心痛有不一之因也，惟肝木之相乘者尤甚。其症胃脘当心而痛，上支两胁，膈咽不通，饮食不下，病名食痹。食痹者，食已心下痛，吐出乃已是也。其肾水上逆者次之。肾水上逆者，寒厥入胃也。

　　胃者，土气也，主乎痞。故胃病者，或满或胀，或食不下，或呕吐吞酸，或大便难，或泻利，面色浮而黄者，皆是胃之本病也。其有六淫五邪相乘于胃者，大率与前所列心痛之形状相类，但其间必与胃本病参杂而见之也。忧思忿怒之气，素蓄于中，发则上冲旁击，时复下注。若三焦无所阻滞，任其游行，则不能作痛，虽痛亦微。若有湿痰死血，阻滞其气而不得条达，两相搏击，则痛甚矣。

　　热厥心痛
　　金铃子散（《保命》）　金铃子　延胡索（各一两）
　　上为末，每服三钱，酒调下，痛止，与枳术丸。
　　心寒痛
　　大建中汤　蜀椒（二合，炒去汗）　干姜（四两）　人参（二两）

以水四升，煮取二升，去滓，内胶饴一升，微火煎取一升半，分温再服，如一炊顷，可饮粥二升，后更服，当一日食糜粥温复之。

心虚痛

《良方》妙香散 治心气不足，时时疼痛，按之则止，虚烦少睡，夜多盗汗，常服补益气血，养心止痛。

黄芪（姜汁炙） 山药 茯神（去皮木） 茯苓（去皮） 远志（去心炒，各一两） 人参 桔梗 甘草（炙，各半两） 木香（煨，二钱半） 辰砂（三钱，另研） 麝香（一钱，另研）

上为细末，每服二钱，不拘时。

按：此方宜去茯苓、麝香。盖心气已虚，惟宜收养。有木香之通，不宜更益麝香之散；有茯神之淡，不必加以茯苓之渗也。昔人云：按之痛止者为虚，宜以酸收之，勿食辛散之剂。又云：病久气虚血损，及素作劳羸弱之人，患心痛者，皆虚痛也。有服大补之剂而愈者，不可不知。

气刺心痛

气针丸 治久积风壅，心胸筑痛，两胁心胸有似针刺，六脉沉伏，按之手不可近。此药屡试神验，常服疏滞气，止刺痛。

木香 槟榔 青皮 陈皮 大黄（各四两） 牵牛（取头末，半斤，半生半熟）

蜜丸梧子大，每服三十丸，姜汤送下，食前，量虚实加减。

血瘀心痛

丹溪云：死血作痛，脉必涩。作时，饮汤水下，或作呃。壮人用桃仁承气汤下之，弱人用失笑散和之。或以归尾、川芎、牡丹皮、苏木、红花、延胡索、桂心、桃仁泥、赤曲、番降香之属煎成，童便、酒、韭汁大剂饮之。

——清·尤在泾《金匮翼·卷六·心痛统论》

【提要】 本论主要阐述心痛的病因病机及辨证施治。要点如下：其一，指出心痛包括先贤总结的九种心痛和心悸心痛。提出心痛的病因病机，为邪致阳伏，阳衰邪胜，血因邪阻塞，血因邪虚等。还强调五脏六腑任督支脉，皆络于心，故能致心痛且兼有各脏腑病形。其二，阐明胃痛与心痛的区别。指出胃痛的病位在中土，其发病虽有时与心痛相类，但无论轻重必兼胃之本病，且发病较心痛为轻。其三，治疗上，针对热厥心痛、心寒痛、心虚痛、气刺心痛、血瘀心痛五种类型，分述其临床表现与方药。本论对心痛的分型辨证施治很有创见。

陈修园 胸部诸痛综论※※

心为君主而藏神，不可以痛。今云心痛，乃心包之络，不能旁通于脉故也。

心脉之上，则为胸膈。胸膈痛乃上焦失职，不能如雾霭之溉，则胸痹而痛。薤白、蒌仁、贝母、豆蔻之药，可以开胸痹以止痛。

两乳之间，则为膺胸。膺胸痛者，乃肝血内虚，气不充于期门，致冲任之血，不能从膺胸而散则痛。当归、白芍、红花、银花、续断、木香之药，可和气血而止痛。

乳下两旁，胸骨尽处痛者，乃上下阴阳不和，少阳枢转不利也。伤寒病中每多此痛，当助其枢转，和其气血，上下通调则愈矣。

——清·陈修园《医学从众录·卷三·心痛续论》

【提要】 本论主要阐述胸部诸痛证的病因病机及辨证施治。要点如下：其一，心痛是因心包之络不能旁通于脉所致。其二，胸痹是由于上焦输布失职，不能如雾露之溉，造成胸膈部位疼痛。治当振奋心阳，开胸祛痰。其三，膺胸痛，是由于肝血虚，肝气不充于期门，致使冲任之血不能从膺胸而散则痛，治当行气活血。其四，乳下两旁胸骨尽处痛，是由于少阳枢转不利，上下阴阳不和所致，治当调和气血。

林珮琴 论胸痹与心痛辨治※*

胸痹论治

胸痹，胸中阳微不运，久则阴乘阳位而为痹结也。其症胸满喘息，短气不利，痛引心背，由胸中阳气不舒，浊阴得以上逆，而阻其升降，甚则气结咳唾，胸痛彻背。夫诸阳受气于胸中，必胸次空旷，而后清气转运，布息展舒。胸痹之脉，阳微阴弦，阳微知在上焦，阴弦则为心痛。此《金匮》《千金》均以通阳主治也。……

喻嘉言曰：胸中阳气，如离照当空，旷然无外，设地气一上，则窒塞有加。故知胸痹者，阳气不用，阴气上逆之候也，然有微甚不同。微者但通其不足之阳于上焦，甚者必驱其厥逆之阴于下焦。仲景通胸中之阳，以薤白、白酒，或瓜蒌、半夏、桂枝、枳实、厚朴、干姜、白术、人参、甘草、茯苓、杏仁、橘皮，选用对症，三四味即成一方，不但苦寒尽屏，即清凉不入，盖以阳通阳，阴药不得预也。甚者用附子、乌头、川椒，大辛热以驱下焦之阴，而复上焦之阳，补天浴日，独出手眼。世医不知胸痹为何病，习用豆蔻、木香、诃子、三棱、神曲、麦芽等药，坐耗其胸中之阳，其识见亦相悬哉。

——清·林珮琴《类证治裁·卷六·胸痹论治》

心痛论治

心当歧骨陷处，居胸膈下、胃脘上，心痛与胸脘痛自别也。心为君主，义不受邪，故心痛多属心包络病。若真心痛，《经》言：旦发夕死，夕发旦死。由寒邪攻触，猝大痛，无声，面青气冷，手足青至节，急用麻黄、桂、附、干姜之属，温散其寒，亦死中求活也。

若五脏之邪，干心包致痛，通用必应散。《经》云：邪在心则心痛，喜悲，时眩仆。此包络受邪，在腑不在脏也。《经》云：手少阴之脉动，则病嗌干心痛，渴而欲饮。此言支脉受邪，在络不在经也。《经》云：厥心痛与背相控，如从后触其心，伛偻者，肾心痛也，神保丸。腹胀胸满，胃脘当心痛，上支两胁，胃心痛也，草豆蔻丸、清热解郁汤。如以锥针刺其心，心痛甚者，脾心痛也，诃子散、复元通气散。色苍苍如死状，终日不得太息，肝心痛也，金铃子散，加紫降香。卧若徒居，心痛，间动作，痛益甚，色不变，肺心痛也，七气汤加枳壳、郁金。肾厥心痛，由阴火上冲。胃厥心痛，由胃中停滞。脾厥心痛，由中焦寒逆。肝厥心痛，由火郁血分。肺厥心痛，由上焦气分不清。《经》之论厥心痛，以诸痛皆肝肾气逆上攻致之，但分寒热两种。寒厥心痛者，身冷汗出，手足逆，便利不渴心痛，脉沉细，术附汤。热厥心痛者，身热足厥，烦躁心痛，脉洪大，金铃子散、清郁汤。凡暴痛非热，久痛非寒，宜审。

——清·林珮琴《类证治裁·卷六·心痛论治》

【提要】 本论主要阐述胸痹与心痛的辨证施治。要点如下：其一，胸痹之论中，兼收张仲景和喻嘉言之说，提出"微者但通其不足之阳于上焦，甚者必驱其厥逆之阴于下焦"的观点，并论及所用方药。其二，指出心痛与胸痹当明辨，强调心痛多为心包受邪，若真心痛则病情危重，当急用温散，或可保命。其三，重点论述厥心痛，认为此病是外邪波及包络而致，并论及四脏一腑各类厥心痛的病机、方药。其四，阐述了厥心痛寒证与厥心痛热证的病机、证候和方药。

郑寿全 论心痛寒热病机 ※*

按心痛一证，有寒热之别。他书有云：心为君主之官，其可痛乎？所云痛者，实心包也。此说近是。予谓心、肝、脾、肺、肾并六腑周身经络骨节皮肤，有形之躯壳，皆后天体质，全赖先天无形之真气以养之。真气不足，无论在于何部，便生疾病，何得有心无痛证之说？夫岂不见天之日月，常有食乎？凡认心痛一证，必先判明界限方可。心居膈膜之上，下一寸即胃口，胃口离心不远，胃痛而云心痛者亦多，不可不察。细思痛证一条，痛字总是一个逆字。无论逆在何处，皆能作痛，皆能伤心，其实非伤有形质之心，实伤无形中所具之真宰也。若执定有形质之心，是知其末也。心有心之界限，包络为心之外垣，邪犯心包，即是犯心，章本不必直云邪不犯心。试问犯心与犯心包，以何区分？诸书并未剀切指陈。予谓人活一口气，气盛则为有余，为热邪；气衰则为不足，为阴邪。热与阴上逆，皆能致心痛，当以"寒""热"两字判之便了。若邪热上干而痛者，其人必面赤，心烦热，小便短赤，口渴饮冷，法宜养阴清火，如黄连木香汤、导赤散、当归散之类。若阴寒上干而痛者，其人多面青唇白，或舌青黑，喜热饮、揉按，二便自利，法宜扶阳祛阴为主，如甘草干姜汤，加行气药姜、桂、吴萸之类。亦有阴寒已极，上攻于心，鼻如煤烟，唇口黧黑，爪甲青黑，满身纯阴，法在不救，急以回阳诸方，大剂投之，十中可救一二。

近来市习，心胃莫分，一味行气破滞，并不察究阴阳，往往误事，一概委之天命，而人事之当尽，又不可废乎！

——清·郑寿全《医法圆通·卷一·各症辨证阴阳用药法眼》

【提要】 本论主要阐述心痛的病因病机及辨证施治。要点如下：其一，心痛的辨证，应以寒热为纲。其二，胃痛与心痛不可混淆。指出"凡认心痛一证，必先判明界限方可。心居膈膜之上，下一寸即胃口，胃口离心不远，胃痛而云心痛者亦多，不可不察"。其三，邪逆于脏腑而致心痛，皆可能伤及于心；邪犯于心及心包，皆可谓伤心之根本。其四，气盛有余为热邪，治当养阴清火；气衰不足为阴邪，治宜扶阳祛阴。阴寒已极，上攻于心之危证，应急以回阳诸方大剂投之。其五，论中还批驳了心、胃不分，一味行气破滞，不察阴阳的诊疗方式。

2.9 心 悸 怔 忡

心悸是指病人自觉心中悸动，惊惕不安，甚则不能自主的一种病证，一般多呈发作性，每因情志波动或劳累过度而发作。且常伴胸闷、气短、失眠、健忘、眩晕、耳鸣等症状。病因主要有体质虚弱、饮食劳倦、七情所伤和感受外邪等方面。病机主要有虚实两方面。虚者为气、血、阴、阳亏损，使心失滋养，而致心悸；实者多由痰火扰心、水饮上凌或心血瘀阻，气血运行不畅而引起。怔忡是以心跳剧烈、不能自安，而又持续不断为主要表现的心悸。心悸与怔忡在病因病机与临床表现上又有不同。心悸发病，多与情绪因素有关，可由骤遇惊恐、忧思恼怒、悲哀过极或过度紧张而诱发，多为阵发性，病来虽速，病情较轻，实证居多，但也存在内虚因素。心悸可自行缓解，不发时如常人。怔忡多由久病体虚，心脏受损所致，无精神等因素亦可发生，常持续心悸，心中惕惕，不能自控，活动后加重，每属虚证，或虚中夹实。病来虽渐，病情较重，不发时亦可兼见脏腑虚损症状。心悸日久不愈，亦可形成怔忡。心悸怔忡的治疗应分虚实。虚证分别治以补气、养血、滋阴、温阳，实证则应祛痰、化饮、清火、行瘀。但本病以虚实错杂为多见，且虚实的主次、缓急各有不同，故治当相应兼顾。同时，由于心悸以心神不宁为其病理特点，故应酌情配入镇心安神之法。

巢元方 论惊悸病因病机 [※*]

风惊悸者，由体虚，心气不足，心之府为风邪所乘，或恐惧忧迫，令心气虚，亦受于风邪。风邪搏于心，则惊不自安；惊已，则悸动不定。其状，目睛不转，而不能呼。

诊其脉，动而弱者，惊悸也。动则为惊，弱则为悸。

——隋·巢元方《诸病源候论·卷一·风病诸候·风惊悸候》

心藏神而主血脉。虚劳损伤血脉，致令心气不足，因为邪气所乘，则使惊而悸动不定。

——隋·巢元方《诸病源候论·卷三·虚劳病诸候·虚劳惊悸候》

悸者，动也，谓心下悸动也。此由伤寒病发汗以后，因又下之，内有虚热则渴，渴则饮水，水气乘心，必振寒而心下悸也。

——隋·巢元方《诸病源候论·卷七·伤寒病诸候·伤寒悸候》

【提要】 本论主要阐述风惊悸、虚劳惊悸、伤寒悸的病因病机。要点如下：其一，风惊悸，为体虚或心气虚，感受风邪所致，症见惊悸伴目睛不转，不能呼。其二，虚劳惊悸，为虚损伤血致心气不足，复感邪气所致，症见惊而悸动不定。其三，伤寒悸，为误用汗下，渴而饮水，水气乘心所致，症见振寒而心下悸动。

陈无择 论惊悸与怔忡病因病机 [※*]

夫惊悸与怔忡，二证不同。惊悸，则因事有所大惊，或闻虚响，或见异相，登高涉险，梦寐不祥，惊忤心神，气与涎郁，遂使惊悸，名曰心惊胆寒。在心胆经，属不内外因，其脉必动。忪悸，则因汲汲富贵，戚戚贫贱，久思所爱，遽失所重，触事不意，气郁涎聚，遂致忪悸。在心脾经，意思所主，属内所因。或冒寒暑湿，塞闭诸经，令人忽忽若有所失，恐恐如人将捕，中脘忪悸，此乃外邪，非因心病。况五饮停蓄，闭于中脘，最使人忪悸，治属饮家。

——宋·陈无择《三因极一病证方论·卷十·惊悸证治》

【提要】　本论主要阐述惊悸与忪悸的病因病机。要点如下：其一，惊悸，多为受到惊吓，以致惊忤心神，气与涎郁所致，属不内外因。其二，忪悸，或因情志因素，导致气郁涎聚所致，或因五饮停蓄，闭于中脘所致，属内因。此外，忪悸还有因冒寒暑湿，塞闭诸经所引起者，则属于外邪。

严用和　论惊悸与怔忡之别[※*]

惊悸论治

夫惊悸者，心虚胆怯之所致也。且心者君主之官，神明出焉；胆者中正之官，决断出焉。心气安逸，胆气不怯，决断思虑得其所矣。或因事有所大惊，或闻虚响，或见异相，登高陟险，惊忤心神，气与涎郁，遂使惊悸，惊悸不已，变生诸证。或短气悸乏，体倦自汗，四肢浮肿，饮食无味，心虚烦闷，坐卧不安，皆心虚胆怯之候也。治之之法，宁其心以壮胆气，无不瘥者矣。

怔忡论治

夫怔忡者，此心血不足也。盖心主于血，血乃心之主，心乃形之君，血富则心君自安矣。多因汲汲富贵，戚戚贫贱，又思所爱，触事不意，真血虚耗，心帝失辅，渐成怔忡。怔忡不已，变生诸证。舌强恍惚，善忧悲，少颜色，皆心病之候。《难经》云：损其心者，益其荣。法当专补真血，真血若富，心帝有辅，无不愈者矣。又有冒风寒暑湿，闭塞诸经，令人怔忡；五饮停蓄，埋塞中脘，亦令人怔忡。当随其证，施以治法。

——宋·严用和《严氏济生方·惊悸怔忡健忘门》

【提要】　本论主要阐述惊悸与怔忡的鉴别。要点如下：其一，惊悸的病机，多属心虚胆怯；怔忡的病机，多属心血不足。同时，论述了外邪与停饮造成的怔忡。其二，治疗上，惊悸的治法，当宁其心以壮胆气；怔忡的治法，当专补真血。

杨士瀛　论惊与悸之别[※*]

人之所主者心，心之所养者血。心血一虚，神气不守，此惊悸之所肇端也。曰惊，曰悸，其可无辨乎？惊者，恐怖之谓；悸者，怔忪之谓。心虚而郁痰，则耳闻大声，目击异物，遇险临危，触事丧志，心为之忤，使人有惕惕之状，是则为惊；心虚而停水，则胸中渗漉，虚气流动，水既上乘，心火恶之，心不自安，使人有快快之状，是则为悸。惊者，与之豁痰定惊之剂；悸者，与之逐水消饮之剂。所谓扶虚，不过调养心血，和平心气而已。若一切以刚燥用工，或者心火自炎，又有热生风之证。

——宋·杨士瀛《仁斋直指方论·卷之十一·惊悸·惊悸方论》

【提要】 本论主要阐述惊与悸的鉴别。要点如下：其一，惊，多因外来刺激，使人有惊恐之状；悸，多是内因所致，使人内心不安，郁闷不乐。其二，惊的病机，是心虚而郁痰；悸的病机，是心虚而停水。其三，惊与悸，均以心血虚而致神不内守为基本病机。治疗上，惊治以豁痰定惊之剂，悸治以逐水消饮之剂。

朱丹溪 论惊悸与怔忡病因病机※*

惊悸者，血虚，惊悸有时，以朱砂安神丸。痰迷心膈者，痰药皆可，定志丸加琥珀、郁金。怔忡者，血虚，怔忡无时，血少者多。有思虑便动，属虚。时作时止者，痰因火动。瘦人多因是血少，肥人属痰，寻常者多是痰。真觉心跳者是血少，四物、朱砂安神之类。假如病因惊而得，惊则神出其舍，舍空则痰生也。

戴云：怔忡者，心中不安，惕惕然如人将捕者是也。

——元·朱丹溪撰，明·程充校补《丹溪心法·卷四·惊悸怔忡》

【提要】 本论主要阐述惊悸与怔忡的病因病机。要点如下：其一，惊悸为血虚和痰迷心膈所致，多发作有时。其二，怔忡为血虚、思虑过度及痰火所致，多时作时止。其三，瘦人患惊悸多因血少，肥人和常人患惊悸则多因痰。其四，即便是外邪所致惊悸，也与痰有关。即"病因惊而得，惊则神出其舍，舍空则痰生也"。

戴思恭 论惊悸与怔忡的鉴别※*

惊悸

惊悸者，因事有所大惊，触忤心神，气与涎郁，遂生惊悸，此乃心虚胆怯所致，宜温胆汤。呕则以人参代竹茹。

若惊悸眠多异梦，随即惊觉者，宜温胆汤，加酸枣仁、莲肉各一钱。以金银煎下十四友丸，或镇心丹、远志丸，酒调妙香散。

怔忡

怔忡，久思所爱，触事不意，虚耗真血，心血不足，遂成怔忡，俗谓心忪脉乱是也，宜益荣汤。

怔忡即松悸也，松悸与惊悸若相类而实不同。惊悸者，因事有所惊而悸。松悸者，本无所惊，常心松而自悸，焉得无辨？

感风寒暑湿闭塞诸经而松忡，各见本门。

因痰饮怔忡者，导痰汤加炒酸枣仁，下寿星丸。

——明·戴思恭《秘传证治要诀及类方·卷九·虚损门》

【提要】 本论主要阐述惊悸与怔忡的鉴别。要点如下：其一，惊悸，多因事有所惊而悸。怔忡，又称松悸，为本无所惊而自悸。其二，惊悸主要责之气虚痰郁，从虚与痰两方面论治；怔忡主要责之心血不足，亦有痰饮与外邪为患的情况。论中附有治疗方药。

虞抟 论怔忡惊悸健忘辨治[※*]

怔忡者，心中惕惕不安，如人将捕之状，无时而作者是也。惊悸者，善恐怖，蓦然跳跃惊动，有时而作者是也。尤当分虚实治之。

健忘、怔忡者，纯主不足；惊悸则不足中之有余也。治健忘、怔忡者，多主心血不足，精神亏欠，皆用四物汤、安神丸、八味定志丸、归脾汤、天王补心丹，随证加减。若惊悸则有痰迷心窍者，有痰因火动，时作时止者，治之当用温胆汤、二陈汤加黄连、生地、归身、茯神、远志、枣仁等药，仍当随证加减，勿补有余而攻不足也。

——明·虞抟《苍生司命·卷七·健忘怔忡惊悸证》

【提要】 本论主要阐述怔忡、惊悸、健忘的辨证施治。要点如下：根据怔忡与惊悸的临床表现，提出"尤当分虚实治之"。指出怔忡、健忘多主心血虚，治宜用补法；惊悸则为虚中夹实，有痰迷心窍者，有痰因火动者，治宜攻补兼施。

汪机 怔忡综论[※*]

论

怔忡者，心中怵惕而不宁静之谓也，且有惊恐之状，皆心血有亏所致。原其所由，有因思想过度，心君不宁，神灵不安而致者，有因稠痰积饮，留结于心胸之间而致者。各有不同，治法亦难执一。是以心血不足者，在乎养血安神为主；痰饮所致者，清痰理气为先。学者在乎通变，幸毋胶执可也。

怔忡脉法

寸口脉动而弱，动则为惊，弱则为悸。跌阳脉微而浮，浮为胃气虚，微则不能食。此乃恐惧之脉，忧迫所致。寸口脉紧，跌阳脉浮，胃气虚，是以悸。肝脉暴动，有所惊骇。

治怔忡惊悸大法

怔忡惊悸之症，肥人多是痰火冲心，瘦人多是心血不足。故在肥人，宜理气导痰为先；在瘦人，当补血养心为要。

——明·汪机《医学原理·卷之九·怔忡惊悸门》

【提要】 本论主要阐述怔忡、惊悸的病因病机及辨证施治。要点如下：其一，怔忡是心血有亏所致，或因思想过度，心君不宁，神灵不安所致，或因稠痰、积饮，留结于心胸之间所致。心血不足者，养血安神为主；痰饮所致者，清痰理气为先。其二，论及怔忡与惊悸之脉象特点，从寸口脉和跌阳脉之浮与紧，辨别惊、悸、恐惧的脏腑病机。其三，治疗上，指出怔忡、惊悸之症，肥人多是痰火冲心，瘦人多是心血不足。故在肥人，宜理气导痰为先；在瘦人，当补血养心为要。

徐春甫 论惊悸脏腑病机[※*]

肝出谋虑，游魂散守，恶动而惊，重治于肝经。胆为决断，属志不伸，触事而惊，重治于胆腑。有因怒气伤肝，有因惊气入胆，母能令子虚，因而心血不足。又或嗜欲繁冗，思想无穷，则心神耗散，而心君不宁。此其所以有从肝胆出治也。郁痰留饮，积于心包胃口而致惊悸怔忡者有之，此又不可概以虚而治也。医者当参究脉候立方处治，速能奏功。

——明·徐春甫《古今医统大全·卷五十·惊悸门·治法·治惊悸有从肝胆二经》

【提要】　本论主要阐述惊悸的脏腑病机。要点如下：其一，从母子关系，论及"母能令子虚，因而心血不足"，解释了发生惊悸的肝胆病机。其二，治疗上，指出"触事而惊，重治于胆腑""恶动而惊，重治于肝经"。此外，还强调"郁痰留饮，积于心包胃口而致惊悸怔忡者"，不可一概按虚而治。

张介宾　论怔忡病因病机※*

怔忡之病，心胸筑筑振动，惶惶惕惕，无时得宁者是也。然古无是名，其在《内经》则曰："胃之大络，名曰虚里，出于左乳下，其动应衣，宗气泄也。"在越人、仲景，则有动气在上下左右之辨，云诸动气皆不可汗下也。凡此者，即皆怔忡之类。此证惟阴虚劳损之人乃有之，盖阴虚于下，则宗气无根，而气不归源，所以在上则浮撼于胸臆，在下则振动于脐旁，虚微者动亦微，虚甚者动亦甚。凡患此者，速宜节欲节劳，切戒酒色。凡治此者，速宜养气养精，滋培根本。若或误认为痰火而妄施清利，则速其危矣。

——明·张介宾《景岳全书·卷十八理集·杂证谟·怔忡惊恐·论怔忡》

【提要】　本论主要阐述怔忡的病因病机。要点如下：怔忡之病性属虚，病因为阴虚劳损。治当养精气，培根本，不可妄施清利。

张介宾　怔忡惊恐综论※*

凡治怔忡惊恐者，虽有心脾肝肾之分，然阳统乎阴，心本乎肾。所以上不宁者，未有不由乎下；心气虚者，未有不因乎精。此心肝脾肾之气，名虽有异，而治有不可离者，亦以精气互根之宜然，而君相相资之全力也。然或宜先气而后精，或宜先精而后气，或兼热者之宜清，或兼寒者之宜暖，此又当因其病情而酌用之，故用方者宜圆不宜凿也。

心脾血气本虚，而或为怔忡，或为惊恐，或偶以大惊猝恐而致神志昏乱者，俱宜七福饮，甚者大补元煎。命门水亏，真阴不足而怔忡不已者，左归饮。命门火亏，真阳不足而怔忡者，右归饮。三阴精血亏损，阴中之阳不足而为怔忡惊恐者，大营煎或理阴煎。若水亏火盛，烦躁热渴，而怔忡惊悸不宁者，二阴煎或加减一阴煎。若思郁过度，耗伤心血而为怔忡惊悸者，逍遥饮或益营汤。若寒痰停蓄心下而怔忡者，姜术汤。

心虚血少，神志不宁而惊悸者，养心汤或宁志丸，或十四友丸。若因惊失志而心神不宁者，宁志膏或远志丸。心血不足，肝火不清，血热多惊者，朱砂安神丸。心神虚怯，微兼痰火而惊悸者，八物定志丸。心气郁滞，多痰而惊者，加味四七汤。痰迷心窍惊悸者，温胆汤或茯苓饮子，甚者朱砂消痰饮。风热生痰，上乘心膈而惊悸者，简要济众方。若大恐大惧，以致损伤心脾肾气而神消精却，饮食日减者，必用七福饮、理阴煎，或大营煎，或大补元煎之类，酌宜治之，然必宜洗心涤虑，尽释病根，则庶可保全也。

——明·张介宾《景岳全书·卷十八理集·杂证谟·怔忡惊恐·论治》

【提要】 本论主要阐述怔忡、惊恐和惊悸的病因病机及辨证施治。要点如下：其一，怔忡、惊恐的发病，与心、肾关系最为密切，心气虚是精气亏虚使然。其二，论述了血虚、阴虚、阳虚、阴中之阳虚等各种证候的治法及方药。其三，论述了火盛、痰迷、水停等所致病证及其治法与方药。

李中梓 论惊悸恐的鉴别※*

惊、悸、恐各有不同。惊者，卒然惊触，不自知也。悸者，本无所惊，心自动而不宁，即怔忡也。恐者，自疑若人将捕，不能独坐卧也。治之之法，悸则祛其痰，惊则安其神，恐则定其志。心为离火，内阴而外阳；肾为坎水，内阳而外阴。心以神为主，肾以志为主。阳火阴水，心肾既济，神志自宁，全在阴精上奉以安其神，阳气下藏以定其志。

——明·李中梓《病机沙篆·卷下·怔忡惊悸恐》

【提要】 本论主要阐述惊、悸、恐的鉴别。要点如下：其一，阐明"心以神为主，肾以志为主。阳火阴水，心肾既济，神志自宁"。其二，惊为卒然受惊；悸为无所惊，心自不宁，即怔忡；恐，自疑若人将捕，不能独坐卧。其三，治疗上，悸则祛其痰，惊则安其神，恐则定其志。

陈士铎 论惊悸怔忡辨治※*

人有闻声而动惊，心中怦怦，半日而后止者，人以为心中有痰也，乃用消痰之药治之不效，久则不必闻声而亦惊，且添悸病，心中常若有来捕者，是惊悸相连而至也。虽俱是心虚之症，而惊与悸实有不同。盖惊之病轻于悸，悸之病重于惊；惊从外来而动心，悸从内生而动心也。若怔忡正悸之渐也，故惊、悸宜知轻重，一遇怔忡即宜防惊，一惊即宜防悸。然而惊、悸虽分轻重，而虚则一也。方用安定汤。

黄芪（一两） 白术（五钱） 当归（五钱） 生枣仁（五钱） 远志（三钱） 茯神（五钱） 甘草（一钱） 熟地（一两） 半夏（二钱） 麦冬（五钱） 柏子仁（三钱） 玄参（三钱）

水煎服。一剂而惊、悸轻，再剂更轻，十剂全愈。

夫神魂不定而惊生，神魂不安而悸起，皆心肝二部之血虚也。血虚则神无所归，魂无所主。今用生血之剂，以大补其心肝，则心肝有血以相养，神魂何至有惊、悸哉？倘此等之药，用之骤效，未几而仍然惊、悸者，此心肝大虚之故也，改煎药为丸。方用镇神丹。

人参（四两） 当归（三两） 白术（五两） 生枣仁（三两） 远志（二两） 生地（三两） 熟地（八两） 白芥子（一两） 茯苓（三两） 柏子仁（一两） 龙骨（一两，醋焠用） 虎睛（一对） 陈皮（三钱） 麦冬（三两）

各为末，蜜为丸。每日白滚水送下，早晚各五钱，一料全愈。

此方较前方更奇而有神。方中用龙、虎二味实有妙义。龙能定惊，虎能止悸，入之补心补肾之中，使心肾交通，而神魂自定也。

此症用镇心丹亦效。

人参　白芍（各一两）　丹砂（一钱）　铁落（一钱）　天花粉（一钱）　山药（五钱）
远志（二钱）　生枣仁（五钱）　茯苓（三钱）

水煎服。十剂全愈。

人有先惊而后悸，亦有先悸而后惊，似乎不同，而不知非有异也，不过轻重之殊耳。但惊
有出于暂，而不出于常，悸有成于暗，而不成于明者，似乎常暂明暗之不同。然而暂惊轻于常
惊，明悸重于暗悸。吾定一方，合惊、悸而治之，名为两静汤。

人参（一两）　生枣仁（二两）　菖蒲（一钱）　白芥子（三钱）　丹砂（三钱）　巴戟
天（一两）

水煎服。连服四剂，惊者不惊，而悸者亦不悸也。

此方多用生枣仁以安其心，用人参、巴戟天以通心肾。心肾两交，则心气通于肾，而夜能
安；肾气通于心，而日亦安也。心肾交而昼夜安，即可久之道也。此症用镇心丹亦可同治。

——清·陈士铎《辨证录·卷四·惊悸门》

【提要】　　本论主要阐述惊、悸与怔忡的辨证施治。要点如下：其一，惊从外来，悸从内
生，怔忡是惊悸的进一步发展。治疗上，方一是采用生血之剂，大补心肝；方二是重视祛痰重
镇；方三是重镇安神。其二，提出"暂惊轻于常惊，明悸重于暗悸"。其三，在治疗上着眼于
心肾相交，认为心气通于肾，而夜能安，肾气通于心，而日亦可安。

陈士铎　论怔忡辨治※※

人有得怔忡之症者，一遇拂情之事，或听逆耳之言，便觉心气怦怦上冲，有不能自主之势，
似烦而非烦，似晕而非晕，人以为心虚之故也。然而心虚由于肝虚，肝虚则肺金必旺，以心弱
不能制肺也。肺无火煅炼，则金必制木，肝不能生金，而心气益困。故补心必须补肝，而补肝
尤宜制肺。然而肺不可制也，肺乃娇脏，用寒凉以制肺，必致伤损脾胃，肺虽制矣，而脾胃受
寒，不能运化水谷，则肝又何所取资，而肾又何能滋益，所以肺不宜制而宜养也。方用制忡汤
治之。

人参（五钱）　白术（五钱）　白芍（一两）　当归（一两）　生枣仁（一两）　北五味
（一钱）　麦冬（五钱）　贝母（五分）　竹沥（十匙）

水煎调服。一剂而怔忡少定，二剂更安，十剂全愈。

此方不全去定心，而反去补肝以平木，则火不易动；补肺以养金，则木更能静矣。木气既
静，则肝中生血，自能润心之液，而不助心之焰，怔忡不治而自愈矣。

此症用柏莲汤亦佳。

人参　麦冬　玄参（各五钱）　茯苓　柏子仁　丹皮（各三钱）　丹参（二钱）　半夏　莲
子心（各一钱）　生枣仁（三钱）

水煎服。一剂安，十剂愈。

人有得怔忡之症，日间少轻，至夜则重，欲思一睡熟而不可得者，人以为心虚之极也，谁
知是肾气之乏乎！凡人夜卧则心气必下降于肾宫，惟肾水大耗，一如家贫，客至无力相延，客
见主人之窘迫，自然不可久留，徘徊歧路，实乃彷徨耳。治法大补其肾中之精，则肾气充足矣。
方用心肾两交汤。

熟地（一两） 山茱（八钱） 人参（五钱） 当归（五钱） 炒枣仁（八钱） 白芥子（五钱） 麦冬（五钱） 肉桂（三分） 黄连（三分）

水煎服。一剂即熟睡，二剂而怔忡定，十剂全愈矣。

此方补肾之中仍益之补心之剂，似乎无专补之功。殊不知肾水既足，而心气若虚，恐有不相契合之虞。今心肾两有余资，主客分外加欢，相得益彰矣。况益之介绍如黄连、肉桂并投，则两相赞颂和美，有不赋胶漆之好者乎！

此症用交合汤亦效。

人参（五钱） 熟地（二两） 黄连（三分） 肉桂（五分）

水煎服。一剂即睡，十剂全安。

人有得怔忡之症，心常怦怦不安，常若有官事未了，人欲来捕之状，人以为心气之虚也，谁知是胆气之怯乎！夫胆属少阳，心之母也，母虚则子亦虚。惟是胆气虽虚，何便作怔忡之病？不知脏腑之气，皆取决于胆，胆气一虚，而脏腑之气皆无所遵从，而心尤无主，故怦怦而不安者，乃似乎怔忡，而实非怔忡也。治法徒补心而不补各脏腑之气，则怔忡之病不能痊；补各脏腑之气而不补胆之气，内无刚断之风，外有纷纭之扰，又安望心中之宁静乎！故必补胆之气，而后可以去怯也。方用坚胆汤。

白术（五钱） 人参（五钱） 茯神（三钱） 白芍（二两） 铁粉（一钱） 丹砂（一钱） 天花粉（三钱） 生枣仁（三钱） 竹茹（一钱）

水煎服。一剂而胆壮，二剂而胆更壮，十剂而怦怦者不知其何以去也。

此方肝胆同治之剂，亦心胆共治之剂也。肝与胆为表里，治胆而因治肝者，兄旺而弟自不衰也；心与胆为子母，补胆而兼补心者，子强而母自不弱也。又有镇定之品以安神，刻削之味以消痰，更相佐之得宜，即是怔忡，未有不奏功如响者，况非怔忡之真病乎！

此症用龙齿壮胆汤亦效。

人参 竹茹（各三钱） 五味子 远志（各一钱） 生枣仁（一两） 白芍（八钱） 当归（五钱） 龙齿（醋淬研末，五分）

水煎服。二剂即安。

——清·陈士铎《辨证录·卷四·怔忡门》

【提要】 本论根据心虚、心肾不交、胆虚、肝胆俱虚的病机，阐发怔忡的辨证施治。要点如下：其一，对于心虚所致怔忡的治疗，采用基于五行生克的治法。阐明心虚不能制肺，肺金不能平木，肝旺则肝血亏，肝血亏则心血失养，所以补心必须补肝，而补肝尤宜制肺。其二，对于心肾不交，治以补肾水加交泰丸，"大补其肾中之精"，使其"相得益彰"。其三，对于胆虚者，"必补胆之气，而后可以去怯"。其四，对于肝胆俱虚者，则肝胆同治，镇定消痰。

李用粹 惊悸怔忡综论*

大意 大率惊悸属痰与火，怔忡属血虚有火。（丹溪）

内因 人之所主者心，心之所养者血。心血一虚，神气失守，神去则舍空，舍空则郁而停痰，痰居心位，此惊悸之所以肇端也。（《汇补》）

外候　惊悸者，忽然若有惊，惕惕然心中不宁，其动也有时。怔忡者，心中惕惕然，动摇不静，其作也无时。(《正传》)

肝胆心虚　或因怒伤肝，或因惊入胆，母令子虚，而心血为之不足。或富贵汲汲，贫贱戚戚，忧思过度，或遇事烦冗，则心君亦为之不宁，皆致惊悸怔忡之症，其脉弦者是也。(《汇补》)

郁痰　或耳闻大声，目见异物，遇险临危，触事丧志，大惊大恐，心为之怵，以致心虚停痰，使人有惕惕之状，甚则心跳欲厥，其脉滑者是也。(《汇补》)

停饮　有停饮水气乘心者，则胸中漉漉有声，虚气流动；水既上乘，心火恶之，故筑筑跳动，使人有怏怏之状，其脉偏弦。(《汇补》)

气虚　有阳气内虚，心下空豁，状若惊悸，右脉大而无力者是也。(《汇补》)

血虚　有阴气内虚，虚火妄动，心悸体瘦，五心烦热，面赤唇燥，左脉微弱，或虚大无力者是也。(《汇补》)

痰结　有膏粱厚味，积成痰饮。口不作干，肌肤润泽如故，忽然惊惕而作悸，其脉弦滑有力者是也。(《汇补》)

气郁　有郁悒之人，气郁生涎，涎与气搏，心神不宁，脉必沉结或弦者是也。(《汇补》)

阴火　有阴火上冲，头晕眼花，耳鸣齿落，或腹中作声，怔忡不已者，宜滋阴抑火，加养心之剂。久服不愈，为无根失守之火，脉必空豁，宜温补方愈。(《汇补》)

脉法

寸口脉动而弱，动为惊，弱为悸。惊者，其脉止而复来，其人目睛不转，不能呼气。(《必读》)

治法

痰则豁痰定惊，饮则逐水蠲饮。血虚者，调养心血。气虚者，和平心气。痰结者，降下之。气郁者，舒畅之。阴火上炎者，治其肾而心悸自已。若外物卒惊，宜行镇重。又惊者平之，所谓平者，平昔所见所闻，使之习熟，自然不惊也。(《汇补》)

——清·李用粹《证治汇补·卷五·惊悸怔忡》

【提要】　本论主要阐述惊悸、怔忡的病因病机及辨证施治。要点如下：其一，提出"大率惊悸属痰与火，怔忡属血虚有火"。其二，内因是心血虚，神气失守，痰居心位所致。其三，外候，症见"惊悸者，忽然若有惊，惕惕然心中不宁，其动也有时。怔忡者，心中惕惕然，动摇不静，其作也无时"。其四，基于病机，提出肝胆心虚、郁痰、停饮、气虚、血虚、痰结、气郁、阴火所致证候。其五，治疗上，论及豁痰定惊、逐水蠲饮、调养心血、和平心气及降痰、理气、镇重等治法。

高斗魁　论怔忡病机＊

怔忡，心血少也。其原起于肾水不足，不能上升，以致心火不能下降。大剂归脾汤，去木香，加麦冬、五味、枸杞，吞都气丸。(治怔忡大法，无逾此旨矣。)如怔忡而实挟包络一种有余之火兼痰者，则加生地、黄连、川贝之类以清之。

——清·杨乘六《医宗己任编·卷三·四明心法·怔忡》

【提要】　本论主要阐述怔忡的病机及治法。要点如下：其一，怔忡虚证，由肾水不足，心肾不交所致者，治当以归脾汤加减，配都气丸。其二，若"怔忡而实，挟包络一种有余之火兼痰者"，则加生地、黄连、川贝之类以清之。

程国彭 惊悸恐综论[※*]

惊者，惊骇也。悸者，心动也。恐者，畏惧也。此三者皆发于心，而肝肾因之。方书分为三门，似可不必。《经》云：东方青色，入通乎肝，其病发惊骇。惊虽属肝，然心有主持则不惊矣。心惊然后胆怯，乃一定之理。心气热，朱砂安神丸主之。心气虚，安神定志丸主之。悸为心动，谓之怔忡，心筑筑而跳，摇摇而动也。皆由心虚挟痰所致，定志丸加半夏、橘红主之。恐为肾志，亦多由心虚而得。《经》云：心怵惕思虑则伤神，神伤则恐惧自失。十全大补汤主之。若肾经真阳不足以致恐者，更佐以八味丸加鹿茸、人参之类。予尝治惊悸恐惧之症，有用大补数十剂，或百余剂而后愈者，毋谓七情之病而忽视之也。

——清·程国彭《医学心悟·卷四·惊悸恐》

【提要】 本论主要阐述惊、悸、恐的病因病机及辨证施治。要点如下：其一，阐明惊、悸、恐之病位皆在心，与肝、肾亦关系密切。其二，提出惊、恐、悸的主治方药。惊属心气热者，治以朱砂安神丸；属心气虚者，治以安神定志丸。悸皆因心虚挟痰所致，治以定志丸加半夏、橘红。恐为肾志，由心虚而得者，十全大补汤主之。若肾经真阳不足以致恐者，更佐以八味丸加鹿茸、人参之类。

何梦瑶 论惊悸恐鉴别[※*]

惊

遇事而惊者，由于外也。因病而惊者，动于中也。心为热所乘，则动而惊。而属之肝胆者，以肝主动，而胆虚则善惊也（胆小及胆大而虚者，皆善惊，由血液不足也。血液者水也，水主静，水足则静而不易动，故不惊）。心肝赖血以养，血虚则心之神无所依，肝之魂亦不藏。五脏之热，皆得乘心而致惊。《经》谓：阳明病者，恶人与火（胃热则恶人之扰与火之热，不得安静清凉也），闻木音则惕然而惊（木生火而主动故也）。举阳明可概其余矣。内火之惊，脉多浮数；外事之惊，脉多浮动，动脉如豆摇摇不定是也。黄连安神丸。惊则气上，以重坠之药镇其浮越（丹砂、龙骨之类）。由于火盛血虚者，甘寒滋润之剂以泻心补血。惊则心神出而舍空，液入成痰，拒其神不得归，而惊不能已。十味温胆汤、养心汤、寿星丸、控涎丹加辰砂、远志。惊由于火，而致火多端，有五饮停蓄郁成火者，五饮汤丸。由湿郁成热者，羌活胜湿汤。因寒而郁成热者，散寒火自退。热郁有痰，寒水石散。气郁有痰，加味四七汤。睡卧不安，时时惊觉者，温胆汤加枣仁、莲肉，以金银同煎，吞十四友丸，或镇心丹、远志丸。惊者平之，子和谓平乃平常之义。如闻响而惊者，常击物作响，使习闻如平常，则不惊矣。

悸（即怔忡）

悸者，心筑筑惕惕然，动而不安也（俗名心跳）。一由血虚，血虚则不能养心，心气常动，幸无火热相乘，故不至于惊而但悸也。若血不虚而动者，则为心火盛（亦有肾火上冲者），火主动也，幸血不虚，故但动而不惊。此惊与悸之别也。一由于停饮，水停心下，心火为水所逼，不能下达而上浮，故动而不安也（必有气喘之证）。肾水上泛凌心，义亦如之，而治有异（饮食所停之水宜疏导，肾阴上泛之水宜益火）。但思虑即动者，属血虚。时作时止者，痰因火动。有失志之人，由所求不遂，或过误自咎，恨叹不已，独语书空，则心不息不安，时常劳动而怔忡作矣。温胆汤去竹茹，加人参、柏子仁各一钱，下定志丸，仍佐以酒调辰砂妙香散。有痞塞不思饮食，心中常有所歉，爱处暗地，或倚门后，见人则惊避，似失志状，心常跳动，此为卑慄之病，以气血两不足也，人参养荣汤。饮食少者，嘉禾散加当归、黄芪各一钱。

恐

恐者，心有所怯也，盖心气虚使然。而属之肾者，恐则气下，故属肾也。《经》曰精气并于肾（气本亲上，今因虚而下，与精血并居肾部）则恐是也。又属之肝胆者，以肝胆之气旺则上升，虚则下降。今恐而气下，是肝胆之气不足也。故勇者谓之胆壮，怯者谓之胆小。张子和曰：惊者不自知，因外有所触而卒动；恐者自知，不能独坐安卧，必须人为伴侣。惊由血虚，恐因气怯，此大概也。恐亦有由血虚者，热伤肾阴，水涸血虚，复为火所扰，则志昏惑而不定（肾藏志，志者心之定向也。肾属水，水清故鉴物分明，明则不惑，慧生定也。火扰之则浊，浊则昏暗，又火为荧惑，故昏惑也）。不定则不静故恐，恐亦心之动也。故孟子言不动心，以无惧为训。惊恐常相因，恐则惊矣，惊则恐矣。惊则安其神，恐则定其志。心之神下交，则肾有所主而志定，即坎中之一阳也。肾之精上奉，则心有所滋而神安，即离中之一阴也。丹溪治周本心病恐，如人将捕之，夜卧不安，口干，饮食不知味，以参、术、当归为君，陈皮为佐，盐炒黄柏、炙玄参各少许，煎服，月余而安。《经》云：恐伤肾（恐则精却而走失，盖肾精方欲化气而上，因恐则退却而下，则精伤矣。精伤则肾气亦虚，而阴痿、骨酸等证皆作矣）。故用柏、玄引之入肾以补之。人参散、茯神散、补胆防风汤，皆治胆虚。

——清·何梦瑶《医碥·卷四·杂症·惊悸恐》

【提要】　本论主要阐述惊、悸、恐的鉴别。要点如下：其一，惊可分为内火之惊与外扰之惊。内火之惊，缘于心热，五脏之热皆可乘心而致惊；外扰之惊，多责之心肝血虚，或胆虚善惊。其间，对于痰热、停饮郁热、湿热等问题皆有论述。其二，心悸由心血虚、心肾火盛、饮停心下、肾水凌心、思虑、失志及劳伤等所致。其三，恐多因心气虚，亦由肾虚所致，亦有属肝胆气怯及心肾不交者。本论于讨论惊、悸、恐之余，均附有治法与方药。

黄元御　惊悸综论※

神发于心而交于肾，则神清而不摇。神不交精，是生惊悸，其原由于胆胃之不降。

乙木上行，而生君火；甲木下行，而化相火。升则为君，而降则为相，虽异体而殊名，实一本而同原也。相火之降，赖乎胃土；胃气右转，阳随土蛰；相火下根，是以胆壮而神谧。相火即君火之佐，相火下秘，则君火根深而不飞动，是以心定而神安。

胃土不降，相火失根，虚浮惊怯，神宇不宁。缘君相同气，臣败而君危，故魂摇而神荡也。阳神秘藏，则甘寝而善记。阳泄而不藏，故善忘而不寐也。

胃土之不降，由于脾土之湿。足阳明化气于燥金，性清降而收敛，金收而水藏之，故阳蛰于坎府。湿则胃土上郁，收令不行，故火泄而阳飞也。

火炎于上，肾水沉寒，阴凝气结，久而弥坚，历年增长，状如怀子，是谓奔豚。奔豚者，肾肝之阴气聚而不散者也。水寒木枯，郁而生风，摇撼不已，则心下悸动。悸见脐下，则根本振摇，奔豚发矣。奔豚上腾，侮土凌心，发作欲死，最为剧证。数年之后，渐而火败土崩，则人死矣。

大凡脾肾寒湿，无不有惊悸之证。惊悸不愈，必生奔豚积块。此皆中气亏损，阴盛阳虚之病也。庸工不解，以为心血不足，乃以归脾、补心之方，清凉滋润，助阴伐阳，百不一生，最可伤也。

少阳相火，其性甚烈，而惊悸之家，则阳败而火熄，非少阳之旺也。其相火极旺，如小建中、炙甘草两证。乃少阳伤寒将传阳明，故以芍药、生地，泻胆胃之燥热。内伤中此证颇少也。

金鼎汤

甘草（二钱） 茯苓（三钱） 半夏（三钱） 桂枝（三钱） 芍药（三钱） 龙骨（二钱） 牡蛎（三钱）

煎大半杯，温服。

惊悸之证，土湿胃逆，相火不藏，应用茯苓去湿，半夏降胃，桂枝达肝，芍药敛胆，龙骨、牡蛎，藏精聚神，以蛰阳根。阳降根深，则魂谧神安，惊悸不作矣。

其上热者，倍芍药以清胆火。下寒者，加附子以温肾水。

若病重年深，奔豚凝结，少腹气块，坚硬渐寒，此阴邪已盛，缓用附子，当燥土去湿，调其脾胃，后以温燥之药熬膏贴之。

——清·黄元御《四圣心源·卷四·劳伤卷·神惊》

【提要】 本论主要阐述惊悸的病因病机及辨证施治。要点如下：其一，指出"神发于心而交于肾，则神清而不摇。神不交精，是生惊悸，其原由于胆胃之不降"。其二，认为惊悸不愈，是"中气亏损，阴盛阳虚之病"。因而治疗上不主张用补心血、滋阴降火等治法。其所创立的金鼎汤，应用茯苓去湿，半夏降胃，桂枝达肝，芍药敛胆，龙骨、牡蛎藏精聚神，使"阳降根深，则魂谧神安，惊悸不作"。

沈金鳌 惊悸怔忡综论[※]

惊者，心与肝胃病也。《内经》言：惊属之肝胃。但心气强者，虽有危险，触之亦不为动。惟心气先虚，故触而易惊也。然则，因所触而发为惊者，虽属肝胃，受其惊而辄动者，心也。故惊之为病，仍不离乎心。其由乎肝者，何也？肝属木，属风，风木多震动，故病惊骇也。其由乎胃者，何也？胃多气多血，血气壅则易热，热故恶火而易惊。且胃气厥，则为忧惧，故恶人之烦扰而惊。阳明属土，土畏木，故闻木声而惊也。大抵惊之因，多由于外，或耳闻大声，或目见异物，遇险临危，当其外有所触，心忽一虚，神气失守，神去则舍空，舍空则液与痰涎着于包络之间（宜控涎丹加朱砂、远志），多致目睛不转，不能言，短气，自汗体倦，坐卧不安，多异梦，忽惊觉多魇，宜温胆汤、独活汤、琥珀养心丹。与悸恐不同，若因大惊而病者，脉必动如豆粒（寸脉止而复来曰动脉），而无头尾，急当镇定之，宜黄连安神丸。有由肾虚而惊者，宜人参、黄芪、当归、白术、元参、陈皮、黄柏；有由胆虚而惊者，宜人参、枳壳、肉桂、五味子、枣仁、熟地、杞子、柏子仁。有由肝胆俱虚，百药不效者，须补肾，宜酒化鹿角胶，空腹廿五钱，极效。古人谓：肝无虚不可补。补肾正补肝也。有被物惊，心跳不宁者，宜秘方。有心气不足，神不定而惊者，宜妙香散。有肝虚受风，卧若惊状者，宜珍珠母丸。有血虚而惊者，宜朱砂安神丸。有由痰盛而惊者，宜加味定志丸。有思虑过度者，宜清心补血汤。有气血俱虚者，宜养心汤。皆当求其端而治之，而惊始可安矣。

悸者，心痹病也。非缘外有所触，自然跳动不宁。其原由水衰火旺，故心胸躁动，宜天王补心丹。或水停心下，心为火而恶水，故筑筑跳动不自安，宜茯苓饮子、半夏麻黄汤。或汗吐下后，正气虚而悸不得卧，宜温胆汤。此皆病之由也。总而论之，要不外乎心伤火动、火郁痰生二语。其为症状，舌强，恍惚，善悲，丹溪以血与痰概之（虚宜天王补心丹，痰宜辰砂远志丸），可以识其端矣。

——清·沈金鳌《杂病源流犀烛·卷六·惊悸悲恐喜怒忧思源流》

怔忡，心血不足病也。人所主者心，心所主者血，心血消亡，神气失守，则心中空虚，快快动摇，不得安宁，无时不作，名曰怔忡。或由阳气内虚，宜人参、黄芪、白术、炙甘草、茯神。或由阴血内耗，宜人参、麦冬、当归、地黄、圆眼。或由水饮停于心下，水气乘心，侮其所胜，心畏水不自安，宜茯苓、茯神、白术、半夏、橘红。或急急富贵，戚戚贫贱，或事故烦冗，用心太劳，甚至一经思虑便动，皆当以养心血，调心气，清热豁痰为主，宜酌用清镇汤。如心火炽，又须安神，宜安神丸。或由汗吐下后，正气屡弱，宜人参、黄芪、白术、白芍。或由荣卫俱涸，脉来结代，而心惕不宁，宜养心汤。或由虚弱怔忡，而卧不安，宜枣仁汤。或思虑多而怔忡，兼不寐、便浊，宜养荣汤。或心虚怔忡，而兼自汗，宜参归腰子。或由痰为火动，而时作时止，宜二陈汤。或由忧愁悲苦，致心虚而动，宜归脾汤。或由气郁不宣而致心动，宜加味四七汤加姜汁、竹沥。或阴火上冲，怔忡不已，甚至头晕眼花，齿发脱落，或见异物，或腹中作声，急应滋阴降火，加养心之品，宜四物汤加知母、黄柏。如久服降火药不愈，为无根失守之火，宜八味丸。或由所求不遂，或过纵自悔，吁嗟夜语，真若有失，宜温胆汤加人参、柏子仁，朱砂为衣，日进三服。以上皆怔忡所致之由也。若心澹澹动，此系包络所生病，宜镇胞汤。盖心为君火，包络为相火。火阳主动，君火之下，阴精承之；相火之下，水气承之，则为生气而动得其正。若乏所承，则烦热而为心动，法当补其不足以安神气；未瘥，则求其属以衰之。若由于痰饮者，当用逐水消饮之剂，宜二陈汤、芎夏汤。况乎各脏有痰，皆能与包络之火合动而为怔忡，随所犯而补泻之，更须调乎包络。若各脏移热于心，以致包络火动者，治亦如之。然则怔忡固由于虚，所以致此怔忡之症，则各有异，亦安可不察之哉？

——清·沈金鳌《杂病源流犀烛·卷六·怔忡源流》

【提要】 本论主要阐述惊、悸、怔忡的病因病机及辨证施治。要点如下：其一，惊为心气虚而肝胃病所致，多因外扰。论中从肾虚、胆虚、肝胆俱虚、被物所惊、心气不足、肝虚受风、痰盛、思虑过度及气血俱虚等方面，阐述了惊证的辨证施治。其二，悸为心痹，多为内伤。其病因为水衰火旺、水停心下，或汗吐下而伤正所致。病机为心伤火动，火郁痰生，治疗则重血与痰。其三，怔忡为心血不足，因惊悸日久而成。其病因病机，或为阳气内虚，阴血内耗，水停心下；或因思虑劳心，心火内炽；或因汗吐下伤正，荣卫俱涸等。治当明辨，求其所属。

罗国纲 论怔忡惊悸恐惧鉴别※*

怔忡者，心中跳动不安，如击鼓然，凡事不能用心，一思更甚。此由思索过劳，心血虚损而然。治者宜生血养心，稍加凉血之味。

惊悸者，肝胆怯也。凡有危险触之，或自汗，或战栗，或眠多异梦，或口中有声。《经》曰：东方青色，入通于肝，发为惊骇。由是子令母虚，而心血不足。又或遇事冗繁，心阴耗损，治宜安养心神，滋培肝胆为主。虽有客邪，亦当知先本后标之义。

恐惧者，如人将捕之状，不能独卧，自知而自畏也。《经》曰：在脏为肾，在志为恐。虽与惊悸同类，而实不同。惊从外起，恐由内生。惊出于暂，而暂者即可复；恐积于渐，而渐者不易解。治宜以养心滋肾为主。……

以上诸证，虽有心、脾、肝、肾之分，然阳统乎阴，心本乎肾。上不宁者，未有不由乎下；心气虚者，未有不因乎精，以精气原有互根之用也。又须知人之所主者心，心之所藏者神，神之所养者血；心血一虚，神无所依，而诸证自生。治者，或先养心，或先补肾；或早夜补肾，中时补心；或有兼热者清之，兼寒者温之，或又有兼痰者化之。但痰有由生，察其源，乃可治也。前辈多有谓属痰者，却不数见。后之人不必泥执古书，因病情而揣摩之，则随机应变，万无一失矣。

——清·罗国纲《罗氏会约医镜·卷十·杂证·论怔忡惊悸恐惧健忘》

【提要】 本论主要阐述怔忡、惊悸、恐惧的鉴别。要点如下：其一，怔忡为思索过劳，心血虚损所致，治当生血养心，稍加凉血之品。其二，惊悸为心血不足肝胆怯所致，治宜安养心神，滋培肝胆。其三，恐惧多由内生，而积于渐，治宜以养心滋肾为主。

林珮琴 论怔忡惊恐鉴别※*

怔忡者，心动不安，无所见闻惊恐，而胸间惕惕自动也。惊者，神气失守，由见闻夺气，而骇出暂时也。恐者，胆怯股栗，如人将捕之，乃历久而惧难自释也。怔忡伤心神，惊伤胆液，恐伤肾精，三者心胆肝肾病。恐甚于惊，惊久则为怔忡。而心胆之虚，无不由肾精之虚也。昔人论阳统于阴，心本于肾，上下不安者由乎下，心气虚者因乎精。此精气互根，君相相资之理，固然矣。然怔忡惊恐，与悲思忧怒，皆情志之病。患者非节劳欲，摄心神，壮胆力，则病根难拔。治者务审其病情而调之。如心脾气血本虚，而致怔忡惊恐，或因大惊猝恐，神志昏乱者，七福饮，甚者大补元煎。如肾水亏，真阴不足致怔忡者，左归饮。如命火衰，真阳不足致怔忡者，右归饮。如三阴精血亏损，阴中之阳不足，而致怔忡惊恐者，大营煎或理阴煎。如水亏火盛，烦躁热渴而为怔忡惊悸者，二阴煎或加减一阴煎。如思虑郁损心营，而为怔忡惊悸者，逍遥散，或益营煎。如痰火盛，心下怔忡者，温胆汤加炒黄连、山栀、当归、贝母。如寒痰停蓄心下而怔忡者，姜术汤。如痰迷心窍惊悸者，温胆汤，甚者朱砂消痰饮。此景岳治法也。

——清·林珮琴《类证治裁·卷四·怔忡惊恐论治》

【提要】 本论主要阐述怔忡、惊、恐的鉴别。要点如下：其一，阐明"怔忡伤心神，惊伤胆液，恐伤肾精"的论断。其二，指出"恐甚于惊，惊久则为怔忡"。其三，治疗上，以节劳欲、摄心神、壮胆力为原则。论述了心脾气血本虚、肾水亏真阴不足、真阳不足、三阴精血亏损、水亏火盛、思虑郁损心营、痰火盛、寒痰停蓄心下及痰迷心窍等所致怔忡的治疗方药。

郑寿全　论惊与悸鉴别※*

惊悸一证，名异而源同。惊由神气之衰，不能镇静；悸由水气之扰，阴邪为殃。二证大有攸分，不得视为一例。予意当以心惊为一证，心悸为一证，临证庶不至混淆，立法治之，方不错乱。

夫曰惊者，触物而心即惶惶无措，偶闻震响而即恐惧无依。此皆由正气衰极，神无所主，法宜扶阳，交通水火为主，如白通汤、补坎益离丹之类，多服自愈。悸者，心下有水气也。心为火地，得阴水以扰之，故心不安；水停心下，时时荡漾，故如有物忡也。法宜行水为主，如桂苓术甘汤、泽泻散之类。若悸甚而心下痛甚，时闻水声，又当以十枣汤，决堤行水，不可因循姑惜，以酿寇仇也。

近来市习，一见惊悸，并不区分，概以安魂定魄为主，一味龙骨、朱砂、茯神、远志、枣仁、参、归治之。治惊之法，尽于斯矣。

　　　　　　　　　　　　　　　　　——清·郑寿全《医法圆通·卷二·惊悸》

【提要】　本论主要阐述惊与悸的鉴别。要点如下：其一，指出"惊由神气之衰，不能镇静；悸由水气之扰，阴邪为殃。二证大有攸分，不得视为一例"。其二，阐明"惊者，触物而心即惶惶无措，偶闻震响而即恐惧无依，此皆由正气衰极，神无所主，治当扶阳，交通水火为主"。方用白通汤、补坎益离丹之类，多服自愈。悸者，心下有水，火地得阴水扰之，故不能安，治宜行水为主。方用桂苓术甘汤、泽泻散之类。若悸甚而心下痛甚，时闻水声，又当用十枣汤。

唐宗海　论怔忡与悸辨治※*

怔忡，俗名心跳。心为火脏，无血以养之，则火气冲动，是以心跳。安神丸清之，归脾汤加麦冬、五味子以补之。凡思虑过度，及失血家去血过多者，乃有此虚证。否则多挟痰瘀，宜细辨之。心中有痰者，痰入心中，阻其心气，是以心跳动不安，宜指迷茯苓丸加远志、菖蒲、黄连、川贝母、枣仁、当归治之，朱砂安神丸加龙骨、远志、金箔、牛黄、麝香治之。又有胃火强梁，上攻于心而跳跃者，其心下如筑墙然，听之有声，以手按其心下，复有气来抵拒。此为心下有动气，治宜大泻心胃之火，火平则气平也，泻心汤主之，或玉女煎加枳壳、厚朴、代赭石、旋复花以降之，再加郁金、莪术以攻之，使血、气、火三者皆平，自不强梁矣。

悸者，惧怯之谓。心为君火，君火宣明，则不忧不惧，何悸之有？心火不足，则气虚而悸；血不养心，则神浮而悸。仲景建中汤，治心气虚悸；炙甘草汤，治心血不足而悸。今则以养荣汤代建中，以归脾汤代炙甘草，一治气虚，一治血虚；又有饮邪上干，水气凌心，火畏水克而悸者，苓桂术甘汤治之。失血家多是气血虚悸，水气凌心者绝少。又曰正虚者，邪必凑之。凡是怔忡惊悸健忘恍惚，一切多是痰火沃心，扰其神明所致，统用金箔镇心丸主之。

　　　　　　　　　　　　　　　　　——清·唐宗海《血证论·卷六·怔忡惊悸》

【提要】　本论主要阐述怔忡和悸的辨证施治。要点如下：怔忡主要因于血虚、痰扰与胃火，悸主要因于气虚、血虚和饮邪。论中总结了张仲景治疗心悸的经验，心气虚而悸治以建中汤，心血不足而悸治以炙甘草汤，并基于此提出"以养荣汤代建中，以归脾汤代炙甘草，一治气虚，一治血虚"的观点。对于怔忡，则多用安神丸、归脾汤加减治之。又有饮邪上干，水气凌心，火畏水克而悸者，主张以苓桂术甘汤治之。因为本书以论述血证为主，所以提出"失血家多是气血虚悸，水气凌心者绝少"的论断。

2.10　不　　寐

不寐是以经常不能获得正常睡眠为特征的病证。主要表现为睡眠时间、深度的不足。轻者入睡困难，或寐而不酣，时寐时醒，或醒后不能再寐；重则彻夜不寐。病因多与饮食不节、情志失常、劳倦、思虑过度及病后、年迈体虚等因素有关。病机与心、脾、肝、肾的阴阳失调，气血失和，以致心神失养或心神不安有关，总属阴阳失交。其病位主要在心，因心主神明，神安则寐，神不安则不寐生。治疗当以补虚泻实、调整脏腑气血阴阳、安神定志为原则。实证泻其有余，如疏肝泻热、清化痰热、消导和中；虚证补其不足，如益气养血、健脾、补肝益肾。在泻实补虚的基础上安神定志，如养血安神、镇惊安神、清心安神，配合精神治疗，消除紧张焦虑，保持规律生活及精神舒畅。

《灵枢》　从营卫循行失常论不寐病机[**]

黄帝曰：病而不得卧者，何气使然？岐伯曰：卫气不得入于阴，常留于阳则阳气满，阳气满则阳跷盛，不得入于阴则阴气虚，故目不瞑矣。

——《灵枢·大惑论》

夫邪气之客人也，或令人目不瞑，不卧出者。……厥气客于五脏六腑，则卫气独卫其外，行于阳，不得入于阴；行于阳则阳气盛，阳气盛则阳满，不得入于阴，阴虚，故目不瞑。

——《灵枢·邪客》

壮者之气血盛，其肌肉滑，气道通，营卫之行，不失其常，故昼精而夜瞑；老者之气血衰，其肌肉枯，气道涩，五脏之气相搏，其营气衰少而卫气内伐，故昼不精，夜不瞑。

——《灵枢·营卫生会》

【提要】　本论主要阐述不寐的病因病机。要点如下：其一，从营卫循行及阴阳盛衰的角度，阐释睡眠的机理，从而解释不寐的病机。指出卫气昼行于阳则寤，夜行于阴则寐。卫气留于阳分，而不能正常入循于阴分，即为阴气虚不寐。其二，《灵枢·邪客》和《灵枢·大惑论》，指出卫气由于疾病或者邪气影响的原因，导致卫气不能正常入于阴分，形成阳盛阴虚的状态，最终导致不寐。其三，《灵枢·营卫生会》指出，老年人气道的通涩，营气的衰少，营卫循行不通利，加之营气衰少而卫气内伐，造成营卫失调，而出现昼不精、夜不寐的病变。

《素问》　论胃不和则卧不安※*

不得卧而息有音者，是阳明之逆也，足三阳者下行，今逆而上行，故息有音也。阳明者胃脉也，胃者六腑之海，其气亦下行，阳明逆不得从其道，故不得卧也。《下经》曰：胃不和则卧不安。此之谓也。

——《素问·逆调论》

【提要】　本论主要阐述"胃不和则卧不安"的原理。要点如下：指出足三阳经之气应当下行，如果气逆不降而奔迫于上，致使气机升降受阻，遂成不寐。本论引用了《下经》中的一句名言"胃不和则卧不安"，来辅助论证此理。总之，由于脾胃位居中焦，为人体气机升降的枢纽，也是沟通上焦和下焦水火交汇的通路。中焦气机壅滞，则心肾水火不交，遂成不寐。

张仲景　论不寐辨治※*

下之后，复发汗，昼日烦躁不得眠，……干姜附子汤主之。……
太阳病，发汗后，胃中干，烦躁不得眠，欲得饮水者，少少与饮之，令胃气和则愈。……
发汗吐下后，心烦不得眠，若剧者，必反复颠倒，心中懊憹，栀子豉汤主之。……
伤寒下后，心烦腹满，卧起不安者，栀子厚朴汤主之。……
伤寒脉浮，医以火迫劫之，亡阳必惊狂，卧起不安者，桂枝去芍药加蜀漆牡蛎龙骨救逆汤主之。

——汉·张仲景《伤寒论·卷第三·辨太阳病脉证并治》

阳明病，……若加温针，必怵惕烦躁不得眠，……栀子豉汤主之。

——汉·张仲景《伤寒论·卷第五·辨阳明病脉证并治》

少阴病，得之二三日以上，心中烦，不得卧，黄连阿胶汤主之。……
少阴病，下利六七日，咳而呕渴，心烦不得眠者，猪苓汤主之。……

——汉·张仲景《伤寒论·卷第六·辨少阴病脉证并治》

虚劳虚烦不得眠，酸枣仁汤主之。

——汉·张仲景《金匮要略方论·卷上·血痹虚劳病脉证并治》

【提要】　本论主要阐述不寐的辨证施治。要点如下：其一，不寐的病机，有虚阳浮越、阴虚火旺、胸膈郁热及胃气不和等。其二，论及诸如黄连阿胶汤、酸枣仁汤等，时至今日各方仍用于治疗不寐。其三，论及不得卧与不得眠之区别。不得卧，主要是各种原因导致肺气壅遏，以致不能平卧。如242条"喘冒不能卧者，有燥屎也，宜大承气汤"。不得眠，类似后世所说的不寐。

巢元方 论不寐心热与胆寒病机※※

大病之后，脏腑尚虚，荣卫未和，故生于冷热。阴气虚，卫气独行于阳，不入于阴，故不得眠。若心烦不得眠者，心热也；若但虚烦而不得眠者，胆冷也。

——隋·巢元方《诸病源候论·卷三·大病后不得眠候》

【提要】 本论主要阐述不寐的心热与胆寒病机。要点如下：基于《内经》从营卫循行失常论不寐病机的思想，阐述大病之后，阴气亏虚而致不寐的机理。对不寐的具体病机，提出阴虚、心热与胆寒，不仅提出寒热辨证，还有脏腑定位。

孙思邈 论胆寒不寐之治※※

左手关上脉阳虚者，足少阳经也。病苦眩厥痿，足趾不能摇，躄不能起，僵仆目黄，失精䀮䀮，名曰胆虚寒也。温胆汤治大病后虚烦不得眠，此胆寒故也，宜服之方。

半夏 竹茹 枳实（各二两） 橘皮（三两） 甘草（一两） 生姜（四两）

——唐·孙思邈《备急千金要方·卷十二·胆虚实》

【提要】 本论主要阐述胆虚寒不寐的病机。要点如下：其一，秉承巢元方，提出胆虚寒可致不寐，以温胆汤治疗。其二，《千金要方》温胆汤，与后世有所不同，方中生姜四两，用量独重，温法的含义蕴于其中。

《太平圣惠方》 论不寐与营卫气血循行的关系※※

夫血为荣，气为卫，昼行于阳，夜行于阴，行于阳者行于身，行于阴者行于脏，上下循环，荣华表里也。今虚劳之人，气血俱弱，邪气稽留于内，卫气独行于外，灌注于阳，不入于阴，阳脉满溢，阴气既虚，则阳气大盛，遂生烦热，荣卫不和，故不得睡也。

——宋·王怀隐《太平圣惠方·卷二十七·治虚劳心热不得睡诸方》

【提要】 本论主要阐述不寐与营卫气血循行的关系。要点如下：基于《内经》从营卫循行论述不寐机理的思想，指出"卫气独行于外，灌注于阳，不入于阴"，是不寐的根本原因。

《圣济总录》 论胆虚与虚劳不得眠辨治※※

胆虚不眠

论曰：胆虚不得眠者，胆为中正之官，足少阳其经也。若其经不足，复受风邪则胆寒，故虚烦而寝卧不安也。

治胆寒虚烦不得眠。

温胆汤方

半夏（汤洗七遍，焙干） 竹茹 枳实（去瓤，麸炒，各二两） 陈橘皮（汤浸，去白，焙，三两） 甘草（炙，一两） 生姜（半分）

治胆气虚热不睡。

酸枣仁丸方

酸枣仁（炒） 地榆（各一两，和苗用） 丹砂（研） 茯神（去木） 人参 菖蒲（锉，各半两）

——宋·赵佶《圣济总录·卷第四十二·胆虚不眠》

虚劳不得眠

论曰：老人卧而不寐，少壮寐而不寤者何也？少壮者，血气盛，肌肉滑，气道通，营卫之行，不失于常，故昼日精，夜不寤也。老人血气衰，肌肉不滑，营卫之道涩，故昼日不能精，夜不得寐也。虚劳之人，气血衰少，营卫不足，肌肉不滑，其不得眠之理与老人同，盖虚劳为病也。

治虚劳不得眠，虚烦不宁。

酸枣仁汤方

酸枣仁（去皮，微炒，五两） 知母（焙） 干姜（炮） 白茯苓（去黑皮） 芎䓖（各一两） 甘草（炙，锉，半两）

上六味，粗捣筛，每五钱匕，水一盏半，煎至一盏，去滓，空腹分温二服。如人行四五里，相次服之。亦可加桂心一两。

——宋·赵佶《圣济总录·卷第九十·虚劳不得眠》

【提要】 本论主要阐述论胆虚与虚劳不得眠的辨证施治。要点如下：其一，胆虚不寐的治疗，继承了《千金要方》的思想，但温胆汤方中生姜的用量已大减，并提出酸枣仁丸治疗胆气虚热不眠。其二，关于虚劳不得眠，将《内经》营虚不寐与张仲景的酸枣仁汤证加以综合，提出虚劳之人与老人同，皆因"气血衰少，营卫不足，肌肉不滑"而不得眠。方中用药较张仲景之酸枣仁汤多一味干姜。

戴思恭 论不寐辨治[※※]

不寐有二种：有病后虚弱及年高人阳衰不寐；有痰在胆经，神不归舍，亦令不寐。虚者，六君子汤加炒酸枣仁、炙黄芪各半钱。痰者，宜温胆汤减竹茹一半，加南星、炒酸枣仁各半钱，下青灵丹。伤寒不寐当于《活人书》中求之。自惊悸以后诸证，亦可用温胆汤加，或同金银煎，竹茹则随其寒热虚实而去取之，导痰汤加石菖蒲半钱尤治。大抵惊悸、健忘、怔忡、失志、不寐、心风，皆是胆涎沃心，以致心气不足，若用凉心之剂太过，则心火愈微，痰涎愈盛，病愈不减，惟当以理痰气为第一义。

——明·戴思恭《秘传证治要诀及类方·卷之九·虚损门·不寐》

【提要】 本论主要阐述不寐的辨证施治。要点如下：其一，提出不寐有虚、痰两端。特别提出"痰在胆经，神不归舍"，以温胆汤加减治疗，将温胆汤的功用从温胆散寒之剂变为清化痰热之用。其二，对惊悸、健忘、怔忡、失志、不寐、心风等病证，提出由"胆涎沃心"所致，强调痰在心病发病中的作用。强调用药不可过寒，以防伤及心阳。故而其治法不在清心火，而重在理痰气。

徐春甫 不寐综论※*

不寐为痰火思虑所致

春甫谓：痰火扰乱，心神不宁，思虑过伤，火炽痰郁而致不眠者，多矣。有因肾水不足，真阴不升，而心阳独亢，亦不得眠；有脾倦火郁，夜卧遂不疏散，每至五更，随气上升而发燥，便不成寐。此宜快脾发郁、清痰抑火之法也。

治不眠要分虚实

体气素盛偶不眠，为痰火所致，宜先用滚痰丸，次用安神丸、清心、凉隔之类。体气素弱，或因过劳，或因病后，此为不足，宜养血、安神、补心之类。

治病后不眠与寻常不眠者殊异

凡病后及妇人产后不得眠者，此皆血气虚，而心脾二脏不足，虽有痰火，亦不宜过于攻治，仍当以补养为君，而略佐以清痰火之药。其不因病后而不寐者，须以痰火处治，亦必少佐以养血补虚之药，方为当也。

治不眠贵知标本

凡人劳心思虑太过，必至血液耗亡，而痰火随炽，所以神不守舍，烦敝而不寐也。导痰清火以治其标，稍得效验，仍须养血收神，兼之静定，以治其本，则不再复以竭其真也。此心元之主，神思之病，不可不慎。每见轻浅视之，渐至元神俱竭，而不可救者，有矣。

——明·徐春甫《古今医统大全·卷七十·不寐候·病机》

【提要】 本论主要阐述不寐的病因病机及辨证施治。要点如下：其一，提出不寐由痰火扰心、阴虚火旺及脾倦火郁等所致。其中，不寐由脾倦火郁所致，可谓独到见解。其二，治疗上，虽亦主痰与虚两端，但其强调两者之间的辨证关系，需要处理好导痰清火与养血补虚的轻重缓急、标本先后。

张介宾 从邪正论不寐病因病机※*

不寐证虽病有不一，然惟知"邪正"二字，则尽之矣。盖寐本乎阴，神其主也，神安则寐，神不安则不寐。其所以不安者，一由邪气之扰，一由营气之不足耳。有邪者多实证，无邪者皆虚证。凡如伤寒、伤风、疟疾之不寐者，此皆外邪深入之扰也；如痰，如火，如寒气、水气，如饮食忿怒之不寐者，此皆内邪滞逆之扰也。舍此之外，则凡思虑劳倦、惊恐忧疑，及别无所累而常多不寐者，总属其阴精血之不足，阴阳不交，而神有不安其室耳。知此二者，则知所以治此矣。

饮浓茶则不寐，心有事亦不寐者，以心气之被伐也。盖心藏神，为阳气之宅也；卫主气，司阳气之化也。凡卫气入阴则静，静则寐，正以阳有所归，故神安而寐也。而浓茶以阴寒之性，大制元阳，阳为阴抑，则神索不安，是以不寐也。又心为事扰则神动，神动则不静，是以不寐也。故欲求寐者，当养阴中之阳及去静中之动，则得之矣。

凡治病者，服药即得寐，此得效之征也。正以邪居神室，卧必不宁，若药已对证，则一匕入咽，群邪顿退，盗贼甫去，民即得安，此其治乱之机，判于顷刻，药之效否，即此可知。其有误治妄投者，反以从乱，反以助疟，必致烦恼懊恼，更增不快，知者见几，当以此预知之矣。

——明·张介宾《景岳全书·卷十八理集·杂证谟·不寐·论证》

【提要】　本论主要从邪正阐述不寐的病因病机。要点如下：不寐，或因邪气之扰，或由营气不足。有邪者多实证，无邪者皆虚证。如伤寒、伤风、疟疾之不寐者，属外邪深入之扰；如痰，如火，如寒气、水气，如饮食、忿怒之不寐者，属内邪滞逆之扰。饮浓茶则不寐，心有事亦不寐者，是心气被伐之故。

🌢 张介宾　不寐综论※*　🌢

　　无邪而不寐者，必营气之不足也。营主血，血虚则无以养心，心虚则神不守舍，故或为惊惕，或为恐畏，或若有所系恋，或无因而偏多妄思，以致终夜不寐，及忽寐忽醒，而为神魂不安等证，皆宜以养营养气为主治。若思虑劳倦伤心脾，以致气虚精陷，而为怔忡、惊悸、不寐者，宜寿脾煎或归脾汤。若七情内伤，血气耗损，或恐畏伤肾，或惊惧伤胆，神以精亏而无依无寐者，宜五福饮、七福饮，或三阴煎、五君子煎择而用之。若营卫俱伤，血气大坏，神魂无主而昼夜不寐者，必用大补元煎加减治之。若劳倦伤心脾，中气不足，清阳不升，外感不解而寒热不寐者，补中益气汤。若思虑过度，心虚不寐而微兼烦热者，养心汤或酸枣仁汤。若焦思过度，耗心血，动心火，而烦热干渴不寐者，天王补心丹。若心虚火盛，烦乱内热而怔忡不寐者，安神丸。若精血虚耗，兼痰气内蓄，而怔忡夜卧不安者，秘传酸枣仁汤；痰盛者，十味温胆汤。凡人以劳倦思虑太过者，必致血液耗亡，神魂无主，所以不寐，即有微痰微火，皆不必顾，只宜培养气血，血气复则诸证自退。若兼顾而杂治之，则十曝一寒，病必难愈，渐至元神俱竭而不可救者有矣。

　　有邪而不寐者，去其邪而神自安也。故凡治风寒之邪必宜散，如诸柴胡饮及麻黄、桂枝、紫苏、干葛之类是也。火热之邪必宜凉，如竹叶石膏汤及芩、连、栀、柏之属是也。痰饮之邪宜化痰，如温胆汤、六安煎、导痰汤、滚痰丸之属是也。饮食之邪宜消滞，如大和中饮、平胃散之属是也。水湿之邪宜分利，如五苓散、五皮散，或加减金匮肾气丸之属是也。气逆之邪宜行气，如排气饮、四磨饮之属是也。阴寒之邪宜温中，如理阴煎、理中汤之属是也。诸如此类，亦略举大概，未悉其详，仍当于各门求法治之。

　　　　　　　　　　——明·张介宾《景岳全书·卷十八理集·杂证谟·不寐·论治》

【提要】　本论主要阐述不寐的病因病机及辨证施治。要点如下：其一，指出无邪不寐，责之营虚，重在养营血。具体而言，其病因病机，有劳伤心脾、血气内耗、营卫俱伤、中气不升、思虑过度、心虚火盛及精血虚耗兼痰气内蓄等。其二，有邪不寐，邪去则神自安，重在散邪。如对于风寒、火热、痰饮、水湿、气逆及阴寒等所致不寐，随证治之，并提出主治方剂。

🌢 孙志宏　论不寐辨治※*　🌢

　　《经》曰：卫气者昼行于阳，夜行于阴。行于阳不得入于阴，阴虚故目不瞑。盖阳主动辟也，阴主静阖也。故行于阳则动而醒，行于阴则静而卧。阳光亢上，则气有余。又曰：合夜至鸡鸣，天之阴，阴中之阴也。气行于阳而阴不足，则阳愈狂而阴乃格。静反为动，阖反为辟。神气散而不守，故不得瞑也。然而又有思虑过极，心阳独亢者；有心气耗伤，血不育养者；有神明失养，真阴不升者；有肺受火炎，膈上痰壅者。寸脉浮滑，痰火；洪大，阴虚阳盛；涩为血亏。治当养阴抑阳，清痰降火，安神宁心。

主方　当归身、生地黄、黄连、橘红、半夏（制）、茯神、人参、麦门冬、酸枣仁、柏子仁、炙草（各一钱），上加龙眼肉、竹茹、生姜、灯心，水煎成，调辰砂，临睡服。

——明·孙志宏《简明医彀·卷之四·不寐》

【提要】　本论主要阐述不寐的辨证施治。要点如下：其一，在《内经》从营卫循行论述不寐基础上，指出不寐的病因病机：思虑过极，心阳独亢；心气耗伤，血不育养；神明失养，真阴不升；肺受火炎，膈上痰壅。其二，针对此四项病机及证候，提出治以养阴抑阳、清痰降火、安神宁心之法，并附"主方"。其所选方剂，由朱砂安神丸、黄连温胆汤、归脾汤加减化裁而成。

李中梓　论不寐辨治[※*]

《内经》及前哲诸论详考之，而知不寐之故，大约有五：一曰气虚。六君子汤加酸枣仁、黄芪。一曰阴虚。血少心烦，酸枣仁一两、生地黄五钱、米二合，煮粥食之。一曰痰滞。温胆汤加南星、酸枣仁、雄黄末。一曰水停。轻者六君子汤加菖蒲、远志、苍术，重者控涎丹。一曰胃不和。橘红、甘草、石斛、茯苓、半夏、神曲、山楂之类。大端虽五，虚实寒热，互有不齐。神而明之，存乎其人耳！

——明·李中梓《医宗必读·卷十·不得卧》

【提要】　本论主要阐述不寐的辨证施治。要点如下：其一，从气虚、阴虚、痰滞、水停及胃不和等五个方面，阐述不寐的病因病机，要言不烦。其二，治疗上，针对各种类型的不寐，附有可用于调治的方药，所用方药简练实用。其三，虽然不寐之故大约有五种，但指出临床还需细致观察，方可处方用药。

秦昌遇　不得卧论

秦子曰：不得卧之证，诸经皆有，主热者多。在外感门，有表热、里热、半表半里热，有气分热、血分热，有余热未尽、汗下太过诸条。在杂症门，则里热多而无表热者也。今注外感者七条，内伤者六条。

外感不得卧

表热不得卧

表热不得卧之症：发热身痛，无汗烦热，不得卧，太阳经表热症也。目痛鼻干，身大热，不得卧，阳明经表热症也。时寒时热，寒热往来，不得卧，少阳经表热症也。

表热不得卧之因：风寒伤于太阳，郁而发热，则烦热不得卧。风寒伤于阳明，郁而发热，则烦躁不得卧。风寒伤于少阳，郁而发热，则懊憹不得卧。

表热不得卧之脉：人迎浮紧，太阳表热。右关洪长，阳明表热。左关浮弦，少阳表热。

表热不得卧之治：太阳表热，不得卧而无汗者，冬月北方人麻桂汤，南方人羌活汤。阳明表热不得卧，干葛升麻汤。少阳表热不得卧，小柴胡汤。

里热不得卧

里热不得卧之症：身热汗出，渴而引饮，小便不利，太阳经里热也。烦渴消水，口燥唇焦，大便坚结，阳明经里热也。寒热口苦，胁痛干呕，少阳经里热也。

里热不得卧之因：太阳失用解表，则传膀胱之本。阳明失用解表，则传阳明之里。少阳失用解表，则传少阳之里。邪热传里，则烦躁不得卧矣。

里热不得卧之脉：左尺沉数，太阳里热。右关沉数，阳明里热。左关弦数，少阳里热。

里热不得卧之治：太阳里热，冬月五苓散，《家秘》用木通羌活汤。阳明里热，白虎汤；有下症者，承气汤下之。少阳里热，家秘黄芩汤。

半表半里热不得卧

半表半里不得卧之症：太阳病二三日不得卧，心下闭结，汗吐下后，反覆颠倒，心中懊憹者，太阳经半表半里热也。咽燥口干，发热汗出，烦躁不眠，阳明经半表半里热也。往来寒热，胸胁苦满，心烦喜呕，不得眠，少阳经半表半里热也。

半表半里不得卧之因：表邪传里，里不受邪，邪搏心胸，半表半里之间，懊憹烦呕，则不得卧矣。

半表半里不得卧之脉：左关数大，下连乎尺，太阳半表半里也。左关独弦，少阳半表半里也。右关独大，浮沉皆得，阳明半表半里也。

半表半里不得卧之治：太阳者，羌活冲和汤。少阳者，小柴胡汤合栀子豆豉汤。阳明者，竹叶石膏汤合知母葛根汤。

血热不得卧

血热不得卧之症：昼则了了，夜则发热，睡中盗汗，心烦惊起，此血伏邪热之症也。

血热不得卧之因：阳邪陷入血分，则阴被阳乘，正所谓血中伏火，阴分不宁，是以有不得卧之症。

血热不得卧之脉：脉多沉数。左关沉数，少阳血热。左尺沉数，太阳血热。右关沉数，阳明血热。

血热不得卧之治：清阴中伏火，丹溪有知柏四物汤。左尺沉数，加羌活、独活。左关沉数，加柴胡、山栀。右关沉数，加升麻、葛根。睡中盗汗，时时惊醒，当归六黄汤。

气热不得卧

气热不得卧之症：昼则发热，夜则身凉，是阳气伤于阳分而不得卧也。昼则发热烦躁，夜亦发热烦躁，是气受邪热，重阳无阴而不得卧也。

气热不得卧之因：春温夏热，阳火炽盛，气分受邪，则发热闷乱，烦躁不宁，而不得卧之症乃作。

气热不得卧之脉：脉多浮数。左脉浮数，太阳有热。左关弦数，少阳有热。气口浮数，阳明有热。

气热不得卧之治：左脉浮数，羌活败毒散加黄柏、知母。左关数大，柴胡饮子。右关洪数，白虎汤。骨节烦热，地骨皮散。

余热不得卧

余热不得卧之症：表汗已出，表邪已退，身不发热，但睡中盗汗，小便色黄，夜多烦躁，口苦舌干，不得安睡，此余热未尽，不得卧之症也。

余热不得卧之因：热病时，或出汗未彻，邪留经络，或热气未除，得谷太早，补其邪热，则生烦躁而夜不得安卧矣。

余热不得卧之脉：多见细数，或见沉数。左尺数者，太阳余热。左关数者，少阳余热。右关数者，阳明余热。

余热不得卧之治：太阳余热，五苓散、木通羌活汤下。少阳有热，栀子柴胡汤。阳明有热，竹叶石膏汤。太阳余热，五苓散、木通羌活汤调下。

虚烦不得卧

虚烦不得卧之症：身表已纯，口虽作渴，不能消水，二便清利，神气懒怯，时时欲睡，时时惊醒，此虚烦不得卧之症也。

虚烦不得卧之因：或发汗太过，亡其津液；或误下伤里，中气受伤；或妄用吐法，重伤上焦氤氲之气。凡此皆能致虚烦不得卧也。

虚烦不得卧之脉：脉多虚软，或见虚涩。若见空大，中气衰极。若见细数，精血已竭。若见迟缓，真阳不足。

虚烦不得卧之治：脉见空大者，补中益气汤，加黄柏、知母。脉见细数者，生脉散，合凉天地煎。真阳不足，心神失守者，枣仁远志汤，甚则八味肾气丸。

内伤不得卧

肝火不得卧

肝火不得卧之症：胁肋时胀，夜卧常惊，口渴多饮，腹大如怀，小腹季胁牵引作痛，痛连阴器。此肝火不得卧也。

肝火不得卧之因：或因恼怒伤肝，肝气怫郁；或尽力谋虑，肝血有伤。肝主藏血，阳火扰动血室，则夜卧不宁矣。

肝火不得卧之脉：左关独大，或见弦数，或见弦滑。寸关洪大，木火通明。寸关沉数，木燥火生。关大连尺，龙雷火升。

肝火不得卧之治：恼怒伤肝，肝火拂逆，疏肝散。谋虑伤肝者，四物汤加山栀、川连。木燥火生者，龙胆泻肝汤。左尺脉大，家秘肝肾丸。

胆火不得卧

胆火不得卧之症：膈寒不利，胁肋胀满，胆火乘脾也。心烦躁乱，恍惚不宁，胆涎沃心也，甚则目黄目赤，夜不能寐。此胆火不得卧之症也。

胆火不得卧之因：或因肝胆怫郁，木不条达；或酒食不节，湿热聚于胆家；或恼怒伤肝，胆气上逆，煅炼胃汁，成痰成饮，则夜不得卧也。

胆火不得卧之脉：右关弦大，胆火乘脾。左关弦数，胆火不宁。寸关弦滑，胆涎沃心。

胆火不得卧之治：胆火乘脾者，清胆竹茹汤。左关独大，龙胆泻肝汤，加胆星。胆涎沃心者，胆星汤合泻心汤、牛黄清心丸。

肺壅不得卧

肺壅不得卧之症：喘咳气逆，时吐痰涎，右胁缺盆，牵引作痛，甚则喘息倚肩，卧下气逆。此肺壅不得卧之症也。

肺壅不得卧之因：或肺素有热，金被火刑；或肺家有痰，肺气闭塞；或肺燥液干，肺热焦满；或肺家有寒，肺气不利。凡此皆成肺壅不得卧之症也。

肺壅不得卧之脉：右寸数大，金被火刑。若见沉滑，肺痰内停。寸口细数，肺液干枯。寸脉沉迟，肺受寒凝。

肺壅不得卧之治：肺素有热者，家秘泻白散。痰壅肺窍者，苏子杏子汤，加半夏、瓜蒌仁。肺燥液干者，家秘润肺饮。肺有寒者，家秘温肺汤。

胃不和卧不安

胃不和不得卧之症：胸前满闷，不思饮食，嗳气吞酸，恶心呕吐，或头眩眼黑，睡则气逆。此胃不和卧不安之症也。

胃不和不得卧之因：胃强多食，脾弱不能运化，停滞胃家，成饮成痰，中脘之气，窒塞不舒，阳明之脉，逆而不下，而不得卧之症作矣。

胃不和不得卧之脉：右关滑大，痰多火少。滑而若数，火痰相兼。滑大沉实，胃中食滞。

胃不和不得卧之治：右关滑大不数，二陈平胃散，加石菖蒲、海石最佳。滑大数实，二陈平胃散加栀、连。若大便坚结，导痰汤。胃脘作痛者，方可用滚痰丸下之，甚则小胃丹，但不可多服。

心血虚不得卧

心血虚不得卧之症：心烦躁乱，夜卧惊起，口燥舌干，五心烦热，此心血不足，心火太旺之症也。

心血虚不得卧之因：曲运神机，心血耗尽，阳火旺于阴中，则神明内扰，而心神不宁，不得卧之症作矣。

心血虚不得卧之脉：左寸细数，沉按多疾。若见钩洪，心火旺极。肝脉若数，木火通明。尺脉若数，水竭火盛。

心血虚不得卧之治：阴虚则阳必旺，故心血不足，皆是火症，宜壮水之主，以制阳光。治宜滋阴降火，用归芍天地煎、黄连安神丸，虚人天王补心丹。

心气虚不得卧

心气虚不得卧之症：二便时滑，目漫神清，气怯倦怠，心战胆寒，时时欲睡，睡中自醒，喜热恶冷。此心气虚不得卧之症也。

心气虚不得卧之因：真阳素乏，木不生火，心气虚则心主无威，心神失守，而夜卧不安之症作矣。

心气虚不得卧之脉：左寸浮散，按之无神；左关无力，木不生火。肝肾脉迟，水中无火。肝肾脉浮，真阳无根。

心气虚不得卧之治：脉散无神，人参养荣汤、归脾汤。肝肾脉迟者，八味丸。左关脉弱者，补肝散。脉若带数，即非心气虚，乃心血不足，不得妄引此条。

——明·秦昌遇《症因脉治·卷三·不得卧论》

【提要】 本论主要阐述不寐的辨证施治。要点如下：其一，外感方面，论及表热、里热、半表半里之热、血热、气热、余热及虚烦所致不得卧。其二，内伤方面，论及肝火、胆火、肺壅、胃不和、心血虚及心气虚所致不得卧。其三，在各证候之下，均以症、因、脉、治为纲目，阐述其辨证施治。

❖ 傅 山 论从心肾诊治不寐※*❖

怔忡不寐 心经之病，怔忡不寐，乃心血少也。

方用：人参（三钱） 丹皮（二钱） 茯神（三钱） 麦冬（三钱） 五味子（一钱） 当归（三钱） 生枣仁（五钱） 熟枣仁（五钱） 菖蒲（一钱） 甘草（一钱）

水煎服。

此方妙在用生、熟枣仁（各五钱），生使其日间不卧，熟使其夜间不醒；又以补心之药为佐，而怔忡安矣。

心惊不安夜卧不睡 人非心不能宁静致远，非肾不能作强生育。故补心即当补肾，补肾即当补心，是二经乃一身之主宰，脏腑之根本也。故人病心惊不安，或夜卧不睡者，人以为心病也，谁知非心病，乃肾病也！然则欲安心者先治肾，欲治肾者当治心。

方用：人参（三两） 茯苓（三两） 茯神（三两） 远志（二两） 生枣仁（一两） 熟地（三两） 山萸（三两） 当归（三两） 菖蒲（三钱） 黄连（五钱） 肉桂（五钱） 白芥子（一两） 麦冬（三两） 砂仁（五钱）

蜜丸，每日送下五钱，汤、酒俱可。

此方治心惊不安与不寐耳，用人参、茯神、当归、麦冬足矣。即为火起不寐，亦不过加黄连足矣。何以反用熟地、山萸补肾之药，又加肉桂以助火？不知人之惊恐者，乃肾气不入于心也；不寐者，乃心气不归于肾也。今用熟地、山萸补肾，则肾气可上通于心矣。肉桂以补命门之火，则肾气既温，相火有权，则心气下行，君火相得，自然上下同心，君臣合德矣。

然补肾固是，而亦不可徒补其肾也，亦有肝气不上于心易成此症者。如果有之，宜再加白芍二两，以兼补肝木，斯心泰然矣。

——清·傅山《傅青主男科·怔忡惊悸门》

【提要】 本论主要阐述从心肾诊治不寐。要点如下：其一，指出怔忡不寐，病位在心经，病机为心血虚少。方中生熟枣仁合用之妙，可谓经验之谈，值得借鉴。其二，认为心惊不安，夜卧不睡，病机属心肾不交，即所谓"人之惊恐者，乃肾气不入于心也；不寐者，乃心气不归于肾也"。治疗上，以熟地、山萸补肾，则肾气上通于心；以肉桂补命门之火，则肾气温而心气下行，君火自然相得。其三，肝气不上于心而致此病者，当兼补肝木，在方中增加白芍。

陈士铎 论心肾不交所致不寐[*]

人有昼夜不能寐，心甚躁烦，此心肾不交也。盖日不能寐者，乃肾不交于心；夜不能寐者，乃心不交于肾也。今日夜俱不寐，乃心肾两不相交耳。夫心肾之所以不交者，心过于热，而肾过于寒也。心原属火，过于热则火炎于上，而不能下交于肾；肾原属水，过于寒则水沉于下，而不能上交于心矣。然则治法，使心之热者不热，肾之寒者不寒，两相引而自两相合也。

方用上下两济丹：

人参（五钱） 熟地（一两） 白术（五钱） 山茱萸（三钱） 肉桂（五分） 黄连（五分）

水煎服。一剂即寐。

盖黄连凉心，肉桂温肾，二物同用，原能交心肾于顷刻。然无补药以辅之，未免热者有太燥之虞，而寒者有过凉之惧。得熟地、人参、白术、山萸以相益，则交接之时，既无刻削之苦，自有欢愉之庆。然非多用之则势单力薄，不足以投其所好，而餍其所取，恐暂效而不能久效耳。

　　此症用芡莲丹亦佳。

　　人参、茯苓、玄参、熟地、生地、莲子心、山药、芡实（各三钱），甘草（一钱），水煎服。四剂安。

——清·陈士铎《辨证录·卷四·不寐门》

　　【提要】　本论主要阐述心肾不交所致不寐的理论。要点如下：其一，指出"人有昼夜不能寐，心甚躁烦，此心肾不交也"。心属火，过热则炎上，不能下交于肾；肾属水，过寒则沉下，不能上交于心，以致心肾不交而不寐。其二，治疗上，宜交通心肾，方用上下两济丹或芡莲丹。论中阐述了选方用药的原理。指出心肾不交的实质为"心过于热，而肾过于寒"。上下两济丹的组方基础是交泰丸。

冯兆张　论不寐病机^{※※*}

　　夫胆为清静之府，与肝为运，以肾为源，当其阴阳和则开合得所，动静合宜，昼得乾动之功，夜得坤静之义。若有浊气，如火如痰者扰之，则不眠；无清气，若天若日者，举之则多眠；更有肺金魄弱，肝魂无制，寐中而觉神魂飞扬者；更有肝受实邪，疏泄用事，不能敛纳，而致魂归于肝者；更有心阴虚而不能寐者；更有胃不和而卧不安；更有肾神下竭，心火上炎，而烦躁不安者。以脉条分，焉有不中病情者乎？

　　若心主血而藏神，若元阴不足，则不能生血，血少则神无所依矣。夫人之神，寤则栖心，寐则归肾。故寐者，心神栖归于肾舍也，心虚则神不能归舍于肾，故不能成寐。然肾虚，则不能藏纳心神于舍，故寐而不能沉，并不能久。是以壮年肾阴强盛，则睡沉熟而长；老年阴气衰弱，则睡轻微而短。且有形之阴水既亏，则无形之相火流烁，以致神魂散越，睡卧不宁，故不寐、健忘两症，虽似心病，实多由乎肾虚也。

　　大抵卫独行阳，则阳盛阴虚为不卧；卫久陷阴，则阴盛阳虚为多卧。此定论也。故人久坐夜宴，及劳神过度，反不得眠，是卫气久留于阳，则阳气满而阳主动，其理可见矣。然有因劳心过度，或房劳所伤，乃使神思间无形之阴不足，以致虚火乘心，患经月昼夜不寐，虽寐而恍惚不宁者，须澄心息虑，内观养神。如用补阴药而反梦遗者，此神中之火已降，诚佳兆也。不必疑于此而另更别药。人有形体壮盛，而病飞走狂越，似乎痰火有余之症，用栀、柏、芩、连、知母寒凉之剂，而火愈作者，此正是神思间之火动，而真水不足以配之，用药者不求其属，故无效也。当救肾水其火自降，即《内经》所言寒之不寒，是无水也。

——清·冯兆张《冯氏锦囊秘录·杂症大小合参卷十二·方脉不寐合参》

　　【提要】　本论主要阐述不寐的病机。要点如下：其一，不寐的病机有以下几种：胆失清净，痰火内扰；肺金魄弱，肝魂无制；心血不足，神无所依；肾神下竭，心火上炎；胃不和而卧不安等。其二，肾虚真水匮乏，可导致不寐、健忘。因而论中指出"故不寐、健忘两症，虽似心病，实多由乎肾虚也"。

程国彭　不得卧论*

有胃不和卧不安者，胃中胀闷疼痛，此食积也，保和汤主之。有心血空虚，卧不安者，皆由思虑太过，神不藏也，归脾汤主之。有风寒邪热传心，或暑热乘心，以致躁扰不安者，清之而神自定。有寒气在内而神不安者，温之而神自藏。有惊恐不安卧者，其人梦中惊跳怵惕是也，安神定志丸主之。有湿痰壅遏，神不安者，其证呕恶气闷，胸膈不利，用二陈汤导去其痰，其卧立至。更有被褥冷暖太过，天时寒热不匀，皆令不得安卧，非关于病，医家慎勿误治也。

——清·程国彭《医学心悟·卷四·不得卧》

【提要】　本论主要阐述不得卧的病因病机及辨证施治。要点如下：其一，对胃不和、心血虚、心经热盛、寒气在内、惊恐不安及痰湿壅遏所致不得卧，分述其主证、治法、方药。其二，特别指出"更有被褥冷暖太过，天时寒热不匀，皆令不得安卧"。认为治疗不寐时，要注意这些因素的影响，不可因忽略而误治。

汪蕴谷　论从阴阳诊治不寐※*

不寐一症，责在营卫之偏胜，阴阳之离合，医家于卫气不得入阴之旨，而细心体会之，则治内虚不寐也，亦何难之有哉？夫卫气昼行于阳二十五度而主寤，夜行于阴二十五度而主寐，平人夜卧之时，呵欠先之者，以阳引而升，阴引而降，阴阳升降，然后渐入睡乡矣。若肝肾阴亏之辈，阳浮于上，营卫不交，神明之地，扰乱不宁，万虑纷纭，却之不去，由是上则两颧赤，中则胃脘胀，下则小便数，而坐以待旦，欲求其目瞑也，得乎？又尝见初睡之时，忽然跳跃似惊而醒，医以为心虚胆怯而始有此，孰知有大谬不然者。何也？缘阳升而阴降，阴阳交合，有造化自然之妙，奈营弱卫强，初入之时，契合浅而脱离快，升者复升，降者复降，形体之间，自不觉如有所坠，而斯时复寤寐矣。明乎此，则治阴虚不寐者，必须壮水之主，以镇阳光。盖水壮则火熄，心静则神藏。乙癸同源，而藏魂之脏，亦无相火妄动之患。倘其人本体阳虚，虚阳浮越而不寐，又宜归脾、八味之属，阴阳相济，益火之源。盖阳生则阴长，逆治则火藏而心神自安其位耳。至于外感时疫而不寐者，乃邪气之耗扰；内伤停滞而不寐者，乃胃中之乖戾。更有喘咳不休、诸痛不止、疟痢不愈而不寐者，无非本症之累，及但治其受困之由，而无有不酣睡者矣。虽然，治外因者，投药易治；内因者，投药难效。先君子于阴不维阳，达旦不寐一症，专用纯甘之味，加入犀角、羚羊角、龟板、虎睛、琥珀、龙齿、珍珠之属，以物之灵，而引人之灵，两相感召，神有凭依，诚法中之善者也。彼逍遥散之疏肝，补心丹之安神，温胆汤之化痰，未为不善，是在用之者焉为何如耳！

余夜梦同一道者谈医于不寐症，犹记几句云：火熄则气平，心静则神敛，营卫交而心肾通，万虑消而魂魄藏。心依于息，息依于心，高枕安卧矣。醒时思之，觉卫气不得交于阴之旨，确乎不易也。

——清·汪蕴谷《杂症会心录·卷下·不寐》

【提要】　本论主要阐述从阴阳诊治不寐。要点如下：其一，治阴虚不寐者，当壮水之主，以镇阳光。如属阳虚，虚阳浮越而不寐，宜归脾丸、八味丸之类。其二，在治疗中，强调用甘补之药加动物类重镇之品可获显效，即所谓"以物之灵，而引人之灵，两相感召，神有凭依"。还指出临床当据证选方而不可拘泥。

沈金鳌 论不寐辨治※*

不寐，心血虚而有热病也。然主病之经，虽专属心，其实五脏皆兼及也。盖由心血不足者，或神不守舍，故不寐，宜归脾汤、琥珀养心丹。有由肝虚而邪气袭之者，必至魂不守舍，故卧则不寐，怒益不寐，以肝藏魂、肝主怒也，宜珍珠丸。有由真阴亏损，孤阳漂浮者，水亏火旺，火主乎动，气不得宁，故亦不寐。何者？肺为上窍，居阳分至高；肾为下窍，居阴分最下；肺主气，肾藏气，旦则上浮于肺而动，夜则下入于肾而静，仙家所谓子藏母胎，母隐子宫，水中金也。若水亏火旺，肺金畏火，不纳肾水，阴阳俱动，故不寐，法宜清热，宜六味丸加知、柏。有由胃不和者，胃之气本下行，而寐亦从阴而主下，非若寤之从阳主上。今胃气上逐，则壅于肺而息有音，得从其阴降之道，故亦不寐，宜橘红、甘草、金石斛、茯苓、半夏、神麦、山楂。总之，不寐之由，在肝则不快之状多见于左，在肺则不快之状多见于右，在心则不快之状多见于上部之中，在胃则不快之状多见于胸腹之中，在肾则不快之状多见于下部之中，须分经而治。

若因杂症所致，及传经移邪，又当细究。试详言之：劳心之人多不寐，宜养心汤治之；年高之人多不寐，宜六君子汤加黄芪、枣仁；痰多之人多不寐，宜温胆汤；虚烦之人多不寐，宜酸枣仁汤。此其大较也。而亦有通宵不寐者，宜安卧如神汤。有寐即惊醒者，宜鳖甲羌活汤。有喘不得寐者，宜苏子竹茹汤。有虚劳烦热不寐者，宜枣半汤。有肝虚惊悸不寐者，宜四君子汤加白芍、枣仁。有大病后虚烦不寐者，宜二陈汤加芡实、竹茹。有方卧即大声鼾睡，少顷即醒，由于心肺有火者，宜加味养心汤。有不能正偃，由于胃不调和者，宜和胃汤。兼肺气盛，必泻肺，宜参白散。有劳心胆冷，夜卧不寐者，宜定志元加枣仁、柏子仁、朱砂、乳香为衣，或加味温胆汤。有癫狂病发，火盛痰壅不寐者，宜辰砂散。有伤寒吐下后，虚烦不寐者，宜酸枣汤。有心胆俱怯，触事易惊，梦多不祥，虚烦不寐者，宜温胆汤。有失志郁抑，痰涎沃心，怔忡不寐者，宜温胆汤、加味温胆汤、加味二陈汤。有思虑过度，因脾主思，致脾经受邪，两手脉缓，经年累月不寐者，宜益气安神汤。有神气不宁，每卧则魂魄飞扬，觉身在床而神魂离体，惊悸多魇，通夕不寐者，此名离魂症。由肝藏魂，肝虚邪袭，魂无所归，故飞扬离体也，宜前后服真珠母丸、独活汤。不寐之症状，固如此其多矣，盖可忽乎哉！总之，怔忡以下诸病，都缘痰涎沃心，心气不足，以至变生种种。若凉心太过，则心火愈微，痰涎愈盛，渐至难治，故必以理痰顺气、养心安神为第一义。

——清·沈金鳌《杂病源流犀烛·卷六·不寐源流》

【提要】　本论主要阐述不寐的辨证施治。要点如下：其一，不寐"虽专属心，其实五脏皆兼及也"。如心血不足、肝虚邪侵、水亏火旺、胃不和等，均可致不寐。其二，在杂病之中可见到各种类型的不寐。如有通宵不寐者，有寐即惊醒者，有喘不得寐者，有虚劳烦热不寐者，有肝虚惊悸不寐者，有大病后虚烦不寐者，有方卧即大声鼾睡而少顷即醒者，有胃不调和而不能正卧者。论中根据不寐的各种证候，均附以相应治疗方剂。

郑寿全 论不卧辨治※*

按不卧一证，有因外邪扰乱正气而致者，有因内伤已久，心肾不交而致者，有因卒然大吐、大泻而致者，有因事势逼迫，忧思过度而致者。

因外感而致者，由邪从外入，或在皮肤，或在肌肉，或在经腧，或在血脉，或在脏腑，正气受伤，心君不宁，故不得卧。必须去其外邪，正复神安，始能得卧。医者当审定邪之所在，如汗出不透者透之，热郁不泄者泄之，气化不得化者化之，枢机失运者运之，可吐者吐之，可下者下之，可温者温之，可凉者凉之，按定浅深病情提纲，自然中肯。

因内伤而致者，由素秉阳衰，有因肾阳衰而不能启真水上升以交于心，心气即不得下降，故不卧；有因心血衰，不能降君火以下交于肾，肾水即不得上升，亦不得卧。其人定见萎靡不振，气短神衰，时多烦躁。法宜交通上下为主，如白通汤、补坎益离丹之类。

因吐泻而致者，由其吐泻伤及中宫之阳，中宫阳衰，不能运津液而交通上下。法宜温中，如吴茱萸汤、理中汤之类。

因忧思而致者，由过于忧思，心君浮躁不宁，元神不得下趋，以交于阴，故不得卧。此非药力可医，必得事事如意，神气安好，自然能卧。若欲治之，亦只解郁而已，如归脾汤、鞠郁丸之类。

近来市习，一见不卧，便谓非安魂定魄不可。不知外感、内伤，皆能令人不卧，不可不辨也。

——清·郑寿全《医法圆通·卷二·不卧》

【提要】 本论主要阐述不卧的辨证施治。要点如下：其一，指出外邪扰乱正气，内伤心肾不交，卒然大吐、大泻，或因事势逼迫，忧思过度，皆可导致不卧。其二，治疗上，因外邪所致者，必须去其外邪；因内伤所致者，法宜交通上下为主；因吐泻伤及中阳所致者，法宜温中；忧思而致者，法宜解郁。

唐宗海 不得卧与不寐综论※*

卧者，身着席，头就枕之谓也。寐者，神返舍，息归根之谓也。不得卧寐之证，杂病犹少，失血家往往有之。

不得卧有二证，一是胃病，一是肺病。

胃病不得卧者，阴虚则邪并于阳，烦躁不卧，此与《伤寒论》阳明篇，微热喘冒不得卧者，为胃有燥屎之义同，三一承气汤治之。若无燥结，但系烦热者，竹叶石膏汤、白虎汤治之。兼理血分，则宜用玉烛散、玉女煎。又有胃中宿食，胀闷不得卧者，越鞠丸加山楂、麦芽、莱菔子。盖阳明主阖，和其胃气，使得还其主阖之令，斯能卧矣。

肺病不得卧者，肺为华盖，立则叶垂，卧则叶张。水饮冲肺，面目浮肿，咳逆倚息，卧则肺叶举而气益上，故咳而不得卧，葶苈大枣泻肺汤，攻去其水，则得卧矣。或二陈汤加干姜、细辛、五味子，温利水饮亦可。若是火逆之气，挟痰上冲者，则又宜水火兼泻。痰甚者，消化丸主之。火甚者，滚痰丸主之。平剂则宜二陈汤，加柴胡、瓜蒌、黄芩、旋复花、杏仁、姜汁、竹沥，保和汤亦治之。若无痰饮，但是火气上冲者，其人昼日不咳，卧则咳逆，气不得息，乃肺痿叶焦，卧则肺叶翘举，气随上冲，咳呛不已，宜清燥救肺汤，加生地黄、瓜蒌根、百合、五味子以敛之，再加钟乳石以镇降之。且肺之津生于肾中，如肾水不能上济上焦，冲气逆上，咳不得卧者，当从肾治之，六味丸加参麦散，再加牛膝以引气下行，加磁石以吸金气，使归于根。

不寐之证有二：一是心病，一是肝病。

心病不寐者，心藏神，血虚火妄动，则神不安。烦而不寐，仲景黄连阿胶汤主之。阴虚痰扰，神不安者，猪苓汤治之。一清火，一利水。盖以心神不安，非痰即火，余每用朱砂安神丸，加茯苓、琥珀，或用天王补心丹。

肝病不寐者，肝藏魂，人寐则魂游于目，寐则魂返于肝。若阳浮于外，魂不入肝，则不寐。其证并不烦躁，清睡而不得寐，宜敛其阳魂，使入于肝，二加龙骨汤，加五味子、枣仁、阿胶治之。又或肝经有痰，扰其魂而不得寐者，温胆汤加枣仁治之。肝经有火，多梦难寐者，酸枣仁汤治之，或滑氏补肝散，去独活，加巴戟，四物汤加法夏、枣仁、冬虫夏草、龙骨、夜合皮，亦佳。

又按：魂虽藏于肝，于昼游于目，目在面部，乃肺胃之所司。肺胃之气，扰而不静，亦能格魂于外，使不得返也，宜生地黄、百合、麦冬、知母、枳壳、五味子、白芍、甘草、枣仁、天花粉、茯苓治之，人参清肺汤亦治之。又有虚悸、恐怖、不寐之证，仁熟散治之。思虑终夜不寐者，归脾汤加五味治之。

梦乃魂魄役物，恍有所见之故也。魂为病，则梦女子花草神仙欢喜之事，酸枣仁汤治之。魄为病，则梦惊怪鬼物争斗之事，人参清肺汤加琥珀治之。梦中所见，即是魂魄，魂善魄恶，故魂梦多善，魄梦多恶。然魂魄之所主者，神也。故安神为治梦要诀，益气安神汤治之。又有痨虫生梦，照痨虫法治之。又有梦而遗精，详遗精门。

再按：睡而恶明喜暗者，火邪也。侧卧不得转身者，少阳之枢机不利也。侧卧一边者，详咳嗽门。

——清·唐宗海《血证论·卷六·卧寐》

【提要】 本论主要阐述不得卧与不寐的病因病机及辨证施治。要点如下：其一，不得卧，多病在肺、胃。或因肺病呼吸困难而致不能平卧，或属"胃不和则卧不安"。故治疗重在肺、胃，论中附有证治方药。其二，不寐有病在心、肝者。在心者，多属心血虚、虚火妄动，或阴虚痰扰所致；在肝者，多属阳浮于外，魂不入肝；或肝经有火、肝经有痰等所致。故治疗重在心、肝，论中附有证治方药。

2.11 呆　　证

呆证是以愚傻蠢笨、智能低下善忘等为主要特征的精神损伤性病证。多见于老年人。轻者神情淡漠，寡言少语，反应迟钝，善忘；重者终日不语，或闭门独居，或口中喃喃，言辞颠倒，行为失常，忽笑忽哭，或不欲食，数日不知饥饿等。本病多由年老体虚、七情内伤、久病耗损等致气血不足，肾精亏虚，痰瘀阻痹，渐使脑髓空虚，脑髓失养所致。病理性质多属于本虚标实，本虚为肾精亏虚、气血亏虚，标实是气、火、痰、瘀内阻于脑，临床上以虚实夹杂证多见。

总以补虚益损、解郁散结为治疗大法。虚证，填精补髓，健脾补肾，益气养血；实证，化痰开窍，清心平肝，活血通络，解毒化浊。同时以精神调理、智能训练和生活护理等配合药物治疗，以利于康复。

◀ 张介宾 论痴呆的发病与治疗 ※※ ▶

痴呆证，凡平素无痰，而或以郁结，或以不遂，或以思虑，或以疑贰，或以惊恐，而渐致痴呆。言辞颠倒，举动不经，或多汗，或善愁，其证则千奇万怪，无所不至。脉必或弦或数，或大或小，变易不常。此其逆气在心或肝胆二经，气有不清而然。但察其形体强壮，饮食不减，别无虚脱等证，则悉宜服蛮煎治之，最稳最妙。然此证有可愈者，有不可愈者，亦在乎胃气、元气之强弱，待时而复，非可急也。凡此诸证，若以大惊猝恐，一时偶伤心胆而致失神昏乱者，此当以速扶正气为主，宜七福饮，或大补元煎主之。

——明·张介宾《景岳全书·卷之三十四天集·杂证谟·癫狂痴呆·论治》

【提要】 本论主要阐述痴呆的病因病机、辨证施治。要点如下：其一，《景岳全书》首列痴呆为独立疾病，指出其病因为情志郁结、思虑或惊吓，以言辞颠倒，行为异常，症状千奇百怪为特征，其发病"渐至"而成。其二，病位在心及肝胆经，多见虚实夹杂之证。实证，治以养正除邪，服蛮煎；虚证，治以扶助正气，服七福饮，或大补元煎。其三，强调痴呆的预后在于"胃气、元气之强弱"，体现了重用温补的学术思想。

◀ 陈士铎 痴呆综论 ※※ ▶

人有终日不言不语，不饮不食，忽笑忽歌，忽愁忽哭，与之美馔则不受，与之粪秽则无辞，与之衣不服，与之草木之叶则反喜，人以为此呆病，不必治也。然而呆病之成，必有其因。大约其始也，起于肝气之郁；其终也，由于胃气之衰。肝郁则木克土，而痰不能化，胃衰则土制水，而痰不能消，于是痰积于胸中，盘据于心外，使神明不清，而成呆病矣。治法开郁逐痰，健胃通气，则心地光明，呆景尽散也。方用洗心汤：

人参（一两） 茯神（一两） 半夏（五钱） 陈皮（三钱） 神曲（三钱） 甘草（一钱） 附子（一钱） 菖蒲（一钱） 生枣仁（一两）

水煎，半碗灌之，必熟睡，听其自醒，切不可惊醒，反至难愈也。

此等病似乎有祟凭之，然而实无祟也；即或有祟不可治邪，补正而邪自退。盖邪气之实，亦因正气之虚而入之也。此方补其正气，而绝不去祛邪，故能一剂而奏效，再剂而全愈。或谓此病既是正虚无邪，何以方中用半夏、陈皮如是之多乎？不知正虚必然生痰，不祛痰则正气难补，补正气而因之祛邪，是消痰仍是补正也。虽然痰消而正气旺，是痰即邪也。补正而佐以攻痰，引祛痰之药直入于心宫，以扫荡其邪，邪见正气之旺，安得不消灭于无踪哉？或又谓呆病既成于郁，不解郁而单补正以攻痰，何以能奏功如此？不知呆病之来，其始虽成于郁，然郁之既久而成呆，其从前之郁气，久则尽亡之矣。故但补胃气以生心气，不必又始肝气以舒郁气也。此症用还神至圣汤亦神。

人参（一两） 白术（二两） 茯神 生枣仁（各五钱） 广木香 天南星 荆芥（各三

钱) 甘草 良姜 附子 枳壳（各一钱） 菖蒲（五分）

水煎灌之，听其自卧，醒来前症如失。

人有呆病终日闭户独居，口中喃喃，多不可解，将自己衣服用针线密缝，与之饮食，时用时不用，尝数日不食，而不呼饥，见炭最喜食之，谓是必死之症，尚有可生之机也。夫呆病而至于喜粪，尚为可救，岂呆病食炭，反忍弃之乎？盖喜粪乃胃气之衰，而食炭乃肝气之燥。凡饮食之类，必入于胃，而后化为糟粕，是粪乃糟粕之余也。糟粕宜为胃之所不喜，何以呆病而转喜之乎？不知胃病则气降而不升，于是不喜升而反喜降，糟粕正胃中所降之物也，见粪而喜者，喜其同类之物也。然而呆病见粪则喜，未尝见粪则食也。若至于食粪，则不可治矣，以其胃气太降于至极耳。夫炭乃木之烬也，呆病成于郁，郁病必伤肝木，肝木火焚以伤心，则木为心火所克，肝中之血尽燥，而木为焦枯之木矣。见炭而喜食者，喜其同类而食之，思救其肝木之燥耳。然而可生之机，全在食炭。夫炭本无滋味，今食之而如饴，是胃气之未绝也。治其胃气，而祛其痰涎，则呆病可愈也。方用转呆丹。

人参（一两） 白芍（三钱） 当归（一两） 半夏（一两） 柴胡（八钱） 生枣仁（一两） 附子（一钱） 菖蒲（一两） 神曲（五钱） 茯神（一两） 天花粉（三钱） 柏子仁（五钱）

水十碗，煎一碗，使强有力者，抱住其身，另用二人执拿其两手，以一人托住其下额，一人将羊角去尖，插其口灌之。倘不肯服，不妨以杖击之，使动怒气，而后灌之，服后必然骂詈，少顷必倦而卧，听其自醒，切不可惊动，自醒则全愈，否则止可半愈也。

此方大补其心肝之气血，加之祛痰开窍之药，则肝中枯竭得滋润而自苏，心内寡弱，得补助而自旺，于是心气既清，肝气能运，力能祛逐痰涎，随十二经络而尽通之，何呆病而不可愈哉！倘或惊之使醒，则气血不得尽通，而经络不得尽转，所以止可半愈也。然能再服此汤，亦未有不全愈者矣。此症用苏心汤亦神效。

白芍 当归（各三两） 人参 茯苓（各一两） 半夏 炒栀子 柴胡（各三钱） 附子（三分） 生枣仁（五钱） 吴茱萸 黄连（各五分）

水十碗，煎一碗，灌之，听其自醒，醒来病如失。

人有一时而成呆病者，全不起于忧郁，其状悉与呆病无异，人以为有祟凭之也，谁知是起居失节，胃气伤而痰迷之乎？夫胃属土，喜火之生者也。然而火能生土，而亦能害土，火不来生，则土无生气，火过来生，则土有死气矣。虽然土中之火本生土者也，如何生土者反能害土？岂火为外来之邪火，而非内存之正火乎！孰知邪火固能害土，而正火未尝不害土也。正火者，土中之真火，如何能害土乎？盖正火而能养，则火且生土以消食，正火而相伤，则火且害土以成痰，痰成而复伤其胃土，则火且迷心，轻则成呆，而重则发厥矣。起居失节，则胃中劳伤，不生气而生痰。一时成呆者，乃痰迷于心脘之下，尚未直入于心包之中也。倘入心包，则人且立亡矣。治法宜生其胃气，而佐之消痰之品，则痰迷可以再开，不必竟治其呆也。方用启心救胃汤。

人参（一两） 茯苓（一两） 白芥子（三钱） 菖蒲（一钱） 神曲（三钱） 半夏（二钱） 南星（二钱） 黄连（一钱） 甘草（一钱） 枳壳（五分）

水煎服。一剂而痰解，再剂而神清，三剂而呆病如失，不再呆也。

此方全去救心，正所以救胃也。盖胃为心之子，心气既清，而胃气安有不清者乎？母清而子亦清也。设作呆病治之，亦用附子斩关直入，则火以助火，有顷刻发狂而死矣。总之呆病成于岁月之久,而不成于旦夕之暂,若一时而成呆者,非真呆病也。故久病宜于火中补胃以消痰,而猝病宜于寒中补胃以消痰,又不可不知也。此症用指迷汤亦效。

人参(五钱) 白术(一两) 半夏 神曲(各三钱) 南星 甘草(各一钱) 陈皮 菖蒲(各五分) 附子(三分) 肉豆蔻(一枚)

水煎服。四剂愈。

——清·陈士铎《辨证录·卷之四·呆病门(六则)》

【提要】 本论主要阐述痴呆的病因病机、嗜食和新久病辨证施治理论。要点如下:其一,《辨证录》专设"呆病门",将痴呆称为"呆病"。认为痴呆多由忧郁和起居失节,郁之日久而成,而一时起居失节,胃气受伤,痰迷心窍也会导致痴呆,故痴呆有新病、久病之分。久病一是肝郁克伐脾土,湿痰自生,痰蒙心窍,致神明不清,非为鬼祟所致。治以开郁逐痰、健胃通气,方用洗心汤。二是肝郁火旺,心肝血虚,神无所养。治以大补心肝之血,同时辅以祛痰开窍之药,方用转呆丹。新病为一时起居失节,胃气受伤,痰凝心窍所致。治以生胃气,佐之消痰,方用启心救胃汤。其二,指出痴呆之人的不同嗜食,是同气相求,可以据此辨证施治痴呆脏腑病位或胃气的虚损程度。指出"食炭"尤有"可生之机",而"喜粪"又区别于"食粪","喜粪"者胃气衰,仍可治,"食粪"者胃气衰极,不可治。其三,治疗上,新病温补"寒中补胃以消痰",久病凉补"火中补胃以消痰"。其四,强调服药后,自然入睡、睡醒,不可强行叫醒。

陈士铎 论痴呆病因与治疗※*

呆病郁抑不舒,愤怒而成者有之,羞恚而成者有之,方用人参一两,柴胡一两,当归一两,白芍四两,半夏一两,甘草五钱,生枣仁一两,天南星五钱,附子一钱,菖蒲一两,神曲五钱,茯苓三两,郁金五钱,水十碗,煎一碗,灌之。批:救呆至神汤。彼必不肯饮,以双手执其头发,两人拿其左右手,以一人托住下颏,一人将羊角去尖,插入其口,一人以手拿住其头,一人倾药入羊角内灌之。倘或吐出,不妨,益妙,尽灌完为止。彼必骂詈,少顷人困欲睡,听其自醒,切勿惊动,使彼自醒来,则痊愈。惊醒来,则半愈矣。此生治之又一法也。……后呆病之方,妙在用柴胡以舒泄其不得意之气,又有白芍佐之,肝气一舒,心脉自散。又妙用祛痰之剂,杂之于参、苓之内,则正气足而邪气自散。尤妙用菖蒲开窍之神品,同群共入,见匙即开。重关领禁之人,一旦再享春风之乐,是谁之功哉?生治法如何可尽,举一而悟其余耳。

——清·陈士铎《石室秘录·卷一(礼集)·生治法》

雷公真君曰:呆病如痴而默默不言也,如饥而悠悠如失也,意欲癫而不能,心欲狂而不敢,有时睡数日不醒,有时坐数日不眠,有时将己身衣服密密缝完,有时将他人物件深深藏掩,与人言则无语而神游,背人言则低声而泣诉,与之食则厌薄而不吞,不与食则吞炭而若快。此等症,虽有祟凭之,实亦胸腹之中无非痰气,故治呆无奇法,治痰即治呆也。然而痰势最盛,呆气最深,若以寻常二陈汤治之,安得获效?方用逐呆仙丹:人参一两,白术二两,茯神三两,半夏五钱,白芥子一两,附子五分,白薇三钱,菟丝子一两,丹砂三钱,研末,先将各药煎汤,调丹砂末，与半碗，彼不肯服，以炭给之，欣然服矣。又给之，又服半碗，然后听其自便，彼必倦怠欲卧矣。乘其睡熟，将其衣服被褥，尽行火化，单留身上所服之衣，另用新被盖之，切不可惊醒。此一睡，有睡至数日者，醒来必觅衣而衣无，觅被而被非故物，彼必大哭，然后又以前药与一剂，必不肯服，即给之炭，亦断不肯矣，不妨以鞭责之，动其怒气，用有力之人，将前药执而灌之。彼必大怒，已而又睡去矣。此时断须预备新鲜衣服被褥等项，俟其半日即醒，彼见满房皆是亲人，心中恍然如悟，必又大哭不已，诸人当以好言劝之，彼必说出鬼神之事，亲人说幸某人治疗，已将鬼神尽行祛遣，不必再虑，彼听之欣然而病亦痊愈矣。此方之妙，妙在大补心脾，以茯神为君，使痰在心者，尽祛之而出，其余消痰之药，又得附子引之，无经不入，将遍身上下之痰，尽行祛入膀胱之中而消化矣。白薇、菟丝子皆是安神妙药，而丹砂镇魂定魄，实多奇功，所以用之而奏效也。

——清·陈士铎《石室秘录·卷六（数集）·呆病》

【提要】　本论主要阐述痴呆的病因和治疗。要点如下：其一，认为因情志不畅所致的痴呆，治疗宜疏肝祛痰，其详细描述治疗痴呆的过程，强调在服药的同时，"听其自醒，切勿惊动"。其二，陈氏在《石室秘录》中更进一步说明痴呆程度与痰浊的关系，"痰势最盛，呆气最深"。其指出"治呆无奇法，治痰即治呆"，强调在治痰之时，还要补心脾，安神定志，同时注重心理疏导，排除郁结。

王清任　脑髓说[*]

灵机记性不在心在脑一段，本不当说，纵然能说，必不能行；欲不说，有许多病，人不知源，思至此，又不得不说。不但医书论病，言灵机发于心，即儒家谈道德，言性理，亦未有不言灵机在心者。因始创之人，不知心在胸中，所办何事。不知咽喉两旁，有气管两根，行至肺管前，归并一根入心，由心左转出，过肺入脊，名曰卫总管，前通气府、精道，后通脊，上通两肩，中通两肾，下通两腿，此管乃存元气与津液之所。气之出入，由心所过，心乃出入气之道路，何能生灵机，贮记性？灵机记性在脑者，因饮食生气血，长肌肉，精汁之清者化而为髓，由脊骨上行入脑，名曰脑髓。盛脑髓者，名曰髓海。其上之骨，名曰天灵盖。两耳通脑，所听之声归于脑。脑气虚，脑缩小，脑气与耳窍之气不接，故耳虚聋；耳窍通脑之道路中，若有阻滞，故耳实聋。两目即脑汁所生，两目系如线，长于脑，所见之物归于脑。瞳人白色是脑汁下注，名曰脑汁入目。鼻通于脑，所闻香臭归于脑。脑受风热，脑汁从鼻流出，涕浊气臭，名曰脑漏。看小儿初生时，脑未全，囟门软，目不灵动，耳不知听，鼻不知闻，舌不言；至周岁，脑渐生，囟门渐长，耳稍知听，目稍有灵动，鼻微知香臭，舌能言一二字；至三四岁，脑髓渐满，囟门长全，耳能听，目有灵动，鼻知香臭，言语成句。所以小儿无记性者，脑髓未满；高年无记性者，脑髓渐空。李时珍曰：脑为元神之府。金正希曰：人之记性皆在脑中。汪切庵曰：今人每记忆往事，必闭目上瞪而思索之。脑髓中一时无气，不但无灵机，必死一时；一刻无气，必死一刻。

试看痫症，俗名羊羔风，即是元气一时不能上转入脑髓。抽时正是活人死脑袋。活人者，腹中有气，四肢抽搐；死脑袋者，脑髓无气，耳聋，眼天吊如死。有先喊一声而后抽者，因脑先无气，胸中气不知出入，暴向外出也。正抽时胸中有漉漉之声者，因津液在气管，脑无灵机之气，使津液吐咽，津液逗留在气管，故有此声。抽后头疼昏睡者，气虽转入于脑，尚未足也。小儿久病后，元气虚抽风，大人暴得气厥，皆是脑中无气，故病人毫无知识。以此参考，岂不是灵机在脑之证据乎！

——清·王清任《医林改错·卷上·脑髓说》

【提要】　本论主要阐述脑髓的功能，并将呆病归于脑。要点如下：其一，王清任在《医林改错》中提出了"脑髓说"，强调"灵机记性不在心在脑"，将人的精神、意识、思维活动和视、听、嗅等统归于脑，明确将痴呆归结于脑病，认为痴呆的病因是髓海不足，病机是年老髓海渐空，气血不足，脑髓失养，出现"脑气虚，脑缩小"。其二，王氏将小儿健忘和老年痴呆进行区分，指出小儿无记性是因为"髓海未满"，而老年无记性是因为"髓海渐空"。

2.12　健　　忘

健忘是指记忆减退、遇事易忘的病证。又称为"善忘""喜忘""好忘"，一般无认知损害，且生活如常，一部分可能是痴呆的早期表现，一部分则是作为独立病证存在。多由于思虑过度，劳倦内伤，年老精衰，久病入络等所致。基本病机是心脾虚损，肾虚髓减，心肾不交，气血阴精不足导致元神失养，或痰浊上犯，或气滞血瘀，导致清窍被蒙。本病治疗原则是补虚泻实。虚证，治以补肾填髓、补益气血；实证，治以活血化瘀、化痰开窍。同时配合精神调理、智能训练和生活护理等康复治疗。年老体衰而健忘，多属生理衰退的现象，与因病而致健忘不同，药物难以取效。

《灵枢》　营卫失养健忘论※*

黄帝曰：人之善忘者，何气使然？岐伯曰：上气不足，下气有余，肠胃实而心肺虚，虚则营卫留于下，久之不以时上，故善忘也。

——《灵枢·大惑论》

【提要】　本论主要阐述健忘的病机。健忘，《内经》称为"善忘"。本句张介宾注："下气有余，对上气不足而言，非谓下之真实也。心肺虚于上，营卫留于下，则神气不能相周，故为善忘，阳衰于上之兆也。"认为营卫气血不能上营，使神气失养，导致健忘。

张仲景　论健忘从瘀血论治※*

阳明证，其人喜忘者，必有蓄血。所以然者，本有久瘀血，故令喜忘。屎虽硬，大便反易，其色必黑者，宜抵当汤下之。

——汉·张仲景《伤寒论·卷第四·辨阳明病脉证并治》

【提要】　本论主要阐述瘀血健忘的病因病机及治疗。要点如下：其一，阳明邪热与宿有的瘀血相结，血热相结于下，心肺气血虚于上，神明失养，导致健忘。其二，抵当汤是张仲景专为下焦蓄血证所设的一首方剂，张氏主张以抵挡汤通导大便，破血去瘀，瘀随便去，"喜忘"自愈。

《圣济总录》　论健忘从心血虚论治※*

论曰：健忘之病，本于心虚，血气衰少，精神昏愦，故志动乱而多忘也。盖心者，君主之官，神明出焉。苟为怵惕思虑所伤，或愁忧过损，惊惧失志，皆致是疾。故曰愁忧思虑则伤心，心伤则喜忘。

治心善忘，小便赤黄，多梦亡人，或梦居水中，惊恐惕惕，目视眈眈，不欲闻人声，食不知味，安神定志人参汤方。

人参　甘草（炙，各二两）　半夏（汤洗去滑七遍，三两）　龙骨（炙）　远志（去心，各六两）　麦门冬（去心）　石膏　熟干地黄（各四两）

上八味粗捣筛，每服五钱匕，水一盏半，入大枣二枚劈破，小麦五十粒，煎取八分，去滓，入炙阿胶一片，饴糖半匙，再煎少顷，食后温服，日三。

治惊恐失志健忘，桂心汤方。

桂（去粗皮）　白龙骨（炙）　防风（去叉）　远志（去心）　麦门冬（去心）　牡蛎（烧研）　甘草（炙，各一两）　茯神（去木，五两）

上八味，锉如麻豆，每服五钱匕，水一盏半，入大枣二枚劈破，煎至七分，去滓，空心温服，日三。

治心失志善忘，龟甲散方。

龟甲（炙）　木通（锉）　远志（去心）　菖蒲（各半两）

上四味，捣罗为细散，空腹，酒调方寸匕，渐加至二钱匕。

——宋·赵佶《圣济总录·卷第四十三·心脏门·心健忘》

【提要】　本论主要阐述健忘的病因病机及辨证施治。要点如下：其一，健忘因心血虚所致。心藏神，主神志，心血亏虚，血不养神，神气失守，故健忘。另外，忧思过度而伤脾，惊惧过度伤心神，心脾两虚，亦致健忘。强调了情志因素对健忘的影响。其二，治以养心安神，并根据不同症状辨证施治。对于心善忘之证，治以安神定志，用人参汤。对于惊恐失志健忘之证，治以桂心汤。对于心失志善忘之证，治以龟甲散。

陈无择　心脾虚健忘论*

脾主意与思，意者记所往事，思则兼心之所为也。故论云，言心未必是思，言思则必是心，破外人议思心同时，理甚明也。今脾受病，则意舍不清，心神不宁，使人健忘，尽心力思量不来者是也。或曰：常常喜忘，故谓之健忘，二者通治。

——宋·陈无择《三因极一病证方论·卷之九·健忘证治》

【提要】　本论主要阐述健忘的病因病机。要点如下：陈无择继承了《内经》五脏藏神的思想，认为健忘和心脾密切相关。心藏神，主神志，亦主思虑；脾藏意，在志为思。今"脾受病，则意舍不清，心神不宁，使人健忘"，提出心脾两虚是健忘的重要原因。

◀ 严用和　思虑过度健忘论治 ※*

夫健忘者，常常喜忘是也。盖脾主意与思，心亦主思，思虑过度，意舍不清，神宫不职，使人健忘。治之之法，当理心脾，使神意清宁，思则得之矣。

归脾汤

治思虑过度，劳伤心脾，健忘怔忡。

白术　茯神（去木）　黄芪（去芦）　龙眼肉　酸枣仁（炒，去壳，各一两）　人参　木香（不见火，各半两）　甘草（炙，二钱半）

上㕮咀，每服四钱，水一盏半，生姜五片，枣子一枚，煎至七分，去滓，温服，不拘时候。

——宋·严用和《严氏济生方·惊悸怔忪健忘门·健忘论治》

【提要】　本论主要阐述健忘的病因病机及治疗。要点如下：严用和在陈无择心脾病健忘的基础上，提出"思虑过度，意舍不清，神宫不职"，是引起健忘的主要原因。主张治疗健忘，应当调理心脾，创载归脾汤补益心脾。此方将健忘的理、法、方、药贯通，常被后世医家选用。

◀ 朱丹溪　论痰浊健忘病因病机 ※*

健忘精神短少者多，亦有痰者。

戴云：健忘者，为事有始无终，言谈不知首尾，此以为病之名，非比生成之愚顽不知人事者。

附录：健忘者，此证皆由忧思过度，损其心胞，以致神舍不清，遇事多忘，乃思虑过度，病在心脾。又云：思伤脾，亦令朝暮遗忘，治之以归脾汤，须兼理心脾，神宁意定，其证自除也。

——元·朱丹溪撰，明·程充校补《丹溪心法·卷四·健忘》

【提要】　本论主要阐述健忘的病因病机。要点如下：戴氏，即戴思恭，著有《秘传证治要诀及类方》等。其一，朱丹溪认为健忘一病，病因多为精神虚弱，痰饮内蕴。强调了痰浊对健忘的影响，痰湿重浊，阻遏清阳，上扰心神，导致健忘。其二，戴思恭补充指出健忘区别于先天愚傻，是由于后天因素所引起，两者需要加以区分。其三，朱氏的弟子认为心脾亏虚是健忘的另外病因，思虑过度，心脾亏虚，运化失常，精气不能上注，最后神舍不清而致健忘。其指出对于健忘的治疗宜用归脾汤，调理心脾，使得心神安定，疾病自痊。

◀ 李　梴　论惊悸怔忡健忘的区别 ※*

惊悸惕惕不自定，如人将捕曰怔忡；

思虑过度及因大惊大恐，以致心虚停痰，或耳闻大声，目见异物，临危触事，便觉惊悸，甚则心跳欲厥，脉弦濡者，虚也。血虚，四物汤、茯神汤、妙香散、朱砂安神丸；气血俱虚，人参养荣汤、养心汤。时作时止者，痰也，二陈汤加白术、黄连、远志、竹沥、姜汁。怔忡因惊悸久而成，痰在下，火在上故也，温胆汤加黄连、山栀、当归、贝母。气郁者，四七汤加茯神、远志、竹沥、姜汁，或十味温胆汤、金箔镇心丸。停饮胸中漉漉有声，怏怏不安者，二陈汤加茯神、槟榔、麦门冬、沉香，或朱雀丸。

又有健忘非质钝，精神短少痰相攻。

怔忡久则健忘，三证虽有浅深，然皆心脾血少神亏，清气不足，痰火浊气上攻，引神归舍丹主之。亦有所禀阴魂不足善忘者，当大补气血及定志丸。如老年神衰者，加减固本丸。三证通用归脾汤、仁熟散、梦授天王补心丹、寿星丸、参枣丸。

——明·李梴《医学入门·外集·卷四·杂病分类·内伤类·痰类·惊悸怔忡健忘》

【提要】　本论主要阐述惊悸、怔忡、健忘的区别。要点如下：其一，李梴认为惊悸、怔忡、健忘三者都是由于心脾血虚，痰浊上扰而致，病程长短不同，惊悸日久则怔忡，而怔忡日久则健忘。三证在治疗上皆可补心脾气血，调理心肾阴阳。其二，在肯定心脾两虚的基础上指出：健忘的发生与痰浊上攻、禀赋不足及年老神衰密切相关；惊悸是因为情志过极，心虚停痰而致；怔忡多因痰在下，火在上而致。强调要注意三者病因病机和治疗用药的区别。

李中梓　心肾不交健忘论※*

《经》曰：上气不足，下气有余，肠胃实而心气虚，虚则营卫留于下，久之不以时上，故善忘也。上气者，心家之清气也；下气者，肠胃之浊气也。营卫留于下，则肾中之精气不能时时上交于心，故健忘。肾盛怒而不止则伤志，志伤则喜忘其前言。怒本肝之志，而亦伤肾者，肝肾为子母，气相通也。肾藏志，志伤则意失而善忘其前言也。血并于下，气并于上，乱而喜忘。血并于下，则无以养其心，气并于上，则无以充其肾，水下火上，坎离不交，乱其揆度，故喜忘也。

愚按：《内经》之原健忘，俱责之心肾不交。心不下交于肾，浊火乱其神明；肾不上交于心，精气伏而不用。火居上则因而为痰，水居下则因而生躁。扰扰纷纷，昏而不宁，故补肾而使之时上，养心而使之善下，则神气清明，志意常治，而何健忘之有？

——明·李中梓《医宗必读·卷之十·健忘》

【提要】　本论主要阐述心肾不交所致健忘的机理与治疗。要点如下：其一，作者引用《内经》健忘的理论，认为健忘的病因为上虚下实之心肾不交："心不下交于肾，浊火乱其神明；肾不上交于心，精气伏而不用。火居上则因而为痰，水居下则因而生躁。"心火不降，心火扰乱神明；肾水不升，肾精不能上荣。同时情志过极，易伤心脾和肝肾，坎离不交，而致健忘。其二，心火亢盛，又可炼液为痰，肾水不能上濡而生躁，进一步指出健忘的病理产物是痰。其三，在治疗上，提出"补肾而使之时上，养心而使之善下"之治疗原则，滋肾养心，交通心肾。

李用粹 健忘综论^{**}

大意

健忘由精神短少，神志不交，亦有天禀不足者，亦有属痰者。(《汇补》)

内因

忧思过度，损伤心胞，以致神舍不宁，遇事多忘；又思伤脾，神不归脾，亦令转盼遗忘。若求望高远，所愿不遂，悉属心神耗散。

外候

健忘者，陡然而忘其事也。为事有始无终，言谈不知首尾。

健忘因心肾不交

心不下交于肾，浊火乱其神明；肾不上交于心，精气伏而不用。火居上则搏而为痰，水居下则因而生躁，故补肾而使之时上，养心而使之时下，则神气清明，志意合治矣。(《必读》)

治法

当养心血，调脾土，佐以宁神定志之品。

用药

大抵思虑过度，病在心脾者，归脾汤，挟痰加竹沥、姜汁。精神短少者，人参养荣汤。痰迷心窍者，导痰汤送寿星丸。心肾不交，神志不宁者，朱雀丸。禀赋不足，神志虚扰者，大圣枕中方。

——清·李用粹《证治汇补·卷之五·胸膈门·健忘》

【提要】 本论主要阐述健忘的病因病机及其辨证施治。要点如下：其一，健忘病位在心、脾、肾，因忧思过度、所愿不遂，或禀赋不足等因素所致。其二，痰迷心窍、心脾亏虚、心肾不交为其病机。其三，"陡然而忘其事也。为事有始无终，言谈不知首尾"为其主要症状。其四，治疗上以养心血，调脾土为原则，佐以宁神安志类药，并列举其不同证型的辨证用药。

程国彭 论健忘辨治^{**}

《经》云：肾者，作强之官，技巧出焉。心者，君主之官，神明出焉。肾主智，肾虚则智不足，故喜忘其前言。又心藏神，神明不充，则遇事遗忘也。健忘之证，大概由于心肾不交，法当补之，归脾汤、十补丸主之。亦有痰因火动，痰客心胞者，此乃神志昏愦，与健忘证稍不相同，法当清心开窍，二陈汤加竹沥、姜汁，并朱砂安神丸主之。

——清·程国彭《医学心悟·卷四·健忘》

【提要】 本论主要阐述健忘的病因病机及辨证施治。要点如下：其一，认为心肾亏虚，则神明不聪，提倡健忘从心肾论治。其二，认为心肾不交是健忘的主要病因，但也指出健忘亦有痰火妄动而引起，痰蒙心窍导致神志昏愦，因此也要注意与健忘区分。心肾不交健忘应补益心肾，痰火妄动健忘应清心开窍。

林珮琴 健忘综论※*

健忘者，陡然忘之，尽力思索不来也。夫人之神宅于心，心之精依于肾，而脑为元神之府，精髓之海，实记性所凭也。正希金先生尝曰：凡人外有所见，必留其影于脑。小儿善忘者，脑未满也；老人健忘者，脑渐空也。隐庵云：观此则知人。每记忆必闭目上瞬而追索之，亦凝神于脑之义。故治健忘者，必交其心肾，使心之神明，下通于肾，肾之精华，上升于脑。精能生气，气能生神，神定气清，自鲜遗忘之失。惟因病善忘者，或精血亏损，务培肝肾，六味丸加远志、五味。或紫思过度，专养心脾，归脾汤。或精神短乏，兼补气血，人参养营汤下远志丸。或上盛下虚，养心汤。或上虚下盛，龙眼汤。或心火不降，肾水不升，神明不定，朱雀丸。或素有痰饮，茯苓汤。或痰迷心窍，导痰汤下寿星丸。或劳心诵读，精神恍惚，安神定志丸。或心气不足，怔忡健忘，辰砂妙香散。或禀赋不足，神志虚扰，定志丸、孔圣枕中丹。或年老神衰，加减固本丸。若血瘀于内，而喜忘如狂，代抵当丸。

——清·林珮琴《类证治裁·卷之四·健忘论治》

【提要】 本论主要阐述健忘的病因病机和辨证施治。要点如下：其一，心藏神，主神明，肾藏精，脑为髓之海，故健忘与心、肾、脑三者有关。林氏引用正希金先生和张隐庵的思想，指出健忘病位在脑，从肾精和脑的关系，强调了治疗健忘交通心肾的重要性。其二，治疗上以补虚祛实为纲，列举了诸多健忘的证治，补其精血、心脾、气血、心肾之虚，祛其痰饮、瘀血之实，又有上盛下虚和上虚下实之虚实夹杂证，治疗应攻补兼施。

唐宗海 论健忘辨治※*

健忘者，适然而忘其事，尽心力思量不来，凡所言行，往往不知首尾，病主心脾二经。盖心之官则思，脾之官亦主思，此由思虑过多，心血耗散而神不守舍，脾气衰惫而意不强，二者皆令人猝然忘事也。治法必先养其心血，理其脾气，以凝神定志之剂补之。亦当处以幽闲之地，使绝其思虑，则日渐以安也。归脾汤主之。若心经火旺者，是火邪扰其心神，治宜清火宁心，天王补心丹治之。亦有痰涎留于心包，沃塞心窍，以致精神恍惚，凡事多不记忆者，宜温胆汤合金箔镇心丹治之，朱砂安神丸加龙骨、远志、菖蒲、茯神、炒黄丹亦治之。失血家心脾血虚，每易动痰生火，健忘之证尤多。又凡心有瘀血，亦令健忘，《内经》所谓血在下如狂，血在上喜忘是也。夫人之所以不忘者，神清故也。神为何物，即心中数点血液湛然朗润，故能照物以为明。血在上，则浊蔽而不明矣。凡失血家猝得健忘者，每有瘀血，血府逐瘀汤加郁金、菖蒲，或朱砂安神丸加桃仁、丹皮、郁金、远志。

——清·唐宗海《血证论·卷六·健忘》

【提要】 本论主要阐述健忘的辨证施治。要点如下：其一，健忘有心脾两虚、心经火旺、痰蒙心窍和心有瘀血等不同。其二，思虑过度，损伤心脾，神不守舍，治以养心血，理脾气，佐以宁神安志类药。其三，若心经火旺，扰动心神，治以清火宁心。其四，痰蒙心窍，亦致精神恍惚健忘，治以豁痰开窍。其五，指出大失血引发的健忘尤多，失血心脾血虚，易动痰生火，扰伤神志，导致健忘。其六，瘀血阻滞心脉，而蒙蔽心神，治以祛瘀宁神。

2.13 癫 狂

癫狂是精神错乱的一类病证。癫病以情志抑郁、表情淡漠、沉默痴呆、喃喃自语、静而少动多喜为特点。狂病以精神狂躁亢奋、骂詈毁物、动而多怒为特点。二者临床症状上具有相关性，又能相互转化，常并称癫狂。青壮年多患此病。癫狂病因包括七情内伤、饮食失节和先天禀赋不足。其病位在心脑，与肝脾肾密切相关。恼怒惊恐，损伤肝肾；或喜怒无常，心阴亏虚，肝肾阴液不足，木失濡养，屈而不伸，则默默寡言痴呆，语无伦次；或心阴不足，心火暴张，则狂言乱语，骂詈不休；或所愿不遂，思虑过度，损伤心脾，心虚则神耗，脾虚则气血生化乏源，心神失养，神无所主；或脾胃阴伤，胃热炽盛，则心肝之火上扰，神明逆乱。以上种种，皆可致癫狂发生。癫狂发生的病理因素主要为气、痰、火、瘀。癫多由痰气郁结，蒙蔽神窍；狂多由痰火上扰，心神不安。本病初起多为实证，久病可虚实夹杂。癫病以理气解郁，畅达气机为主；狂病以降火豁痰，恢复神机为主。本病宜早期诊断，避免情志刺激，防止复发。

《内经》 癫狂综论※*

帝曰：善。病甚则弃衣而走，登高而歌，或至不食数日，逾垣上屋，所上之处，皆非其素所能也，病反能者何也？岐伯曰：四肢者，诸阳之本也，阳盛则四肢实，实则能登高而歌也。帝曰：其弃衣而走者何也？岐伯曰：热盛于身，故弃衣欲走也。帝曰：其妄言骂詈、不避亲疏而歌者何也？岐伯曰：阳盛则使人妄言骂詈，不避亲疏，而不欲食，不欲食故妄走也。

——《素问·阳明脉解篇》

阳明之厥，则癫疾，欲走呼，腹满不得卧，面赤而热，妄见而妄言。

——《素问·厥论》

帝曰：有病怒狂者，此病安生？岐伯曰：生于阳也。帝曰：阳何以使人狂？岐伯曰：阳气者，因暴折而难决，故善怒也，病名曰阳厥。帝曰：何以知之？岐伯曰：阳明者常动，巨阳少阳不动，不动而动大疾，此其候也。帝曰：治之奈何？岐伯曰：夺其食即已。夫食入于阴，长气于阳，故夺其食即已。使之服以生铁落为饮，夫生铁洛者，下气疾也。

——《素问·病能论》

狂始生，先自悲也，喜忘、苦怒、善恐者，得之忧饥。治之取手太阴、阳明，血变而止，及取足太阴、阳明。狂始发，少卧，不饥，自高贤也，自辩智也，自尊贵也，善骂詈，日夜不休，治之取手阳明、太阳、太阴、舌下、少阴。视之盛者，皆取之；不盛，释之也。

狂言、惊、善笑、好歌乐、妄行不休者，得之大恐。治之取手阳明、太阳、太阴。狂，目妄见、耳妄闻、善呼者，少气之所生也。治之取手太阳、太阴、阳明、足太阴、头、两颌。狂者多食，善见鬼神，善笑而不发于外者，得之有所大喜。治之取足太阴、太阳、阳明，后取手太阴、太阳、阳明。狂而新发，未应如此者，先取曲泉左右动脉，及盛者见血，有倾已；不已，以法取之，灸骨骶二十壮。

——《灵枢·癫狂》

【提要】　本论主要阐述癫狂的症状、病因病机和针刺疗法。要点如下：其一，《内经》中的"狂"相当于现在的精神疾病的癫狂病。既包括神志错乱的癫病，又包括躁狂亢奋的狂病。《内经》中的"癫"则主要指癫痫病，需要辨别。其二，癫狂多为阳盛之热证，与发怒有关，夺食使阳气无所生，治以生铁落饮。其三，癫狂可用针刺、放血的方法治疗。

《难经》　论狂与癫的鉴别※*

五十九难曰：狂癫之病，何以别之？然：狂疾之始发，少卧而不饥，自高贤也，自辨智也，自贵倨也，妄笑，好歌乐，妄行不休是也。癫疾始发，意不乐，僵仆直视，其脉三部阴阳俱盛是也。

——《难经·五十九难》

【提要】　本论主要阐述狂和癫的鉴别。要点如下：狂病少睡，不知饥饿，自认贤能，言语不休，妄笑高歌，为精神失常的疾病。本难的"癫疾"，非精神疾病，乃今之癫痫。症状表现为发作之前闷闷不乐，发作时突然昏倒，不省人事，双目直视。注意辨别。

朱丹溪　论癫狂从痰论治※*

癫属阴，狂属阳，癫多喜而狂多怒，脉虚者可治，实则死。大率多因痰结于心胸间，治当镇心神，开痰结。亦有中邪而成此疾者，则以治邪法治之，《原病式》所论尤精。盖为世所谓"重阴者癫，重阳者狂"是也，大概是热。癫者，神不守舍，狂言如有所见，经年不愈，心经有损，是为真病。如心经蓄热，当清心除热；如痰迷心窍，当下痰宁志。若癫哭呻吟，为邪所凭，非狂也。烧蚕纸，酒水下方寸匕。卒狂言鬼语，针大拇指甲下，即止。风癫引胁痛，发则耳鸣，用天门冬去心，日干作末，酒服方寸匕。癫证，春治之，入夏自安，宜助心气之药。阳虚阴实则癫，阴虚阳实则狂。狂病宜大吐下则除之。

——元·朱丹溪撰，明·程充校补《丹溪心法·卷四·癫狂》

【提要】　本论主要阐述癫狂的病因病机及辨证施治。要点如下：其一，从阴阳属性来分，癫属阴，狂属阳。阳虚阴实则癫，阴虚阳实则狂。从情志方面来分，癫多喜，狂多怒。二者大多由痰结心胸所致，当镇心神，开痰结。其二，阐述了心经蓄热、痰迷心窍、伴发胁痛耳鸣等证型的治法。其三，记载了针刺的疗法。其四，阐述了癫证春治夏安的季节规律。癫狂从痰论治的理论，对后世产生重要影响。

戴思恭　论癫狂及心风的治疗※*

癫狂由七情所郁，遂生痰涎，迷塞心窍，不省人事，目瞪不瞬，妄言叫骂，甚则逾垣上屋，裸体打人。当治痰宁心，宜辰砂妙香散，加金箔、珍珠末，杂青州白丸子末，浓姜汤调下，吞十四友丸，滑石六一汤加珍珠末，白汤调下。

有病癫人专服四七汤而愈，盖痰迷为癫，气结为痰故也。如健忘、如惊悸、如怔忡、五痫，亦宜用此。

如癫狂不定，非轻剂所能愈者，宜太乙膏及抱胆丸。

心风者，精神恍惚，喜怒不常，言语时或错乱，有癫之意，不如癫之甚，亦痰气所为也，宜星香散，加石菖蒲、人参各半钱，下寿星丸。

有心经蕴热，发作不常，或时烦躁，鼻眼各有热气，不能自由，有类心风，稍定复作，参苏饮加石菖蒲一钱。

有妇人狂言叫骂，歌笑不常，似祟凭依，一边眼与口角吊起，或作癫治，或作心风治，皆不效，乃是旧有头风之疾，风痰作之使然，用芎辛汤加防风十分，数服其病顿愈。

——明·戴思恭《秘传证治要诀及类方·卷之九·虚损门·癫狂》

【提要】　本论主要阐述癫狂及心风治疗。要点如下：其一，癫狂由七情所郁，遂生痰涎，痰迷心窍所致，当治痰宁心。其二，心风有癫之意，不如癫之甚，亦治痰气，心经蕴热者参苏饮加石菖蒲。其三，妇人作癫治，作心风治，皆不效者，考虑为头部风痰。

虞　抟　论癫狂痫的鉴别[※*]

论：《内经》曰：巨阳之厥，则肿首头重，足不能行，发为眴仆（眴摇其目而暴仆也）。是盖阳气逆乱，故令人卒然暴仆而不知人，气复则苏，此则痫之类也。又曰：阳明之厥，则癫疾欲走呼，腹满不得卧，面赤而热，妄见妄言。又曰：甚则弃衣而走，登高而歌，逾垣上屋，骂詈不避亲疏。是盖得之于阳气太盛，胃与大肠实热燥火郁结于中而为之耳，此则癫狂之候也。曰癫、曰狂，分而言之，亦有异乎？《难经》谓"重阴者癫，重阳者狂"。《素问注》云："多喜为癫，多怒为狂"。然则喜属于心而怒属于肝，乃二脏相火有余之证，《难经》阴阳之说，恐非理也。大抵狂为痰火实盛，癫为心血不足，多为求望高远不得志者有之。痫病独主乎痰，因火动之所作也。治法：痫宜乎吐，狂宜乎下，癫则宜乎安神养血兼降痰火。虽然此三证者，若神脱而目瞪如愚痴者，纵有千金我酬，吾未如之何也已矣。

脉法：脉大坚疾者癫狂，脉虚弦为惊，为风痫。脉沉数为痰热。脉大滑者自已，沉小急疾者死，虚而弦急者死。寸口沉大而滑，沉则为实，滑则为气，实气相搏，入脏则死，入腑则愈。丹溪曰：癫狂，脉虚易治，实者难治。

方法：丹溪曰：痫证大率属痰与火，不必分五等。大法：行痰为主药，用黄连、南星、瓜蒌、半夏。寻火寻痰分多少，治无不愈者。有热者，用凉药以清心。有痰者，必用吐，吐后用东垣安神丸及平肝之药青黛、柴胡、川芎之类。

癫狂，《原病式》所论甚精。盖以世以重阴为癫、重阳为狂，误也，大概皆是热耳。

卢氏曰：重阴重阳之分，《难经》之言也。河间谓《素问注》云，多喜为癫，多怒为狂。五志所发皆为热也，心热甚则多喜，火旺制金不得平木，则肝实而多怒。又发热于中，则多干阳明，《经》谓阳明之厥则癫疾，又谓服膏粱芳草石药，则热气慓悍，发为癫狂。此《原病式》本《素问》之论，以明癫狂俱是热病，而重阴之说非也。

大率多因痰结于心胸间，宜开痰、镇心神。亦有中邪者，以治邪法治之。

神不守舍，狂言妄作，经年不愈，如心经蓄热，当清心除热，如痰迷心窍，当去痰宁心，宜大吐、大下愈。

——明·虞抟《医学正传·卷三·癫狂痫证》

【提要】　本论主要阐述癫、狂、痫的鉴别、脉法及治则。要点如下：其一，引用《内经》之言，认为癫狂为阳明病，由胃与大肠实热导致。其二，对《难经》中"重阴者癫，重阳者狂"的说法提出质疑，从情志及其对应脏腑来看，癫多喜属心，狂多怒属肝，心肝皆为相火有余之脏，故不从阴阳论。虞抟认为狂为痰火实盛，癫为心血不足。其三，狂宜下法，癫宜养神安血，兼降痰火。其四，脉法分虚实，虚者宜治，实者难治。其五，引丹溪之论，重申癫狂多由痰结于心胸间所致，宜开痰、镇心神。此外，心经有热者当清心，痰迷心窍者宜吐下以祛痰宁心。

皇甫中　论癫狂辨治^{※※}

癫证

癫者，癫狂如有所见，经年不愈，心经有损，是为真病。若悲哭呻吟，为邪所凭者，非狂也，用蚕故纸一味烧灰，好酒调服二钱。癫风麻仁汤。颠疾失心者，宜助心气，用灵苑方。……

狂证

狂邪者，发作无时，披头大叫，逾垣上屋，不避水火，弃衣奔走，欲杀人，苦参丸。卒狂妄言者，针大拇指甲上去一韭叶许。大抵狂病，宜大吐下则可愈，大黄一物汤。……

按：前二证，必有所因。或因大怒，动其肝风；或因大惊，动其心火；或素有痰，卒为火升，升而不降，壅塞心窍，神明不得出入，主宰失其号令，心反为痰所役，一时发越。若逾垣上屋，持刀杀人，裸体骂詈，不避亲疏，飞奔疾走，涉水如陆者，此肝气太旺，木来乘心，名之曰狂，又谓之大癫，法当抑肝镇心，降龙丹主之。若抚掌大笑，语言不伦，左顾右盼，如见鬼神，片时正性复明，深为报悔，少倾而状态如故者，此为上膈顽痰泛滥洋溢，塞其道路，心为之碍。痰少降，则正性复明，痰复升，则又发，名之曰癫，法当利肺安心，安神滚痰丸主之。

——明·皇甫中《明医指掌·卷七·癫狂症》

【提要】　本论主要阐述癫狂的辨证施治。要点如下：其一，癫狂主要由情志损伤和素有痰饮所致。大怒动肝风，大惊动心火，素体有痰，蒙蔽心窍则发为癫狂。其二，狂证为肝木乘心，又称为大癫，法当抑肝镇心。其三，癫证，若抚掌大笑，语言不伦，左顾右盼，如见鬼神，时而清醒，时而发病，此为顽痰升降之故，法当利肺安心。

李　梴　癫狂综论^{※*}

癫狂痰火闭心堂，都缘喜怒太无常；

《素问注》云：多喜为癫，多怒为狂，喜属心，怒属肝，二经皆火有余之地。但喜则气散，毕竟谋为不遂，郁结不得志者多有之。大概痰迷心窍者，叶氏清心丸、金箔镇心丸、朱砂安神丸。心风颠者，牛黄清心丸、追风祛痰丸；虚者，加紫河车一具为糊。怒伤肝者，宁神导痰汤、泻青丸、当归龙荟丸；因惊者，抱胆丸、惊气丸。丹溪云：五志之火，郁而成痰，为癫为狂，宜以人事制之。如喜伤心者，以怒解之，以恐胜之；忧伤肺者，以喜胜之，以怒解之。

阳明热结膏粱味，

阳明发狂，见伤寒杂证，胃与大肠，实热燥火郁结于中，大便闭者，凉膈散加大黄下之。膏粱醉饱后发狂者，止用盐汤吐痰即愈，或小调中汤；服芳草石药，热气慓悍发狂者，三黄石膏汤加黄连、甘草、青黛、板蓝根，或紫金锭。

漫议重阴与重阳。

《难经》云：重阴者癫，重阳者狂。河间以癫、狂一也，皆属痰火，重阴之说非也。但世有发狂，一番妄言妄语，而不成久癫者；又有痴迷颠倒，纵久而不发狂者。故取河间合一于前，《难经》分析于后。癫者，异常也。平日能言，癫则沉默，平日不宁，癫则呻吟，甚则僵仆直视，心常不乐，此阴虚血少，心火不宁，大调中汤主之；不时倒晕者，滋阴宁神汤；言语失伦者，定志丸；悲哭呻吟者，烧蚕蜕、故纸、酒调二钱，蓖麻仁煎汤，常服可以断根。狂者，凶狂也。轻则自高自是，好歌好舞，甚则弃衣而走，逾墙上屋，又甚则披头大叫，不避水火，且好杀人，此心火独盛，阳气有余，神不守舍，痰火壅盛而然，小调中汤、三黄丸、控涎丹、单苦参丸。狂则专于下痰降火，癫则兼乎安神养血。经年心经有损者，不治。

妄言未见如神鬼，邪祟由来痰作殃。

视、听、言、动俱妄者，谓之邪祟。甚则能言平生未见闻事及五色神鬼，此乃气血虚极，神光不足，或挟痰火壅盛，神昏不定，非真有妖邪鬼祟。大概内服伤寒瘟疫条人中黄丸，照依气、血、痰、汤药为使，或单人中黄亦好服，或单石菖蒲末，猪心血为丸服亦可。有妇人夜梦鬼来交者，定志丸料，如赤小豆水煎服。有妇人月水崩漏过多，血气迷心，或产后恶露上冲，而言语错乱，神志不守者，此血虚神耗也，宜宁神膏。但亦不可纯服补心敛神药。血热者，小柴胡汤加生姜、生地煎服，百余贴即安。血迷心胞，逾墙上屋，歌唱无时者，逍遥散加远志、桃仁、红花、苏木，服后病退，用平胃散，少用厚朴，倍加苍术、升麻，常服以绝病根。又男子挟瘀血者，陶氏当归活血汤。有卒中尸恶，吐利如干霍乱状，或狂谵如醉人，有起心先知其肇，或已死口噤不开者，急用伤寒门追魂汤，灌之即醒。外法，辟邪丹灌鼻法。

——明·李梴《医学入门·外集·卷四·杂病分类·内伤类·痰类·癫狂》

【提要】 本论主要阐述癫狂的病因病机、症状及治法。要点如下：其一，认为癫狂有痰迷心窍、心风癫、虚者、怒伤肝、因惊所致等不同，分别予以方药之论。同时继承丹溪五志之火郁而成痰理论，用七情生克法治疗。其二，阳明热结可导致狂证，分饮食膏粱厚味所伤与服用热性药物所致，分别治疗。其三，认为癫病为阴虚血少，心火不宁，治宜安神养血。又根据症状不时倒晕、言语失伦、悲哭呻吟分别辨证施治。但是其中"癫则呻吟，甚则僵仆直视，心常不乐"，实为癫痫，非为癫疾。其四，认为狂病为心火独盛，神不守舍，痰火壅盛，治法下痰降火。其五，指出邪祟病非真有邪祟，此为气血虚极或挟痰火壅盛。对妇人梦交、崩漏或恶露血虚神耗、血迷心胞、男子挟瘀血、卒中尸恶分别予以辨证施治。

❖ 龚　信、龚廷贤　癫狂综论※* ❖

脉

癫脉搏大滑者生，沉小紧急则不治。热狂脉实大生，沉小死。癫狂虚可治，实则死。

证

夫癫者，喜笑不常，而颠倒错乱之谓也。狂者，狂乱而无正定也。故心热盛，则多喜而为癫也；肝热盛，则多怒而为狂也。甚则弃衣而走，登高而歌，逾垣上屋，骂詈不避亲疏。是盖得之阳气太盛，胃与大肠实热燥火郁结于中而为之耳，此则癫狂之候也。大抵狂为痰火实盛也，治当大吐大下；癫为心血不足，多为求望高远，不遂其志者有之。

治

治以安神养血，兼降痰火。

心风者何？盖君火者，心因怒发之，相火助盛，痰动于中，挟气上攻，迷其心窍，则为癫为狂。所怒之事，胶固于心，辄自言谈，失其条序，谓之心风。与风何相干？若痰不盛者，则有感亦轻。

狂言、谵语、郑声辩

狂者，大开目，与人语所未尝见之事，为狂也。

谵语者，合目自言日用常行之事，为谵语也。

郑声者，声颤无力，不相接续，造字出于喉中，为郑声也。

阳附阴则狂，阴附阳则癫。脱阳者见鬼，脱阴者目盲。又蓄血证，则重复语之。

——明·龚信撰，龚廷贤续补《古今医鉴·卷七·癫狂》

【提要】 本论主要阐述癫狂的脉证治及狂言、谵语、郑声三者的辨析。要点如下：其一，从脉象上可以判断癫狂的预后。其二，对癫和狂从症状、情志、病位、病机和治法上进行比较。认为狂为痰火实盛，治当大吐大下；癫为心血不足，多为求望高远，不遂其志所致。其三，阐述心风的症状，主要与情志不遂，引动内痰有关。其四，对狂言、谵语、郑声三者进行了症状上的辨析。

王肯堂 论癫狂痫辨治※*

《素问》止言癫、狂而不及痫。《灵枢》乃有痫瘛、痫厥之名。诸书有言癫狂者，有言癫痫者，有言风痫者，有言惊痫者，有分癫痫为二门者，迄无定论。究其独言癫者，祖《素问》也。言癫痫、言癫狂者，祖《灵枢》也。要之癫、痫、狂大相径庭，非名殊而实一之谓也。《灵枢》虽编癫狂为一门，而形证两具，取治异途，较之于痫，又不侔矣。徐嗣伯云：大人曰癫，小儿曰痫，亦不然也。《素问》谓癫为母腹中受惊所致，今乃曰小儿无癫可乎？痫病，大人每每有之，妇人尤多。今据经文，分辨于后。

癫者，或狂或愚，或歌或笑，或悲或泣，如醉如痴，言语有头无尾，秽洁不知，积年累月不愈，俗呼心风。此志愿高大而不遂所欲者多有之。

狂者，病之发时，猖狂刚暴，如伤寒阳明大实发狂，骂詈不避亲疏，甚则登高而歌，弃衣而走，逾垣上屋，非力所能，或与人语所未尝见之事，如有邪依附者是也。

——明·王肯堂《证治准绳·杂病·神志门·癫狂痫总论》

癫病，俗谓之失心风。多因抑郁不遂，侘傺无聊而成。精神恍惚，言语错乱，喜怒不常，有狂之意，不如狂之甚。狂者暴病，癫则久病也。宜星香散加石菖蒲、人参各半钱，和竹沥、姜汁,下寿星丸。或以涌剂,涌去痰涎后,服宁神之剂。因惊而得者,抱胆丸。思虑伤心而得者,酒调天门冬地黄膏,多服取效。有心经蓄热,发作不常,或时烦躁,鼻眼觉有热气,不能自由,有类心风,稍定复作,清心汤加石菖蒲。有病癫人,专服四七汤而愈。盖痰迷为癫,气结为痰故也。四川真蝉肚郁金七两,明矾三两,细末,薄荷丸如桐子大。每服五六十丸,汤水任下。此病由七情得之,痰涎包络心窍,此药能去郁痰。

——明·王肯堂《证治准绳·杂病·神志门·癫》

《难经》曰:狂之始发,少卧而不饥,自高贤也,自辩智也,自贵倨也,妄笑好歌乐,妄行不休是也。《素问·病能》篇:帝曰:有病怒狂者,此病安生?岐伯曰:生于阳也。阳气者,暴折而难决,故善怒,病名曰阳厥。曰:何以知之?曰:阳明者常动,巨阳、少阳不动,不动而动大疾,此其候也。治之夺其食即已。夫食入于阴,长气于阳,故夺其食即已。使之服以生铁落为饮,夫生铁落者,下气疾也。(阳气怫郁而不得疏越,少阳胆木挟三焦少阳相火、巨阳阴火上行,故使人易怒如狂。其巨阳、少阳之动,脉可诊也。夺其食,不使胃火复助其邪也。饮以生铁落,金以制木也。木平则火降,故曰下气疾速。气即火也。)《阳明脉解篇》:帝曰:阳明病甚则弃衣而走,登高而歌,或至不食数日,逾垣上屋,所上之处,皆非其素所能也,病反能者何也?岐伯曰:四肢者,诸阳之本也,阳盛则四脚实,实则能登高也。热盛于身,故弃衣欲走也。阳盛则使人妄言骂詈,不避亲疏,而不欲食,不欲食,故妄走也。(《脉解篇》云:阳明所谓病甚则欲乘高而歌,弃衣而走者,阴阳复争,而外并于阳,故使之弃衣而走也。)治法:上实者从高抑之,生铁落饮、抱胆丸、养正丹;在上者因而越之,瓜蒂散、来苏膏。

——明·王肯堂《证治准绳·杂病·神志门·狂》

【提要】 本论主要阐述癫狂的辨证施治。要点如下:其一,本论对癫、狂、痫进行明确的鉴别,后世沿袭其观点。其二,癫狂又称为失心风,多由情志抑郁而致,气结为痰,痰迷为癫。治法围绕治痰为主,可用涌吐痰涎之法,后服宁神之剂。对因惊、思虑伤心、心经蓄热、类心风等证予以辨证施治。其三,继承《内经》的理论,狂病为阳明病,以阳明常动为故,夺其食不使胃火助邪可治。可用生铁落饮,以金制木,木平则火降,下气疾速。

◆ 张介宾 论癫狂证治^{※*} ◆

论证

癫狂之病,病本不同。狂病之来,狂妄以渐,而经久难已;癫病之至,忽然僵仆,而时作时止。狂病常醒,多怒而暴;癫病常昏,多倦而静。由此观之,则其阴阳寒热,自有冰炭之异。故《难经》曰"重阳者狂,重阴者癫",义可知也。后世诸家,有谓癫狂之病,大概是热,此则未必然也。此其形气、脉气自亦有据,不可不辨察阴阳,分而治之。……

论治

凡狂病,多因于火。此或以谋为失志,或以思虑郁结,屈无所伸,怒无所泄,以致肝胆气逆,木火合邪,是诚东方实证也。此其邪乘于心,则为神魂不守;邪乘于胃,则为暴横刚强。故治此者,当以治火为先,而或痰或气,察其甚而兼治之。若止因火邪,而无胀闭热结者,但当清火,宜抽薪饮、黄连解毒汤、三补丸之类主之。若水不制火,而兼心肾微虚者,宜朱砂安神丸，或服蛮煎、二阴煎主之。若阳明火盛者，宜白虎汤、玉泉散之类主之。若心脾受热，叫骂失常，而微兼闭结者，宜清心汤、凉膈散、三黄丸、当归龙荟丸之类主之。若因火致痰者，宜清膈饮、抱龙丸、生铁落饮主之，甚者宜滚痰丸。若三焦邪实热甚者，宜大承气汤下之。若痰饮壅闭，气道不通者，必须先用吐法，并当清其饮食。此治狂之要也。

——明·张介宾《景岳全书·卷三十四天集·杂证谟·癫狂痴呆》

【提要】　本论主要阐述癫狂的证治。要点如下：其一，认为狂病多因于火，肝火乘心、犯胃而成。治以治火为先，治痰治气为辅。又详细辨证分为火邪无胀闭热结、水不制火、阳明火盛、心脾受热、因火致痰、三焦邪实热甚六种证型。若痰饮阻滞气道，则采用吐法并节其饮食。其二，文中所言"癫病之至，忽然僵仆，而时作时止"，非"癫狂"之"癫"，实为癫痫。

陈士铎　癫狂综论^{※*}

癫症

雷公真君曰：癫病之生也。多生于脾胃之虚寒，脾胃虚寒，所养水谷不变精而变痰，痰凝胸膈之间不得化，流于心而癫症生矣。苟徒治痰而不补气，未有不速之死者。

方用祛癫汤。人参五钱，白术一两，肉桂一钱，干姜一钱，白芥子五钱，甘草五分，菖蒲五分，半夏三钱，陈皮一钱，水煎服。此方用人参、白术专补脾胃，用桂、姜以祛寒邪，用白芥子、半夏以消顽痰，用甘草、菖蒲以引入心而开窍，自然正气回而邪痰散。一剂神定，再剂神旺，又何癫病之不能愈哉？

惟是花癫之症，乃女子思想其人而心邪，然亦因脾胃之寒而邪入也。本方加入白芍一两、柴胡二钱、炒栀子三钱，去肉桂，治之亦最神。一剂而癫止矣。盖柴胡、白芍、炒栀子，皆入肝以平木，祛火而散郁，故成此奇功也。

狂症

雷公真君曰：狂病有伤寒得之者，此一时之狂也。照仲景张公伤寒门治之，用白虎汤以泻火矣。更有终年狂病而不愈者，或欲拿刀以杀人，或欲见官而大骂，亲戚之不认，儿女之不知，见水则大喜，见食则大怒，此乃心气之虚，而热邪乘之，痰气侵之，遂成为狂矣。此等症欲泻火，而火在心之中不可泻也；欲消痰，而痰在心之中不易消也。惟有补脾胃之气，则心自得养；不必祛痰痰自化，不必泻火火自无矣。

方为化狂丹。人参一两，白术一两，甘草一钱，茯神一两，附子一分，半夏三钱，菖蒲一钱，菟丝子三钱，水煎服。一剂狂定，再剂病痊。此方妙在补心脾胃之三经，而化其痰，不去泻火。盖泻火则心气愈伤，而痰涎愈盛，狂将何止乎？尤妙用附子一分，引补心消痰之剂，直入心中，则气尤易补，而痰尤易消，又何用泻火之多事乎，此所以奏功如神也。

——清·陈士铎《石室秘录·卷六·狂症》

【提要】　本论主要阐述癫狂的病因、病机及其辨证施治。要点如下：其一，认为癫病多生于脾胃虚寒，水谷不化精微而变为痰，痰凝胸膈之间，流于心中而生癫疾。不可徒治痰而不补气，方用祛癫汤，补脾胃，祛寒邪，消顽痰，入心开窍，则癫疾自除。其二，狂症为心气虚，热邪乘之，痰气侵之而成。治以补脾胃之气，使心得养，痰自化，火自无，方用化狂丹。

张 璐 癫狂综论※※

癫

癫之为证，多因郁抑不遂，侘傺无聊所致，精神恍惚，语言错乱，或歌或笑，或悲或泣，如醉如狂，言语有头无尾，秽洁不知，经年不愈，皆由郁痰鼓塞心包，神不守舍，俗名痰迷心窍。安神豁痰为主，先以控涎丹涌出痰涎，后用安神之剂。怒动肝火，风痰上盛而发癫狂，导痰汤加芩、连、菖、远，煎成入朱砂、沉香磨汁调服。言语失伦，常常戏笑，不发狂者，心虚也，定志汤加姜汁、竹沥。膈间微痛者，兼有瘀血，加琥珀、郁金（如无郁金，蓬术代之）。因思虑而得者，先与稀涎散，后用归脾汤加辰砂末调补之。心经蓄热，或时发躁，眼鼻觉热者，定志丸加芩、连、麦冬、牛黄。实者，凉膈散加川连、麦冬、菖蒲。癫病语言错乱，神气昏惑者，《千金》防己地黄汤。因思虑妄想不遂，致神不守舍而妄言妄见，若神祟所凭，初起用半夏茯神散，数服自愈。若日久为汤药所汨，神出舍空，非大剂独参加姜汁、竹沥填补其神，不能克应。有病癫人，专服四七汤而愈，盖气结为痰，痰饮郁闭其神识也。癫疾既久，动辄生疑，面色萎黄，或时吐沫，默默欲眠，此虫积为患，妙功丸。若癫哭呻吟，为邪所凭，非狂也，烧蚕纸酒水下方寸匕。……

狂

《经》云：狂始生，先自悲也。喜忘苦怒善恐者，得之忧饥。狂始发，少卧不饥，自高贤也，自辩智也，自尊贵也，善骂詈，日夜不休，狂言，惊善笑，好歌乐，妄行不休者，得之大恐。狂，目妄见，耳妄闻，善呼者，少气之所生也。狂者，多食善见鬼神，善笑而不发于外者，得之有所大喜。足阳明之脉病，恶人与火，闻木音则惕然而惊，病甚则弃衣而走，登高而歌，甚至不食数日，逾垣上屋。四肢者诸阳之本也，阳盛则四肢实，实则能登高也。热盛于身，故弃衣欲走也。阳盛则妄言，骂詈不避亲疏，而不欲食，不欲食故妄走也。有怒狂者，生于阳也，阳者因暴折而难决，故善怒也，病名阳厥。阳明者常动，巨阳少阳不动，不动而动大疾，此其候也。夺其食则已，夫食入于阴，长气于阳，故夺其食则已。使之服以生铁洛为饮，夫生铁洛者，下气疾也。（此阳气怫郁，不得疏越，少阳胆木挟三焦相火，太阳阴火上逆，故使人易怒如狂。夺其食者，不使火助邪也，饮以生铁洛者，金以制木，木平则火降，故曰下气疾也。）

狂之为病，皆由阻物过极，故猖狂刚暴，若有邪附，妄为不避水火，骂詈不避亲疏，或言未尝见之事，非力所能，病反能也。上焦实者，从高抑之，生铁洛饮。阳明实则脉伏，大承气汤去厚朴加当归、铁洛饮，以大利为度。在上者，因而越之，来苏膏，或戴人三圣散涌吐，其病立安，后用洗心散、凉膈散调之。形证脉气俱实，当涌吐兼利，胜金丹一服神效，虽数年狂痴，无不克应，但不可误施于癫痫之证。《经》云：悲哀动中，则伤魂，魂伤则狂妄不精，不精则不正，当以喜胜之，以温药补魂之阳，龙齿清魂散。《经》云：喜乐无极则伤魄，魄伤则狂，狂者意不存，当以恐胜之，以凉药补魄之阴，清神汤。肺虚喘乏，加沙参；胃虚少食，加人参；肝虚惊恐，加羚羊角；热入血室，发狂不识人，小柴胡加犀角、生地黄；挟血如见祟状，当归活血汤加酒大黄微下之；肝盛多怒狂妄者，针大敦，在足大指上，屡验。

——清·张璐《张氏医通·卷六·神志门》

【提要】 本论主要阐述癫狂的辨证施治。要点如下：其一，癫由郁痰鼓塞心包所致，俗名痰迷心窍。治法以安神豁痰为主。又详细阐述了怒动风痰、心虚、瘀血、思虑过多、心经蓄热、久服汤药、虫积等病证的病因病机方药。其二，狂病上焦实者，从高抑之；阳明实者，大利为度；在上者，因而越之。其三，从情志与魂魄的角度治疗狂病。悲伤魂，以喜胜之，以温药补魂之阳；喜伤魄，以恐盛之，以凉药补魄之阴。又有肺虚、胃虚、肝虚、热入血室、挟血如见祟、肝盛多怒，均予以方药加减和针刺之法。

 ## 王清任　论气滞血瘀癫狂的治疗※*

癫狂梦醒汤

癫狂一症，哭笑不休，詈骂歌唱，不避亲疏，许多恶态，乃气血凝滞，脑气与脏腑气不接，如同作梦一样。

桃仁（八钱）　柴胡（三钱）　香附（二钱）　木通（三钱）　赤芍（三钱）　半夏（二钱）　腹皮（三钱）　青皮（二钱）　陈皮（三钱）　桑皮（三钱）　苏子（四钱，研）　甘草（五钱）

水煎服。

——清·王清任《医林改错·卷下·痹证有瘀血说·癫狂梦醒汤》

【提要】　本论主要阐述气血瘀滞癫狂的治疗。要点如下：《医林改错·脑髓说》言："灵机记忆在脑。"故本论认为癫狂是由于气滞血瘀，使脑气与脏腑之气不相连接而发病，如同人做梦一样。故治以疏肝理气，活血化瘀，创立了癫狂梦醒汤。

林珮琴　癫狂论治※

癫狂，心脾肝胃病也。《经》曰：重阴则癫，重阳则狂。阳并于阴则癫，阴并于阳则狂。癫多喜笑，症属心脾不足。狂多忿怒，症属肝胃有余。癫则或笑或歌，或悲或泣，如醉如痴，语言颠倒，秽洁不知，经年不愈。多由心脾郁结，志愿不遂，更或因惊恐，致神不守舍者有之。狂则自悲喜忘，善怒善恐，少卧不饥，自贤自贵，此为心疾。或邪并阳明发狂，骂詈不避亲疏，登高而歌，弃衣而走，不食数日，逾垣上屋，此为胃火。或阳气暴折而难决，为怒狂，此名阳厥。多由肝胆谋虑不决，屈无所伸，怒无所泄，木火合邪，乘心则神魂失守，乘胃则暴横莫制。总之，癫狂皆心火自焚，痰迷窍络。故癫始发，其情志失常，状亦如狂，狂经久，其神魂迷瞀，状乃类癫。治癫先逐其痰，控涎丹；次复其神，琥珀散，养其阴，滋阴安神汤。治狂先夺其食，食入于阴，长气于阳；次下其痰，安神滚痰丸，降其火，生铁落饮。用生铁落者，金以制木，木平则火降也。二症如因怒动肝火，风痰上涌而发，导痰汤加芩、连、菖、远，煎成入辰砂、沉香汁。如痰火久郁，神志恍惚，牛黄清心丸。惊忧气结，痰血壅蔽，白金丸。心虚悸动，寐不稳寐，补心丹。心气不足，神不守舍，归神丹、大剂独参汤。癫久不愈，必养神通志，归脾汤、枕中丹。狂久不愈，必壮水制火，二阴煎、生熟养心汤。此治之大要，在参求脉症之虚实而分治之。

——清·林珮琴《类证治裁·卷四·癫狂·癫狂论治》

【提要】　本论主要阐述癫狂的辨证施治。要点如下：其一，针对癫狂的一些典型症状，予以病机辨析。概括癫狂总病机为心火自焚，痰迷窍络。其二，癫和狂在病程的不同阶段有相类似之处。癫始发，状如狂；狂经久，状类癫。其三，将治癫和治狂总结为三个步骤。治癫先逐其痰，次复其神，养其阴；治狂先夺其食，次下其痰，降气火。久癫则养神通志，久狂则壮水制火。

2.14　痫　　证

痫证是一种发作性神志异常的病证，又名"癫疾""癫痫"或"羊痫风"。以发作性精神恍惚，突然意识丧失，甚则仆倒，不省人事，强直抽搐，口吐涎沫，两目上视或口中怪叫如猪羊，移时苏醒，一如常人为主要临床表现。本病由先天因素和后天因素所导致。先天因素包括胎气受损、父母禀赋虚弱或父母本患癫痫。后天因素包括七情失调、外感六淫、脑部外伤、饮食失节、劳累过度或他病导致等。其基本病机为脏腑失调，痰浊阻滞，风阳内动，蒙蔽心窍。痰邪是其致病关键。痫病病位在心、脑，与肝、脾、肾关系密切。本病发病轻重与痰浊深浅和正气盛衰有关。治疗当分清标本虚实。急性发作时，可用针刺开窍醒神。发作期，以治标为主，豁痰顺气，熄风止痉，开窍定痫；休止期，以治本为主，健脾化痰，补益肝肾，养心安神。注重精神调摄，饮食劳逸适度。

❖《素问》　论巅疾病因病机❖※※

帝曰：人生而有病巅疾者，病名曰何？安所得之？岐伯曰：病名为胎病，此得之在母腹中时，其母有所大惊，气上而不下，精气并居，故令子发为巅疾也。

——《素问·奇病论》

心脉满大，痫瘛筋挛；肝脉小急，痫瘛筋挛；肝脉骛暴，有所惊骇，脉不至若瘖，不治自已。

三阳急，为瘕；三阴急，为疝。二阴急，为痫厥；二阳急，为惊。

——《素问·大奇论》

【提要】　本论主要阐述巅疾（癫痫）的病因病机。要点如下：其一，在《内经》中癫痫又称"巅疾""痫""痫厥"。源于在母腹中受惊，是因母受惊恐，导致气机逆上，精气下虚，胞胎失养而发病，故谓巅疾为胎病。其二，脏腑经络失调是癫痫的基本病机，如心脉热甚，肝阴耗损，肝逆惊骇，血脉不至，筋脉不利等，均能导致癫痫。

❖《灵枢》　论巅疾的症状与分类❖※※

癫疾始生，先不乐，头重痛，视举目赤，甚作极，已而烦心。……癫疾始作而引口啼呼喘悸者。……癫疾始作，先反僵，因而脊痛。……治癫疾者，常与之居。……骨癫疾者，顑齿诸腧分肉皆满，而骨居，汗出烦悗。呕多沃沫，气下泄，不治。筋癫疾者，身倦挛急脉大，……

脉癫疾者，暴仆，四肢之脉皆胀而纵，脉满。……癫疾者，疾发如狂者，死不治。

——《灵枢·癫狂》

【提要】　本论主要阐述癫痫的症状及分类。要点如下：其一，《内经》中癫痫又称"癫疾"。指出"不乐，头重痛，视举目赤""烦心"为癫痫发作之先兆。其二，根据原因不同，癫痫可分为骨癫疾、筋癫疾、脉癫疾等不同类型。其三，该病间歇性发作，发病间隔与病程成反比。需要注意的是，《灵枢》中"癫疾"，通常指痫证；但也有"癫"指神志病。

巢元方　论五癫病因病机※*

五癫者，一曰阳癫。发如死人，遗尿，食顷乃解。二曰阴癫。初生小时，脐疮未愈，数洗浴，因此得之。三曰风癫。发时眼目相引，牵纵反强，羊鸣，食顷方解。由热作汗出当风，因房室过度，醉饮，令心意逼迫，短气脉悸得之。四曰湿癫。眉头痛，身重，坐热沐头，湿结，脑沸未止得之。五曰马癫，发作时时，反目口噤，手足相引，身体皆热。

——隋·巢元方《诸病源候论·卷之二·五癫病候》

【提要】　本论主要阐述五癫的病因病机。要点如下：其一，首次提出癫痫分"五癫"的病候，包括"阳癫""阴癫""风癫""湿癫""马癫"，并扼要论述了"五癫"的发作特点。其二，提出阴癫为小儿脐疮未愈，数洗浴而得；风癫为汗出腠理开，风邪侵袭，或因房室过度，醉饮而得；湿癫为热甚洗头，湿邪结于脑部而得。

巢元方　论癫痫病因病机※*

风癫者，由血气虚，邪入于阴经故也。人有血气少，则心虚而精神离散，魂魄妄行，因为风邪所伤，故邪入于阴，则为癫疾。又人在胎，其母卒大惊，精气并居，令子发癫。其发则仆地，吐涎沫，无所觉是也。原其癫病，皆由风邪故也。……其汤熨针石，别有正方，补养宣导，今附于后。

——隋·巢元方《诸病源候论·卷之二·风病诸候·风癫候》

癫者，卒发仆地，吐涎沫，口喎目急，手足缭戾，无所觉知，良久乃苏。狂者，或言语倒错，或自高贤，或骂詈，不避亲疏，亦有自定之时。皆由血气虚，受风邪所为。人禀阴阳之气而生，风邪入并于阴则为癫，入并于阳则为狂。阴之与阳，更有虚有实，随其虚时，为邪所并则发，故发癫又发狂。

又人在胎之时，其母卒大惊动，精气并居，亦令子发癫，此则小儿而发癫者，是非关长因血气虚损，受风邪所为。

又有五癫：一曰阳癫，二曰阴癫，三曰风癫，四曰湿癫，五曰劳癫，此盖随其感处之由立名。

又有牛、马、猪、鸡、狗之癫，皆以其癫发之时，声形状似于牛、马等，故以为名也。俗云：病癫人忌食六畜之肉，食者癫发之状，皆悉象之。

——隋·巢元方《诸病源候论·卷之三十七·妇人杂病诸候·癫狂候》

【提要】　本论主要阐述风邪乘虚入于阴经致癫痫。要点如下：其一，癫是由血气亏虚，血不养心，神志失常，风邪乘虚入于阴经所致。亦有胎儿在母体受惊而致者。其二，发时多突然仆地，口吐涎沫，无所知觉，可治以汤熨针砭、补养宣导。其三，对五癫和牛、马、猪、鸡、狗之癫痫的名称作了阐释。

陈无择　论三因致痫※*

夫癫痫病，皆由惊动，使脏气不平，郁而生涎，闭塞诸经，厥而乃成；或在母胎中受惊，或少小感风寒暑湿，或饮食不节，逆于脏气。详而推之，三因备具。风寒暑湿得之外，惊恐震慑得之内，饮食饥饱属不内外。三因不同，忤气则一，传变五脏，散及六腑，溢诸络脉。但一脏不平，诸经皆闭，随其脏气，证候殊分，所谓象六畜，分五声，气色脉证，各随本脏所感所成而生诸证。古方有三痫、五脏痫、六畜痫，乃至一百二十种痫，以其禀赋不同、脏腑强弱、性理躁静，故诸证蜂起。推其所因，无越三条，病由都尽矣。

——宋·陈无择《三因极一病证方论·卷之九·癫痫叙论》

【提要】　本论主要阐述"三因"致痫。要点如下：痫病发生，一则外感风寒暑湿，二则内伤七情之惊恐或胎中受惊，三则属不内外因之饮食不节。三种病因虽各不相同，但总由惊动，使脏气不平，郁而生涎，闭塞诸经而成，随诸脏不同、禀赋不同、素体强弱等，变生诸般痫病。

陈无择　论五痫病因病机※*

病者旋晕颠倒，吐涎沫，搐搦腾踊，作马嘶鸣，多因挟热着惊，心动胆慑，郁涎入之所致也，名曰马痫；以马属在午，手少阴君火主之，故其病生于心经。病者晕眩，四肢烦疼，昏闷颠倒，掣纵吐沫，作羊叫声，多因少小脐疮未愈，数洗浴，湿袭脾经之所致也，名曰羊痫；以羊属未，坤位，足太阴湿土主之，故其病生于脾经。病者昏晕颠倒，两手频伸，叫作鸡声，须臾即醒，醒后复发，多因少小燥气伤胃，烦毒内作，郁涎入胃之所致也，名曰鸡痫；以鸡属酉，足阳明燥金主之，故其病生于胃经。病者眩晕颠倒，眼目相引，牵纵急强，作猪叫鸣，吐涎沫，食顷方已，多因少小吐利挟风之所致也，名曰猪痫；以猪属亥，手厥阴心胞风木主之，故其病生于右肾经。病者眩晕颠倒，目反口噤，瘛疭吐沫，作牛吼声，多因少小湿热伤肺，涎留肺系，遇燥热则发动，名曰牛痫；以牛属丑，手太阴湿土主之，故其病生于肺经。

——宋·陈无择《三因极一病证方论·卷之九·癫痫证治》

【提要】　本论主要阐述五痫的病因病机。要点如下：此五痫以患病时的叫声与五畜对应而命名。一则马痫，因热挟惊客于心胆而致。二则羊痫，因外湿侵袭脾经而致。三则鸡痫，因燥气伤胃，阴虚生热，热壅毒发而致。四则猪痫，因吐利感风而致。五则牛痫，因湿热客于肺之脏腑经络，湿阻气机，热伤津气而致。

❖ 严用和 五痫论※*

夫痫病者，考之诸方，所说名称不同，难于备载。《别录》有五痫之证：一曰马痫，作马嘶鸣，应乎心；二曰羊痫，作羊叫声，应乎脾；三曰鸡痫，作鸡叫声，应乎胃；四曰猪痫，作猪叫声，应乎肾；五曰牛痫，作牛吼声，应乎肺。此五痫应乎五畜，五畜应乎五脏者也。发则旋晕颠倒，口眼相引，目睛上摇，手足搐搦，背脊强直，食顷乃苏。原其所因，皆由惊动脏气不平，郁而生涎，闭塞诸经，故有是证。或在母腹中受惊，或幼小受风寒暑湿，或因饥饱失宜，逆于脏气而得之者。各随所感，施以治法。

——宋·严用和《严氏济生方·癫痫门·癫痫论治》

【提要】 本论主要阐述"五痫"的特征及病因病机。要点如下：其一，痫发作过程中病人所发出的声音，类似五种动物的叫声，又对应五脏，故有"五痫"之名。此前，《名医别录》最早载有"马痫""牛痫"和"羊痫"之名，《千金要方·少小婴孺方》中有"六畜痫"之称。其二，痫的病因病机，主要是因惊恐导致脏腑功能失调，因郁而生涎，痰涎闭塞诸经所致，亦有因胎中受惊，或小儿受外邪侵袭，或饮食不节而致。痫证的病程，多迁延而不愈。

❖ 朱丹溪 论治痫宜行痰为主※*

痫（惊、痰，宜吐）
戴云：痰者，俗曰猪癫风者是也。
大率行痰为主，黄连、南星、瓜蒌、半夏。寻痰寻火分多少，治无不愈。分痰分热：有热者，以凉药清其心；有痰者，必用吐药，吐用东垣安神丸。此证必用吐，吐后用平肝之药，青黛、柴胡、川芎之类。

——元·朱丹溪撰，明·戴恩恭辑《金匮钩玄·卷第二·痫》

【提要】 本论主要阐述治痫病"大率行痰为主"。要点如下：其一，痫病的病因，虽有惊、痰、火热之不同，而尤以痰为主。其二，治痰之法，当以行痰为主。还应辨析痰与火之多少，有热宜清心火，有痰宜涌吐，再用平肝之药治其惊。

❖ 皇甫中 痰火惊致痫论治※*

歌：牛马猪羊鸡五痫，治须寻火与寻痰。更将痰火分多少，识得枢机总不难。
论：夫痫有五：马痫则张口摇头马鸣，牛痫则目正直视腹胀，猪痫则喜吐沫，羊痫则扬目吐舌，鸡痫则摇头反折善惊。盖以其形之类而名之也。古者既有五痫之名，治无分别，概用香窜镇坠之药，殊为未当。丹溪云：痫病盖因痰涎壅盛，迷瞒孔窍，发则头旋颠倒，手足搐搦，口眼相引，胸背强直，叫吼吐沫，食顷乃苏，大率属痰与火。法当寻火寻痰，分多分少治之。亦有因惊而得者，惊则神不守舍，舍空而痰聚也，宜以行痰为主，佐以定悸宁心安神可也。彼香窜燥剂，宁不助火耗气乎！

痰

痰者，动则有声，脉滑，涎沫出，必得吐，后用安神丸。大率以行痰为主，二陈汤加南星、瓜蒌、黄连。

安神丸 治痰痫。

黄连（一两五钱，酒制） 朱砂（水飞，一两） 生地黄（一两） 当归（一两，酒洗）甘草（炙，五钱）

蜜丸，每五十丸。

火

火者，有热面赤，脉散。大抵肥人痰多，瘦人火多，宜吐后用平肝，青黛、黄连、川芎、柴胡，或宁神丹。

宁神丹 治火盛痫证。

天麻（五钱） 人参（五钱，去芦） 陈皮（五钱） 白术（五钱，炒） 当归身（五钱）白茯苓（五钱） 荆芥（五钱） 僵蚕（五钱） 独活（五钱） 远志（五钱，去心） 犀角（五钱） 麦门冬 枣仁（炒，五钱） 辰砂（五钱） 半夏（一两） 南星（一两） 石膏（一两） 甘草（炙，三钱） 白附子（三钱） 川芎（三钱） 牛黄（三钱） 珍珠（三钱）生地黄（五钱） 黄连（五钱） 金箔（三十片）

酒丸，空心白汤下，五十丸。

惊

因惊而得者，则神不守舍，舍空痰聚，必先行痰，亦用吐痰。吐后安神丸，或三痫丸。

三痫丸

治一切惊痫。

荆芥穗（二两） 白矾（一两，半生半枯）

朱砂为衣。

——明·皇甫中《明医指掌·卷七·痫证》

【提要】 本论主要阐述痰、火、惊导致痫病的辨证施治。要点如下：古分五痫，但论中在治疗上遵朱丹溪之理法，将癫痫分痰、火、惊论治。提出痰者，宜行痰为主；火者，宜吐痰后平抑肝火为主；惊者，亦从痰治，行痰而辅以定悸宁心安神。本论所述，体现了治疗痫病首重痰、火的病机认识和辨证施治思路。

龚 信、龚廷贤 痰浊壅盛致痫论[※*]

脉

脉虚弦，为惊，为风痫。

证

夫痫者有五等，而类五畜，以应五脏。发则卒然倒仆，口眼相引，手足搐搦，背脊强直，口吐涎沫，声类畜叫，食顷乃苏。原其所由，或因七情之气郁结，或为六淫之邪所干，或因受大惊恐，神气不守，或自幼受惊，感触而成，皆是痰迷心窍，如痴如愚。

治

治之不须分五，俱宜豁痰顺气，清火平肝，而以黄连、瓜蒌、南星、半夏之类，寻火寻痰，分多分少治之，无有不愈。有热者，以凉药清其心。有痰，必用吐法，吐后用东垣安神丸，及平肝之药青黛、柴胡、川芎之类。

——明·龚信撰，龚廷贤续补《古今医鉴·卷七·五痫》

【提要】　本论主要阐述痰涎壅盛致痫的机理及治疗。要点如下：其一，强调痫证为"痰迷心窍"所致，而痰之发生与七情失调、六淫侵袭，以及先天因素皆有关系。其二，治疗上，提出痫证"俱宜豁痰顺气，清火平肝"的法则。

龚廷贤　论痫病辨治※*

脉：脉虚弦为惊，为风痫。

痫病者，卒时晕倒，身软切牙吐涎沫，遂不省人事，随后醒者，是痫病也。有羊痫、猪痫、牛痫、马痫、犬痫，皆惊风热痰，俱用二陈汤加减、安神丸。

诸痫者，痰涎壅并然也。

二陈汤　治一切痫病。……

痫属气血虚而兼痰火者，宜攻补兼施也。

清心抑胆汤　平肝解郁，清火化痰，除眩晕诸痫之疾。……

安神丸　治痫病，常服。……

痫属风痰者，宜追风祛痰也。

追风祛痰丸　治诸风痫暗风。世之患此病者甚多，余用此得效者甚广，幸试之。……

痫属痰者，宜化痰清火也。

清心滚痰丸　治癫痫惊狂，一切怪证，神效。……

虎睛丸　治痫疾发作，涎潮搐搦，精神恍惚，将作谵语。……

痫属风热者，宜祛风清热也。

祛风至宝丹　治癫痫。……

——明·龚廷贤《万病回春·卷之四·痫证》

【提要】　本论主要阐述痫病的辨证施治。要点如下：其一，痫病均由惊风热痰引起，故主要从痰治之，以二陈汤为主方加减。其二，分而论之，属气血虚兼痰火者，用清心抑胆汤与安神丸攻补兼施；属风痰者，用追风祛痰丸祛风痰；属痰火者，用清心滚痰丸化痰清火；属风热者，用祛风至宝丹祛风清热。

龚廷贤　脏腑经络失调致痫论※*

痫证者，发则仆地，闷乱无知，嚼舌吐沫，背反张，目上视，手足搐搦，或作六畜声者是也。盖痫疾之原，得之于惊，或在母腹之时，或在有生之后，必因惊恐而致疾。盖恐则气下，惊则气乱，恐气归肾，惊气归心，并于心肾，则肝脾独虚，肝虚则生风，脾虚则生痰，蓄极而通，其发也暴，故令风痰上涌而痫作矣。《内经》曰：然所以令人仆地者，厥气并于上，上实下虚，清浊倒置，故令人仆地，闷乱无知者，浊邪干于天君而神明壅闭也。舌者心之苗，而脾之经络，连于舌本，阳明之经络，入上下齿缝中，故风邪实于心胸，则舌自挺，风邪实于阳明，则口自噤，一挺一噤，故令嚼舌。吐沫者，风热盛于内也，此风来潮涌之象。背反张，目上视者，风在太阳经也。

——明·龚廷贤《寿世保元·戊集五卷·痫症》

【提要】 本论主要阐述脏腑经络失调致痫。要点如下：论中描述了痫病发作时的症状，提出本病之源乃为受惊，尤为强调以心肝脾肾失调而致病。强调痫病发生，多因惊恐伤及心肾，或肝脾独虚，风痰上涌所致。

王肯堂 论癫痫狂的鉴别

《素问》止言"癫"而不及"痫"。《灵枢》乃有"痫瘛""痫厥"之名。诸书有言"癫狂"者，有言"癫痫"者，有言"风痫"者，有言"惊痫"者，有分"癫""痫"为二门者，迄无定论。究其独言"癫"者，祖《素问》也。言"癫痫"、言"癫狂"者，祖《灵枢》也。要之癫、痫、狂大相径庭，非名殊而实一之谓也。《灵枢》虽编颠狂为一门，而形证两具，取治异途，较之于痫，又不侔矣。徐嗣伯云：大人曰癫，小儿曰痫。亦不然也。

《素问》谓癫为母腹中受惊所致，今乃曰小儿无癫可乎？痫病，大人每每有之，妇人尤多。今据经文，分辨于后。癫者，或狂或愚，或歌或笑，或悲或泣，如醉如痴，言语有头无尾，秽洁不知，积年累月不愈，俗呼心风，此志愿高硕而不遂所欲者多有之。狂者，病之发时，猖狂刚暴，如伤寒阳明大实发狂，骂詈不避亲疏，甚则登高而歌，弃衣而走，逾垣上屋，非力所能，或与人语所未尝见之事，如有邪依附者是也。痫病，发则昏不知人，眩仆倒地，不省高下，甚而瘛疭抽掣，目上视，或口眼㖞斜，或作六畜之声。

——明·王肯堂《证治准绳·杂病·第五册·神志门·癫狂痫总论》

【提要】 本论主要阐述癫、痫、狂的鉴别。要点如下：其一，胎儿受惊所致"癫"病，实为小儿痫病；痫病乃昏仆倒地，不省人事，角弓反张，口作六畜之声。其二，后世所言癫病，多见歌笑悲泣，如醉如痴，言语混乱，秽洁不知。其三，狂表现为猖狂刚暴，骂詈不避亲疏，甚者登高而歌，弃衣而走，逾垣上屋，如有邪附。

李用粹 阳痫阴痫论

大意

痫病有阴有阳，大率属痰与热、惊三者而已，不必分五等。（《汇补》）

内因

或因母腹受惊，或因卒然闻惊而得，惊则神出舍空，痰涎乘间而归之，或因饮食失节，脾胃亏损，积为痰饮，以致涎潮上涌，均能发痫。大抵肥人多痰，瘦人多火，总不外因惊而得。（《汇补》）

外候

发则昏不知人，眩仆倒地，甚而瘛疭抽掣，手足搐搦，口眼相引，目睛上视，胸背强直，叫吼吐沫，食顷乃醒。（《三因》）

五痫病状

病久必归五脏。肺痫，反折上窜，有类羊叫；心痫，目瞪吐舌，仿佛马鸣；脾痫，直视腹满，声如牛吼；肝痫，惊跳反折，掣疭，宛如鸡鸣；肾痫，直视如尸，吐沫，绝类猪叫犬吠。此五痫病状，偶类之耳，其实痰、火、惊三者，闭其孔窍，鼓动涎潮，乱其主宰故也。（《汇补》）

痫分阴阳

先身热掣疭，惊啼叫喊而后发，脉浮洪者，为阳痫，病属六腑，易治；先身冷，无惊掣啼叫而病发，脉沉者，为阴痫，病在五脏，难治。阳痫痰热客于心胃，闻惊而作，若痰热甚者，虽不闻惊，亦作也，宜用寒凉。阴痫亦本于痰热，因用寒凉太过，损伤脾胃，变而成阴，法当燥湿温补祛痰。（《汇补》）

——清·李用粹《证治汇补·卷之五·胸膈门·痫病》

【提要】 本论主要阐述阴痫与阳痫的病因病机、症状及治法。要点如下：其一，指出"痫病有阴有阳，大率属痰与热、惊三者而已，不必分五等"。其二，阳痫属痰热客于心胃，闻惊而得，治宜寒凉；阴痫乃阳痫之变证，当以燥湿温补祛痰为治。其三，治疗阴痫时，不宜过于寒凉，当顾护脾胃，以防生变。

张 璐 肾虚有痰致痫论※*

《脉经》云：前部左右弹者，阳跷也。动则苦腰痛癫痫，恶风偏枯，僵仆羊鸣，身强皮痹。从少阳斜至太阳者，阳维也。动则苦癫痫，僵仆羊鸣，手足相引，甚者失音不能言。从少阴斜至厥阴者，阴维也。动则苦癫痫，尺寸俱浮，直上直下，此为督脉，腰背强痛，不得俯仰。大人癫病，小儿风痫。脉来中央浮，直上直下者，督脉也，动则苦腰背膝寒。夫癫，小儿痫也。巢氏妄立五痫之说，曰阳痫，曰阴痫，曰风痫，曰湿痫，曰马痫。证治杂出，殊不知癫痫之发，皆由肝肾龙雷上冲所致也。

痫病与卒中痉病相似，但痫病发时昏不知人，卒然眩仆倒地，甚则瘛疭抽搐，目上视，或口眼㖞斜，或口作六畜声，将醒时吐涎沫，醒后又复发，有连日发者，有一日三五次发者。若中风、中寒、中暑、中热，则仆时无声，醒时无涎沫，醒后不复发也，刚痉、柔痉亦屡发。然身体强直，角弓反张，不似痫之身软，或为六畜声也。痫证之发，由肾中龙火上升，而肝家雷火相从挟助也，惟有肝风，故作搐搦，搐搦则通身之脂液逼迫而上，随逆气而吐出于口也。阴气虚，不能宁谧于内，则附阳而上升，故上热而下寒，阳气虚，不能周卫于身，则随阴而下陷，故下热而上寒。

石顽曰：痫证往往生于郁闷之人，多缘病后本虚，或复感六淫，气虚痰积之故。盖以肾水本虚不能制火，火气上乘，痰壅脏腑，经脉闭遏，故卒然倒仆，手足搐捻，口目牵掣，乃是热盛生风之候。斯时阴阳相薄，气不得越，故迸作诸声，证状非一。古人虽分五痫，治法要以补肾为本，豁痰为标，随经见证用药。但其脉急实，及虚散者不治，细缓者虽久剧可治。

诊：脉浮滑洪数为风痫，细弦微缓为虚痫，浮为阳痫，沉为阴痫，虚弦为惊，沉数为实热。沉实弦急者不治。

——清·张璐《张氏医通·卷六·神志门·痫》

【提要】　本论主要阐述肾虚有痰而致痫的病机。要点如下：其一，本病多发于情志不畅，且素体虚弱而后复感外邪，气虚痰积之人。肾水不足，无以制火，肾中龙火上升，而肝中雷火亦随之而升，痰壅脏腑，经脉闭塞而致癫痫。其二，治疗上，"要以补肾为本，豁痰为标，随经见证用药"。其三，癫痫的预后，"其脉急实，及虚散者不治，细缓者虽久剧可治"。

沈金鳌　论痫病之根源在肾[※*]

诸痫，肾经病也。《内经》专主肾经失职，而河间则以为热甚，风燥乃其兼化，丹溪又主痰与热，士材又兼主肝肾，而或兼风火，要当据《内经》为的，诸家之说当参考，以为酌治之法，庶诸痫无遁情。《经》曰：二阴急为痫厥。二阴者，足少阴肾也。盖其症在肾气之厥，而邪伤在阴与筋，以肾气主少阴与枢，少阴逆而枢失，则气塞于经而上行。少阴脉系舌本，故塞喉，音嗑不容发，若兽鸣然也。经时必止者，气复反则已，是以不与癫同也。又曰：心脉满大，痫瘈筋挛；肝脉小急，痫瘈筋挛；足少阴筋病，主痫瘈及痉。盖心脉满而痫瘈者，肾逆而心火郁也；逆于肝者，肝阴先不足；而肾气逆之，故肝脉小急，亦痫瘈筋挛也；凡痫必兼瘈，少阴厥而后痫也。又曰：阳维从少阴至太阳，动苦肌肉痹，及下部不仁，又苦颠仆羊鸣，甚者失音不能言。盖阳维维于诸阳，而从少阴至诸阳，是阴为阳根也，故能维诸阳，而少阴阴邪从而至诸阳，故能塞诸阳之会，而患肌痹等症。羊鸣失音者，少阴气不至，则为喑也。又曰：阴维从少阳斜至厥阴，动苦颠痫僵仆，羊鸣失音。盖阴维从少阳至厥阴，是阳为阴鼓也，动在少阳，故能鼓诸阳而为维，而少阳既衰，阴邪遂壅，亦能全塞诸阴之会，而筋络相引，故亦患颠痫等症。此虽不拘少阴，而厥阴之方阔，亦少阴之失枢也。观《内经》之言，则诸痫为患，可识其皆由于肾矣。若河间主热，故专以清凉为主；丹溪主痰与热，……而热多者清心，痰多者行吐，然后用安神平肝。……士材兼主肾肝，故以为痫症之发厥，由肾中龙火上升，而肝家雷火相从而助，惟有肝风，故搐搦，搐搦则通身脂液逼迫而上，随逆气以吐出于口也。诸家之可参考如此。总而论之，诸痫之原，虽根于肾，而诸痫之发，实应五脏。如马痫之张口摇头作马嘶者，则应乎心；牛痫之目正直视腹胀作牛吼者，则应乎脾。……而从古疗痫，惟子和法最善，其法汗吐下并施，若虚而不胜吐下者，则以豁痰清火为主，如南星、木香、竹沥、菖蒲、全蝎、人参、黄芩、麦冬。所用方药无不取效，宜龙脑安神丸、五痫丸、参朱丸，师其意而用之可也。至《嵩崖》则专取二跷治之，亦属径路可寻。其法以昼作者为阳跷，宜升阳汤，夜作者为阴跷，宜四物汤加柴胡、瓜蒌、半夏、南星、黄柏、知母、远志、枣仁、菖蒲是也。此皆前人之可取以为则者也。然而痫病日久，必成窠囊，宜厚朴丸。窠囊日久，中必生虫，宜妙功丸。或与行痰，宜追风祛痰丸；涤热，宜清心温胆汤；除惊，宜惊气丸；宁神，宜归神丹。痫病已愈，须防再发，宜断痫丹，或十全大补汤加枣仁、远志、朱砂、麦冬、金箔、银箔，必经年峻补，才保无虞。然后再加调养，宜六味丸，庶乎可耳。

脉法：《脉诀》曰：癫痫之脉，浮洪大长。鳌按：诸痫之脉，大约沉实弦急者，皆不可治。

诸痫症治：《纲目》曰：痰在膈间，则眩微不仆；痰溢膈上，则眩盛仆倒（鳌按：凡痰病皆然，不独痫也）而不知人，名之曰癫痫。大人曰癫，小儿曰痫，其实一也。又曰：仆倒不省，皆由邪气逆上阳分，而乱于头中也。癫痫者，痰邪逆上也，痰邪逆上，则头中气乱，头中气乱，则脉道闭塞，孔窍不通，故耳不闻声，不识人，而昏眩仆倒也。又曰：凡癫痫仆时，口中作声，将省时吐涎沫，省后又复发，时作时止，而不休息。中风、中寒、中暑、尸厥之类，则仆时无声，省时无涎，后不再发。《入门》曰：痫有五：肝曰鸡痫，心曰马痫，脾曰牛痫，肺曰羊痫，肾曰猪痫，以病状偶类故为名。其实不外乎痰、火与惊，三者而已。

——清·沈金鳌《杂病源流犀烛·卷九·诸痫源流》

【提要】　本论主要阐述痫病之根源在肾。要点如下：其一，以《内经》理论为根本，指出"二阴"为足少阴肾，少阴气逆可致痫病；另言肾逆心郁，肝阴不足，亦可致痫病。其二，从阳维、阴维的角度，阐释了痫病乃少阴气不达及少阴枢机失常的机理。提出痫病根源于肾，而发作之时则对应于五脏的观点。其三，强调可根据所见之证候，通过经络辨证而加引经药治疗。其赞赏张子和用汗吐下及嵩崖取二跷以治痫病之法，并提出临证之时可以脉象判断预后。

2.15　眩　　晕

眩是指眼花或眼前发黑，晕是指头晕甚或感觉自身或外界景物旋转，二者常同时并见，故统称为"眩晕"。轻者闭目即止；重者如坐车船，旋转不定，不能站立，或伴有恶心呕吐汗出，甚则昏倒等症状。病因分为外感内伤两部分。外感主要有风、寒、暑、湿四气，内伤主要有情志、饮食、房劳、瘀血等因素。病机不外虚实两端。虚者为髓海不足，或气血亏虚，清窍失养；实者为风、火、痰、瘀扰乱清空。本病的病位在于头窍，其病变脏腑与肝、脾、肾三脏相关。治疗原则是补虚泻实，调整阴阳。虚者当滋养肝肾，补益气血，填精生髓；实证当平肝潜阳，清肝泻火，化痰行瘀。本病发生多以阴虚阳亢者居多，治疗可根据标本缓急分别采取平肝、熄风、潜阳、清火、化痰、化瘀等法治其标，以补益气血、滋补肝肾治其本。

巢元方　论眩晕病因病机[※※]

风头眩者，由血气虚，风邪入脑，而引目系故也。五脏六腑之精气，皆上注于目，血气与脉并于上系，上属于脑，后出于项中。逢身之虚，则为风邪所伤，入脑则脑转而目系急，目系急故成眩也。

——隋·巢元方《诸病源候论·卷二·风病诸候下·风头眩候》

目者，五脏六腑之精华，宗脉之所聚也。筋骨血气之精，与脉并为目系，系上属于脑。若腑脏虚，风邪乘虚随目系入于脑，则令脑转而目系急，则目晌而眩也。

——隋·巢元方《诸病源候论·卷二十八·目病诸候·目眩候》

【提要】　本论主要阐述眩晕的病因病机。要点如下：其一，强调正虚为风邪所中是眩晕的主要原因，即"逢身之虚，为风邪所伤"。其二，腑脏虚则风邪乘虚随目系入于脑而眩晕。

陈无择 眩晕证治※

方书所谓头面风者，即眩晕是也。然眩晕既涉三因，不可专为头面风。如中伤风寒暑湿在三阳经，皆能眩人，头重项强。但风则有汗，寒则掣痛，暑则热闷，湿则重着，吐逆眩倒，属外所因；喜怒忧思，致脏气不行，郁而生涎，涎结为饮，随气上厥，伏留阳经，亦使人眩晕呕吐，眉目疼痛，眼不得开，属内所因；或饮食饥饱，甜腻所伤，房劳过度，下虚上实，拔牙金疮，吐衄便利，去血过多，及妇人崩伤，皆能眩晕，眼花屋转，起而眩倒，属不内外因。治之各有法。

——宋·陈无择《三因极一病证方论·卷七·眩晕证治》

【提要】 本论主要阐述眩晕的病因病机及证候特征。要点如下：其一，外感病因，为风寒暑湿邪气伤及三阳经。症见头重项强。风则有汗，寒则掣痛，暑则热闷，湿则重着，吐逆眩倒等。其二，内伤病因，为情志所伤，脏气不行，郁而生涎，涎结为饮，随气上厥，伏留阳经。症见眩晕呕吐、眉目疼痛、眼不得开。其三，不内外因，有饮食、房劳、外伤及失血等。症见眩晕、眼花屋转、起而眩倒。

刘完素 论诸风掉眩皆属肝木※*

诸风掉眩，皆属肝木。掉，摇也。眩，昏乱旋运也。风主动故也。所谓风气甚，而头目眩运者，由风木旺，必是金衰不能制木，而木复生火；风火皆属阳，多为兼化；阳主乎动，两动相搏，则为之旋转。故火本动也，焰得风则自然旋转。如春分至小满，为二之气，乃君火之位；自大寒至春分七十三日，为初之气，乃风木之位。故春分之后，风火相搏，则多起飘风，俗谓之旋风是也，四时多有之。由五运六气千变万化，冲荡击搏，推之无穷，安得失时而便谓之无也，但有微甚而已。人或乘车跃马、登舟环舞而眩运者，其动不正而左右纡曲，故经曰曲直动摇，风之用也。眩运而呕吐者，风热甚故也。

——金·刘完素《素问玄机原病式·五运主病》

【提要】 本论主要阐述诸风掉眩皆属肝木的原理。要点如下：从"风主动"推导出由风气甚而头目眩运的论断；然后从五行生克出发，指出风盛木旺的原因，"必是金衰不能制木，而木复生火"。风、火皆属阳，阳主乎动，两动相搏，则为之旋转。

朱丹溪 论"无痰则不能作眩"※*

头眩

痰挟气虚与火。治痰为主，及补气降火药。此证属痰者多，无痰则不能作眩。又有湿痰者，有火多者。左手脉数多热，脉涩有死血。右脉实痰积，脉大必是火病。一本云："火病"当作"久病"。盖久病之人，气血俱虚而痰浊不降也。湿痰者，二陈汤。火多者，二陈加酒片芩。挟气虚与相火者，亦治痰为主，兼补气降火，如半夏、白术、天麻汤之类。一老妇患赤白带一年半，只是头眩，坐立不久，睡之则安，专治带，带病愈，其眩亦愈。

眩运

痰在上，火在下，火炎上而动其痰也。有气虚挟痰者，四君、二陈、芪、芎、荆芥。风痰眩运，二陈汤加芩、苍、防、羌治之。眩运不可当者，以大黄酒浸，炒三次为末，茶调服。气实人有痰，或头重或眩运者，皆治之。壮实人热痛甚，大便结燥，大承气汤。

——元·朱丹溪著，明·高宾校正《丹溪治法心要·卷三·头眩眩晕》

【提要】　本论主要阐述"无痰则不能作眩"。要点如下：其一，提出"无痰不能作眩"的论断，并指出"痰因火动"的病机演变特点。即痰在上，火在下，火性炎上而扰动其痰。其二，在具体论治中，分湿痰、火痰、痰湿挟气虚相火三种类型。湿痰者，多宜二陈汤。火者，二陈汤加酒芩。湿痰挟气虚相火，则补气祛湿，清泄相火，以半夏白术天麻汤为主。其三，重视对脉象的辨析。如其辨死血痰积之证，指出左手脉数多热，脉涩有死血，右脉实痰积，脉大必是火病。

徐彦纯　眩晕综论※*

眩晕一证，人皆称为上盛下虚所致，而不明言其所以然之故。盖所谓虚者，血与气也。所谓实者，痰涎风火也。原病之由：有气虚者，乃清气不能上升，或汗多亡阳而致，当升阳补气；有血虚者，乃因亡血过多，阳无所附而然，当益阴补血。此皆不足之证也。有因痰涎郁遏者，宜开痰导郁，重则吐下；有因风火所动者，宜清上降火；若因外感而得者，严氏虽分四气之异，皆当散邪为主。此皆有余之证也。世有所谓气不归元，而用丹药镇坠、沉香降气之法。盖香窜散气，丹药助火，其不归之气，岂能因此而复耶？《内经》所谓治病必求其本，气之不归，求其本而用药则善矣。

——明·徐彦纯撰，刘纯增补《玉机微义·卷三十五·头眩门》

【提要】　本论主要阐述眩晕的病因病机及治法。要点如下：其一，外感是伤于风、寒、暑、湿四气，内伤则缘于气虚、血虚、痰郁及风火。其二，滥用丹药香燥之品的弊端，是"香窜散气，丹药助火"，易导致气耗散不归，强调求其本而用药。

虞　抟　论眩晕肥瘦之人治法之异※*

《内经》曰：诸风掉眩，皆属肝木。又曰：岁木太过，风气流行，脾土受邪，民病飧泄食减，甚则忽忽善怒，眩冒巅疾。虽为气化之所使然，未必不由气体之虚衰耳。其为气虚肥白之人，湿痰滞于上，阴火起于下，是以痰挟虚火，上冲头目，正气不能胜敌，故忽然眼黑生花，若坐舟车而旋运也，甚而至于卒倒无所知者有之。丹溪所谓"无痰不能作眩"者，正谓此也。若夫黑瘦之人，躯体薄弱，真水亏欠，或劳役过度，相火上炎，亦有时时眩运，何湿痰之有哉？大抵人肥白而作眩者，治宜清痰降火为先，而兼补气之药；人黑瘦而作眩者，治宜滋阴降火为要，而带抑肝之剂。抑考《内经》有曰：风胜则地动。风木太过之岁，亦有因其气化而为外感风邪而眩者，治法宜祛风顺气，伐肝降火，为良策焉。外有因呕血而眩冒者，胸中有死血迷闭心窍而然，是宜行血清心自安。医者宜各类推而治之，无有不痊者也。

——明·虞抟《医学正传·卷四·眩晕》

【提要】 本论主要阐述眩晕肥瘦之人治法之异。要点如下：其一，肥胖之人，多气虚而生湿痰，阴火起于下，痰挟虚火上冲头目而眩晕，此即朱丹溪所谓"无痰不作眩"。治宜清痰降火为先，而兼补气之药。其二，黑瘦之人，躯体薄弱，真水亏欠，或劳役过度，相火上炎，而发眩晕。治宜滋阴降火为要，而带抑肝之剂。其三，外感风邪所致眩晕，治宜祛风顺气，伐肝降火。

汪 机 论眩晕辨治※*

眩晕之症，有因中气亏败，运动失常，不能舒布津液，以致凝结成痰，阻塞经隧，致使阳气不得四布，郁而成火上炎而作眩者，有因阴血亏败，阳火无依上炎而作眩者，有因金衰不能制木，风木自盛而作眩者，有气虚血虚，惟火上炎而作眩者，有岁木太过，风气流行，感其气化而作者，因状多端，法难执一。

是以治疗之法，如因中气不磨，生痰而作眩者，宜参、芪、白术等补中健脾为本，兼治痰火为标。如若阴血亏败，阳火无依而作者，宜以当归、地黄、知母、黄柏等类滋补阴血为本，降理阳火为标。如金衰不能平木而作眩者，法当清金制木。如亡阳者，补气为主；亡阴者，补血为先。如气血俱虚，法当兼补，如八物汤之类。若岁运外攻者，法当伐肝，宜六合汤之类。虽然，种种不同，未有不由体气虚弱所致，大抵前症皆宜兼以补剂方保全功。再观病者形之肥瘦、色之黑白施治。若肥白人，多是气虚挟痰而动，乃丹溪所谓"无痰不能作眩"是也。黑瘦之人，多是血虚挟火而作。是以挟痰者，宜二陈汤加南星、竹沥之类为主；挟火者，宜四物汤加知母、黄柏之类为先。全在圆机，不可执一。

——明·汪机《医学原理·卷之七·眩晕门·论》

【提要】 本论主要阐述眩晕的辨证施治。要点如下：其一，本论从中虚痰阻、阴亏阳浮、金衰木旺、气血虚弱及岁木太过等方面，阐述外感、内伤所致眩晕的辨证施治。其二，治疗上提出：中虚痰阻，治以补中为本，治痰火为标；阴亏阳浮，治以补血为本，降阳为标；金衰木旺，治以清金制木；气血虚弱，治以补气养血；岁木太过，治以伐肝。其三，论中还分别论述了肥白之人、黑瘦之人患眩晕的病因病机、治法与方药。

王肯堂 眩晕综论※*

眩，谓眼黑眩也；运，如运转之运，世谓之头旋是也。

脑者，地气之所生，故藏于阴；目之瞳子，亦肾水至阴所主，所以二者皆喜静谧而恶动扰。静谧则清明内持，动扰则掉扰散乱。是故脑转目眩者，皆由火也。……火本动也，焰得风则自然旋转，于是乎掉眩。掉，摇也；眩，昏乱旋运也。此非风邪之因火所成者欤？

然风有内、外。外入者，兼火化者则如是；若内发者，尤是因火所生之风也。此或得于肝脏，应天气者所动，或因本脏虚实之气自动，皆名之为风，非火之烈焰，何能上于巅也？至于木郁之发，甚则耳鸣眩转，目不识人，善暴僵仆者，尤是肝木中火发之甚也。此天气内应于脏，与肝虚实之气动者，是皆名内发之风者也。

——明·王肯堂《证治准绳·杂病·第五册·诸风门·眩晕》

【提要】　本论主要阐述眩晕的病因病机及证候。要点如下：眩晕因风而起，而风由火作。掉眩，即掉摇，昏乱旋运，由风火相煽所成。风有内、外之分：外入之风，多兼火化；内发之风，则是肝木生火，火动风生。

❧ 张介宾　论"眩运一证，虚者居其八九" ❧

眩运一证，虚者居其八九；而兼火兼痰者，不过十中一二耳。原其所由，则有劳倦过度而运者，有饥饱失时而运者，有呕吐伤上而运者，有泄泻伤下而运者，有大汗亡阳而运者，有眴目惊心而运者，有焦思不释而运者，有被殴被辱气夺而运者，有悲哀痛楚、大叫大呼而运者：此皆伤其阳中之阳也。又有吐血、衄血、便血而运者；有痈脓大溃而运者；有金石破伤，失血痛极而运者；有男子纵欲，气随精去而运者；有妇女崩淋，产后去血而运者：此皆伤其阴中之阳也。再若大醉之后，湿热相乘而运者，伤其阴也；有大怒之后，木肆其强而运者，伤其气也；有痰饮留中，治节不行而运者，脾之弱也：此亦有余中之不足也。至若年老精衰，劳倦日积，而忽患不眠，忽苦眩运者，此营卫两虚之致然也。由此察之，虚实可辨矣。即如《内经》之言，亦无非言虚，而向后世诸家每多各逞臆说，其于病情，《经》义果相合否？指南若北，后学能无误乎？

——明·张介宾《景岳全书·卷十七理集·杂证谟·眩晕·论证》

【提要】　本论主要阐述"眩晕一证，虚者居其八九"的原理。要点如下：其一，对此前盛行的"无痰不作眩"说提出质疑。认为眩运一证，虚者居其八九，而兼火兼痰者，不过十中一二。其二，基于以上观点，分析了导致眩晕的各种病因病机，结果发现眩晕莫不与虚有关。即便是痰饮作眩，也认为属"有余中之不足也"。

❧ 张介宾　论眩晕辨治 ❧

头眩虽属上虚，然不能无涉于下。盖上虚者，阳中之阳虚也；下虚者，阴中之阳虚也。阳中之阳虚者，宜治其气，如四君子汤、五君子煎、归脾汤、补中益气汤。如兼呕吐者，宜圣术煎大加人参之类是也。阴中之阳虚者，宜补其精，如五福饮、七福饮、左归饮、右归饮、四物汤之类是也。然伐下者必枯其上，滋苗者必灌其根。所以凡治上虚者，犹当以兼补气血为最，如大补元煎、十全大补汤，及诸补阴补阳等剂，俱当酌宜用之。

眩运证，凡有如前论首条所载病源者，当各因其证求而治之。其或有火者宜兼清火，有痰者宜兼清痰，有气者宜兼顺气，亦在乎因机应变。然无不当以治虚为先，而兼治为佐也。

古法之治眩运，亦有当察者。丹溪曰：湿痰者，多宜二陈汤。火者加酒芩。挟气虚者，相火也，治痰为先，挟气药降火，如东垣半夏白术天麻汤之类。眩运不可当者，以大黄酒炒为末，茶汤调下。火动其痰，用二陈加黄芩、苍术、羌活，散风行湿。附录曰：有早起眩运，须臾自定，日以为常者，正元散下黑锡丹。伤湿头运，肾著汤加川芎，名除湿汤。有痰，青州白丸子。

愚谓古法之治眩运，如半夏白术天麻汤，治脾痰也；二陈汤加黄芩，治热痰也；青州白丸子治风痰、寒痰也；肾著汤，治湿痰也。此外，如大黄末之治眩运不可当，惟痰火之壅者宜之；黑锡丹之重坠，惟气实于上者宜之。第恐眩运一证，实痰实火者无几，而亦非上盛之病，此古方之有宜否用者，不可不审。

——明·张介宾《景岳全书·卷十七理集·杂证谟·眩晕·论治》

【提要】　本论主要阐述眩晕的辨证施治。要点如下：其一，基于对阴阳互根互用的认识，提出"阴中之阳虚"当补精，"阳中之阳虚"当治气；若遇兼火兼痰者，则根据临床表现兼治之。其二，总结古方从痰治眩晕之法，即半夏白术天麻汤治脾痰眩晕，二陈汤加黄芩治热痰眩晕，青州白丸子治风痰、寒痰眩晕，肾著汤治湿痰眩晕。其三，指出不可随意使用攻伐之方药，必详审后方可用之。

❧ 李用粹　眩晕综论※*

眩分虚实

虚者，内外之邪，乘虚入表而上攻。实者，内外之邪，郁痰上结而下虚。（《入门》）

湿痰眩晕　肥白人湿痰滞于上，阴火起于下；痰挟虚火，上冲头目，邪正相煽，故忽然眼黑生花，所谓无痰不作眩也。（丹溪）

肝火眩晕　黑瘦人肾水亏少，肝枯木动，复挟相火，上踞高巅而眩晕，谓风胜则地动，火得风而旋焰也。（丹溪）

肾虚眩晕　人身阴阳，相抱而不离，故阳欲上脱，阴下吸之。若淫梦过度，肾家不能纳气归原，使诸气逆奔而上，此眩晕出于肾虚也。（《直指》）

血虚眩晕　血为气配，气之所丽，以血为荣。凡吐衄、崩漏、产后亡阴，肝家不能收摄荣气，使诸血失道妄行，此眩晕生于血虚也。（《直指》）

脾虚眩晕　脾为中州，升腾心肺之阳，堤防肾肝之阴。若劳役过度，汗多亡阳，元气下陷，清阳不升者，此眩晕出于中气不足也。（刘纯）

气郁眩晕　七情所感，脏气不平，郁而生涎，结而为饮，随气上逆，令人眩晕，必寸口脉沉，眉棱骨痛为异。若火动其痰，必兼眩晕嘈杂，欲作吐状。（《汇补》）

停饮眩晕　中气不运，水停心下，心火畏水，不敢下行，扰乱于上，头目眩晕，怔忡心悸，或吐涎沫。宜泻水利便，使心火下交，其眩自已。（《汇补》）

外感眩晕　外邪所感者，风则项强自汗，寒则拘挛掣痛，暑则烦闷口渴，湿则重着吐逆。此四气乘虚而眩晕也。（《心法》）

晨昏眩晕　有早起眩晕，须臾自定，日以为常，谓之晨晕，此阳虚也。有日晡眩晕，得卧少可，谓之昏晕，此阴虚也。（《绳墨》）

治法

先理痰气，次随症治。（《举要》）外邪和解清痰火，内虚本固标自移。（《入门》）

——清·李用粹《证治汇补·卷四·上窍门·眩晕》

【提要】 本论主要阐述眩晕的病因病机及辨证施治。要点如下：论中将眩晕分为湿痰眩晕、肝火眩晕、肾虚眩晕、血虚眩晕、脾虚眩晕、气郁眩晕、停饮眩晕及外感眩晕等八个证候类型，建构了眩晕辨证施治的基本框架。

冯兆张 论"头眩之症，多主于痰"※*

头眩之症，多主于痰，中风之渐也。有因寒痰、湿痰、热痰、风痰，有因气虚挟痰，有因血虚挟痰。夫寒痰、湿痰作眩，或因外感寒湿，或因内伤生冷；热痰、风痰作眩，或因外感风暑，或因内动七情。气虚眩晕，或因脾虚，不进饮食，或因胃弱，呕吐泄泻；血虚眩晕，男子每因吐血下血，女子每因崩中产后。夫头痛头眩者，乃病之标，必治其病之本而痛方已。

动乱劳扰，火之用也。脑者，地之所生，故藏阴于目。肾水，至阴所主。二者喜静谧而恶动扰，静谧则清明内持，动扰则掉摇散乱，故脑转目眩也。

此症乃痰在上火在下。火炎上而动其痰，眩言其黑，晕言其转。虽曰无痰不能作眩，亦本于气血虚，而后痰火因之，风以感入于脑，故助痰火，而作眩晕，诚因上实下虚所致。所谓下虚者，血与气也；所谓上实者，痰火泛上也。急则治痰火，缓则补元气。

——清·冯兆张《冯氏锦囊秘录·杂症大小合参卷六·方脉头眩晕合参》

【提要】 本论主要阐述"头眩之症，多主于痰"。要点如下：其一，阐明"头眩之症，多主于痰"，但"亦本于气血虚，而后痰火因之"。所以，眩晕乃上实下虚之证。所谓上实者，指痰火泛上；所谓下虚者，指血与气虚。其二，治疗上，当用标本缓急之法，急则治痰火，缓则补元气。

程国彭 论眩晕治法※*

眩谓眼黑，晕者头旋也，古称头旋眼花是也。其中，有肝火内动者，《经》云"诸风掉眩，皆属肝木"是也，逍遥散主之；有湿痰壅遏者，书云头旋眼花，非天麻、半夏不除是也，半夏白术天麻汤主之；有气虚挟痰者，书曰清阳不升，浊阴不降，则上重下轻也，六君子汤主之；亦有肾水不足，虚火上炎者，六味汤；亦有命门火衰，真阳上泛者，八味汤。此治眩晕之大法也。

——清·程国彭《医学心悟·卷四·眩晕》

【提要】 本论主要阐述治疗眩晕之大法及方药。要点如下：本论从肝火内动、湿痰壅遏、气虚挟痰、肾水不足及命门火衰等方面，分别论述了眩晕的治法和方药。

汪蕴谷 虚火痰眩晕论※*

眩晕一症，有虚运、火运、痰运之不同。

曷言乎虚运也？……阴虚为病，盖蒂固则真水闭藏，根摇则上虚眩仆，此阴虚之运也。……元阳被耗，气虚为病，盖禀厚则真火归脏，脏亏则气逆上奔，此阳虚之运也。治阴虚者，用六味归芍汤，加人参之类，壮水之主，以生精血。治阳亏者，用八味养血汤，加人参之类，益火之源，以生元气。所谓滋苗者，必灌其根也。

曷言乎火运也？……盖火藏则清明内持，动扰则掉摇散乱，此虚火之运也。……盖有余则上盛而火炎，壅塞则火炽而旋转，此实火之运也。治虚火者，宜六味汤，逍遥散之属，滋阴以制火，疏肝以养脾。治实火者，宜三黄汤竹叶石膏汤之属，清降以抑火，辛凉以泻热。所谓虚火可补，实火可泻也。

曷言乎痰运也？如水沸水泛，则痰起于肾；风火生涎，则痰起于肝；湿饮不行，则痰起于脾；头重眼花，脑转眩冒，倦怠嗜卧，食饮不甘，脉象缓滑，无非疲劳过度，虚痰为虚。盖清升则浊阴下走，气滞则津液不行，此虚痰之运也。若实痰眩晕者，其症实而脉实，其积热在阳明，其阻塞在经络，其郁遏在肠间，无非风火结聚，积痰生灾。盖液凝则浊阴泛上，饮停则火逆上升，此实痰之运也。治虚痰者，宜六味、八味、归脾之属，补脾肾之原，治痰之本。治实痰者，宜二陈汤加芩连滚痰丸之属，逐肠胃之热。治痰之标，所谓实实虚虚，补不足而损有余也。大抵虚运者，十之六七；兼痰火者，十之二三。即伤寒眩晕，虽有表散之法，亦多因汗吐下后，虚其上焦元气所致。

——清·汪蕴谷《杂症会心录·卷上·眩晕》

【提要】 本论主要阐述眩晕的病因病机及辨证施治。要点如下：其一，论中将眩晕分虚、火、痰三类。大抵因虚眩晕者，十之六七；兼痰、火者，十之二三。因虚眩晕，分为阴虚与阳虚；因火眩晕，分为实火与虚火；因痰眩晕的病机比较复杂，按脏腑分有肾、肝、脾之不同。其二，治阴虚者，壮水之主，以生精血；治阳亏者，益火之原，以生元气。治虚火者，滋阴以制火，疏肝以养脾；治实火者，清降以抑火，辛凉以泻热。治虚痰者，补脾肾之原，治痰之本；治实痰者，逐肠胃之热。

华岫云、徐灵胎 论眩晕治疗之法度[※※]

《经》云：诸风掉眩，皆属于肝。头为六阳之首，耳目口鼻，皆系清空之窍。所患眩晕者，非外来之邪，乃肝胆之风阳上冒耳，甚则有昏厥跌仆之虞。其症有夹痰、夹火、中虚、下虚、治胆、治胃、治肝之分。火盛者，先生用羚羊、山栀、连翘、花粉、元参、鲜生地、丹皮、桑叶，以清泄上焦窍络之热，此先从胆治也。痰多者必理阳明，消痰如竹沥、姜汁、菖蒲、橘红、二陈汤之类。中虚则兼用人参，《外台》茯苓饮是也。下虚者，必从肝治，补肾滋肝，育阴潜阳，镇摄之治是也。至于天麻、钩藤、菊花之属，皆系熄风之品，可随症加入。此症之原，本之肝风，当与肝风、中风、头风门合而参之。（华岫云）

徐评 眩晕清火养肝，固为正治，但阳气上升，至于身体不能自主，此非浮火之比，古人必用金石镇坠之品，此则先生所未及知也。忆余初至郡中治病，是时喜用唐人方，先生见之，谓人曰：有吴江秀才徐某，在外治病，颇有心思，但药味甚杂，此乃无师传授之故。以后先生得宋板《外台秘要》读之，复谓人曰：我前谓徐生立方无本，谁知俱出《外台》，可知学问无穷，读书不可轻量也。先生之服善如此，犹见古风，所谓药味杂，即指金石品也，因附记于此。

——清·叶桂著，徐灵胎评《临证指南医案·卷一·眩晕》

【提要】　本论是华岫云为叶天士医案所作按语，徐灵胎批注，主要阐述眩晕治疗之法度。要点如下：眩晕有夹痰、夹火、中虚、下虚之分；治法有治胆、治胃、治肝之别，分上、中、下而治。上以清泄上焦窍络之热；中则清热化痰，健脾祛湿；下则治从肝肾，补肾滋肝，育阴潜阳，镇摄收纳。

 怀　远　眩晕综论※*

《经》言：诸风掉眩，皆属肝木。则眩者，风之所作，而肝之所主。河间则责于火，火炎上而动摇也。丹溪则责于痰，痰流动而冲溢也。然治火并治痰，而眩如故者何耶？良缘火之有余，本于水之不足，则壮水之主，钱氏六味丸加鹿茸是也；痰之所发，由于水之上泛，则益火之原，仲景肾气丸补而逐之是也。使本坚实，即枝叶扶苏，孰得而震撼之哉！其次则莫如培土，木克土，而实藉土以自栽。有如思虑太过，则调以归脾；劳役不节，则益以补中；使心火宁而不盗母气，肺金旺而化源益滋。更入杜仲、枸杞、山茱萸之属，上病下取，则鲜有不安者也。盖眩为中之始基，中为眩之究竟。其所以致此者，未有不戕贼真阴而得，则又何容讳耶？

体虚之人，外感六淫，内伤七情，皆能眩晕，当以脉证别之。

气虚者，乃清气不能上升，或汗多亡阳而致，当升阳补气；血虚者，乃亡血过多，阳无所附而然，当益阴补血：此皆不足之症也。痰涎郁遏者，宜开痰导郁，重则吐下；风火所动者，宜清上降火；外感四气，散邪为主：此皆有余之症也。刘宗厚辨之颇详。要之，素无病而忽眩者，当于有余中求之，素不足而眩者，当于先后天分之，不得以气血该也。

——清·怀远《古今医彻·卷三·杂症》

【提要】　本论主要阐述眩晕的病因病机及辨证施治。要点如下：其一，不足之症，有升阳补气、益阴补血两途。其二，有余之症，有开痰导郁、清上降火、疏散外邪之别。其三，治法上，注重补益脾肾。治或壮水之主，或益火之原，使根本坚实。另外，思虑太过，则调以归脾；劳役不节，则益以补中。

林珮琴　论眩晕治法※*

顾内风肆横，虚阳上升，非发散可解，非沉寒可清，与治六气风火大异。法宜辛甘化风，或甘酸化阴。叶氏所谓缓肝之急以熄风，滋肾之液以驱热，肝风既平，眩晕斯止。

条其治法：如上焦窍络火郁，用羚羊角、山栀、连翘、天花粉、丹皮、生地、桑叶、钩藤、天麻以泄热，从胆治也。如中虚风阳扰胃，用人参、山药、黄芪、小麦、炙草、龙眼肉以填补，从胃治也。肝风内扰，阳明正当其冲，故须补中。如下元水涸火升，用阿胶、熟地、石斛、何首乌、杞子、天冬、黑芝麻、磁石、五味子以摄纳，从肝肾治也。其阳冒不潜，用牡蛎、淡菜、龟甲。痰多作眩，用茯苓、川贝、橘红、竹沥、姜汁。心悸不寐，用枣仁、麦冬、茯神、龙骨。厥阳不敛，用黄肉、白芍、牛膝炭。土被木克，呕吐不食，宜泄肝安胃，用橘白、木瓜、半夏曲、茯苓。动怒郁勃，痰火风交炽，用二陈汤下龙荟丸。至于熄风之品，如甘菊炭、煨天麻、钩藤之属，皆可随症加入者也。

——清·林珮琴《类证治裁·卷五·眩晕论治》

【提要】　本论主要阐述眩晕的治法。要点如下：其一，沿用叶天士的上、中、下三治：上焦窍络火郁，泄热从胆治；中虚风阳扰胃，补中从胃治；下元水涸火升，摄纳从肝肾治。其二，根据阳冒不潜、痰多作眩、心悸不寐、厥阳不敛、呕吐不食及痰火风交炽等辨证之不同，提出辨证加减用药，颇有临床实用价值。

2.16　中　风

中风是以卒然昏仆、不省人事、半身不遂、口眼㖞斜、语言不利为主要表现的病证。由于本病发生突然，起病急骤，"如矢石之中的，若暴风之疾速"，临床见症不一，变化多端而速疾，有晕仆、抽搐，与自然界"风性善行而数变"的特征相似，故古代医家取类比象，而名之为"中风"。又因其发病突然，亦称之为"卒中"。病因主要有喜怒过伤、饮食无度、嗜欲恣情、劳役过伤、元气素弱五个方面。病机归纳起来不外虚（阴虚、血虚）、火（肝火、心火）、风（肝风、外风）、痰（风痰、湿痰）、气（气逆、气滞）、血（血瘀）六端。辨证先辨中脏腑与中经络。中经络者虽有半身不遂、口眼歪斜、语言不利，但神识清楚；中脏腑则昏不知人，或神志昏糊、迷蒙，伴见肢体不用。其次辨闭证与脱证。闭证属实，因邪气内闭清窍所致，症见神志昏迷、牙关紧闭、口噤不开、两手握固、肢体强痉等症状；脱证属虚，乃为五脏真阳散脱，阴阳即将离决之候，临床可见神志昏溃无知、目合口开、四肢松懈瘫软、手撒肢冷汗多、二便自遗、鼻息低微等症状。闭证常见于骤起，脱证则由闭证转化而成，并可见内闭外脱之候。闭证又当辨阳闭和阴闭。阳闭有瘀热痰火之象，如身热面赤、气粗鼻鼾、痰声如拽锯、便秘尿黄、舌苔黄腻、舌绛干，甚则舌体卷缩、脉弦滑而数；阴闭有寒湿痰浊之征，如面白唇紫、痰涎壅盛、四肢不温、舌苔白腻、脉沉滑等。治法，中经络以平肝熄风、化痰祛瘀通络为主。中脏闭证，治当熄风清火，豁痰开窍，通腑泄热；脱证急宜救阴回阳固脱；对内闭外脱之证，则须醒神开窍与扶正固脱兼用。恢复期及后遗症期，多为虚实兼夹，当扶正祛邪，标本兼顾，平肝熄风，化痰祛瘀与滋养肝肾，益气养血并用。

《灵枢》　论偏枯与痱证的鉴别※※

偏枯，身偏不用而痛，言不变，志不乱，病在分腠之间，巨针取之，益其不足，损其有余，乃可复也。痱之为病也，身无痛者，四肢不收，智乱不甚，其言微知，可治；甚则不能言，不可治也。病先起于阳，后入于阴者，先取其阳，后取其阴，浮而取之。

——《灵枢·热病》

【提要】　本论主要阐述偏枯与痱证的鉴别。要点如下：其一，偏枯，神志不乱，语言没有障碍；痱证，神志和语言都有一定障碍。偏枯，身偏不用而痛；痱则身无痛，四肢不收。偏枯病位较浅，痱则病情较重。其二，论中虽未直言中风，但亦可以说是中风病最早的称谓，对后世探索中风的病因病机，具有参考意义。

张仲景 论中风证候※*

夫风之为病，当半身不遂；或但臂不遂者，此为痹。脉微而数，中风使然。

寸口脉浮而紧，紧则为寒，浮则为虚，寒虚相搏，邪在皮肤。浮者血虚，络脉空虚，贼邪不泻，或左或右；邪气反缓，正气即急，正气引邪，喝僻不遂。邪在于络，肌肤不仁；邪在于经，即重不胜；邪入于腑，即不识人；邪入于脏，舌即难言，口吐涎。

——汉·张仲景《金匮要略方论·卷上·中风历节病脉证并治》

【提要】 本论主要阐述中风的病因病机及证候特点。要点如下：其一，通过阐释脉象变化，分析中风的病因病机。其二，依据中风证候表现之异，鉴别其中风的病位。其三，提出"络脉空虚，贼邪不泻"的观点，以及对中风在络、在经、入腑、入脏的辨析和判别，对后世有较大的影响。

孙思邈 论中风分类与证候※*

岐伯曰：中风大法有四：一曰偏枯，二曰风痱，三曰风懿，四曰风痹。夫诸急猝病多是风，初得轻微，人所不悟，宜速与续命汤，依腧穴灸之。夫风者百病之长，岐伯所言四者说，其最重也。

偏枯者，半身不遂，肌肉偏不用而痛，言不变智不乱，病在分腠之间。……

风痱者，身无痛，四肢不收，智乱不甚。言微可知，则可治。甚则不能言，不可治。……

风懿者，奄忽不知人，咽中塞窒窒然（巢源作"噫噫然有声"），舌强不能言，病在脏腑，先入阴，后入阳。……

风痹、湿痹、周痹、筋痹、脉痹、肌痹、皮痹、骨痹、胞痹，各有证候。形如风状，得脉别也，脉微涩，其证身体不仁。

——唐·孙思邈《备急千金要方·卷八·治诸风方·论杂风状》

【提要】 本论主要阐述中风的分类及证候特征。要点如下：其一，沿袭《内经》对中风的分类，提出偏枯、风痱、风懿、风痹等病证，并叙述了各种病证的症状表现。中风病的范围，有了明显的扩大。其二，指出风痹具体可分为风痹、湿痹、周痹、筋痹、脉痹、肌痹、皮痹、骨痹及胞痹等，症状与中风相似，但脉象有别。

《圣济总录》 论瘫与痪的鉴别※

论曰：瘫痪之辨，瘫则懈惰而不能收摄，痪则弛纵而不能制物。故其证四肢不举，筋脉关节无力，不可枝梧者，谓之瘫。其四肢虽能举动，而肢节缓弱，凭物方能运用者，谓之痪。或以左为瘫，右为痪，则非也，但以左得之病在左，右得之病在右耳。推其所自，皆由气血内耗，肝肾经虚，阴阳偏废而得之。或有始因他病，服吐下之药过度，亦使真气内动，营卫失守，一身无所禀养而致然也。

——宋·赵佶《圣济总录·卷七·诸风门·瘫痪》

【提要】　本论主要阐述瘫与痪的鉴别。要点如下：其一，论中指出两者在程度上的差异，并对其病机进行分析。其二，论中否定了"以左为瘫，右为痪"的观点。指出"瘫、痪"皆由"气血内耗，肝肾经虚，阴阳偏废而得之"。

❧ 严用和　论中风辨治※* ❧

大抵人之有生，以元气为根，营卫为本，根气强壮，营卫和平，腠理致密，外邪客气焉能为害？或因喜怒，或因忧思，或因惊恐，或饮食不节，或劳役过伤，遂致真气先虚，荣卫失度，腠理空疏，邪气乘虚而入。及其感也，为半身不遂，肌肉疼痛，为痰涎壅塞，口眼㖞斜，偏废不仁，神智昏乱，为舌强不语，顽痹不知，精神恍惚，惊惕恐怖，或自汗恶风，筋脉挛急，变证多端。治疗之法，当推其所自。若内因七情而得之者，法当调气，不当治风；外因六淫而得之者，亦先当调气，然后依所感六气，随证治之。此良法也。但发直吐沫，摇头上撺，面赤如妆，或头面青黑，汗缀如珠，眼闭口开，声如鼾睡，遗尿不知人者，皆不可治。

——宋·严用和《严氏济生方·诸风门·中风论治》

【提要】　本论主要阐述中风的辨证施治。要点如下：其一，无论是内伤还是外感所致中风，均应调气为主，然后随证治之。其二，这种观点的提出，与宋代兴起的"气中"学术观点不无关系。《太平惠民和剂局方》书后所附"指南总论"，指出其状与中风无异，但此证只是中气，言外之意与中风不同。其三，这一观点，对后世认识中风的病机不无启发，顺气治痰之法即由此而出。

❧ 刘完素　论中风病因病机※* ❧

凡人风病，多因热甚，而风燥者，为其兼化，以热为其主也。俗云风者，言末而忘其本也。所以中风瘫痪者，非谓肝木之风实甚，而卒中之也。亦非外中于风尔，由于将息失宜而心火暴甚，肾水虚衰不能制之，则阴虚阳实，而热气怫郁，心神昏冒，筋骨不用，而卒倒无所知也。多因喜、怒、思、悲、恐之五志，有所过极。而卒中者，由五志过极，皆为热甚故也。若微则但僵仆，气血流通，筋脉不挛，缓者发过如故。或热气太盛，郁结壅滞，气血不能宣通，阴气暴绝，则阳气后竭而死。俗谓中，不过尔。或即不死而偏枯者，由经络左右双行，而热甚郁结，气血不得宣通，郁极乃发。若一侧得通，则痪者痹而瘫痪也。其人已有怫热郁滞，而气血偏行，微甚不等，故《经》言"汗出偏沮，令人偏枯"。然汗偏不出者，由怫热郁结，气血壅滞故也！人卒中则气血不通，而偏枯也。

——金·刘完素《素问玄机原病式·六气为病·火类》

【提要】　本论主要阐述中风的病因病机。要点如下：论中否定唐宋以来"外中于风"的观点，指出中风主要是因将息失宜，以致心火暴甚，肾水虚衰，不能制之，遂致阴虚阳实，热气怫郁，心神昏冒，筋骨不用，卒倒无所知，而发为中风。

李东垣 中风综论※

《内经》曰：人之气，以天地之疾风名之。故中风者，非外来风邪，乃本气病也。凡人年逾四旬，气衰者，多有此疾。壮岁之际，无有也。若肥盛，则间有之，亦形盛气衰如此。治法，和脏腑，通经络，便是治风。然轻重有三：中血脉，则口眼㖞斜，亦有贼风袭虚伤之者也；中腑，则肢废；中脏，则性命危急。此三者，治各不同。如中血脉，外有六经之形证，则从小续命汤加减及疏风汤治之。中腑，内有便溺之阻隔，宜三化汤或《局方》中麻仁丸通利。外无六经之形证，内无便溺之阻隔，宜养血通气，大秦艽汤、羌活愈风汤治之。中脏，痰涎昏冒，宜至宝丹之类镇坠。若中血脉、中腑之病，初不宜用龙、麝、牛黄。为麝香治脾入肉，牛黄入肝治筋，龙脑入肾治骨，恐引风深入骨髓，如油入面，莫之能出。又不可一概用大戟、芫花、甘遂泻大便，损其阴血，真气愈虚。

——金·李东垣《医学发明·卷九·中风有三》

【提要】 本论主要阐述中风的病因病机及辨证施治。要点如下：其一，中风的病因是气虚，而非外来风邪。指出"凡人年逾四旬，气衰者，多有此疾"。其二，中风的治疗，治当和脏腑，通经络。其三，在刘完素所论中脏、中腑的基础上，补充了中血脉一证。所选用的方剂、治疗禁忌，皆遵循刘完素的思路。

王 履 论真中与类中的鉴别※※

三子之论，河间主乎火，东垣主乎气，彦修主于湿，反以风为虚象，而大异于昔人矣。吁！昔人也，三子也，果孰是欤，果孰非欤？以三子为是，昔人为非，则三子未出之前，固有从昔人而治愈者矣；以昔人为是，三子为非，则三子已出之后，亦有从三子而治愈者矣。故不善读其书者，往往致乱。以予观之，昔人、三子之论，皆不可偏废。但三子以相类中风之病，视为中风而立论，故使后人狐疑而不能决。殊不知因于风者，真中风也。因于火、因于气、因于湿者，类中风，而非中风也。三子所论者，自是因火、因气、因湿而为暴病、暴死之证，与风何相干哉？如《内经》所谓，三阴三阳发病为偏枯、痿易、四肢不举，亦未尝必因于风而后能也。夫风、火、气、湿之殊，望闻问切之异，岂无所辨乎？辨之为风，则从昔人以治；辨之为火、气、湿，则从三子以治。如此，庶乎析理明而用法当矣。惟其以因火、因气、因湿之证，强因风而合论之，所以真伪不分，而名实相紊。若以因火、因气、因湿证分出之，则真中风病彰矣。所谓西北有中风，东南无中风者，其然欤否欤？

——元·王履《医经溯洄集·中风辨》

【提要】 本论主要阐述真中风和类中的鉴别。要点如下：其一，金元以来刘、李、朱三家对中风的认识，和汉唐医家大不一样，但二者皆不可偏废。于是提出"类中风"的概念，指出刘、李、张三家的观点，"以相类中风之病，视为中风而立论"，属于类中风，而非中风。其二，汉唐医家对中风多从外受风邪立论，是因于风，故称为真中风。其实际上是用真中风、类中风的架构，对既往的观点进行汇总，当时影响极大，成为明代有关中风病的重要理论。

朱丹溪　中风血虚有痰论※＊

中风大率主血虚有痰，治痰为先，次养血行血。或属虚，挟火（一作"痰"）与湿，又须分气虚、血虚。半身不遂，大率多痰，在左属死血瘀（一作"少"）血，在右属痰有热，并气虚。左以四物汤加桃仁、红花、竹沥、姜汁，右以二陈汤、四君子等汤加竹沥、姜汁。

痰壅盛者，口眼㖞斜者、不能言者，皆当用吐法。一吐不已，再吐。轻者用瓜蒂一钱，或稀涎散，或虾汁。以虾半斤，入酱、葱、姜等料物，水煮。先吃虾，次饮汁，后以鹅翎探引。吐痰用虾者，盖引其风出耳。重者用藜芦半钱，或三分，加麝香少许，齑汁调，吐。若口噤昏迷者，灌入鼻内吐之。虚者不可吐。

气虚卒倒者，用参、芪补之，有痰，浓煎参汤加竹沥、姜汁；血虚用四物汤，俱用姜汁炒，恐泥痰故也。有痰再加竹沥、姜汁入内服。能食者，去竹沥加荆沥。肥白人多湿，少用乌头、附子行经。凡用乌、附，必用童便煮过，以杀其毒。初昏倒，急掐人中，至醒，然后用痰药，以二陈汤、四君子汤、四物汤加减用之。瘦人阴虚火热，用四物汤加牛膝、竹沥、黄芩、黄柏，有痰者加痰药。治痰气实而能食，用荆沥；气虚少食，用竹沥。此二味开经络、行血气故也。入四物汤，必用姜汁助之。遗尿属气（虚），以参、芪补之。筋枯者，举动则痛，是无血不能滋养其筋，不治也。《脉诀》内言诸不治证：口开手撒，眼合遗尿，吐沫直视，喉如鼾睡，肉脱筋痛，发直摇头上窜，面赤如妆，或头面青黑，汗缀如珠，皆不可治。

——元·朱丹溪撰，明·程充校补《丹溪心法·卷一·中风》

【提要】　本论主要阐述中风的病因病机及辨证施治。要点如下：其一，中风大率主血虚有痰，治痰为先，次养血行血。或属虚，挟火与湿，又须分气虚、血虚。半身不遂，大率多痰，在左属死血瘀血，在右属痰有热，并气虚。其二，对血虚夹痰者，主张治痰为先，次养血行血。虚证夹火夹痰者，则分血虚、气虚施治，且因瘫痪之左右不同、病人体质之肥瘦而用药各异。其三，中风急症之痰涎壅盛者，当吐法排痰。此中风治痰实开风气之先，是对中风诊治理论的重大发展。

王　纶　论真中与类中的鉴别※＊

夫中风者，《内经》主于风，此真中风也。若河间主于火，东垣主于气，丹溪主于湿，皆是因火、因气、因湿而为暴病、暴死之症类中风，而非真中风也。

其真中者，当辨其中脏、中腑而治之。眼瞀者，中于肝；舌不能言者，中于心；唇缓、便秘者，中于脾；鼻塞者，中于肺；耳聋者，中于肾。此五者病深，多为难治。中血脉者，外无六经之形症，内无便溺之阻隔，肢不能举，口不能言，用大秦艽汤主之。中腑者，多兼中脏。

其与中风相类者，不可不别。如中于寒，谓冬月卒中寒气，昏冒口噤，肢挛恶寒，脉浮紧，用麻黄、桂枝、理中汤之类。中于暑，谓夏月卒冒炎暑，昏冒痿厥，吐泻喘满，用十味香薷饮之类。中于湿，丹溪所谓因湿土生痰，痰生热，热生风也，用清燥汤之类加竹沥、姜汁。因于火者，河间谓五志过极，火盛水衰，热气怫郁，昏冒而卒仆也，用六味丸、四君子汤、独参汤之类。内有恚怒伤肝，阴火上炎者，用小柴胡汤之类。中于气者，由七情过极，气厥昏冒，或牙关紧急，用苏合香丸之类。食厥者，过于饮食，胃气不能运行，故昏冒也，用六君子加木香。

劳伤者，过于劳役，耗损元气，脾胃虚衰，不任风寒，故昏冒也，用补中益气汤。房劳者，因肾虚耗，气不归源，故昏冒也，用六味丸。此皆类于中风者也。

——明·王纶撰，薛己注《明医杂著·卷四·风症》

【提要】　本论主要阐述真中与类中的鉴别。要点如下：其一，真中风，依中脏、中腑、中血脉之不同论治，中腑多兼中脏。其二，类中风有中于寒、中于暑、中于湿、因于火、中于气、食厥、劳伤及房劳之不同。类中风之中，包含了各种原因造成的昏迷、晕厥、不省人事之证。论中在辨证基础上均附以方药。

缪希雍　中风综论※*

凡言中风，有真假内外之别，差之毫厘，谬以千里。何者？西北土地高寒，风气刚猛，真气空虚之人，猝为所中，中脏者死，中腑者成废人，中经络者可调理而瘳。治之之道，先以解散风邪为急，次则补养气血。此真中外来风邪之候也。其药以小续命汤，桂枝、麻黄、生熟附子、羌独活、防风、白芷、南星、甘草之属为本。若大江以南之东西两浙、七闽、百粤、两川、滇南、鬼方、荆、扬、梁三州之域，天地之风气既殊，人之所禀亦异。其地绝无刚猛之风，而多湿热之气。质多柔脆，往往多热多痰。真阴既亏，内热弥甚，煎熬津液，凝结为痰，壅塞气道，不得通利，热极生风，亦致猝然僵仆类中风证。或不省人事，或言语謇涩，或口眼㖞斜，或半身不遂。其将发也，外必先显内热之候，或口干舌苦，或大便闭涩，小便短赤，此其验也。刘河间所谓此证全是将息失宜，水不制火，丹溪所谓湿热相火，中痰中气是也。此即内虚暗风，确系阴阳两虚，而阴虚者为多，与外来风邪迥别。法当清热顺气，开痰以救其标；次当治本，阴虚则益血，阳虚则补气，气血两虚则气血兼补，久以持之。设若误用治真中风药，如前种种风燥之剂，则轻变为重，重则必死，祸福反掌，不可不察也。初清热则天门冬、麦门冬、甘菊花、白芍药、白茯苓、瓜蒌根、童便，顺气则紫苏子、枇杷叶、橘红、郁金，开痰则贝母、白芥子、竹沥、荆沥、瓜蒌仁。次治本，益阴则天门冬、甘菊花、怀生地、当归身、白芍药、枸杞子、麦门冬、五味子、牛膝、人乳、白胶、黄柏、白蒺藜之属，补阳则人参、黄芪、鹿茸、大枣。

——明·缪希雍《先醒斋医学广笔记·卷一·中风》

【提要】　本论主要阐述中风的病因病机及辨证施治。要点如下：其一，指出西北风刚猛，中则多发为真中风，入脏则死，入络尚可治之。江南及别处风多湿热，中则多发为类中风，此即"内虚暗风"。其二，关于内虚暗风的病机，认为本病基础多是真阴既亏，内热煎熬津液，凝结为痰，壅塞气道，不得通利，加之热极生风，致猝然僵仆而发病。其三，治疗上，主张标本兼治。首先清热顺气开痰，以救其标；次当治本，阴虚则益血，阳虚则补气，气血两虚，则气血兼补。将行气、开痰、补虚等治法统一起来，综合运用。

龚廷贤　论中风病因病机※*

夫中风百病，古今诸医所见不同。古人论中风，风也；河间论中风，火也；东垣论中风，气也；丹溪论中风，湿也。风、火、气、湿四者立说，以贤论之，总之一虚而已。何也？良由素失调护，或五味之有伤，或七情之忿甚，或嗜欲之无节，或劳役之过极，以致脏腑亏损。风邪乘虚卒中者，风也；阴精枯竭，水衰火盛而昏冒者，火也；元阳耗散，不任风寒故昏冒者，气也；气血衰惫，中气不运而生湿，湿生痰，湿痰壅盛而昏冒者，湿也。以上四者而归之一虚，可谓明矣。贤尝考诸明医论曰：所谓外中风邪者，亦未必不由元精虚弱，荣卫失调而后感之也。所谓因火、因气、因湿，亦未必绝无外邪侵侮而作也，诚确论焉。

——明·龚廷贤《济世全书·乾集·卷一》

【提要】　本论主要阐述中风的病因病机。要点如下：其一，风、火、气、湿与虚的关系，即"以上四者而归之一虚"。其二，外中风邪亦与元精虚弱有关，因火、因气、因湿，亦多有外邪侵侮。外因与内因相互作用，不能孤立地对待这个问题。

张介宾　中风非风论[**]

非风一证，即时人所谓中风证也。此证多见卒倒，卒倒多由昏愦。本皆内伤积损颓败而然，原非外感风寒所致。而古今相传，咸以中风名之，其误甚矣。故余欲易去"中风"二字，而拟名"类风"，又欲拟名"属风"。然类风、属风，仍与"风"字相近，恐后人不解，仍尔模糊，故单用河间、东垣之意，竟以"非风"名之。庶乎使人易晓，而知其本非风证矣。

——明·张介宾《景岳全书·卷十一从集·杂证谟·非风·论正名》

【提要】　本论主要阐述"非风"的含义，及与前人所论"中风"的区别。要点如下：本论从病因病机角度，否定了外风所中之说，提出"非风"的概念，指出本病皆因内伤积损颓败而然，并非外感风寒所致。

张介宾　论"非风"[*]

凡非风证，未有不因表里俱虚而病者也。外病者，病在经；内病者，病在脏。治此之法，只当以培补元气为主。若无兼证，亦不宜攻补兼施，徒致无益。盖其形体之坏，神志之乱，皆根本伤败之病，何邪之有？能复其元，则庶乎可望其愈。

初病卒倒，危急不醒，但察其有无死证。如无死证，而形气不脱，又无痰气，但扶定掐其人中，自当渐醒，或以白汤、姜汤徐徐灌之，亦可待其苏醒，然后察证治之。若无痰无气，而息微色白，脉弱暴脱者，急以独参汤或淡姜汤灌之俱可。若其有痰甚者，以前治痰法吐之；其痰不甚，或以白汤调抱龙丸一丸，以暂开其痰。无痰声者，不可用。若因气厥昏沉，而气壅喘满，气闭不醒者，则用淡姜汤调苏合丸一丸，以暂开其气。若气不壅满者，不可用。其有久之不醒，或牙关不能开者，则以半夏或牙皂、细辛之类为末，少许吹入鼻中。有嚏者可治，无嚏者不可治。或以皂荚为末，捻纸烧烟冲入鼻中亦可。

人于中年之后，多有此证，其衰可知。《经》云：人年四十而阴气自半。正以阴虚为言也。夫人生于阳而根于阴，根本衰则人必病，根本败则人必危矣。所谓根本者，即真阴也。人知阴虚惟一，而不知阴虚有二：如阴中之水虚，则多热多燥，而病在精血；阴中之火虚，则多寒多滞，而病在神气。若水火俱伤，则形神俱弊，难为力矣。火虚者，宜大补元煎、右归饮、右归丸、八味地黄丸之类主之，庶可以益火之源；水虚者，宜左归饮、左归丸、六味地黄丸之类主之，庶可以壮水之主。若气血俱虚，速宜以大补元煎之类，悉力挽回，庶可疗也。凡多热多火者忌辛温，及参、术、姜、桂之类，皆不宜轻用；多寒多湿者忌清凉，如生地、芍药、麦冬、石斛之类，皆非所宜。若气虚卒倒，别无痰火气实等证，而或者妄言中风，遽用牛黄丸、苏合丸之类再散其气，则不可救矣。

非风有火盛而病者，即阳证也。火甚者，宜专治其火，以徙薪饮、抽薪饮、白虎汤之类酌而用之。火微者，宜兼补其阴，以一阴煎、二阴煎，或加减一阴煎之类主之。凡治火之法，但使火去六七，即当调治其本。然阳盛者阴必病，故治热必从血分。甚者用苦寒，微者用甘凉，欲其从乎阴也。

非风有寒盛而病者，即阴证也，专宜益火。寒微者，宜温胃饮、八味地黄丸之类主之。寒甚者，宜右归饮、回阳饮、理中汤、四逆汤之类主之。然寒胜者阳必病，故治寒之法，必从气分而从乎阳也。如阳脱寒甚者，仍宜灸关元、气海、神阙，以回其阳气。

非风眩运，掉摇惑乱者，总由气虚于上而然。《经》曰：上气不足，脑为之不满，头为之苦倾，目为之苦眩。又曰：上虚则眩。此明训也。凡微觉此证，即当以五福饮之类培其中气；虚甚者，即宜用大补元煎，或十全大补汤之类治之。否则，卒倒之渐所由至也。丹溪曰：无痰不作运。岂眩运者必皆痰证耶？此言最为不妥，别有详义，见眩运门。

非风麻木不仁等证，因其血气不至，所以不知痛痒。盖气虚则麻，血虚则木，麻木不已，则偏枯痿废渐至日增，此魄虚之候也。《经》曰：痹之为病，身无痛者，四肢不收，智乱不甚。其言微知，可治；甚则不能言，不可治也。此即其类，而但有微甚之辨耳。又《经》曰：营气虚则不仁，卫气虚则不用，营卫俱虚则不仁且不用，肉如故也。人身与志不相有曰死，亦此类也。故凡遇此证，只宜培养血气，勿得误认为痰。

夏月卒倒，忽患非风抽搐等证，此火克金，热伤气而然，即今人之所谓暑风也。气虚者宜用参、芪，或十味香薷饮亦可。若水不制火而多烦渴者，宜生脉散，或人参竹叶石膏汤。若火独盛者，宜瓜水绿豆饮，或用芩、连之属，暂解其热。若单由伤气而无火者，宜独参汤，或四君子汤。若伏阴在内，而阳虚气脱者，必用附子理中汤，或六味回阳饮之类，放胆用之。勿谓夏月忌温热，此不达之言也。

肥人多有非风之证，以肥人多气虚也。何以肥人反多气虚？盖人之形体，骨为君也，肉为臣也。肥人者，柔胜于刚，阴胜于阳者也。且肉以血成，总皆阴类，故肥人多有气虚之证。然肥人多湿多滞，故气道多有不利。若果痰气壅滞，则不得不先为清利，宜于前治痰之法随宜暂用。若无痰而气脱卒倒者，必宜四君、六君，或十全大补汤、大补元煎之类主之。

非风烦热自汗，小水不利者，不可以药利之。盖津液外泄，小水必少，若再用渗利，则阴水愈竭，无以制火，而躁烦益甚，但使热退汗止，则小水自利也。况自汗者多属阳明之证，亦忌利小便，宜生脉散、一阴煎之类主之。火甚者，宜加减一阴煎。

非风遗尿者，由肾气之虚脱也，最为危证。宜参、芪、归、术之类补之是矣。然必命门火衰，所以不能收摄，其有甚者，非加桂、附，终无济也。

尸厥、酒厥、痰厥、气厥、血厥之属，今人皆谓之中风，而不知总属非风也，俱详后厥逆本门。

——明·张介宾《景岳全书·卷十从集·杂证谟·非风·非风诸证治法》

【提要】　本论主要阐述非风的病因病机及辨证施治。要点如下：其一，非风证，皆因表里俱虚而发病。其外病者，病在经；其内病者，病在脏。治此之法，只当以培补元气为主。若无兼证，亦不宜攻补兼施，徒致无益。因非风实属"形体之坏，神志之乱，皆根本伤败之病"。但非风之证，若能复其元气，则可望向愈。其二，论中对非风的诸种证候，逐一论其病因病机及辨证施治要点。如"初病卒倒，危急不醒"之证，中年以后"阴虚之水虚"及"阴中之火虚"之非风证，非风属火盛而病之阳证，非风属寒盛而病之阴证，非风气虚于上之掉眩之证，非风麻木不仁之证，夏月卒倒且抽搐之非风证，肥人气虚之非风证，非风烦热自汗及小水不利之证，肾气虚脱之非风遗尿证等。以上所述理法方药，在后世颇有影响。

李中梓　论真中风的类别[※※]

中风者，言为风邪所中，其受病重，非若伤风之轻也。风是四时八方之气，常以冬至之日，自坎而起，候其八方之风；从其乡来者，主长养万物；若不从其乡来者，名为虚贼风，害万物。体虚者则中之，当时未必即发，重感风邪，病遂发焉。脏腑有俞，俞皆在背。中风多从俞入者也，而有中腑、中脏、中血脉之分。

中腑者，其病在表，多着四肢，故肢节废，脉浮恶风，拘急不仁，外有六经之形证。太阳经证，头痛，身热，脊强。阳明经证，目痛，鼻干，不得卧。少阳经证，耳聋，胁痛，寒热，呕，口苦。太阴经证，腹满自利，咽干。少阴经证，舌干，口燥。厥阴经证，烦满，囊缩。以小续命汤及疏风汤汗之。

中脏者，其病在里，多滞九窍。故唇缓，二便闭，脾；不能言，心；耳聋，肾；鼻塞，肺；目瞀，肝。以三花汤及麻仁丸下之。

中血脉者，病在半表半里，外无六经之证，内无二便之闭，但见口眼㖞斜，半身作痛。不可过汗，恐虚其卫；不可大下，恐伤其营。惟当养血顺气，以大秦艽汤、羌活愈风汤和之。

中腑者，多兼中脏，如左关脉浮弦，面目青，左胁痛，筋脉拘急，目眴，头目眩，手足不收，坐踞不得，此中胆兼中肝也，用犀角散。左寸脉浮洪，面赤，汗多，恶风，心神颠倒，语言蹇涩，舌强口干，怔悸恍惚，此中胞络兼中心也，加味牛黄散。右关脉浮缓，或浮大，面黄，汗多，恶风，口㖞语涩，身重，怠惰嗜卧，肌肤不仁，皮肉瞤动，腹胀不食，此中胃兼中脾也，防风散。右寸脉浮涩而短，鼻流清涕，面白多喘，胸中冒闷，短气，自汗，声嘶，四肢痿弱，此中大肠兼中肺气，五味子汤。左尺脉浮滑，面目黧黑，腰背痛引小腹，不能俯仰，两耳虚鸣，骨节疼痛，足痿善恐，此中膀胱兼中肾也，独活散。此皆言其中风也，而有气、血之分焉。气虚者，右手足不仁，用六君子加钩藤、姜汁；血虚者，左手足不仁，四物汤加钩藤、竹沥、姜汁；气血俱虚者，左右手皆不仁，八珍汤加钩藤、竹沥、姜汁。

——明·李中梓《医宗必读·卷六·真中风》

【提要】　本论主要阐述真中风的类别。要点如下：其一，本论对中腑中脏，均论及具体脏腑病证，在理论上融合了五脏中风论。其"中腑者，多兼中脏"论，可谓独到见解。其二，阐述中胆兼中肝、中胞络兼中心、中胃兼中脾、中大肠兼中肺、中膀胱兼中肾等中腑而兼脏的证治。其三，论及中风属血虚与气血俱虚的证治。

李中梓 论类中风辨治*

类中风者，有类乎中风，实非中风也。或以风为他证，或以他证为风，投治混淆，伤生必矣。兹以相类之证八种，总汇于此，使学者临证洞然也。

火中

河间曰：瘫痪者，非肝木之风，亦非外中于风，良由将息失宜，心火暴甚，热气怫郁，心神昏冒，筋骨不用，卒倒无知，因喜、怒、悲、愁、恐五志过极，皆为热甚也。心火盛者，凉膈散；肝火动者，小柴胡汤；水虚火炎者，六味地黄丸；痰多者，贝母瓜蒌散。

虚中

东垣以卒倒昏愦，皆属气虚。过于劳役，耗损真元，脾胃虚衰，痰生气壅，宜六君子汤；虚而下陷者，补中益气汤；因于房劳者，六味地黄丸。

湿中

丹溪曰：东南之人，多由湿土生痰，痰生热，热生风，清燥汤主之。内中湿者，脾土本虚，不能制湿，或食生冷水湿之物，或厚味醇酒，停于三焦，注于肌肉，则湿从内中矣，宜渗湿汤。外中湿者，或山岚瘴气，或天雨湿蒸，或远行涉水，或久卧湿地，则湿从外中矣。其证头重体痛，四肢倦怠，腿膝肿痛，身重浮肿，大便泄泻，小便黄赤，宜除湿羌活汤，虚者独活寄生汤。

寒中

身体强直，口噤不语，四肢战掉，卒然眩晕，身无汗者，此寒毒所中也，宜姜附汤，或附子麻黄汤。

暑中

面垢闷倒，昏不知人，冷汗自出，手足微冷，或吐或泻，或喘或满或渴，先以苏合香丸抉开灌之，或以来复丹研末，白汤灌下，或研蒜水灌之，或剥蒜肉入鼻中，皆取其通窍也。静而得之谓之中暑。中暑者，阴证也，当发散也。或纳凉于广厦，或过食于生冷，头痛恶寒，肢节疼痛，大热无汗，此阴寒所遏，阳气不得发越，轻者香薷饮，重者大顺散。动而得之谓之中热。中热者，阳证也。热伤元气，非形体受病也。或行役于长途，或务农于赤日，头痛躁热，肌肤大热，大渴，多汗少气，苍术白虎汤主之。热死人切勿便与冷水，及卧冷地，宜置日中，或令近火，以热汤灌之即活。

气中

七情内伤，气逆为病，痰潮昏塞，牙关紧急，极与中风相似。但风中身温，气中身冷；风中脉浮应人迎，气中脉沉应气口。以气药治风犹可，以风药治气则不可。急以苏合香丸灌之，候醒，以八味顺气散加香附，或木香调气散，有痰者星香散。若其人本虚，痰气上逆，关格不通，宜养正丹。

食中

醉饱过度，或感风寒，或着气恼，以致填塞胸中，胃气不行，忽然厥逆昏迷，口不能言，肢不能举。若误作中风、中气，治之必死。宜煎姜盐汤探吐。风寒者，藿香正气散。气滞者，八味顺气散。吐后别无他证，只以苍术、白术、陈皮、厚朴、甘草之类调之。

恶中

登冢入庙，吊死问丧，飞尸鬼击，卒厥客忤，手足逆冷，肌肤粟起，头面青黑，精神不守，或错言妄语，牙闭口噤，昏晕不知人，宜苏合香丸灌之，俟少醒，服调气平胃散。

——明·李中梓《医宗必读·卷六·类中风》

【提要】 本论主要阐述类中风的辨证施治。要点如下：其一，论中将类中风分为火、虚、湿、寒、暑、气、食、恶八种类型。其二，论中将刘、李、朱三家的观点，与宋代的气中、外邪寒暑所中、内伤中的食中、特殊的恶中等加以整合，论述了各类证候的病因病机与辨证施治。

张 璐 论中风辨治※*

余尝究心斯道五十年来，历诊西北之人，中风不少。验其喑痱遗尿，讵非下元之惫，而从事地黄饮、三生饮等治乎？喝僻不遂，讵非血脉之废，而从事建中、十全等治乎？东南类中，岂无六经形证见于外，便溺阻隔见于内，即从事续命、三化等治乎？若通圣、愈风，即西北真中，曾未一试也。读古人书，须要究其纲旨，以意逆之，是谓得之。若胶执其语，反成窒碍，岂先哲立言之过欤？诸病各有经脉腑脏之分，而卒然倒仆，犹须审谛。尝考先哲论中风，首云中血脉则口眼㖞斜，中腑则肢节废。夫肢节废与口眼㖞斜，皆属六经形证。若中腑则有便溺阻隔之患矣，中脏则性命危，此亦不过论其大纲。中脏岂绝无可治，而一概委之不救乎？

——清·张璐《张氏医通·卷一·中风门·中风》

【提要】 本论主要阐述中风的辨证施治。要点如下：其一，提出对明代真中、类中之说的异议。指出西北地区之人患中风者，若属于下元之惫者，也要用地黄饮、三生饮等治疗。东南地区患类中之人，也需要用续命汤、三化汤等治疗。其认为，无论西北真中、东南类中，皆是"元气疏豁，为虚风所袭"。总体上看，张璐持风从内发之说。其二，指出古人中经、中腑、中脏之说，不过论其大纲，临床不可尽泥古法。若遇重症也皆当尽力救治，切不可轻易放弃。

汪蕴谷 中风综论※

偏风一症，名曰类中。类中者，有类于风，而实非风也。譬如树木一边叶枯，则不能灌溉而欣欣向荣，人身之四末，亦犹是也。《经》曰：虚邪偏客于身半，其入深者，内居营卫，营卫衰则真气去，邪气独留，发为偏枯。可见《内经》谓邪为虚邪，而非外袭之风也明矣。盖肝肾精亏，经脉失荣，血不运行，气不贯通，气血两虚，不仁不用。是以脉中脉外，皆少生动之机；或左或右，无非气血之败。善医者，补肾生肝，掌得血而能握，足得血而能步矣。填实下元，肾气回而经脉通，上达舌本，语不蹇涩矣。益气生精，筋脉得血滋养，而营卫之气不失常度，口无歪斜矣。培补脾土，为胃行其津液，灌溉四脏，口涎收摄矣。夫肝邪之为害，实由肝血之亏虚，血虚则燥，气生而木从金化，风必随之。血虚则火性烈，而津为热灼，痰自生焉。治此者，当养血以除燥，则真阴复而假风自灭。补水以制火，则肾气充而虚痰自化。补阳以生阴，则元阳回而水泛自消。风痰之药不可用，断断如也。设也误认内生之风为外入之风，而竟以外风之药进之，则枯者益枯；误认内生之痰非津化为痰，而竟以攻痰之药进之，则亏者愈亏。诚如是也，则一边之废，已离恃其无虞，而耗气败血，势必龙火无制，从命门丹田之间，直冲髓海。斯时五绝见而人事昏，大汗出而元神散，群医皆曰：此复中也，不可救也，药之误也。

真可畏也。噫！晚矣。

——清·汪蕴谷《杂症会心录·卷上·偏风》

【提要】　本论主要阐述中风的病因病机及治法。要点如下：其一，中风是"肝肾精亏，经脉失荣，血不运行，气不贯通"所致。所以，治当补肾生肝、填实下元、益气生精、培补脾土。其二，治风痰证当养血以除燥、补水以制火、补阳以生阴，断不可滥用攻痰之药。否则，必耗气败血，亏者愈亏，变生不测。

华岫云　中风肝阳偏亢内风论※*

今叶氏发明内风，乃身中阳气之变动。肝为风脏，因精血衰耗，水不涵木，木少滋荣，故肝阳偏亢，内风时起。治以滋液熄风，濡养营络，补阴潜阳，如虎潜、固本、复脉之类是也。若阴阳并损，无阴则阳无以化，故以温柔濡润之通补，如地黄饮子、还少丹之类是也。更有风木过动，中土受戕，不能御其所胜，如不寐不食，卫疏汗泄，饮食变痰，治以六君、玉屏风、茯苓饮、酸枣仁汤之属。或风阳上僭，痰火阻窍，神识不清，则有至宝丹芳香宣窍，或辛凉清上痰火。法虽未备，实足以补前人之未及。至于审症之法，有身体缓纵不收，耳聋目瞀，口开眼合，撒手遗尿，失音鼾睡，此本实先拨，阴阳枢纽不交，与暴脱无异，并非外中之风，乃纯虚症也。故先生急用大剂参、附以回阳，恐纯刚难受，必佐阴药，以挽回万一。若肢体拘挛，半身不遂，口眼㖞邪，舌强言謇，二便不爽，此本体先虚，风阳夹痰火壅塞，以致营卫脉络失和。治法急则先用开关，继则益气养血，佐以消痰清火、宣通经隧之药，气充血盈，脉络通利，则病可痊愈。至于风痱、风懿、风痹、瘫痪，乃风门之兼症，理亦相同。案中种种治法，余未能尽宣其理，不过略举大纲，分类叙述，以便后人观览，余门仿此。（华岫云）

——清·叶桂著，徐灵胎评《临证指南医案·卷一·中风》

【提要】　本论是华岫云为叶天士医案所作按语，主要阐述中风的病因病机。要点如下：其一，指出中风因精血衰耗，水不涵木，木少滋荣，故肝阳偏亢，内风时起。其二，治疗上，以滋液熄风、濡养营络、补阴潜阳为法，常以虎潜、固本、复脉之类加减。其三，指出风痱、风懿、风痹、瘫痪，均为风门兼症，均可按虚实辨证灵活治疗。

尤在泾　论中风八法※*

夫医之治病，犹将之御敌，宰之治民也。御敌有法，奇正虚实，随机应变；不知法，则不足以御敌矣。治民有道，刑政教化，以时而施；不明道，则不足以临民矣。病有阴、阳、表、里、虚、实、缓、急之殊，医有寒、温、汗、下、补、泻、轻、重之异，不知此则不足以临病矣。故立中风八法，以应仓卒之变。至于随证缓调，另详其法于后。盖病千变，药亦千变，凡病皆然，不独中风。余于此首言之者，亦一隅三反之意尔。

一曰开关　卒然口噤目张，两手握固，痰壅气塞，无门下药，此为闭证。闭则宜开，不开则死。搐鼻、揩齿、探吐，皆开法也。

二曰固脱　猝然之候，但见目合、口开、遗尿、自汗者，无论有邪无邪，总属脱症。脱则宜固，急在元气也。元气固，然后可以图邪气。

三曰泄大邪 昔人谓南方无真中风病，多是痰火气虚所致，是以近世罕有议解散者。然其间贼风邪气，亦间有之。设遇此等，岂清热、益气、理痰所能愈哉？续命诸方，所以不可竟废也。俟大邪既泄，然后从而调之。

四曰转大气 大气，不息之真气也。不转则息矣。故不特气厥类中，即真中风邪，亦以转气为先。《经》云"大气一转，邪气乃散"，此之谓也。

五曰逐痰涎 或因风而动痰，或因痰而致风，或邪风多附顽痰，或痰病有如风病。是以掉摇眩晕、倒仆昏迷等症，风固有之，痰亦能然。要在有表无表、脉浮脉滑为辨耳。风病兼治痰则可，痰病兼治风则不可。

六曰除热风 内风之气，多从热化，昔人所谓风从火出者是也。是证不可治风，惟宜治热。《内经》云：风淫于内，治以甘凉。《外台》云：中风多从热起，宜先服竹沥汤。河间云：热盛而生风。或热微风甚，即兼治风也。或风微热甚，但治其热，即风亦自消也。

七曰通窍隧 风邪中人，与痰气相搏，闭其经隧，神暴昏、脉暴绝者，急与苏合、至宝之属以通之。盖惟香药，为能达经隧、通神明也。

八曰灸腧穴 中风卒倒者，邪气暴加，真气反陷，表里气不相通故也。灸之不特散邪，抑以通表里之气。又真气暴虚，阳绝于里，阴阳二气，不相维系，药石卒不能救者，亦惟灸法，为能通引绝阳之气也。

——清·尤在泾《金匮翼·卷一·中风》

【提要】 本论主要阐述治卒中八法。要点如下：为应中风仓促之变，故立"卒中八法"，即开关、固脱、泄大邪、转大气、逐痰涎、除热风、通窍隧及灸腧穴。

姜天叙 论中风病因病机[※※]

天叙云：按中风一证，医书冠之篇首，其证大矣。历观古今名家所论不一，遂令中风一证茫无着落，以至后代诸君分为真伪两途：其意中风必因外中于风，方名真中；其猝仆偏枯，非因外风，虽至种种诸证，皆为类中。及予考之《内经》《金匮》诸篇，其论偏枯、猝仆诸证，未尝专主于风立说。及予每验中风之人，于未中之先，必有先征，或十指麻痹，或肌肉蠕动，或语言謇涩，或肢体不遂，或平时脉滑大不和、弦紧无根，诸多隐微见于一二年前，人多不觉，直至一时触发，忽焉倒仆。其若果为外中风邪，何以预为若是也？且每见中风之人，必中年以后，或肥盛之躯，岂外风之来，必中年肥盛者方感之耶？……然人之一身，每多兼三者而有之，曷不曰阳虚邪害空窍为本，而风从外入者，必挟身中所有之邪，或火或气或痰而为之标耶？当于风、火、痰、气之间审其何有何无，虚实轻重之际孰缓孰急，辨其分寸可也，而为之施治，斯为上策矣。若但于"风"之一字起见立说，其不败者几希！

——清·姜天叙《风痨臌膈四大证治·中风》

【提要】 本论主要阐述中风病的病因病机。要点如下：其一，中风病发病前一两年，会有先兆，如指麻，肌肉蠕动，语言謇涩，肢体不遂等，其脉象，多滑大不和，或弦紧无根，而且因发病多是肥胖人，故推断"中风之证非特外风所中也明矣"。其二，认为本病以阳虚为本，风邪挟火、气、痰为标。治当审察风、火、痰、气何有何无，虚实轻重孰缓孰急，作为辨证纲领，而为之施治。

◆ 怀 远　中风综论※*

窃尝怪凡病皆以所感名之，惟中风则以其象名之，遂启后人之惑也。试观夫中风者，恒于密室中，行住坐卧之顷，卒然仆倒，或痰涎上涌，昏不知人，或肢体痿废，足不任身，或手足瘫痪，身半不遂，或口眼㖞僻，筋脉牵引。斯时未尝有风，而何从中之？即令虚邪贼风偶犯，亦不过现六经之症，侵冒肌肤已耳，何至昏倒不省，若斯之甚也！然则，中风究何从而名焉？盖人身譬犹树也。人之四肢，犹树之枝干也；人之七情五志，犹天之疾风暴雨也；人之饥饱劳逸，犹树之日剥月削也；人之忧愁思虑，犹树之蠹蛀侵蚀也；人之恣欲不节，犹树之斧斤砍伐也。假令一树也，而剥之削之，侵之蚀之，砍之伐之，即不待夫疾风暴雨，而罔不倾仆矣。偶遇大风拔木，而咎之于风可乎？人之中风，不犹是乎！

按：中风肥人多见之，而瘦者间有。然肥人多气虚，气虚则生痰。苟根本不实，犹树之扶疏而中空，则易于倒仆矣。治之须大进参、术，佐以痰药，后补其肾可也。瘦人多血虚，血虚则有火，苟忧愁太过，犹树之枝枯而叶萎，则无以滋养矣。治之须培益真阴，佐以开郁，后补其气可也。盖脾肺肾肝，既有阴阳气血之殊，自应分酌而治。矧心为神机开发之本，胃是谷气充大之标。苟心思不遂，则饮食少用，而无以益其血脉；胃气不充，则五脏少资，而无以灌其百骸。则是心与胃，又所宜讲求者也。噫！中风一症，大率膏粱者多出于逸乐，则宜固其肾肝，盖肾主闭藏而肝主疏泄也。藜藿者每见于萦愁，则宜助其心脾，盖心主忧而脾主思虑也。此孰非医者之权衡，所当潜心而体会哉！不然一遇此症，不求其因，识浅技穷，辄进牛黄丸，几曾见有用之而得生者，不大可悟也夫！

——清·怀远《医彻·卷二·杂症·中风论》

【提要】　本论主要阐述中风的病因病机及辨证施治。要点如下：其在病机上，基本主张"非风"之说。论中指出，中风患者大都嗜食膏粱厚味，生活安逸享乐，治宜固其肝肾。如体质较差的患者，多起因于情绪失畅。而心主忧、脾主思虑，故治疗上宜助其心脾。

◆ 王旭高　论中风辨治※*

中风一证，多系肝风上逆，卒然昏仆，口歪流涎，手足不遂。古来方法，治各不同。有言风从外入者，以小续命汤加减；有言风自内生者，宜熄内风；或夹气、夹火、夹痰，前人之论备矣。景岳直指为非风，全由精气内虚，惟进温补，此亦一说，不可不知，不可全恃。余每以羚羊、天麻、橘红、半夏、钩藤、茯神、竺黄、竹沥、姜汁等，中于气而不语者，送下苏合香丸；热阻窍闭，舌强神糊者，化下至丹宝，痰多加胆星。至于口开为心绝，手撒为脾绝，眼闭为肝绝，遗尿为肾绝，鼾睡为肺绝，汗出如油，面赤如妆，发直息鼾，目上视，皆不治。近世有回天再造丸（《一枝轩经验方》方），其方补气养血，活血豁痰，清火通络搜风，无所不备。此丹药亦未可专恃也。他如地黄饮子、三生饮加人参、十味温胆汤、景岳之右归、左归丸皆可采择，随证施之。

——清·王旭高《医学刍言·第七章·中风》

【提要】 本论主要阐述中风的辨证施治。要点如下：其一，中风"多系肝风上逆"所致，可分外风与内风诊治。其二，治疗上，实证治以清热化痰、熄风止痉之法。关于虚证，论及五脏气绝、愈后不良诸证及主治方药，强调随证施之。

王清任 论半身不遂病因病机^{※*}

或曰：君言半身不遂，亏损元气，是其本源，何以亏至五成方病？愿闻其说。余曰：夫元气藏于气管之内，分布周身，左右各得其半。人行坐动转，全仗元气。若元气足，则有力；元气衰，则无力；元气绝，则死矣。若十分元气，亏二成，剩八成，每半身仍有四成，则无病。若亏五成，剩五成，每半身只剩二成半，此时虽未病半身不遂，已有气亏之症，因不疼不痒，人自不觉。若元气一亏，经络自然空虚，有空虚之隙，难免其气向一边归并。如右半身二成半，归并于左，则右半身无气；左半身二成半，归并于右，则左半身无气；无气则不能动，不能动，名曰半身不遂。不遂者，不遂人用也。如睡时气之归并，人不能知觉，不过是醒则不能翻身；惟睡醒时气之归并，自觉受病之半身，向不病之半身流动，比水流波浪之声尤甚；坐时归并，身必歪倒；行走时归并，半身无气，所以跌仆。人便云因跌仆得半身不遂，殊不知非因跌仆得半身不遂，实因气亏得半身不遂，以致跌仆。

——清·王清任《医林改错·卷下》

【提要】 本论主要阐述半身不遂的病因病机。要点如下：本病既不是外中风邪，也并非内有风火痰湿阻滞经络，而是"亏损五成元气之病"。若元气一亏，经络自然空虚；有空虚之隙，难免其气向一边归并。如右半身二成半，归并于左，则右半身无气；左半身二成半，归并于右，则左半身无气。无气则不能动，不能动，就为半身不遂。这也是王清任创制的补阳还五汤之名中"还五"的道理。

张伯龙 论中风内虚暗中之病机^{※*}

类中一症，饮食行动如常，忽然卒倒不省人事，有越一时而醒者，有越二三时而醒者，有因此不醒，越二三日而毙者，有即时就毙者。如曰外风必由表入，由浅而深，由渐而入，如曰入脏则卒倒者，应万无一生，何以有越一二时即醒，醒后亦不过身有微热，头有微晕而已？此为脏腑里自发之病无疑。但脏腑发病，可以忽发忽愈，其为肾水不能养肝，肝风内动，无疑于《内经》血气并走于上则暴厥，西医血冲脑气筋之说验矣。大约肝阳内动，血乘风而上升。冲其后脑气筋，故昏不知人；冲其前脑气筋，在一边则一边不能动；冲其两边，则周身不能动；冲其络，则口眼斜歪。此时只可镇摄其肝，其肝不再动，则上升之血自下，并养其肾水，则木得水一滋，亦不再动，即有口眼歪斜，半身不动等症，一二日间即愈。若误治，迁延上升之血凝滞不行，脑筋朽坏，即成偏枯之症，重则必毙，不可救药矣。

——民国·张伯龙《雪雅堂医案·卷下·类中秘旨》

【提要】 本论主要阐述中风"内虚暗中"之病机。要点如下：其一，认为肾水不能养肝，肝风内动，血乘风而上冲于脑，遂发为本病。其二，指出血冲于脑的不同部位，对患者的临床表现所造成的影响各不相同。其三，治疗上，当镇摄其肝并养其肾水，则诸证一二日便愈。其观点对民国张锡纯、张山雷有很深的影响。

张锡纯 论中风病因病机 **

内中风之证，曾见于《内经》。而《内经》初不名为内中风，亦不名为脑充血，而实名之为煎厥、大厥、薄厥。今试译《内经》之文以明之。《内经·脉解篇》曰：肝气当治而未得，故善怒，善怒者名曰煎厥。盖肝为将军之官，不治则易怒，因怒生热，煎耗肝血，遂致肝中所寄之相火，掀然暴发，挟气血而上冲脑部，以致昏厥。此非因肝风内动，而遂为内中风之由来乎？

《内经·调经论》曰：血之与气，并走于上，此为大厥，厥则暴死。气反则生，气不反则死。盖血不自升，必随气而上升；上升之极，必至脑中充血。至所谓气反则生，气不反则死者，盖气反而下行，血即随之下行，故其人可生。若其气上行不反，血必随之充而益充，不至血管破裂不止，犹能望其复苏乎？读此节经文，内中风之理明，脑充血之理亦明矣。

《内经·生气通天论》曰：阳气者，大怒则形绝，血宛（即"郁"字）于上，使人薄厥。观此节经文，不待诠解，即知其为肝风内动，以致脑充血也。其曰"薄厥"者，言其脑中所宛之血，激薄其脑部，以至于昏厥也。细思三节经文，不但知内中风即西医所谓脑充血，且更可悟得此证治法，于经文之中，不难自拟对证之方，而用之必效也。

——民国·张锡纯《医学衷中参西录·医方·治内外中风方》

【提要】 本论主要论述了中风的病因病机，提出了"内中风"的概念。他认为中风"乃内生之风，非外来之风"，所以特别冠名为内中风。其病因病机多由郁怒化热，煎熬肝血，致肝阳暴亢，上冲脑部，而致昏厥。文中特别从"血之与气，并走于上""血宛于上，使人薄厥"等角度，论述了内中风与西医脑充血之间的相通性。

张山雷 论外风与内风为中风证治大纲 *

风者，大块之噫气也。大之而云物晦明，阴霾晴霁，无一非此大气之鼓荡；小之而动息孳乳，草木繁滋，又皆恃此空气为涵濡。吾人生于气交之中，呼吸吐纳，更息息相依为命，尤为须臾不可离者焉。然在天之风，其和煦也，则为生长百物之母；其肃杀也，即为摧残万有之机。而斯人之呼吸长空，赖以生活者，得其和气，则吐故吸新，百骸滋长；而感其戾气，即千变万状，疾病丛生。读《素问》《甲乙》《病源》《千金》等书，予风病言之綦详，叙述病变，亦极繁颐。大率自外感受者，由浅入深，自经络而腑脏，幻化百端，不可思议。古所谓善行而数变者，其故可思也。此外因之风邪，为害固已甚厉，凡古人祛风方药，恒主疏邪解表者，诚以外感为病，仍须治之于外，泄而散之。此外因证治之一大纲也。而人之生也，常禀五行之气化以迭为消长，则脏腑中自有此涵煦不息之机，以运用其津液气血，而充溢肢体，敷布形骸。古所谓风气通于肝者，则非天空中鼓荡之外风也。其为病也，五脏之性肝为暴，肝木横逆则风自生，五志之极皆生火，火焰升腾则风亦动。推之而阴虚于下，阳浮于上，则风以虚而暗煽；津伤液耗，营血不充，则风以燥而猖狂。所以病至末传，时有风阳陡动，而一蹶不可复振者，是人有此生，又恒与风相为终始。大率自内而发者，由静生动，则猝然而震撼，波谲云诡，一往无前。古所谓风为百病之长者，殆即指此。此内因之风火恣肆，又最难驯。凡古人熄风良法，必以潜阳镇定者，诚以内因为病，务必治之于内，安而宅之。此内因证治之又一大纲也。斯二因者，渊源既别，见症亦自不同，而治疗斯各有主义。

——民国·张山雷《中风斠诠·卷一·中风总论》

【提要】 本论主要阐述外风与内风为中风诊治大纲。要点如下：其一，自外感受者，由浅入深，此外因之风邪，祛风疏邪解表为法。其二，风气通于肝者，则非天空中鼓荡之外风，肝木横逆则风自生。此以内因为病，以潜阳镇定息风为法。

2.17 噎 膈

噎膈是由气结、痰阻、血瘀交阻于食道，而出现以咽下食物梗塞不顺、甚则不能下咽到胃、食入即吐为主要表现的病证。"噎"即噎塞，指吞咽之时梗噎不顺；"膈"为格拒，指饮食不下，食入即吐。"噎"虽可单独出现，而又每为"膈"的前驱，故往往"噎膈"并称。噎膈多由忧思郁怒、酒食所伤、或年老肾虚而致。本病病位在食道，为胃气所主，与脾胃肝肾密切相关。其基本病机是脾胃肝肾功能失调，导致津枯血燥，气郁、痰阻、血瘀互结，而致食管干涩，食管、贲门狭窄，饮食不下。噎膈发展可阴损及阳，脾肾耗亏，甚则出现关格。噎膈当辨明标本虚实，气结、痰阻、血瘀为标实，阴津枯槁是本虚，治疗时根据本虚标实的程度，或以理气、化痰、消瘀、降火等祛邪之法为主，或以滋阴润燥、补气温阳等补虚之法为主。

巢元方 五膈论※*

五膈气者，谓忧膈、恚膈、气膈、寒膈、热膈也。忧膈之病，胸中气结烦闷，津液不通，饮食不下，羸瘦不为气力。恚膈之为病，心下苦实满，噫辄醋心，食不消，心下积结，牢在胃中，大小便不利。气膈之为病，胸胁逆满，咽塞，胸膈不通，噫闻食臭。寒膈之为病，心腹胀满，咳逆，腹上苦冷，雷鸣，绕脐痛，食不消，不能食肥。热膈之为病，脏有热气，五心中热，口中烂，生疮，骨烦，四肢重，唇口干燥，身体头面手足或热，腰背皆疼痛，胸痹引背，食不消，不能多食，羸瘦少气及癖也。此是方家所说五膈形证也。

《经》云：阳脉结，谓之膈。言忧恚寒热，动气伤神，而气之与神，并为阳也，伤动阳气，致阴阳不和，而脏腑生病，结于胸膈之间，故称为膈气。众方说五膈互有不同，但伤动之由有五，故云五膈气。

——隋·巢元方《诸病源候论·卷十三·气病诸候·五膈气候》

【提要】　本论主要阐述膈病的分类。要点如下：其一，依据病位及症状不同，将膈病分为忧膈、恚膈、气膈、寒膈、热膈五种证候，是为膈病的最早分类。其二，忧膈病位在胸中，恚膈病位在心下，气膈病位在胸胁，寒膈病位在心腹，热膈病位在五脏。其表现虽有不同，但是都有咽塞，食不消，不能多食，甚者津液不下，饮食不下等阻隔的特征。其三，引用《素问·阴阳别论》所言"三阳结谓之膈"，阐明饮食、情志、寒热等因素，皆可动气劳神，耗伤阳气，导致脏腑阴阳不调，气不通畅，阻塞于胸膈之间，发生膈气。尤其是提出情志因素能导致膈病的发生，具有临床指导意义。

巢元方　五噎论※*

噎候
夫阴阳不和，则三焦隔绝，三焦隔绝，则津液不利，故令气塞不调理也，是以成噎。此由忧恚所致，忧恚则气结，气结则不宣流，使噎。噎者，噎塞不通也。

五噎候
夫五噎，谓一曰气噎，二曰忧噎，三曰食噎，四曰劳噎，五曰思噎。虽有五名，皆由阴阳不和，三焦隔绝，津液不行，忧恚嗔怒所生，谓之五噎。噎者，噎塞不通也。

气噎候
此由阴阳不和，脏气不理，寒气填于胸膈，故气噎塞不通而谓之气噎，令人喘悸胸背痛也。

食噎候
此由脏气冷而不理，津液涩少而不能传行饮食，故饮食入则噎塞不通，故谓之食噎。胸内痛，不得喘息，食不下，是故噎也。

——隋·巢元方《诸病源候论·卷二十·痞噎病诸候》

【提要】　本论主要阐述噎病的病因病机。要点如下：其一，噎候为噎病的总论。噎，指食物入而不下，咽喉胸膈间有所阻塞。噎病分为气噎、忧噎、食噎、劳噎、思噎等五种类型，但其病因皆为情志所伤，气机郁结，津液不行所致。其二，气噎是由于阴阳不和，气机噎塞不通而致。食噎是由于脏气寒冷，津液亏少而不能运化食物而致。

严用和　五噎五膈综论※*

《素问》云：阳脉结，谓之膈。盖气之与神并为阳也。逸则气神安，劳则气神耗。倘或寒温失宜，食饮乖度，七情伤感，气神俱扰，使阳气先结，阴气后乱，阴阳不和，脏腑生病，结于胸膈，则成膈。气流于咽嗌，则成五噎。五膈者，忧、恚、寒、热、气也；五噎者，忧、思、劳、食、气也。其为病也，令人胸膈痞闷，呕逆噎塞，妨碍饮食，胸痛彻背，或胁下支满，或心忡喜忘，咽噎，气不舒。治疗之法，调顺阴阳，化痰下气，阴阳平匀，气顺痰下，膈噎之疾无由作矣。又有下虚气上控膈，令人心下坚满痞急，肌中苦痹，缓急如刺，不得俯仰，名曰胸痞。

五噎散，治五噎，食不下，呕呃痰多，咽喉噎塞，胸背满痛。……

五膈散，治五膈，胸膈痞闷，诸气结聚，胁肋胀满，痰逆恶心，不进饮食。

——宋·严用和《严氏济生方·呕吐翻胃噎膈门·五噎五膈论治》

【提要】 本论主要阐述五噎、五膈的病因病机及辨证施治。要点如下：其一，噎膈的主要成因是劳逸失调，加之饮食、外感、情志等因素损伤，则气机失调而发为噎膈。结于胸膈则成膈，气流于咽部则成噎。其二，继承《诸病源候论》的观点，描述五噎与五膈的临床表现。其三，治疗上，提出调顺阴阳、化痰下气之法，分别以五噎散、五膈散治疗。

张从正 斥十膈五噎浪分支派疏*

病派之分，自巢氏始也；病失其本，亦自巢氏始也。何者？老子曰：少则得，多则惑。且俗谓噎食一证，在《内经》苦无多语，惟曰"三阳结谓之膈"。三阳者，谓大肠、小肠、膀胱也。结，谓结热也。小肠热结则血脉燥，大肠热结则后不圊，膀胱热结则津液涸，三阳既结则前后闭塞，下既不通必反上行，此所以噎食不下，纵下而复出也。

谓胃为水谷之海，日受其新，以易其陈，一日一便，乃常度也。今病噎者，三日五日，或五七日不便，是乖其度也，亦明矣。岂非三阳俱结于下，广肠枯涸，所食之物，为咽所拒，纵入太仓，还出咽嗌。此阳火不下，推而上行也。故《经》曰：少阳所至为呕涌，溢食不下。此理岂不晓然？又《气厥论》云：肝移寒于心为狂，膈中阳气与寒相搏，故膈食而中不通。此膈阳与寒为之也，非独专于寒也。《六节脏象》又云：人迎四盛以上为格阳。王太仆云：阳盛之极，故膈拒而食不能入。《正理论》曰：格则吐逆。故"膈"亦当为"格"。后世强分为五噎，谓气、忧、食、思、劳也，后又分为十膈五噎，其派既多，其惑滋甚。

人之溢食，初未必遽然也。初，或伤酒食，或胃热欲吐，或胃风欲吐，医氏不察本原，火里烧姜，汤中煮桂，丁香未已，豆蔻继之，荜茇未已，胡椒继之。虽曰和胃，胃本不寒；虽曰补胃，胃本不虚。设如伤饮，止可逐饮；设如伤食，止可逐食。岂可言虚，便将热补？《素问》无者，于法犹非。

素热之人，三阳必结；三阳既结，食必上潮。医氏犹云，胃寒不纳，燔针钻肉，炷艾灼肌，苦楚万千。三阳热结，分明一句，到了难从。不过抽薪最为紧要，扬汤止沸，愈急愈增。岁月弥深，为医所误。人言可下，退阳养阴，张眼吐舌，恐伤元气。止在冲和，闭塞不通，经无来路，肠宜通畅，是以鸣肠。肠既不通，遂成噎病。

世传五噎宽中散，有姜有桂；十膈散，有附有乌。今予既斥其方，信乎与否，以听后贤。或云：忧恚气结，亦可下乎？余曰：忧恚磐礴，便同火郁，太仓公见此皆下。法废以来，千年不复。今代刘河间治膈气噎食，用承气三汤，独超近代。今用药者，不明主使，如病风狂嘻嘻，不及观其效，犹昧本原，既懒问咨，妄兴非毁。

今予不恤，姑示后人，用药之时，更详轻重。假如闭久，慎勿陡攻，纵得攻开，必虑后患，宜先润养，小着汤丸，累累加之，关扃自透。其或咽噎，上阻涎痰，轻用苦酸，微微涌出，因而治下，药势易行。设或不行，蜜盐下导，始终勾引，两药相通，结散阳消，饮食自下。莫将巴豆，耗却天真，液燥津枯，留毒不去。人言此病，曾下夺之，从下夺来，转虚转痞。此为巴豆，非大黄牵牛之过。

——金·张从正《儒门事亲·卷三·斥十膈五噎浪分支派疏》

【提要】　本论主要阐述噎膈的病因病机及治疗。要点如下：其一，张氏开篇驳斥了前人论述噎膈的分型，反对将其分为十膈五噎。引用《内经》之言"三阳结谓之膈"，指出噎膈的病因仅仅是由于大肠、小肠、膀胱三阳经热结所致，"三阳既结则前后闭塞，下既不通，必反上行，此所以噎食不下，纵下而复出"。其二，效法太仓公、刘完素，采用下法，提出用药时应分清病情轻重，如患者得病日久，应先滋养胃肠，后用寒凉通下之品治疗，结散阳消，饮食自下，疾病痊愈。所言治法"假如闭久，慎勿陡攻，纵得攻开，必虑后患，宜先润养，小着汤丸，累累加之，关扃自透。其或咽噎，上阻涎痰，轻用苦酸，微微涌出，因而治下，药势易行"，为后人所推崇。

朱丹溪　噎膈综论※*

脉：涩小，血不足。大而弱，气不足。

因：血虚（血，阴血也。主静，内外两静，火则不能生焉），脏腑之火起；气虚（气，肺金生水，制火则不起），脏腑之火炽；而或因金水二气不养；或阴血不生，肠胃津涸，传化失宜；或因痰膈妨碍升降，气不交通。皆食入复出，谓之膈噎，即翻胃也，噎病也。

大概因血液俱耗，胃脘亦槁，在上近咽之下，水饮可行，食物难入，间或可食，入亦不多，名之曰噎。其槁在下，与胃为近，食虽可入，难尽入胃，良久复出，名之曰膈，亦名翻胃。大便秘少如羊矢。名虽不同，而病本一也。

张论：三阳结谓之膈。三阳，大肠、小肠、膀胱也。结者，结热也。小肠结热，则血脉燥；大肠结热，则后不通；膀胱结热，则津液涸。三阳既结，则前后闭，则反而上行，此所以噎食不下，纵下而复出也。宜先润养，因而治下。或涎痰上阻，用苦酸微微涌之。

证：《三因》有五噎：气噎者，心悸，上下不通，噫哕不彻，胸背痛；忧噎者，遇天阴寒，手足厥冷，不能自温；劳噎者，气上膈，胁下支满，胸中填塞，故背痛；思噎者，心怔悸，喜忘，目视䀮䀮；食噎者，食无多少，胸中苦塞痛，不得喘息。

五膈：忧膈者，胸中气结，津液不通，饮食不下，羸瘦短气；思膈者，中脘食满，噫则酸心，饮食不消，大便不利；怒膈者，胸膈逆满，噎塞不通，呕则筋急，恶闻食臭；喜膈者，五心烦热，口舌生疮，四肢倦重，身常发热，胸痛引背，食少；恐膈者，心腹胀满，咳嗽气逆，腹中苦冷雷鸣，绕痛，不能食。

治法：宜以润养津血，降火散结，万药万全。

——元·朱丹溪《脉因证治·卷下·噎膈》

【提要】　本论主要阐述噎膈的病因病机及辨证施治。要点如下：其一，噎膈之脉小而涩或大而弱，是血虚与气虚的表现。其二，噎膈的基本病机，为气血亏损，虚火内生；或三阳结热，肠胃干涸，传化失职；或痰涎上阻，妨碍气机升降。其三，指出食不入胃者为"噎"；虽可入胃，但良久复出者为"膈"，又称反胃。论中五膈指忧膈、思膈、怒膈、喜膈与恐膈，与之前诸家不同，指明其证候特点。其四，治疗上，以润养津血、涌痰、降火散结等治法为主。

徐春甫　噎膈火积痰凝论※*

愚谓：噎膈始因酒色过度，继以七情所伤，气血日亏，相火渐炽，几何不致于噎膈？夫血液渐亏，则火益甚，而脾胃皆失其传化，饮食津液凝聚而成。痰积于胃口，渐而致于妨碍道路，食斯不能入，而成五噎嗝者是也。《经》曰：三阳结谓之嗝。三阳者，少阳相火也。结者，凝积而不降散也。今夫火积而痰凝，是故嗝噎因之而作也。故《经》曰少阳所至为呕涌嗝、食不下，亦深切也。古方多以热剂治嗝噎，不亦误耶？或者以热治翻胃犹可也。殊不知嗝噎之证，断乎无寒。或云嗝噎因气郁，故用辛热以散之，所以不得不用热剂也。予曰：夫气郁者，气虚而郁者也，非实也。

兹因气虚而郁热，若用辛热耗气，则是虚者益虚，热者益热，其何以为救治之道哉？病之初作，每见悉用辛香燥热劫之，愈而复作，愈劫愈深，至于危困。

——明·徐春甫《古今医统大全·卷之二十七·嗝噎门·嗝噎病多属火与痰》

【提要】 本论主要阐述噎膈的病因病机。要点如下：其一，噎膈始因酒色过度，继以七情所伤，气血日亏，相火渐炽，脾胃传化失职，火积而痰凝，痰积于胃口，渐致食不能入，而成五嗝噎。其二，治疗上，因"嗝噎之证，断乎无寒"，所以不宜用热剂治疗噎膈，否则反复发作，至于危困。

李 梴 论噎膈治宜益阴养胃论[**]

三焦枯槁成膈噎，

饮食不下，而大便不通，名膈噎。《疏》云：膈有拒格意，即隔食反胃也。《玉机》云：噎塞大便不通，通幽汤。故以膈噎为题。《局方》以噎近咽，膈近胃，而遗下焦。又妄分十膈五噎，皆非经旨。病因内伤忧郁失志及饮食淫欲，而动脾胃肝肾之火；或因杂病，误服辛香燥药，俱令血液衰耗，胃脘枯槁。其槁在上焦贲门者，食不能下，下则胃脘当心而痛，须臾吐出乃止。贲门，即胃脘上口，言水谷自此奔入于胃，而气则传之于肺也。其槁在中焦幽门者，食物可下，良久复出。幽门与中脘相近，言其位幽僻，胃中水谷自此而入小肠也。其槁在下焦阑门者，朝食暮吐，暮食朝吐。阑门脐下，拦约水谷，分入膀胱、大肠而为粪、溺。是大小肠、膀胱，乃气血津液流通之道路也。

阳火上升有虚热；

《经》曰：三阳结谓之膈。小肠热结则血脉燥，大肠热结则不能便，膀胱热结则津液涸。三阳热结，脉必洪数有力，前后闭塞。下既不通，必反而上行，所以噎食不下，纵下复出，乃阳火上行而不下降也。实火，黄连解毒汤加童便、姜汁，或益元散入姜汁，澄白脚为小丸，时时服之，温六丸尤妙。甚者，陶氏六一承气汤、人参利膈丸。虚火冲上，食不入者，枳梗二陈汤加厚朴、白术及木香少许，或古萸连丸；渴者，钱氏白术散；大便闭者，导滞通幽汤，或参仁丸、麻子仁丸。当噎未至于膈之时，便宜服此防之，膏肓之疾，岂可怠忽！间有身受寒气，口伤冷物，以脾胃火衰，膈上苦冷，肠鸣，脉必滑微，宜暂用丁香煮散、五膈汤、五噎汤、单附子散以劫之。若不求其本，偏认为寒，概用辛香燥药，必至烁阴不救。

为痰为积本七情，

古云：膈噎神思间病，惟内观养之。盖七情火郁，熏蒸津液，为痰为积，积久则血愈衰。《针经》曰：怒气所至，食则气逆不下；劳气所至，为膈噎、喘促；思气所至，为中痞，三焦闭塞，咽嗌不利。痰饮，脉滑或伏，二陈汤、古参夏汤、化痰丸、瓜蒌实丸，或用黄连、吴萸、贝母、瓜蒌仁、牛转草，水煎。食积，脉滑而短，枳术丸加黄连、陈皮、半夏，或狗米平胃丸、虎脂平胃丸，或用保和丸二钱，加姜炒黄连三钱、山楂二钱为丸，麻仁大，胭脂为衣，每六十丸，人参煎汤，入竹沥下。七情郁结，脉沉而涩，饮食喜静，胸背痛者，四七汤、温胆汤。痞满烦闷，微嗽，二便不利者，分心气饮、四磨汤，或木香、槟榔二味等分为末，白汤下。伤神不睡者，十味温胆汤、朱砂安神丸。腹胀肠鸣者，木香匀气散。有积聚者，阿魏撞气丸。恶闻食气者，五膈宽中散。

气血两虚多口沫；

沫大出者，死。气虚不能运化生痰者，脉必缓而无力，四君子汤。大便闭，加芦根、童便；气虚甚者，六君子汤加附子、大黄；酒毒，加甘蔗汁；单人参汤、人参膏尤妙。血虚不能滋润生火者，脉必数而无力，四物汤加童便、竹沥、姜汁。大便闭，加桃仁、红花；有瘀血，加牡丹皮、韭汁；防生虫，加驴尿；血虚甚，加干姜；血燥，加牛、羊乳汁，不可以人乳代之。盖人乳反有七情、饮食之毒火故也。气血俱虚者，八物汤主之。

金水二脏须扶持，

血阴主静，内外两静，则脏腑之火不起，而金水二气有养，阴血自生，津液传化合宜，何膈噎之有？肾气丸主之。

益阴养胃是总诀。

不问虚实，俱以益阴养胃为主，庶免后患。通用二陈汤加童便、竹沥、姜汁、韭汁。有热，加土炒芩、连、瓜蒌、桔梗；七情，加香附、川芎、木香、槟榔；不纳食，加麦芽、神曲；热结食反上奔，加大黄、桃仁；气虚，合四君子汤；血虚，合四物汤。杂方：烧针丸、杵糠丸、紫金锭、霞天膏、神仙夺命丹、古阿魏散，或灵砂，烧酒下。凡五十岁后，血枯粪如羊屎，及年少不淡薄饮食、断绝房室者，不治。

——明·李梴《医学入门·外集·卷四·杂病·内伤类·膈噎》

【提要】　本论主要阐述治噎膈宜益阴养胃的原理。要点如下：其一，噎膈病源于忧郁失志，肝郁火旺，或饮食厚味，胃热生火，或淫欲房室，相火妄动，终致脾胃肝肾之火盛，熏蒸津液，为痰为积，积久则血愈衰。或因杂病，误服辛香燥药，俱令血液衰耗，胃脘枯槁所致。枯槁在上焦贲门，食不能下，下则胃脘当心而痛，须臾吐出乃止。枯槁在中焦幽门，食物可下，良久复出。枯槁在下焦阑门，则朝食暮吐，暮食朝吐。其二，根据三阳热结的不同症状，给出治疗用药。其三，治疗上，噎膈"不问虚实，俱以益阴养胃为主"，同时"金水二脏须扶持"，以肾气丸补阳益阴，阴血自生，噎膈得以治疗。

赵献可　噎膈综论※*

噎膈、翻胃、关格三者，名各不同，病原迥异，治宜区别，不可不辨也。噎膈者，饥欲得食，但噎塞迎逆于咽喉胸膈之间，在胃口之上，未曾入胃，即带痰涎而出。若一入胃下，无不消化，不复出矣。唯男子年高者有之，少无噎膈。翻胃者，饮食倍常，尽入于胃矣，但朝食暮吐，暮食朝吐，或一两时而吐，或积至一日一夜，腹中胀闷不可忍而复吐，原物酸臭不化，此已入胃而反出，故曰翻胃。男女老少皆有之。关格者，粒米不欲食，渴喜茶水饮之，少顷即吐出，复求饮复吐，饮之以药，热药入口即出，冷药过时而出，大小便秘，名曰关格。关者下不得出也，格者上不得入也。唯女人多有此证。

论噎膈，丹溪谓得之七情六淫，遂有火热炎上之化，多升少降，津液不布，积而为痰为饮。被劫时暂得快，不久复作。前药再行，积成其热，血液衰耗，胃脘干槁。其槁在上，近咽之下，水饮可行，食物难进，食亦不多，名之曰噎；其槁在下，与胃为近，食虽可入，难尽入胃，良久复出，名之曰膈，亦曰反胃。大便秘少，若羊矢然。必外避六淫，内节七情，饮食自养，滋血生津，以润肠胃，则金无畏火之炎，肾有生水之渐，气清血和，则脾气运健，而食消传化矣。丹溪之论甚妙。但噎膈、翻胃，分别欠明。余独喜其"火热炎上之化"，"肾有生水之渐"二句，深中病源，惜其见尤未真，以润血为主，而不直探乎肾中先天之原，故其立方，以四物中牛羊乳之类，加之竹沥、韭汁化痰化瘀，皆治标而不治本也。

岂知《内经》原无多语，唯曰"三阳结谓之膈"。三阳者，大肠、小肠、膀胱也；结，谓结热也。大肠主津，小肠主液；大肠热结则津涸，小肠热结则液燥。膀胱为州都之官，津液藏焉，膀胱热结则津液竭。然而三阳何以致结热？皆肾之病也。盖肾主五液，又肾主大小便，肾与膀胱为一脏一腑，肾水既干，阳火偏盛，熬煎津液，三阳热结，则前后闭涩，下既不通，必反于上，直犯清道，上冲吸门喉咽，所以噎食不下也。何为水饮可入，食物难下？盖食入于阴，长气于阳，反引动胃口之火，故难入。水者阴类也，同气相投，故可入。口吐白沫者，所饮之水沸而上腾也。粪如羊屎者，食入者少，渣滓消尽，肠亦干小而不宽大也。此证多是男子年高五十以外得之，又必其人不绝色欲，潜问其由，又讳疾忌医，曰近来心事不美，多有郁气而然。予意郁固有之，或以郁故而为消愁解闷之事，不能无也，此十有八九，亦不必深辨。但老人天真已绝，只有孤阳，只以养阴为主。王太仆云：食入即出，是无水也；食久反出，是无火也。无水者，壮水之主；无火者，益火之源。褚侍中云：上病疗下。直须以六味地黄丸料大剂煎饮，久服可挽于十中之一二。又须绝嗜欲，远房帏，薄滋味可也。若曰温胃，胃本不寒；若曰补胃，胃复不虚；若曰开郁，香燥之品适以助火。《局方发挥》已有明训。河间刘氏下以承气，咸寒损胃，津液愈竭，无如补阴，焰光自灭。世俗不明，余特详揭。

——明·赵献可《医贯·卷之五·先天要论下·噎膈论》

【提要】 本论主要阐述噎膈的病因病机及辨证施治。要点如下：其一，明确噎膈的概念，"饥欲得食，但噎塞迎逆于咽喉胸膈之间，在胃口之上，未曾入胃，即带痰涎而出"，从概念上区分了与反胃、关格的不同。其二，以朱丹溪对噎膈的阐述为引入点，论述发生噎膈的病因病机。阐明三阳结热是导致噎膈的重要原因，而三阳结热与肾相关。肾阴亏虚，虚火煎熬津液，导致三阳结热，前后闭涩，上冲清道喉咽，发为噎膈。其三，在治疗防护上，提出应"绝嗜欲，远房帏，薄滋味"，方药选用六味地黄丸为基本方。指出温胃、补胃、开郁，或寒凉泻下等法，均不宜用于治疗噎膈。

张介宾 论噎膈为脾肾之病[*]

噎膈一证，必以忧愁思虑，积劳积郁，或酒色过度，损伤而成。盖忧思过度则气结，气结则施化不行；酒色过度则伤阴，阴伤则精血枯涸；气不行则噎膈病于上，精血枯涸则燥结病于下。且凡人之脏气，胃司受纳，脾主运化，而肾为水火之宅，化生之本，今既食饮停膈不行，或大便燥结不通，岂非运化失职，血脉不通之为病乎？而营运血脉之权，其在上者，非脾而何？

其在下者，非肾而何？矧少年少见此证，而惟中衰耗伤者多有之，此其为虚为实，概可知矣。

——明·张介宾《景岳全书·卷二十一明集·杂证谟·噎膈·论证》

【提要】　本论主要阐述噎膈病机责之脾肾。要点如下：忧愁思虑，积劳积郁，气机郁滞，脾失健运，食饮停于膈间而致噎膈于上。酒色过度，肾精亏虚，精血枯竭，二便燥涩于下。

张介宾　治噎膈以脾肾为主论※

凡治噎膈，大法当以脾肾为主。盖脾主运化，而脾之大络布于胸膈；肾主津液，而肾之气化主乎二阴。故上焦之噎膈，其责在脾；下焦之闭结，其责在肾。治脾者，宜从温养；治肾者，宜从滋润。舍此二法，他无捷径矣。然泰交之道，天居地下，故必三阳出土，而后万物由之，可见脾土之母，由下而升。褚侍中曰：外病疗内，上病救下，辨病脏之虚实，通病脏之子母。斯言得矣，不可忽也！

治噎膈之法，凡气血俱虚者，宜五福饮及十全大补汤。脾虚于上者，宜四君子汤。脾虚兼寒者，宜五君子煎。脾肺营虚血燥者，宜生姜汁煎。阴虚于下者，宜左归饮、大营煎。阴中之阳虚者，宜右归饮加当归，或右归丸、八味地黄丸之类，皆治本之法也。

噎膈初起，微虚者，宜温胃饮加当归、厚朴。如果痰气不清，上焦多滞者，宜二陈汤加厚朴，或六安煎亦可。如气有不顺，或兼胸腹微痛者，宜加减二陈汤暂解之。凡初觉饮食微有不行，而年不甚衰者，宜速用大健脾丸，或木香人参生姜枳术丸，以调脾气为上策，或芍药枳术丸亦可。

噎膈便结者，但察其无火无滞，而止因血燥阴虚者，宜五福饮或大营煎，加酒洗肉苁蓉二三钱同煎服；或以豕膏渐润其下，而以调脾等剂治其上，最为良法。或多服牛羊乳酥之类，以滋其精液，使之渐润，毋欲速也。如果气血未至甚损，而下焦胀闭之甚者，则不得不为暂通，轻则玉烛散、人参利膈丸，或搜风顺气丸，甚则大黄甘草汤，酌宜用之。

用温补以治噎膈，人必疑其壅滞，而且嫌迁缓，不知中气败证，此其为甚，使非速救根本，则脾气何由再健？设用温补而噎塞愈甚，则不得不曲为加减。然必须千方百计，务从元气中酌其所宜，庶可保全也。若用补之后，虽或未见功效，但得全无窒碍，便是药病相投。且此病最不易治，既能受补，必须多服，方得渐效，以收全功，不可性急致疑，一暴十寒，以自误也。若急图目前之快，但使行滞开胃，而妄用大黄、芒硝、三棱、莪术、瓜蒌、桃仁、滚痰丸之属，非惟不能见效，必致胃气日败，万无生理矣。此徒速其亡，不可不省也。

诸家治噎，古法用人参、黄芪以补元气，御米、粟米以解毒实胃，竹沥以清痰散结，干姜以温中，生姜以去秽，牛羊乳以养血润液，当归以润燥，用此数者为主治，其余因证而增减之，俱是良法。凡肥胖之人，鲜有噎证，间或有之，宜用二陈加人参、白术之类。血虚瘦弱之人，用四物合二陈，加桃仁、红花、韭汁、童便、牛羊乳之类。七情郁结而成噎膈者，二陈合香附、抚芎、木香、槟榔、瓜蒌、砂仁之类。饮酒人患噎膈，以二陈加黄连、砂仁、砂糖之类。胸膈有热者，加黄连、黄芩、桔梗、瓜蒌之类。脾不磨者，加神曲、砂仁、麦芽之类，以助消导。噎膈大便燥结之甚者，必用大黄，或用二陈汤加酒蒸大黄、桃仁以润之，乃急则治标之法也。或用四物汤加桃仁、童便、韭汁，多饮牛羊乳为上策。按古人治噎之法大略已尽于此，虽其中有宜有不宜者，亦并录之，以备采择。

——明·张介宾《景岳全书·卷二十一明集·杂证谟·噎膈·论治》

【提要】 本论主要阐述治噎膈以脾肾为主的观点。要点如下：其一，上焦之噎膈，其责在脾；下焦之闭结，其责在肾。治脾宜温养，治肾宜滋润。其二，噎膈有气血虚、脾虚、脾虚兼寒、脾肺营虚血燥、阴虚、阳虚等不同，分别治以五福饮及十全大补汤、四君子汤、五君子煎、左归饮、右归饮、八味地黄丸之类，皆治本之法。同时对肥胖、血虚瘦弱、七情郁结而成噎膈者、饮酒人患噎膈、胸膈有热者提出了加减用药。其三，噎膈大便燥结甚者，必用大黄，或用二陈汤加酒蒸大黄、桃仁以润之，乃急则治标之法也。多饮牛羊乳为上策。

李中梓　噎膈反胃综论※※

（噎塞者，食不得入，是有火也；反胃者，食入反出，是无火也。）

《内经》曰：三阳结谓之膈。（三阳者，大肠、小肠、膀胱也。结者，结热也。小肠结热则血脉燥，大肠结热则后不固，膀胱结热则津液涸。三阳俱结，前后秘涩，下既不通，必反上行，此所以噎食不下，从下而复出也。）

《黄帝针经》云：胃病者膈咽不通，饮食不下。（咽者，咽物之门户。膈者，心肺之分野。不通者，浊气在上，肾肝吸入之阴气，不得下而反在上也，病在于胃。）

愚按：反胃、噎膈，总是血液衰耗，胃脘干槁。槁在上者，水饮可行，食物难入，名曰噎塞；槁在下者，食虽可入，良久复出，名曰反胃。二证总名为膈，故《内经》只有"三阳结谓之膈"一语。洁古分吐证为三端：上焦吐者，皆从于气，食则暴吐；中焦吐者，皆从于积，或先吐而痛，或先痛而吐；下焦吐者，皆从于寒，朝食暮吐，暮食朝吐。巢氏浪分五噎十膈，支派繁多，惑人滋甚。惟张鸡峰以为神思间病，法当内观静养，斯言深中病情。

大抵气血亏损，复因悲思忧恚，则脾胃受伤，血液渐耗，郁气生痰，痰则塞而不痛，气则上而不下，妨碍道路，饮食难进，噎塞所由成也。脾胃虚伤，运行失职，不能熟腐五谷，变化精微，朝食暮吐，暮食朝吐，食虽入胃，复反而出，反胃所由成也。二者皆在膈间受病，故通名为膈也。

噎塞之吐，即洁古之上焦吐；反胃之吐，即洁古之下焦吐。王太仆云：食不得入，是有火也；食入反出，是无火也。噎塞大都属热，反胃大都属寒，然亦不可拘也。脉大有力，当作热治；脉小无力，当作寒医。色之黄白而枯者为虚寒，色之红赤而泽者为实热。以脉合证，以色合脉，庶乎无误。《经》曰：能合色脉，可以万全。

此证之所以疑难者，方欲健脾理痰，恐燥剂有妨于津液；方欲养血生津，恐润剂有碍于中州。审其阴伤火旺者，当以养血为亟；脾伤阴盛者，当以温补为先；更有忧恚盘礴，火郁闭结，神不大衰，脉犹有力，当以仓公、河间之法下之。小小汤丸，累累加用，关扃自透，膈间痰盛，微微涌出，因而治下，药势易用，设或不行，蜜盐下导，始终勾引，自然宣通，此皆虚实阴阳之辨，临证之权衡也。或泥于《金匮》《局方》，偏主辛温；或泥于《玉机》《心法》，偏主清润。凡若是者，皆赖病合法耳，岂云法治病乎？

——明·李中梓《医宗必读·卷之七·反胃噎膈》

【提要】 本论主要阐述噎膈的病因病机及辨证施治。要点如下：其一，噎塞与反胃皆为膈间受病，由血液衰耗，胃脘干槁所致。二证总名为"膈"。但噎塞病位在上，水饮可行，食物难入，大多属热；反胃病位在下，食虽可入，良久复出，大多属寒。其二，噎塞由气血亏虚，加之心情悲凉或忧伤，致脾胃虚损，耗气伤血，渐成痰浊，阻滞气机，乃至食饮不入而发病。其三，治疗上，当辨明虚实阴阳后再行治疗。阴伤火旺当先养血，脾虚阴盛应先温补，火郁闭结有神者治以泻下。

◆ 邹滋九　论噎膈与反胃的鉴别*◆

《经》云：三阳结谓之膈。又云：一阳发病，其传为膈。仲景云：朝食暮吐，暮食朝吐，宿谷不化，名曰胃反。丹溪谓：噎膈、反胃，名虽不同，病出一体，多因气血两虚而成。然历观噎膈、反胃之因，实有不同。大抵饮食之际，气忽阻塞，饮食原可下咽，如有物梗塞之状者，名曰噎；心下格拒，饥不能食，或食到喉间，不能下咽者，名曰膈；食下良久复出，或隔宿吐出者，名曰反胃。

夫噎膈一症，多因喜怒悲忧恐五志过极，或纵情嗜欲，或恣意酒食，以致阳气内结，阴血内枯而成。治宜调养心脾，以舒结气，填精益血，以滋枯燥。

夫反胃乃胃中无阳，不能容受食物，命门火衰，不能熏蒸脾土，以致饮食入胃，不能运化，而为朝食暮吐，暮食朝吐。治宜益火之源，以消阴翳，补土通阳以温脾胃。

故先生于噎膈、反胃，各为立法以治之。其阳结于上，阴亏于下，而为噎膈者，用通阳开痞，通补胃腑，以及进退黄连、附子泻心诸法，上热下寒为治。其肝阴胃汁枯槁，及烦劳阳亢，肺胃津液枯而成噎膈者，用酸甘济阴，及润燥清燥为主。其液亏气滞，及阳衰血瘀而成噎膈者，用理气逐瘀，兼通血络为主。其胃阳虚而为噎膈反胃，及忧郁痰阻而成者，用通补胃腑，辛热开浊，以及苦降辛通，佐以利痰清膈为主。其肝郁气逆而为噎膈者，两通厥阴阳明为治。其酒热郁伤肺胃，气不降而为噎膈者，用轻剂清降，及苦辛寒开肺为主。而先生于噎膈反胃治法，可谓无遗蕴矣。张景岳云：治噎膈大法，当以脾肾为主。其理甚通，当宗之。（邹滋九）

——清·叶桂著，徐灵胎评《临证指南医案·卷四·噎膈反胃》

【提要】　本论是邹滋九为叶天士医案所作按语，主要阐述噎膈与反胃的鉴别。要点如下：其一，饮食之际，气忽阻塞，如有物梗塞者为噎；饥不能食，不能下咽者为膈；食下良久复出，隔夜吐出为反胃。其二，噎膈多因五志过极，酒食过度，以致阳气内结，阴血内枯而成。反胃多因胃中无阳，不能腐熟食物所致。其三，提出噎膈、反胃的治法，总以脾胃为主。噎膈，治宜调养心脾，以舒结气，填精益血，以滋枯燥。反胃，治宜益火之源，补土温脾胃。提出噎膈反胃的辨证施治方药。

◆ 尤在泾　噎膈综论※*◆

膈，隔也。饮食入咽，不得辄下，噎塞膈中，如有阻隔之者，故名膈噎。又其病正在膈间，食不得下，气反上逆，随复吐出，故又名膈气。反胃者，饮食入胃，全无阻隔，过一二时，辄复吐出，有反还之意，故曰反胃。甚者朝食暮吐，暮食朝吐，有翻倾之义，故亦名翻胃。不似噎隔之噎，然后吐，不噎则不吐也。

噎膈之病，有虚有实。实者或痰或血，附着胃脘，与气相搏，翳膜外裹，或复吐出，膈气暂宽，旋复如初。虚者津枯不泽，气少不充，胃脘干瘪，食涩不下。虚则润养，实则疏瀹，不可不辨也。

饮食下咽，不得入胃为噎。食不下通，气反上逆为塞。东垣乃谓阳气不得出者为塞，阴气不得降者为噎。岂非谓入食从阴，而气出从阳耶？其文则深，其旨反晦。至谓先用阳药治本，后用诸塞泻标，吾不知其何谓矣。

子和论膈噎，累累数百言。谓三阳结热，前后闭涩，下既不通，必反上行，所以噎食不下。夫膈噎，胃病也。始先未必燥结，久之乃有大便秘少，若羊矢之证。此因胃中津气上逆，不得下行而然，乃胃病及肠，非肠病及胃也。又因河间三乙承气之治，谓噎膈之病，惟宜用下，结散阳消，其疾自愈。夫脘膈之病，岂下可去？虽仲景有大黄、甘草，东垣有通幽、润肠等法，为便秘、呕吐者立，然自是食入辄吐之治，非所论于食噎不下也。独其所谓慎勿顿攻，宜先润养，小著汤丸，累累加用，关扃自透。或用苦酸微涌膈涩，因而治下，药势易行。设或不行，蜜苦盐下导，始终勾引，两药相通者，其言甚善。盖痰血在脘，不行不愈，而药过病所，反伤真气，非徒无益矣。故以小丸累加，适至病所，无过不及，以平为期，则治噎之道也。但须审是痰是血而行之耳。

——清·尤在泾《金匮翼·卷三·噎膈反胃统论》

【提要】　本论主要阐述噎膈的病因病机及辨证施治。要点如下：其一，根据本病病位在膈的特点，提出噎膈又有膈噎、膈气等名称。其二，噎膈属实证者，多为痰或瘀血停滞胃脘，翳膜外裹，阻碍气机；属虚证者，则是气血亏虚，津枯不泽，胃脘干瘪，食涩不下。其三，治疗上，虚证应以润养为主，实证应以疏通为主，慎用攻下之法，提倡小剂量方药逐渐疏通。其四，关于噎膈与反胃的鉴别要点，指出反胃并无饮食阻隔的表现。

林珮琴　噎膈综论[※*]

阳结阴涸，上下格拒，而噎膈、反胃之症成。人身上下七门（自飞门至魄门），咽为吸门（即会厌，气喉上饮食者），胃上口为贲门，下口为幽门，幽门上冲吸门，其吸气不得下归肝肾，为阴火格拒，故噎膈不通，甚则反胃。分言之，则噎者咽下梗塞，水饮不行，食物难入，由痰气之阻于上也。膈者胃脘窄隘，食下拒痛，由血液之槁于中也。反胃者，食入反出，完谷不化，由胃阳之衰于下也。而昔人通谓之膈。（《黄帝针经》云：胃病者，膈咽不通，饮食不下。丹溪云：血耗胃槁，槁在贲门，脘痛吐食，上焦膈也；食下良久复出，槁在幽门，中焦膈也；朝食暮吐，暮食朝吐，槁在阑门，下焦膈也。）《经》云：三阳结谓之膈。以手太阳小肠主液，足太阳膀胱主津（三阳，士材指大小肠、膀胱，《金鉴》指胃大小肠。此据《内经》王注、汪注），二腑热结，则津液枯燥，前后秘涩。下关既扃，势必上涌，故食噎不下，即下而仍出，是火上行而不下降矣。王太仆亦云：食不得入，是有火也；食入反出，是无火也。

噎膈初起，多因忧恚悲恺，以致阳结于上，阴涸于下（《医鉴》云：五噎，忧、劳、思、食、气也，饮食猝阻，不能下。五膈，忧、恚、寒、食、气也，心脾之间，上下不通，或结咽喉，时觉妨碍，吐不出，咽不下）。治宜调心脾以舒结气，归脾汤去术，养心汤去桂，再加归、芍、香附；填精血以滋枯燥，猪脂丸。反胃初起，多因土弱火衰，以致朝食暮吐，暮食朝吐。治宜扶胃土以通阳，异功散加益智、丁香、干姜、砂仁、粳米；益命火以蒸化，八味丸。其立法要使辛滑通痞（姜汁、竹沥、贝母、杏仁、瓜蒌、枇杷叶、韭白汁），而脘痹以开，甘酸化阴（人参、天冬、麦冬、蔗汁、枣仁、白芍、乌梅、木瓜），而液枯以润。或健脾理痰（四君子、六君子汤，或二陈汤加竹茹），不偏任温燥以劫液；或滋阴养血（生地、阿胶、牛乳、梨汁、芝麻、柿霜，或四物汤），不偏用清润以助痰。气滞成噎者，宣理气隧（九香虫、丁香皮、郁金、檀香、石见穿、枳壳、广皮、广木香）；血瘀成膈者，兼通血络（桃仁、红花、延胡、当归须、鸡血藤膏）。士材治血膈，用人参、五灵脂、归尾、桃仁、郁金。云岐人参散用冰麝，亦同此法也。因胃阳虚，而浊瘀反胃者，用通补胃腑，辛热泄浊法（参、苓、吴萸、干姜、益智、陈皮、半夏、砂仁壳）；因气郁痰阻，用苦降辛通法（黄连、杏仁、橘红、姜汁、竹茹、苏子、半夏）；因肝郁气逆，用两通厥阴阳明法（当归、白芍、香附、半夏、茯苓、杏仁、橘红、竹沥、姜汁）；因酒热郁伤肺胃，用轻剂清降（枇杷叶、杏仁、郁金、瓜蒌、前胡、桑白皮）及苦辛开肺法（桔梗、贝母、杏仁、蔻仁、生姜、橘红、山栀）。其由忧思伤脾，气郁生涎，饮可下，食难入，香砂宽中丸去青皮、槟榔。由七情郁结，胸脘拒痛，脉必沉涩，七气汤加郁金、瓜蒌、砂仁、木香。由痰饮阻滞，呕吐翻胃，脉必结涩，先以来复丹控其痰，再用大半夏汤加茯苓、枳壳、竹沥。由瘀血积滞，传化不变，反上行者，脉必芤涩，滋血润肠丸加减。至脾气败，血液耗，胃脘枯槁，溺少便秘，补气健脾丸，参入滋血润肠丸，或韭汁牛乳饮。若口吐白沫，粪如羊屎，不可治矣，勉用姜汁、杏酪、白蜜、牛乳、益智、韭子、半夏。《医学心悟》云：开关，用启膈散最效。又如五汁饮以清燥，利膈丸以通壅，汞硫散以止吐，总忌香燥破气，辛热耗液。惟一种胃阳衰，不能运化者，暂用辛温开结，继仍以益阴养胃为宜，粳米、人参、山药、莲、枣、牛乳、小麦。膈症生虫，用河间雄黄散。有梅核膈，吐不出，咽不下，咽喉妨碍，由气郁痰结，涤痰丸。由死血，昆布、当归、桃仁、韭汁、童便。有翻胃，食入即翻出，或痰或热，壅阻膈间，非如反胃之早食晚吐，晚食早吐也，清热二陈汤。

再论噎由气结，膈由痰与气逆，或瘀血。一种气噎，临食辍箸，嗌阻沫升，气平食入，病在上焦肺胃间，治以轻扬利膈，苦降则过病所。一种痛膈，食下格拒，呕涎嘈痛，而饥焰中焚，病在中焦，治以辛香通降，不效，必兼理血络。一种胃槁，脘系窄隘，即勺饮亦妨碍，由衰年血液渐枯，胃管扃闭，饮入则涎升泪出，二便俱少，开合都废，治以辛滑润养，大忌香燥耗液，刚热劫阴，此脘血失荣，下咽易梗，一切碍滞闭气食品，咸宜禁忌。尝见食山芋而成噎者，食鸡子而咽成膈者，若再忧思郁怒，结于中而莫解，情志之病，尤难霍然。徐灵胎谓噎膈症，十死八九，反胃症十愈八九。再论反胃，由食久不化，腐浊上攻，彻底翻澜，二肠失司传送，病在幽门以下，古法多谓胃中无阳，精微不能蒸化。然《经》云：诸呕吐逆，皆属于热。且胃津先夺，热燥难投，必细参脉症，或苦降辛通，宣行壅滞。

——清·林珮琴《类证治裁·卷之三·噎膈反胃论治》

【提要】　本论主要阐述噎膈及反胃的辨证施治。要点如下：其一，噎膈是因阳结而阴涸，上下格拒而成。噎证由于痰气上阻，表现为食物不下而水饮可行；膈证由于胃脘窄隘，血液干涸，表现为食不下或食下疼痛；反胃，则是胃阳衰败之征。其二，治疗上，噎膈，以调心脾、舒气机、补精血、滋枯燥为主要治法；反胃，以扶土通阳、健脾理痰、滋阴养血为主要治法。其三，根据噎膈的病程与证候，提出宣通气道、活血通络、补胃泄浊、苦降辛通、两通厥阴阳明、轻扬利膈等治法及方药。

张锡纯　论噎膈治法[※*]

噎膈之证，方书有谓贲门枯干者，有谓冲气上冲者，有谓痰瘀者，有谓血瘀者。愚向谓此证系中气衰弱，不能撑悬贲门，以致贲门缩如藕孔（贲门与大小肠一气贯通，视其大便若羊矢，其贲门大小肠皆缩小可知），痰涎遂易于壅滞，因痰涎壅滞冲气更易于上冲，所以不能受食。向曾拟参赭培气汤一方，仿仲景旋复代赭石汤之义，重用赭石至八钱，以开胃镇冲，即以下通大便（此证大便多艰），而即用人参以驾驭之，俾气化旺而流通，自能撑悬贲门使之宽展，又佐以半夏、知母、当归、天冬诸药，以降胃利痰、润燥生津，用之屡见效验。迨用其方既久，效者与不效者参半，又有初用其方治愈，及病又反复，再服其方不效者。再三踌躇，不得其解，亦以为千古难治之证，原不能必其全愈也。后治一叟，年近七旬，住院月余，已能饮食，而终觉不脱然。迨其回家年余，仍以旧证病故，濒危时吐出脓血若干，乃恍悟从前之不能脱然者，系贲门有瘀血肿胀也，当时若方中加破血之药，或能全愈。盖愚于瘀血致噎之证，素日未有经验，遂至忽不留心。后读吴鞠通、杨素园论噎膈，亦皆注重瘀血之说，似可为从前所治之叟亦有瘀血之确征。而愚于此案，或从前原有瘀血，或以后变为瘀血，心中仍有游移。何者？以其隔年余而后反复也。迨辛酉孟夏阅天津《卢氏医学报》百零六期，谓胃癌由于胃瘀血，治此证者兼用古下瘀血之剂，屡屡治愈，又无再发之厄，觉胸中疑团顿解。盖此证无论何因，其贲门积有瘀血者十之七八。其瘀之重者，非当时兼用治瘀血之药不能愈。其瘀之轻者，但用开胃降逆之药，瘀血亦可些些消散，故病亦可愈，而究之瘀血之根蒂未净，是以有再发之厄也。

——民国·张锡纯《医学衷中参西录·医论·论胃病噎膈（即胃癌）治法及反胃治法》

【提要】　本论主要阐述噎膈的病机及治法。要点如下：噎膈系中气衰弱，不能撑悬贲门，以致贲门缩，痰涎壅滞，冲气上逆而致。加之贲门瘀血肿胀（胃癌），故治疗上当以参赭培气汤开胃镇冲，降胃利痰，润燥生津，同时加破血之药，即可奏效。

2.18　胃　脘　痛

胃脘痛，又称"胃痛"，是以上腹胃脘部近心窝处疼痛为主要表现的病证。胃痛的病因主要有外感寒邪、饮食所伤、情志不遂和脾胃虚弱等。基本病机为胃气郁滞，胃络瘀阻，胃失所养，不通则痛。病位在胃，与肝脾关系密切，也与胆肾有关。本病辨证重在辨寒热、辨虚实和辨气血。实证常见寒邪客胃、饮食积滞、肝气犯胃、肝胃郁热和脾胃湿热等证。久病可转虚，变为脾胃虚寒、胃阴不足等证。或可因实致虚，因虚致实，虚实夹杂。胃痛初痛在气，久痛在血。治疗以理气和胃止痛为主，审证求因，辨证施治。胃痛实证以祛邪为主，根据寒凝、食积、气滞、郁热、血瘀和湿热之不同，分别采用温中散寒、消食导滞、疏肝理气、泄热和胃、活血化瘀和清热化湿之法。胃痛虚证以扶正为主，针对虚寒、阴虚，分别治以温补中阳或养阴益胃。

《素问》　胃脘痛综论[※*]

木郁之发，太虚埃昏，云物以扰，大风乃至，屋发折木，木有变。故民病胃脘当心而痛，上支两胁，鬲咽不通，食饮不下，甚则耳鸣眩转，目不识人，善暴僵仆。

——《素问·六元正纪大论》

厥阴司天，风淫所胜，则太虚埃昏，云物以扰，寒生春气，流水不冰。民病胃脘当心而痛，上支两胁，鬲咽不通，饮食不下，舌本强，食则呕，冷泄腹胀，溏泄，瘕水闭，蛰虫不去，病本于脾。

——《素问·至真要大论》

胃病者，腹䐜胀，胃脘当心而痛，上支两胁，膈咽不通，食饮不下，取之三里也。

——《灵枢·邪气脏腑病形》

（脾足太阴之脉）是动则病舌本强，食则呕，胃脘痛，腹胀善噫，得后与气则快然如衰，身体皆重。是主脾所生病者，舌本痛，体不能动摇，食不下，烦心，心下急痛，溏、瘕泄、水闭、黄疸，不能卧，强立股膝内肿厥，足大指不用。为此诸病，盛则泻之，虚则补之，热则疾之，寒则留之，陷下则灸之，不盛不虚，以经取之。

——《灵枢·经脉》

厥心痛，腹胀胸满，心尤痛甚，胃心痛也，取之大都、太白。

——《灵枢·厥病》

【提要】　本论主要阐述胃痛的病因病机及辨证施治。要点如下：其一，提出"胃脘痛""胃脘当心而痛""心痛""厥心痛""胃心痛"，皆属胃痛范畴。其二，阐明胃痛由感受风淫、寒气、寒水、寒凝气滞等所致。其三，针灸治疗上，以"盛则泻之，虚则补之，热则疾之，寒则留之，陷下则灸之，不盛不虚，以经取之"等为法则。

陈无择　论胃脘痛之三因※*

夫心痛者，在方论则曰"九痛"，《内经》则曰"举痛"，一曰"卒痛"，种种不同。以其痛在中脘，故总而言之曰心痛，其实非心痛也。若真心痛，则手足青至节，若甚，夕发昼死，昼发夕死，不在治疗之数。方中所载者，乃心主包络经也。若十二经络外感六淫，则其气闭塞，郁于中焦，气与邪争，发为疼痛，属外所因；若五脏内动，汨以七情，则其气痞结聚于中脘，气与血搏，发为疼痛，属内所因；饮食劳逸，触忤非类，使脏气不平，痞隔于中，食饮遁疰，变乱肠胃，发为疼痛，属不内外因。治之当详分三因，通中解散，破积溃坚，随其所因，无使混滥，依经具录诸证，以备治法云尔。

——宋·陈无择《三因极一病证方论·卷之九·九痛叙论》

【提要】　本论主要阐述胃痛之"三因"。要点如下：其一，古人所谓"心痛"，实为中脘痛，两者不可混淆。其"真心痛"者，是为心痛。其二，胃痛的病因，可分为外因、内因和不内外因三类。外感六淫，气闭郁于中焦者，为外因；五脏内动，情急内伤，其气痞结聚于中脘者，为内因；饮食劳逸，变乱肠胃者，是为不内外因。其三，治疗上，提出须详分三因，通中解散，破积溃坚，随其所因而治。

李东垣　论胃脘痛的治疗※*

草豆蔻丸　治脾胃虚弱，而心火乘之，不能滋荣上焦元气，遇冬肾与膀胱寒水旺时，子能令母实，以致肺金大肠相辅而来，克心乘脾胃，此大复仇也。《经》云大胜必大复，理之常也。故皮毛血脉分肉之间，元气已绝于外，又大寒大燥二气并乘之，则苦恶风寒，耳鸣，及腰背相引胸中而痛，鼻息不通，不闻香臭，额寒脑痛，大恶风寒，目时眩，不欲开。腹中为寒水反乘，痰唾沃沫，食则反出，腹中常痛，心胃作痛，胁下缩急，有时而痛，腹不能努，大便多泻而少秘，下气不绝，或腹中鸣，此脾胃虚之至极也。胸中气乱，心烦不安，而为霍乱之渐，咽膈不通，极则噎塞有声，喘喝闭塞，或于日阳处，或于暖室中少缓，口吸风寒之气则复作，四肢厥逆，身体沉重，不能转侧，头不可以回顾，小便溲而时躁。此药主之。秋冬寒凉大复气之药也。……

麻黄豆蔻丸　治客寒犯胃，心胃大痛不可忍。

——金·李东垣《兰室秘藏·卷上·中满腹胀门·胃脘痛门》

【提要】　本论主要阐述胃脘痛的治疗。要点如下：其一，本书所立"胃脘痛门"，已将胃脘痛与心痛明确区分开来。其二，胃脘痛由脾胃虚弱而心火乘之和寒邪犯胃所致者，可用草豆蔻丸、麻黄豆蔻丸治疗。

朱丹溪　论胃脘痛辨治※*

心痛即胃脘痛，虽日数多不吃食，不死。若痛方止便吃物，还痛，必须三五服，药后方吃物。痛甚者脉必伏，用温药附子之类，不可用参、术。诸痛不可补气。大凡心膈之痛，须分新久。若明知身受寒气，口吃寒物而得病者，于初得之时当与温散或温利之药。若曰病得之稍久则成郁，久郁则蒸热，热久必生火，《原病式》中备言之矣。若欲行温散温利，宁无助火添病耶？古方中多以山栀子为热药之向导，则邪易伏，病易退，正易复而病安。然病安之后，若纵恣口味，不改前非，病复作时，反咎医之失，良可叹哉！一方用山栀子，炒去皮，每服十五枚，浓煎汤一呷，入生姜汁令辣，再煎小沸，又入川芎一钱尤妙。山栀子大者，或七枚，或九枚，须炒黑。大概胃口有热而作痛者，非山栀子不可，须佐以姜汁，多用台芎开之。病发者，或用二陈汤加川芎、苍术，倍加炒栀子。痛甚者加炒干姜从之，反治之法也。轻者川芎一两，苍术一两，山栀子（炒去皮）二两，姜汁蒸饼糊丸，梧桐子大，服七八十丸，热辣姜汤下。重者，桂枝、麻黄、石碱各等分，姜汁和，蒸饼丸桐子大，服五十丸，热辣姜汤下。一本轻者散之，麻黄、桂枝之类。重者加石碱、川芎、苍术、炒山栀子去皮，作丸服。凡治此证，必要先问平日起居何如，假如心痛，有因平日喜食热物，以致死血留于胃口作痛，用桃仁承气汤下之，切记！轻者用韭汁、桔梗，能开提其气，血药中兼用之。以物柱按痛处则止者，挟虚，以二陈汤加炒干姜和之。有虫痛者，面上白斑，唇红能食，属虫，治以苦楝根、锡灰之类。痛定便能食，时作时止者是虫。上半月虫头向上易治，下半月虫头向下难治。先以肉汁及糖蜜食下，则引虫头向上，然后用药打出，楝树根皮、槟榔、鹤虱，夏取汁饮，冬浓煎汤，下万应丸最好。脉坚实不大便者，下之。心痛用山栀并劫药止之。若又复发，前药必不效，可用玄明粉一服立止。左手脉数热多，脉涩有死血；右手脉紧实痰积，弦大必是久病。胃脘有湿而痛者，宜小胃丹下之。

　　——元·朱丹溪撰，明·程充校补《丹溪心法·卷四·心脾痛》

　　【提要】　本论主要阐述胃脘痛的辨证施治。要点如下：其一，指出心痛即胃脘痛，其病因包括寒、热、虫、湿四种。其二，治疗上，寒痛者，治宜温药附子类，不可补气；热痛者，以山栀为向导，再随证调方；虫痛者，治以苦楝根、锡灰之类；湿痛者，小胃丹下之。其三，强调新证、久证当区别治之，并调适起居饮食以预防复发。

虞抟　论胃脘痛病因病机※*

　　《内经》曰：木郁之发，民病胃脘当心而痛，上支两胁痛，膈噎不通，食饮不下。盖木气被郁，发则太过，故民病有土败木贼之候也。夫胃为脾之腑，阳先于阴，故脏未病而腑先病也，甚而至于胁下如刀劙之痛者，已连及于脏矣，古方名为脾疼者是也。胃之上口名曰贲门，贲门与心相连，故《经》所谓胃脘当心而痛，今俗呼为心痛者，未达此义耳。虽曰运气之胜复，未有不由清痰食积郁于中、七情九气触于内之所致焉，是以清阳不升，浊阴不降，而肝木之邪得以乘机侵侮而为病矣。更原厥初致病之由，多因纵恣口腹，喜好辛酸，恣饮热酒煎煿，复餐寒凉生冷，朝伤暮损，日积月深，自郁成积，自积成痰，痰火煎熬，血亦妄行，痰血相杂，妨碍升降，故胃脘疼痛，吞酸嗳气，嘈杂恶心，皆噎膈、反胃之渐者也。俗医不究其源，例以辛香燥热之剂治之，以火济火，遂成危剧，良可痛哉！古方九种心痛，曰饮，曰食，曰风，曰冷，曰热，曰悸，曰虫，曰疰，曰来去痛，夫所谓冷者惟一耳，岂可例以热药治之乎！详其所由，皆在胃脘，而实不在于心也。有真心痛者，大寒触犯心君，又曰污血冲心，手足青过节者，旦发夕死，夕发旦死。医者宜区别诸证而治之，无有不安之理也。

　　——明·虞抟《医学正传·卷四·胃脘痛》

　　【提要】　本论主要阐述胃病的病因病机。要点如下：其一，本论为胃痛正名，指出古人所谓"脾疼""心痛"者，多指胃痛而言。其二，认为胃痛的基本病因病机为嗜食辛酸、热酒、炙煿、生冷，以致日久积痰，痰郁化火，痰血相杂，妨碍升降，核心为清阳不升，浊阴不降，痰、食、气郁滞于中焦胃脘。其三，列举九种不同类型的胃痛，指出不可概用热药治之，当明辨病因。其四，对真心痛和胃脘痛加以鉴别，告诫医者当熟谙其别，分而治之。

龚廷贤　论胃脘痛病因病机※*

　　胃脘痛者，多是纵恣口腹，喜好辛酸，恣饮热酒煎煿，复食寒凉生冷，朝伤暮损，日积月深，自郁成积，自积成痰，痰火煎熬，血亦妄行，痰血相杂，妨碍升降，故胃脘疼痛。吞酸嗳气，嘈杂恶心，皆膈噎、反胃之渐者也。俗医以燥热之药治之，以火济火，误矣。古方有九种心痛，曰饮，曰食，曰风，曰热，曰冷，曰悸，曰虫，曰疰，曰去来痛，夫所谓冷者，惟一耳，岂可例以热药治之乎！须分新久。若明知身犯寒气，口得寒物而病，于初得之时，当用温散温利之药。若病久则成郁矣，郁则成热，宜用炒山栀为君，热药为之向导，则邪易伏，病易退。病安之后，若纵恣不改，病必再作，难治矣。此病虽日久不食，不死，必须待服药数剂，痛定，过一日，渐而少食，方得痊安。

——明·龚廷贤《寿世保元·卷五·心胃痛》

【提要】　本论主要阐述胃脘痛的病因病机及治法。要点如下：其一，胃脘痛多由过食辛酸、热酒煎煿，复食寒凉生冷，日积月累，食积成痰，痰火煎熬，痰血相杂而成。其二，治疗当分新久。初因寒而病，当用温药；病久郁则成热，宜用炒山栀为君，热药为之向导。

张介宾　论胃脘痛治以理气为主[**]

胃脘痛证，多有因食、因寒、因气不顺者，然因食、因寒，亦无不皆关于气。盖食停则气滞，寒留则气凝。所以治痛之要，但察其果属实邪，皆当以理气为主，宜排气饮加减主之。食滞者兼乎消导，寒滞者兼乎温中，若止因气逆，则但理其气，病自愈矣。其有诸药不效，气结难解者，惟神香散为妙。若气有滞逆，随触随发者，宜用后简易二方最妙。

——明·张介宾《景岳全书·卷二十五心集·杂证谟·心腹痛·论治》

【提要】　本论主要阐述胃脘痛的病因病机及治法。要点如下：胃脘痛主要是因食、因寒、因气不顺所致。因"食停则气滞，寒留则气凝。所以治痛之要，但察其果属实邪，皆当以理气为主"。论中提出以排气饮方加减主之。

秦昌遇　胃脘痛论

秦子曰：胃脘痛，在胸之下，脐之上，两肋中间。但心胞络痛，同在心下脐上，极难分别。大抵痛而能饮食者，心胞络痛也；痛而不能饮食者，胃脘痛也。二经之痛，俗名心头痛，此症内伤者多，外感者间或有之。今列外感二条，内伤七条，即古名九种心疼也。

外感胃脘痛（风寒、暑热）

外感胃脘痛之症：向无此症，偶值时令暴寒，心下闷痛，恶寒厥冷，二便清利，口吐冷沫，此寒邪入胃，凝结痰饮食积，卒然暴痛之症也。若时令暴热，心下忽绞痛，手足虽冷，头额多汗，身虽恶寒，口燥舌干，大便虽泻，溺色黄赤，此湿热所伤之症也。

外感胃脘痛之因：其人中气向寒，偶触时令之寒，则寒凝胃口而痛；若内有积热，外遇湿热，两热蒸酿，则热壅胃口，亦成胃痛之症。

外感胃脘痛之脉：或见浮紧，寒邪在表；或见沉弦，寒邪入里；或见浮数，表有热邪；或见沉数，里有热结。

外感胃脘痛之治：宜分寒热二条。寒痛者，先用五积散，兼散外寒，后用温胃汤，以温内寒。热痛者，先用神术平胃散，以清外热，后用清中汤，以清里热。言寒则风亦在焉，言热则暑湿燥火皆在焉。

内伤胃脘痛

内伤胃脘痛之症：不因外感六淫，偶或伤于饮食，填塞太仓，胸前闷痛，此食积症也。痛极应背，背心一片如冰，恶心，呕吐涎痰稍缓，此痰饮症也。时作时止，口渴唇燥，痛则多汗，此积热症也。二便清利，手足逆冷，口吐涎沫，得寒饮则甚，此积冷症也。死血遇气即发，或攻注作痛，或凝结作胀，此气滞症也；日轻夜重，或唧唧作声，得寒则痛，得热暂缓，此死血痛也；呕吐清水，面上白斑，唇红能食，时或吐蛔，此虫积症也。故云内伤之痛有七。

内伤胃脘痛之因：饮食不节，伤其胃口，太阴升降之令凝结壅闭，则食积之痛作矣。脾胃素弱，日饮水谷，不能消受，停积中脘，则成痰饮而痛。七情六欲之火，时动于中，膏粱炙煿之热，日积于内，热久成燥，积热之痛作矣。胃阳不足，冷饮内伤，阴寒凝结，则积冷之痛作矣。怒则气上，思则气结，忧思日积，气不宜行，则气滞而成痛。血分素热，又喜辛辣之物，以伤其阴血，则停积于中，而成死血之痛。湿土主生生之令，饮食不谨，湿热内生，则虫积而成痛矣。

内伤胃脘痛之脉：沉实有食，沉滑多痰，数大为热，迟缓主寒，气滞脉沉，死血涩结，乍大乍小，虫积使然。

内伤胃脘痛之治：宜用平胃散出入。若食积痛，用三棱丸治之。痰饮痛者，二陈汤、导痰汤，痛甚滚痰丸。积热作痛者，栀连清胃汤；有下症，神芎丸。积冷作痛者，豆蔻丸。气滞而痛者，苏子降气汤。死血作痛，红花桃仁汤；有下症，桃仁承气汤；虫积痛，用万应丸治之。

——明·秦昌遇《症因脉治·卷一·胃脘痛论》

【提要】　本论主要阐述胃脘痛的分类及症因脉治。要点如下：其一，提出胃脘痛分外感与内伤两类。外感，包括感寒和感热所致胃脘痛；内伤，包括食积、痰饮、积热、积冷、气滞、死血和虫积所致胃脘痛。其二，提出胃脘痛之脉象特征。外感胃脘痛之脉，可见浮紧、沉弦、浮数、沉数之脉；内伤胃脘痛之脉，可见沉实、沉滑、数大、迟缓、脉沉、涩结和乍大乍小之脉。其三，根据胃脘痛的临床表现提出治疗之法。按照外感、内伤之类别分别治之，补充了胃脘痛的治疗方药。

高斗魁　论胃脘痛辨治※*

胃脘痛之病形何如？曰：胃脘痛，即俗所谓心痛也。心不可痛，痛则立死，以心在胃脘之前，故误指胃痛为心痛也。胃痛有食、痰、死血、气、寒、火、中气虚之别。方书载列甚明，无甚深微。独有一种肝胆之火，移入于胃而热，又肝藏血，血少则肝叶硬，不肯下垂，将叶抵胃，胃受肝抵，得食则满，愈与肝相逼，殷殷而痛者，久之变成燥症，而为膈症矣（此一种当入膈症中同看）。又有一种胃中作酸，不觉其为酸，每进饮食，不敢多用，多则竟日闷潕，直待食过，方得稍舒。此痛是胃中一味酸热也，若得嗳一口气，亦觉少舒。然最难得者嗳也，若嗳得重，此自下转上，必有一口食气，或水或挟物是酸者，其下最难得泄气，并且便硬。此皆少阳、厥阴二脏之气所为也，久之亦防其变为痞膈、中满等症（此种可并入吞酸症中看）。又有一种胃脘痛，是阴虚症将成，须认明白，二阳之病发心脾，此类可通。

食痛者，胸膈按之痛甚，勺水不入，兼大便闭，闻谷气则欲吐（以下验症甚妙）。用二陈汤，或平胃散，加桔梗、枳实主之（此即长洲所谓饮食停滞，消导之也）。痰痛者，亦不思食，口即欲食而不能食，大便不闭，二陈汤加枳壳、黄芩、海石主之。（食痛者，消其食，则痛自止；痰痛者，治其痰，则痛自定，法固如是。然前法设有不应，即当察其脾胃何如，仍参诊法中痰、食两条本法治之。）血痛者，胸膈刺痛（脉必濡涩）。食可进，四物汤加大黄、桃仁、红花主之。（亦有宜用理中汤加肉桂、桃仁、红花者，须因症施之。）虫痛者，亦不食，然痛必时发时止，痛则牵引手臂，或肩背上，俱如穿透不可当。必唇红，面上有白点是也。痛时不欲食，痛才止即可食，实者化虫丸主之，虚者六味丸加胡黄连、川楝子、青黛、芦荟，随症加减治之。（凡虫皆风木所化，但泻厥阴则虫自除，六味地黄丸为妙，胡连、芦荟、青黛等，甚非虚症所宜，须慎用。谦按：虫痛虚者，良由土败木乘，六味汤治脾胃阴虚则可。设脾胃阳虚，恐非所宜，盖虫乃风木所化，物必先腐，然后虫生。当崇生气为主，则用理中汤去甘草少加川椒，送乌梅安胃丸，往往神效也。）胃脘虚痛者，得食即止（以手按之必稍缓）。食多又痛，食过又痛，理中汤主之（此即中气虚痛也）。肝虚燥痛者，亦不思食，交阴分，外按之不热，病人自言热，口渴（大便必燥结），逍遥散加生地、丹皮、山栀，甚者疏肝益肾汤，加当归主之。（气、寒、火三症，四明不列症治，然验症则《准绳》为详，治法则《薛案》较妥，须并参之。）

——清·杨乘六辑，王汝谦补注《医宗己任编·卷三·四明心法·胃脘痛》

【提要】 本论主要阐述胃痛的辨证施治。要点如下：其一，提出食、痰、死血、气、寒、火和中气虚等，是胃脘痛的主要病因。病机方面，特别强调肝胆之火移入于胃，导致食后胃痛、胃胀。其二，治疗上，根据食痛、痰痛、血痛、虫痛、虚痛或肝虚燥痛等辨证施治。食痛者消其食；痰痛者除其痰；血痛者祛其瘀；虫痛者分虚实而治，实者攻之，虚者攻补兼施；胃脘虚痛者，补中益气；肝虚燥痛者，疏肝补肾。分别附以相应方药。其三，王汝谦补注，认为虚性虫痛，由土败木乘所致，以六味汤治脾胃阴虚。若脾胃阳虚，用理中汤加减送乌梅安胃丸神效。

汪蕴谷 胃脘痛综论[※*]

胃与胞络近，俗谓之心痛，非心痛也。真心痛则旦发夕死，夕发旦死，无药可救者也。盖阳明中土，乃水谷之道路，多气多血，运化精微，通于脾而灌溉四脏，为后天之本，胃不綦重矣哉！无如人生酒色过度，七情乖违，饥饱不节，胃脘因之而痛，有寒、热、气、血、痰、虫、食滞、内虚之不同，治法虽各别，然总不外虚实寒热气血之间，细为之详辨也。夫痛而虚者，必喜按；痛而实者，必拒按。寒痛者，得温稍定；热痛者，饮冷稍安。中焦寒则气虚不运，或生痰饮者有之，或蓄瘀血者有之，或蛔虫上逆者有之；中焦热则气阻不行，或吐酸味者有之，或吐苦汁者有之，或食停蛔动者有之。如真知其为虚寒痛也，则塞因塞用以补之；真知其为实热痛也，则通因通用以泻之。虚寒而挟食挟瘀、生痰生虫者，以温补药中消之逐之；实热而挟食挟痰、吐蛔呕酸者，以清凉药中攻之伐之，此治胃脘痛之成法也。倘神明变化，则存乎其人耳。虽然，胃间受病，人所易知，肝木凌脾，人亦易晓，苦男子肝肾亏，挟虚火而上逆，妇人冲任弱，挟肝阳而上升，多有胃脘作痛之症。医家不察病原，不识病情，非投辛温耗气，即用清凉败血，愈治愈甚，何其庸也！《内经》曰：冲脉起于气街，并少阴之经挟脐上行，至胸中而散。任脉起于中极，上毛际，循腹里，上关元，至咽喉。可见胃脘之痛，有自下而上，由肾而胃，隐隐示人勿泥中焦为病也。何也？冲任二脉，与阳明之脉，两相照应，冲任虚则鼓动阳明之火结聚不散，而筋脉失荣，痛之所由生也。治法须填补真元，以生津液；导引元阳，以补真气。如此治法，非胆大心小者，安能知此中之奥妙耶？又有肝阴久亏，肝叶枯燥，抵塞胃脘，痛不可耐者，法宜六味饮，乙癸同治，参乳汤气血双救。高鼓峰之论医者，亦曾闻之乎？大抵肝主疏泄，郁则木不舒而侮所不胜；肾为胃关，虚则精气耗而累及中土。至于气分有余之痛，延胡、香附有奇验；不足之痛，人参、桂、附有殊功。血分有余之痛，桃仁、瓦楞可立应；不足之痛，当归、熟地亦取效。而敢云通则不痛者，尽病之情哉！丹溪曰：诸痛不宜补气。此惟邪实气滞者当避之，而曰诸痛皆然，吾不信也。外此有胃脘成痈，疼痛不休，食饮难入者，自必恶寒发热，脉息芤数为别，症不多见，亦不易治也。

——清·汪蕴谷《杂症会心录·下卷·胃脘痛》

【提要】　本论主要阐述胃脘痛的病因病机及辨证施治。要点如下：其一，酒色过度，七情乖违，饥饱不节，则胃脘因之而痛；病机有寒、热、气、血、痰、虫、食滞、内虚之别。其二，治疗上，不外调治虚、实、寒、热、气、血。若虚寒则补，实热则泻。虚寒而挟食挟瘀、生痰生虫者，则温补兼行消逐之法。若实热而挟食挟痰，吐蛔呕酸，则用清凉之药兼施攻伐之法。气分、血分不足，或有余之痛，必当随证攻补。至于冲任虚损、肝阴虚损、肝郁、肾虚所致胃脘痛，亦明示治法。

邵新甫　论胃脘痛辨治※*

阳明乃十二经脉之长，其作痛之因甚多。盖胃者汇也，乃冲繁要道，为患最易。虚邪、贼邪之乘机窃发，其间消长不一。习俗辛香温燥之治，断不容一例而漫施，然而是病，其要何在？所云初病在经，久痛入络，以经主气，络主血，则可知其治气治血之当然也。凡气既久阻，血亦应病，循行之脉络自痹，而辛香理气、辛柔和血之法，实为对待必然之理。又如饱食痛甚，得食痛缓之类，于此有宜补不宜补之分焉。若素虚之体，时就烦劳，水谷之精微，不足以供其消磨，而营气日虚，脉络枯涩，求助于食者，甘温填补等法，所宜频进也。若有形之滞，堵塞其中，容纳早已无权，得助而为实实，攻之逐之等剂，又不可缓也。寒温两法，从乎喜暖喜凉；滋燥之殊，询其便涩便滑。至于饮停必吞酸，食滞当嗳腐；厥气乃散漫无形，瘀伤则定而有象。蛔虫动扰，当频痛而吐沫；痰湿壅塞，必善吐而脉滑。营气两虚者，不离乎镲辣动悸；肝阳冲克者，定然烦渴而呕逆。阴邪之势，其来必速；郁火之患，由渐而剧也。（邵新甫）

——清·叶桂著，徐灵胎评《临证指南医案·卷八·胃脘痛》

【提要】　本论是邵新甫为叶天士医案所作按语，主要阐述胃脘痛的辨证施治。要点如下：其一，叶天士首次提出"初病在经，久痛入络"的观点，经气郁闭，脉络血瘀，当以辛香理气、辛柔和血之法治之。其二，胃痛饱食痛甚，得食痛缓，当分虚实，或甘温填补，或攻之逐之。其三，从喜暖喜凉，辨识寒温；从便涩便滑，辨识润燥。其四，从胃痛兼证不同，辨别胃痛之病机。

江　秋　论胃痛辨治※*

胃之虚，其唇必白，脉右关必软弱。其症为吐，为噎膈，为不能食，为胃脘痛，为停滞，为湿肿，为痰，为嘈杂。……胃脘痛者，心悸怔忡喜按，归脾汤或四君子加柴胡、木香。

胃之实，脉右关必洪，按胸则痛。其症为结胸，为痞气，为食积，为痰饮，为水肿，为胸胀闷，为胸胀痛，为胸痛呕脓，为不得卧，为便闭、谵语发狂。痞气者，脾之积，在胃脘，腹大如盘，和中丸加厚朴主之。食积者，胀痛拒按也，保和丸主之。

胃之寒，唇舌必白，脉右关必沉迟。其症为胃脘痛，为呕吐，为霍乱，为吞酸嗳腐。胃脘痛者，肢冷气冷，绵绵不休，姜附汤加肉桂主之。

——清·江秋《笔花医镜·卷二·胃部》

【提要】　本论主要阐述胃脘痛的辨证施治。要点如下：其一，本病有胃虚、胃实和胃寒所致者，证候表现各具特点。其二，治疗上，胃之虚，治以归脾汤或四君子加柴胡、木香；胃之实，治以保和丸；胃之寒，治以姜附汤加肉桂。

林珮琴　论胃脘痛辨治[**]

胃脘痛论治

胃脘当心下，主吸受饮食，若烦劳冷热，致气、血、痰、食、停瘀作痛，或肝气犯胃，及肾寒厥逆，皆能致之。

症与心痛相似，但胃脘痛必见胃经本病，如胀满、呕逆、不食、便难、面浮、肢倦，与心痛专在包络者自别。

治法须分新久，初痛在经，久痛入络，经主气，络主血也。初痛宜温散以行气，久痛则血络亦痹，必辛通以和营，未可概以香燥例治也。其因胃阳衰而脘痛者，食入不运，当辛甘理阳，香砂六君子汤加桂枝、良姜。

因肝乘胃而脘痛者，气冲胁胀，当辛酸制木，吴萸、白芍、青皮、木瓜、厚朴、延胡、金橘。因肾寒厥逆而脘痛者，吐沫呕涎，当辛温泄浊，吴茱萸汤。因烦劳伤气而脘痛者，得食稍缓，当甘温和中，小建中汤。因客寒犯膈而猝痛者，呕逆不食，当温中散寒，大建中汤加白蔻仁。积寒致痛，绵绵不绝，无增无减，当辛热通阳，术附汤加厚朴、草蔻。火郁致痛，发则连日，脉必弦数，当苦辛泄热，姜汁炒黄连、山栀泻火为君，香附、川芎、陈皮、枳壳开郁为臣，反佐炮姜，从治为使。痰积脘痛必呕恶，清中汤加海石、南星、香附。停饮脘痛必吞酸，胃苓汤、左金丸。食滞脘痛必嗳腐，香砂枳术丸加半夏曲。气郁脘痛，必攻刺胀满，沉香降气散。伤力脘痛，必瘀血停留，郁金、归尾、桃仁、苏木，或手拈散。怒气脘痛，必呃逆胸痞，半夏泻心汤。蛔动脘痛，必有休止，安蛔丸。痛久不愈，必入血络，归须、桃仁、延胡、紫降香，或失笑散，效。若痛而肢冷，脉微欲绝，桂心煎服甚效。凡痛有虚实，按之痛止者为虚，按之痛反甚者为实。虚者，参术散；实者，栀黄丸。痛甚者脉或伏，用药不宜守补，参、芪、术、地之属，以痛则不通，通则不痛故也。若膈间肿痛，不能进食，但喜水饮，或咽肿，人迎盛而气口紧者，当作胃脘痈治。……

胃脘痛脉候

弦为痛，涩为痛。胃脉微滑为痰饮，滑实为宿食。沉紧为冷积，沉涩为气滞。数大为火，芤弦为血，忽大忽小为虫。沉小者生，实大浮长者死。

——清·林珮琴《类证治裁·卷之六·胃脘痛论治》

【提要】　本论主要阐述胃脘痛的辨证施治。要点如下：其一，胃脘痛主要是内外病因导致的气、血、痰、食、停瘀，或肝气犯胃，或肾寒厥逆所致。其二，胃脘痛分为胃阳衰、肝乘胃、肾寒厥逆、烦劳伤气、客寒犯膈、积寒、火郁、痰积、停饮、食滞、气郁、伤力、怒气、蛔动、络痛、虚痛和实痛等类型，阐述其脉候并附以方剂。其三，指出治疗胃脘痛须分新久。初在经，经主气，治宜温散；久入络，络主血，治宜辛通，并强调不可滥用香燥之药。

2.19 痞 满

痞满是以自觉胸脘痞塞、满闷不舒、按之柔软、压之不痛、触之无形、视之无胀大为主要表现的病证。按部位可分为胸痞、心下痞等。心下即胃脘，故心下痞又称为"胃痞"。本节痞满主要讨论胃痞。胃痞多由邪陷入里、饮食不节、痰湿阻塞、情志不调或脾胃虚弱所导致。基本病机为脾胃升降失司，中焦气机壅塞，病位在胃，与肝脾密切相关。调理脾胃升降，理气除满消痞为本病的基本治疗原则。临床根据其虚实辨证施治。实证治以清热消痞、消食导滞、祛湿化痰、疏肝解郁等法，虚证治以益气健脾、升清降浊等法。应该强调的是，痞满多呈慢性过程，病程迁延，反复发作，虚实相兼，寒热错杂者尤为多见，且随着病情的发展及治疗用药，虚实寒热之间会不断发生消长与转化，故治疗上又以攻补兼施、寒热并用、扶正祛邪为常用之法，不可拘泥于一法一方。

《素问》 论痞满病因病机※*

岐伯曰：阳者，天气也，主外；阴者，地气也，主内。故阳道实，阴道虚。故犯贼风虚邪者，阳受之；食饮不节，起居不时者，阴受之。阳受之则入六腑，阴受之则入五脏。入六腑则身热不时卧，上为喘呼；入五脏则腹满闭塞，下为飧泄，久为肠澼。

——《素问·太阴阳明论》

【提要】 本论主要阐述痞满的病因病机。要点如下：腑为阳，脏为阴，外邪入里多先受之于六腑，而出现身热喘呼等表证；内伤饮食，起居不调多先受之于五脏，而出现痞满等里证。

张仲景 痞满综论※*

伤寒五六日，呕而发热者，柴胡汤证具，而以他药下之，柴胡证仍在者，复与柴胡汤。此虽以下之，不为逆，必蒸蒸而振，却发热汗出而解。若心下满而硬痛者，此为结胸也，大陷胸汤主之。但满而不痛者，此为痞，柴胡不中与之，宜半夏泻心汤。……

心下痞，按之濡，其脉关上浮者，大黄黄连泻心汤主之。……

心下痞，而复恶寒、汗出者，附子泻心汤主之。……

伤寒，汗出解之后，胃中不和，心下痞硬，干噫食臭，胁下有水气，腹中雷鸣下利者，生姜泻心汤主之。……

伤寒中风，医反下之，其人下利，日数十行，谷不化，腹中雷鸣，心下痞硬而满，干呕，心烦不得安。医见心下痞，谓病不尽，复下之，其痞益甚。此非结热，但以胃中虚，客气上逆，故使硬也，甘草泻心汤主之。

——汉·张仲景《伤寒论·卷第四·辨太阳病脉证并治》

【提要】　本论主要阐述痞满的病因病机及辨证施治。要点如下：其一，关于痞满的成因，提出伤寒后邪入少阳，而误用下法，致痰饮与热邪交争于内；或无形的邪热壅滞胃脘，郁遏于心下；或伤寒误下致表邪内陷，邪热壅滞胃脘，复发汗则误伤阳气，阳虚卫疏；或伤寒汗后，脾胃运化不利，饮留胁下；或伤寒中风误下后，脾胃虚弱。以上情况，均可导致痞满。其二，痞满诊断的要点，为心下满而不痛。其三，指出痞满与结胸在症状上的区别。其四，指出痞满的临床特征，并根据临床不同证候，提出以半夏泻心汤、大黄黄连泻心汤、附子泻心汤、生姜泻心汤和甘草泻心汤分别治疗，成为后世治疗痞证的经典方剂。

巢元方　论痞满病因病机※＊

诸痞者，荣卫不和，阴阳隔绝，腑脏痞塞而不宣通，故谓之痞。但方有八痞、五痞或六痞，以其名状非一，故云诸痞。其病之候，但腹内气结胀满，闭塞不通，有时壮热，与前八痞之势不殊，故云诸痞。其汤熨针石，别有正方，补养宣导，今附于后。

——隋·巢元方《诸病源候论·卷之二十·痞噎病诸候·诸痞候》

【提要】　本论主要阐述痞满的病因病机及辨证施治。要点如下：其一，痞满的基本病机，是营卫、阴阳不调导致脏腑气机壅塞不通。其二，痞满的症状特点，为脘腹胀满、闭塞。其三，治疗上，可用外治之针石熨烫，内服之汤药通补兼施。

李东垣　痞满综论※＊

《五常政大论》云：土平曰备化，备化之纪，其养肉，其病痞，太阴所至，为积饮痞隔。夫痞者，心下满而不痛者是也。太阴者，湿土也，主壅塞，乃土来心下为痞满也。伤寒下之太早亦为痞，乃因寒伤其荣。荣者，血也。心主血，邪入于本，故为心下痞。仲景立泻心汤数方，皆用黄连以泻心下之土邪，其效如响应桴。故《活人书》云：审知是痞，先用桔梗枳壳汤。非用此专治痞也，盖因见错下必成痞证，是邪气将陷而欲过胸中，故先用以截散其邪气，使不至于痞。"先"之一字，预用之意也。若已成痞而用之，则失之晚矣。不惟不能消痞，而反伤胸中至高之正气，则当以仲景痞药治之，《经》云察其邪气所在而调之，正谓此也，非止伤寒如此。至于酒积杂病下之太过，亦作痞满，盖下多则亡阴，亡阴者，谓脾胃水谷之阴亡也。故胸中之气，因虚而下陷于心之分野，故致心下痞。宜升胃气，以血药治之。若全用气药导之，则其痞益甚，甚而复下，气愈下降，必变为中满、鼓胀，皆非其治也。又有虚实之殊。如实痞，大便秘，厚朴、枳实主之；虚痞，大便利者，芍药、陈皮治之。如饮食所伤而为痞满者，常内消导。其胸中窒塞上逆，兀兀欲吐者，则宜吐之，所谓在上者，因而越之也。凡治痞者，宜详审焉。

——金·李东垣《东垣试效方·卷二·心下痞门》

【提要】 本论主要阐述痞满的病因病机及辨证施治。要点如下：其一，依据《内经》脾属湿土的理论，阐明痞满是湿邪壅塞脾胃而致。其二，提出"伤寒下之太早亦为痞，乃因寒伤其荣"，强调寒伤营血也是痞满形成的原因。其三，治疗上，若伤寒下之过早成痞，以泻心法治之；若痞未成者，急用截散邪气之法治之；若酒积杂病下之太过致痞，治宜气血双调，分清虚实，实者攻之，虚者缓之；若饮食所伤致痞，则用消导之法；若病邪在胸者，则宜吐法。治痞的关键，是审因辨证，分而治之。

李东垣 中满腹胀论[※]

《六元政纪论》云：太阴所至为中满，太阴所至为蓄满。诸湿肿满，皆属脾土。论云：脾乃阴中之太阴，同湿土之化，脾湿有余，腹满食不化。天为阳为热，主运化也；地为阴为湿，主长养也。无阳则阴不能生化，故云"脏寒生满病"。《调经篇》云：因饮食劳倦，损伤脾胃，始受热中，末传寒中，皆由脾胃之气虚弱，不能运化精微而制水谷，聚而不散，而成胀满。《经》云：腹满膜胀，支膈胠胁，下厥上冒，过在太阴阳明，乃寒湿郁遏也。《脉经》所谓：胃中寒则胀满者是也。……亦有膏粱之人，湿热郁于内，而成胀满者，此热胀之谓也。大抵寒胀多而热胀少，治之者宜详辨之。

——金·李东垣《兰室秘藏·卷上·中满腹胀门·中满腹胀论》

【提要】 本论主要阐述《内经》《脉经》所述"中满腹胀论"。要点如下：其一，通过引经据典，论证中满腹胀之病因病机多属寒湿，是由脾胃虚寒，运化失职，水湿停留所致，并称其为"寒胀"。其二，论中还阐明湿热内蕴也可导致痞满，称之为"热胀"。其强调临床上寒胀多于热胀，治疗必当谨慎辨别。

李东垣 痞满治宜消补兼施辛开苦降论^{※※}

腹满大便不利，上走胸嗌，喘息喝喝然，取足少阴。又云：胀取三阳。三阳者，足太阳寒水为胀，与《通评虚实论》说"腹暴满，按之不下，取太阳经络，胃之募也"正同。取者，泻也，《经》云"中满者，泻之于内"者是也。宜以辛热散之，以苦泻之，淡渗利之，使之上下分消其湿。正如开鬼门，洁净府，温衣，缪刺其处，是先泻其血络，后调其真经，气血平，阳布神清，此治之正也。或曰：诸胀腹大，皆属于热者，何也？此乃病机总辞。假令外伤风寒有余之邪，自表传里，寒变为热，而作胃实腹满，仲景以大承气汤治之。

——金·李东垣《兰室秘藏·卷上·中满腹胀门·中满腹胀论》

【提要】 本论主要阐述痞满治宜消补兼施，辛开苦降。要点如下：其一，宗《内经》之说，对于中满者"泻之于内"，提出治疗痞满宜根据临床症状特点，分别采用辛热药发散、苦味药泻下、淡渗药利湿等治法，使气血平调，痞证乃除。其二，强调《内经》所谓"诸胀腹大，皆属于热"，适宜阳明腑实之证，治以大承气汤。

徐彦纯　论伤寒杂病痞皆血证[*]

《难知》云：伤寒痞者，从血中来，从外之内，从无形；杂病痞者，亦从血中来，从内之外，从有形。故无形以苦泄之，有形以辛散之。

按：痞之凝滞闭塞，人皆知气之不运也。独东垣指以血病言之，谓下多则亡阴而损血，此前人之未论也。世有用气药治痞而不效者，盖不知此理故也。

——明·徐彦纯撰，刘纯增补《玉机微义·卷三十七·心下痞满门·论伤寒杂病痞皆血证》

【提要】　本论主要阐述"伤寒杂病痞皆血证"。要点如下：论中遵循李东垣的观点，认为伤寒与杂病之痞皆属血证。以伤寒之痞而言，仲景言表病误下，寒邪入里（从外之内），为气痞（无形）。东垣则提出"下多则亡阴而损血""乃因寒伤其荣"，营血虚及寒凝血瘀为痞之病机。而杂病之痞，多源于脾胃气血虚弱，病从内产生，渐及体表，出现腹胀有形之势。

朱丹溪　论痞证病因病机^{**}

痞者与"否"同，不通泰也，由阴伏阳蓄，气与血不运而成。处心下，位中央，满痞塞者，皆土之病也，与胀满有轻重之分。痞则内觉痞闷，而外无胀急之形者，是痞也。有中气虚弱，不能运化精微为痞者；有饮食痰积，不能化为痞者；有湿热太甚为痞者。

——元·朱丹溪撰，明·程充校补《丹溪心法·卷三·痞》

【提要】　本论主要阐述痞证的病因病机。要点如下：其一，气血壅塞中焦则成痞满，究其病因可分为脾胃气虚、饮食不化、痰湿困脾、湿热蕴脾等。其二，痞满与胀满有轻重之别，两者的鉴别要点为痞满仅有痞闷之感，而患处无鼓胀之表象。

朱丹溪　论痞满惟宜上下分消其气^{**}

痞者有食积兼湿，东垣有法有方。

古方治痞用黄连、黄芩、枳实之苦以泄之，厚朴、生姜、半夏之辛以散之，人参、白术之甘苦以补之，茯苓、泽泻之淡以渗之。既痞，同湿治，惟宜上下分消其气，如果有内实之证，庶可略与疏导。世人苦于痞塞，喜行利药，以求其速效，暂时快通，痞若再作，益以滋甚。

——元·朱丹溪撰，明·程充校补《丹溪心法·卷三·痞》

【提要】　本论主要阐述痞病"惟宜上下分消其气"的治疗原则。要点如下：痞满的治疗，宜上下分消其气。实证者，可根据病情适当应用疏利之法，切不可滥用攻下，以免造成中气重伤，脾失运化，使痞满更甚。提示临床需要注意顾护中焦脾胃。

戴思恭　论痞满辨治^{**}

邪气作痞，宜用疏剂。若气不顺，逆上为痞，此乃虚痞，愈疏而痞愈作，宜于收补中，微有疏通之意，不可十分用香剂。古方载泻后膈痞用理中，即此意也。

因七气所伤，结滞成疾，痞塞满闷，宜四七汤，或导痰汤加木香半钱，或下来复丹。因冷气滞停，中脘痞塞，并可用挝脾汤加丁香，或丁沉透膈汤。因伤食痞塞，见诸伤门伤食证。气虚上逆，遂成痞塞而疼者，六磨饮吞黑锡丹。

——明·戴思恭《秘传证治要诀及类方·卷之三·诸气门·痞塞》

【提要】　本论主要阐述痞满的辨证施治。要点如下：其一，痞满主要是因痰气相搏所致，临证可分虚实论治。实痞宜用疏利之剂；虚痞则以补中为主，稍加疏通，不可多用香散行气之药。其二，论中按痞满的病因病机和临床症状，将其分为七气所伤、冷气停滞、伤食痞塞、气虚痞塞等类型，并附以相应的治疗方剂。

❧ 李　梴　痞满论※

痞满先分便易难，

痞与否卦义同。精神气血，出入流行之纹理闭密，而为心下痞塞，按之不痛，非若胀满外有胀急之形。大要：大便易而利者，为虚；大便难而闭者，为实。

外感半表同伤寒；

外感邪气，自肌表传至胸膈，为半表里症，宜和解。或已经下，胸满而痛者，为结胸；不痛者，为痞满。同伤寒治法。

杂病食壅兼养血，

杂病食积，下之太过，或误下，则脾胃之阴顿亡，以致胸中至高之气，乘虚下陷心肺分野，其所蓄之邪，又且不散，宜理脾胃，兼以血药调之。若用气药导利，则气愈降而痞愈甚，久则变为中满鼓胀。盖痞皆自血中来，但伤寒从外之内，宜以苦泄，杂病从内之外，宜以辛散。

痰火气郁利膈间；

痰火因厚味郁成。痰滞者，小陷胸汤，或枳梗二陈汤，导痰汤；火盛者，二陈汤，加芩、连、瓜蒌，或黄芩利膈丸，用白术、陈皮煎汤下，或古黄连丸，以泻肝补脾，清湿热开痞结；久病者，黄连消痞丸。如痰火湿热太甚者，方敢用三黄泻心汤，加减量下之。虚者，只宜分消上下，与湿同治。七情气郁成痞，不思饮食，食之不散者，木香化滞汤，或顺气导痰汤。

中虚如刺瘀碍阻，

有禀受中虚，痞滞不运，如饥如微刺者，六君子汤加香附、砂仁；有内伤劳役，浊气犯上，清气下陷，虚痞者，补中益气汤加黄连、枳实、芍药。便闭，加大黄；呕，加黄连、生姜、陈皮；冬月，加黄连、丁香。食已心下痞者，平补枳术丸。停饮中寒者，枳实理中丸。瘀血结成窠囊下，而心下痞者，用桃仁、红花、香附、大黄等分为末，酒调服利之，或犀角地黄汤。血虚挟火，遇劳则发，心下不快者，四物二陈汤加桔梗、瓜蒌降之。气血俱虚者，枳实消痞丸。

王道消补总可安。

王道消补，不轻吐下，故古方以芩、连、枳实苦泄，厚朴、生姜、半夏辛散，参、术甘苦温补，茯苓、泽泻淡渗，随病所在调之，通用二陈汤为主。肥人多湿痰，加苍术、砂仁、滑石，倍茯苓、半夏。瘦人多郁热中焦，加枳实、黄连、干葛、升麻。禀受素实，面苍骨露者，加枳壳、黄连、青皮、厚朴。素虚者，加白术、山楂、麦芽、陈皮。误下阴虚者，去茯苓、半夏，加参、术、升麻、柴胡、枳实以升胃气，更合四物汤以济阴血。饮食积痞，加枳壳、砂仁、姜汁炒黄连。食后感寒，加藿香、草豆蔻、吴萸、砂仁。气痞、痰痞，加木香、枳壳、南星。中虚，加参、术、香附、砂仁。瘀血，合四物汤，加桃仁、红花。

——明·李梴《医学入门·外集·卷之五·杂病外感·湿类·痞满》

【提要】 本论主要阐述痞满的病因病机及辨证施治。要点如下：其一，痞满按病因可分为外感、杂病两类。杂病之中，又包含食积、痰火、中虚等。其二，痞满按证候可分虚实，大便易而利者为虚证，难而闭者为实证。其三，论述了由外感和杂病所致痞满的病机、证候和治法方药。

龚廷贤 痞满综论※※

夫痞满者，非痞块之痞也，乃胸腹饱闷而不舒畅也。有气虚中满，有血虚中满，有食积中满，有脾泄中满，有痰膈中满，皆是七情内伤，六淫外侵，或醉饱饥饿失节，房劳过度，则脾土虚而受伤，转输之官失职，胃虽受谷，不能运化，故阳自升而阴自降而成天地不交之痞不通泰也。盖阴伏阳蓄，治用香砂养胃汤、加减枳壳丸，调养脾胃，使心肺之阳下降，肝肾之阴上升而成天地交泰，是无病也。

——明·龚廷贤《万病回春·卷之三·痞满》

【提要】 本论主要阐述痞满的病因病机及治法。要点如下：其一，痞满为无形之积，症见胸腹饱闷而不舒畅。有气虚中满、血虚中满、食积中满、脾泄中满和痰膈中满等类型。其二，痞满的病因，有七情内伤、外感六淫、饮食失节、房劳过度等。痞满的病机，为气、血、痰、食积聚中焦而不化；或脾胃虚寒，阴寒湿痰内生，气机升降失职，气壅中焦。其三，治疗上，当调养脾胃，使中焦枢机得以正常运转，则五脏之气调和，痞满自除。

王肯堂 论痞满病因病机※※

或问痞属何脏？邪属何气？曰：尝考之《内经》，有阳明之复，心痛痞满者。注以清甚于内，热郁于外。太阳之复，心胃生寒，心痛痞闷者。注以心气内燔。备化之纪，病痞。卑监之纪，留满痞塞。太阴所至，为积饮否隔。注皆以阴胜阳也。由是观之，则是受病之脏者，心与脾也。因而怫郁壅塞不通为痞者，火与湿也。其论致病所由之邪，则不可一言而尽。天气之六淫外感，人气之五邪相乘，阴阳之偏负，饮食七情之过节，皆足以乱其火土之气。盖心，阳火也，主血；脾，阴土也，主湿。凡伤其阳则火怫郁而血凝，伤其阴则土壅塞而湿聚。二脏之病，相去不离方寸间，至于阴阳之分，施治之法，便不可同也。何则？《金匮要略·水病篇》谓：心下坚，大如盘，边如旋杯，水饮所作者，二条同是语也。但一条之上有"气分"二字，用桂枝去芍药，加麻黄附子细辛汤，治为水寒之邪闭结，气海之阳不布，荣卫不行。一条用枳术汤，为中焦水停土壅故也。又《胸痹篇》云：胸痹心下痞，留气结在胸，胸满，胁下逆抢心，枳实薤白桂枝汤主之。人参汤亦主之。一证列二方，原其意盖是留气结在胸为重者，便须补中。又心中痞，诸逆心悬痛，桂枝生姜枳实汤主之。《伤寒论》中，有谓病人手足厥冷，脉作紧，邪结在胸中者，当吐之。脉浮大，心下反硬，有热属脏者，下之。兹二者为不汗下而痞满，从其邪有高下，故吐下之不同。若经汗下而心下痞，则以诸泻心汤。

大抵痞与结胸，同是满硬，但结胸则涌治，岂非仲景治痞亦在心脾二脏，从火土之阴阳者欤？各适其宜而治。高者越之，下者竭之，上气不足推而扬之，下气不足温而行之。高者抑之，下者举之，郁者开之，结者解之，寒者热之，热者寒之。虚则补，实则泻，随机应变以为治。

伤寒痞者从血中来，杂病痞者亦从血中来。虽俱为血证，然伤寒之证从外至内，从有形至无形。故无形气证，以苦泄之；有形血证，以辛甘散之。中满者勿食甘，不满者复当食也。中满者，腹胀也。如自觉满而外无腹胀之形，即非中满，乃不满也。不满者病也，当以甘治之可也。

——明·王肯堂《证治准绳·杂病·第二册·诸气门·痞》

【提要】 本论主要阐述痞满的病因病机。要点如下：其一，外感六淫、内伤五邪、阴阳偏负、饮食不节、七情太过，皆为导致痞满的重要因素。火郁血凝与土壅湿聚，为痞满之主要病机，病位在心脾。其二，结胸病位在上，痞满病位在下，治当根据病位、虚实等证候特点加以治疗。其三，伤寒之痞满与杂病之痞满均为血证。然伤寒之痞满偏于气，治用苦泄；杂病之痞满偏于血，治用辛甘。痞满者，胀而无形，治当甘补。

张介宾 论痞满证治[※※]

论证

痞者，痞塞不开之谓；满者，胀满不行之谓。盖满则近胀，而痞则不必胀也。所以痞满一证，大有疑辨，则在"虚实"二字。凡有邪有滞而痞者，实痞也；无物无滞而痞者，虚痞也。有胀有痛而满者，实满也；无胀无痛而满者，虚满也。实痞实满者，可散可消；虚痞虚满者，非大加温补不可。此而错用，多致误人。

论治（共四条）

虚寒之痞：凡过于忧思，或过于劳倦，或饥饱失时，或病后脾气未醒，或脾胃素弱之人，而妄用寒凉克伐之剂，以致重伤脾气者，皆能有之。其证则无胀无闷，但不知饥，亦不欲食。问其胸腹胀痞，则曰亦觉有些，而又曰不甚胀。盖本非胀也，只因不欲食而自疑为胀耳。察其脉则缓弱无神，或弦多胃少，察其形则色平气怯，是皆脾虚不运而痞塞不开也。此证极多，不得因其不食，妄用消耗，将至胃气日损，则变证百出矣。治宜温补，但使脾肾气强，则痞满开而饮食自进，元气自复矣。又凡脾胃虚者，多兼寒证，何也？盖脾胃属土，土虚者多因无火，土寒则气化无权，故多痞满，此即寒生于中也。亦有为生冷外寒所侵，而致中寒者，然胃强则寒不能侮，而寒能胜之，总由脾气之弱耳。此义详命门火候论中，当并察之。……

饮食偶伤，致为痞满者，当察其食滞之有无而治之。凡食滞未消而作痞满，或兼疼痛者，宜大和中饮，或和胃饮加减治之，或枳术丸亦可，甚者神香散。此有治按在肿胀门。若食滞既消，脾气受伤不能运行，而虚痞不开者，当专扶脾气，微者异功散、养中煎，甚者五福饮、温胃饮、圣术煎。若命门母气不足者，治宜如前。若偶食寒凉伤胃，痞满不开，而不可补者，宜和胃饮加山楂、麦芽之类，或用厚朴温中汤。

实滞之痞，当察其所因而治之。若湿胜气滞而痞者，宜平胃散，或《良方》厚朴汤，或五苓散。若寒滞脾胃，或为痛为痞，而中气不虚者，厚朴温中汤。若脾寒气滞而痞者，和胃饮。若怒气暴伤，肝气未平而痞者，解肝煎。若大便气秘，上下不通而痞者，河间厚朴汤。若胃口停痰而痞者，二陈汤，或橘皮半夏汤。胃寒气滞停痰，痞而兼呕者，加减二陈汤。胶痰不开，壅滞胃口者，药不易化，须先用吐法，而后随证治之。若大便秘结不通，而痞满不开者，宜微利之。

外邪之痞：凡寒邪感人者，必自表入里，若邪浅在经，未入于腑，则饮食如故，稍深则传入胸次，渐犯胃口，即不能饮食，是亦痞之类也。治此者，但解外邪，而或散或消，或温或补，邪去则胃口自和，痞满自去。此当于伤寒门求法治之。又伤寒家曰，阳证下之早者，乃为结胸，阴证下之早者，因成痞气。此以邪在表而攻其里，邪在阳而攻其阴，不当下而妄下之，以致邪气乘虚，陷结心下，是误治之害最危者也。实者硬满而痛，是为结胸；虚者满而不痛，是为痞气，宜审别治之。

——明·张介宾《景岳全书·卷二十三心集·杂证谟·痞满》

【提要】 本论主要阐述痞满的病因病机及辨证施治。要点如下：其一，依痞满之临床症状，可细分为痞证和满证，胀者为满，不胀者为痞。其二，阐明痞满之病机分实与虚，并提出相应治疗法则。实痞多因实邪所致，虚痞多由脾胃虚弱所致。实满者多有胀痛，虚满者多无胀痛。痞满之实证，治以消散之法，虚证治用温补之法，临床上可根据具体证候兼顾标本治之。其三，指出饮食所伤而致痞满，当察食滞有无而治之。其四，指出因伤寒传里亦可成痞，并提出治法。论中还列举伤寒早下所致结胸和痞气的症状，以供鉴别。

李用粹 痞满综论*

大意

痞与"否"同，不通泰之谓也。气血痰积，皆能成之。觉满闷痞塞，按之不痛，由脾弱勿能运化，故《内经》谓太阴所至为痞膈中满。(《汇补》)

内因

痞由阴伏阳蓄，气血不运而成，处心下，位中央，填满痞塞，皆湿土之为病也。(《心法》)

外候

痞与胀满不同，胀满则内胀而外亦有形，痞满则内觉满塞而外无形迹。(《汇补》)

痞分虚实

虚痞不食，大便利；实痞能食，大便闭。虚痞，以芍药、陈皮和之；实痞，以厚朴、枳实消之。(《汇补》)

痞满分治

有饮食痰积不运为痞者，六君子加山楂、谷芽。有湿热太甚，土来心下为痞者，分消上下，与湿同治，或黄连泻心汤。不因误下，邪气乘虚为痞者，宜理脾胃，兼以血药调之。有阴火上炎，痞闷嗳气者，宜降火。有肝气不伸，膈有稠痰，两寸关脉弦滑带涩者，当先吐而后舒郁。有中虚不运，如饥如刺者，益气温中。有内伤劳役，清气下陷，浊气犯上者，补中益气，兼清湿热。有悲哀多郁，痰挟瘀血，结成窠囊者，宜逐瘀行气。有食后感寒，饮食不消，或食冷物成痞者，宜温中化滞。(《汇补》)

痞分肥瘦

肥人心下痞，湿痰也，二陈二术。有火，加芩、连；实者，去白术，或滚痰丸。瘦人心下痞，乃郁热也，宜枳实、黄连以导之，葛根、升麻以发之。（《汇补》）

脉法

胸痞脉滑，为有痰结，弦伏中虚，微涩气劣，沉涩血郁。（《举要》）

治法

大抵心下痞闷，必是脾胃受亏，浊气挟痰，不能运化为患。初宜舒郁化痰降火，二陈、越鞠、芩连之类；久之固中气，参、术、苓、草之类，佐以他药，有痰治痰，有火清火，郁则兼化。若妄用克伐，祸不旋踵。又痞同湿治，惟宜上下分消其气，如果有内实之症，庶可疏导。（《汇补》）

——清·李用粹《证治汇补·卷之五·胸膈门·痞满》

【提要】　本论主要阐述痞满的病因病机及辨证施治。要点如下：其一，痞满主要是因脾胃虚弱，又有气、血、痰、积等郁滞中焦而成。其二，痞满与胀满的区别，痞满则内觉满塞而外无形迹，胀满则内胀而外亦有形。其三，肥人心下痞，属湿痰所致；瘦人心下痞，乃郁热所致。其四，从脉象推求病机。胸痞脉滑，为有痰结；弦伏中虚；微涩气劣；沉涩血郁。其五，治疗上，论及食痰积聚、湿热蕴脾、肝气不舒、中气不足、内伤劳役、痰挟瘀血和食后感寒等证候，附相应治法。其六，痞满治疗的思路，初起宜解郁化痰降火，久病以补气为主，兼顾痰、火、郁等。

张　璐　论痞满辨治※*

肥人心下痞闷，内有湿痰也，二陈汤加枳实、芩、连，然不若小陷胸汤尤捷。

瘦人心下痞闷，乃郁热在中焦，三黄加枳实以导之。心下痞而寒热不除者，小柴胡加枳、桔。

如饮食后感冒风寒，饮食不消，或食冷物而作痞闷，宜温中化滞，二陈加缩砂、紫苏、藿香，或平胃加藿香、草豆蔻之类。

虚人停滞不散，心下痞，或宽或急，常喜热物者，枳实理中汤。

老人虚人，脾胃虚弱，转运不及，饮食不化而作痞者，九味资生丸，饱闷常嚼一圆，或六君子加香、砂、山楂、曲蘖之类。

胸中气塞短气，橘皮枳实生姜汤。

有酒积杂病，过下伤脾，脾虚不运作痞，养胃兼和血，参、术、归、芍兼升、柴，稍佐陈皮、枳壳之类。

大怒之后成痞，或痰中见血，或口中作血腥气，是瘀血，用丹皮、红曲、香附、桔梗、降香、红花、苏木、山楂、麦芽、童便，甚则加大黄、桃仁泥。

有痰挟瘀血，成窠囊作痞，脉沉涩，日久不愈，多郁人悲哀过度有之，宜从血郁治，桃仁、红花、香附、丹皮、韭汁之类。

举世治中满痞胀，不问虚实，咸禁甘草，殊不知古人所谓中满勿食甘者，指实满而言也；若自觉满而外无腹胀之形者，当以甘治之。

诊：脉弦急而滑，骤然胸中痞闷，乃肝气与食滞而成，为实。脉弦，或沉弦，或涩，或虚大无力，气口为甚，此日久脾胃受伤，或过服克伐药所致，为虚。胸膈痞闷而寸口脉沉滑，或迟滑者，为有停滞。

——清·张璐《张氏医通·卷三·诸气门上·痞满》

【提要】 本论主要阐述痞满的辨证施治。要点如下：其一，痞满有痰湿内盛、中焦郁热、食饮感寒、素体气虚、脾胃虚弱、杂病过下、气滞血瘀、痰挟瘀血等不同病理变化。论中结合症状特点，并充分考虑到患者体质、年龄等情况，有针对性地给出治疗思路和参考用药。其二，将痞满分为虚痞和实痞，认为自觉胀满而外无腹胀之形者为虚痞，治当用甘温之药。其三，总结了肝气不畅夹食滞、脾胃虚弱、停滞等不同脉象特征，以便于临床诊断。

林珮琴 痞满论治※

杂病痞满，亦有寒热虚实之不同。如胃口寒滞停痰痞闷者，辛温泄浊，橘皮半夏汤，或二陈汤加丁香。饮食寒凉，伤胃致痞者，温中化滞，和胃煎加楂肉、麦芽、砂仁，或厚朴温中汤。脾胃阳微，胸不清旷者，辛甘理阳，苓桂术甘汤。中气久虚，精微不化者，升清降浊，补中益气汤加猪苓、泽泻。《医通》曰：升、柴从九地之下而升其清，苓、泻从九天之上而降其浊，所以交否而为泰也。脾虚失运，食少虚痞者，温补脾元，四君子汤、异功散。胃虚气滞而痞者，行气散满，保和汤，或《三因》七气汤。食滞未除作痞者，专消导，大和中饮，或枳术丸、资生丸。食滞既消，脾气受伤者，宜调补，异功散、养中煎。心脾郁结而成痞者，调其气，归脾汤、治中汤。暴怒伤肝，气逆而痞者，舒其郁，解肝煎。肺失肃降，痰热阻痞者，清理上焦，清肺饮去五味、甘草，加豆豉、瓜蒌、山栀、竹茹、枇杷叶、枳壳。气闭化热，不食便秘者，辛润开降，蔻仁、杏仁、麻仁、瓜蒌仁、贝母、竹茹、石斛、郁金，或小陷胸汤。热邪里结，恶心中痞者，苦酸泄降，半夏泻心汤去参、甘、枣，加枳、芍、乌梅。暑邪阻气，热渴满闷者，暑邪面垢脉虚，胸闷脘痞，辛凉清上，三物香薷饮、消暑丸加桔梗、竹茹、杏仁、茯苓、滑石、郁金汁。湿邪阻气，呕恶胸痞者，湿邪头胀，舌白不饥，脘痞恶心，脉缓，甘淡渗湿，六一散加芦根、茯苓、杏仁、薏仁、通草、藿梗、半夏、蔻仁、或平胃散。寒热往来，胸胁痞满者，和解半表半里，小柴胡汤加枳、桔、瓜蒌皮。噎膈痞塞，乃痰与气搏，不得宣通。痰为气激而升，气为痰腻而滞，故痞塞而成噎膈也，连理汤、生姜泻心汤。痰挟瘀血，成窠囊，作痞，脉沉涩，日久不愈，惟悲哀郁抑之人有之，宜从血郁治，桃仁、红花、丹皮、香附、降香、苏木、韭汁、童便。

——清·林珮琴《类证治裁·卷之三·痞满论治》

【提要】 本论主要阐述痞满之寒热虚实的辨证施治。要点如下：论中阐述了胃寒停痰、食寒伤胃、脾胃阳微、脾虚失运、胃虚气滞、食滞未除、食滞伤脾、心脾郁结、气逆而痞、痰热内阻、气闭化热、热邪里结、暑邪阻气、湿邪阻气、寒热往来、痰气相搏及痰挟瘀血等所致证候的主要症状、治法和方药。

2.20 呕 吐

呕吐是指胃失和降，气逆于上，迫使胃中之物从口中吐出的病证。临床以有物有声谓之呕，有物无声谓之吐，无物有声谓之干呕，故合称为呕吐。呕吐病因主要有外感六淫、内伤饮食、情志不调和禀赋不足四个方面。病机为胃失和降，胃气上逆。病变脏腑主要在胃，但与肝、脾、胆有密切的关系。具体不外虚实两类：实证因外邪、食滞、痰饮、肝气等邪气犯胃，以致胃气痞塞，升降失调，气逆作呕；虚证为脾胃气阴亏虚，运化失常，不能和降而致呕。治疗以和胃降逆为原则，结合具体症状辨证施治。偏于邪实者，治宜祛邪为主，邪去则呕吐自止，分别采用解表、消食、化痰、解郁等法；偏于正虚者，治宜扶正为主，正复则呕吐自愈，分别采用健运脾胃、益气养阴等法；虚实兼挟者当审其标本缓急之主次而治之。

《圣济总录》　呕吐综论※※

论曰：人之阴阳升降，三焦调顺，脾胃和匀，乃能腐熟水谷，变化糟粕，传泻行导，下走肠间。若脾胃虚冷，水谷不化，则阴阳否隔，三焦不调，浊阴之气，不能下行，奔冲于上，故发为呕吐。然吐逆之病，有得之于膈实者，有生于中满者，有发于下焦者，种种虽不同，悉本胃气逆则呕吐。盖胃者，水谷之海；三焦者，水谷之道路。胃气宣通，则上焦如雾，中焦如沤，下焦如渎，命曰平人。胃既虚弱，水谷停滞，致三焦格拒，升降不匀，其气虚满，得食则呕。而又有朝食暮吐、暮食朝吐者，有食已即吐者，有呕吐谷不得前者，有但呕而无所出者，有先呕却渴者，有先渴却呕者，有呕家本渴而反不渴者。其本其治，各各不同。假令内格呕逆，食不得入，是有火也；病呕而吐，食久反出，是无火也。举此二者，乃知呕吐之名则一，治疗之法各异。虽治法有冷热虚实之别，要当以安其胃气为本，使阴阳升降平均，呕逆之病顺而愈矣。

——宋·赵佶《圣济总录·卷第六十三·呕吐门》

【提要】　本论主要阐述呕吐的病因病机及辨证施治。要点如下：其一，呕吐为脾胃虚冷，水谷不化，浊阴上犯所致。具体而言，有得之于膈实者，有生于中满者，有发于下焦者。其二，从临床表现来看，有朝食暮吐、暮食朝吐者，有食后即吐者，有呕吐不能进食者，有干呕者，有先呕后渴者，有先渴后呕者，有呕而不渴者等。其三，阐明"呕吐之名则一，治疗之法各异。虽治法有冷热虚实之别，要当以安其胃气为本，使阴阳升降平均，呕逆之病顺而愈矣"。

陈无择　呕吐综论※※

呕吐虽本于胃，然所因亦多端，故有寒热饮食血气之不同，皆使人呕吐。据论云：寒气在上，忧气在下，二气并争，但出不入。此亦一涂，未为尽论。且如气属内因，则有七种不同；寒涉外因，则六淫分异。皆作逆，但郁于胃则致呕，岂拘于忧气而已？况有宿食不消，中满溢出，五饮聚结，随气番吐，痼冷积热，及瘀血凝闭，更有三焦漏气走哺，吐利泄血，皆有此证，不可不详辨也。

寒呕证治　病者胃中寒，心下淡淡，四肢厥冷，食既呕吐，名曰寒呕。或因伤食多，致伤胃气；或因病曾经汗下，致胃气虚冷之所为也。

热呕证治　病者胃中挟热烦躁，聚结涎沫，食入即吐，名曰热呕。或因胃热伏暑，及伤寒伏热不解，湿疸之类，皆热之所为也。

痰呕证治　病者素盛今瘦，肠中沥沥有声，食入即呕，食与饮并出，名曰痰呕。或因气郁，涎结于胃口；或因酒食甜冷，聚饮之所为也。

食呕证治 病者胸腹胀闷，四肢厥冷，恶闻食臭，食入即呕。朝食暮吐，暮食朝吐，名曰食呕。此由饮食伤脾，宿谷不化之所为也。

血呕证治 病者心下满，食入即呕，血随食出，名曰血呕。此由瘀蓄冷血，聚积胃口之所为也。

——宋·陈无择《三因极一病证方论·卷之十一·呕吐叙论》

【提要】 本论主要阐述呕吐的病因病机及辨证施治。要点如下：其一，指出"呕吐虽本于胃，然所因亦多端，故有寒热饮食血气之不同，皆使人呕吐"。其二，根据病因病机将呕吐分为寒呕、热呕、痰呕、食呕、血呕等五种证候。其三，对每种证候，均具体地阐述其临床表现及病因病机。论中虽曰"证治"，但未论述治法。

杨士瀛 论呕吐辨治※*

呕吐出于胃气之不和，人所共知也。然有胃寒，有胃热，有痰水，有宿食，有脓血，有气攻，又有所谓风邪入胃，凡是数者，可不究其所自来哉？寒而呕吐，则喜热恶寒，四肢凄清，法当以刚壮温之。热而呕吐，则喜冷恶热，烦躁口干，法当以温凉解之。痰水证者，唾沫，怔忪，先渴后呕，与之消痰逐水辈。宿食证者，胸腹胀满，醋闷吞酸，与之消食去积辈。腥气、燥气、熏炙、恶心，此脓血之聚，《经》所谓呕家有痈脓，不须治，脓尽自愈是尔。七情内郁，关格不平，此气攻之证，《经》所谓诸郁干胃则呕吐是尔。若夫风邪入胃，人多不审，率用参、术助之，拦住寒邪，于此尤关利害。其或恶闻食臭，汤水不下，粥药不纳，此则翻胃之垂绝者也，辨之不早，其何以为对治乎？虽然，足阳明之经，胃之络脉也，阳明之气下行则顺，今逆而上行，谨不可泄，固也。然呕吐者，每每大便秘结，上下壅遏，气不流行，盍思所以区划而利导之？他如汗后水药不入口者，逆呕而脉弱，小便复利，身微热而手足厥者，虚寒之极也，识者忧焉。

——宋·杨士瀛《仁斋直指方论·卷之七·呕吐·呕吐方论》

【提要】 本论主要阐述呕吐的辨证施治。要点如下：其一，呕吐的证候，有因胃寒、胃热、痰水、宿食、脓血、七情及风邪等所致多种类型。其二，呕吐的治法，因寒而呕吐者，治以大热温之；因热而呕吐者，治以温凉解之；因痰水而呕吐者，治以消痰逐水；因宿食而呕吐者，治以消食去积；因脓血之聚而呕吐者，脓尽自愈。其三，对于翻胃的预后，告诫后人不可与一般的呕吐混淆，要注意正气即将垂绝。另外，对于呕吐用下法的思考，颇具有辨证的观点。

朱丹溪 论呕吐与哕的鉴别※*

凡有声有物，谓之呕吐；有声无物，谓之哕。胃中有热，膈上有痰者，二陈汤加炒山栀、黄连、生姜。有久病呕者，胃虚不纳谷也，用人参、生姜、黄芪、白术、香附之类。呕吐，朱奉议以半夏、橘皮、生姜为主。刘河间谓呕者火气炎上，此特一端耳。有痰膈中焦，食不得下者；有气逆者；有寒气郁于胃口者；有食滞心肺之分，而新食不得下而反出者；有胃中有火与痰而呕者。呕吐药，忌瓜蒌、杏仁、桃仁、萝卜子、山栀，皆要作吐，丸药带香药行散，不妨。注船大吐，渴饮水者即死，童便饮之，最妙。

——元·朱丹溪撰，明·程充校补《丹溪心法·卷三·呕吐》

【提要】　本论主要阐明呕吐与哕的鉴别。要点如下：其一，指出"凡有声有物，谓之呕吐；有声无物，谓之哕"，这也成为经典的论断。其二，治疗上，主要在方药的运用上有些具体论述。如胃中有热，膈上有痰者，二陈汤加炒山栀、黄连、生姜。有久病呕者，胃虚不纳谷者，则用人参、生姜、黄芪、白术、香附之类。指出呕吐的禁忌药、严重呕吐的急救方法等，颇有临床参考意义。

虞　抟　呕吐三焦论治※

吐证有三，气、积、寒也，皆从三焦论之。上焦在胃口，上通于天气，主纳而不出。中焦在中脘，上通天气，下通地气，主腐熟水谷。下焦在脐下，下通地气，主出而不纳。是故上焦吐者，皆从于气，气者天之阳也，其脉浮而洪，其证食已即吐，渴欲饮水，大便燥结，气上冲胸而发痛，其治当降气和中。中焦吐者，皆从于积，有阴有阳，食与气相假为积而痛，其脉浮而长，其证或先痛而后吐，或先吐而后痛，治法当以毒药去其积，槟榔、木香行其气。下焦吐者，皆从于寒，地道也，其脉沉而迟，其证朝食暮吐，暮食朝吐，小便清利，大便秘而不通，治法当以毒药通其秘塞，温其寒气，大便渐通，复以中焦药和之，不令大便秘结而自愈也。外有伤寒，阳明实热太甚而吐逆者；有内伤饮食，填塞太阴，以致胃气不得宣通而吐者。有胃热而吐者，有胃寒而吐者。有久病气虚，胃气衰甚，闻谷气则呕哕者；有脾湿太甚，不能运化精微，致清痰留饮郁滞上中二焦，时时恶心吐清水者。宜各以类推而治之，不可执一见也。

——明·虞抟《医学正传·卷之三·呕吐》

【提要】　本论主要阐呕吐的病因病机及辨证施治。要点如下：其一，提出"吐证有三，气、积、寒也"，进而阐明三焦分治的原理与法则。指出上焦吐者，治当降气和中；中焦吐者，治当峻下去积；下焦吐者，治当温通秘塞。其二，按外感、内伤论述了呕吐的病因病机。外感有伤寒、实热而致吐者，内伤有伤食、胃热、胃寒、久病气虚、胃气衰、脾湿及痰饮等所致呕吐。治疗上，均详述病因，随证论治。

虞　抟　论呕吐辨治※*

有声有物谓之呕，有物无声谓之吐。呕吐俱属于胃，治法当分上中下三焦。

上焦在胃上口，吐者皆从于气。其脉浮而洪，其症食已即吐，渴欲饮水，大便燥结，气上冲胸而作痛。治当降气和中，用和中桔梗汤。

中焦在中脘，吐者皆从于积食与气，相假为积而痛。其脉浮而长，其症或先痛而后吐，或先吐而后痛。治法当用毒药去其积，木香、槟榔行其气，用保和丸。

下焦在脐下，吐者皆从于寒。其脉沉而迟，其症朝食暮吐，暮食朝吐，小便清利，大便秘而不通。治法当通其秘塞，温其寒气，令大便渐通，复以中焦药和之，温剂如吴萸、干姜、肉果、砂仁之类。

外有胃热、胃寒、胃虚、痰气之不同。胃热吐者，得食即吐，脉数或紧，口苦舌干，烦躁，由于火气上炎，二陈加姜炒芩、连。胃寒吐者，脉弦而迟，逆冷不食，大小便自利，二陈加丁香、砂仁、生姜。胃虚吐者，久病气虚，胃虚衰弱，脉微，闻谷食即呕哕，六君子加藿香、厚朴。痰气吐者，清痰留饮郁滞上中二焦，二陈加竹沥、姜汁、枳实。

呕吐通用大、小半夏茯苓汤。伤寒凡见呕哕，切不可用承气汤，以逆之故也。

有声无物谓之哕，少阳主之也，以少阳多气少血之经也；有物无声谓之吐，太阳主之也，以太阳多血少气之经也；有声有物谓之呕，阳明主之也，以阳明多气多血之经也。

——明·虞抟《苍生司命·卷四（亨集）·呕吐》

【提要】 本论主要阐述呕吐的辨证施治。要点如下：其一，以三焦为辨证施治纲领。病在上焦，治当降气和中。病在中焦，治当去其积，行其气。病在下焦，治当"通其秘塞，温其寒气，令大便渐通，复以中焦药和之"。其二，论中还以胃热、胃寒、胃虚、痰气为纲辨证施治。其三，以哕、吐、呕症状为纲辨证施治。

汪 机 论呕吐辨治※*

其症有三：曰气，曰积，曰寒，皆从三焦为主。盖上焦在胃口，上通天气，主纳而不出。中焦在中脘，上通天气，下通地气，主腐熟水谷。下焦在脐下，下通地气，主出而不纳。故上焦吐由于气分，其状或有声而无物，或声多而物少，或食已而即吐，其脉浮而洪，渴而欲饮水，大便燥结，气上冲胸而作痛。治法在乎降气而和中。中焦吐者，多由于积，其状声物并盛，或食已良久始作，乃由新食触积所攻，其脉洪而长，或先吐而后痛，或先痛而后吐。治法在乎行气去积为先。下焦吐者，由于血分，其症或有物而无声，或物多而声少，或朝食而暮吐，或暮食而朝吐，或小便清而大便秘，其脉沉而迟。治法在乎温中散寒，通其闭塞。

——明·汪机《医学原理·卷之九·呕吐门·论》

【提要】 本论主要阐述呕吐的辨证施治。要点如下：将三焦吐证病机分属气、积、血，同时结合哕、呕、吐三个主要病证辨证施治。上焦吐，因于气分，有声无物，为哕，治当降气和中；中焦吐，因于积，声物并盛，为呕，治当行气去积；下焦吐，因于血分，有物无声，为吐，治当温散通闭。

龚 信、龚廷贤 论呕吐辨治*

脉

呕而脉弱，小便复利，身有微热，厥者难治。

证

夫呕吐者，饮食入胃而复逆出也。有物无声谓之吐，有声无物谓之哕，呕吐谓之有声有物。盖人以胃气为主，受纳五谷，荣养百骸者也。若胃虚之人，不能摄养，或为寒气所中，或为暑气所干，或为饮食所伤，或气结而痰聚，皆能令人呕吐。又有恶血停积胃口，呕吐之间，杂以痰血；亦有胃热火邪，冲上而作呕吐者；有痰隔中焦，食不得下者；有气逆者。又《内经》云：诸呕吐逆冲上，皆属心火。河间亦曰：胃膈热甚则为呕，火气炎上之象也。所感不同。

治

治法当以脉辨之：中寒则脉沉紧，四肢厥冷，饮食不下，当以温暖之药调之；挟暑则脉弦数而虚，烦热燥渴，法当清凉之；停食痰积者，则当顺气和胃而消导之；积血者化其血；火逆者泻其火。此其治法之大要也。

呕家圣药是生姜，《千金》之说信矣。然气逆作呕，生姜散之；痰与水作呕，半夏逐之。呕有热有寒，生姜于寒证最佳，若遇热呕，不可无乌梅也。

胃中有热，膈上有痰，令人时常呕吐清水，作嗳气吞酸等症，用二陈汤加姜、炒黄连、炒栀子、苍术、川芎、香附、砂仁、神曲、山楂，少加木香，以行滞气。

时常吐清水，或口干不喜食，冷涎自下而涌上者，此脾热所致。二陈汤加白术、芍药、升麻、土炒黄连、黄芩、栀子、神曲、麦芽、干姜，或煎或丸，随时制宜。

时常恶心呕吐清水，胃口作痛，得食暂止，饥则痛甚，此胃中有蛔也。二陈汤加苦楝根皮、使君子，煎服即愈。或用黑锡炒成灰，槟榔等分，米饮调服。

——明·龚信撰，龚廷贤续补《古今医鉴·卷之五·呕吐》

【提要】　本论主要阐述呕吐的辨证施治。要点如下：其一，呕吐之病机，主要有胃虚、为寒气所中、为暑气所侵、为饮食所伤、气结痰聚、恶血停积胃口、胃热火邪、痰隔中焦及气逆等。其二，根据中寒、挟暑、停食痰积、积血、火逆等所致证候，分述其治法。其三，阐明某些特殊的用药经验，如半夏、干姜的使用，以及二陈汤的加减化裁运用等。

张介宾　论呕吐最当详辨虚实※*

呕吐一证，最当详辨虚实。实者有邪，去其邪则愈；虚者无邪，则全由胃气之虚也。所谓邪者，或暴伤寒凉，或暴伤饮食，或因胃火上冲，或因肝气内逆，或以痰饮水气聚于胸中，或以表邪传里，聚于少阳阳明之间，皆有呕证，此皆呕之实邪也。所谓虚者，或其本无内伤，又无外感，而常为呕吐者，此既无邪，必胃虚也。或遇微寒，或遇微劳，或遇饮食少有不调，或肝气微逆即为呕吐者，总胃虚也。凡呕家虚实，皆以胃气为言，使果胃强脾健，则凡遇食饮必皆运化，何至呕吐？故虽以寒热饥饱大有所伤，亦不能动。而兹略有所触，便不能胜，使非胃气虚弱，何以若此？此虚实之原所当先察，庶不致误治之害。

凡胃气本虚而或停滞不行者，是又虚中有实，不得不暂从清理，然后可以培补。又或虽有停滞，而中气虚困不支者，是又所急在虚，不得不先顾元气，而略兼清理。此中本末先后，自有确然之理，所以贵知权也。

呕家虽有火证，详列后条。然凡病呕吐者，多以寒气犯胃。故胃寒者十居八九，内热者十止一二。而外感之呕，则尤多寒邪，不宜妄用寒凉等药。使非真有火证而误用之，胃强者犹或可支，胃弱者必遭其祸。观刘河间曰：胃膈甚则为呕，火气炎上之象也。此言过矣，若执而用之，其害不小。又孙真人曰：呕家圣药是生姜。此的确之见也，胜于河间远矣。

仲景曰：伤寒呕多，虽有阳明证，不可攻之。此但以伤寒为言也。然以余之见，则不但伤寒，而诸证皆然。何也？盖杂证呕吐，尤非伤寒之比，其在伤寒，则犹有热邪，但以热在上焦，未全入府，则下之为逆，故不可下也。若杂证之呕吐，非胃寒不能化，则脾虚不能运耳，脾胃既虚，其可攻乎？且上下之病气或无涉，而上下之元气实相依，此呕吐之所以不可攻者，正恐病在上而攻其下，下愈虚则上愈困耳。

——明·张介宾《景岳全书·卷二十明集·杂证谟·呕吐·论证》

【提要】 本论主要阐述呕吐最当详辨虚实。要点如下：其一，实证呕吐，多有邪气，与暴伤寒凉、暴伤饮食、胃火上冲、肝气内逆、痰饮水气聚于胸中及表邪传里等因素有关；虚证呕吐，全由胃气之虚。其二，临床实际中，虚实不是绝对的，虚中有实的情况经常出现。所以补虚祛实，贵知权变。其三，病呕吐者，多为寒气犯胃，外感之呕则尤多寒邪，故不宜妄用寒凉之品。其四，在呕吐证中，"上下之病气或无涉，而上下之元气实相依"，故治当慎用攻伐。

李中梓 论呕吐辨治[※*]

食刹则吐，谓之呕。刹者，顷刻也。食才入口，即便吐出，用小半夏汤。食入则吐，谓之暴吐。食才下咽，即便吐出，生姜橘皮汤。食已则吐，谓之呕吐。食毕然后吐，橘皮半夏汤。食久则吐，谓之反胃。食久则既入于胃矣，胃中不能别清浊，化精微则复反而出，水煮金花丸。食再则吐，谓之翻胃。初食一次不吐也，第二次食下则吐，直从胃之下口翻腾吐出，易老紫沉丸。旦食暮吐，暮食朝吐，积一日之食，至六时之久，然后吐，此下焦病，半夏生姜大黄汤。以上诸证，吐愈速则愈在上，吐愈久则愈在下，阴阳虚实之间，未易黑白判也。

——明·李中梓《医宗必读·卷之十·呕吐哕》

【提要】 本论主要阐述呕吐的辨证施治。要点如下：其一，呕吐的症状鉴别：如食入口即吐，为呕；食入则吐，为暴吐；食已则吐，为呕吐；食久则吐，为反胃；初食不吐，再食则吐，为翻胃；旦食暮吐、暮食朝吐，则为下焦病。其二，提出各种呕吐的治法与方剂，其辨证施治思路较为独到。

秦昌遇 呕吐论

秦子曰：呕以声响名，吐以吐物言；有声无物曰呕，有物无声曰吐；有声有物曰呕吐。皆阳明胃家所主。有外感，有内伤。

风气呕吐

风气呕吐之症：偶遇风冷，即发呕吐，头额疼痛，面赤面热，风入阳明，胃家呕吐症也。

风气呕吐之因：或当风取凉，风冷入胃，或胃中饥饿，风邪乘虚而入，如此者皆令呕吐也。

风气呕吐之脉：脉多见浮。浮紧风寒，浮数风热，浮滑风痰，浮濡风湿。

风气呕吐之治：散风清胃，防葛平胃散；兼痰者，防葛二陈汤。

寒气呕吐

寒气呕吐之症：偶遇寒冷，顿发呕吐，胸前绵绵而来，身无内热，小便清白，大便通顺，此寒气呕吐之症也。

寒气呕吐之因：胃气素寒，又值时令之寒，偶或感人，则寒气伤胃而为呕吐矣。

寒气呕吐之脉：多见弦紧，或见迟缓，或见沉细，甚则沉伏。

寒气呕吐之治：散寒温胃，理中汤、姜桂六君子汤，甚者四逆汤。若伤寒呕吐，另具本门。

暑气呕吐

暑气呕吐之症：暑热行令，头眩目暗，呕吐暴作，身热恶寒，烦渴引饮，齿干唇燥，腹中疼痛，小便赤色，或混浊涩短，此暑热呕吐之症也。

暑气呕吐之因：夏秋之交，中气不足，暑热之气，入于肠胃，则令呕吐也。

暑气呕吐之脉：虚大而涩，或见沉细，或见沉数，或见躁疾，或见脉伏。

暑气呕吐之治：气怯脉虚大，家秘香薷饮。气热烦渴，脉沉数，人参石膏汤。小便赤，混浊涩短，土藿香汤，调益元散。烦热呕吐，栀连平胃散，口渴加干葛、竹茹；有痰涎，栀连二陈汤。

湿气呕吐

湿气呕吐之症：胸前满闷，头重身重，面目浮肿，呕恶而吐，口不渴，吐多痰涎，此湿气呕吐之症也。

湿气呕吐之因：长夏时令，坐卧卑湿，湿气袭于胃土，胃气不能下降，而湿气呕吐作矣。

湿气呕吐之脉：脉多濡软，或见浮缓，或见沉伏。脉迟者寒，脉数者热。

湿气呕吐之治：身热脉浮，宜散表安胃，佐以辛香温散，人参败毒散，加藿香、紫苏，或香苏平胃散。寒湿体虚者，香砂二陈汤，寒甚用术附汤；应分利小便者，平胃五苓散。湿热者，栀连二陈平胃散，加减治之。

燥火呕吐

燥火呕吐之症：喘逆呕吐，吐则气急，呕少难出，口唇干燥，烦渴引饮，此燥火呕吐之症也。

燥火呕吐之因：燥气行令，肺胃有热，以热伤热，以燥伤燥，而诸喘呕之症作矣。

燥火呕吐之脉：右寸浮数，燥邪伤肺；右关数大，燥邪伤胃。

燥火呕吐之治：清燥汤加芦根汁、葛根石膏汤、门冬知母汤。

湿热呕吐

湿热呕吐之症：内热烦躁，口臭身热，面目黄肿，满闷恶心，闻谷气即呕，此湿热呕吐之症也。

湿热呕吐之因：肠胃素有积热，又遇外感时行，则两热交蒸，攻冲清道，湿热呕吐之症作矣。

湿热呕吐之脉：脉多数大。浮数在表，沉数在里。右关脉数，肠胃湿热。

湿热呕吐之治：口臭烦躁，素有积热，家秘清胃汤。面目黄肿，加防风、白芷。满闷恶心，平胃二陈汤，加竹茹、葛根。湿热甚，加山栀、黄连。

胃火呕吐

胃火呕吐之症：食入即吐，其味或酸或苦，五心烦热，夜卧不宁，口中干渴，二便阻涩，此胃火呕吐之症也。

胃火呕吐之因：或恼怒伤肝，肝火时动；或忧思郁结，火起于脾；或过食膏粱，火起于胃；或阴虚火旺，相火上冲，火气上炎，呕吐作矣。

胃火呕吐之脉：脉多洪数。左关洪数，肝胆之火；右关洪数，火在脾胃。阴火上冲，脉数沉细。

胃火呕吐之治：胃火旺，家秘清胃汤，合栀连平胃散、栀连二陈汤、栀连正气散。肝火动者，栀连柴胡汤。心火旺者，导赤各半汤。阴虚火旺，四物汤加知、柏。

胃寒呕吐

胃寒呕吐之症：畏寒喜热，不思饮食，遇冷即呕，四肢清冷，二便清利，口不渴，唇不焦，食久不化，吐出不臭，此胃寒呕吐之症也。

胃寒呕吐之因：真阳不足，火不生土，脾胃素寒，不能运化水谷，反而上逆，此胃寒呕吐之因也。

胃寒呕吐之脉：多见沉迟。两尺沉迟，真阳不足；左关沉迟，木不生火；右关沉迟，脾胃无火。

胃寒呕吐之治：肾阳不足，宜补接真火，八味肾气丸。木不生火，逍遥散。脾胃素寒，理中汤，甚则四逆汤。

痰饮呕吐

痰饮呕吐之症：呕而肠鸣，漉漉有声，眼黑眩晕，时时恶心，此痰饮呕吐之症也。

痰饮呕吐之因：脾气不足，不能运化水谷，停痰留饮，积于中脘，得热则上炎而呕吐，遇寒则凝塞而呕吐矣。

痰饮呕吐之脉：脉多弦滑。滑数热痰，弦紧寒饮，痰凝饮伏，脉反沉迟。

痰饮呕吐之治：宜分热痰寒饮治之。热痰脉沉数，栀连二陈汤。寒饮脉沉迟，桂苓半夏汤。

食积呕吐

食积呕吐之症：胸前满闷，嗳气作痛，痛则呕吐，得食愈痛，按之亦痛，此食积呕吐之症也。

食积呕吐之因：饮食不节，损伤中气，不能运化，停食成积，中脘痞塞，则发呕吐矣。

食积呕吐之脉：脉见实大，或见沉滑。热积实数，寒积迟弦。滑大洪实，食积胸前。

食积呕吐之治：先用家秘消滞汤。后看热积，栀连平胃散。有下症者，三黄丸。寒积，草蔻大顺饮、理中汤；应下者，煮黄丸。

——明·秦昌遇《症因脉治·卷二·呕吐论》

【**提要**】　本论主要阐述呕吐的辨证施治。要点如下：其一，将呕吐之外感、内伤证候，归纳为十类：风气呕吐、寒气呕吐、暑气呕吐、湿气呕吐、燥火呕吐、湿热呕吐、胃火呕吐、胃寒呕吐、痰饮呕吐和食积呕吐。其二，对每类证候，均以症、因、脉、治为纲目，阐述其辨证施治。此论所述，对后世医家影响较大。

李用粹　呕吐综论*

大意

呕吐哕俱属脾胃虚弱，或寒热所侵，或饮食所伤，致气上逆而食不得下也。（东垣）

内因

有内伤饮食，填塞太阴，新谷入胃，气不宣通而吐者；有久病气虚，胃气衰微，闻食则呕者。有胃中有热，食入即吐者；有胃中有寒，食久方吐者；有风邪在胃，翻翻不定，郁成酸水，全不入食者；有暑邪犯胃，心烦口渴，腹痛泄泻而呕者。有胃中有脓，腥臊熏臭而呕者；有胃中有虫，作痛吐水，得食暂止者。有胃中停水，心下怔忡，口渴欲饮，水入即吐者；有胃中有痰，恶心头眩，中脘躁扰，食入即吐者。（《汇补》）

外候

挟寒，则喜热恶寒，肢冷脉小；挟热，则喜冷恶热，躁渴脉洪。气滞者，胀满不通；痰饮者，遇冷即发。呕苦，知邪在胆；吐酸，识火入肝。呕涎水，虽属痰饮，尚疑虫症；吐酸腐，无非食滞，更防火患。吐清水，是土之卑监；吐绿水，是木之发生。黑水从胃底翻出，臭水是肠中逆来。（《汇补》）

吐分三焦

上焦吐者，从于气。气者，天之阳也。脉浮而洪，头晕不已，气上冲胸，食已即吐，渴欲饮水，当降气和中。中焦吐者，从于积，有阴有阳。气食相假，脉浮而弦，胸中痞闷，或先痛后吐，或先吐后痛，当祛积和气。下焦吐者，从于寒，地道也。脉大而迟，四肢清冷，朝食暮吐，暮食朝吐，小便清利，大便不通，当通其闭塞，温其寒气。（洁古）

呕吐哕辨

呕属阳明，气血居多之乡，故有声有物，气血俱病也。吐属太阴，多血少气之所，故有物无声，血病也。哕属少阳，多气少血之部，故有声有物，气病也。（东垣）

呕哕微甚

干呕即哕之微，哕即干呕之甚。呕声轻小而短，哕声重大而长。呕为轻，哕为重。（《溯洄》）故曰木陈者其叶落，病深者其声哕。（经文）

死症

吐如青菜汁者死。船晕大吐不止，渴欲饮水者危，惟童便饮之最效。女子肝气大实，久吐不已者死。呕而脉弱，小便复利，身有微热，见厥者死。

脉法

寸口脉微者，胃寒。趺阳脉浮者，胃虚。阳紧阴数为吐，阳浮而数亦为吐。寸紧尺涩，胸满而吐，紧而滑者吐逆，紧而涩者难治。寸口脉紧而芤为噎，关上脉数为吐，寸口脉微数则血不足，胸中冷故吐。又有呕吐太甚，胸气不能降，而尺脉不至者。（《汇补》）

治法

古方以半夏、生姜、橘皮为呕家圣，独东垣云生姜止呕，但治表实气壅。若胃虚谷气不行，惟当补胃调中，推扬谷气而已。若吐而诸药不效，必加镇重以坠之。吐而中气久虚，必借谷食以和之。（《必读》）

呕吐忌下

凡呕吐者，切不可下，逆之故也。（丹溪）惟兼胸满腹胀者，视其何部不利，然后利之。（《大全》）

阴虚成呕

诸阳气浮，无所依纵，呕咳上气，此阴虚成呕。不独胃家为病，所谓无阴则呕也，地黄汤加石斛、沉香治之。（《汇补》）

——清·李用粹《证治汇补·卷之五·胸膈门·呕吐》

【提要】　本论主要阐述呕吐的辨证施治。要点如下：其一，所谓内因，实际上是对呕吐病机的分类概括。其中，论及内伤饮食、胃气衰微、胃中有热、胃中有寒、风邪在胃、暑邪犯胃、胃中有脓、胃中有痰、胃中停水和胃中有虫等。其对每种呕吐的辨识，均简洁明了。其二，所谓外候，是从呕吐的特异性表现和脉象两方面对辨证的把握。其中，论及呕吐外候、三焦辨呕、呕吐哕辨、呕吐脉法、呕吐死症和呕吐忌下等。上述内容，均具有临床参考价值。其三，在治疗上，提出"胃虚谷气不行，惟当补胃调中""若吐而诸药不效，必加镇重以坠之""吐而中气久虚，必借谷食以和之"等方法。此外，还论及呕吐忌下的原理及阴虚成呕的治疗。

程国彭　论呕吐哕证治[**]

呕者，声与物俱出。吐者，有物无声。哕者，有声无物，世俗谓之干呕。东垣以此三者，皆因脾胃虚弱，或寒气所客，或饮食所伤，以致气逆而食不得下也，香砂二陈汤主之。然呕吐多有属火者，《经》云：食不得入，是有火也；食入反出，是有寒也。若拒格饮食，点滴不入者，必用姜水炒黄连以开之，累用累效。至于食入反出，固为有寒，若大便闭结，须加血药以润之。润之不去，宜蜜煎导而通之。盖下窍开，上窍即入也。其有因脾胃虚弱而吐者，补中为主，理中汤。其有因痞积滞碍而吐者，消积为主，和中丸。若命门火衰不能生土者，补火为主，八味丸。复有呃逆之症，气自脐下直冲上，多因痰饮所致，或气郁所发，扁鹊丁香散主之。若火气上冲，橘皮竹茹汤主之。至于大病中见呃逆者，是谓土败木贼，为胃绝，多难治也。

——清·程国彭《医学心悟·卷三·呕吐哕呃逆》

【提要】　本论主要阐述呕、吐、哕及其治法。如用干姜、黄连辛开苦降之治法，治疗拒格饮食、点滴不入者。对呕吐伴便闭者，加血药以润之；若润之不应，则用蜜煎导而通之，体现了上病下治的思想，即所谓"下窍开，上窍即入也"。对命门火衰、火不暖土之呕，治以补火助土之法。

何梦瑶　论呕吐辨治[*]

水谷入胃，若脾气不运，清浊不分，下趋大肠则为泄，上壅则为吐，故吐与泻对讲，其义便明。水就下，火炎上，知呕吐从于火化，而属热者为多，则知泻利从于水化，而属寒者为多。且可知小便淋涩，乃为火气所持不得降，诸义皆明矣。是故外感邪入而呕者，胃阳被郁而上冲也，治宜辛散，生姜所必用也；不因外感而内热，胃火上冲者，治宜清降，石膏所必用也；痰湿郁滞成热上逆者，陈皮、半夏、茯苓所必用也；食郁气滞而上逆者，枳实、麦芽等所必用也；二便热结下不通，而反干乎上者，大黄、滑石等所必用也：此治实热之例也。若夫胃气虚衰不运，郁热而呕者，则推扬胃气；寒冷不运，压火而呕者，则温中散寒；胸中虚热，久不食而呕者，但得五谷之阴以和之，则立止：此治虚热之例也。热固火逆而呕，寒亦郁火上逆而呕，故呕无不本于火者，但不得一概治以寒凉耳。又若翎钗之探撩，舟车之摇撼，恶臭劣味之触犯，皆能扰动胃气而致呕。夫扰动属阳，火之化也。此虽不可以火治，而未始不可云火。若因其不可以火治而谓之非火，且反谓之寒，则诬矣。一切病证，皆同此论之，不特呕吐为然也。

《经》曰：诸呕吐酸，皆属于热。平时津液随上升之气郁积胃上，湿热不宣，故作酸（即酒糟热则酸之理）。郁极则上涌而吐，甚则牙齿酸涩，不能相对，此为吐酸，平木汤，少用吴萸为从治。若不能吐涌而出，伏于胃中，咯不得上，咽不得下，此为吞酸。肌表得风寒，则内热愈郁，而酸味刺心。若肌表得暖，腠理开发，内热得泄，或得香热汤剂，津液行散，亦可暂解。然热剂终不可过用。丹溪用黄连、吴茱萸各制炒，随时令迭为佐使，苍术、茯苓为辅，为小丸吞之。黄连汤作丸亦可。有宿食亦酸，如谷肉在器，湿热则酸也，生料平胃散加麦芽、神曲，有痰者开郁汤。

——清·何梦瑶《医碥·卷之三·杂症·呕吐》

【提要】　本论主要阐述呕吐的辨证施治。要点如下：其一，呕吐有属实热和虚热之分。属实热者，有外感邪入、胃火上冲、痰郁上逆、食郁气逆及二便热结等证候类型。属虚热者，有胃气虚衰，郁热而呕者，有寒冷不运，压火而呕者，有胸中虚热，久不食而呕者等。其二，阐明"呕吐从于火化，而属热者为多"。其三，论述了吞酸的证治。所论比较具体细致，遣方用药颇有心得。

沈金鳌　论呕吐哕辨治※※

呕、吐、哕，脾胃虚弱病也，以气血之多少而分。东垣云：呕属阳明，其腑多血多气，气血俱病，故有声有物而为呕，气逆者散之，故以生姜为主药；吐属太阳，其腑多血少气，血病，故有物无声而为吐，以橘红为主药；哕属少阳，其腑多气少血，气病，故有声无物而为哕，以半夏为主药。是三者皆本于脾虚，或为寒气所客，或为饮食所伤，或为痰涎所聚，皆当分其经络，察其虚实以治之，宜丁香、半夏、藿香、陈皮、茯苓、生姜。又有无物无声者，曰恶心干呕，乃胃家气血两虚所致也，宜橘红汤入姜汁、蔗浆细呷之。虽洁古从三焦分治三因，然三焦皆胃之地分，故或胃口有热而干呕，宜栀子竹茹汤，或胃口有痰而干呕，宜二陈汤，或干呕而手足厥冷，总皆不离乎胃病者是。

试进究之：邪在上脘之阳，必气停而水积，故汤水之清浊混乱，则为痰为饮，为涎为唾，变而为呕；邪在下脘之阴，必血滞而食不消，故食物之清浊不分，则为噎塞，为痞满，为痛为胀，变而为吐；邪在中脘之气交者，尽有二脘之病。然上脘非不吐食也，设阳中之阴亦病，则食入即吐，非若中脘之食已而为吐，下脘之食久而吐耳，宜生姜半夏汤。下脘非不呕也，设阴中之阳亦病，则吐呕齐作，然呕少于吐，非若上脘之呕多于吐耳。脉沉无力宜理中汤，脉滑而实宜半夏生姜大黄汤下之。中脘则当食毕之时，亦呕亦吐，谓之呕吐，宜橘红半夏汤。则上中下脘三因虽各有别，何尝有外于胃乎，而尤所宜辨者。中脘之呕吐，固均属胃虚，而必分寒热。其虚而挟寒者，喜热恶冷，肢冷，脉必细而滑，宜理中汤冷服，如服而仍吐，去术、草之壅，加丁、沉立止。其虚而挟热者，喜冷恶热，烦渴，小便赤涩，脉必洪而数，宜二陈汤加山栀、黄连、竹茹、枇杷叶、葛根、姜汁、芦根。其中脘素有痰积，遇寒即发者，脉必沉而滑，宜丁香、白蔻、砂仁、干姜、陈皮、半夏，加姜汁、白芥汁至盏许。如痰满胸喉，汤药到口即吐，必先控其痰涎，宜来复丹，俟药可进，然后治之，宜二陈汤加枳实、砂仁、桔梗、厚朴、姜汁，虚加人参。或素本中寒，用热药太过，亦至呕逆，宜二陈汤加沉香、白蔻仁。此皆呕、吐、哕之大概也。

其所由正自多端。有由七情得者，宜理中汤加乌药、木香、沉香。有由阴虚火逆者，宜姜汁炒熟地，加槟榔、黄柏、沉香，导之使下。有由上焦气壅而表实者，宜半夏、生姜。有由怒中饮食呕吐，胸满膈胀，关格不通者，宜二陈汤加木香、青皮，如不效，加丁香、沉香、砂仁、蔻仁、厚朴、藿香、神曲、姜、枣。有由气滞者，身热臂痛，食久则先呕后泻，此上焦伤风，开其腠理，经气失道，邪气内着也，宜麦冬汤。有食已暴吐，脉浮而洪者，此上焦火逆也，气降则火自消，吐渐止，宜桔枳汤加人参、白芍。有下闭上呕者，亦因火在上焦，宜桔梗、陈皮、厚朴、木香、大黄以下之。有由下焦实热，二便闭，气逆呕吐者，名曰走哺，宜人参汤。有由脾胃久伤而虚者，宜焦米、神曲、陈皮、人参、姜、枣以和之。有恶心，心下快快，欲吐不吐者，多由胃虚，宜半夏、陈皮、茯苓、白术、生姜。有由客寒犯胃者，宜理中汤。有由肝火出胃者，宜左金丸。有由胃本经火盛者，必面赤，小便短赤或涩，大便燥，口苦，或干渴，宜大黄、葛根、枳实、石膏、麦冬、竹茹、木瓜、芦根、陈皮、通草、枇杷叶。有由病久胃虚呕吐者，宜比和饮、藿香安胃散。有由大病后胃热虚烦而呕者，宜竹叶石膏汤加姜汁服，即止。有由痰饮呕吐者，宜茯苓半夏汤。有由水停心下而呕者，必心下怔忡，若先渴后呕，宜赤茯苓汤，若先呕后渴，宜猪苓散，所当分别。总之，胃寒之脉沉迟微涩，胃火之脉浮大而数，痰膈之脉滑而兼数，可凭脉辨之耳。

若夫食已心下痛，隐隐不可忍，吐出痛方止，症名食痹，吐食由胃气逆而不下也。亦有寒邪客于肠胃，厥逆上出者；亦有肝胜于脾，风痰羁绊脾胃间，脉弱而吐食者。俱为食痹症，宜茯苓半夏汤、麦天汤。吐酸一症，皆由胃湿郁而生，热从木化，而为酸味，法宜清之，宜调气平胃散。若久而不化，必至木盛土衰。《经》云，木欲实，辛当平之。辛为肺金之味，故辛可胜酸，金克木也，辛则必热，辛以制肝实，热以扶胃衰。若浊气不降，但以寒药投之，非其治矣。而或有宿食滞于胃脘，以致吐酸者，宜苍、朴、陈、甘。或有停饮积于胸中，以致吐酸者，宜苍、半、陈、苓。呕苦水则由邪在胆，胆上乘胃，故逆而吐胆汁，以致所呕为苦水也，宜吴萸、黄连、干姜、茯苓、黄芩。呕清水则渴欲饮水，水入即吐，名为水逆，宜神术丸、五苓散。吐涎沫则以脾虚不能约束津液，故涎沫自出，宜六君子汤加益智仁、生姜，或以半夏、干姜等分为末。吐脓，仲景云，呕家虽有痈脓，不必治，脓尽自愈。或用地黄丸煎汤服。吐蛔则为胃中冷，大凡蛔见苦则安，见椒则伏，见酸则不能咬也，另详诸虫条，宜理中汤加槟榔、黄连、川椒、乌梅。然而呕吐又有总治之法，宜白豆蔻汤。

——清·沈金鳌《杂病源流犀烛·卷四·呕吐哕源流》

【提要】 本论主要阐述呕吐的辨证施治。要点如下：其一，阐明"呕、吐、哕，脾胃虚弱病也，以气血之多少而分"。呕属阳明，为气血俱病；吐属太阳，为血病；哕属少阳，为气病。但"是三者皆本于脾虚，或为寒气所客，或为饮食所伤，或为痰涎所聚"。其二，对中脘呕吐的辨证施治，从虚寒、虚热、痰饮、中寒用热药太过等方面，进行了详细的阐述。其三，其从具体病因病机角度，分析呕吐的辨证施治，内容丰富，条分缕析。其四，就呕吐的兼证论述辨证施治要领，如食痹、吐酸、吐苦水、吐清水、吐痰涎、吐脓及吐蛔等。特别是提出食痹一症，谓"夫食已心下痛，隐隐不可忍，吐出痛方止，症名食痹"。

罗国纲 论呕吐*

呕吐之证，有虚有实。实者，邪气实也。或因寒滞者，必多疼痛；或因食滞者，必多胀满；

或因气逆者，必胀痛连于胁肋；或因火郁者，必烦热燥渴，脉洪而滑；或因外感者，必头痛身热，脉数而紧；或邪传少阳者，必干呕耳聋，胁痛潮热；或邪在阳明者，必大呕大吐，此宜去邪而呕自愈也。虚者，胃气虚也。以上所言诸证皆无，而忽为呕吐无常，时作时止；食无所停，而见食则呕；气无所逆，而偶触则呕；或身背或饮食微寒则呕；或吞酸，或嗳腐，或时苦恶心而呕；或因病误用寒凉，本无呕而致呕者；或食入上焦而即吐者；或食入下焦，积久不化而呕者：凡此皆属虚证。补固然矣，然胃本属土，非火不生，非暖不化，此际或用温热之药以暖胃，或补君相之火以生土。故曰：脾爱温而恶寒，土恶湿而喜燥。所以东垣《脾胃论》特著温补之法，庸可忽哉！而河间言呕，因胃火上炎而然，此特一端，不过十之一耳，不如孙真人曰"呕家圣药是生姜"，此的确之见也。使其中或虚或实，辨之不真，不可施治。

凡呕家皆以胃气为言。使果胃强脾健，则所食皆化，何至呕吐！而兹略有所触，便不能胜，倘非胃气虚弱，何以至此！但或有停滞不已者，是又虚中有实，不得不暂从清理，然后可以培补。至于中气虚困之甚者，是又所急在虚，宜先顾元气，而略加清理。此中本末先后，贵有权宜。

吐伤津液，必口渴，不可误认为火，投以凉药，为害不小！

呕家用生姜，以气逆者散之；若胃虚，谷气不行，当以参、术补胃，推扬谷气为妙。（宜白术、人参、茯苓、半夏、甘草、橘皮、陈术、苡仁、谷蘖煮就，时时呷之。）若徒用辛温，愈增燥热，而莫止也。

干呕属气逆，恶心属胃伤，呕苦邪在胆经，吐酸者责之肝脏，呕清水者多气虚，吐虫者皆胃冷。

呕吐病宜从治，不宜寒凉。在东垣则全用温药，在丹溪虽用黄连，亦兼苍术、茱萸之类，盖得热则行，火旺而脾健运矣。呕而脉弱，小便复利，身热见厥者死。呕吐大痛，色如青菜叶者死。

——清·罗国纲《罗氏会约医镜·卷之十·杂证·论呕吐》

【提要】 本论主要阐述呕吐的辨证施治。要点如下：其一，呕吐有虚、实之别。实证，主要为邪气实，如寒滞、食滞、气逆、火郁、外感、邪传少阳及邪在阳明等；虚证，主要为胃气虚。其二，呕吐"因胃火上炎而然，此特一端，不过十之一耳"，故呕吐在治疗上不宜寒凉。特别是对于虚证呕吐的补法，认为胃本属土，非火不生，非暖不化，所以当用温热之药以暖胃，并补火以生土。

林珮琴 呕吐论治※

呕吐症，胃气失降使然也，而多由肝逆冲胃致之。《灵枢》谓足厥阴所生病者，胸满呕逆是也。夫胃司纳食，主乎通降，其上逆而呕吐者，乃肝邪犯胃，或胃虚肝乘，故治呕吐，必泄肝安胃，用药主苦降辛通，佐以酸泄。其肝阳上亢，食入呕吐者，用苦辛降逆，如黄连、川楝子、吴茱萸、半夏、厚朴、姜汁之属，或苦酸泄热，如乌梅、白芍、木瓜、枳实、左金丸、戊己汤。其胃阳衰，风木乘克，食入不变者，用温胃平肝，如人参、干姜、丁香、半夏、青皮、白芍，或吴茱萸汤。其脾阳衰，不能运化，腹胀痛呕者，用辛温行滞，香砂六君子汤加益智、厚朴、神曲。其胃虚客气上逆，噫嗳欲呕者，用咸以软痞，重以镇逆，旋复代赭汤加二陈。其中阳虚，浊阴犯胃，吐黑绿苦水者，用辛热开浊，理中汤加川椒、半夏、附子、茯苓之属。其肢冷脉微，时吐清水者，用辛热扶阳，附子理中汤、真武汤。其肝火郁热，吞酸吐酸者，用辛咸苦降，左金丸，或盐炒吴茱萸汤去枣。其胸痞痰阻，食已漾漾欲吐者，用辛泄，生姜泻心汤，或二陈汤加蔻仁、吴萸、姜汁。其肝厥上逆，脘痛呕涎者，用辛通，佐以酸泄，如川椒、干姜、桂枝、乌梅、白芍、半夏。其因惊怒动肝，致胁痛干呕而液虚者，用辛通润补，大半夏加茯神、麦冬、青皮、白芍、当归。其支饮，汤水下咽呕吐者，用辛泄，小半夏汤。其肝阴胃津两虚，肝风扰胃呕吐者，用柔剂滋液熄风养胃，如人参、白芍、麦冬、阿胶、小麦、半夏、茯苓、粳米之属。其肝风犯胃，呕吐眩晕者，用苦酸以和阳，如黄连、白芍、乌梅、牡蛎之属。其呕伤胃津，热邪乘胃，食入即吐者，用辛凉化痰，温胆汤加石斛、山栀。其气冲呛咳吐逆者，肝火上凌，过胃犯肺，用清肃苦降，如苏子、杏仁、枇杷叶、前胡、山栀、瓜蒌仁、降香末。其气冲心痛，饥不欲食，吐蛔者，用苦辛酸以伏虫，理中安蛔丸。蛔厥者，脏寒蛔上入膈，口干心烦，手足冷，脉沉迟，宜寒热互用，酸苦杂投，乌梅丸。脏厥者，阳气垂绝，痛呕不纳，躁扰不安，安胃丸，或半夏泻心汤加枳实。其久呕致伤肝肾，并冲脉上逆者，用温通柔润，如苁蓉、茯苓、当归、杞子、桂心、沙苑子、鹿角霜。其厥阴浊邪上攻，痛从少腹逆冲为呕者，用辛温泄浊，如吴萸、小茴、桂枝、韭白汁、茯苓。其呕而绝粒者，取生鹅血热饮。每食必呕者，煮羊血熟食之，皆立止。

——清·林珮琴《类证治裁·卷之三·呕吐论治》

【提要】　本论主要阐明呕吐的病机及呕吐从肝论治。要点如下：其一，指出"呕吐症，胃气失降使然也，而多由肝逆冲胃致之"。这成为对呕吐病机的经典概括。其二，治疗上主张"必泄肝安胃"。分别论述了相关各种证候、治法与方药。

2.21　呃　　逆

呃逆是由胃气上逆动膈引起的，以气逆上冲、呃呃连声、且声短而频、令人不能自制为主要表现的病证。呃逆也称为"哕"。多由饮食不节、情志失调或正气亏虚引起。其基本病机是胃失和降，胃气上逆动膈而成。本病病位在膈，病变的关键脏腑在胃，与肝、脾、肾、肺相关。肺气失宣在呃逆发病过程中起了一定作用。一则手太阴肺经之脉环循胃口，上膈，属肺；一则肺胃之气皆主乎降，功能上相互促进，病理上互相影响。呃逆基本治疗原则为理气和胃，降逆止呃，并根据病情的轻重、病性的寒热虚实，分别施以祛寒、清热、补虚、泻实之法。实证中，胃中寒冷者宜温中散寒，胃火上逆者宜清热和胃，气机郁滞者宜理气解郁；虚证中，脾胃阳虚者宜温补脾胃，胃阴不足者宜益胃养阴。对于危重病证中出现的呃逆，在此基础上，辅以降逆平呃之品，以利膈间气机，当急救胃气。

《灵枢》　呃逆寒气入胃论^{※*}

黄帝曰：人之哕者，何气使然？岐伯曰：谷入于胃，胃气上注于肺。今有故寒气与新谷气，俱还入于胃，新故相乱，真邪相攻，气并相逆，复出于胃，故为哕。补手太阴，泻足少阴。

——《灵枢·口问》

哕，以草刺鼻，嚏，嚏而已；无息，而疾迎引之，立已；大惊之，亦可已。

——《灵枢·杂病》

【提要】　本论主要阐述呃逆的病因病机及外治法。要点如下：其一，呃逆，在《内经》中称之为"哕"，其病因为寒气入胃，又新进饮食，谷气与寒气相扰，邪气与胃气相互搏击，上逆而发为本病。其二，治疗上，可以采用补手太阴肺经、泻足少阴肾经的针灸疗法。其三，可通过刺激鼻腔、闭气、惊吓等外治法，制止呃逆。

朱丹溪　呃逆肝火乘胃论※*

呃，病气逆也，气自脐下直冲，上出于口，而作声之名也。《书》曰：火炎上。《内经》曰：诸逆冲上，皆属于火。东垣谓：火与元气不两立。又谓：火，气之贼也。古方悉以胃弱言之，而不及火，且以丁香、柿蒂、竹茹、陈皮等剂治之，未审孰为降火，孰为补虚？人之阴气，依胃为养。胃土伤损，则木气侮之矣，此土败木贼也。阴为火所乘，不得内守，木挟相火乘之，故直冲清道而上。言胃弱者，阴弱也，虚之甚也。病人见此，似为死证，然亦有实者，不可不知，敢陈其说。

——元·朱丹溪《格致余论·呃逆论》

【提要】　本论主要阐述呃逆的名称及病因病机。要点如下：呃逆指气自脐下直冲，上出于口而作声者。呃逆的病机，属脾胃虚弱，肝气乘脾，阴虚火旺，气逆上冲。

虞抟　呃逆综论※*

《内经》曰：岁金太过，呃逆。金郁亦发呃逆。《活人书》及《千金方》《明理论》皆以哕即呃逆，殊不知哕者声大而远可闻，呃逆者声短而近方闻。哕者，出声也，哕出其气，哕声尽然后吸；呃逆者，入声也，气抑不出，吸声尽然后呼也。况哕出于胃，而逆由于肺，恶可比而同之乎？故易老云：火热奔急上行，而肺金不纳，致声不尽出。东垣以少阳多气少血，故干呕为哕。二公言哕言呃甚明，何惑之有？丹溪云：诸逆冲上，皆属于火。以木挟相火，直冲清道，故此症属火为多。

自今观之，然亦有数者之不同焉。有饮食过急，痰气阻滞，气不得升降者；亦有痰结胸臆，火充于下而不得升越者；亦有伤寒汗吐下太过，以致中气太虚者；亦有阳明内实而失下者；亦有渴而饮水过多而成水结胸者；亦有痢疾大下之后，胃气或虚，而阴火乘虚上冲清道者。

治法宜各审其虚实寒热，毋误以治哕实证，混淆妄治。数症中惟伤寒、痢疾二证，胃气虚衰，至为危重，差之毫厘，危在旦夕，更宜谨慎。

脉浮而缓者，易治；弦急而按之不鼓者，难治。脉结或促或微，皆可治；脉代者危。右关脉弦者，木乘土位难治。

——明·虞抟《苍生司命·卷四（亨集）·呃逆》

【提要】 本论主要阐述呃逆的病因病机及辨证施治。要点如下：其一，对于哕与呃的鉴别，指出"哕者，出声也，哕出其气，哕声尽，然后吸；呃逆者，入声也，气抑不出，吸声尽，然后呼也"。哕出于胃，而呃逆则出于肺。其二，呃逆的病因，有痰气阻滞、痰结胸膈、中气不足、水结于胸及阴火上冲清道等。其三，治疗上，重在辨清虚、实、寒、热。强调伤寒、痢疾后期，胃气虚衰之呃逆为危重之证。

◆ 李　梴　呃逆虚实论※*

呃逆分不足有余，

不足，因内伤脾胃及大病后胃弱，多面青肢冷，便软；有余，因外感胃燥及大怒太饱，多面红肢热，便闭。有余可治，不足者危。

不足火炎阴气虚；

火乃元气之贼。人之阴气依胃气而养，胃土受伤，则木气侵之，阴火所乘，不得内守，木挟相火，直冲清道而上，乃虚之甚也。膏粱湿热者，十味小柴胡汤，吞单黄柏丸，或调益元散。胃火善食者，小半夏汤加山栀、黄芩吐之；火盛者，益元散加黄连、黄柏；自利，更加参、术、白芍、陈皮。久病滞下及妇人产后，从脐下逆上，夜分转甚者，皆属阴虚，四物汤加知、柏、陈皮、竹茹。

劳役伤脾故有此，

贫苦大劳火动，浊升清陷者，补中益气汤，或合生脉散加黄柏、附子少许。挟房劳者，琼玉膏；肾气不归元者，九味安肾丸。

久病寒搏火为辜；

极是危证。脉数为火刑金，必死。凡伤寒吐下及杂病久，每呃逆者，皆火欲上行，为胃中寒邪所遏，故搏而有声，俱宜丁香柿蒂散、羌活附子汤、理中汤倍参。久者，三香散，或木瓜根煎汤呷之。中虚昏聩脉结者，炙甘草汤救之。

有余饱食（填塞胸中）失升降，

二陈汤加枳壳、砂仁。

痰郁何由得泰舒。

痰闭于上，火动于下，无别证，忽然发呃从胸中起者，芩连二陈汤，或只陈皮、半夏、姜煎服，或人参芦煎汤吐之。停痰，或因怒郁瘀热者亦宜。盖参芦泻肺，肺衰气降，而火土复位矣。七情气郁者，木香匀气散，用萝卜煎汤下，苏子降气汤。

阳证失下多潮热，

地道不通，因而呃逆。宜寒药下之，大柴胡汤。阳极脉微将脱者，宜凉膈散、解毒汤，养阴退阳，不可大小。

汗吐下后（胃）热未除；

小柴胡加橘皮、竹茹，或橘皮竹茹汤、单泻心汤。

有余涌（吐）泄，

平人食物太速，饮水入肺，喜笑太多，亦属有余。食呃、笑呃，以纸捻鼻嚏，或久闭气可止。水呃，小陷胸汤，小青龙汤去麻黄，清之利之而已，不足补。

补有温平凉莫拘。

凡汗、吐、下、服凉药过多者，当温补；脾胃阴火上冲者，当平补；挟热者，宜凉补。《局方》率用丁、附温暖助火，损不足而益有余，宜乎呃逆之必死也！

——明·李梴《医学入门·外集·卷四·杂病分类·内伤类·痰类》

【提要】　本论主要阐述呃逆的病因病机及辨证施治。要点如下：其一，呃逆分虚、实二证。虚证，为脾胃虚弱所致；实证，因外感、食积、痰滞等所致。病位在胃。呃逆之实证可治，虚证则病情危急。其二，论述阴虚火炎、劳役伤脾、寒火相搏、食滞脾胃、痰郁火动、阳明腑实、胃热未除及痰气主肺等证候的特征、病机、治法与方药。治疗上，根据寒热虚实采取温补、凉补、平补之法。

龚　信、龚廷贤　呃逆综论※*

脉：浮而缓者，易治；弦结而按之不鼓者，难治。或结或促或微，皆可治；代者危；右关脉弦者，木乘土位，难治。肺脉散者，是心火刑肺金，不治。

病：夫咳逆者，气逆上冲而作声也，俗谓之呃逆是也。其发也，或三五声而止，或七八声而止，或连续不绝，收气不回者。然所得之由不同：有因久病胃虚而得者，有因伤寒失下而得者，有因痰热内郁火气冲上而得者，有因过服寒剂胃寒而得者，有因水气停痰心下痞悸而得者。大抵咳逆者，不顺之义。

治：治法当以降气化痰和胃为主，随其所感而用药。其或病久脾胃衰败，而发咳逆，额上出汗，连声不绝者，最为恶候，不治之证也。

——明·龚信撰，龚廷贤续补《古今医鉴·卷之五·咳逆》

【提要】　本论主要阐述呃逆的病因病机及辨证施治。要点如下：其一，呃逆的成因包括久病胃虚、伤寒误下、痰热内郁、寒邪客胃及痰饮内停等方面。其二，治法以降气化痰和胃为主，随其所感而用药。若病久脾胃衰败，出现"恶候"则预后不佳。

龚廷贤　论呃逆辨治※*

脉浮而缓者，易治；弦急，按之而不鼓者，难治；脉急，或促或微，皆可治；脉代者危；右关脉弦者，木乘土位，难治。发呃者，气逆上冲而作声也。一名"呃逆"，因气逆奔急上行，作呃发声，有数者不同，不可不辨。有胃虚膈热者，宜橘皮竹茹汤；有胃虚寒者，宜丁香柿蒂汤。有肾气虚损，阴火上冲者，宜六味地黄丸；有中气不足者，脉虚数，气不相续而发呃者，宜补中益气汤加生姜、炒黄柏以降虚火，或少加附子，服之立愈。有阳明内实，失下而发呃者，宜六一顺气汤下之；有渴而饮水太过，成水结胸而又发呃者，宜小陷胸汤，或用小青龙汤去麻黄，加附子，治水寒相搏发呃，大妙。有传经伤寒热症，误用姜、桂等药料，助起火邪，痰火相搏而呃逆者，黄连解毒汤、白虎汤，及竹沥之类治之。

——明·龚廷贤《寿世保元·卷三·呃逆》

【提要】　本论主要阐述呃逆的病因病机及辨证施治。要点如下：其一，呃逆是由胃虚膈热、脾胃虚寒、肾气虚弱、中气不足、阳明内实、水饮结胸、寒水相搏及痰火相搏等所致。其二，可通过脉象，来辨别呃逆治疗的难易程度，并指出呃逆危重之脉象。其三，治疗上，提出了各类呃逆的治疗方药。

张介宾　论呃逆证治※*

论证

呃逆证，有伤寒之呃逆，有杂证之呃逆。其在古人则悉以虚寒为言，惟丹溪引《内经》之言曰：诸逆冲上，皆属于火，病人见此，似为死证，然亦有实者，不可不知。余向见此说，疑其与古人相左，不以为然，盖亦谓此证必属虚寒，何有实热？兹及晚年历验，始有定见，乃知丹溪此言为不诬也。虽其中寒热虚实亦有不同，然致呃之由，总由气逆，气逆于下，则直冲于上，无气则无呃，无阳亦无呃，此病呃之源，所以必由气也。欲得其象，不见雨中之雷，水中之浮乎。夫阳为阴蔽，所以为雷，而轰轰不已者，此火为雷之本，而火即气也。气为水覆，所以为浮而汩汩不已者，此气为浮之本，而气即阳也。然病在气分，非本一端，而呃之大要，亦惟三者而已，则一曰寒呃，二曰热呃，三曰虚脱之呃。寒呃可温可散，寒去则气自舒也。热呃可降可清，火静而气自平也。惟虚脱之呃，则诚危殆之证，其或免者，亦万幸矣。凡诸治法，当辨如下。

论治

凡杂证之呃，虽由气逆，然有兼寒者，有兼热者，有因食滞而逆者，有因气滞而逆者，有因中气虚而逆者，有因阴气竭而逆者，但察其因而治其气，自无不愈。若轻易之呃，或偶然之呃，气顺则已，本不必治；惟屡呃为患，及呃之甚者，必其气有大逆，或脾肾元气大有亏竭而然。然实呃不难治，而惟元气败竭者，乃最危之候也。

寒滞为呃者，或以风寒，或以生冷，或其脏气本寒，偶有所逆，皆能致呃，但去其蔽抑之寒，而呃自止。

胃火为呃者，其证极多，但察其脉见滑实而形气不虚，胸膈有滞，或大便坚实或不行者，皆其胃中有火，所以上冲为呃，但降其火，其呃自止，惟安胃饮为最妙。余尝治愈多人，皆此证也。

气逆为哕而兼胀闷者，宜加减二陈汤加乌药，或《宝鉴》丁香柿蒂散，或羌活附子汤，或神香散。

食滞而呃者，宜加减二陈加山楂、白芥子、乌药之属，或用大和中饮加干姜、木香。

中焦脾胃虚寒，气逆为呃者，宜理中加丁香汤，或温胃饮加丁香。若因劳倦内伤而致呃逆者，宜补中益气汤加丁香。凡中焦寒甚者，多由脾胃气虚而然，盖脾胃不虚则寒亦不甚，故治寒者，当以脾气为主。若吐痢后胃气微虚，或兼膈热而呃者，宜橘皮竹茹汤；无热者，宜生姜、半夏、丁香、柿蒂、白术、肉桂之类，皆可酌用。

下焦虚寒者，其肝肾生气之原不能畅达，故凡虚弱之人多见呃逆，正以元阳无力，易为抑遏而然。此呃逆之本，多在肾中，故余制归气饮主之甚效，或用理阴煎加丁香以疏气，妙亦如之。

凡以大病之后，或以虚羸之极，或以虚损误攻而致呃逆者，此最危之证，察其中虚，速宜补脾，察其阴虚，速宜补肾，如前二条固其法矣，然犹恐不及，则惟大补元煎及右归饮之类，斯其庶几者也。

呃逆证，凡声强气盛而脉见滑实者，多宜清降；若声小息微而脉见微弱者，多宜温补。

——明·张介宾《景岳全书·卷十九明集·杂证谟·呃逆》

【提要】　本论主要阐述呃逆的病因病机及辨证施治。要点如下：其一，呃逆虽然有寒、热、食滞、气滞、中气不足及阴气内竭等不同，但其根本病机为气逆。其二，呃逆的证候，大体可分三种，即寒呃、热呃、虚脱呃。细化则有寒滞证、胃火上冲证、气滞证、食滞证、中焦虚寒证、下焦虚寒证及里虚气逆等证候类型。其三，治疗上，总结出祛寒、降火、降气、温中、消食化滞、健脾益气等治法。治疗中强调固护脾胃，对于下焦虚寒者主张滋补肝肾，对病后呃逆者又注重脾肾同补。最后指出，可根据呃逆之音强弱辨别虚实，实者治以清降，虚者治以温补。

王绍隆、潘楫　呃逆综论※*

呃，即哕也。有火、有痰饮、有寒、有虫、有食、有胃虚、有肾虚，种种不同，但虚寒者十九，然必细察得之久暴，声之远近，形之盛衰，及病之所由起，则施治自多效也。盖潜行默运，无声无臭者，中气之常也。若有所激，气即为火，易其常性，卒暴上冲。仍欲其潜行默运，无臭无声，安可得乎？至若痰饮停中，碍其清道，阴寒迫里，遏其阳升，或蛔卒动而气阻，或食暴入而气壅，或胃气虚于上而气不舒，或肾气虚于下而气不续，皆能挠挫运机，行不顺利，而呃呃之声，有自来矣。故因于火者，其声频以促，兼面赤而脉数，宜二陈汤加山栀、黄连之类。因于痰饮者，其声缓匀，兼吞酸面泽而脉滑，宜二陈汤、温胆汤、导痰汤之类。因于阴寒者，其声短，而声扼扼不扬，兼面色青白，恶寒而脉紧，宜二陈汤加干姜、丁、桂之类。因于虫者，其声或作或止，或缓或促，兼面色不一，胃中或痛、或吐清水冷涎、或心中嘈杂，脉迟数大小不定，宜二陈汤去甘草加吴茱萸、制黄连、干姜、细辛之类。因于食者，其声浊而类呕，兼嗳逆酸腐，恶食，面黄，脉紧滑，宜和剂枳实半夏汤、曲　枳术丸、法制陈皮、法制槟榔之类。因胃气虚寒者，其声促而无力，或得食少止，面青白，畏寒，脉缓弱无力，宜六君子汤、四君子汤、橘皮竹茹汤、理中汤、洁古柿钱散之类。因肾气虚寒者，其声远而长，或作或止，半刻一声，脐下或动筑，面黑腰疼，或足冷恶寒，脉沉微，宜金匮肾气丸、良方参附汤之类。

——明·王绍隆著，清·潘楫增注《医灯续焰·卷十八（补遗）·呃》

【提要】　本论主要阐述呃逆的病因病机及辨证施治。要点如下：其一，呃逆多因火、痰饮、寒凝、虫积、食滞、胃虚及肾虚所致，证候属虚寒者占绝大多数。其二，阐述了各类型呃逆的辨证要点、临床表现及对应方药。提出辨证时应仔细分析，细察患病时间长短，呃逆之声远近，形体盛衰，以及得病之缘由等。

秦昌遇　外感内伤呃逆论※*

秦子曰：呃逆者，胃气不和，上冲作声，听声命名，故曰"呃"也。《灵枢》谓"哕"，以草刺鼻作嚏，嚏已无息，而疾迎引之，立已，大惊之亦已。按此治哕之法，即今外治呃逆之道也。

是《内经》之"哕"，即今之"呃"也。诸家谓干呕为"咳逆"，或因呕而伤胃气以致呃，因咳而吊动胃气以致呃方可。若以干呕即是呃逆，咳逆即是呃逆，大谬矣。有外感，有内伤。

外感呃逆

外感呃逆之症：身发寒热，呕逆作呃，此表邪传里之症也。内热口渴，唇焦便赤，上冲作呃，此积热内冲之症也。或乍发乍止，或连续不已，此痰火攻冲呃逆之症也。

外感呃逆之因：外受风邪，邪传半表半里，里不受邪，抑遏少阳生升之气，则上冲作呃。若热邪结里，失于清理，则热气上冲，亦能致呃；或水饮内停，胃家痰人，诸逆上冲，则呃逆之症作矣。

外感呃逆之脉：左脉弦大，少阳有邪。右脉沉数，胃热里实；右关虚涩，胃家虚热。右脉滑大，胃中痰饮；滑大而数，乃是痰热。

外感呃逆之治：若表邪入里，小柴胡汤和之。胃热失下者，承气汤下之。胃热便利者，泻心汤。胃热兼虚者，橘皮竹茹汤。若胃中兼痰饮者，橘皮半夏汤加枳、桔。兼热者，栀连二陈汤加葛根、竹茹。……

内伤呃逆

内伤呃逆之症：外无表邪入里，身无寒热头痛，惟见呃声发作，或三四声而即止，或呃数声之外，或连续而不已者，此内伤呃逆之症也。

内伤呃逆之因：或因中气不足，或因胃气损伤，水谷入胃，难以运化；或膏粱积热，胃火上冲；或胃寒冷饮，水寒上逆；或脾胃不和，脏腑为病；或怒动肝火，肝气怫逆；或肝肾阴亏，阴火上冲。此皆内伤呃逆之症也。

内伤呃逆之脉：脉见微弱，中气不足；或见沉数，膏粱积热；或见促结，脏腑不和；或见弦数，肝胆有火；左尺数大，真阴不足。

内伤呃逆之治：若中气不足，六君子汤。痰火上冲，栀连二陈汤、半夏泻心汤。积热上攻，栀连平胃散加葛根、竹茹。胃家受寒者，丁香柿蒂汤、理中汤。水停心下，二陈汤，苓桂术甘汤。食滞中宫者，枳术汤、枳桔平胃散、苍朴二陈汤。怒动肝火者，加味柴胡汤。阴血不足，阴火上冲，知柏四物汤。阴精不足，相火上冲者，知柏地黄丸、《家秘》知柏天地煎加广皮。若肝肾之精血皆不足，肝肾之阴火合而上冲者，《家秘》肝肾丸。

——明·秦昌遇《症因脉治·卷二·呃逆论》

【提要】 本论主要阐述呃逆的辨证施治。要点如下：其一，将呃逆分为外感和内伤两大类。外感呃逆，责之于感受风邪、水饮内停。内伤呃逆，责之于中气不足、胃气虚弱、胃火上冲、胃寒饮冷、肝气上逆及阴火上冲等。其二，以症、因、脉、治为纲目，论述了每种呃逆证候的辨证施治。

◆ 陈士铎 论呃逆辨治※* ◆

人有忽然呃逆不止，为是寒气相感，谁知是气逆而寒入之也！然气之所以不顺，乃气之不足也。盖丹田之气足，则气守于下焦而气顺，丹田之气不足，则气奔于上焦而气逆矣。呃逆虽是小症，然治之不得法，往往有变成危症，而不可救，正徒散其寒而不补其气也。治法宜大补其丹田之气，而少佐之以祛寒之药，则气旺而可以接续，寒祛而足以升提，故不必止呃逆而呃逆遂自止也。方用定呃汤。

人参（三钱）　白术（五钱）　丁香（五分）　陈皮（五分）　茯苓（五钱）　沉香末（一钱）　牛膝（一钱）

水煎服。一剂而呃逆止矣。参、苓、白术纯是补气回阳之药，丁香祛寒，沉香、牛膝降入丹田以止其逆，逆气既回，而呃声自定。孰谓补气之药，非即转气之汤哉！

此症用加味六君子汤亦妙。

人参　半夏　苏叶（各一钱）　白术　茯苓（各三钱）　陈皮（五分）　甘草（三分）　丁香（二分）

水煎服。一剂即止呃，二剂全愈。

人有痰气不清，一时作呃逆之声者，人以为火逆作祟也。夫火逆之痰，口必作渴，今不渴而呃逆，仍是痰气之故，而非火邪之祟也。夫痰在胃口，而呃逆在丹田，何以能致此耶？盖丹田之气欲升，而痰结胸中以阻之。此种呃逆较虚呃者甚轻，治法消其痰气，而呃逆自除，方用二陈汤加减治之。

人参（五分）　陈皮（五分）　半夏（一钱）　甘草（三分）　厚朴（一钱）　茯苓（三钱）

水煎服。一剂即愈。二陈汤为治痰之妙剂，加入人参、厚朴于补气之中而行降气之药，自能祛痰于上焦，达气于下焦也。此症亦可用加味六君子汤治之。

人有口渴饮水忽然呃逆者，非水气之故，乃火气之逆也。人若胃火太盛，必大渴呼水矣，今但渴而不大饮水者，乃胃火微旺，而胃气犹虚也。故饮水虽快，而多则不能易消，火上冲而作呃逆耳。治法宜补其胃中之土，而降其胃中之火，则胃气安之，而胃火自息，呃逆亦自止矣。方用平呃散。

玄参　白术（各五钱）　人参（二钱）　茯苓　甘菊花　麦冬（各三钱）　甘草（五分）

水煎服。一剂即平。此方降胃火而又不耗胃气，所以奏功实神。倘以为胃火之盛，而轻用石膏，虽亦能取胜，而终于胃土有伤，呃逆除而他病又生矣，不若此方之和平而又神也。

此症用两宜汤亦妙。

人参（二钱）　茯苓　白术（各五钱）　甘草　泽泻　黄连（各一钱）　肉桂（三分）　陈皮（五分）　天花粉（二钱）　柴胡（三分）

水煎服。二剂愈。

人有气恼之后，肝又血燥，肺又气热，一时呃逆而不止，人以为火动之故也，谁知亦是气逆而不舒乎！盖肝性最急，一拂其意，则气必下克脾土，而脾土气闭，则腰脐之间不通，气乃上奔于咽喉，而作呃逆矣。倘亦用降火降气之药，则呃逆更甚，必须用散郁之剂，而佐以消痰润肺之药，始为得之。方用解呃丹。

茯神（三钱）　白芍（三钱）　当归（二钱）　白术（五钱）　苏叶（五分）　麦冬（五钱）　白芥子（三钱）　柴胡（一钱）

水煎服。一剂而呃逆即止。此方为散郁之神方，不特治呃逆已也。用白术以利腰脐之气，用柴、芍、当归以舒肝胆之气，用苏叶、麦冬以润肺金之气，用茯神以通心与膀胱之气，用白芥子以宣膜膈之气，是一身上下之气尽行流通，又何虞下焦之气不上升于咽喉乎？故一剂而收功也。

此症亦可用平顺散。

柴胡 甘草 乌药（各一钱） 白芍（三钱） 香附 白芥子 川芎（各二钱） 砂仁（一粒）

水煎服。二剂即止。

人有呃逆时作时止者，乃气虚而非气滞也。夫气旺则顺，气衰则逆，五行之道也，凡逆之至者，皆衰之极耳。惟是气衰而呃逆者，不比痰呃与火呃也，补其气之虚，而呃逆自止。倘不知补气，而惟从事于消痰降火，则轻必变重，而重必入死矣。况痰火之呃，亦虚而致，不惟寒呃之成于虚也。方用六君子汤加减治之。

人参（三钱） 白术（一两） 茯苓（三钱） 陈皮（一钱） 甘草（三分） 半夏（二钱） 柿蒂（三枚）

水煎服。连服三剂而呃逆自除。此方乃治胃之圣剂，胃气弱而诸气皆弱，胃气旺而诸气皆旺，故补胃气正所以补诸气也，气既旺矣。加以柿蒂之能转呃，自然气转于须臾，而呃逆顿止矣。且胃又多气之腑也，诸气之逆皆从胃始，然则诸气之顺，何独不由胃始哉？

此症亦可用加味术苓汤。

人参 白术（各五钱） 茯苓（三钱） 半夏（二钱） 竹沥（一合） 附子（三分）

水煎服。二剂愈。

——清·陈士铎《辨证录·卷之四·呃逆门（五则）》

【提要】 本论主要阐述呃逆的病因病机及辨证施治。要点如下：其一，呃逆的基本病机为胃气上逆，而胃气上逆的主要原因是气虚。其二，将呃逆分为丹田气虚、痰气不清、胃火兼虚、恼怒气逆及胃气虚衰等证候类型，分述其相应病机。其三，治疗上，丹田气虚者，治当补益丹田之气兼以温散。痰气不清者，治当化痰降气。恼怒气逆者，治当散郁兼消痰润肺。胃火兼虚者，治当补土降气清火。胃气虚衰者，治当注重补土。且附方药、方解及常用服法和用量。

李用粹 呃逆综论※※

大意

《内经》有"咳逆"而无"呃逆"，大率由痰闭于上，火动于下，上注于肺，直冲清道而作声也。有阴阳之分，虚实之别，寒热之异，不可一概混治。要知胃实则噫，胃虚则哕。（《汇补》）

内因

有久病胃虚者；有伤寒失下者；有痰结于上，火起于下，痰火相搏者；有胃弱阴虚，木挟火势，上凌胃土者；有过服寒凉，胃寒而得者；有水停食郁，气逆而得者；有恚怒郁热者，有单衣着寒者。（《汇补》）

外候

火呃，呃声大响，乍发乍止，燥渴便难，脉数有力。寒呃，朝宽暮急，连续不已，手足清冷，脉迟无力。痰呃，呼吸不利，呃有痰声，脉滑有力。虚呃，气不接续，呃气转大，脉虚无力。瘀呃，心胸刺痛，水下即呃，脉芤沉涩。（《汇补》）

呃逆上下

中焦呃逆，其声轻而短，水谷为病也。下焦呃逆，其声恶而长，虚邪相搏也。（子昆）

呃逆虚实

不足，因内伤脾胃，及大病后胃弱，多面青肢冷便软。有余，因外感、胃热，及大怒大饱，多面红肢热便闭。虚者难治，实者易愈。如寻常无别症，忽然发呃者，属气逆与痰滞。（《入门》）

呃逆危症

伤寒及滞下后、老人、虚人、妇人产后，多有呃症者，皆病深之候也。（《三因》）若额上出汗，连声不绝者危。（《医鉴》）

治法

治当降气化痰和胃为主，随其所感而用药。气逆者，疏导之。食停者，消化之。痰滞者，涌吐之。热郁者，清下之。血瘀者，破导之。若汗吐下后，服凉药过多者，当温补。阴火上冲者，当平补。虚而挟热者，当凉补。（《汇补》）

温补宜审

《局方》概用丁、附、姜、桂，温暖助火，不辨寒热。其间气实痰滞，当用开导者。若执一治之，损不足而益有余，宜乎呃逆之必死也。（丹溪）

——清·李用粹《证治汇补·卷之五·胸膈门·呃逆》

【提要】　本论主要阐述呃逆的病因病机及辨证施治。要点如下：其一，呃逆，是指因痰闭于上，火动于下，上注于肺，直冲清道而作声。其二，多由久病胃虚、伤寒误下、痰火相搏、肝胃不和、胃寒、水停食郁、恚怒郁热及单衣着寒等所致。其三，呃逆的证候，有虚实之分、上下之别。实者，多因外感、胃热，及大怒、大饱所致；虚者，多因内伤脾胃所致。中焦呃逆，其声轻而短，是饮食失宜而致；下焦呃逆，其声恶而长，是虚邪相搏而致。此外，还论述了火呃、寒呃、痰呃、虚呃及瘀呃的证候表现，以及患呃逆的高危人群和危重证候。其四，呃逆的治疗，主张以"降气化痰和胃为主，随其所感而用药"，并针对气逆、食停、痰滞、热郁、血瘀等，提出一系列治法。提示切不可"执一治之"。

张　璐　论呃逆辨治**

石顽曰：呃逆在辨寒热，寒热不辨，用药立毙。凡声之有力而连续者，虽有手足厥逆，大便必坚，定属火热，下之则愈，万举全全。若胃中无实火，何以激搏其声逆上而冲乎？其声低怯而不能上达于咽喉，或时郑声，虽无厥逆，定属虚寒，苟非丁、附，必无生理。若胃中稍有阳气，何致音声馁怯不前也？盖胃中有火则有声，无火则无声，误以柿蒂、芦根辈治之，仓扁不能复图矣。又有始热终寒者，始本热邪，因过用苦寒，寒郁其热，遂至呃逆，急宜连理汤加姜、半主之。五六日大便不通者，削陈酱、姜导之。若真阳素虚人，误用苦寒通其大便，必致热去寒起，多成不救。复有饮热饮冷而呃，背微恶寒，目睛微黄，手足微冷，大便溏黑者，属瘀血。若饮热则安，饮冷则呃，虽有背恶寒，手足冷，大便溏等证，此属湿痰。肥人多此，须推瘀血痰饮例治之。……

诸逆冲上　气逆冲上，火气炎上故也。《经》云：逆气象阳。凡气逆，必证象阳盛，面赤脉洪，当以法降其逆乃愈。若以气象阳盛，而用寒药攻之，则不救矣。气上冲咽不得息，喘息有声不得卧，调中益气汤加吴茱萸。观厥气多少用之，如夏月有此证为大热也，宜以酒炒川连、知、柏，少加肉桂为末，酒丸服二钱，仍多饮汤，少时以美膳厌之，使直至下焦，以泻冲脉之逆也。盖逆者，寒热之气逆而不顺也，当随四时寒热温凉以制之。厥阴气上冲心，咽不得息，治法见《伤寒》厥阴病条。戴复庵云：虚炎之证，阴阳不升降，下虚上盛，气促喘急，宜苏子降气汤下黑锡丹。

——清·张璐《张氏医通·卷四·诸呕逆门·呃逆（噫气、诸逆冲上）》

【提要】　本论主要阐述呃逆的病因病机及辨证施治。要点如下：其一，呃逆的基本病机，为寒热气逆不顺。其二，呃逆在辨证上，亦着重辨寒热，以呃声有力而连续者为热，以呃声低怯而不能上达于咽喉，或时而郑声者为寒。呃逆之寒热，为立法选方用药的重要依据。其三，治疗上，提出"以法降其逆"，随四时寒热温凉调节气逆不顺之机。

冯兆张　产后呃逆综论※*

产后呃逆，属脾虚聚冷，胃中伏寒也。夫肺主气，五脏六腑俱禀之，产后气血并伤，脏腑皆损，风冷搏于气，则气逆上，又脾虚聚冷，胃中伏寒，因食热物，冷热之气相为冲击，使气逆不顺，则为呃逆。脾主中焦，为三焦之关，五脏之仓廪，若阴阳气虚，使荣卫之气厥逆，致生斯病。《经》云：呃，噫者，胃寒所生。然亦有中气大虚，下焦阴火上冲而致者，当用桂、附、干姜之类。

——清·冯兆张《冯氏锦囊秘录·杂症大小合参卷十八·产后杂症门》

【提要】　本论主要阐述产后呃逆的病因病机及辨证施治。要点如下：产后多气血两虚，脏腑内伤，若此时感受风冷寒邪，则气逆于上；或素体脾胃寒冷，食用热食，则寒热相冲，气逆不顺，亦会发生呃逆。此外，中气大虚，阴火失守，上冲犯胃，也可导致呃逆。

沈金鳌　呃逆综论※*

呃逆，火病也，《经》曰"诸逆冲上，皆属于火"是也。呃逆一症，古名"哕"，后名"咳逆"，又名"吃忒"。其故有三：一曰热逆。胃火干气上逆，脉洪大而数，必口干舌燥，面赤便秘，宜平胃散加清火药。阴火上炎而呃，其气从脐下逆上，盖上升之气至肝而出，中挟相火也，宜山栀、黄连清火，木香理气，茯苓、半夏理脾。胃中停痰阻塞，致痰火郁遏，不得疏泄，亦呃，宜参用二陈汤、半黄丸。温病发呃，乃伏热在胃，令人胸满而气逆，逆而呃，或大下，胃中虚冷，亦致呃，宜茅葛汤。一曰气呃。劳役过度，努伤中焦，丹田之气，逆而上行，故呃，急调气，宜调气平胃散、人参利膈汤。中气大虚，不时发呃，急补益，宜补中益气汤。元气不足，胃虚而呃，非培元不可，宜人参理中汤。肺气郁痹，面冷频呃，总在咽喉不爽，当开上焦之痹，盖心胸背部，须借在上清阳舒展，乃能旷达也，宜枇杷叶、川贝、郁金、射干、通草、淡豉。痢后发呃，极为险症，宜六君子汤。伤寒汗吐下后，或泻利日久，或大病后气呃，为中气极虚，宜十全大补汤，兼热加竹茹、丹皮，兼寒加丁香、附、桂。脉沉数大，便秘，宜稍加大黄。男女伤寒，及一切杂病，手足逆冷而呕且呃，宜姜橘汤。呃逆之甚，至于短气，急疏导之，宜紫苏二钱，人参一钱，煎服。食伤脾胃，复病呕吐，发呃下利，两脉微涩，是阳气欲尽，浊阴冲逆，急候也，舍理阳驱阴无别法，宜干姜、吴萸、人参、茯苓、丁香、柿蒂、炮熟附子。病后气逆，不能归元，致呃呃连声不止，声闻屋外，宜刀豆子烧存性，白汤调服二钱即止。温病饮水过多，气滞，呃逆不止，宜枇杷叶、茅根各半斤煎水，徐徐服。呃而心下悸，盖缘水气停郁，宜二陈汤加木香、竹沥、姜汁。痰气滞，其气从胸中起中州，元气郁也，宜气郁汤。或脉小舌白，气逆吃忒，畏寒微战，胃阳虚，肝木上犯，必议镇肝安胃理阳法，宜代赭石、人参、丁香、橘皮、茯苓、淡干姜、半夏。若无别症，忽然发呃，气从胃中而起，只是气不顺，宜木香调气散。若痰结碍逆而吃忒，乃为痰呃，宜先用盐汤探吐法，后服导痰汤。阴火从少腹上冲呃逆，夜分转甚，乃荣血亏伤之故，宜四物汤加知母、黄柏、竹茹、陈皮、茯苓。呃而专由于火，则曰火呃，宜干柿生姜煎服。呃而音高连声，尚为有力，为实，可治；若呃一二声而音低者，中气稍绝，而不能接续，则虚之极，旦发夕死；病后大发呃，亦由真元之气绝，不治。一曰胃寒，手足冷，呕吐，无热症，脉迟涩，为胃寒之候，宜丁香柿蒂汤。胃虚寒，致胸满而发呃，宜丁香柿蒂汤。胃家寒冷，久呃不能止，宜沉香散。肾气自腹中赶上，筑于咽喉，逆气连属而不能出，或至数十声，上下不得喘息，此由寒伤胃脘，肾虚气逆，上乘于胃，与气相并。《经》云病深者，其声哕也，宜吴茱萸散。吐利后胃气虚寒，手足厥冷，必伤土气，宜理中汤加丁香、白术、枳壳。或脉歇止，汗出呃逆，大便溏，此劳倦积伤，胃中虚冷，阴浊上干，宜人参、茯苓、淡干姜、炒川椒、代赭石、炒乌梅肉。若为冷物所阻，或误投寒剂所遏，至阳不得上升而呃，阳症伤寒，胸中饮食未消，误服石膏、人中黄之类而呃，均宜散其寒，越其热，不使寒热抑遏，宜丁香柿蒂散。以上三者，皆呃症之由也。故有谓呃证属寒多而热少者，又有谓呃症属热多而寒少者，皆一偏之见。盖呃之为症，总属乎火，即如胃寒诸症，亦必火热为寒所遏而然，若纯由乎寒，则必不相激而逆上矣。故人有寻常并无疾病，或一张口而寒气相袭，立时发呃者，俗名之曰冷呃，其得竟谓之冷病乎？盖相袭者寒气，而相袭之时，必阳气适当上升，故寒气一袭，阳即不得越而呃也。若阳当下降，而非上升之时，虽寒袭之，亦必不呃也。然此偶然感发，不足为病，非若前文三因之症，必须调治也。至如《活人书》所载呃逆阴症，胃寒脉细虚极，宜丁香柿蒂散、羌活附子汤。呃逆阳症，发热口苦，胸满脉数，宜橘皮竹茹汤，或小柴胡汤加橘皮、竹茹。《入门》所载痢后呃逆，宜人参、白术煎汤，调益元散顿服，自止。痢后胃阳衰，气弱不相续而呃逆，宜补中益气汤加竹茹、生姜、附子。饮食填塞胸中，或食物太甚，噎而不下，发为呃逆，宜三香散或二陈汤加枳壳、砂仁、苏叶。《正传》所载痰闭于上，火动于下，无别症，忽发呃逆，从胸中起，宜二陈汤加芩、连、桔梗、姜炒山栀。痰挟气虚而呃逆，宜六君子汤。《纲目》所载胃中虚冷，不能食，饮水则呃逆，或饮水太过，或水结胸而呃逆，宜小陷胸汤。或但饮水多而呃逆，别无恶候，宜五苓散。《回春》所载过笑而呃逆，宜灯草探鼻取嚏。皆所当究者也。总之，呃逆甚危，不得视为寻常易瘳之症，倘寻常视之，危毙立见。

脉法 《医鉴》曰：呃逆之脉，呃浮缓，若弦促急代微结，难治，散大者必死。

呃逆症治 《入门》曰：呃逆当分有余不足：不足者，因内伤，及大病后发，其症胃弱面青，肢冷便软；有余者，因外感冒燥，及大怒大饱而发，其症面红体热，便闭。便软者泻心汤主之，便闭者大承气汤主之。《纲目》曰：《灵枢》云呕以草刺鼻令嚏而已，无息而疾迎引之立已，大惊之亦已。详此三法，正是治呃逆之法。今人用纸捻刺鼻取嚏，嚏则呃逆立止，或闭口鼻气，使之无息亦立已，或作冤盗贼大惊骇之亦立已，此以哕为呃逆，正得经旨也。谓之哕者，呃声之重也；谓之呃者，哕声之轻也。皆因病声之轻重而名之也。又曰：呃声频密相连者为实，可治；若半时呃一声者为虚，难治，多死，死在旦夕；呃至八九声气不回者，难治；呃逆小便秘涩，或腹满者，不治；脉见沉微散者死；泻痢后呃逆，及伤寒结胸发黄而呃逆，俱难治。

——清·沈金鳌《杂病源流犀烛·卷十七·呃逆源流》

【提要】　本论主要阐述呃逆的病因病机及辨证施治。要点如下：其一，呃逆常因于热、因于气和因于胃寒而发。其中，热逆，又可分为胃火上逆、阴火上炎、温病发呃；气呃，可分为劳役伤气、情志伤气、中气大虚、元气不足、肺气郁痹；胃寒，可分为脾胃虚寒、寒伤胃脘等证候类型。其二，呃逆发生的基本病机，为寒热相激。呃逆的发病，与火热上逆、阳气上升有关。其三，治疗上，根据呃逆病机的寒热虚实，载录对症方药，同时收录《灵枢》以草刺鼻令嚏的外用法。

吴　贞、邵先根　论呃逆辨治[※*]

呃逆者，声自下逆上，俗名"呃忒"是也。不拘伤寒杂症皆有，所因不一，治法各宜随症施治。

邵评：呃逆一症，有虚实寒热之因，中焦下焦之别，是气升上逆之病。外感内伤，均有此症，当辨因分症施治。

阳虚阴逆：有因寒凉太过，胃中虚冷，浊阴上逆，以致呃逆呕吐，或腹痛下利，两脉微弱，治宜理阳驱阴，人参、附子、丁香、柿蒂、茯苓、干姜、吴萸主之。若兼吐黄绿苦水，胃虚阴浊上干也，去附子，加代赭、椒梅。

邵评：寒凉伤中，胃阳虚弱，浊阴上逆，气不下降，而呃逆呕吐也。当用温胃通阳，以泄浊阴。

肝木犯胃：气逆呃忒，脉小舌白，厥逆寒战，此肝气犯胃，用镇肝安胃法，人参、半夏、茯苓、干姜、丁香、柿蒂、代赭石、炒川椒、炒粳米。

邵评：中虚胃弱，肝木乘虚上逆，胃气不降而呃忒，胃阳虚而有寒，故舌白寒战。肝气上升则厥也。宜以温胃泄肝镇逆为治。

肺郁气逆：面冷频呃，咽中不爽，此肺气膹郁，病在上焦，宜开气分之痹，俾清阳得舒，胸次方能开达，姜汁炙枇杷叶、川贝母、川郁金、香豉、桔梗、通草、竹茹之类主之。

邵评：气郁于肺，不得下降，清阳痹阻而频呃，治以宣肺开气，肺气宣行，则诸气流通而下降，呃自止矣。宜以轻清开提肺气，宣泄上焦为治。

阴饮上逆：攻伐太过，胃中阳虚，饮浊上逆为呃，舌苔白润，治宜温通，半夏、茯苓、丁香、柿蒂、吴萸、姜汁之类。如生姜半夏汤、丁香柿蒂汤、茱萸理中汤，皆可选用。

邵评：攻伐多是寒凉，以伤中阳。阳虚，则伏饮上逆，而作呃忒也，舌白润，寒饮苔也。宜温胃阳以散寒饮为治。

胃虚有热：如呃逆而渴，舌苔微黄，此胃虚有火，虚火上逆而呃也，宜橘皮竹茹汤，或温胆汤，去枳实，加姜汁炙枇杷叶。如胃中有痰饮，脉沉而弦，宜橘皮半夏生姜汤。

邵评：胃虚，内有伏火，故口渴而舌苔微黄。虚火上逆，胃气不得下降而作呃也，治以清降胃火一法。此与上条同是胃病，有寒热之不同，用药有温清之别。上条阳虚欲逆，故用温通，此条胃虚有火，故宜清降，当合参之。如痰饮脉沉而弦，弦为饮，而沉为在里也。用涤饮和胃之法。

肝火上逆：如呃逆，舌黄而渴，左脉弦数，此肝火上逆为呃也，宜川连、吴萸、黑栀、代赭、枇杷叶、半夏、茯苓之类降之。

邵评：肝火上升，胃逆不降而呃，舌黄而渴，肝火灼胃也。左脉弦，肝之本象，数则肝火乘胃而逆也。治以平肝清火，和胃降逆之法。

中焦虚冷：如脾胃虚寒，寒气格逆而呃者，脉来濡缓，右关软大，舌嫩不渴，宜理中汤，加丁香温之。

邵评：中虚寒气上逆，格拒于中，胃气不降而呃逆也，故用温中扶阳之法。

下焦阳虚：凡呃逆起自下焦，浑身振动者，乃属下焦虚寒，阳气竭而呃也，宜理阴煎，加丁香、五味、胡桃肉以纳之，或都气饮，加熟附、胡桃、丁香以纳之，不已则死。

邵评：呃逆自下焦而来，肝肾大虚，气不摄纳，由丹田而冲逆，故浑身振动。此元海无根，虚脱之候，宜摄纳下焦肝肾治之。

阴火冲逆：如六脉细数，面赤颧红而呃者，阴火上逆也，都气饮，加胡桃肉、柿蒂以纳之。

邵评：阴火升逆，当用滋肾丸或大补阴丸壮肾水而滋阴火。

格阳呃逆：若高年命门火衰，虚阳上逆而呃者，必面赤戴阳，足冷下利，六脉微弱，宜熟附都气饮，加人参、丁香、胡桃肉、紫石英之类，纳之镇之。（以上三症五味须重用。）

邵评：命火衰微，阴寒内伏，阻格虚阳，上逆而作呃，阴盛格阳也，宜用回阳镇纳之法。

胃阴虚馁：有发汗太过，胃中津液枯涸，以致呃逆呕吐，宜金水六君煎，加北参、麦冬、丁香、柿蒂，和中以生津液。汗出不已，加五味。

邵评：汗多而胃阴受伤，津液亏耗，胃气上逆而呃者，宜养阴生津以和胃。若汗多，则津液益虚，用五味以敛之。

中脘食滞：凡呃逆脘痛，胸中胀满者，食滞为呃也，宜二陈加楂肉、厚朴、枳实、麦芽、木香汁、莱菔子之类，疏之和之。

邵评：食滞脘中，气机阻遏，升不得降而为呃者，此胃实也，故用运中消滞开气之剂。

幽门浊逆：伤寒表解之后，大小便不通，呃逆作呕，此糟粕未化，与邪结于幽门。幽门之气不化，则州都闭，传道失，二便不行，恶气上冲于胃，故作呃逆也，宜利幽门，利幽汤主之。若大便秘结，少腹硬痛而作呃逆者，承气汤主之。（此条出伤寒第一书）

邵评：表解后津液受劫，邪浊内结肠腑，二便不通，气上冲至胃，则呃逆作呕。所谓下既不通，必反于上也。幽门在下焦，邪结于此则便闭，故必通其幽门。大便通行，则浊热下出，而呃逆自止矣，此亦实呃也。若便闭硬痛，此肠胃有燥屎而呃逆也，用承气汤攻下之。

——清·吴坤安《伤寒指掌·卷三·伤寒变症·呃逆（新法兼参叶案）》

【提要】　本论主要阐述呃逆的病因病机及辨证施治。要点如下：其一，内伤、外感均可导致呃逆，病位在中下二焦。其二，呃逆，因胃虚有热、肝木犯胃、肺郁气逆、阴饮上逆、胃虚有热、肝火上逆、中焦虚冷、下焦阳虚、阴火冲逆、隔阳呃逆、胃阴虚馁、中脘食滞及幽门浊逆等所致。其三，治疗上，提出理阳驱阴、镇肝安胃、宣肺开气、温胃散寒、平肝和胃、清降胃火、温中扶阳、摄纳下焦、壮肾滋阴、回阳镇纳、消滞开气及利幽门等法。

林珮琴　呃逆论治

呃逆症，气逆于下，直冲于上，作呃忒声，由肺胃气不主降，肝肾气不主吸故也。《内经》谓之"哕"。《内经》治哕之法，以草刺鼻嚏而已，无息而疾引之，立已。大惊之，亦可已。今谓之"呃"，其症因寒火痰食，以及伤寒、吐利、病后、产后多有之。举其纲，则寒呃、热呃、虚脱呃，三者括之而已。寒呃宜温宜散，寒去而气自舒；热呃宜降宜清，火静而气自平。古方用柿蒂，取其苦温降逆。济生加丁香、生姜，取其开郁散痰，乃从治之法。虚脱呃则非大补真元，必难镇摄也。其寒滞为呃者，阴凝浊逆，丁香散、二陈汤、橘皮干姜汤。其肺痹为呃者，咽阻胸闷，枇杷叶、川贝母、郁金、白通草、杏仁、淡豆豉。其胃火为呃者，脉实便坚，安胃饮。其胃虚为呃者，虚阳上逆，橘皮竹茹汤、旋复代赭汤。其怒动肝火者，胁痛吐酸，佐金汤加白芍、山栀、金器。金器取镇逆以平肝。其气逆作呃者，肝邪乘胃，旋复代赭汤加降香。其痰滞为呃者，饮停气阻，丁香二陈汤。其食滞为呃者，腹痛嗳腐，养胃汤去蔻、附、肉果，或大和中饮去干姜、泽泻。伤寒少阳症哕逆者，半表半里，气为邪抑，小柴胡汤，或柴陈煎。寒加丁香，火加黄芩。伤寒阳明症失下内热，三焦干格，阴道不行，气冲作呃者，宜去火，白虎汤、竹叶石膏汤加减，去闭，承气汤。逆气降，哕自止。其吐利后，胃虚膈热而呃者，橘皮竹茹汤加川贝。其病后发呃者，察其中虚必补脾，察其阴虚必补肾，大补元煎、右归饮。其中焦脾胃虚寒，气滞为呃者，丁香柿蒂散，或理中汤、温胃饮，俱加丁香。其下焦虚寒，肝肾不能畅达，或虚人元阳无力，易为遏抑而致呃者，归气饮，或理阴煎加丁香。丹溪谓呃逆因肝肾阴虚，气从脐下直冲于口，由相火挟冲气上逆者。用大补阴丸，峻补真阴，承制相火。东垣谓阴火上冲，吸气不得入，胃脉反逆，阴中伏阳，即为呃。用滋肾丸，壮水制火，引以归源，以泻阴中伏热。此阳虚阴虚之辨，所当详审施治者也。产后呃逆，最危，四逆汤加人参，羌活附子汤，或桂心五钱，姜汁三合水煎。急灸期门左穴，艾柱如豆大。《医通》曰：平人饮热汤，及食椒姜即呃者，此胃有寒痰死血也。死血，用韭汁、童便、下越鞠丸。虚人，用理中汤加蓬术、桃仁，痰加茯苓、半夏。盖呃逆皆是寒热错杂，二气相搏，故治之亦多寒热相兼之剂，如丁香柿蒂并投之类。试观平人冷呃，令其思想则止，思则脾火气乘而胃和矣。

——清·林珮琴《类证治裁·卷之三·呃逆论治》

【提要】　本论主要阐述呃逆的病因病机及辨证施治。要点如下：其一，呃逆可由寒、火、痰、食、伤寒、吐利、病后、产后等因素导致。其根本病机，是"由肺胃气不主降，肝肾气不主吸"。其二，呃逆主要分为寒呃、热呃、虚脱呃三种证候类型，论中分别阐述了各类证候的临床表现。其三，治疗上，提出寒呃治以温散，热呃治以清降，虚脱呃治当大补真元的法则。其四，论中系统梳理了从《内经》以来直至清代治疗呃逆的方法，同时加入了清代温病用药的特色。

2.22　腹　　痛

腹痛是以胃脘以下、耻骨毛际以上部位发生疼痛为主要表现的病证。多由外感六淫、饮食不节、情志失调、素体阳虚或跌扑损伤等导致。腹痛的病机主要有寒、热、虚、实四端，往往相互兼杂。或寒热夹杂，或虚实互见，或为虚寒，或为实热，亦可互为因果，互相转化。脏腑气机阻滞，气血运行不畅，经脉痹阻，不通则痛，寒凝、火郁、食积、气滞、血瘀乃主要病理因素，是为实证。脏腑经脉失养，不荣则痛，是为虚证。腹痛辨证多根据其病因、疼痛部位、疼痛性质等辨其寒、热、虚、实，在气在血，在脏在腑。治疗腹痛多以"通"字立法。所谓"通"并非单指攻下通利，而是在辨明寒热虚实而辨证用药的基础上，适当辅以理气、活血、通阳等疏导之法，标本兼治。用药不可过于香燥，应中病即止。属实证者，重在祛邪疏导；如属虚痛，应温中补虚，益气养血，不可滥施攻下。对于久痛入络，绵绵不愈之腹痛，可采取辛润活血通络之法。

《素问》　论寒邪致腹痛※

寒气客于脉外，则脉寒，脉寒则缩蜷，缩蜷则脉绌急，绌急则外引小络，故卒然而痛，得炅则痛立止。因重中于寒，则痛久矣。

寒气客于经脉之中，与炅气相薄则脉满，满则痛而不可按也。寒气稽留，炅气从上，则脉充大而血气乱，故痛甚不可按也。

寒气客于肠胃之间、膜原之下，血不得散，小络急引故痛，按之则血气散，故按之痛止。寒气客于侠脊之脉，则深按之不能及，故按之无益也。

——《素问·举痛论》

【提要】　本论主要阐述寒邪致腹痛的病因病机。要点如下：寒邪客于脉外、脉中、肠胃之间、夹脊脉等处，均可造成腹痛。寒邪客于脉外，病位较浅，故得热痛止；寒邪客于脉中，正邪相搏，气血逆乱，故痛不可按；寒邪客于肠胃之间寒凝血滞腹痛，按之血散而痛止；寒客夹脊脉时，邪已入里，则按压病位已不能触及病邪，按之无益。

巢元方　论寒邪腹痛证候※

腹痛候

腹痛者，由腑脏虚，寒冷之气，客于肠胃、募原之间，结聚不散，正气与邪气交争相击，故痛。其有阴气搏于阴经者，则腹痛而肠鸣，谓之寒中。是阳气不足，阴气有余者也。

诊其寸口，脉沉而紧，则腹痛。尺脉紧，脐下痛。脉沉迟，腹痛。脉来触触者，少腹痛。脉阴弦，则腹痛。凡腹急痛，此里之有病，其脉当沉。若细而反浮大，故当愈矣。其人不即愈者，必当死，以其病与脉相反故也。其汤熨针石，别有正方，补养宣导。

久腹痛候

久腹痛者，脏腑虚而有寒，客于腹内，连滞不歇，发作有时。发则肠鸣而腹绞痛，谓之寒中。是冷搏于阴经，令阳气不足，阴气有余也。寒中久痛不瘥，冷入于大肠，则变下痢。所以然者，肠鸣气虚故也。肠虚则泄，故变下痢也。

——隋·巢元方《诸病源候论·卷之十六·腹痛病诸候》

【提要】　本论主要阐述寒邪致腹痛的病因病机及脉证特点。要点如下：其一，腹痛是"由腑脏虚，寒冷之气，客于肠胃、募原之间，结聚不散，正气与邪气交争相击"所致。如肠鸣腹痛，为阳气不足，阴气搏于阴经，又称之为"寒中"。腹痛日久，寒邪将陷入大肠，若气虚则肠鸣，若肠虚则下痢。其二，腹痛者，多寸口脉沉而紧，或脉沉迟，或脉阴弦；若尺脉紧，则脐下痛；脉来触触者，则少腹痛。凡腹急痛，此里之有病，其脉当沉。若病与脉相反，则预后不良。

《太平圣惠方》　论气虚感寒腹痛※

夫腹痛者，由腑脏气虚，寒气客于腹胃、募原之间，结聚不散，正气与邪气相击，故痛也。凡腹中有急痛，此里之有病，其脉当沉，若细而反浮大散者，当愈。其人不即愈者，必当死。以其病与脉相反故也。

——宋·王怀隐《太平圣惠方·卷第四十三·治心腹痛诸方》

【提要】　本论主要阐述腹痛的病因病机及脉证特点。要点如下：其一，脏腑气虚，寒气侵袭，正邪斗争，是导致腹痛的基本病机。其二，根据脉象判断腹痛向愈或判断其预后，要参考临床症状。若出现向愈之脉，腹痛仍不好转，则为病脉相反，多预后不良。

《圣济总录》　论寒邪腹痛※

论曰：脏腑内虚，寒气客之，与正气相击，故令痛也；又有冷积不散，乍间乍甚，为久腹痛者。若重遇于寒，则致肠鸣下利。盖腹为至阴之所居，又为阴邪客搏故也。

——宋·赵佶《圣济总录·卷第五十七·心腹门·腹痛》

【提要】　本论主要阐述寒邪致腹痛的病因病机。要点如下：其一，脏腑素虚，感受寒邪，正邪相搏，是导致腹痛的主要病因病机。其二，腹痛日久，复感寒邪，阴邪客搏于腹部，可发展成肠鸣下利之证。

杨士瀛　腹痛方论

《内经》曰：寒气入经而稽迟，泣而不行，客于脉外则血少，客于脉中则气不通，故卒然而痛。按：《内经·举痛论》言寒邪外客而痛者甚为详悉，未能尽述，学者自宜检阅。外有因虚、因实、因伤寒、因痰火、因食积、因死血者，种种不同。《原病式》曰：热郁于内而腹满痛者，不可言为寒也。东垣曰：腹中诸痛，皆因劳役过甚，饮食失节，中气不足，寒邪乘虚而入客之，故卒然而作大痛。《经》言得炅则止。炅者，热也。以热治寒，治之正也。《此事难知》论曰：伤寒中脘痛，太阴也，理中汤、黄芪建中汤之类。脐腹痛者，少阴也，四物汤、真武汤、附子汤之类。小腹痛，厥阴也，重则正阳散、回阳丹，轻则当归四逆汤之类。若夫杂症腹痛，四物苦楝汤、酒煮当归丸之类。夏月腹痛，肌热，恶热，脉洪数，属手太阴、足阳明，黄芩芍药汤主之。秋月腹痛，肌寒，恶寒，脉沉疾，属足太阴、足少阴，桂枝芍药汤主之。四时腹痛，芍药甘草汤主之。丹溪曰：腹痛有积热，有食积，有痰，有死血。脉弦者多属食积，宜温散之，如干姜、炒苍术、川芎、白芷、香附、姜汁之类是也，不可用峻利药攻下之。盖食得寒则凝，热则化，更兼行气、快气药助之，无不可者。脉滑者是痰，痰因气滞，宜导痰解郁，二陈汤加台芎、苍术、香附之类是也。脐下忽大痛，人中黑色者，多死。腹中水鸣，乃火击动其水也。凡腹痛，以手不可按者，属实，宜大黄、芒硝下之。实痛不可用参、芪、白术，盖补其气，气旺不通而痛愈甚也。

——宋·杨士瀛《仁斋直指方论·卷之六·腹痛方论》

【提要】　本论主要阐述腹痛的病因病机及辨证施治。要点如下：其一，阐明腹痛的病因病机，有虚、实、寒、热、痰火、食积、瘀血、劳逸及气虚等。其二，论述各类腹痛的证候特点，并附以相应方药。其三，指出腹痛实证不可用补气药，以防加重腹痛。其四，提示腹痛危重症的辨别及危重症预后的预判。

朱丹溪　五种腹痛综论※

腹痛有寒、积热、死血、食积、湿痰。

脉弦，食；脉滑，痰（一作涩）。清痰多作腹痛，台芎、苍术、香附、白芷，为末，以姜汁入汤调服，大法之方若此。腹痛者，气用气药，如木香、槟榔、香附、枳壳之类；血用血药，如当归、川芎、桃仁、红花之类。初得时元气未虚，必推荡之，此通因通用之法。久必难，壮实与初病宜下，虚弱衰与久病宜升之消之。腹中水鸣，乃火击动其水也，用二陈汤加黄芩、黄连、栀子，亦有脏寒而鸣者。凡心腹痛者，必用温散，此是郁结不行，阻气不运故痛。在上者，多属食，食能作痛，宜温散之，如干姜、炒苍术、川芎、白芷、香附、姜汁之类，不可用峻利药攻下之。盖食得寒则凝，热则化，更兼行气快气药助之，无不可者。

老人腹痛，年高不禁下者，用川芎、苍术、香附、白芷、干姜、茯苓、滑石之类。

——元·朱丹溪撰，明·程充校补《丹溪心法·卷四·腹痛》

【提要】　本论主要阐述腹痛的病因病机及辨证施治。要点如下：其一，腹痛主要是因寒邪、积热、死血、食积、湿痰等所致。腹痛，脉弦为饮食积滞，脉滑为痰湿阻滞。其二，腹痛，凡壮实与初病者宜下，虚弱衰与久病者宜升之消之。食积腹痛，多病位在上，宜用温散化食之法。凡心腹痛者，必用温散，此是郁结不行，阻气不运故痛。在上者，多属食，食能作痛，宜温散之，不可用峻利药攻下之。因"食得寒则凝，热则化，更兼行气快气药助之，无不可者"。

虞　抟　六种腹痛综论※

论　《内经》曰：寒气入经而稽迟，泣（与"涩"通）而不行，客于脉外则血少，客于脉中则气不通，故卒然而痛云云。

按：《内经·举痛论》言寒邪外客而为痛者，甚为详悉，但未能尽述，学者自宜检阅。外有因虚、因实、因伤寒、因痰火、因食积、因死血者，种种不同，亦当表而出之，庶使学者易为参考焉。东垣曰：腹中诸痛，皆由劳役过甚，饮食失节，中气不足，寒邪乘虚而客入之，故卒然而作大痛，《经》云得炅则止。《此事难知》集论曰：伤寒中脘痛，太阴也，理中汤、黄芪建中汤之类。脐腹痛者，少阴也，四逆汤、真武汤、附子汤之类。小腹痛，厥阴也，重则正阳散、回阳丹，轻则当归四逆汤之类。太阴连少阴痛甚者，当变为下利不止。若夫杂病腹痛，四物苦楝汤、酒煮当归丸之类。夏月腹痛，肌热恶热，脉洪数，属手太阴、足阳明，黄芩芍药汤主之。秋月腹痛，肌寒恶寒，脉沉疾，属足太阴、足少阴，桂枝芍药汤主之。四时腹痛，芍药甘草汤主之。《原病式》曰：热郁于内，则腹满坚结而痛，不可例言为寒也。成无己曰：阴寒为邪者，则腹满而吐，食不下，自利益甚，腹疼痛，太阴证也。发汗不解，医反下之，因而腹满时痛者，属太阳也，桂枝加芍药汤主之。大实而痛者，桂枝加大黄汤主之。又曰：邪气聚于下焦，则津液不得宣通，血气不得流行，或溺或血，流滞于下，而生胀满硬痛也。若从心下至小腹皆硬满而痛者，是邪实也，须以大陷胸汤下之。若但小腹硬满而痛，小便利者，则是蓄血之证；小便不利者，则为溺涩之证也。其有血虚瘦弱之人，津液枯涸，传送失常，郁火燥热煎成结粪，滞于大小肠之间，阻气不运而作痛者，宜以枳实导滞丸、备急大黄丸之类，先通其滞，止其痛，然后用四物等生血润燥之剂以治其本。外有卒然心腹大痛，欲吐不得吐，欲泻不得泻，唇青厥逆，死在须臾。此内因食积，外感寒邪，是名干霍乱之候也，宜急以盐汤灌之，而以鹅翎探吐取涎而愈。若夫清痰留滞于胸腹之间，食积郁结于肠胃之内，皆能令人腹痛。清痰作痛者，控涎丹、小胃丹之类。食积为患者，保和丸、枳术丸之类消之，枳实导滞丸、木香槟榔丸之类下之。浊气在上者涌之，清气在下者提之，寒者温之，热者清之，虚者补之，实者泻之，结者散之，留者行之，此治法之大要也，学者详之。

——明·虞抟《医学正传·卷之四·腹痛》

【提要】　本论主要阐述腹痛的病因病机及辨证施治。要点如下：其一，腹痛的成因，常分内、外两端，在外如寒客经脉之证，在内如食积内停之证，根据病症特点梳理病机。其二，治疗上，"浊气在上者涌之，清气在下者提之，寒者温之，热者清之，虚者补之，实者泻之，结者散之，留者行之，此治法之大要也"。

李　梴　腹痛综论

腹痛大小分阴阳，

大腹痛，多食积、外邪；脐腹痛，多积热、痰火；小腹痛，多瘀血及痰与溺涩；脐下卒大痛，人中黑者，中恶客忤，不治。阴证，满腹牵痛，自利或呕，喜按少食，绵绵不减，宜温之。阳证，腹中觉热，甚则大便闭涩，胀满怕按，时痛时止，宜下之。

寒痛绵绵热不常；

旧以虚痛喜按，实痛怕按，但寒热邪有浅深，不可太泥。《经》谓：寒气入经，客于卫分，则血涩急痛，按之热则止。寒气客于荣分，则气郁满痛，甚怕按。寒气客肠胃、募原，血络急引皮痛，按之则气血散而痛止。寒气客侠脊背俞之脉，则深按之不能及也。寒气客关元，则气逆喘。寒气客厥阴脉络，则胁肋与小腹或阴股引痛。寒气客小肠募原之间，则血气凝聚成积。寒气客小肠不聚，则腹痛而泄。寒气客胃，则腹痛而呕。寒气客五脏，则痛死复生。寻常外感冒寒证卒痛，吐利俱酸，喜热物熨者，五积散加吴萸、木瓜、煨葱，或藿香正气散加木香少许。风证，桂枝汤加芍药，或胃风汤加木香。暑证，香薷散加生姜、陈壁土、红蓼、木瓜，或五苓散。湿证，除湿汤，或香苏散加苍术、枳壳。积热，时痛时止，痛处亦热，手不可近，便闭喜冷，宜四顺清凉饮、大承气汤、三黄丸。老人，麻子仁丸。

食积有形便后减，

食积郁结，肠胃作痛，得大便后则减者，宜平胃散加消导药，或保和丸、枳术丸、红丸子调之，或木香槟榔丸、大黄备急丸、神保丸、如意丹下之。又有食填胸满，心胃作痛者，宜大吐之。

湿痰溺涩火鸣肠。

湿痰阻滞气道，必小便不利，或二便俱不利，宜苓术散。如清痰留滞胸腹作声音，控涎丹、小胃丹。痰火痛，乃火欲升，水欲降，相击肠鸣者，二陈汤加芩、连、山栀。如怒火攻冲，痛无定处、定时者，更加香附、芍药、青皮。又有粪结肠鸣作痛，不大便者，大黄备急丸之类通之。如脏寒冷结肠鸣者，宜分三阴，以温药治之。

虫痛吐水定能食，

虫痛，肚大青筋，往来绞痛，痛定能食，发作有时，不比诸痛停聚不散，乌梅丸、化虫丸。

七情气痛痞胸膛；

七情痛，心胸痞闷，或攻注胁背。虚者，七气汤、木香匀气散、木香化滞汤；实者，三和散、分心气饮。

中虚全不思饮食，

中虚脾弱，隐隐冷痛，全不思食者，人参养胃汤加肉桂、吴萸、木香。素气虚挟痰者，六君子汤加苍术。

瘀血痛必着一方。

瘀血，痛有常外，或忧思逆郁，跌扑伤瘀，或妇人经来、产后恶瘀不尽而凝，四物汤去地黄，加桃仁、大黄、红花。又血虚郁火，燥结阻气不运而痛者，四物汤倍芍药，加炒干姜。凡痛多属血涩，通用芍药甘草汤为主，恶寒而痛属脾肾，加肉桂；恶热而痛属脾胃，加黄芩。脉缓伤水，加桂枝；脉涩伤血，加当归；脉迟伤寒，加干姜；脐下痛，加熟地。惟气分诸痛，不宜芍药酸收，宜木香、槟榔、青皮、陈皮、香附辛散之。劫痛，手拈散。

初起虚温实宜荡，

虚宜辛温消散，烧脾散、蟠葱散、丁香脾积丸。果系沉寒痼冷，小腹下痛者，酒煮当归丸，《经》曰"结者散之"是也。实宜辛寒推荡，《经》曰"通因通用，痛随利减"是也。方与积热痛同。

久则升消理胃房。

腹属坤，久病宜和脾胃。如脉弦急，木克土也，小建中汤加当归，取芍药味酸，于土中泻木为君。如脉沉细，水侮土也，理中汤，取干姜辛热，于土中泻水为君。如脉缓，腹痛自利，米谷不化，平胃散加肉桂、吴萸，取苍术苦辛，泻湿土为君。胃气下陷者，加升麻、柴胡、苍术以升之。有积者，加山楂、麦芽、枳实、黄连、木香以消之。上热下寒，升降失常，腹痛呕吐者，黄连汤主之。疝痛引睾丸，痢痛拘急，积聚痛有形可按。肠痈痛，脐生疮，小便如淋、脉芤、痧证痛甚、呕吐脉沉。

——明·李梴《医学入门·外集·卷四·杂病·外感·腹痛》

【提要】　本论主要阐述腹痛的病因病机及辨证施治。要点如下：其一，阐释大腹痛、脐腹痛、小腹痛的病因病机及临床特点。其二，腹痛之阴证与阳证的辨别要点，阴证通常喜按，阳证多拒按，但不可拘泥。指出邪入人体有浅深之分，邪气所处部位及邪之寒热性质，均对局部触按的反应有特定影响。其三，全面总结了寒、热、虫、食积、湿痰、七情、中虚、瘀血及气分等所致腹痛及辨证特点，并附治疗方药。其四，指出初起虚证宜温，实证宜荡，病久则宜用升消之法。

龚廷贤 论九种腹痛辨治[※]

脉：腹痛，关脉紧小急速，或动而弦，甚则沉伏，弦实滑痰；尺紧脐腹、心腹痛。脉沉细是福；浮大弦长，命不可复。

腹痛者，有寒、热、食、血、湿、痰、虫、虚、实九般也。

开郁导气汤 治一切腹痛之总司也。……

绵绵痛无增减，脉沉迟者，寒痛也。

姜桂汤 治寒腹痛。……

乍痛乍止、脉数者，火痛也（即热痛）。

散火汤 治热痛。……

腹痛而泻，泻后痛减者，食积也。

香砂平胃散 治食积痛。……

痛不移处者，是死血也。

活血汤 治死血痛，并治血结痛。……

小便不利而痛者，是湿痰也。腹中引钧，胁下有声，是痰饮也。二陈汤加减。

时痛时止，面白唇红者，是虫痛也。

椒梅汤 治虫痛。……

退虫丸

怒气伤肝，胁刺痛者，是刺风痛也。

木香顺气散

以手按之，腹软痛止者，虚痛也。

温中汤 治虚痛。……

腹满硬，手不敢按者，是实痛也。腹中积热，病久不止，大便实，脉数，烦渴者，枳实大黄汤下之，痛随利减之法。

枳实大黄汤 治食积痛，并积热痛，大便不通者。……

秘方 治一切腹痛，不论虚实寒热皆效。用小麦秆烧灰地上，去火毒，将麻布包了，滚水淋汁，一服立止。

肚腹作痛，或大便不通，按之痛甚，瘀血在内也。加味承气汤下之。既下而痛不止，按之仍痛，瘀血未尽也。加味四物汤补而行之。

加味承气汤 治瘀血内停，胸腹胀痛，或大便不通等症。

——明·龚廷贤《万病回春·卷之五·腹痛》

【提要】 本论主要阐述腹痛的辨证施治。要点如下：其一，指出腹痛有寒、热、食、血、湿、痰、虫、虚及实九种类型。寒痛，腹痛绵绵；热痛，乍痛乍止；食积，泻后疼痛减；瘀血，痛处固定；湿痰，腹痛兼小便不利；痰饮，腹痛兼胁下有声；虫痛，腹痛时发时止，面白唇红；虚痛，腹痛柔软喜按；实痛，腹痛满硬拒按。其二，治疗上，提出"开郁导气汤，治一切腹痛之总司也"，列出治疗九种腹痛的代表方剂。

龚廷贤　论腹痛辨治※

心腹痛不得息，脉细小迟者生，脉大而疾者死。

夫腹痛，寒气客于中焦，干于脾胃而痛者，有宿积停于肠胃者，有结滞不散而痛者，有痛而呕者，有痛而泻者，有痛而大便不通者，有热痛者，有虚痛者，有实痛者，有湿痰痛者，有死血痛者，有虫痛者，种种不同。治之皆当辨其寒热虚实，随其所得之症施治。若外邪者散之，内积者逐之，寒者温之，热者清之，虚者补之，实者泻之，泄则调之，闭则通之，血则消之，气则顺之，虫则追之，积则消之。加以健理脾胃，调养气血，斯治之要也。

——明·龚廷贤《寿世保元·卷五·腹痛》

【提要】　本论主要阐述腹痛的辨证施治。要点如下：其一，寒、热、虚、实、痰、瘀、虫、积等，均可导致腹痛发生。因病因病机不同，主证和兼证亦有种种不同。其二，治疗上，"当辨其寒热虚实，随其所得之症施治"，"若外邪者散之，内积者逐之，寒者温之，热者清之，虚者补之，实者泻之，泄则调之，闭则通之，血则消之，气则顺之，虫则追之，积则消之。加以健理脾胃，调养气血"。

王肯堂　腹痛综论※

或问：腹痛何由而生？曰：邪正相搏，是以作痛。夫经脉者，乃天真流行出入脏腑之道路也。所以水谷之精悍为荣卫，行于脉之内外，而统大其用，是故行六气，运五行，调和五脏，洒陈六腑，法四时升降浮沉之气，以生长化收藏。其正经之别脉，络在内者，分守脏腑部位，各司其属，与之出纳气血。凡是荣卫之妙用者，皆天真也。故《经》曰：血气，人之神，不可不谨养。养之则邪弗能伤矣；失之则荣卫散解，而诸邪皆得从其脏腑所虚之舍而入客焉。入客则气停液聚，为积为痰，血凝不行，或瘀或蓄，脉络皆满，邪正相搏，真气迫促，故作痛也。脾胃内舍心腹，心肺内舍胸膺、两胁，肝内舍䏝胁、小腹，肾内舍小腹、腰脊，大小肠、冲任皆在小腹，此脏腑所通之部位也。曰《举痛论》叙腹痛一十四条，属热者止一条，余皆属寒。

《难经》云：脐上牢若痛，心内证也。脐下牢若痛，肾内证也。脐右牢若痛，肺内证也。脐左牢若痛，肝内证也。方论之未备者，不独此而已。至若厥心痛，五邪相乘者，亦不能推及四脏，与之无异，岂五五二十五阳之相移，独心而已哉，更于五脏之疝，不干涉于睾丸，止在腹中痛者，犹未明也。

然腹痛有部分，脏腑有高下，治之者亦宜分之。如厥心痛者，乃寒邪客于心包络也，前人以良姜、菖蒲大辛热之味，末之，酒调服，其痛立止，此直折之耳。真心痛者，寒邪伤其君也，手足青至节，甚则旦发夕死，夕发旦死。中脘痛者，太阴也，理中、建中、草豆蔻丸之类主之。脐腹痛者，少阴也，四逆、姜附、御寒汤之类主之。少腹痛者，厥阴也，正阳散、回阳丹、当归四逆汤之类主之。杂证而痛者，苦楝汤、酒煮当归丸、丁香楝实丸之类主之。是随高下治之也。更循各脏部分穴腧而灸刺之，如厥心痛者，痛如针刺其心，甚者，脾之痛也。取之然谷、太溪，余脏皆然。如腹中不和而痛者，甘草芍药汤主之。如伤寒误下，传太阴腹满而痛者，桂枝加芍药汤主之。痛甚者，桂枝加大黄汤主之。夏月肌热恶热，脉洪疾而痛者，黄芩芍药汤主之。又有诸虫痛者，如心腹懊恼，作痛聚往来上下行，痛有休止，腹热善渴涎出，面色乍青乍白乍赤，呕吐水者，蛔咬也。以手紧按而坚持之，无令得脱，以针刺之，久持之，虫不动，乃出针也。或《局方》化虫丸，及诸虫之药，量虚实用之，不可一例治也。海藏云：秋腹痛，肌寒恶寒，脉沉微，足太阴、足少阴主之，桂枝芍药汤。中脘痛，太阴也，理中、建中、黄芪汤之类。脐腹痛，少阴也，四逆、真武、附子汤之类。小腹痛，厥阴也，重则正阳散、回阳丹之类，轻则当归四逆汤之类。太阴传少阴痛甚者，当变下利而止。夏腹痛，肌热恶热，脉洪疾，手太阴、足阳明主之，芍药黄芩汤，治腹痛脉洪数。肚腹痛者，芍药甘草汤主之。稼穑作甘，甘者已也。曲直作酸，酸者甲也。甲已化土，此仲景妙方也。脉缓伤水，加桂枝、生姜。脉洪伤金，加黄芩、大枣。脉涩伤血，加当归。脉弦伤气，加芍药。脉迟伤火，加干姜。丹溪云：有寒、有热、有食积、有湿痰、有死血。绵绵痛而无增减，欲得热手按，及喜热食，其脉迟者，寒也，当用香砂理中汤，或治中汤、小建中汤、五积散等药。若冷痛用温药不效，痛愈甚，大便不甚通，当微利之，用藿香正气散，每服加官桂、木香、枳壳各半钱，吞下来复丹，或用苏感丸，不利，则量虚实用神保丸。时痛时止，热手按而不散，其脉洪大而数者，热也，宜二陈、平胃、炒芩、连，或四顺清凉饮、黄连解毒汤、神芎丸、金花丸之类。若腹中常觉有热而痛，此为积热，宜调胃承气汤。感暑而痛，或泄利并作，其脉必虚豁，宜十味香薷饮、六和汤。感湿而痛，小便不利，大便溏泄，其脉必细，宜胃苓汤。痰积作痛，或时眩晕，或呕冷涎，或下白积，或小便不利，或得辛辣热汤则暂止，其脉必滑，宜二陈加行气之剂，及星半安中汤。食积作痛，痛甚欲大便，利后痛减，其脉必弦，或沉滑，宜二陈平胃加山楂、神曲、麦芽、砂仁、草果、温中丸、枳术丸、保和丸、木香槟榔丸之类。酒积腹痛，用三棱、蓬术、香附、官桂、苍术、厚朴、陈皮、甘草、茯苓、木香、槟榔主之。多年败田螺壳，煅存性，加三倍于木香槟榔丸中，更加山茵陈等分，其效甚速。气滞作痛，痛则腹胀，其脉必沉，宜木香顺气散。死血作痛，痛有常处而不移，其脉必涩或芤，宜桃仁承气汤。虚者加归、地蜜丸服，以缓除之。或用牡丹皮、江西红曲、麦芽、香附、川通草、穿山甲、番降香、红花、苏木、山楂、玄胡索、桃仁泥，酒、童便各一盏，煎至一盏，入韭汁服。七情内结，或寒气外攻，积聚坚牢如杯，心腹绞痛，不能饮食，时发时止，发即欲死，宜七气汤。腹痛有作止者，有块耕起往来者，吐清水者，皆是虫痛。

——明·王肯堂《证治准绳·杂病·第四册·诸痛门·腹痛》

【提要】 本论主要阐述腹痛的病因病机及辨证施治。要点如下：其一，内有气血虚衰，外有邪客，邪正相搏，是腹痛的根本病机。其二，寒、热、暑、湿、痰积、食积、瘀血、虫积、气滞、酒积、七情等，均可导致腹痛。诸多病因中，以寒邪最为多见。其三，认为腹痛部位与脏腑相关，并沿用《难经》中相关论述。其四，概括了各类腹痛的临床特点及相应的治疗方药。

张介宾 论腹痛证脉※

凡病心腹痛者，有上中下三焦之别。上焦者，痛在膈上，此即胃脘痛也。《内经》曰"胃脘当心而痛"者即此。时人以此为心痛，不知心不可痛也，若病真心痛者，必手足冷至节，爪甲青，旦发夕死，夕发旦死，不可治也。中焦痛者，在中脘，脾胃间病也。下焦痛者，在脐下，肝肾大小肠膀胱病也。凡此三者，皆有虚实寒热之不同，宜详察而治之。

痛有虚实，凡三焦痛证，惟食滞、寒滞、气滞者最多，其有因虫、因火、因痰、因血者，皆能作痛。大都暴痛者多有前三证，渐痛者多由后四证。但虫痛、痰痛多在中焦，火痛则三焦俱有之，血痛则多在下焦。然惟妇人则常有血证，而男子则少也。诸如此类，但察其多滞多逆者方是实证，如无滞逆，则不得以实论也。辨之之法，但当察其可按者为虚，拒按者为实。久痛者多虚，暴痛者多实。得食稍可者为虚，胀满畏食者为实。痛徐而缓，莫得其处者多虚，痛剧而坚定不移者为实。痛在肠脏中，有物有滞者多实；痛在腔胁经络，不干中脏，而牵连腰背，无胀无滞者多虚。脉与证参，虚实自辨。微实者，宜调不宜攻；大实者，或上或下，非攻不可；纯虚者，或气或血，非大补不可。

痛证有寒热，误认之则为害不小。盖三焦痛证，因寒者常居八九，因热者十惟一二，观《内经·举痛》等论，义可知矣。盖寒则凝滞，凝滞则气逆，气逆则痛胀由生，而热则流通，多不然也。虽热证亦常有痛，然热者必有明辨，如《内经》所言肠中痛而瘅热焦渴，则坚干不得出，闭而不通者。此因燥结热闭，故能作痛，然必有烦热等证，乃因于火，最易见也。今之医家，但见心腹痛证，无问有无寒热，便云诸痛皆属于火，多用寒凉，不知此说出自何典？而彼此讹传，无墨无根，妄亦甚矣。又见丹溪治法云：凡心腹痛者，必用温散，此是郁结不行，阻气不运，故痛也。此说诚是也。然又引《原病式》云：若欲行温散，宁无助火添病也？由是古方多以山栀为主，加热药为向导，或用二陈汤加川芎、苍术，倍加栀子煎服。痛甚者，加炒干姜反佐之。若此议论治法，余则大有不服。夫致病之由，热者自热，寒者自寒，病因火邪，清利自愈，固不必反佐也；病因寒滞，温散自愈，又何为反助火耶？盖寒者热之，热者寒之，此自正治之正理，岂可不论经权，不分从逆？既宜栀子，又宜干姜，概用反佐，而治寒犯寒，治热犯热乎？因致后代医流，凡有见不真者，每每借此为成法，而借口反佐，误人于疑似之中者不少矣。故余特为反佐论在前二卷中，以尽其义，宜均察也。

痛证当辨有形无形。无形者痛在气分。凡气病而为胀为痛者，必或胀或止而痛无常处，气聚则痛而见形，气散则平而无迹，此无形之痛也，但宜顺气，气顺则痛自愈矣。有形者痛在血分，或为食积。凡血症食积而为胀痛者，必痛有常所，而胀无休息，不往不来，不离其处者，是有形之痛也。然或食或血，察得所因，乃可攻而去之，此二者之当辨也。

论痛脉

凡诸病之虚实，辨之于脉者皆易，惟心腹痛证，则有大有小，其脉多有难辨。虽滑实有力者，固多实邪，虚弱无神者，固多虚邪，此其常也。然暴痛之极者，每多沉伏、细涩，最似极虚之候。不知气为邪逆，气逆则脉道不行而沉伏异常，此正邪实之脉，然于沉伏之中细察之，必有梗梗然弦紧之意，此必寒邪阻遏阳气者，多有是脉，若火邪作痛，则不然也。凡见此者，不得因其细极、微极便认为虚脱，妄用补剂，必大误矣。辨此之法，但当察其形气，以见平素之强弱，问其病因，以知新病久病，及何所因而起。大都暴病痛急，而脉忽细伏者多实邪，久病痛缓，而脉本微弱者为虚邪。再以前论虚实之法酌之，以理参而诊之，则万无一失矣。

——明·张介宾《景岳全书·卷二十五心集·杂证谟·心腹痛·论证》

【提要】 本论主要阐述腹痛的辨证施治。要点如下：其一，将腹痛按上中下三焦区分，指出上焦腹痛为胃脘痛，中焦腹痛属脾胃之病，下焦腹痛属肝肾大小肠膀胱之病。阐明胃脘痛与真心痛的区别。其二，从寒热、虚实、气血三方面，对腹痛的辨证进行阐述。其中，对腹痛虚实的辨证尤为精详。认为暴痛多由食滞、寒滞、气滞导致；渐痛多由虫、火、痰、血导致。提出多滞多逆者，方是实证，否则不得以实证论治。并从喜按与否、痛徐而缓、痛剧而坚，及脉象和疼痛部位等方面辨证。其三，提出以腹痛脉象特征辨虚实，并详细讨论了具体方法。

张介宾 论腹痛辨治^{※*}

凡心腹痛证，必须先辨寒热。如无热证、热脉，则定非火邪，不得妄用凉药。

凡治心腹痛证，古云痛随利减，又曰通则不痛，此以闭结坚实者为言。若腹无坚满，痛无结聚，则此说不可用也。其有因虚而作痛者，则此说更如冰炭。

凡痛在上焦者，如因停滞，既痛兼胀，不易行散，而痛极难忍者，欲其滞去速效，无如吐之之妙，宜于新方吐法中择而用之。若无停积胀急，而或寒或气，微有凝滞而作痛者，但顺其气，无有不愈。

胃脘痛证，多有因食、因寒、因气不顺者，然因食因寒，亦无不皆关于气。盖食停则气滞，寒留则气凝，所以治痛之要，但察其果属实邪，皆当以理气为主，宜排气饮加减主之，食滞者兼乎消导，寒滞者兼乎温中。若止因气逆，则但理其气，病自愈矣。其有诸药不效，气结难解者，惟神香散为妙。若气有滞逆，随触随发者，宜用后简易二方最妙。

下焦小腹痛者，或寒，或热，或食，或虫，或血，或气逆，皆有之。凡闭结者，利之下之，当各求其类而治之。

寒滞之痛，有因内寒者，如食寒饮冷之类是也，必兼寒兼食，随其宜而治之，如上法可也。有因外寒者，或触冒不时之寒邪，或犯客令之寒气，或受暴雨沙气之阴毒，以致心腹搅痛，或吐或泻，或上不能吐，下不能泻，而为干霍乱危剧等证，总由寒气犯脏，或在上焦，或在中下二焦。凡痛急在上者，用吐最妙。在中在下者，俱宜解寒行滞，以排气饮为主加减治之，或不换金正气散，或和胃饮、平胃散、十香丸之类，皆可择用。其有寒逆之甚者，宜四逆汤、理中汤之类主之。又神香散可解三焦之滞，当随证作引以送之。

血积之有腹痛者，是即蓄血证也。而血证之属有四：一伤寒有蓄血证。成无己曰：邪气聚于下焦，则津液不得通，血气不得行，或溺或血，留滞于下，是生胀满而硬痛也。若从心下至少腹硬满而痛，小便利者，则是蓄血之证，此当分而治之。其他证治详义，并见伤寒门。一妇人有血痛证，详见妇人门。一跌打损伤有瘀血腹痛证，但去其瘀而痛自愈。凡气血和平者，宜通瘀煎加减治之。其有血滞便结，邪实不通者，宜桃仁承气汤、百顺丸主之。或血虚燥结，便闭不通者，宜玉烛散主之。一食郁既久，而胃脘有瘀血作痛者，生韭饮。

气血虚寒，不能营养心脾者，最多心腹痛证，然必以积劳积损及忧思不遂者，乃有此病。或心脾肝肾气血本虚而偶犯劳伤，或偶犯寒气及饮食不调者，亦有此证。凡虚痛之候，每多连绵不止，而亦无急暴之势，或按之揉之，温之熨之，痛必稍缓。其在心脾胸胁之间者，则或为戚戚，或为慌慌，或似嘈非嘈，或饥劳更甚，或得食稍可，或懊恼无迹，莫可名状。或形色青黄，或脉微气弱，是皆虚寒之证，此非甘温养血，补胃和中不可也，宜大小营煎，理阴煎之类加减主之。若气虚者，必大加人参；阳衰者，必佐以桂、附、干姜。丹溪曰：诸痛不可补气。此惟邪实气滞者当避之，而曰诸痛皆然则谬矣，不可执以为辞也。下虚腹痛，必因虚挟寒，或阳虚中寒者乃有之,察无形迹而喜按喜暖者是也。治宜补阴逐寒,必宜理阴煎主之。然男子则间或有之,惟女人则因虚而痛者更多。盖女人有月经带浊之病,所以为异,亦宜理阴煎大剂主之,余用此以活人多矣。若虚中挟滞而血有不行者,惟决津煎为最妙。诸未尽者,详妇人门。凡治心腹痛证,已经攻击涤荡,愈而复作,或再三用之而愈作愈甚,或脉反浮弦虚大者,皆为中虚之候,此当酌其虚实而或兼治邪气,或专补正气。若用补无碍,则当渐进,切不可杂乱妄投,以自掣其肘,但当纯用补药,使脾胃气强,得以营运,则邪气自不能犯,又何疼痛之有?

火邪热郁者,皆有心腹痛证。如火在上焦,痛而兼胀者,宜于行气导滞药中倍加山栀、黄芩之属以治之;若有痛无胀者,或宜加芍药、生地、麦冬以佐之。若火在下焦者,宜大分清饮,或茵陈饮之类主之。然火在上者,必有烦热、焦渴、喜冷等证,火在下者,必有胀热、秘结、淋涩等证,务兼脉证,察其真有火邪,方可治以寒凉,如无火证火脉,则不得妄称为火以误治也。

——明·张介宾《景岳全书·卷二十五心集·杂证谟·心腹痛·论治》

【提要】 本论主要阐述腹痛的辨证施治。要点如下:其一,腹痛的治疗,当首辨寒热虚实。如无热证、热脉,则定非火邪,不得妄用凉药。其二,上、中、下焦三部腹痛,病因病机有别,治亦不同。如痛在上焦,如因停滞,以吐为妙。若无停积胀急,或寒或气,凝滞作痛,但顺其气。痛在中焦,多有因食、因寒、因气不顺,而因食因寒亦皆关乎气,当以理气为主;食滞兼以消导,寒滞兼以温中。痛在下焦,或寒,或热,或食,或虫,或血,或气逆。凡闭结者,或利或下,各求其类而治之。其三,详细论述了寒滞、血积、气血虚寒、热郁四类腹痛,或散寒行滞,或活血化瘀,或温补气血,或清泻散郁,因病因病机之别,证治亦不同。

李中梓 腹痛综论[※]

愚按:胸病即膈痛,其与心痛别者,心痛在歧骨陷处,胸痛则横满胸间也。其与胃脘痛别者,胃脘在心之下,胸痛在心之上也。……腹痛分三部,脐以上痛者为太阴脾,当脐而痛者为少阴肾,少腹痛者为厥阴肝及冲、任、大小肠。每部各有五贼之变,七情之发,六气之害,五运之邪,至纷至博,苟能辨气血虚实,内伤外感,而为之调剂,无不切中病情矣。

腹痛

芍药甘草汤主之。稼穑作甘,甘者己也;曲直作酸,酸者甲也。甲己化土,此仲景妙方也。脉缓伤水,加桂枝、生姜;脉洪伤金,加黄芩、大枣;脉涩伤血,加当归;脉弦伤气,加芍药;脉迟伤火,加干姜。绵绵作痛而无增减,欲得热手按及喜热饮食,其脉迟者,寒也,香砂理中汤。冷痛用温药不效,大便秘者,当微利之,藿香正气散加官桂、木香、大黄。时痛时止,热手按而不散,脉大而数者,热也,大金花丸或黄连解毒汤。暑痛,十味香薷饮。湿痛,小便不利,大便溏,脉必细缓,胃苓汤。痰痛,或眩晕,或吐冷涎,或下白积,或小便不利,或得辛辣热汤则暂止,脉必滑,轻者二陈汤加枳壳、姜汁,重者用礞石滚痰丸。食积痛甚,大便后减,其脉弦,或沉滑,平胃散加枳实、山楂、麦芽、砂仁、木香,甚者加大黄。酒积痛,葛花解醒汤加三棱、莪术、茵陈。气滞必腹胀,脉沉,木香顺气散。死血作痛,病有定在而不移,脉涩或芄，虚者四物汤料加大黄，蜜丸服，实者桃仁承气汤，或用丹皮、香附、穿山甲、降香、红花、苏木、玄胡索、当归尾、桃仁，加童便、韭汁、酒。虫痛，心腹懊侬，往来上下，痛有休止，或有块梗起，腹热善渴，面色乍青，乍白，乍赤，吐青水者，虫也，或鸡汁吞万应丸下之，或椒汤吞乌梅丸安之。干霍乱，一名搅肠痧，疝痛内痛，皆腹痛，各详具本门。

愚再按：近世治痛，有以诸痛属实，痛无补法者，有以通则不痛，痛则不通者，有以痛随利减者，互相传授，以为不易之法。不知形实病实，便闭不通者，乃为相宜；或形虚脉弱，食少便泄者，岂容混治？《经》曰：实实虚虚，损不足而益有余。如此死者，医杀之耳。须知痛而胀闭者多实，不胀不闭者多虚。拒按者为实，可按着为虚。喜寒者多实，爱热者多虚。饱则甚者多实，饥则甚者多虚。脉实气粗多实，脉虚气少者多虚。新病年壮者多实，久病年衰者多虚。补而不效者多实，攻而愈剧者多虚。痛在经者脉多弦大，痛在脏者脉多沉微。必以望闻问切四者详辨，则虚实灼然。实者固可通到，虚者安可通利乎？故表虚而痛者，阳不足也，非温经不可；里虚而痛者，阴不足也，非养营不可。上虚而痛者，以脾伤也，非补中不可；下虚而痛者，脾肾败者也，非温补命门不可。亦泥痛无补法，则杀人惨于利器矣！

——明·李中梓《医宗必读·卷之八·心腹诸痛》

【提要】 本论主要阐述腹痛的病因病机及辨证施治。要点如下：其一，提出以脐为中心，将腹痛按区域对应所属的脏腑经络，具体分为以下三部：脐以上者属太阴，脐中为少阴，脐下少腹为厥阴、冲、任、大小肠。其二，以芍药甘草汤为例，提出治疗不同脏腑失调所致腹痛的加减化裁方案。其三，提出寒、热、暑、痰、食积、酒积、气滞、瘀血及虫痛等所致腹痛的辨证要点，且附治疗方药。其四，重视虚实辨证，强调四诊合参，详辨虚实。虚者温补，实者通利。

秦昌遇 腹痛论※

秦子曰：痛在胃之下，脐之四旁，毛际之上，名曰腹痛。若痛在胁肋，曰胁痛。痛在脐上，则曰胃痛，而非腹痛。今列外感者五，内伤者十。

外 感 腹 痛

风气腹痛

风气腹痛之症：风冷着腹，即患腹痛，或发寒热，腹中攻注，或腹中作响，大便作泻，此风气腹痛之症也。

风气腹痛之因：偶值衣被太薄，外又风气所伤，风与寒常相因，风气入于肠胃，传于太阴，则腹痛作矣。

风气腹痛之脉：浮缓不数，乃是风冷。或见沉缓，风邪内伏。左关浮弦，风入肝胆。右关浮缓，风伤肠胃。

风气腹痛之治：脉浮缓者祛风，脉沉弦者和里，寒热脉浮，防风汤。腹中作响，大便作泻，平胃五苓散加防风。脉迟者，建中汤加防风。左脉浮，柴胡汤。右脉浮，干葛汤。

寒气腹痛

寒气腹痛之症：面黄唇白，手足多冷，恶寒不热，二便清利，腹中绵绵作痛，此寒气腹痛之症也。

寒气腹痛之因：腹主太阴，其人阳气不足，又冒外寒。《内经》云：寒气入经，卒然而痛。此寒气之能令人腹痛也。

寒气腹痛之脉：脉多沉伏，或见微弱，或见弦紧，或见迟弦。

寒气腹痛之治：左关弦紧者宜散寒，桂枝芍药汤。右关迟弦，《金匮》建中汤。六脉沉伏，四肢冷，四逆汤。六脉微弱，中气虚寒，理中汤。

暑湿腹痛

暑湿腹痛之症：热令当权，忽尔腹中作痛，肠中作响，痛泻交作，此暑湿霍乱之类也。

暑湿腹痛之因：夏令暑湿之邪，与肠胃水谷，互相混乱，暑热不得发越，食气不得运化，而诸腹作痛之症成矣。

暑湿腹痛之脉：伤暑脉虚，腹痛脉大。虚大弦数，暑热之痛。滑大而数，暑食所伤。痛极郁遏，脉反沉伏。

暑湿腹痛之治：脉洪大者，黄连香薷散。脉弦数者，清热胜湿汤。痛一阵，泻一阵，平胃散煎汤调六一散。寒热脉伏，或寒热脉浮大，皆宜发表，败毒散。大便结，厚朴三物汤。腹痛呕吐，藿香正气散。

燥火腹痛

燥火腹痛之症：满腹刺痛，攻注胁肋，口渴身热，烦躁不寐，小便黄赤，不吐不泻，此燥火腹痛之症也。

燥火腹痛之因：或令值燥热，或燥金司政，燥气伤人，肠胃干涸，不得流利，不通则痛，此燥火腹痛也。

燥火腹痛之脉：多见躁疾，躁则为燥，疾则为热，躁疾兼见，则为燥热。

燥火腹痛之治：脉数应下者，芍药黄连汤。攻刺胁肋者，柴胡清肝饮。目黄便赤，痛连小腹，龙胆泻肝汤。口干脉数者，葛根石膏汤。小便赤涩，木通汤调益元散。大便结，四顺饮合《本事》凉膈散。

痧胀腹痛

痧胀腹痛之症：忽尔胸腹胀痛，手足厥冷，指甲带青，痛不可忍，不吐不泻，或吐或泻，按之痛甚，俗名绞肠痧。此即痧胀腹痛之症也。

痧胀腹痛之因：或沿海之地，或山岚之间，或风木之邪，燥金之胜，一切不正之气，袭人肠胃，则为痧毒而腹痛作矣。

痧胀腹痛之脉：脉多数大，或多促结，痛极而结，脉反停歇。

痧胀腹痛之治：十指青冷，刺指出血，欲吐不吐，盐汤探吐，攻刺胁肋，则刺期门。或刮两臀臑，刮出红痧。若腹痛两足转筋抽搐，刺三里穴。若小腹闷痛，刺委中出血。浙人名曰放痧。恶寒发热，脉浮大者，败毒散。

内 伤 腹 痛

热积腹痛

热积腹痛之症：身热腹热，烦躁不寐，时作时止，痛则汗出，或痛而作声，或痛而一泛即欲下痢，一利即止，此热积腹痛之症也。

热积腹痛之因：或膏粱酒热，日积于中；或心肝火动，煎熬于内；或多食过饱，停积发热：凡此皆热积腹痛之症也。

热积腹痛之脉：右关滑数，肠胃积热。左关弦急，肝胆有火。热积内伏，脉反沉伏，按之良久，应指劈劈。

热积腹痛之治：膏粱厚味者，枳壳川连汤。痛而欲痢，痢后稍减，片时复痛，承气汤选用。酒热成积者，栀连平胃散加枳、葛。食积发热者，保和丸加枳、连。右关洪数者，清胃汤。左关洪数者，龙胆泻肝汤。

寒积腹痛

寒积腹痛之症：绵绵而痛，无稍减，得热稍止，得寒更甚，身无热，小便清利，痛则下痢，此寒积腹痛之症也。

寒积腹痛之因：真阳不足，身受寒邪，口伤生冷，胃阳不能腐熟消化，则寒积凝滞，不得宣行，而腹痛矣。

寒积腹痛之脉：脉多沉迟，或见沉紧，或见沉弦，或见沉涩，寒冷太甚，脉至沉伏。

寒积腹痛之治：脉沉迟，理中汤。脉沉紧者，豆蔻丸。脉沉弦者，建中汤。脉沉涩者。宜宣通中气。治中汤。

食积腹痛

食积腹痛之症：胸腹胀满，痛不欲食，嗳气作酸，痛而欲利，利后稍减，或一条扛起，手按则痛，此食积腹痛之症也。

食积腹痛之因：饮食不节，或饥饱伤损，或饱时强食，或气食相凝，或临卧多食，皆成腹痛之症也。

食积腹痛之脉：右关滑大，或见沉实。迟缓主寒，实数主热。食填太仓，脉乃促结。食下肠胃，脉必数实。

食积腹痛之治：胸胀腹痛，不能饮食，枳壳化滞汤。一条扛起，痛而欲利，承气汤选用。食在上脘，宜消不宜下，保和丸、枳术丸。热积应下，三承气；寒积应下，煮黄丸。

痰积腹痛

痰积腹痛之症：时痛时止，利下白积，光亮不臭，或恶心眩运，或响如雷鸣，此痰积腹痛之症也。

痰积腹痛之因：饮食入胃，赖脾土运化，其人胃阳不能腐熟，脾阴不能运化，则停积成痰，而腹痛矣。

痰积腹痛之脉：脉多滑大，滑主于痰，大主于积；滑大兼见，必是痰积。痰积内伏，脉反沉匿。

痰积腹痛之治：眩运恶心者，二陈汤。胸膈不舒，痰热结聚上焦，《济生》瓜蒌丸。白积自下，导痰汤。痛甚应下者，滚痰丸。

酒积腹痛

酒积腹痛之症：痛而欲利，利下黄沫，天明即发，饮酒痛甚，小便赤涩，此酒积腹痛之症也。

酒积腹痛之因：其人浩饮无度，肉留滞于中，热气聚积于内，湿热伤脾，则酒积腹痛之症作矣。

酒积腹痛之脉：多见洪大，洪数主热，实大主积，滑大洪数，酒湿之积。酒积内伏，脉反弦结。

酒积腹痛之治：痛而欲利，脉沉数者，枳壳大黄汤。口苦舌干，干葛清胃汤。利下黄沫，栀连平胃散加枳壳。小便赤涩，益元散。

虫积腹痛

虫积腹痛之症：腹中有块，块或耕起，痛而能食，时吐清水，或下长虫，面见白点，唇无血色，或爱食一物，肚大青筋，此虫积腹痛之症也。

虫积腹痛之因：脾为太阴，专主于腹，喜燥恶湿。若脾胃湿热，则水谷停留，湿热化生，虫积易成，而腹痛矣。

虫积腹痛之脉：乍大乍小，乍数乍缓，或见沉滑，或见沉涩，虫积牢固，其脉沉实。

虫积腹痛之治：腹中有块，秘方万应丸。时下长虫，追虫丸。平居调理，宜用健脾消积之药。

血滞腹痛

血滞腹痛之症：不作胀，不饱满，饮水作呃，遇夜更痛，痛于一处，定而不移，服行气消化之药不应，以热物熨之稍减，此血滞停瘀之症也。

血滞腹痛之因：气血通流，人乃不病，若恼怒伤肝，思虑伤脾，焦劳伤心，甚至跌扑伤损，辛辣不禁，血乃凝滞，腹乃痛矣。

血滞腹痛之脉：多见芤涩。或见沉细，血滞停瘀，或亦牢实，停蓄发热，脉亦数疾。

血滞腹痛之治：饮水作呃，脉见芤涩，桃仁当归汤，大便硬痛，桃仁承气汤，脉数疾者，去桂枝，血行之后，腹仍痛者，戊己汤加陈皮，以和其气。

血虚腹痛

血虚腹痛之症：偎偎作痛，如细筋牵引，下引小腹，上引肋梢，肢体瘦弱，面色萎黄，腹虽痛而不饱闷，痛无定处，此血虚腹痛之症也。

血虚腹痛之因：或瘦人多火，阴血日涸，或去血过多，阴分日亏，或忧思过度，煎熬真阴，则诸经凝泣而腹痛矣。

血虚腹痛之脉：多见细涩，或见虚微，阴虚阳旺，乃见细疾。气离血散，弦细而极。

血虚腹痛之治：痛引少腹，牵引肋梢，脉见细涩，戊己汤、补肝散、逍遥散。阴虚阳旺，脉见细数，知柏四物汤、归芍地黄丸。

气结腹痛

气结腹痛之症：胸腹胀满，痛应心背，失气则痛减，气闭则痛甚，服破气之药稍减，服补气之药则愈痛，此气结腹痛之症也。

气结腹痛之因：怒则气逆，思则气结。若人忧愁思虑，恼怒悲哀，皆能郁结成病；或气食相凝，用力劳动，起居不慎，则气亦伤结而痛作矣。

气结腹痛之脉：下手脉沉，便知是气。沉迟气寒，沉数气热。沉伏气凝，沉涩气结。

气结腹痛之治：心腹胀者，枳朴香砂汤。痛应背心，气结痰凝者，二陈四七汤。痛攻胁肋者，枳壳青皮饮。气食相凝脾家，中气郁结，调气散。恼怒伤肝，木气不得条达，柴胡清肝饮。气结便实，脉数应下者，厚朴大黄汤。脉迟应下者，煮黄丸。气寒而结，当归散。气热而结，宜清解。

气虚腹痛

气虚腹痛之症：面色萎黄，言语轻微，饮食减少，时时腹痛，劳动则甚，按之稍减，此气虚腹痛之症也。

气虚腹痛之因：或久病汗下，久泻伤元，劳形气散，饥饿损伤，或急于奔走，或勉强行房，气道虚损，则腹为之痛矣。

气虚腹痛之脉：多见微弱，或见细涩，元气虚惫，脉反动急。

气虚腹痛之治：气怯神倦，脉见微细，四君子汤。遇劳痛甚，脉大无力，补中益气汤。饮食减少，香砂六君子汤。

——明·秦昌遇《症因脉治·卷四·腹痛论》

【提要】 本论主要阐述腹痛的病因病机及辨证施治。要点如下：其一，将腹痛分为外感腹痛与内伤腹痛两大类。其二，外感腹痛，包括风气腹痛、寒气腹痛、暑湿腹痛、燥火腹痛及痧胀腹痛。每种腹痛均以症、因、脉、治为纲目，阐明其辨证施治。其三，内伤腹痛，包括热积腹痛、寒积腹痛、食积腹痛、痰积腹痛、酒积腹痛、虫积腹痛、血滞腹痛、血虚腹痛、气结腹痛及气虚腹痛等十种。每种腹痛均以症、因、脉、治为纲目，阐明其辨证施治。

陈士铎 论腹痛辨治※

人有腹痛欲死，手按之而更甚，此乃火痛也。但火痛不同，有胃火，有脾火，有大小肠火，有膀胱火，有肾火，不可不辨也。胃火者，必汗而渴，口中臭；脾火者，必走来走去，无一定之处也；大肠火者，大便必闭结，而肛门必干燥后重；小肠火者，小便必闭涩如淋；膀胱火者，小便闭涩而若急；肾火者，则强阳不倒，口不渴而面赤，水窍涩痛是也。既知火症分明，然后因症以治之，自然不瘥。然而各立一方，未免过于纷纭。我有一方，可以共治有火之腹痛，方名导火汤。

夫火之有余，水之不足也。玄参、生地滋其阴而阳火自降，况又益之车前、泽泻之滑利，甘草之调和，尤能导火解氛，化有事为无事。倘知为胃火而加石膏，知为脾火而加知母，知为大肠火而加地榆，小肠火而加黄连，知为膀胱火而加滑石，知为肾火而加黄柏，尤效之极也。

人有终日腹痛，手按之而宽快，饮冷则痛剧，此寒痛也。不必分别脏腑，皆命门火衰而寒邪留之也。盖命门为一身之主，命门寒而五脏七腑皆寒矣，故只宜温其命门之火为主。

然命门之火不可独补，必须治兼脾胃。火土相合，而变化出焉。然又不可止治其土，盖土之仇者，肝木也，命门助土而肝木乘之，则脾胃之气，仍为肝制而不能发生，必须制肝，使木不克土，而后以火生之，则脾胃之寒邪既去而阳气升腾，浊阴销亡于乌有，土木无战克之忧，而肠腹享安宁之乐矣。方用制肝益火汤。

人有腹痛，得食则减，遇饥则甚，面黄体瘦，日加困顿者，此腹内生虫也。夫虫之生也，必有其故，或因饥食难化之物，渴饮寒冷之汤，以致久变为虫者有之；若阴阳之气旺，虫即生而亦随灭，安能久据于腹而作巢窟哉？惟其阴阳之气衰，不能运化于一身，而虫乃生而不死矣。其初食物，后将饮血而不可止，乃至饮血，而腹痛之病作。然则治法，乌可单杀虫而不培其阴阳之气血乎？方用卫生汤。

人有腹痛至急，两胁亦觉胀满，口苦作呕，吞酸欲泻，而又不可得，此乃气痛也。用寒药治之不效，热药亦不效，用补药亦不效。盖肝木气郁，下克脾土，土畏木克而阳气不敢升腾，因之下行，而无可舒泄，复转行于上而作呕，彼此牵掣，而痛无已时也。治法，必须疏肝气之滞，而又升腾脾胃之阳气，则土不畏木之侵凌，而痛自止也。方用逍遥散加减最妙。盖逍遥散解郁，而此痛又须缓图，不必更用重剂，再服四剂而奏功全矣。此症用苍白甘草汤亦妙。

人有多食生冷煿炙之物，或难化之品，存于腹内作痛，手按之而痛甚者，此食积于肠，闭结而不得出，有燥屎之故也。法宜逐积化滞，非下之不可。然而下多亡阴，不可不防。夫人能食者，阳旺也；能食而不能化者，阴衰也。使阳旺之人，何物不能消化，焉有停住大肠之理，必阴血不能润于大肠，阳火焚烁而作祟，遂致大肠熬干，留食结为燥屎，而不下矣。及至燥屎不下，则阴阳不通，变成腹痛之楚。治宜于滋阴之中而佐以祛逐之味，则阴不伤而食又下也。方宜用逐秽丹。

人有腹痛，从右手指冷起，渐上至头，如冷水浇灌，由上而下，而腹乃大痛，既而遍身大热，热退则痛止，或食或不食或过于食而皆痛也。初则一年一发，久则一月一发，发久则旬日一发也。用四物汤加解郁之药不应，用四君子汤加消积之药又不应，用二陈汤加消痰破气和中之药复不应，人以为有瘀血存焉，谁知是阳气大虚乎！盖四肢为诸阳之末，而头乃诸阳之会，阳虚恶寒，阴虚恶热，阳虚而阴来乘之则发寒，阴虚而阳往乘之则发热。今指冷而上至于头，明是阳不能敌阴，以失其健运，而痛乃大作。痛作而热者，寒极变热也。及其寒热两停，阴阳俱衰，两不相斗，故热止而痛亦止也。治法，单补其阳，阳旺而阴自衰，况阳旺则气自旺，气旺则血自生，气血两旺，而阴阳又何致争战而作痛哉？方用独参汤。

夫独参汤，乃补气之药也。仲景夫子曰：血虚气弱，以人参补之。故用之而止痛也。或曰四君子汤亦补气之剂，何以用之而不效？盖四君子有白术、茯苓以分人参之权，不若独参汤之功专而力大。况前此兼用消积破气之药，是为诛伐无过，用人参止可救失耳，何能成功哉？此症用阴阳和合汤亦效。

——清·陈士铎《辨证奇闻·卷二·腹痛门》

【提要】　本论主要阐述腹痛的病因病机及辨证施治。要点如下：其一，阐明火痛、寒痛、气痛、食积、虫积、阴阳俱虚等因素导致腹痛的病理机制、证候特点，提出相应方药。其二，阐明火痛治当明辨脏腑，治疗相应脏腑之火热。寒痛治疗，以温补命门之火为主，结合助土制木。虫积腹痛治当杀虫，同时培补阴阳气血。气痛治以疏肝理气，升举脾胃之阳。食痛治宜滋阴，佐以祛逐之味。阴阳俱虚所致腹痛，治当补阳为主。

邵新甫　论腹痛无形与有形之患※

腹处乎中，痛因非一。须知其无形及有形之为患，而主治之机宜，已先得其要矣。所谓无形为患者，如寒凝火郁，气阻营虚，及夏秋暑湿痧秽之类是也。所谓有形为患者，如蓄血、食滞、癥瘕、蛔蛲、内疝，及平素偏好成积之类是也。审其痛势之高下，辨其色脉之衰旺，细究其因，确从何起。大都在脏者以肝脾肾为主，在腑者以肠胃为先。夫脏有贼克之情，非比腑病而以通为用也。此“通”字，勿执攻下之谓。古之建中汤、理中汤、三物厚朴汤及厚朴温中汤，各具至理。考先生用古，若通阳而泄浊者，如吴茱萸汤及四逆汤法。清火而泄郁者，如左金丸及金铃散法。开通气分者，如四七汤及五磨饮法。宣攻营络者，如穿山甲、桃仁、归须、韭根之剂，及下瘀血汤法。缓而和者，如芍甘汤加减，及甘麦大枣汤法。柔而通者，如苁蓉、柏子、肉桂、当归之剂，及复脉加减法。至于食滞消之，蛔扰安之，癥瘕理之，内疝平之，痧秽之候以芳香解之，偏积之类，究其原而治之，是皆先生化裁之法也。若夫疡科内痈，妇科四症，兼患是病者，更于各门兼参其法而用之，则无遗蕴矣。（邵新甫）

——清·叶桂著，徐灵胎评《临证指南医案·卷八·腹痛》

【提要】　本论是邵新甫为叶天士医案所作按语，主要阐述腹痛的病因病机及辨证施治。要点如下：其一，腹痛包括有形与无形两类。无形者，指寒凝火郁、气阻营虚及夏秋暑湿痧秽等；有形者，指蓄血、食积、痰聚、虫积、内疝等。其二，腹痛在脏者大都以肝脾肾为主，在腑者以肠胃为先。其三，腹痛在腑者，治疗上以"通"为法。但论中指出"此通字，勿执攻下之谓，古之建中汤、理中汤、三物厚朴汤及厚朴温中汤，各具至理"，"通阳而泄浊""清火而泄郁""开通气分""宣攻营络"等，亦具"通"之义。

沈金鳌　论腹痛辨治※

腹痛之病，先分寒、热、虚、实，再详虫、血、食、痰，治法备矣。

腹痛多寒，亦有因热者。寒痛脉必沉迟，或伏，痛绵绵无增减，得寒愈甚，得热稍缓，宜干姜、肉桂、吴萸、草寇仁、木香、厚朴、陈皮、甘草、香附、麦酒炒白芍，方用厚朴温中汤、桂香散。热痛脉必洪数，腹中常觉有热，时痛时止，痛处亦热，手不可近，口干舌燥，小便赤涩，肛门如烧，此为积热，宜白芍、黄连、山栀、甘草、滑石、木通，方用调胃承气汤下之，或四顺清凉饮。辨虚实之法不一，而总以可按属虚，不可按属实为准。故有按之似痛，重按之却不痛，大便利者，为虚寒症，宜理中汤、桂香散。其或按之痛甚，手不可近，大便坚者，为实热症，宜调胃承气汤。今人但知诸痛属实，宜破结疏利，因用枳实、青皮、槟榔、大黄等，苟其得当，亦验。若遇虚寒，必更甚矣。故惟稔知壮实与初病当下之，虚弱与久病当和之，而治虚之法，又必分气血。痛时常觉虚豁，似饥非饥，呼吸无力，属气虚也，宜六君子汤加广木香。若偬偬作痛，如细筋抽引不宁，又如芒刺牵引，属血虚也，宜四物汤加陈皮、木香。以上寒热虚实之辨也。

若食痛者，脉必弦，食得寒则滞，得热则行，宜用温散法，如干姜、苍术、白芷、川芎、香附、姜汁之类，不可妄用攻下峻利药，更兼行气快气药助之，自愈。或面黄腹痛，宿食不消，吞酸腹痛，痰滞伤食，法亦同之，宜丁香脾积丸，平胃散加草蔻、枳实、半夏。痰痛者，脉必滑，小便必不利，饱则暂止，饿则又痛，宜导痰解郁法，宜二陈汤加香附、苍术、川芎、枳实、姜汁。盖清痰能作痛，必胸腹有声，宜芎术散。湿痰亦作痛，由阻塞气道之故，宜四合汤。虫痛者，不吐不泻，心腹懊恼，往来上下，痛有休止，或腹中块起，按之不见，五更心嘈，牙关强硬，恶心，吐涎沫，或清水，腹热善渴，食厚味或饱则止，面色青，白赤不定，蛔虫攻咬，面必黄，宜杀虫丸。验虫之法，以面上白斑唇红，能食心嘈，颜色不常，脸上有蟹爪路，是其候也。小儿虫痛症最多。死血痛者，脉必芤涩，痛有定处，或由负重努伤，或由跌扑损伤，或妇人由经来瘀闭，或由产后恶露未尽，皆成死血，宜消血饮、万灵散，或桃仁承气汤加当归、苏木、红花、童便、酒。以上食、痰、虫、血之辨也。

他如脾血虚而痛，按之则止，宜益气补血，宜人参、炙草、圆眼、枣仁、麦冬、石斛、白芍、大枣。中气虚而腹寒痛，宜补中益气，宜人参、黄芪、白术、沉香、五味子、益智仁。阳气虚而络空，冷气乘之，当脐微痛，手按则止，不可破泄真气，宜茯苓、煨姜、白术、肉桂。脾阳郁伤，每痛必周身寒栗，吐涎沫而痛止，宜升阳散郁，宜半夏、厚朴、苏梗、生姜、延胡索、草果、金铃子。阴浊腑阳不通，脉沉微，腹痛，欲大便，宜以辛热通阳，宜生白术、吴萸、良姜、厚朴、半夏、川熟附、茯苓、小茴、益智仁、姜汁。郁伤肝脾之络，致败血瘀留，遇劳役动怒，腹痛即发，宜辛通润血，宜桃仁、桂枝、韭白、穿山甲。营分虚寒，当脐腹痛嗳气，遇冬必发，过饥动怒亦发，宜温通营分，宜肉桂、当归、炮姜、茯苓、炙草。暑伤气分，长夏腹胀，食减，微痛，宜调脾疏肝，宜人参、广皮、白芍、茯苓、谷芽、益智仁。阴毒腹痛厥逆，唇青卵缩，六脉欲绝，宜宣通阳气，宜鸽子屎一合，研冲热酒一盏，澄清顿服。肾脏虚冷，气攻脐腹及两胁，痛不可忍，宜祛散冷结，宜定痛丸。腹内热毒绞结作痛，甚至下血，宜培土和中，宜干黄土煮数沸，去渣，暖服一二升。湿热腹痛，按之愈甚，宜升提，利小便，宜升麻、柴胡、防风、葛根、木通、黄连、黄芩、滑石、车前；不愈，微利之，宜加熟大黄，即土郁则夺之之义。久受风露积冷攻刺痛，淹延岁月，百药不效，宜祛散沉寒，宜和剂抽刀散。过饮酒浆，成积作痛，宜醒脾解湿，宜木香茵陈汤。伤湿腹痛，小便秘，大便泄，宜燥湿利水，宜胃苓汤。痰积腹痛，下白物，时眩，喜热汤，脉滑，且消痰暖内，宜星半安中丸。气滞塞腹痛，大胀，脉沉，宜开通疏利，宜木香顺气散。腹痛而兼呕吐，阳不得降，而胸热欲呕，阴不得升，而下寒腹痛，为升降失常，宜调燮阴阳，宜黄连汤。腹脐绞痛，有时止，妨食，发欲死，宜宣通气血，宜七气汤。搅肠痧腹痛，四肢冷，急以矾汤探吐；甚者昏倒不省人，急刺委中，或十指出血，宜藿香正气散加木香、砂仁，或以马兰根叶细嚼咽汁，即安，或服童便立止。疝气腹痛，即五脏疝不干睾丸者，宜通调脏气，宜腹疝汤。失血后腹痛，或连少腹，宜补养营血，宜四物汤加炮姜。以上皆腹痛之由也。

——清·沈金鳌《杂病源流犀烛·卷二十八·腹少腹病源流》

【提要】　本论主要阐述腹痛的辨证施治。要点如下：其一，阐明腹痛应首辨寒、热、虚、实，次辨食、痰、虫、血；指出各大类腹痛的辨证方法及治疗方药。其二，指出临床上因寒而腹痛者多于因热而痛者。

林珮琴　腹痛论治※

人身背为阳，腹为阴。中脘属太阴，小腹左右属厥阴，脐腹正中属少阴、冲、任。《经》论寒痛十一条，热痛一条，寒热痛二条，血虚痛一条，此泛言猝痛，而腹痛赅之矣。其症有暴痛久痛、实痛虚痛，有痛在气分血分、在腑在脏、在经络之辨。凡暴痛非热，久痛非寒；虚痛喜按，实痛拒按。痛在气分者，攻注不定；在血分者，刺痛不移。痛在腑者，脉多弦滑；在脏者，脉多沉微。初痛邪在经，久痛必入络。经主气，络主血也。感寒腹痛者，气滞阳衰，喜热手按，脉沉迟，治在温中，香砂理中汤去白术。感寒呕痛者，气虚兼痰，脉弦滑，治在健运，香砂六君子汤去白术。气滞兼食者，腹中有一条扛起，利后痛减，脉沉滑，治在消导，香砂枳术汤加神曲、麦芽，或保和丸。寒气滞痛，兼胀满者，治在温通，排气饮加砂仁，去泽泻。胃虚肝乘，吐酸浊者，治在辛泄，吴茱萸汤。伤寒腹急痛，阳脉涩，阴脉弦，治在甘缓，小建中汤。

太阴寒痛，自利脉沉，理中汤。厥阴寒痛，肢厥脉细，当归四逆汤。少阴寒痛，四肢沉重，咳呕下利，脉沉细，真武汤。外感兼宿食，或中暑霍乱吐泻，藿香正气散、六和汤，胸腹绞痛，上不得吐，下不得泻，名干霍乱，脉沉伏，急以烧盐汤探吐，再服藿香正气散。火郁痛，时作时止，热手按而不减，脉洪疾，清中汤，或二陈汤加栀、苍、连、芍、郁金。热厥痛，时作时止，金铃子散。七情气郁，攻冲作痛，三因七气汤、五磨饮。理气不应，脉芤涩，痛如芒刺，为血郁，手拈散。血虚腹痛，饥劳必甚，芍药甘草汤加桂、枣、当归。气血虚寒，腹痛脉微，按之温必稍缓，大营煎、理阴煎。当脐疙痛，审系肝脾络血瘀结，失笑散加归须、桃仁、韭汁。若肾虚任脉为病，六味丸加龟板。凡痛久必入血络，非香燥可劫，治宜宣络，旋覆花汤加归须、桃仁、生鹿角。死血痛，由血络阻痹，桃仁承气汤加苏木、红花。积聚痛，由宿有癥瘕，木香槟榔丸去大黄、牵牛，加郁金，有热阿魏丸。跌伤痛，由血瘀胁腹，复元活血汤。酒积痛，由湿热阻滞，曲蘖丸。小腹满痛，由经闭血滞，玉烛散去硝黄，加延胡索、香附。思伤脾气，痞结悸痛，归脾汤去白术。怒伤肝火，痞结刺痛，柴胡疏肝散，或左金丸。虫痛时作时止，有块梗起，口吐清水，唇有红点，脉乍大乍小，理中安蛔散、乌梅丸加减。疝气痛，必引睾丸，香橘散、立效散。肠痈痛，身皮甲错，小便如淋，腹皮急，按之濡右左，足屈者大小，肠痈，牡丹皮饮、十味排脓散。中恶腹痛，霍乱吐利，苏合香丸。大抵腹痛，寒淫为多，热淫为少，以阴寒尤易阻塞阳气也。腹痛气滞者多，血滞者少，理气滞不宜动血，理血滞则必兼行气也。古谓痛则不通，通则不痛，故治痛大法，不外温散辛通，而其要则初用通腑，久必通络，尤宜审虚实而施治者矣。……

腹痛脉候

阴弦腹痛，细小紧急，皆腹痛。濡滑为痰饮，短滑为宿食。芤涩为死血，沉伏为气滞。尺脉紧，脐下痛。

弦急，小腹痛，痛甚者，脉必伏。大为病久，细小而迟者易治；实大坚疾，紧数浮长者，难治。大痛而喘，人中黑者，死。阴弦或紧，宜温，沉弦滑实，可下。

——清·林珮琴《类证治裁·卷之六·腹痛论治》

【提要】　本论主要阐述腹痛的辨证施治。要点如下：其一，指出腹部为阴，并将腹痛按疼痛部位划分，对应具体脏腑经络。其二，阐明腹痛诸病因中，因寒而痛者最多。治疗腹痛，初应通经，久则通络。其三，按病因、病位，结合脉象，探讨了多种类型腹痛的辨证施治，并附相应方剂。其四，总结了腹痛的典型脉象特点，指出有代表性的腹痛脉象特点，并提出根据脉象判断预后的方法。

2.23　泄　泻

泄泻是以排便次数增多、粪质稀溏或完谷不化、甚如水样为主要表现的病证。其中，大便溏薄而势缓者称为泄，大便清稀如水而势急者称为泻。病因有感受外邪、饮食所伤、情志不调、禀赋不足及久病后脏腑虚弱等。病机变化为脾胃受损，湿困脾土，肠道功能失司，清浊不分，引起泄泻。脾失健运是关键，同时与肝、肾密切相关。治疗方面当分暴泻与久泻。暴泻多以湿盛为主，重用化湿，佐以分利。再根据寒湿和湿热的不同，分别采用温化寒湿与清化湿热之法。挟有表邪者，佐以疏解；挟有暑邪者，佐以清暑；兼有伤食者，佐以消导。久泻以脾虚为主，当以健脾。因肝气乘脾者，宜抑肝扶脾；因肾阳虚衰者，宜温肾健脾；中气下陷者，宜升提；久泄不止者，宜固涩。暴泻不可骤用补涩，以免关门留寇；久泻不可分利太过，以防劫其阴液。

《素问》　论泄泻发病与季节的关系※*

秋三月，此谓容平。天气以急，地气以明，早卧早起，与鸡俱兴，使志安宁，以缓秋刑，收敛神气，使秋气平，无外其志，使肺气清。此秋气之应，养收之道也。逆之则伤肺，冬为飧泄，奉藏者少。

——《素问·四气调神大论》

是以春伤于风，邪气留连，乃为洞泄。

——《素问·生气通天论》

冬伤于寒，春必温病；春伤于风，夏生飧泄。

——《素问·阴阳应象大论》

故春善病鼽衄，仲夏善病胸胁，长夏善病洞泄寒中，秋善病风疟，冬善病痹厥。

——《素问·金匮真言论》

【提要】　本论主要阐述泄泻发作与季节的关系。要点如下：第一段，从四季养生的角度，指出违逆了秋收之气，就会伤及肺脏，致使冬藏之气不足，冬天就会发生飧泄。第二、三段，论述了感受四季邪气与泄泻发生的关系，重点讨论了伏邪致病。如春伤于风，留而不去，会立即发生急骤的泄泻。第四段，从季节和五行、五脏对应的角度，探讨了易患疾病。

《素问》　论泄泻病因病机※*

清气在下，则生飧泄；浊气在上，则生膜胀。此阴阳反作，病之逆从也。
风胜则动，热胜则肿，燥胜则干，寒胜则浮，湿胜则濡泻。

——《素问·阴阳应象大论》

食饮不节，起居不时者，阴受之。阴受之则入五脏，入五脏则膜满闭塞，下为飧泄。

——《素问·太阴阳明论》

【提要】　本论主要阐述泄泻的病因病机。要点如下：泄泻多因饮食不节，伤及中阳，水湿内生，脾胃升清降浊失常，清气不升则为泄泻，浊气不降则为膜胀。

《难经》　论泄泻分类※*

五十七难曰：泄凡有几，皆有名不？然：泄凡有五，其名不同：有胃泄，有脾泄，有大肠泄，有小肠泄，有大瘕泄，名曰后重。胃泄者，饮食不化，色黄；脾泄者，腹胀满，泄注，食即呕吐逆；大肠泄者，食已窘迫，大便色白，肠鸣切痛；小肠泄者，溲而便脓血，少腹痛；大瘕泄者，里急后重，数至圊而不能便，茎中痛：此五泄之要法也。

——《难经·五十七难》

【提要】　本论主要阐述泄泻的分类。要点如下：分类基本是以脏腑为纲目，论述胃泄、脾泄、大肠泄、小肠泄和大瘕泄五种泄泻的临床表现。其中，泄泻和痢疾还未完全分开。在此论中，痢疾只是泄泻中的一个重要类型。

巢元方 论泄泻病因病机※※

脾病候

脾气不足，则四肢不用，后泄，食不化，呕逆，腹胀肠鸣，是为脾气之虚也，则宜补之。

胃病候

胃气不足，则饥而不受水谷，飧泄，呕逆，是为胃气虚也，则宜补之。

大肠病候

大肠气不足，则寒气客之，善泄，是大肠之气虚也，则宜补之。

三焦病候

三焦之气不足，则寒气客之，病遗尿，或泄利，或胸满，或食不消，是三焦之气虚也，则宜补之。

——隋·巢元方《诸病源候论·卷十五·五脏六腑病诸候》

湿蟨候

脾与胃合，俱象土，胃为水谷之海，脾气磨而消之，水谷之精，化为血气，以养腑脏。若脾胃和，则土气强盛，水湿不能侵之。脾胃虚弱，则土气衰微，或受于冷，乍伤于热，使水谷不消化，糟粕不慎实，则成下利，翻为水湿所伤。

——隋·巢元方《诸病源候论·卷十八·湿蟨病诸候》

【提要】 本论主要阐述泄泻的病因病机。其中，脾病候、胃病候中所论，凸显了脾胃气虚泄泻的病机，奠定了泄泻从脾胃论治的理论基础。

《圣济总录》 论泄泻病因病机※※

水泻

论曰：《内经》谓：诸厥固泄，皆属于下；暴注下迫，皆属于热。盖为冷热不调，气不相济也。脾胃怯弱，水谷不分，湿饮留滞，水走肠间，禁固不能，故令人腹胀下利，有如注水之状，谓之注泄，名为水泻。

濡泄

论曰：《内经》曰：湿胜则濡泻。《甲乙经》曰：寒客下焦，传为濡泻。夫脾为五脏之至阴，其性恶寒湿。今寒湿之气，内客于脾，则不能埤助胃气，腐熟水谷，致清浊不分，水入肠间，虚莫能制，故洞泄如水，随气而下，谓之濡泻。

洞泄寒中

论曰：《内经》谓：长夏善病洞泄寒中。洞泄谓食已即泄，乃飧泄之甚者。此因春伤于风，邪气留连，至夏发为飧泄，至长夏发为洞泄。盖当春之时，阳气在表，为风邪所中，入客于经，未至腑脏。风者阳气也，东方木也。木能胜土，脾胃受之，仲夏则阳盛之时，以阳邪之气，逢阳盛之时，重阳必阴，病在脾胃，故为飧泄。阴生于午，至未而盛，是为长夏之时，脾土当王，脾为阴中之至阴，则阴气盛，阴盛生内寒，故令人腑脏内洞而泄，是为洞泄寒中之病。

鹜溏

论曰：脾气衰，则鹜溏。盖阴中之至阴，脾也，为仓廪之官。若脾胃气虚弱，为风冷所乘，则阴气盛；阴气盛则脏寒，致糟粕不化，故大便色黑，状如鹜溏也。又大肠有寒，亦曰鹜溏。

——宋·赵佶《圣济总录·卷第七十四》

【提要】 本论主要阐明各种类型泄泻的病因病机。要点如下：其一，论及水泻、濡泄、洞泄寒中和鹜溏等四种类型的证候表现及病因病机。总体上，仍不离脾湿下注之说。其二，具体而言，水泻是因冷热不调，气不相济所致，故而水谷不分，湿饮留滞，水走肠间。濡泄是因寒湿之气，内客于脾所致。洞泄是阴盛生内寒，是为洞泄寒中之病。鹜溏是在脾虚气弱基础上，为风冷所乘，属大肠有寒。

张 锐 论泄泻肝肾病机※*

诸方论泄痢，止言是脾胃病，不过谓风冷湿毒之所侵入，及饮食伤滞，遇肠虚则泄痢，而不知肝肾气虚，亦能为泄痢，古书所载甚明，不可不辨。《经》曰：泄痢前后不止，肾虚也。又曰：诸厥固泄，皆属于下。下，谓下焦肝肾之气也。门户束要，肝之气也；守司于下，肾之气也。肝气厥而上行，故下焦不能禁固而泄痢；肾为胃关，门户不要，故仓廪不藏也。苟病泄痢，其源或出于此，而专以脾胃药治之，则谬固千里矣。故古人有曰：下痢不止，心下痞硬，服泻心汤后，以它药下之痢不止，医以理中与之痢益甚。盖理中治中焦，此痢在下焦，赤石脂禹余粮汤主之，服不止，当利其小便。以余见如此泄痢，乃肝肾气虚之所致者矣。

——宋·张锐《鸡峰普济方·卷一·诸论·泻痢》

【提要】 本论主要阐述泄泻的肝肾病机。要点如下：其一，首先针对《内经》所论"诸厥固泄，皆属于下"，阐明"下，谓下焦肝肾之气也"。其二，论述了肝肾与脾胃的关系。指出"门户束要，肝之气也；守司于下，肾之气也"。言肝气厥而上行，故下焦不能禁固而泄痢；肾为胃关，肾虚则门户不约，故仓廪不藏。所以认为泻痢之病不可专责脾胃，这对于泄泻的诊治具有指导意义。

陈无择 论泄泻病因病机※*

方书所载泻利，与《经》中所谓洞泄、飧泄、溏泄、溢泄、濡泄、水谷注下等，其实一也，仍所因有内外、不内外差殊耳。《经》云：寒甚为泄。春伤风，夏飧泄。论云：热湿之气，久客肠胃，滑而利下，皆外所因。喜则散，怒则激，忧则聚，惊则动，脏气隔绝，精神夺散，必致溏泄，皆内所因。其如饮食生冷，劳逸所伤，此不内外因。以此类推，随证主治，则不失其病源也。

——宋·陈无择《三因极一病证方论·卷十一·泄泻叙论》

【提要】 本论主要阐述泄泻的病因病机。要点如下：其一，外感病因中，有外感寒邪、风邪和湿热之邪。其二，内伤情志为内因，主要有喜、怒、忧、惊等情志因素，以致"脏气隔绝，精神夺散"。其三，饮食生冷、劳逸失度，为不内外因。

杨士瀛 论脾泄肾泄证治[**]

脾泄肾泄

有脾泄，有肾泄。脾泄者，肢体重著，中脘有妨，面色虚黄，腹肚微满。肾泄者，肤腠怯冷，腰脊酸疼，上咳面鼾，脐腹乍痛。治脾泄，用苍术、白术、厚朴、干姜、木香、生肉豆蔻辈。治肾泄，用补骨脂及安肾丸、震灵丹辈。

肾泄

诸有泄泻，用不换金正气散、除湿汤之类，以去风湿，以安肠胃，此上品药也。次则温脾养胃之剂投之，是为正法。然用之而不作效，抑且腹痛走上走下，或脐间隐痛，腰脊疼酸，骨节软弱，面色黧悴，尺脉虚弱，病安在哉？曰：此肾泄也。当以炒故纸、生干姜、官桂、木香、当归辈主之，仍用安肾丸为佐。其或肾水下涸，心火上炎，燥渴溺多，引饮无度，此阴阳离绝也，识者忧焉。

——宋·杨士瀛《仁斋直指方论·卷之二·证治提纲》

泄泻方论

胃为水谷之海，其精英则流布以养脏腑，其糟粕则传送以归大肠。肠胃虚弱，或挟风、挟寒，或伤暑、伤湿、停冷、蓄热、冷热不调、泄泻诸证，皆能致之。挟风者，自汗恶风，痛引腰背；挟寒者，筋节拘急，身体怯寒；伤暑者，面垢燥渴，泛引水浆；伤湿者，肌肉虚浮，肢体重着；冷则肠鸣肚冷而手足清；热则烦躁肚热而手足温；冷热不调者，由热积于内，不能去其积，徒以冷药水之，热气无所发泄，故冷与热搏而下注。其或冷积于中，不能去其滞，徒以热药压之，冷积不得宣行，故热与冷干而成泄，或涩或溏，里急后重，是其候也。外此则伤食一证，失饥伤饱，胃不能消，心腹膨胀，所下酸臭可验焉。治法当究其感受之源，然后为之固实。不塞其源，吾恐决溃四出，莫知其终者矣。虽然，脾胃合气，以消水谷；水谷既分，安有所谓泄？人皆以泄为脾恙，而不知肾病有泄焉。肾泄何如？曰：腹痛无定处，似痢非痢，骨弱面鼾，脚下时冷者是也。前件诸方，条例于后。至若泄利之后，腹满身疼，是则为表里俱病，先当温里，急与四逆汤，然后解表，急以桂枝汤与之，《活人书》言之详矣，抑犹有绪余之论焉。肝者脾之贼，木能胜土，古人虑之固也。《经》曰：肝肾气虚，为病泄泻。亦孰知肾者所以守司于下，而肝者又门户要束之具，束则不泄也。不然，泄泻而面色青惨者，古书谓肝经受寒所致，特设当归厚朴汤以主之，果何意哉！

——宋·杨士瀛《仁斋直指方论·卷之十三·泄泻》

【提要】 本论主要阐述脾泄与肾泄的区别，并提出辨证施治的框架。要点如下：其一，认为脾泄病因有挟风、挟寒、伤暑、伤湿，停冷、蓄热和冷热不调等不同。其二，指出肾泄多腹痛无定处，似痢非痢，骨弱面鼾，脚下时冷，多伴脐间隐痛，腰脊疼酸，尺脉虚弱等。治疗以炒故纸、生干姜、官桂、木香、当归等，温中行气、活血之品主之，用安肾丸为佐。其三，提出肝克脾土之泄的病机，"肝者脾之贼，木能胜土"。其辨证特点，是泄泻而面色青惨，治以当归厚朴汤。

刘完素　论五泄证候及药方

夫五泄者之病，其治法各不同者，外证各异也。胃泄者，饮食不化，色黄，承气汤下。脾泄者，腹胀满，泄注，食即呕吐逆，建中及理中汤。大肠泄者，食已窘迫，大便色白，肠鸣切痛，干姜及附子汤。小肠泄者，溲便脓血，少腹痛，承气汤。大瘕泄者，里急后重，数至圊而不能便，足少阴是也，茎中痛，急利小便。此五泄之病也。胃、小肠、大瘕三证，皆清凉饮子主之。

——金·刘完素《素问病机气宜保命集·卷中·泻痢论》

【提要】　本论主要阐述《难经》五泄证候及方剂。要点如下：在《难经》五泄之论的基础上，补充了相应的方剂，初步建立了泄泻从脏腑辨证施治的框架。胃泄，多由饮食积滞所致，重在通里泻下；脾泄，多由脾气虚衰所致，重在温中健脾；大肠泄，则多为寒邪客于大肠所致，重在温中散寒。小肠泄，内有实热积滞，故治亦通里泻下。大瘕泄，下焦有湿热，治宜急利小便。

朱丹溪　论泄泻辨治

泄泻

湿、气虚、火、痰、食积。

戴云：凡泻水腹不痛者，是湿也。饮食入胃不住，或完谷不化者，是气虚也。腹痛泻水，腹鸣，痛一阵泻一阵，是火也。或泻，时或不泻，或多或少，是痰也。腹痛甚而泻，泻后痛减者，是食积也。

湿，燥湿兼渗泄之，四苓散加苍术、白术，甚者二术炒。气虚，人参、白术、芍药、炒升麻。火宜伐火，利小水，黄芩、木通入四苓散。痰积宜豁之，海石、青黛、黄芩、神曲、蛤粉，或用吐法。食积宜消导疏涤之，神曲、大黄。

世俗类用涩药治痢与泻，若积久而虚者，或可行之；而初得之者，恐必变他疾，为祸不小矣。殊不知多因于湿，惟分利小水，最为上策。

——元·朱丹溪撰，明·戴思恭辑《金匮钩玄·卷一·泄泻》

【提要】　本论主要阐述泄泻的辨证施治。要点如下：其一，泄泻主要由湿、气虚、火、痰、食积所致。论中分述不同病因导致泄泻的辨证要点。其二，对痰证泄泻特点的总结较为独到，即"或泻，时或不泻，或多或少，是痰也"。其三，提出慎用涩药治痢与泻，"惟分利小水，最为上策"。论中还论述了主治泄泻的方药。

朱丹溪　论泄泻从湿治有多法

泄泻者，水泻所为也。由湿本土，土乃脾胃之气也。得此证者，或因于内伤，或感于外邪，皆能动乎脾湿。脾病则升举之气下陷，湿变注并出大肠之道，以胃与大肠同乎阳明一经也。云湿可成泄，垂教治湿大意而言。后世方论泥治湿不利小便，非其治也，故凡泄泻之药，多用淡渗之剂利之；下久不止，不分所得之因，遽以为寒，而用紧涩热药兜之。夫泄有五：飧泄者，水谷不化而完出，湿兼风也；溏泄者，所下汁积黏垢，湿兼热也；鹜泄者，所下澄澈清冷，小便清白，湿兼寒也；濡泄者，体重软弱，泄下多水，湿自甚也；滑泄者，久下不能禁固，湿胜气脱也。若此有寒热虚实之不同，举治不可执一而言。

谨书数法于后：夫泄有宜汗解者。《经》言：春伤于风，夏必飧泄。又云：久风为飧泄。若《保命集》云用苍术、麻黄、防风之属是也。有宜下而保安者，若长沙言，下痢脉滑而数者，有宿食也，当下之。下利已瘥，至其时复发者，此为下未尽，更下之安，悉用大承气汤加减之剂。有宜化而得安者。《格致余论》：夏月患泄，百方不效，视之，久病而神亦瘁，小便少而赤，脉滑而颇弦，格闷食减。因悟此久积所为，积湿成痰留于肺中，宜大肠之不固也，清其源则流自清。以茱萸等作汤，温服一碗许，探喉中，一吐痰半升，如利减半，次早晨饮，吐半升而利止。有以补养而愈者，若《脾胃论》言：脉弦，气弱，自汗，四肢发热，大便泄泻，从黄芪建中汤。有宜调和脾湿而得止者，若洁古言曰：四肢懒倦，小便不利，大便走泄，沉困，饮食减少，以白术、芍药、茯苓，加减治之。有宜升举而安者，若《试效方》言：胃中湿脾弱，不能运行，食下则为泄，助甲胆风胜以克之，以升阳之药羌活、独活、升麻、防风、炙甘草之属。有宜燥湿而后除者，若《脾胃论》言：上湿有余，脉缓，怠惰嗜卧，四肢不收，大便泄泻，从平胃散。有宜寒凉而愈者，若长沙言：协热自利者，黄芩汤主之。举其湿热之相宜者，若长沙言：下利，脉迟紧，痛未欲止，当温之；下利心痛急当救里；下利清白水液澄澈，可与理中、四逆汤辈。究其利小便之相宜者，河间言：湿胜则濡泄。小便不利者，可与五苓散、益元散分导之。以其收敛之相宜者，东垣言：寒滑气泄不固，制诃子散涩之。以上诸法，各有所主，宜独利小便而湿动也。岂独病因寒，必待龙骨、石脂紧重燥毒之属涩之。治者又当审择其说，一途取利，约而不博可乎？

——元·朱丹溪撰，明·戴思恭辑《金匮钩玄·附录·泄泻从湿治有多法》

【提要】　本论主要阐述泄泻的病因病机及辨证施治。要点如下：其一，强调湿可致泄，指出"脾病则升举之气下陷，湿变注并出大肠之道"。同时指出，"此有寒热虚实之不同，举治不可执一而言"，要对各种泄泻的特点有明确的区分。其二，泄泻的治法，有宜汗而解者，有宜下而保安者，有宜化而得安者，有以补养而愈者，有宜调和脾湿而得止者，有宜升举而安者，有宜燥湿而后除者，有宜寒凉而愈者，有宜利小便而相宜者，有以其收敛而相宜者。以上诸法，各有所主，当辨证施治。

戴思恭　论泄泻辨治※※

冷泄不言而喻，热亦能泻者。盖冷泻譬之盐见火热则凝，冷则复消；热泻譬之水寒则结凝，热则复化为水。此外，证状不一，疑似之间，并宜先用分水丸一二服，惟伤食泻不可用。

五虚者死，脉细、脾寒、少气、前后泄痢、饮食不入。原是冷泻，因泻而烦躁，饮水转饮转泻者，参附汤。理中汤加茯苓、黄连，名连理汤，用之多有奇功。且如今当暑月，若的知暑泻，自合用暑药；的知冷泻，自合热药。中间有一等盛暑，又复内伤生冷，非连理汤不可。下泄无度，泄后却弹过响，肛门热，小便赤涩，心下烦渴，且又喜冷，此药为宜。若原是暑泻，经久下元虚甚，日夜频并，暑毒之势已然，而泻不已，复用暑药，则决不能取效，便用姜、附辈，又以难施，疑似之间，尤宜用此。余曾治伤寒协热自利，有用白姜、黄连对半，名金银汤，即此意也，然不若连理汤为稳。如寒泻服上药未效，宜木香汤，或姜附汤、六柱汤，吞震灵丹、养气丹。手足厥逆者，兼进朱砂丹。药食方入口而即下者，名曰直肠，难治。如泻已愈，而精神未复旧者，宜十补汤。寒泻腹中大疼，于服前药外，间进乳豆丸。服诸热药以温中，并不见效，登圊不选，秽物而出，此属下焦，宜桃花丸二五粒，诃梨勒丸以涩之。

凡泻，津液既去，口必渴，小便多是赤涩，未可便作热论。的知热泻，方用冷剂；不然，勿妄投以致增剧。泻止渴自止，小便赤能如常。

泻已愈，隔年及后期复泻。古论云：病有期年而发者，有积故也，宜感应丸。

——明·戴思恭《秘传证治要诀及类方·卷八·大小腑门》

【提要】 本论主要阐述泄泻的辨证施治。要点如下：其一，如症状表现在疑似之间，宜先用分水丸一二服。其二，对于寒热夹杂证，如感受盛暑，又复内伤生冷，主张使用连理汤。其三，对寒热并用的治法颇有心得。如治伤寒协热自利，有用白姜、黄连对半，名金银汤，与连理汤的组方思想相似。

周文采　论泄泻辨治[※※]

泄泻之证，其名不同，有胃泄，有脾泄，有大肠泄，有小肠泄，有大瘕泄。胃泄者，饮食不化，色黄。脾泄者，腹胀满，泄注，食即呕逆。大肠泄者，食已窘迫，大便色白，肠鸣切痛。小肠泄者，溲而便脓血，小腹痛。大瘕泄者，里急后重，数至圊而不能便，茎中痛是也。又有飧泄、洞泄、肾泄、濡泄、鹜溏之类，名虽不同，未有不由脾胃虚弱，饮食不节，及为风寒暑湿之气所伤也。如伤于风，其脉必浮，下必带血，以胃风汤主之。伤于寒，脉必沉细，腹中切痛，下必青黑，以附子理中汤辈主之。伤于暑，则脉必沉微，烦渴引饮，下必如水，以五苓散、来复丹等主之；或挟食积而泻者，当以胃苓汤下感应丸。伤于湿，其脉沉缓，腰脚冷痹，小便自利，不渴，下必黄黑色，当以渗湿汤、正气散及参术桂附之剂主之。又有肾泄，腰膝重痛，面黑脏滑，宜以金锁正元丹、二神丸等主之。若脾虚久泄者，以四柱散、蔻附丸之类调之。若有积，腹痛，胀满，先用消积之药推之，然后补养胃气；如无积滞，惟当以参、术、木香、芍药、茯苓之类，健理脾胃，分利水谷。此其治要也。

——明·周文采《医方选要·卷二·泄泻门》

【提要】 本论主要阐述泄泻的辨证施治。要点如下：其一，在《难经》五泄基础上，又提出飧泄、洞泄、肾泄、濡泄、鹜溏等。其二，指出泄泻的病因病机，"未有不由脾胃虚弱，饮食不节，及为风寒暑湿之气所伤也"。其三，按伤于风、伤于寒、伤于暑、挟食积、伤于湿、肾泄、脾虚久泄及积滞泄等，论述证候与方药。

虞　抟　论泄泻寒热辨证与治泄六法[※※]

大抵泻利，小便清白不涩为寒，赤涩为热。又大便完谷不化而色不变，吐利不腥秽，水液澄澈清冷，小便清白不涩，身冷不渴，脉迟细而微者，皆寒证也。凡谷肉消化者，无问色及他证，便断为热。夫寒泄而谷消化者，未之有也。或火性急速，转化失常，完谷不化而为飧泄者，亦有之矣。张仲景曰：邪热不杀谷。然热得湿，则为飧泄也。噫！寒热二证，冰炭相反，治之者差之毫厘，谬以千里者也，医者可不谨乎！

——明·虞抟《医学正传·卷二·泄泻》

泻有六，俱宜少加五苓散利小便。

湿泻散之，羌活胜湿汤，五苓散。

火泻清之，香连丸。

天水散 一料加红曲五钱为末，汤浸蒸饼为丸服。

寒泻温之，理中丸加附子。

虚泻实之，钱氏白术、参苓白术、补中益气。

痰泻化之，二陈汤、清气化痰丸。

食泻消之，保和汤、枳实导滞丸、六和汤加消药。

——明·虞抟《苍生司命·卷三（亨集）·泄泻》

【提要】 本论主要阐述泄泻的寒热辨证与治泄六法。要点如下：其一，泄泻有六种证候类型，治法各异。如湿泻散之，火泻清之，寒泻温之，虚泻实之，痰泻化之，食泻消之。其二，热泄通常皆是谷肉消化，寒泄则完谷不化。但因火性急速，若运化不及，热泻亦可见完谷不化而为飧泄者。

汪 机 论泄泻辨治※*

论

饮食入胃，脾与运化水谷之精，以养百骸，渣滓、浊者下降而为便溺。若脾气被伤，运动无力，水谷之气不得四布，则混流于下而为泻症。先哲分气、湿、寒、热四者之异，大意因湿为多。《经》云：湿胜则泻泄。叔和云：湿多成五泄是也。其风、寒、热三者，不过挟症而已矣。于中挟热尤多，风、寒二症间有也。总其大要，尽因中气亏败，舒布不健，以致水液不及四布，蓄于肠胃，郁而成热，而为泻泄，是以挟热为多。言风者，亦是热甚生风，助肝木以伤脾土；脾土被伤不能四布水液，以成此症。言寒者，乃脾胃素虚之人，啖食生冷过度，致使脾愈伤，脏腑愈寒，不能克化水谷所致。其始虽因于寒积，而日久亦郁成热。是以先哲谓"暴泄非阳，久泄非阴"是也。且河间亦云：虽完谷不化，小便清白不涩为寒；若谷虽不化，而小便赤涩，及谷消化，无问及他症，皆认为热。以此观之，热多寒少，焕然明矣。虽其症一出于热，而治之又当分其所因，不可无分。如因脾气不磨而致泄者，法当补中益气，使中气升腾而泄自止，如补中益气之类。如因风而生飧泄者，法当散风而泄自除，如《机要》防风芍药汤、白术防风汤之类。如因痰积中焦而作溏泻者，法当逐去痰积而泄自愈，如二陈导痰汤之类。如因食伤太阴，以致水液不能四布而为泄者，法当逐去宿食，而泄自止。如因脏腑虚寒而泄不止者，法当温中散寒而泄自瘳，如理中汤、《机要》浆水散之类。学者务在临症详因加减施治可也。

治泻大法

凡泻症因水湿而成，宜补中健脾土，以胜水湿为主。切不可遽用涩药，即阻水湿不得宣泄，必变他症，为祸不小，慎之！

大凡治泄之药俱宜丸、散，少用汤、饮。盖汤乃与水湿同类，恐愈助水湿为患。其症东垣又谓有七因：曰寒，曰湿，曰火，曰痰，曰中气虚，曰食积，曰脾胃不和。有此数者之异，是以治法亦当各分所因。

——明·汪机《医学原理·卷之六·泻门》

【提要】 本论主要阐述泄泻的辨证施治。要点如下：其一，在病因方面，指出"其风、寒、热三者，不过挟症而已矣。于中挟热尤多，风、寒二症间有也"。其二，在病机方面，指出"总其大要，尽因中气亏败，舒布不健，以致水液不及四布，蓄于肠胃，郁而成热，而为泻泄，是以挟热为多"。其三，在治法方面，依据病机之不同，提出补中益气、散风、逐去痰积、逐去宿食、温中散寒等治法，强调"宜补中健脾土，以胜水湿为主。切不可遽用涩药"。其四，在剂型选择方面，指出治泄泻之药宜用丸散，少用汤饮。

赵献可 论肾泄病因病机[※※]

《经》曰：肾主大小便。又曰：肾司开阖。又曰：肾开窍于二阴。可见肾不但主小便，而大便之能开而复能闭者，肾操权也。今肾既虚衰，则命门之火熄矣。火熄则水独治，故令人多水泻不止。其泻每在五更天将明时，必洞泄二三次。此其故何也？盖肾属水，其位在北，于时为亥子。五更之时，正亥子水旺之秋，故特甚。惟八味丸以补真阴，则肾中之水火既济，而开阖之权得宜。况命门之火旺，火能生土，而脾亦强矣。故古方有椒附丸、五味子散，皆治肾泄之神方，不可不考也。

——明·赵献可《医贯·卷之五·泻利并大便不通论》

【提要】 本论主要阐述肾泄，特别是五更泄的病机。要点如下：其一，首先从肾司开阖、肾主二便的角度，指出"肾既虚衰，则命门之火熄矣。火熄则水独治，故令人多水泻不止"。其二，重点阐明肾泄必在五更为甚，是因"肾属水，其位在北，于时为亥子。五更之时，正亥子水旺之秋，故特甚也"。其三，提出以八味丸、椒附丸、五味子散等治肾泄，"则肾中之水火既济，而开阖之权得宜"。

张介宾 论泄泻病因病机[※※]

凡《内经》有言飧泄者，有言濡泄者，皆泄泻也；有言肠澼者，即下痢也。然痢之初作，必由于泻。此泻之与痢本为同类，但泻浅而痢深，泻轻而痢重。泻由水谷不分，出于中焦；痢以脂血伤败，病在下焦。在中焦者，湿由脾胃而分于小肠，故可澄其源，所以治宜分利；在下焦者，病在肝肾大肠，分痢已无所及，故宜调理真阴，并助小肠之主，以益气化之源。此泻、痢之证治有不同，而门类亦当有辨，然病实相关，不可不兼察以为治也。

泄泻之本，无不由于脾胃。盖胃为水谷之海，而脾主运化，使脾健胃和，则水谷腐熟，而化气化血以行营卫。若饮食失节，起居不时，以致脾胃受伤，则水反为湿，谷反为滞，精华之气不能输化，乃致合污下降，而泻痢作矣。脾强者，滞去即愈。此强者之宜清宜利，可逐可攻也。脾弱者，因虚所以易泻，因泻所以愈虚。盖关门不固，则气随泻去，气去则阳衰，阳衰则寒从中生，固不必外受风寒而始谓之寒也。且阴寒性降，下必及肾，故泻多必亡阴，谓亡其阴中之阳耳。所以泄泻不愈，必自太阴传于少阴，而为肠澼。肠澼者，岂非降泄之甚，而阳气不升，脏气不固之病乎？凡脾胃气虚而有不升不固者，若复以寒之，复以逐之，则无有不致败者。此强弱之治，大有不同，故凡治此者，有不可概言清利也。

泄泻之因，惟水、火、土三气为最。夫水者寒气也，火者热气也，土者湿气也，此泻痢之本也。虽曰木亦能泻，实以土之受伤也；金亦能泻，实以金水同气，因其清而失其燥也。知斯三者，若乎尽矣。然而三者之中，则又惟水、火二气足以尽之。盖五行之性，不病于寒则病于热，大都热者多实，虚者多寒。凡湿热之证，必其脉盛形强，声音壮亮，食饮裕如，举动轻捷者，此多阳也。虚寒之证，必其脉息无力，形气少神，言语轻微，举动疲倦者，此多阴也。故必察其因，而于初泻之时，即当辨其有余不足，则治无不愈，而亦不致有误矣。

——明·张介宾《景岳全书·卷二十四心集·杂证谟·泄泻·论证》

【提要】 本论主要阐述泄与痢的不同与联系。要点如下：其一，"痢之初作，必由于泻"。从程度上看，泻浅而痢深，泻轻而痢重。从病机上看：泻由水谷不分，出于中焦；痢以脂血伤败，病在下焦。从治疗上看：泻在中焦，尚可分利，将脾胃之水湿分利入小肠；痢在下焦，病在肝肾大肠，分利已无所及，故宜调理真阴，兼助小肠益气化源。其二，论及脾胃为泄泻之本，脾胃受伤，则水反为湿，谷反为滞，精华之气不能输化，乃致合污下降，而导致泻痢。其三，论泄泻之因，"惟水、火、土三气为最"，论述了寒、热、湿三邪致泄的机理。

张介宾 论泄泻分利治法※*

凡泄泻之病，多由水谷不分，故以利水为上策，然利水之法，法有不同。如湿胜无寒而泻者，宜四苓散、小分清饮之类主之，但欲分其清浊也。如湿挟微寒而泻者，宜五苓散、胃苓汤之类主之，以微温而利之也。如湿热在脾，热渴喜冷而泻者，宜大分清饮、茵陈饮、益元散之类主之，去其湿热而利之也。

泄泻之病，多见小水不利，水谷分则泻自止，故曰治泻不利小水，非其治也。然小水不利，其因非一，而有可利者，有不可利者，宜详辨之。如湿胜作泻而小水不利者，以一时水土相乱，并归大肠而然也。有热胜作泻而小水不利者，以火乘阴分，水道闭涩而然也。有寒泻而小水不利者，以小肠之火受伤，气化无权而然也。有脾虚作泻而小水不利者，以土不制水，清浊不分而然也。有命门火衰作泻而小水不利者，以真阴亏损，元精枯涸而然也。凡此皆小水不利之候。然惟暴注新病者可利，形气强壮者可利，酒湿过度，口腹不慎者可利，实热闭涩者可利，小腹胀满、水道痛急者可利。又若病久者不可利，阴不足者不可利，脉证多寒者不可利，形虚气弱者不可利，口干非渴而不喜冷者不可利。盖虚寒之泻，本非水有余，实因火不足，本非水不利，实因气不行。夫病不因水，而利则亡阴，泻以火虚，而利复伤气。倘不察其所病之本，则未有不愈利愈虚，而速其危者矣。

——明·张介宾《景岳全书·卷二十四心集·杂证谟·泄泻·分痢治法》

【提要】 本论主要阐述泄泻之分利治法。要点如下：其一，暴注新病、形气强壮、酒湿过度、口腹不慎、实热闭涩、小腹胀满及水道痛急者，皆可利。其二，病久、阴虚、脉证多寒、形虚气弱及口干非渴而不喜冷者，皆不可利。

张介宾　论泄泻辨治[※※]

肾泄证，即前所谓真阴不足证也。每于五更之初，或天将明时，即洞泄数次，有经月连年弗止者，或暂愈而复作者，或有痛者，或有不痛者，其故何也？盖肾为胃关，开窍于二阴，所以二便之开闭，皆肾脏之所主。今肾中阳气不足，则命门火衰，而阴寒独盛，故于子丑五更之后，当阳气未复，阴气盛极之时，即令人洞泄不止也。古方有椒附丸、五味子散，皆治此之良方。若必欲阳生于阴，而肾气充固，则又惟八味地黄丸为宜。然余尝用此，则似犹未尽善，故特制胃关煎、一气丹、九气丹、复阳丹之属，斯得其济者多矣，或五味子丸亦佳。其有未甚者，则加五德丸、四神丸，皆其最宜者也。……

酒泻证，饮酒之人多有之。但酒有阴阳二性，人有阴阳二脏，而人多不能辨也。夫酒性本热，酒质则寒，人但知酒有湿热，而不知酒有寒湿也。故凡因酒而生湿热者，因其性也。以蘖汁不滋阴，而悍气生热也。因酒而生寒湿者，因其质也。以性去质不去，而水留为寒。何以辨之？常见人有阳强气充而善饮者，亦每多泄泻。若一日不泻，反云热闷。盖其随饮随泻，则虽泻不致伤气，而得泻反以去湿。此其先天禀厚，胃气过人者也。最不易得，亦不多见。此而病者，是为阳证，不过宜清宜利，如四苓散、大分清饮，或酒蒸黄连丸之类，去其湿热而病可愈也。若阳虚之人，则与此大异。盖脾虚不能胜湿，而湿胜即能生寒，阳气因寒，所以日败，胃气因湿，所以日虚，其证则形容渐羸，饮食渐减，或脉息见弦细，或口体常怯寒，或脐腹常有隐疼，或眩晕常多困倦，或不安于五鼓，或加甚于秋冬，但无热证可据，而常多飧泄者，则总属虚寒也。凡若此者，若不速培阳气，必致渐衰，而日以危矣。……

气泄证，凡遇怒气便作泄泻者，必先以怒时挟食，致伤脾胃。故但有所犯，即随触而发，此肝脾二脏之病也。盖以肝木克土，脾气受伤而然。使脾气本强，即见肝邪，未必能入。今既易伤，则脾气非强可知矣。故治此者，当补脾之虚而顺肝之气，此固大法也，但虚实有微甚，则治疗宜分轻重耳。如禀壮气实，年少而因气泄泻者，可先用平胃散，或胃苓汤。若肝气未平而作胀满者，宜解肝煎先顺其气。若脾气稍弱者，宜二术煎，或黏米固肠糕，或消食导气饮。若脾气稍寒者，宜抑扶煎、吴茱萸散，或苍术丸。若脾弱居多者，宜温胃饮、圣术煎，或六味异功煎。若既畏此证为患，则必须切戒气怒。

——明·张介宾《景岳全书·卷二十四心集·杂证谟·泄泻·诸泄泻论治》

【提要】　本论主要阐述泄泻的辨证施治。其一，肾泄，即五更泄泻。是因肾中阳气不足，命门火衰，阴寒独盛所致。论中阐明其有真阴不足的一面，而且重视使用阳生于阴之法，认为惟八味地黄丸为宜。其二，对于酒泄，提出酒有阴、阳二性，"人但知酒有湿热，而不知酒有寒湿也"。所以阳证，宜清宜利，去其湿热而病可愈也。若阳虚之人，当速培阳气，否则必致渐衰。其三，气泄，是肝木克土，脾气受伤所致，治疗重在"补脾之虚而顺肝之气"，临证当注意轻重虚实之分。

龚居中　论痰火泄泻辨治[※※]

然溯其源，大概脾病湿渍所致；约其治，无乃健脾渗湿为先。若夫痰火病，此则属脾肾两虚，何也？盖肾衰不能摄，脾弱不能运，脾气虚则阑门之气亦虚，是以不能泌别清浊，致水液渣滓，混入大肠，故或溏而或泄也。法当君以实土，臣以益水，佐以清金，使以兜涩。所谓实土，土者，白术、白芍、山药是也。所谓益水者，故纸、五味是也。所谓清金者，五味、二冬、沙参是也。所谓兜涩者，诃子、肉蔻、莲肉、芡实是也。盖肾气实则自能摄，脾气实则自能运，金气清肃，自能施化矣。虽有外寒内热，饮食积滞，但宜解散消导，不可妄攻。盖攻邪则妨正，恐触滑滑之热，即未易遏。

愚谓泄泻一症，为亡阴脱液之肇端，痰火病此，犹败叶经霜，鲜不凋坠，何也？以阴虚故动火，而复以亡其阴，则清阳之气益陷，相火之焰益炎，下而窘迫，上而咽痛，诸证蜂起矣。当此之际，欲实土则妨肺，欲清金则碍脾，医者能不掣其肘乎？姑以敦土清金之品，末之为丸，徐徐缓服，此无伐天和之意。班固曰有病不医得中工，正此谓耳。

——明·龚居中《痰火点雪·卷二·火病泄泻》

【提要】 本论主要阐述痰火泄泻的辨证施治。要点如下：其一，泄泻为亡阴脱液之肇端，如再有痰火伤阴，则病情更为严重。因痰火与泄泻并存时，"欲实土则妨肺，欲清金则碍脾"。其二，论中提出敦土清金之法，当以实土之品为君，臣以益水，佐以清金，兜涩药为使，是立足于脏腑整体上的综合调治。

李中梓　论治泄九法[※*]

愚按：《内经》之论泄泻，或言风，或言湿，或言热，或言寒，此明四气皆能为泄也。又言：清气在下，则生飧泄。此明脾虚下陷之泄也。统而论之，脾土强者，自能胜湿，无湿则不泄，故曰湿多成五泄。若土虚不能制湿，则风寒与热，皆得干之而为病。治法有九：一曰淡渗。使湿从小便而去，如农人治涝，导其下流，虽处卑监，不忧巨浸。《经》云治湿不利小便非其治也，又云在下者引而竭之是也。一曰升提。气属于阳，性本上升，胃气注迫，辄尔下陷，升、柴、羌、葛之类，鼓舞胃气上腾，则注下自止。又如，地上淖泽，风之即干，故风药多燥；且湿为土病，风为木药，木可胜土，风亦胜湿，所谓下举之是也。一曰清凉。热淫所至，暴注下迫，苦寒诸剂，用涤燔蒸，犹当溽暑伊郁之时，而商飚飒然倏动，则炎熇如失矣，所谓热者清之是也。一曰疏利。痰凝气滞，食积水停，皆令人泻，随证祛逐，勿使稽留，《经》云实者泻之，又云通因通用是也。一曰甘缓，泻利不已，急而下趋，愈趋愈下，泄何由止？甘能缓中，善禁急速，且稼穑作甘，甘为土味，所谓急者缓之是也。一曰酸收。泻下有日，则气散而不收，无能统摄，注泄何时而已？酸之一味，能助收肃之权，《经》云散者收之是也。一曰燥脾。土德无惭，水邪不滥，故泻皆成于土湿，湿皆本于脾虚，仓廪得职，水谷善分，虚而不培，湿淫转甚，《经》云虚者补之是也。一曰温肾。肾主二便，封藏之本，况虽属水，真阳寓焉！少火生气，火为土母，此火一衰，何以运行三焦，熟腐五谷乎？故积虚者必挟寒，脾虚者必补母。《经》曰寒者温之是也。一曰固涩。注泄日久，幽门道滑，虽投温补，未克奏功，须行涩剂，则变化不愆，揆度合节，所谓滑者涩之是也。夫此九者，治泻之大法，业无遗蕴。至如先后缓急之权，岂能预设？须临证之顷，圆机灵变，可以胥天下于寿域矣！

——明·李中梓《医宗必读·卷之七·泄泻》

【提要】　本论主要阐述治泄九法。要点如下：其一，淡渗，指促使湿从小便而去的治法。其二，升提，是指鼓舞胃气上腾之法。其三，清凉，是指以苦寒之剂清热燥湿之法。其四，疏利，是指祛逐病邪而勿使稽留之法。其五，甘缓，是指甘能缓中而善禁急速之法。其六，酸收，是指助收肃之权的"散者收之"之法。其七，燥脾，是指运脾、健脾、燥脾之法。其八，温肾，是指可温肾助阳的"寒者温之"之法。其九，固涩，是指有固涩作用的"滑者涩之"之法。

李用粹　论泄泻辨治※*

泻分久暴
暴注下迫，食不及化，是无水也；溏泄日久，止发无恒，是无火也。

腹痛分辨
泻不腹痛者，湿也。泻白腹痛者，寒也。痛一阵泻一阵，泄复涩滞者，火也。痛一阵，泻一阵，泻后痛减者，食也。腹中胀痛，泻不减者，肝气也。腹中绞痛，暴泻烦渴者，霍乱也。腹中绞痛，下无休时，去如蟹渤者，气食交并也。腹中觉冷，隐隐微痛，下如稠饮者，痰也。

寒热分辨
热者，小便赤涩，烦渴，肛门热，谷食腐化；或虽不化，而色变焦黄，身能动作，手足温暖。寒者，小便清白，不渴，腹中冷，完谷不化，色亦不变，变亦白色，身懒动作，饮食不下，手足清冷。

肠鸣分辨
湿多成五泻。肠走若雷奔，此寒湿之患。然亦有火势攻冲，抟击水气而鸣者，必兼腹痛，暴注下迫，肛门涩滞，小水色黄，非若湿症之腹不痛也。

完谷分辨
完谷不化，其因有四：曰气虚，曰胃寒，曰胃火，曰胃风。夫气虚胃寒，固不能传化矣。火者，火性急速，传运失常，即邪热不杀谷也。至于胃风者，肝风传脾，脾受其克，不能变化，名为飧泄。乃五泄之一也。

脉法
泻脉自沉。沉迟寒侵，沉数火热，沉缓湿邪，沉虚滑脱。凡泄注，沉缓弱小者生，浮大弦数者死。（《汇补》）

治法
凡泻皆兼湿，初宜分理中焦，次则分利下焦，继以风药燥湿，久则升举元气。滑脱不禁，然后涩之。其间风胜兼以解表，寒胜兼以温中，虚弱补益，食积消导，湿则淡渗，火则清凉，痰则涌吐，陷则升提。随症而用，不拘次序。（《汇补》）

治审虚实
下积如稠脓者，消化为上。去薄而小便短少者，利水为捷。若小便如常，不必再利，惟燥脾而已。如兼口渴，则利水与燥脾，皆不可用。但审溺赤为有热，如溺短而色不变，则补益无疑也。（《汇补》）

郁结当开
忧思太过，脾气结而不能升举，陷入下焦而泄泻者，宜开郁结，使气升而谷自化。（《汇补》）

郁热当清

有肺热闭锢，咳嗽胸满，误服参、术，使肺中之热，回奔大肠而泻者，当先清肺金，然后和脾。(《汇补》)

——清·李用粹《证治汇补·卷八·下窍门·泄泻章》

【提要】 本论主要阐述泄泻的辨证施治。要点如下：其一，从泻分久暴、腹痛分辨、寒热分辨、肠鸣分辨及完谷分辨等方面，分述泄泻的临床表现。其二，泄泻有因无水、无火、湿、寒、火、食积、痰、霍乱、肝气不舒及气食交并等所致者。其三，治疗上，初宜分理中焦，次则分利下焦，继以风药燥湿，久则升举元气。具体而言，"滑脱不禁，然后涩之；其间风胜兼以解表，寒胜兼以温中，虚弱补益，食积消导，湿则淡渗，火则清凉，痰则涌吐，陷则升提"。

陈 歧 论泄泻辨治※*

但泄泻之病，虚寒者固有，而虚热者亦多。如下多亡阴，津液不足，脉来细数无力，甘温毫不可投，宜用脾肾双补汤。……

痰泻者，或多或少，或泻或不泻。中焦有痰，饮食入胃，裹结不化，所以作泻。脉滑有热者，宜用枳朴柴陈汤。脉来弦细无力，宜用香砂六君子汤。

火泻者，腹中痛一阵泻一阵，后去如汤，后重如滞。此因湿在肠胃之中，火在肠胃之外，宜用清热柴苓汤。……

湿泻者，腹中不痛，所泻皆水。或遍身发肿，身热脉数者，病属于阳。初起宜用分消饮，久以柴苓汤主之。若肢冷脉细，元气大虚，宜用消肿健脾汤，即金匮肾气丸，亦宜服也。

又有肺燥作泻者，人所不知。秋伤于燥，内热咳嗽，肺中之火无处可宣，传于大肠，故令作泻，宜用清金润燥汤，润肺兼润其肠，则泄泻自止。若误认脾虚，而用温补，非徒无益，又害其肺也，治者详之。

又有脱泻者，水谷皆下，日有百次，不但糟粕泻尽，并肠中所蓄之黄水，俱已竭尽而无余。所以平人时泄黄水，即是脾坏之候，皆主于死，不易治也。

——清·陈歧《医学传灯·卷下·泄泻》

【提要】 本论主要阐述泄泻的辨证施治。要点如下：其一，指出"但泄泻之病，虚寒者固有，而虚热者亦多"。如下多亡阴，津液不足，不可投用甘温之药。其二，肺燥泄泻之证，即秋伤于燥，内热咳嗽，肺中之火无处可宣，传于大肠而泻。治疗宜用清金润燥汤，润肺兼润其肠，则泄泻自止。

冯兆张 论泄泻辨治※*

凡泄泻水，腹不痛者是湿，宜燥渗之。饮食入胃不住，或完谷不化者是气虚，宜温补之。腹痛肠鸣泻水，痛一阵泻一阵是火，宜清利之。时泻时止，或多或少是痰积，宜豁之。腹痛甚而泻，泻后痛减者，是食积，宜消之。实者，宜下之。如脾泻已久，大肠不禁者，宜涩之。下陷者，宜升提之。

　　然泄泻之症，虽分湿、火、寒、虚、痰、食六者之殊，必以渗湿燥脾为主，湿则导之，火则清之，寒则温之，虚则补之，痰则豁之，食则消之，是其治也。虽然六症既明，三虚不可不察，脾虚、肾虚、肝虚是也。脾虚者，饮食所伤也；肾虚者，色欲所伤也；肝虚者，忿怒所伤也。饮食伤脾，不能运化；色欲伤肾，不能闭藏；忿怒伤肝，木邪克土，皆令泄泻。然肾泄、肝泄，间必有之，而脾泄恒多，盖人终日饮食，必有所伤，便致泄泻。

　　人之一身，脾胃为主，胃司纳受，脾司运化，然胃阳主气，脾阴主血。奈世之治脾胃者，不分阴阳气血，概用辛温燥热助火消阴之剂，遂使肾火益旺，脾阴愈伤，清纯冲和之气，变为燥热，胃脘干枯，大肠涩结，脾脏渐绝而死。独不思土虽恶湿，然亦必赖湿润，乃得化生万物，岂可徒知偏用辛热之剂乎？况肾开窍于二阴，若肾气衰弱，则不能蒸腐水谷。世人但见泄物，概用参、术补之，殊不知参、术乃补脾胃中州阳气之药，不能补至阴闭藏主蛰之司也。胃属土而肾属水，肾泻而用补脾，则土愈胜，而水愈亏，一阳之火，若无二阴敛纳，何能处于釜底而为蒸腐五谷之具耶！……

　　泄泻而属脾胃者，人固知之矣。然门户束要，肝之气也；守司于下，肾之气也。若肝肾气实，则能闭束而不泄泻，虚则闭束失职，而无禁固之权矣。且肾为胃关，故肾泻必在子后，五更之分也。盖人生二五，妙合而成，左右两肾，肾间动气，即先天元阳之祖气。此气自子后一阳生，生即渐渐上升，历丑寅卯辰巳，而六阳已极，则入离宫；午后一阴生，即白气变为赤液，渐渐降下至坎宫，复为白气，昼夜循环，升降不息。《经》所谓少火生气，医家所谓真阳之火，名为相火也。道家所谓君火，乃先天祖气也。方此火之自下而上也，行过中焦，必经脾胃，则能腐熟水谷，蒸糟粕而化精微，脾气散精，上归于肺，通调水道，下输膀胱，是谓清升浊降，既济之象也。《经》曰：阴平阳秘，精气乃固。苟不慎摄生之道，则精神日损，肾之真气渐衰，而子复一阳，不以时生，不能上升，水谷无由腐熟以传化，故寅为三阳之候，阳微既不能应候而化物，且不能胜阴而上升，故五更或黎明而泻，其泄亦溏，俗名鸭溏，是为肾泄，亦名大瘕泄，是阳之亡，气之脱也，则补火尤要于补气。

——清·冯兆张《冯氏锦囊秘录·杂症大小合参卷五·方脉泄泻合参》

　　【提要】　本论主要阐述泄泻的辨证施治。要点如下：其一，泄泻可分湿、火、寒、虚、痰、食六类，治必以渗湿燥脾为主。其二，脾、肾、肝三脏，对泄泻的发生影响较显著。其三，胃阳主气，脾阴主血。治脾胃当分阴阳气血，不可概用辛温燥热、助火消阴之剂。因脾阴愈伤，则清纯冲和之气则变为燥热，可致胃脘干枯，大肠涩结。其四，指出"门户束要，肝之气也；守司于下，肾之气也。若肝肾气实，则能闭束而不泄泻，虚则闭束失职，而无禁固之权矣"。

◀ 沈金鳌　论泄泻辨治^{**} ▶

　　泄泻，脾病也。脾受湿不能渗泄，致伤阑门元气，不能分别水谷，并入大肠而成泻。故口渴，肠鸣腹痛，小便赤涩，大便反快，是泄固由于湿矣。然《经》曰：春伤于风，夏生飧泄。泄不有由于风者乎？又曰：暴注下迫，皆属于热。泄不有由于热者乎？又曰：诸病水液，澄澈清冷，皆属于寒。泄不有由于寒者乎？又曰：清气在下，则生飧泄。泄不有由于虚陷者乎？惟曰湿盛则飧泄，乃独由于湿耳！不知风、寒、热、虚，虽皆能为病，苟脾强无湿，四者均不得而干之，何自成泄？是泄虽有风、寒、热、虚之不同，要未有不原于湿者也，故为列论之。其湿兼风者，飧泄也。肝受风邪，煽而贼土，至夏湿气蒸郁，故脉弦腹鸣，下利清谷，宜平胃散加羌、独、升、柴。其湿兼热者，下肠垢也。肠胃有热，传化失常，而火性急速，熏动湿邪，故脉数溲赤涩，所下皆稠黏垢秽，宜六一散，或胃苓汤加黄连。其湿兼寒者，鸭溏也。湿为水气，又感寒邪，则寒水之气合从而化，故脉沉迟，溲清白，所下澄澈清冷，如鸭屎，宜附子理中汤加肉果，或以二术、陈皮、干姜、吴萸、砂仁、紫苏主之，挟风者亦可参用。但寒泄必早暮服药。盖早服暖药，至暮药力已尽，无以敌一宿阴气，故不效，故夜必再服。其湿兼虚者，虚泄也。人之清气本上升，虚则陷下，又为湿所侵遏，湿胜气脱，故脉细而濡，困倦少力，遇饮食即泻，或腹不痛，所下不禁，多完谷不化，宜四君子汤加升、柴、升阳除湿汤。惟濡泄一症，又名洞泄，乃为湿自甚，即脾虚泄也。由土虚不能制湿，肠胃不固，湿反胜而成病，故脉迟而缓，小便不利，身重，腹不痛，肠鸣漉漉，所下多水，宜四苓汤加二术、胃苓汤加草蔻。士材云：水液去多，甚而转筋，血伤筋急也。据此又濡泄之变症，宜升阳除湿汤。以上《内经》所言诸泄，可得而审者也。

《难经》又有五泄，实与《内经》之症约略相似。盖曰胃泄者，饮食不化，色黄，即风乘湿也，宜胃风汤。曰脾泄者，腹胀满，肢体重着，中脘有妨，面色萎黄，泄注，食即呕逆，即暑乘湿也，宜香茹汤对桂苓甘露饮，大加生姜治之。曰大肠泄者，食已窘迫，大便色白，肠鸣切痛，即燥乘湿也，宜五苓散。曰小肠泄者，溲而便脓血，小腹痛，即火乘湿也，宜大承气汤下之，再以黄连解毒汤加归、芍治之，次以芍药柏皮丸止之。曰大瘕泄者，里急后重，数至圊而不能便，茎中痛，即寒湿而变为热泄也，宜八正散加木香、槟榔通之，次以天水散顿服之。是《难经》所言，虽定属六气，而其以湿为主，不与《内经》相合乎？

此外又有风泄，恶风自汗，或带清血，由春伤风，夏感湿，故其泻暴，宜胃风汤。或泻而风邪内缩，必汗之，宜桂枝麻黄汤。又有食泄，脉弦紧，腹痛则泄，泄后痛减，宜治中汤酌加木香、砂仁、枳壳、白术、山楂、麦芽、谷芽、陈皮等味，仍烧所伤之物服。又有痰泄，脉滑类弦，溲少而赤，肺闷食减，久而神瘁。此积湿成痰，留于肺中，故大肠不固也，宜二陈汤加浮石、青黛、黄芩、神曲、姜汁、竹沥等味；或用吴萸汤温服碗许，探吐痰涎，泄自两日内愈。又有水泄，肠鸣如雷，一泄如注，皆是水，宜石膏、补骨脂、干姜、草乌等，或车前子汤。又有火泄，即热泄，脉数实，腹痛肠鸣，口干喜冷烦渴，小便赤涩，后重如滞，泻水，痛一阵泻一阵，泻后尚觉涩滞，张仲景谓之热自利是也，宜黄芩芍药汤。又有暑泄，因受暑邪，烦渴尿赤，自汗面垢，暴泻如水，宜茹苓汤、桂苓甘露饮，或以生姜炒黄连为君，葛根、升麻佐之。若暑邪留伏于中，以致久而成泄，其病更甚，宜玉龙丸。若盛暑伤于外，阴冷伤其中，则为内外受迫，宜连理汤。又有伤酒泄，素嗜酒而有积，或一时酒醉而成病。其症骨立不能食，但饮一二杯，经年不愈，宜葛花解醒汤。又有滑泄，其泄不禁，泻久不止，大孔如竹筒，日夜无度，宜固肠丸。其或滑由气虚陷下者，宜补中益气汤。或大肠滑泄而小便精出者，宜万全丸。皆不可忽。又有飧泄，夕食曰飧，食之难化者，尤重于夕，故此之飧泄，专主夕食不化而泄言之，与前所列诸飧泄不同。盖此症惟夺其食，则一日可止，再以药滋养元气，宜八仙糕。又有肾泄，即五更泄，一名晨泄，又名瀼泄，固由于肾虚失守藏之职，宜补骨脂、五味子、山萸、肉桂、茴香、山药、茯苓等，每日清晨用大栗十枚煮食，神效。而亦有由于食者，宜香砂枳术丸。有由于酒者，宜葛花解醒汤。有由于寒者，宜理中汤夜饭前服。又有脾肾泄，由二经并虚，朝泄暮已，久而神瘁肉削，宜四神丸。又有暴泄，太阳传太阴，大肠不能固禁，卒然而下，大便如水，其中有小结粪硬物，欲起又下，欲了不了，小便多清，或身冷自汗，气难布息，脉微呕吐。此寒也，急以重药温之，宜浆水散。又有久泄，厥阴经动，下利不止，脉沉迟，手足厥逆，涕唾脓血。此症不易治，大法以为风邪缩于内，宜汗之是也，宜桂枝麻黄汤。亦有由真阴虚损，元气下陷而成者，若非滋其本原，则必胸痞腹胀，小便淋涩，多致不救，宜四神丸、补中益气汤。凡泄泻之病，止于此矣，而治法亦靡有遗者。

士材九种治泄之法，亦当参看。盖升提、淡渗、清凉、疏利、甘缓、酸收、燥脾、温肾、固涩，皆治泄者所不能外，惟在酌其轻重缓急以用之耳。总之，此症不论新久，皆太阴受病，不可离白术、白芍、甘草。若四时下利者，于前三药外，春加防风，夏加黄芩，秋加厚朴，冬加附、桂。又必详外症寒热，如手足逆冷，自汗气微，虽暑亦可量投姜、桂。如燥渴烦热，闷乱脉实，虽冬亦可酌用硝、黄。此又当权衡于临时者也。若老人诸泄，则又不得拘渗泄分利之法。以人生五十后，升气少，降气多，渗泄分利，是降而益降，益其阴而重竭其阴也。必用升提阳气之品，宜升麻、柴胡、独活、防风、甘草，佐以白术、附子、补骨脂，所谓湿寒之生，以风平之，又曰下者举之是也。至如饭后即便，乃脾肾交虚之故耳。盖人惟脾与肾相济，所以有水谷之分，若脾虽强盛能食，而肾气不足，真火不能上行，为胃腐熟水谷，故饮食下咽，不能消化，留滞大府，因成飧泄，治之者惟使脾肾之气交通，宜二神丸空心盐汤送下，则水谷自然克化，而此患除。

——清·沈金鳌《杂病源流犀烛·卷四·泄泻源流》

【提要】 本论主要阐述泄泻的辨证施治。要点如下：其一，指出"泄泻，脾病也。脾受湿不能渗泄，致伤阑门元气，不能分别水谷，并入大肠而成泻"。其二，综合古今典籍有关泄泻的理法方药，分述诸种泄泻的辨证施治及遣方用药法则。

2.24 便　秘

便秘是由大肠传导功能失常引起的，以大便秘结，排便周期延长，或周期不长，但粪质干结，排出艰难，或粪质不硬，欲大便而艰涩不畅为主要表现的病证。本证又有"阳结""阴结""脾约""风秘""气秘""热秘""寒秘""湿秘"等称谓。其病虽属大肠传导功能失常，但与肺、脾、胃、肝、肾等脏腑功能失调有关，胃腑积热、脾肺气虚、肺热过盛、肝气郁结及肾阴不足均可使大肠传导失常而致便秘。便秘当辨虚实，实者有热秘、气秘和冷秘之分，虚者有气虚、血虚、阴虚和阳虚之别。治疗上以通下为治疗原则，应根据病因病机针对治疗，不能图一时之快而用竣下之品随意攻伐。实秘以祛邪为主，可施以泻热、温通、理气之法；虚秘以扶正为先，予以益气温阳、滋阴养血之法，需辅以行气导滞，润肠通便之品，标本兼治。临证时常虚实互见，寒热错杂，应分清主次而用药。

巢元方　论冷热邪气致秘※※

大便难者，由五脏不调，阴阳偏有虚实，谓三焦不和，则冷热并结故也。

胃为水谷之海，水谷之精，化为荣卫，其糟粕行之于大肠以出也。五脏三焦既不调和，冷热壅涩，结在肠胃之间。其肠胃本实，而又为冷热之气所并，结聚不宣，故令大便难也。

又云：邪在肾，亦令大便难。所以尔者，肾脏受邪，虚而不能制小便，则小便利，津液枯燥，肠胃干涩，故大便难。

又，渴利之家，大便也难。所以尔者，为津液枯竭，致令肠胃干燥。

诊其左手寸口人迎以前脉，手少阴经也。脉沉为阴，阴实者，病苦闭，大便不利，腹满四肢重，身热苦胃胀。右手关上脉阴实者，脾实也，苦肠中伏伏如牢状，大便难。脉紧而滑直，大便亦难。

跗阳脉微弦，法当腹满，不满者，必大便难而脚痛，此虚寒从上向下也。其汤熨针石，别有正方，补养宣导，今附于后。

——隋·巢元方《诸病源候论·卷之十四·大便病诸候·大便难候》

【提要】　本论主要阐述大便难的病因病机。要点如下：其一，大便难是三焦不和，冷热邪气与肠中糟粕相结所致。其二，肾受邪之后，虚而不能制小便，则小便利多，津液枯燥，肠胃干涩，令大便难。其三，各种原因导致的津液枯竭，均可致大便难。

《圣济总录》　便秘综论※*

论曰：大便秘涩，盖非一证，皆营卫不调，阴阳之气相持也。若风气壅滞，肠胃干涩，是谓风秘；胃蕴客热，口糜体黄，是谓热秘；下焦虚冷，窘迫后重，是谓冷秘；或因病后重亡津液，或因老弱血气不足，是谓虚秘。或肾虚小水过多，大肠枯竭，渴而多秘者，亡津液也；或胃实燥结，时作寒热者，中有宿食也。治法虽宜和顺阴阳，然疏风散滞、去热除冷、导引补虚之法，不可偏废，当审其证以治之。

——宋·赵佶《圣济总录·卷第九十七·大小便门·大便秘涩》

【提要】　本论主要阐述便秘的病因病机及辨证施治。要点如下：其一，便秘之病机为"营卫不和，阴阳气相持"，亡津液，或有宿食均可致便秘。其二，便秘有风秘、热秘、冷秘、虚秘等不同，详细阐述了各种原因所致便秘之机理。其三，便秘的治疗大法，宜和顺阴阳，以疏风散滞、去热除冷、导引补虚之法辨证施治。

《圣济总录》　论风秘病因病机※*

论曰：风秘之病，以大肠秘涩不通。大肠者，肺之腑，通行水谷，传道所出。若三焦不和，风热所搏，则肠胃干燥，津液虚少，糟粕结聚，传导不行，令人心烦腹满，便秘不通也。

——宋·赵佶《圣济总录·卷第一十七·诸风门·风秘》

【提要】　本论主要阐述风秘的病因病机。要点如下：大肠为肺之腑，风热搏于肺，下传肠胃，致肠胃津亏，故传导失司而致便秘。风秘症见心烦腹满、便秘不通。

陈无择　秘结证治

夫胃、大小肠、膀胱者，仓廪之本，营之居也，名曰器，能化糟粕转味入出者也。人或伤于风寒暑湿，热盛，发汗，利小便，走枯津液，致肠胃燥涩，秘塞不通，皆外所因。或脏气不平，阴阳关格，亦使人大便不通，名曰脏结，皆内所因。或饮食燥热而成热中，胃气强涩，大便坚秘，小便频数，谓之脾约，属不内外因。既涉三因，亦当随其所因而治之，燥则润之，涩则滑之，秘则通之，约则缓之，各有成法。

——宋·陈无择《三因极一病证方论·卷之十二·秘结证治》

【提要】　本论主要阐述便秘的病因病机及辨证施治。要点如下：其一，便秘的病因，有外因、内因和不内外因三种。外因，指伤于风寒暑湿或热盛、过汗、利小便，致津亏肠燥；内因，指阴阳关格之脏结；不内外因，指饮食燥热伤中之脾约。其二，前人论外邪致便秘，多限于风、寒，而陈无择则提出风、寒、暑、湿、热邪皆可致之。其三，便秘宜“随其所因而治之”，如燥则润之，涩则滑之，秘则通之，约则缓之。

严用和　秘结论治

《素问》云：大肠者，传导之官，变化出焉。平居之人，五脏之气，贵乎平顺，阴阳二气，贵乎不偏，然后精液流通，肠胃益润，则传送如经矣。摄养乖理，三焦气涩，运掉不行，于是乎壅结于肠胃之间，遂成五秘之患。夫五秘者，风秘、气秘、湿秘、寒秘、热秘是也。更有发汗利小便，及妇人新产亡血，走耗津液，往往皆令人秘结。燥则润之，湿则滑之，秘则通之，寒则温利之，此一定之法也。

又论：秘凡有五，即风秘、气秘、湿秘、冷秘、热秘是也。多因肠胃不足，风寒湿热乘之，使脏气壅滞，津液不能流通，所以秘结也。论治之法，前论载之详矣，兹不再叙。但年高之人，以致秘结者，非少壮比，多服大黄恐伤真气。后方所载，有威灵仙丸最佳。内用威灵仙，取其主诸风，宣通五脏，去腹内冷气滞气；内用黄芪，取其补气，使气充得以运掉，蜜炙取以滑润之义；枳实取其下气宽肠。药用三品，专而不杂，老人诸秘结大相宜也。临病之际，更以后方详审虚实，选而用之可也。皂角丸治风秘，专而有效，不可不知。

——宋·严用和《严氏济生方·大便门·秘结论治》

【提要】　本论主要阐述便秘的病因病机及辨证施治。要点如下：其一，便秘由摄养失理，肠胃不足，三焦气机不畅，食物壅结于肠胃之间所致。又因风、寒、湿、热乘之，遂成风秘、气秘、湿秘、寒秘、热秘。此外，发汗利小便、妇人新产亡血皆是便秘的原因。其二，治疗上，以燥则润之，湿则滑之，秘则通之，寒则温利之为原则，并列主药之功效。其三，年高便秘之人，宜用威灵仙、黄芪与枳实三味，大黄用量不宜多，恐伤真气。

杨士瀛　大便秘涩方论

凡人五味之秀者养脏腑，诸阳之浊者归大肠，大肠所以司出而不纳也。今停蓄蕴结，独不得其疏导，何哉？抑有由矣。热邪入里，则胃有燥粪，三焦伏热，则津液中干，此大肠之挟热然也；虚人脏冷而血脉枯，老人肠寒而气道涩，此大肠之挟冷然也。腹胀痛闷，胸痞欲呕，此证结聚，以宿食留滞得之；肠胃受风，涸燥秘涩，此证闭塞，以风气燔灼得之。若夫气不下降而谷道难，噫逆冷满，必有其证矣。剂量治法：热者，三黄汤；冷者，金液丹；宿食者，脾积丸；风秘者，脾约麻仁丸；气不下降，则桔梗枳壳汤。固在精择而审处其间，纵横泛应，亦自胸中活法充之矣。然而大肠与肺为表里，大肠者，诸气之道路关焉。热则清利，冷则温利，积聚者挨其积，风壅者疏其风，是固然尔。孰知流行肺气，又所以为四者之枢纽乎？不然，叔和何以曰肺与大肠为传送？

——宋·杨士瀛《仁斋直指方论·卷之十五·秘涩·大便秘涩方论》

【提要】 本论主要阐述便秘的病因病机及辨证施治。要点如下：其一，便秘有大肠挟热、大肠挟冷、宿食留滞、风气燔灼和气不下降五种情况，详细阐明了其病因病机，提出治疗方药。其二，肺与大肠相表里，而大肠为"诸气之道路关焉"，因而便秘的治疗总以疏通肺气为枢纽，肺气降则腑气通，大便行。

李东垣 大便结燥论

《金匮真言论》云：北方黑色，入通肾，开窍于二阴，藏精于肾。又云：肾主大便。大便难者，取足少阴。夫肾主五液，津液盛则大便如常，若饥饱失节，劳役过度，损伤胃气，及食辛热味厚之物而助火邪，伏于血中，耗散真阴，津液亏少，故大便结燥。然结燥之病不一，有热燥，有风燥，有阳结，有阴结，又有年老气虚，津液不足而结燥者。治法云：肾恶燥，急食辛以润之。结者散之。如少阴不得大便，以辛润之；太阴不得大便，以苦泄之；阳结者散之，阴结者温之。仲景云：小便利而大便硬，不可攻下，以脾约丸润之。食伤太阴，腹满而食不化，腹响然不能大便者，以苦药泄之。如血燥而不能大便者，以桃仁、酒制大黄通之。风结燥而大便不行者，以麻子仁加大黄利之。如气涩而大便不通者，以郁李仁、枳实、皂角仁润之。大抵治病，必究其源，不可一概用巴豆、牵牛之类下之，损其津液，燥结愈甚，复下复结，极则以至导引于下而不通，遂成不救。噫，可不慎哉！

——金·李东垣《兰室秘藏·卷下·大便燥结门·大便结燥论》

【提要】 本论主要阐述便秘的辨证施治。要点如下：其一，肾司二便，又主水，若饥饱失节，劳役过度，损伤胃气，或食辛热味厚之物而助火邪，耗散肾中真阴，皆可致大便燥结。其二，治疗上，足少阴之不大便，因津液损伤，故治之以辛味药，取其润。足太阴之不大便，因饮食内结，故治之以苦味药，其能泄。并提出阳结应散，阴结宜温的治则。其三，重视审证求因，不轻易用竣下之品随意攻伐。

戴思恭 便秘综论*

有风秘、冷秘、气秘、热秘，又有老人津液干燥，是名虚证，妇人分产亡血，及发汗、利小便，病后血气未复，皆能作秘，俱宜麻仁丸。风秘之病，由风搏肺脏，传于大肠，故传化难，或其人素有风病者，亦多有秘，宜小续命汤，去附子倍芍药，入竹沥两蚬壳许。实者，吞脾约麻仁丸；虚者，吞养正丹。冷秘由冷气横于肠胃，凝阴固结，津液不通，胃道秘塞，其人肠内气攻，喜热恶寒，宜藿香正气散，加官桂、枳壳各半钱，吞半硫丸。热药多秘，惟硫黄暖而通；冷药多泄，惟黄连肥肠而止泄。气秘而气不升降，谷气不行，其人多噎，宜苏子降气汤，加枳壳，吞养正丹，或半硫丸来复丹未效，佐以木香槟榔丸。欲其速通，则枳壳生用。

热秘面赤身热，肠胃胀闷，时欲得冷，或口舌生疮，此由大肠热矣，宜四顺清凉饮，吞顺肠丸，或木香槟榔丸。

——明·戴思恭《秘传证治要诀及类方·卷之八·大小腑门·大便秘》

【提要】 本论主要阐述便秘病因病机及治法。要点如下：其一，便秘由风、冷、气、热而致，为实证；由年老津亏、产后出血、发汗利小便太过，或病后虚劳而致，为虚证。其二，风秘多由风客于肺，传于大肠，或素体风疾，传导失司而致。冷秘多因冷气入于阳明肠胃，寒性收引内结，伤其阳气，阳气无力推动阴血，肠胃失润而致。气秘多因气机升降无权，饮食物不能运转，内结而致。热秘多因大肠中热而伤津耗气，燥屎内结而致。其三，实证者，攻其邪，宜行气，或温阳，或润燥，或清热；虚证者，补其阴，宜滋阴润燥。并提出治疗方药。

虞 抟 秘结总论

《内经》曰：北方黑色，入通于肾，开窍于二阴，藏精于肾。夫肾主五液，故肾实则津液足而大便滋润，肾虚则津液竭而大便结燥。原其所由，皆房劳过度，饮食失节，或恣饮酒浆，过食辛热，饮食之火起于脾胃，淫欲之火起于命门，以致火盛水亏，津液不生，故传道失常，渐成结燥之证。是故有风燥，有热燥，有阳结，有阴结，有气滞结，又有年高血少，津液枯涸，或因有所脱血，津液暴竭，种种不同，固难一例而推焉。《经》云：肾恶燥，急食辛以润之，以苦泄之。阳结者散之，阴结者温之。大法，治燥者润之，以大黄、当归、桃仁、麻子仁、郁李仁之类。风燥者，加以防风、羌活、秦艽、皂荚之类，为丸以炼蜜，取其润燥以助传道之势，故结散而疏通矣。仍多服补血生津之剂，助其真阴，固其根本，庶无再结之患。切弗以巴豆、牵牛等峻剂攻下，虽暂得通快，必致再结愈甚，反酿成病根胶固，卒难调治。或有血虚、脉大如葱管、发热而大便结燥者，慎不可发汗，汗之则重亡津液，闭结而死，此医杀之耳。《活人书》有脾约证，谓胃强脾弱，约束津液，不得四布，但输膀胱，故小便数而大便难，制脾约丸以下脾之结燥，使肠润结化，津流入胃而愈。丹溪曰：然既曰脾约，必阴血枯槁，内火燔灼，热伤元气，故肺受火邪而津竭，必窃母气以自救。夫金耗则土受木伤，脾失转输，肺失传化，宜其大便闭而难，小便数而无藏蓄也。理宜滋养阴血，使阳火不炽，金行清化，脾土健旺，津液入胃，大小肠润而通矣。今以此丸，用之于热甚而气实与西北人禀赋壮实者，无有不安；若用之于东南方人与热虽盛而气血不实者，虽得暂通，将见脾愈弱而肠愈燥矣。须知在西北以开结为主，在东南以润燥为要，学者其可不知此乎！

——明·虞抟《医学正传·卷之六·秘结》

【提要】 本论主要阐述便秘病因病机及治疗。要点如下：其一，便秘多由房劳过度，饮食不节，饮食偏嗜，火生于内，煎熬津液，津亏液少，大肠传导失司而致。其二，责其脏腑，多与肺脾肝肾与大肠相关。盖肾主水，脾主升清，脾为胃行其津液，故此所致津液不足之便秘，治宜燥者润之，补真阴，固根本。其三，切忌运用峻药攻下，贪图一时之快，以免再结愈甚。另外亡血家之便秘，不可发汗，因血汗同源，发汗必津液流失，秘结更甚。其四，运用脾约丸等药物时，要因地因人制宜而用药，考虑气候和素体的因素。

◆ 徐春甫 论便秘治法※ ◆

血虚之人，大便结燥，脉大如葱管，而身发热，切不可发汗。汗之则重亡津液，结燥愈甚，而致死者有之。卒以巴豆、牵牛峻剂攻下，暂得通快，必然再结愈甚，卒不能调，则亦重竭津液之过也。丹溪所谓古方通大便，皆用降气品剂，盖肺气不降，则大肠难传送，用杏仁、枳壳、沉香、诃子是也。又老人、虚人、风人津液少而秘者，宜药以滑之，用麻仁、胡麻、阿胶之属是也。如投以快药利之，津液走，气血耗，虽暂通，而即秘矣，更生他病，何可胜言？

——明·徐春甫《古今医统大全·卷之六十九·秘结候·治法》

【提要】 本论主要阐述便秘的治法。要点如下：其一，血虚之人，津液枯竭，若发汗必将燥结转甚，若以峻下之剂攻之，必将使津液重竭，应予麻仁、胡麻、阿胶之类润下之药。其二，赞同朱丹溪宣肺降气，提壶揭盖的治法，指出肺与大肠相表里，肺气降则大便通，宜用杏仁、枳壳、沉香、诃子等降气之品。

◆ 张介宾 论秘结总属阴结与阳结* ◆

秘结一证，在古方书有虚秘、风秘、气秘、热秘、寒秘、湿秘等说，而东垣又有热燥、风燥、阳结、阴结之说，此其立名太烦，又无确据，不得其要，而徒滋疑惑，不无为临证之害也。不知此证之当辨者惟二，则曰阴结、阳结而尽之矣。盖阳结者，邪有余，宜攻宜泻者也；阴结者，正不足，宜补宜滋者也。知斯二者，即知秘结之纲领矣。若或疑余之说，而欲必究其详。则凡云风秘者，盖风未必秘，但风胜则燥，而燥必由火，热则生风，即阳结也。岂谓因风而宜散乎？有云气秘者，盖气有虚实，气实者阳有余，阳结也。气虚者阳不足，阴结也。岂谓气结而尽宜破散乎？至若热秘、寒秘，亦不过阴阳之别名耳。再若湿秘之说，则湿岂能秘？但湿之不化，由气之不行耳。气之不行，即虚秘也，亦阴结也。总之，有火者便是阳结，无火者便是阴结。以此辨之，岂不了然？余故曰凡斯二者，即秘结之纲领也。

秘结之由，除阳明热结之外，则悉由乎肾。盖肾主二阴而司开阖，故大小便不禁者，其责在肾。然则不通者，独非肾乎？故肾热者，宜凉而滋之；肾寒者，宜温而滋之；肾虚者，宜补而滋之；肾干燥者，宜润而滋之。《经》曰：肾苦燥，急食辛以润之。开膝理，致津液，通气也，正此之谓。

——明·张介宾《景岳全书·卷三十四天集·杂证谟·秘结·论证》

【提要】 本论主要阐述便秘的类型。要点如下：其一，以邪胜与正虚为纲领，将便秘分为阳结与阴结两类，提出"有火者便是阳结，无火者便是阴结"的辨证要点。其二，不赞同风秘、气秘、热秘、寒秘、湿秘的分类，详细分析风秘、气秘、热秘、寒秘、湿秘的病机，将其分别归根为阳结与阴结。其三，治疗便秘，"除阳明热结之外，则悉由乎肾"，依肾热、肾寒、肾虚与肾燥病机，治以凉、温、补、润之法。

张介宾 论阳结阴结证辨治*

阳结证，必因邪火有余，以致津液干燥。此或以饮食之火起于脾，或以酒色之火炽于肾，或以时令之火蓄于脏。凡因暴病，或以年壮气实之人，方有此证。然必有火证火脉，内外相符者，方是阳结。治此者，又当察其微甚。邪结甚者，非攻不可，宜诸承气汤、神佑丸、百顺丸之类主之。邪结微者，宜清凉饮子、《元戎》四物汤，或黄龙汤、玉烛散之类主之。火盛不解者，宜凉膈散、大黄硝石汤、八正散、大厘清饮、大金花丸之类主之。火盛水亏，阴虚而燥者，宜丹溪补阴丸、人参固本丸，或六味地黄加黄柏、知母、麻仁之类主之。

阴结证，但察其既无火证，又无火脉，或其人喜热恶冷，则非阳证可知。然既无邪，何以便结不通？盖此证有二：则一以阳虚，一以阴虚也。凡下焦阳虚，则阳气不行，阳气不行，则不能传送而阴凝于下，此阳虚而阴结也。下焦阴虚，则精血枯燥，精血枯燥，则津液不到而肠脏干槁，此阴虚而阴结也。故治阳虚而阴结者，但益其火，则阴凝自化，宜右归饮、大补元煎、大营煎之类主之，或以人参、当归数钱煎汤，送右归、八味等丸俱妙。治阴虚而阴结者，但壮其水，则泾渭自通，宜左归饮、左归丸、当归地黄饮、五福饮、六味地黄丸之类主之。二者欲其速行，宜于前法中各加肉苁蓉二三钱，以酒洗去咸，同煎服之，其效尤速。然此等证候，其来有渐，但初觉时，便当加意调理，自无不愈。若待气血俱败，则最难为力，而徒归罪于药之不效，亦何其不智也！以上阴结一证，虽气血之分自当如此。然血虚者，亦必气有不行；气虚者，岂曰血本无恙？大都虚而兼热者，当责其血分；虚而兼寒者，当责其气分：此要法也。第今之世人，但知有热秘，而不知有冷秘，所以《局方》有半硫丸，海藏有已寒丸之类，皆治此之良剂，所当察也。若欲兼温兼补，似不若八味地黄丸及理阴煎之属为更妙。

大便本无结燥，但连日或旬日欲解不解，或解止些须而不能通畅，及其既解，则仍无干硬。凡此数者，皆非火证，总由七情、劳倦、色欲，以致阳气内亏不能化行，亦阴结之属也。此当详察脾肾，辨而治之。病在脾者，宜治中焦，以理中汤、温胃饮、五君子煎、归脾汤、补中益气汤之类主之；病在肾者，宜治下焦，以右归饮、大补元煎、八味地黄汤之类主之。

——明·张介宾《景岳全书·卷三十四天集·杂证谟·秘结·论治》

【提要】 本论主要阐述阳结、阴结证的病因病机及辨证施治。要点如下：其一，阳结证，为邪火亢盛，热盛伤津所致。当察其细微之别，依从病机，分别投以峻下、微下、清热、滋阴之剂。其二，阴结证，有阳虚与阴虚之不同，分别治以益火、壮水之剂，并加肉苁蓉。其三，阴结证，虽有气血之分，但血虚者气必不行，气虚者血必有恙，故气血不可截然分开。若是虚而兼热者，责之血虚；若是虚而兼寒者，责之气虚。此为辨证施治要法。并强调了冷秘之治。其四，大便本无结燥，但连日不能通畅，解后仍无干硬者，为七情、劳倦所致阳气不能行，属阴结范畴。辨病时当详查脾肾，在脾者宜治中焦，在肾者宜治下焦，并给出治疗方剂。

李中梓 便秘综论*

《经》曰：北方黑色，入通于肾，开窍于二阴。（肾主五液，津液盛则大便调和，若饥饱劳役，损伤胃气，及过于辛热厚味，则火邪伏于血中，耗散真阴，津液亏少，故大便燥结。又有年老气虚，津液不足而结者，肾恶燥，急食辛以润之是也。）

愚按：《内经》之言，则知大便秘结，专责之少阴一经，证状虽殊，总之津液枯干，一言以蔽之也。分而言之，则有胃实、胃虚、热秘、冷秘、风秘、气秘之分。胃实而秘者，善饮食，小便赤，麻仁丸、七宣丸之类。胃虚而秘者，不能饮食，小便清利，厚朴汤。热秘者，面赤身热，六脉数实，肠胃胀闷，时欲得冷，或口舌生疮，四顺清凉饮、润肠丸、木香槟榔丸，实者承气汤。冷秘者，面白或黑，六脉沉迟，小便清白，喜热恶冷，藿香正气散加官桂、枳壳，吞半硫丸。气秘者，气不升降，谷气不行，其人多噫，苏子降气汤加枳壳、吞养正丹，未效，佐以木香槟榔丸。风秘者，风抟肺脏，传于大肠，小续命汤去附子，倍芍药，加竹沥，吞润肠丸，或活血润肠丸。更有老年津液干枯，妇人产后亡血，及发汗利小便，病后血气未复，皆能秘结，法当补养气血，使津液生则自通，误用硝黄利药，多致不救，而巴豆、牵牛，其害更速。八珍汤加苏子、广橘红、杏仁、苁蓉，倍用当归。若病证虽属阴寒，而脉实微躁，宜温暖药中略加苦寒，以去热躁，躁止勿加。如阴躁欲坐井中者，两尺按之必虚，或沉细而迟，但煎理中汤，待极冷方服。或服药不应，不敢用峻猛之药者，宜蜜煎导之。用盐五分，皂角末五分，入蜜煎中，其功更捷。冷秘者，酱生姜导之，或于蜜煎中加草乌头末。有热者，猪胆汁导之。久虚者，如常饮食法煮猪血脏汤，加酥食之，血仍润血，脏仍润脏，此妙法也。每见江湖方士，轻用硝黄者，十伤四五，轻用巴丑者，十伤七八，不可不谨也。或久而愈结，或变为肺痿吐脓血，或饮食不进而死。

——明·李中梓《医宗必读·卷之九·大便不通》

【提要】 本论主要阐述便秘的病因病机及辨证施治。要点如下：其一，大便秘结，专责少阴肾，证状虽殊，总以津液枯干为根本原因。细分则有胃实、胃虚、热秘、冷秘、风秘、气秘六类，并详言其病机、症状及治法、方药。其二，老年津液干枯，妇人产后亡血，及发汗利小便，病后血气未复便秘，法当补养气血，津液生则自通，不可妄用攻下。

秦昌遇　大便秘结论

外 感 便 结

伤寒便结

伤寒便结之症：恶寒身热，大便闭结，此表邪未解，里症又急，即太阳阳明脾约症也。时寒时热，口苦耳聋，大便闭结，此半表半里，即少阳阳明症也。口燥舌黄，恶热多汗，大便闭结，此正阳阳明症也。若表症全除，口燥咽干，大便不通，此少阴里热症也。若手足自温，七八日不大便，脐腹胀满，此太阴里热症也。若烦满囊缩，下利谵语，有燥屎者，此厥阴里热症也。

伤寒便结之因：肠胃素热，偶因外感风寒，郁而发热，表里互相蒸酿，是以三阳表邪未解，而大便先已秘结矣。若表邪已散，阳明里热不解，亦令大便秘结。若三阳表热，传入三阴，亦令大便秘结。若三阴里热不结，后来返还阳明，亦令大便秘结。

伤寒便结之脉：左脉浮数，右脉沉数，太阳阳明。左脉弦数，右脉沉数，少阳阳明。六脉沉数，正阳阳明。沉细而数，三阴里热。

伤寒便结之治：太阳阳明，仲景脾约丸，今推广羌活汤加大黄，以遵双解表里之法。正阳阳明者，大承气汤。少阳阳明者，大柴胡汤。言阳明者，即言不大便也；言太阳者，即言有表邪也。若热邪传三阴，大便秘结，三承气汤，随症加减用之。若三阴外传阳明，胃实便秘者，大承气汤主之。

温热便结

温热便结之症：发热自汗，汗出热仍不减，不恶寒而渴，或壮热唇焦，口渴引饮，谵语神昏，大便不通，此温热便结之症也。

温热便结之因：《经》云：冬伤于寒，春必温病。《伤寒论》云：若遇温气，则为温病。更遇温热，则为温毒。温热内结，肠胃燥热，则大便闭结矣。

温热便结之脉：云岐子云：尺寸浮数，太阳阳明。尺寸洪数，正阳阳明。尺寸弦数，少阳阳明。右关沉数，太阴温热。左寸洪数，少阴温热。左关沉数，厥阴温热。

温热便结之治：太阳阳明，羌活汤，加大黄、枳壳。正阳阳明，干葛汤加大黄、枳壳。少阳阳明，小柴胡汤加大黄、枳壳。言阳明者，即言不大便也。夫伤寒表解传里，则热邪敛入肠胃，结实粪硬，可用承气下法。今温热病，则邪热散漫诸经，虽热之久者，亦不肯敛入于里，即大便闭结，亦止宜以三阳表药中加通利之药，双解表里之邪，不比伤寒直下者也。

内 伤 便 结

积热便结

积热便结之症：内热烦躁，口苦舌干，小便赤涩，夜卧不宁，腹中胀闷，胸前苦浊，大便不行，此积热便结之症也。

积热便结之因：或膏粱积热，热气聚于脾中而不散，或过服温热，热气伏于大肠而干结，皆能令人大便闭结也。

积热便结之脉：右寸细数，肺热下遗。右寸大数，大肠积热。右关细数，脾家之热。右心沉数，亦大肠热。

积热便结之治：肺热下遗大肠，清肺饮。大肠积热者，黄连枳壳汤。脾家积热者，黄连戊己汤。

气秘便结

气秘便结之症：心腹胀满，胁肋刺痛，欲便而不得便，此气实壅滞之症也。若质弱形弱，言语力怯，神思倦怠，大便不出，此气虚不振之症也。

气秘便结之因：怒则气上，思则气结，忧愁思虑，诸气怫郁，则气壅大肠，而大便乃结。若元气不足，肺气不能下达，则大肠不得传道之令，而大便亦结矣。

气秘便结之脉：盛则沉实，虚则细微。右寸沉实，肺气郁结。右关沉实，脾气郁结。左关沉实，肝胆气结。右寸细微，肺气不足。右关微细，脾气不足。

气秘便结之治：肝气壅盛者，枳桔泻白散。脾胃郁结者，平胃二陈汤。肝胆气结者，清肝饮。大肠气结者，枳桔汤。元气不足者，四君子汤。肺虚不能下达，生脉散合参橘煎。

血枯便结

血枯便结之症：形弱神衰，肌肉消瘦，内无实热，大便秘结，此阴血不足，精竭血燥之虚症也。若内热烦热，或夜间发热，睡中盗汗，此阴中伏火，煎熬血干之火症也。

血枯便结之因：或久病伤阴，阴血亏损，高年阴耗，血燥津竭，则大便干而秘结。若血中伏火，煎熬真阴，阴血燥热，则大便亦为之闭结。

血枯便结之脉：六脉沉数，血液干枯，细小而数，阴血不足。滑大而数，血中伏火。

血枯便结之治：久病伤阴，脉细而数者，四物汤，加麻仁、何首乌。高年阴耗，血燥津竭者，生脉散、天地煎。血中伏火，滋血润肠汤、脾约丸。

——明·秦昌遇《症因脉治·卷四·大便秘结论》

【提要】 本论主要阐述便秘的病因病机及辨证施治。要点如下：其一，便秘分为外感、内伤两大类。其二，外感便秘有伤寒便结和温热便结之不同。伤寒便结，按照六经辨证又分为太阳阳明症、少阳阳明症、正阳阳明症，以及表热已解，三阳表热传入三阴的少阴里热症、太阴里热症、厥阴里热症等六种。其三，内伤便秘，则有积热、气秘、血枯三类。积热有属肺、脾、大肠三类，气秘有气滞、气虚之别，血枯又分有热、无热二端。其四，本论以因、机、证、治为纲目，阐述每种证候的辨证施治。

◈ 李用粹 便秘综论※*

肾主五液，故肾实则津液足而大便润，肾虚则津液竭而大便秘。虽有热燥、风燥、火燥、气血虚燥、阴结、阳结之不同，要皆血虚所致。大约燥属肾，结属脾，须当分辨。

内因 或房劳过度，饮食失节，或恣饮酒浆，多食辛辣，饮食之火，起于脾胃，淫欲之火，起于命门，以致火盛水亏，传送失常，渐成燥结之症。

外候 胃实而秘者，善饮食，小便赤。胃虚而秘者，不能食，小便清。热秘者，面赤身热，六脉数实，或口疮喜冷。冷秘者，面白或黑，六脉沉迟，或溺清喜热。气秘者，气不升降，谷气不行，则多噫。风秘者，风抟肺脏，传于大肠，则筋枯。

病久变膈 有津液干枯，三脘俱燥，初则幽门不通，渐至上冲吸门，拒格饮食，变为噎膈。此即"三阳结谓之膈"也。

脉法 脉多沉伏，阳结沉数，阴结沉迟，风燥脉浮，血燥脉洪。老人虚人，脉雀啄者不治。

治法 如少阴不得大便，以辛润之；太阴不得大便，以苦泄之。阳结者清之，阴结者温之，气滞者疏导之，津少者滋润之。大抵以养血清热为先，急攻通下为次。

峻剂宜戒 如老人津液干枯，妇人产后亡血，反发汗利便，病后气血未复，皆令秘结。治宜滋养气血，不可概用牵牛、巴豆之类，损其津液，燥结愈甚，复下复结，遂成不救。或变肺痿，咳唾脓血，或饮食不进而死。

发汗宜戒 血虚脉大，发热便燥者，慎不可发汗，汗之则重亡津液。所谓燥者濡之，养血之义也。

——清·李用粹《证治汇补·卷之八·下窍门·秘结》

【提要】 本论主要阐述便秘的病因病机及辨证施治。要点如下：其一，便秘虽有热燥、风燥、火燥、气血虚燥、阴结阳结之别，总由津血亏虚，肠道失润所致。而津血亏虚之因，或因房劳过度，淫欲之火，起于命门；或因饮食失节，或因恣饮酒浆，多食辛辣，饮食之火，起于脾胃。其二，提出胃实秘、胃虚秘、热秘、冷秘、气秘、风秘的机理及表现，分析了久病变为噎膈的传变机理。其三，列举了阳结、阴结、风燥、血燥、老人虚人不治的脉法。其四，提出"以养血清热为先，急攻通下为次"的治疗原则，及峻剂宜戒、发汗宜戒的治疗禁忌。

尤在泾　便秘统论

洁古云：脏腑之秘，不可一概论治。有虚秘，有实秘，有风秘，有冷秘，有气秘，有热秘，有老人津液干燥，妇人分产亡血，及发汗利小便，病后血气未复，皆能作闭。不可一例用硝、黄利药，巴豆、牵牛尤在所禁。按：仲景云，脉浮而数，能食不大便者，此为实，名曰阳结，期十七日当剧。脉沉而迟，不能食，身体重，大便反硬，名曰阴结，期十四日当剧。东垣云：阳结者散之，阴结者热之。前所云实闭、热闭，即阳结。所云冷闭、虚闭，即阴结也。

虚闭

虚闭有二，一以阴虚，一以阳虚也。凡下焦阳虚，则阳气不行，阳气不行，则不能传送而阴凝于下。下焦阴虚，则精血枯燥，精血枯燥，则津液不到，而肠脏干槁。治阳虚者，但益其火，则阴凝自化。治阴虚者，但壮其水，则泾渭自通。

实闭

实闭者，胃实而闭。东垣所谓胃气实者闭物，胃气虚者闭气是也。其人能食，小便赤，其脉沉实。……

按：实闭有寒有热。热实者，宜寒下。寒实者，宜温下。麻仁丸、厚朴三物汤治实而热者，逐气丸、温脾汤治实而寒者也。

风闭

风闭者，风胜则干也。由风搏肺脏，传于大肠，津液燥涩，传化则难。或其人素有风病者，亦多有闭，或肠胃积热，久而风从内生，亦能成闭也。……

冷闭

冷闭者，寒冷之气横于肠胃，凝阴固结，阳气不行，津液不通，其人肠内气攻，喜热恶冷，其脉迟涩者是也。……

热闭

热闭者，热搏津液，肠胃燥结，伤寒热邪传里，及肠胃素有积热者，多有此疾。其症面赤身热，腹中胀闭，时欲喜冷，或口舌生疮。……

气闭

气闭者，气内滞而物不行也。其脉沉，其人多噫，心腹痞闷，胁肋膜胀，此不可用药通之，虽或暂通而其闭益甚矣。或迫之使通，因而下血者，惟当顺气，气顺则便自通矣。

——清·尤在泾《金匮翼·卷八·便闭统论》

【**提要**】　本论主要阐述便秘的辨证施治。要点如下：其一，便秘本论称为"便闭"，有虚闭、实闭、风闭、冷闭、热闭和气闭之不同。虚闭有阴虚和阳虚的不同，实闭有寒热的不同。实闭和热闭为阳结，冷闭和虚闭为阴结。其二，分而论之：虚闭，阴虚宜壮其水，润之；阳虚宜益其火，温之。实闭，热者寒之，寒者温之。风闭，宜疏风兼以润燥。冷闭，应通阳散寒，行其津液。热闭，宜散热开结，润其肠腑。气闭，应畅其气，开其结，顺其性。

唐宗海　论便秘辨治[*]

肾开窍于二阴。肾虚阴不足，无以润肠者，宜左归饮，加黑芝麻、肉苁蓉治之。

肺与大肠相表里，肺遗热于大肠则便结，肺津不润则便结，肺气不降则便结。肺遗热者，人参泻肺汤治之。肺津不润者，清燥救肺汤治之。肺气不降者，清燥救肺汤合四磨汤，再重加杏仁，或少加葶苈子治之。与便血条，合看自明。

此外又有瘀血闭结之证。或失血之后，血积未去，或跌打损伤，内有瘀血，停积不行，大便闭结，或时通利，仍不多下，所下之粪，又带黑色，腹中时时刺痛，口渴发热，脉带涩象，宜用桃仁承气汤治之，或失笑散加杏仁、桃仁、当归、白芍。

——清·唐宗海《血证论·卷六·便闭》

【提要】　本论主要阐述便秘的辨证施治。要点如下：其一，肾虚阴不足，无以润肠可致便秘，宜左归饮滋补肾阴以润肠。其二，肺遗热于大肠，肺津不润，肺气不降皆可致便结。分别予以人参泻肺汤、清燥救肺汤，及清燥救肺汤合四磨汤。其三，提出瘀血闭结可致便秘的观点。失血之后，血积未去，或跌打损伤，均可致便秘，治宜桃仁承气汤或失笑散加减。

2.25　痢　疾

痢疾是因外感时邪疫毒、内伤饮食而致的以腹痛腹泻、里急后重、排赤白脓血便为主要表现的病证。病因包括外感时邪疫毒、内伤饮食两方面。该病多发于夏秋之交，邪从口入，损伤脾胃，积滞于肠腑，脾胃运化失职，肠道传导失司，致疫毒弥漫，腑气壅滞，气血与邪气相搏结，挟糟粕积滞进入肠道，脉络受损，腐而化为脓血，故见痢下赤白、腹痛、里急后重之证。痢疾初起之时，以实证、热证多见，宜清热化湿解毒；久病多属虚证、寒证，应以补虚温中，调理脾胃、收涩固脱为法。如下痢兼有表证者，宜合解表剂，外疏内通；夹食滞可配合消导药消除积滞。对于刘河间提出的"调气则后重自除，行血则便脓自愈"，这一调气和血之法，可用于痢疾的多个证型，赤多重用血药，白多重用气药。

《圣济总录》　论痢疾病因病机[※*]

白滞痢

论曰：白滞痢者，冷痢之类。盖肠虚受冷，留而不去，与津液相搏，结滞如脓，或如凝脂，腹痛而下，故为白滞痢。

冷痢

论曰：下痢或青或白或黑者，皆冷痢也。此因肠胃虚弱，寒气乘之，故令人大便痢下青黑。若其痢色白，而食不消者，寒中也。当诊其脉，沉则生，浮则死。其人素有积寒，即成久冷痢有脓也。

热痢

论曰：凡痢色黄色赤，并热也，甚则下血汁。此由肠胃虚弱，邪热之气，乘虚入客于肠间，故其证下痢黄赤，或血杂下，腹间热痛，小便赤涩，身热烦渴，故谓之热痢。

赤痢

论曰：热痢之甚者，为赤痢。本由肠虚为风邪所伤，又挟邪热，血得热而妄行，乘虚必凑，渗入肠中，与痢相杂，其色纯赤，名为赤痢。若肠虚不复，则为久赤痢，变成呕哕瘕之候矣。

——宋·赵佶《圣济总录·卷第七十五》

血痢

论曰：邪热客于血脉之中，肠胃虚弱，血随热行，流渗肠间，因便血下，故名血痢。其脉见虚小者生，身热疾数者难治。

脓血痢

论曰：春伤于风，邪气留连，夏为洞泄。若遇热气乘之，则血随热行，渗入肠中，又与肠中津液相搏，积热蕴结，血化为脓，脓血相杂，故成脓血痢，秋冬诊脾脉微涩者是也。其脉滑大，或微小、沉细、虚迟者皆生，若悬绝、或实急、或数大身热者，皆死。

赤白痢

论曰：赤白痢者，由肠胃虚弱，冷热相乘，客于肠间，变而为痢也。盖热乘于血，流渗肠内则赤，冷气入搏，津液凝滞则白。其候里急后重，数至圊而不能便，脓血相杂，故谓之赤白痢。重者状如脓涕而血杂之，轻者白脓上有赤脉薄血，状如鱼脂脑，世谓之鱼脑痢也。

——宋·赵佶《圣济总录·卷第七十六》

气痢

论曰：气痢者，由冷气停于肠胃间，致冷热不调，脾胃不和，腹胁虚满，肠鸣腹痛，便痢赤白，名为气痢。治法宜厚肠胃，调冷热，补脾气，则痢当自愈。

休息痢

论曰：肠中宿挟痼滞，每遇饮食不节，停饮不消，即乍瘥乍发，故取名为休息痢，治疗当加之以治饮消削陈寒痼滞之剂则愈。

蛊痢

论曰：凡下痢脓血，间杂瘀黑有片，如鸡鸭肝，与血皆下者，蛊痢也。此由岁时寒暑不调，湿毒之气，袭人经脉，渐至脏腑，毒气挟热，与血相搏，客于肠间，如病蛊注之状，故名蛊痢也。

久痢

论曰：久痢不瘥，则谷气日耗，肠胃损伤，湿气散溢，肌肉浮肿，以胃土至虚故也。虫因虚动，上蚀于膈，则呕逆烦闷，下蚀肠中，则肛门疮烂，久而不瘥，变成痔。或下赤汁，水血相半，腥不可近，是谓五脏俱损，而五液杂下，此为难治。

——宋·赵佶《圣济总录·卷第七十七》

【提要】　本论主要阐述各类型痢疾的病因病机。要点如下：其一，总结痢疾有白滞痢、冷痢、热痢、赤痢、血痢、脓血痢、赤白痢、气痢、休息痢、蛊痢及久痢等 11 种类型；分析其病机，分述其治法，保存了丰富的遣方用药经验。其二，其中有些类型是痢疾不同阶段的证候。比如热痢、赤痢、血痢，是热邪不断累积、深入血分这一过程的三个阶段。再如脓血痢、赤白痢基本是一种情况，都是对脓血相杂的概括。但是本论还是成为痢疾证候分类的基础，对后世影响较大。

陈无择 痢疾三因证治^{※※}

滞下叙论 《经》中所载，有血溢、血泄、血便、注下，古方则有清脓血及泄下，近世并为痢疾，其实一也。但以寒、热、疳、蛊分为四门，未为至当。且疳蚀疮脓、中蛊下血，与利脓血，证状大别。疳蚀虽下赤白，当在疳湿疮门；蛊利清血，当在中毒蛊门。今之滞下赤白者至多，皆是冷热相搏，非干疳湿蚀疮类；下利清血亦多，与中蛊毒者大异。临视须详，不可道听，治法差互，立见夭伤，勉之勉之！

滞下三因证治 病者滞下，人皆知赤为热，白为寒，而独不知纯下清血为风，下如豆羹汁为湿。夫六气之伤人，初无轻重，以暑热一气，燥湿同源，收而为四，则寒热风湿，不可偏废。古方云：风停于肤腠后，乘虚入客肠胃，或下瘀血，或下鲜血，注下无度，湿毒下如豆羹汁，皆外所因之明文也。古方有五泄，因脏气郁结，随其所发，便利脓血，作青黄赤白黑之不同者，即内所因也。又饮服冷热酒醴醨醯、纵情恣欲、房室劳逸，致损精血，肠胃枯涩，久积冷热，遂成毒痢，皆不内外因。治之，先推其岁运以平其外，察其郁结以调其内，审其所伤以治不内外，使条然明白，不至妄投也。

——宋·陈无择《三因极一病证方论·卷之十二》

【提要】 本论主要阐述痢疾的病因病机及辨证施治。要点如下：其一，鉴别痢疾与相关疾病。指出疳蚀疮脓、中蛊下血，与痢疾便脓血，症状相似，但因治法大异，故当注意鉴别。其二，阐明痢疾之"三因"。外因方面，将六淫归为寒、热、风、湿四邪，强调风邪致病。指出此四邪致痢的特点，如赤为热，白为寒，纯下清血为风，下如豆羹汁为湿。内因方面，主要提出"因脏气郁结，随其所发"。在不内外因方面，论及饮服冷热酒醴醨醯、纵情恣欲、房室劳逸等。其三，治疗上，主张"先推其岁运以平其外，察其郁结以调其内，审其所伤以治不内外"。

严用和 痢疾论治[※]

今之所谓痢疾者，即古方所谓滞下是也，盖尝推原其故矣。胃者，脾之腑也，为水谷之海，荣卫充焉。大肠者，肺之腑也，为传导之官，化物出焉。夫人饮食起居失其宜，运动劳役过其度，则脾胃不充，大肠虚弱，而风冷暑湿之邪，得以乘间而入，故为痢疾也。大凡伤热则为赤，伤冷则为白，伤风则纯下清血，伤湿则下如豆羹汁，冷热交并，则赤白兼下。或饮服冷酒物，恣情房室，劳伤精血，而成九毒痢者，虽可因证辨治，然常叹世之人，初感此病，往往便用罂粟壳、石榴皮、诃子肉、豆蔻辈以止涩之。殊不知痢疾多因饮食停滞于肠胃所由致，倘不先以巴豆等剂，以推其积滞，逐其邪秽，鲜有不致精神危困，久而羸弱者。余尝鉴焉，每遇此证，必先导涤肠胃，次正根本，然后辨其风冷暑湿而为之治法。故伤热而赤者，则清之；伤冷而白者，则温之；伤风而纯下清血者，则祛逐之；伤湿而下豆羹汁者，则分利之。又如冷热交并者，则温凉以调之；伤损而成久毒痢者，则化毒以保卫之。夫如是药无不应，而疾无不愈者矣。虽然，又当观脉之虚实何如耳。如下痢脉微小者生，脉浮洪者难治。肠澼频下脓血者，诊脉宜滑大也，若弦急者必死。又身寒则生，身热则死。苟临病之际，由此验治，万不失一矣。

——宋·严用和《严氏济生方·大便门·痢疾论治》

【提要】　本论主要阐述痢疾的病因病机及辨证施治。要点如下：其一，痢疾的外因有风冷、暑湿；内因有饮食起居失宜、运动劳役过度、饮服冷酒物及恣情于房室等。其二，痢疾的辨证要点，如伤热则为赤痢，伤冷则为白痢，伤风则纯下清血，伤湿则下如豆羹汁，冷热交并则赤白兼下等。其三，治法上，痢疾初起，切不可收涩。可"先以巴豆等剂，以推其积滞，逐其邪秽"，再辨其风冷暑湿而治疗。

杨士瀛　痢疾综论※*

痢与泻，名目不同，而感受之源一也。风邪得之，鼻壅恶风，腰背强痛；寒邪得之，面惨恶寒，肢体拘挛；受暑得之，面垢背寒，自汗发渴；受湿得之，一身尽痛，重着浮黄。或停冷则凄清肠鸣，或蕴热则发热烦躁；冷热不调者，乍涩乍溏。饮食伤饱者，注下酸臭。诸有积，以肚热缠痛推之；诸有气，以状如蟹渤验之。究其受病之源，决之对病之剂。大要以散风邪，行滞气，开胃脘为先。不可遽用肉豆蔻、诃子、白术辈，以补住寒邪；不可遽投罂粟壳、龙骨、牡蛎辈，以闭涩肠胃。邪气得补而愈盛，补之愈盛而愈作，不为缠扰撮痛，则为里急后重，所以日夕淹延而未已也。痢之赤白，其赤者，热乘于血，血渗大肠则赤也。若风邪挟热，则所下黄而赤焉。其白者，冷搏肠间，津液凝滞则白也。若寒邪并之，则所下白而黑焉。冷热相交，故赤白相半。重者，状若脓涕而血杂之；轻者，白涕中间微有赤缕是也。内挟风邪，故清血流注，或湿毒乘虚入肠胃之间，则下如豆汁，或有淤血是也。论者以手足寒为冷，手足温为热，于理甚当，亦当合赤白而并观之，庶乎其的矣。虽然，风寒暑湿感之于外者也，其有大嚼伤饱，宿酒浆醴醢以成积滞，房闱纵情，加奔走劳役，以耗精血，此非病生于内者乎？必明白内外而权度之，则受病浅深，用药轻重，知有定向矣。毋概曰无积不成痢。下痢壮热，须用败毒散加陈米，间与五苓散、黄连阿胶丸。下痢虽曰有积、有暑，如用药不效，即是肠胃有风邪。热者、赤者，与败毒散；冷者、白者，不换金正气散加木香。

——宋·杨士瀛《仁斋直指方论·卷之十四·泻痢·泻痢方论》

【提要】　本论主要阐述痢疾的病因病机及辨证施治。要点如下：其一，痢疾排泄物的辨识：热乘于血，血渗大肠则赤；若风邪挟热，则所下黄而赤；冷搏肠间，津液凝滞则白；若寒邪并之，则所下白而黑焉；内挟风邪，故清血流注；湿毒乘虚入肠胃之间，或有淤血，则下如豆汁。其二，治疗上，以散风邪，行滞气，开胃脘为先，不可遽用温补，不可遽投收涩。其三，临证时，不要机械地确定外因和内因，二者往往是相伴存在的，所以治疗时要"明白内外而权度之"。

朱丹溪　痢疾综论※*

痢赤属血，白属气。有身热、后重、腹痛、下血。身热挟外感，小柴胡汤去人参。后重，积与气坠下之故，兼升兼消，宜木香槟榔丸之类。不愈者，用秦艽、皂角子、煨大黄、当归、桃仁、黄连、枳壳。若大肠风盛，可作丸服。保和丸亦治因积作后重者，五日后不可下，盖脾胃虚故也。后重窘迫者，当和气，木香、槟榔。腹痛者，肺金之气郁在大肠之间。如实者，以刘氏之法下之，虚则以苦梗开之，然后用治痢药。气用气药，血用血药。有热，用黄芩、芍药之类；无热腹痛，或用温药姜、桂之属。下血四物为主。下血多主食积与热，或用朴硝者。青六丸治血痢效。

痢疾初得一二日间，以利为法，切不可便用止涩之剂。苦实者，调胃承气、大小承气、三乙承气下之。有热先退热，然后看其气病血疾，加减用药，不可便服参、术。然气虚者可用，胃虚者亦用之。血痢久不愈者，属阴虚，四物汤为主；凉血和血，当归、桃仁之属；下痢久不止，发热者，属阴虚，用寒凉药，必兼升散药并热药。下痢大孔痛者，因热流于下也，以木香、槟榔、黄连、黄芩、炒干姜。噤口痢者，胃口热甚故也，大虚大热，用香连丸、莲肉各一半，共为末，米汤调下。

——元·朱丹溪撰，明·程充校补《丹溪心法·卷二·痢》

【提要】 本论主要阐述痢疾的病因病机及辨证施治。要点如下：其一，阐明"痢赤属血，白属气"。其二，提出痢疾以身热、后重、腹痛、下血为辨证施治纲领。其三，论述痢疾虚证及特殊症状的辨证施治。朱丹溪的治痢思想，在明代医家中影响很大。

戴思恭 论痢疾辨治**

痢疾古名滞下，以气滞成积，积成痢。治法当以顺气为先，须当开胃，故谓无饱死痢病也。痢疾不问赤白，而知为冷热之证。若手足和，则为阳，先用粟壳饮，调五苓散，进感应丸。若觉手足厥冷则为阴，当用暖剂。须常识此。

凡痢初发，不问赤白，里急后重，频欲登圊，及去而所下无多，既起而腹内复急，宜用藿香正气散，加木香半钱，吞感应丸，或苏合香丸，吞感应丸。

赤痢血色鲜红，或如蛇虫形，而间有血鲜者，此属热痢。宜藿香正气散，加黑豆三十粒；五苓散加木香半钱，粟米少许，下黄连丸；或黄连阿胶丸，茶梅丸。热甚服上项药未效，宜白头翁汤。若赤痢发热者，败毒散加陈仓米一撮煎。若血色黯如瘀，服冷药所下愈多，去愈频者，当作冷痢，宜理中汤；或四君子汤，加肉豆蔻、木香各半钱。若感暑气而成痢疾者，其人自汗发热，面垢呕逆，渴欲引饮，腹内攻刺，小便不通，瘀血频并，宜香薷饮加黄连一钱，佐以五苓散，白汤调服，不愈则用蜜水调。感暑成痢，疼甚而食不进者，六和汤、藿香正气散各半帖，名木香交加散。

白痢下如冻胶，或如鼻涕，此属冷痢。先宜多饮除湿汤，加木香一钱，吞感应丸，继进理中汤。亦有下如鱼色，或如腊茶色者，亦宜用前白痢药。

赤白杂者，宜胃苓饮加仓米一撮煎，吞驻车丸。

凡治痢须先逐去积滞，去已多，三五日后，自可兜涩。不问赤白，俱宜水煮木香丸，或水煮木香饮、真人养脏汤，或断下丸。如白痢久而虚甚者，养脏汤加熟附。赤痢加黑豆一小撮，白痢加干姜一钱，赤痢亦可加黄连一钱，新下者不必加此，在人活法。

噤口痢者，有得病即不能进食者，或因冷药并药过多不食者，却不可拘于赤痢难用热药之说，当以温中进食为先。宜治中汤，加木香半钱，或缩砂一钱。

休息痢，因兜住太早，积不尽除，或因痢愈而不善调理，以致时止时作。宜四君子汤，加陈皮一钱，木香半钱，吞驻车丸。只缘兜住积滞，遂成休息，再投去积，却用兜剂。

劳痢，因痢久不愈，耗损积血，致肠胃虚空，变生他证。或五心发热，如劳之状，宜蕲连饮。赤多倍莲肉，白多倍山药。痢后调补，宜四君子汤，加陈皮一钱半，即异功散。恶甜者，生料平胃散，加人参、茯苓各半钱。诸病坏证，久下脓血，或如死猪肝色，或五色杂下，频出无禁，有类于痢，俗名刮肠，此乃脏腑俱虚，脾气欲绝，故肠胃下脱。若投痢药则误矣，六柱饮为稳，或可冀其万一。

痢后风，因痢后下虚，不善调将，或多行，或房劳，或感外邪，致两脚酸软，若痛若痹，遂成风痢。独活寄生汤，吞虎骨四斤丸；或用大防风汤，将多以生樟即骨碎补，俗呼为胡孙姜，三分之一，同研取汁酒解服。外以杜仲、牛膝、杉木节、白芷、南星、草薢，煎汤熏洗。

脱肛一证，最难为药。热则肛门闭，寒则肛门脱。内用磁石研末，每二钱，食前米饮调下，外用铁锈磨汤温洗。

下痢小便不通者，黄连阿胶丸为最。

——明·戴思恭《秘传证治要诀及类方·卷之八·大小腑门·痢》

【提要】　本论主要阐述痢疾辨证施治。要点如下：其一，提出"气滞成积，积成痢"，治法为"顺气为先，须当开胃"。其二，在具体辨证施治中，突出特点就是以赤、白为纲，分辨赤痢、白痢、赤白夹杂而施治。赤痢，按血色鲜红与暗红分辨寒热。其三，论及噤口痢、休息痢、劳痢及痢后并发症的证候与方药。

虞　抟　论痢疾辨治[※*]

予观痢疾，大抵由食积、火热为多，其次暑热，其次风寒，其次七情内伤。善治者，须求其因而为之，辨别区治。

噤口痢有二证，虚与热是也。热塞胃口，正气衰惫，莫能与争，故滴水不进。古人有用人参三钱，酒炒黄连三钱，酒炒石莲肉一钱，频频少饮，饮而或吐，又少饮之。若得些须入胃，胃气即回而食少进矣。愚谓热胜则川连当用四钱，人参当用二钱，虚胜则人参当用四钱，川连当用二钱，盖变通之道也。此症亦有人参不能用一分者，以阴太虚而邪阳太盛也，故身热脉大。又云：热不为下衰，皆反之也。

其不治症：唇红若涂朱者，口疮绽裂、脉洪急搏手者，身大热久不退者，下如鱼脑者，下如陈腐色者，下纯血者，下如屋漏水者，下如红苋汁者，大孔如竹筒，喘而不休、大汗不止者，脉不回身不温者，四肢厥冷者，皆不救也。

大孔病者，热流于下也。暴病身热，脉大无汗，元气未衰也，当清之。久病身冷，脉微有汗，元气已衰也，当温之。清用芩、连、栀、柏选用之，加四物并行气药；温用姜、桂、苓、术、当归等，虚甚者加人参、附子酌而用之。暴病当下，如虚弱不堪重剂，宜用五苓祛其火暴之性，或木香槟榔丸、香连丸，少加大黄丸，随其虚实而用之。

脱肛亦分久暴。暴者，芩连四物加升提药；久而气虚者，宜八物加粟壳、诃子数分。其外法用陈壁土加酸石榴皮、明矾少许，浓煎汤，先熏后洗，再用川五倍略炒，研为细末敷肛上，托而上之，一日二三次无妨。

久痢不愈，当观气虚、血虚，并内有流连之热，或有瘀血之停，审而辨之。气虚四君子，少加归、芍等；血虚四物，少加参、术、粟壳、诃子等。审无热加肉豆蔻，其流连之热，用二八丹；血秽用四物，加桃仁、红花、乳香、没药。不可一途而治。又久痢发热不止者，属阴虚，用寒凉药必兼温药、升药。始痢宜下，久痢宜补。至于伤寒二阳合病皆下痢，其治又不同。太阳阳明合病，自下痢者，宜发汗；太阳少阳合病；自下痢者，宜和解；阳明少阳合病，自下痢者，宜攻里。

《脉经》云：肠澼下脓血，脉沉小流连者生，洪大数身热者死。又曰：肠澼筋挛，脉小细安静者生，浮大而紧者死。

——明·虞抟《苍生司命·卷三（亨集）·痢证》

【提要】 本论主要阐述痢疾的辨证施治。要点如下：其一，痢疾“大抵由食积、火热为多；其次暑热，其次风寒，其次七情内伤。善治者，须求其因而为之，辨别区治”。其二，重点阐发噤口痢和久痢的辨证施治。指出噤口痢有两证，即虚证与热证。因“热塞胃口，正气衰惫，莫能与争，故滴水不进”。当根据热与虚的主证具体论治。其三，久痢不愈，观其是否属气虚或血虚之证，是否“内有流连之热，或有秽血之停，审而辨之”。气虚治以益气治法，血虚治以养血之法。

汪　机　痢疾综论※*

论

痢之为病，悉因脏腑不和，湿热郁于肠胃不能克化，又因风、寒、暑、湿之邪，干之而动中。有在血、在气之分，是以色有赤、白之异。其赤者，血分受伤，属于小肠；白者，气分受伤，属于大肠。血伤宜润血为主，气伤宜理气为先。如赤白相杂者，乃气血俱伤，法当兼治，参其形色孰多孰少而疗。如血分重，则当调血为本，理气之剂佐之。又有干风，纯下清流血，乃肝病也。盖风喜传肝，肝主血，是以纯下清血，治宜散风凉血。又有干湿，下痢豆汁色者，乃脾病也。盖湿喜伤脾，脾为五脏之本，故症兼五脏，色如豆汁。治疗之法宜燥湿清热，兼解郁结以调其内，参之运气以平其外。如病机所云：后重宜下，腹痛宜和，身重除湿，脉弦治风，盛者随之，过者逆之，避其来锐，击其惰归是也。故仲景治诸痢症，必先以苦寒之剂疏涤脏腑之邪，仍后随虚实而疗。多用黄连之苦寒驱湿热，为君；当归、木香、槟榔等诸辛温，调气理血，为臣；兼详挟症以加减。是以河间谓调血则便脓自已，行气则后重自除，此之谓也。又有噤口痢，其症甚恶。盖由上焦胃口邪热郁甚，壅遏胃气不通，忤食不下。治宜急散上焦湿热，以通利胃之气，当用石菖蒲、石莲肉、人参、黄连浓煎汤，时时呷服，但得一口下咽，遂有生意，学者宜自究焉。

治痢大法

凡痢症尽由湿热甚于阳胃，怫郁而成。治法必以苦寒之剂，燥湿胜热为主，如黄连之类；少佐辛温之剂，升郁行滞，如木香、槟榔之类；再当分其新久施治。

若初起一二日前后，必须用仲景法，承气汤之类涤荡脾胃中积垢，而后用参、术之类补之。若久痢滑脱不禁，先以固肠丸，或粟壳、诃子之类止涩之，仍用温补药中兼以升举之剂可也。

如凡一方、一家皆病痢，乃时疫痢，法当推其岁运而疗。

如下痢而呕者，其因有四，曰胃虚，曰火逆，曰毒气上攻，曰阴虚火炎，必在详因而疗。

凡下痢腹痛，皆由内气郁结不通所致，理宜行气散郁为先。亦有挟虚、挟火而痛者，不可不求其所原。

凡下痢大孔痛者，乃因火热之气流于下也。

——明·汪机《医学原理·卷之六·痢门》

【提要】　本论主要阐述痢疾的病因病机及辨证施治。要点如下：其一，痢疾为内有湿热郁于肠胃，复感风、寒、暑、湿之邪而成。其二，辨证当以气血为纲，在血者色赤，属小肠；在气者色白，属大肠。其三，治疗上，提出"必以苦寒之剂，燥湿胜热为主"或"少佐辛温之剂，升郁行滞"。同时，血伤则润血，气伤则理气，气血俱伤则兼治之。其四，强调干风、干湿两证之治，一为肝病，一为脾病。其五，在治痢大法中，提到时疫痢为传染性痢疾，当推其岁运而疗。此外，其下痢而呕、下利腹痛、下痢大孔痛之论也比较独到，颇具参考价值。

王肯堂　论痢疾病因病机[※*]

是故予于痢证，直断之种种为邪入胃以成湿热，经脏受伤，其气伤则病于肺，血伤则传于心。心肺者，气血之主也，气血所行之方既病，安得不归所主之脏乎？而大小肠者，心肺之合也，出纳水谷，糟粕转输之官。胃乃大小肠之总司，又是五脏六腑十二经脉禀气之海，苟有内外之邪，凡损伤于经脏者，或移其邪入胃，胃属土，湿之化，胃受邪则湿气不化，怫郁而成湿热矣。或心肺移气血之病，传之于合。大肠独受其病，则气凝注而成白痢；小肠独受其病，则血凝注而成赤痢；大小肠通受其病，则赤白相混而下。胃之湿热，淫于大小肠者亦如之，其色兼黄。若色之黑者有二：如色之焦黑，此极热兼水化之黑也；如黑之光若漆者，此瘀血也。

或曰治利从肠胃，世人所守之法也。今乃复求其初感之邪，与初受之经，将何为哉？曰：病在肠胃者，是其标也；所感之邪与初受之经者，是其本也。且《内经》于治标本，各有所宜，施之先后，况所传变之法，又与伤寒表里无异，何可不求之乎，岂止此而已？至若肠胃自感而病，亦当以邪正分，或正气先虚而受邪，或因邪而致虚，则以先者为本，后者为标。与夫积之新旧亦如之。旧积者，停食结痰所化之积也；新积者，旧积去后而气血复郁所生者也。旧积当先下之，新积则不宜下。其故何哉？盖肠胃之腐熟水谷，转输糟粕者，皆荣卫洒陈六腑之功。今肠胃有邪，则荣卫运行至此，其机为之阻不能施化，故卫气郁而不舒，荣血泣而不行，于是饮食结痰停于胃，糟粕留于肠，与所郁气泣血之积，相挟成滞下病矣。如是者必当下之，以通壅塞，利荣卫之行。至于升降仍不行，卫气复郁，荣血复泣，又成新积，故病如初。若是者，不必求邪以治，但理卫气以开通腠理，和荣血以调顺阴阳，阴阳调，腠理开，则升降之道行，其积不治而自消矣。然而旧积亦有不可下者，先因荣卫之虚，不能转输其食积，必当先补荣卫，资肠胃之真气充溢，然后下之，庶无失矣。

——明·王肯堂《证治准绳·杂病·第六册·大小腑门·滞下》

【提要】　本论主要阐述痢疾的病因病机。要点如下：其一，阐述痢疾的病机，论及胃属土，受邪则湿气不化，郁久成湿热；湿热形成后，伤及气血，伤气则病于肺，伤血则传于心。而大小肠是心肺之合，心肺移气血之病，传之于合。大肠受其病，则气凝注而成白痢；小肠受其病，则血凝注而成赤痢；大小肠通受其病，则赤白相混而下。其二，治疗上，提到对痢疾之标本先后的辨证认识，特别是对痢疾旧积与新积的辨证施治，富有新意。

张介宾 论痢疾寒热虚实辨证※*

论证

痢疾一证，即《内经》之肠澼也，古今方书，因其闭滞不利，故又谓之滞下。其证则里急后重，或垢或血，或见五色，或多红紫，或痛或不痛，或呕或不呕，或为发热，或为恶寒。此证之阴阳虚实，最宜博审详察，庶不致于差失。若见有不确，则大致误人。前泄泻门诸法，本与此通，必互相参酌，用之为善。

痢疾之病，多病于夏秋之交。古法相传，皆谓炎暑大行，相火司令，酷热之毒蓄积为痢。今人所宗，皆此一说。夫痢因于暑而言其为热，岂不宜然？然炎热者，天之常令也，当热不热，必反为灾。因热贪凉者，人之常事也；过食生冷，所以致痢。多见人之慎疾者，虽经盛暑，不犯寒凉，则终无泻痢之患，岂其独不受热乎？此其病在寒邪，不在暑热，病在人事，不在天时，从可知矣。但胃强气实者，虽日用水果之类，而阳气能胜，故不致疾。其次之者，虽未即病，而日用日积，迨夫大火流西，新凉得气，则伏阴内动，乘机而起，故寒湿得以犯脾者，多在七八月之间，此阳消阴长之征，最易见也。再其次者，多以脾肾本弱，则随犯随病，不必伏寒，亦不必待时，尤为易见。夫以生冷下咽，泻痢随起，岂即化而为热乎？奈何近代医流，止见此时之天热，不见此人之脏寒，但见痢证，开口便言热毒，反以寒凉治生冷，是何异雪上加霜乎！俗见相同，死者不可胜言矣。

或曰：然亦有用寒药而愈者，何也？曰：以胃强阳盛之人，而得湿成热者，亦有之；以元气壮实，而邪不胜正者，亦有之。此皆可以寒治而愈，亦可以通利而愈，而此辈极少。以胃弱阳虚而因寒伤脏者，此辈极多。若再用寒凉，或妄加荡涤，则无有不死。凡今以痢疾而致死者，皆此类也。观丹溪曰：泻痢一证，属热者多，属寒者少。戴原礼曰：以酷热之毒，至秋阳气始收，火气下降，因作滞下之证。皆大谬之言也，不可信之，因作俚词以志其戒。

论泻痢虚实

凡治痢疾，最当察虚实，辨寒热，此泻痢中最大关系。若四者不明，则杀人甚易也。

实证之辨，必其形气强壮，脉息滑实，或素纵口腹，或多胀满坚痛，及年少新病，脾气未损者，方可用治标之法，微者行之利之，甚者泻之。

虚证之辨，有形体薄弱者，有颜色清白者，有脉虽紧数而无力无神者，有脉见真弦而中虚似实者，有素禀阳衰者，有素多淡素者，有偶犯生冷者，有偶中雨水阴寒者，有偶因饮食不调者，有年衰脾弱者。以上诸证，凡其素无纵肆，而忽患泻痢，此必以或瓜或果，或饮食稍凉，偶伤胃气而然，果何积之有？又何热之有？总惟脾弱之辈，多有此证。故治此者，只宜温调脾肾，但使脾温则寒去，即所以逐邪也。且邪本不多，即用温补健脾，原无妨碍，不过数剂，自当全愈。切不可妄云补住邪气，而先用攻积、攻滞及清火等药，倘使脾气再伤，则轻者反重，重者必危矣。

论泻痢寒热

凡泻痢寒热之辨，若果是热，则必畏热喜冷，不欲衣被，渴甚饮水，多亦无碍，或小便热涩而痛，或下痢纯血鲜红，脉息必滑实有力，形气必躁急多烦。若热证果真，即宜放手凉解，或兼分利，但使邪去，其病自愈。若无此实热诸证，而泻痢有不止者，必是虚寒，若非温补脾肾，必不能愈，即有愈者，亦必其元气有根，待其来复而然。勿谓虚寒之证，有不必温补而可以愈者，或治痢必宜寒凉，而寒凉亦可无害者，皆见有未真也。

——明·张介宾《景岳全书·卷二十四心集·杂证谟·痢疾》

【提要】 本论主要阐述痢疾的寒热虚实辨证。要点如下：其一，痢疾"其病在寒邪，不在暑热；病在人事，不在天时"。此病多是在脾肾虚弱的基础上，饮食不慎而发。轻者感受秋凉，则引动伏阴，故寒湿得以犯脾；严重者由于脾肾虚弱，生冷下咽，泻痢随起。其二，指出亦有湿热痢疾发生，但强调胃弱阳虚者多见。认为痢疾辨证最当察虚实、辨寒热，以此为纲阐述痢疾寒热虚实的辨证施治思路。

喻 昌 论治痢三法三律※*

痢疾论

昌谨以黄、岐、仲景之法，拟议言之：在《内经》，冬月伤寒，已称病热，至夏秋热暑湿三气交蒸，互结之热，十倍于冬月矣！外感三气之热而成下痢，其必从外而出之，以故下痢必从汗，先解其外，后调其内。首用辛凉以解其表，次用苦寒以清其里，一二剂愈矣。失于表者，外邪但从里出，不死不休，故虽百日之远，仍用逆流挽舟之法，引其邪而出之于外，则死证可活，危证可安。治经千人，成效历历可纪。按《金匮》有云：下痢脉反弦，发热身汗者自愈。夫久痢之脉，深入阴分，沉涩微弱矣。忽然而转弦脉，浑是少阳生发之气，非用逆挽之法，何以得此？久利邪入于阴，身必不热，间有阴虚之热，则热而不休。今因逆挽之势，逼其暂时燥热，顷之邪从表出，热自无矣。久痢阳气下陷，皮肤干涩，断然无汗。今以逆挽之法，卫外之阳领邪气同还于表，而身有汗，是以腹中安静，而其病自愈也。昌岂敢用无师之智哉？

又有骤受暑湿之毒，水谷倾囊而出，一昼夜七八十行，大渴引水自救，百杯不止，此则肠胃为热毒所攻，顷刻腐烂。比之误食巴豆、铅粉，其烈十倍，更用逆挽之法，迂矣远矣！每从《内经》通因通用之法，大黄、黄连、甘草，一昼夜连进三五十杯，俟其下利、上渴之势少缓，乃始平调于内，更不必挽之于外。盖其邪如决水转石，乘势出尽，无可挽耳。

更有急开支河一法，其邪热之在里者，奔迫于大肠，必郁结于膀胱。膀胱热结，则气不化而小溲短赤，不用顺导而用逆挽，仍非计也。清膀胱之热，令气化行而分消热势，则甚捷也。仲景谓下利气者，当利其小便。夫气者膀胱之化也，反从大肠而出，当利其小便，非急开支河之谓乎？然而水出高源，肺不热则小溲自行。肺与大肠为表里，大肠之热，皆因肺热所移，尤宜用辛凉之药，先清肺之化源矣。……

律三条

凡治痢不分标本先后，概用苦寒者，医之罪也。以肠胃论，大肠为标，胃为本；以经脉论，手足阳明为标，少阳相火为本。故胃受湿热，水谷从少阳之火化，变为恶浊，而传入于大肠，不治少阳，但治阳明，无益也。以少阳生发之气，传入土中，因而下陷，不先以辛凉举之，径以苦寒夺之，痢无止期矣。

凡治痢不审病情虚实，徒执常法，自恃顖门者，医之罪也。实者，邪气之实也；虚者，正气之虚也。七实三虚，攻邪为先；七虚三实，扶正为本。十分实邪，即为壮火食气，无正可扶，急去其邪，以留其正；十分虚邪，即为淹淹一息，无实可攻，急补其正，听邪自去。故医而不知变通，徒守家传，最为误事。

凡治痢不分所受湿热多寡，辄投合成丸药误人者，医之罪也。痢由湿热内蕴，不得已用苦寒荡涤，宜煎不宜丸。丸药不能荡涤，且多夹带巴豆、轻粉、定粉、硫黄、瑙砂、甘遂、芫花、大戟、牵牛、乌梅、粟壳之类，即使病去药存，为害且大。况病不能去，毒烈转深，难以复救，可不慎耶！

——清·喻昌《医门法律·卷五·痢疾门》

【提要】 本论主要阐述治痢三法三律。要点如下：治痢三法，即逆流挽舟、通因通用和急开支河。治痢三律：不分标本先后，概用苦寒；不审病情虚实，徒执常法，不知变通；不分所受湿热多寡，辄投合成丸药误人。逆流挽舟之法，除用于痢疾初起兼表之证，可引邪外出，还可用于久痢阳气下陷，以辛凉举之，引少阳生发之气上行，其思想和李东垣升阳的学术思想是相通的。

李用粹 痢疾综论

辨五色

湿热之积，干于血分则赤，干于气分则白，赤白兼见，气血俱病也。纯下清血者，伤风也。色如豆汁者，伤湿也。淡黄挟白者，食积也。微红焦黄者，热毒也。紫黑血丝者，瘀血也。杂下散血者，损伤也。如鱼脑者，脾失运而陈积不腐也。如冻胶者，肠胃冷而真液下脱也。如白脓者，虚而挟热，津液努责而结也。如屋漏水尘腐色者，元气弱极也。如鸡肝色者，百脉皆伤也。（《汇补》）

气滞痢

七情乖乱，气不宣通，郁滞肠间，触发积物，去如蟹渤，拘急独甚，必兼胸宇不宽，首宜化气。（《汇补》）

食积痢

饮食过多，脾胃不运，生冷失调，湿热乃成。痢下黄色，或如鱼脑，腹痛胀满，不嗜饮食，宜消导。（《汇补》）

时疫痢

有一方一家之内，上下传染，长幼相似，是疫毒痢也。当察运气之相胜，以发散疫邪，（《大全》）不可用克导攻下之剂。

瘀血痢

凡饱食疾走，极力叫号，跌仆受伤，郁怒不泄，以及妇人经行产后，误吞生冷，恶血不行，凝滞于内，侵入肠间而成痢疾。纯下紫黑恶血，脉现芤细结促，治当祛瘀。（《汇补》）

噤口痢

痢而能食，知胃未病。有脾家湿热，熏蒸清道而成噤口者；亦有脾胃素虚者；亦有误服利药，犯其胃气者；亦有服涩剂太早者。如胃弱气陷，绝不思食，则难治矣。如大虚大热者，以人参同姜炒黄连煎汤，时时呷之，或单用石莲肉炒香煎服。外用田螺捣烂，入麝一分，纳入脐中，引热下行。（《汇补》）

休息痢

屡止屡发，经年不愈，名曰休息。多因兜涩太早，积热未清所致。亦有调理失宜，亦有过

服寒凉，亦有元气下陷，亦有肾虚不固，均能患此。(《医统》)

虚滑痢

劳役过度，中州衰损，四肢困倦，谷食难化，下痢糟粕，腹中微痛，但有虚坐，并无努责。六脉沉伏，或应指模糊。治宜调补，不可以常例治之。亦有痢久不愈而变成者，治法相同。如再用寒凉行气，则恶寒厥逆、自汗昏沉等症立见矣，须大剂辛温之品补之。

阴虚痢

有素患阴虚，偶感寒邪，腹痛下痢，里急后重，赤白稠浊，或见红水，发热夜甚，烦渴不宁，胸中似饥，得食则胀。治以清解热邪，兼滋阴血，庶可保全。设用凉血攻积、补气破气治之，必死。如白芍、生地、丹皮、山药、甘、桔、阿胶、石莲、赤苓、陈皮、风、米、泽泻之类。(《寓意草》)

蛲虫痢

胃弱肠虚，则蛲虫下乘，或痛或痒，从谷道中出。其形极细，乃九虫之一也。宜清热杀虫。(《医统》)

虫疰痢

痢下黑色，形如鸡肝，口燥大渴，五内切痛。由服金石汤丸，逼损真阴，其血自百脉经络而来，难治。(《医统》)

治法

和血则便脓自愈，行气则后重自除。(《内经》)后重则宜下，腹痛则宜和，身重则除湿，脉弦则祛风。(东垣)因于湿热者，去其湿热。因于积滞者，去其积滞。因于气者调之，因于血者和之。新感而实者，可以通因通用；久病而虚者，可以塞因塞用。(《必读》)

初痢忌涩

初痢之法，化滞清热，直候积消毒散，脾胃已和，气血将复，方可调补。不可遽用肉蔻、诃子、白术辈，以补住湿热。不可妄投粟壳、龙骨、乌梅等，以秘涩肠胃。恐邪得补而愈甚，腹痛欲死，变症百出，日久延迁而未已也。(《心法》)

久痢忌攻

气本下陷，而再行其气，后重不益甚乎！中本虚衰，而复攻其积，元气不愈竭乎！湿热伤血者，自宜调血。若过行推荡，血不转伤乎！津亡作渴者，自宜止泄。若但与渗利，津不转耗乎！(《必读》)

痢有汗法

初起发热恶寒，头疼身痛，表症见者，即宜发散。所谓风邪内结者，汗之是也。(《医统》)

痢有补法

脉来微弱者可补，形色虚薄者可补，病后而痢者可补，因攻而剧者可补。(《必读》)

痢久补脾

久痢体虚，气弱滑脱，徒知止涩，竟难奏效。殊不知元气下陷，当用升提补气，如参、芪、白术、升麻之属，自能渐愈，甚者灸气海、天枢、百会穴。(《医统》)如食少者，专调脾胃，饮食进而气血和，盖痢以胃气为本也。(《入门》)

痢久补肾

肾为胃关，开窍于二阴，未有久痢而肾不虚。故治痢不知补肾，非其治也。盖病在火衰，土位无母，设非桂、附大补命门，以复肾中之阳，以救脾家之母，则门户何由而固，真元何由

而复？（士材）

——清·李用粹《证治汇补·卷之八·下窍门·痢疾》

【提要】 本论主要阐述痢疾的病因病机及辨证施治。要点如下：其一，辨识下痢的各种颜色。指出干于血分则赤，干于气分则白；淡黄挟白者，为食积；紫黑血丝者，为瘀血；鸡肝色者，为百脉皆伤。其二，总结痢疾的各种证候。提出气滞痢、食积痢、时疫痢、瘀血痢、噤口痢、休息痢、虚滑痢、阴虚痢、蛔虫痢及虫痓痢十种类型。其三，治疗上，提出初痢忌涩、久痢忌攻、痢有补法、痢有汗法、痢久补脾、痢久补肾等原则。补法当中对补脾、补肾法的运用有所发挥。

顾松园　论治痢四忌※※

论曰：古人治痢，皆曰热则清之，寒则温之，初起热盛则下之，有表症则汗之，小便赤涩则分利之。此五者举世信用，若规矩准绳之不易者。予独谓五者惟清热一法无忌，其四法则犯大忌，必不可用。一忌温补。痢之为病，乃湿热蕴积，胶滞于肠胃之中，清邪热，导滞气，行瘀血，则其病速除。若即用参、术等温补，则热愈盛，气愈滞，而血亦凝。久之正气虚，则邪气犹炽；缠绵不已，欲补而涩之，则助邪；清而疏之，则愈滑；遂至不可救疗者，初投温补之祸也。一忌大下。痢自邪热胶滞肠胃而成，与沟渠壅塞相似，惟用药磨刮疏通，则愈。若用承气大下之药，譬如清荡壅塞之渠，必不可去，徒伤胃气，损元气而已。正气损伤，邪气不除，强壮者犹可，怯弱者必危矣。一忌发汗。痢有身发热汗，头疼目眩者，此非外感，乃内毒熏蒸，自内达外，虽有表症，实非寒邪也。若发汗则泄其正气，而邪气得以恣肆。且风剂燥热，愈助邪热，表虚于外，邪炽于内，鲜不毙矣。一忌分利小便。利小便者，治水泻之圣法也，而以之治痢则乖。痢自邪热胶滞，津液枯涩而成，若用五苓等剂分利，津液愈枯，涩滞愈甚，遂至缠绵不愈，则即分利之害也。若清热导滞，则痢自愈，而小便自利，安用分利为哉？统而论之，景岳诸氏之说，尽痢疾之变也，欲以广学者之识也；河间诸氏之说，言痢疾之常也，所以适学者之用也。能明此义，而用其常，识其变，庶治痢不致杀人矣。

——清·顾松园《顾松园医镜·卷八·御集·痢》

【提要】 本论主要阐述治痢的四项禁忌。要点如下：其一，忌温补。痢疾多因湿热蕴积，胶滞于肠胃之中，若即用温补，则热愈盛，气愈滞，而血亦凝。其二，忌大下。痢疾虽因邪热胶滞肠胃而成，若用承气大下之药，荡涤过猛，湿热必不可去，徒伤胃气。其三，忌发汗。痢疾身发热汗之证，并非外感，乃内毒熏蒸，自内达外，发汗则泄其正气，而邪气得以恣肆。其四，忌分利小便。痢疾因邪热胶滞，津液枯涩而成。若用分利，津液愈枯，涩滞愈甚，遂至缠绵不愈。

程国彭　论痢疾的治法※※

古人治痢，多用坠下之品，如槟榔、枳实、厚朴、大黄之属，所谓通因通用。法非不善矣，然而效者半，不效者半。其不效者，每至缠绵难愈，或呕逆不食，而成败症者，比比皆是。予为此症，仔细揣摩不舍置，忽见烛光，遂恍然有得，因思火性炎上者也，何以降下于肠间而为痢？良由积热在中，或为外感风寒所闭，或为饮食生冷所遏，以致火气不得舒伸，逼迫于下，里急而后重也。医者不察，更用槟榔等药下坠之，则降者愈降而痢愈甚矣。予因制治痢散，以治痢症初起之时，方用葛根为君，鼓舞胃气上行也。陈茶、苦参为臣，清湿热也。麦芽、山楂为佐，消宿食也。赤芍药、广陈皮为使，所谓行血则便脓自愈，调气则后重自除也。制药普送，效者极多。惟于腹中胀痛，不可手按者，此有宿食，更佐以朴黄丸下之。若日久脾虚，食少痢多者，五味异功散，加白芍、黄连、木香清而补之。气虚下陷者，补中益气汤升提之。若邪热秽气，塞于胃脘，呕逆不食者，开噤散启之。若久痢变为虚寒，四肢厥冷，脉微细，饮食不消者，附子理中汤加桂温之。夫久痢必伤肾，不为温暖元阳，误事者众矣，可不谨欤！

——清·程国彭《医学心悟·卷三·痢疾》

【提要】 本论主要阐述痢疾的治法。要点如下：其一，治痢当注重升提胃气。因痢疾是积热在中，复感风寒郁闭，或为饮食生冷所遏，以致火气不得舒伸，逼迫于下所致。故治当注重鼓舞胃气上行。其二，辨证施治要点：痢疾有宿食，佐以下法；日久脾虚，治以健脾理气法；气虚下陷，治以益气升阳法；呕逆不食，治以和胃开噤法；久痢虚寒，治以温中健脾法；久痢伤肾，治以温暖元阳法。

何梦瑶 痢疾综论

痢由湿热所致。或饮食湿热之物，或感受暑湿之气，积于肠胃，则正为邪阻，脾胃之运行失常。于是饮食日益停滞，化为败浊，胶粘肠胃之中，运行之机，益以不利。气郁为火，与所受湿热之气，混合为邪，攻刺作痛，此痢症所以腹痛也。

邪能伤正。伤在血分则便血，曰赤痢；伤在气分则便脓，曰白痢；若血气并伤，则赤白兼见。又或湿盛血败而色如豆汁；或热极而色见紫黑；或久痢而元气虚弱，湿痰败浊，色尘腐如屋漏水；或证转虚寒，色如鱼脑，如鼻涕，如冻胶；或脏腑败坏，面色如死猪肝鸡肝：此痢之所以有各色也。

气既郁滞肠中，则欲升不升，欲降不降，忽而下逼，火性迫促，竟若不及更衣，然欲降而不能降，虽就圊却无所出；不降而偏欲降，才净手又要更衣，急迫频并，最是恼人，是为里急。邪迫肛门，气凝血聚，因而重坠，是为后重。痢本湿热，痢久阴伤，湿热转成燥热，肛门如火，广肠血枯，虽极力努责，而糟粕干涩，欲出不能，但虚坐而无所出，是为虚坐努责。

泻痢皆由于湿，而湿有寒热，皆能作泻。痢则因湿热，谓痢有因寒湿者，谬也。均之湿热，而或泻或痢，何也？曰：泻因湿热骤盛，火性急速，遽迫水谷暴下，不及蒸为腐败，倾盆而出，肠胃即清，故无胶固垢积。积滞既无，气行弗碍，浊降而清随升，故无里急后重。病发既速，则血气未伤，故无赤白血脓。痢则初起湿热尚微，积渐乃盛，盛而后发，为日既久，遂蕴酿出如许证候耳。有先泻后痢者，因湿少热多，湿已泻出，热尚未除，且泻久亡阴，阴虚又复生热，湿火转成燥火，刮逼肠垢与血而下，故转而为痢也。有先痢后泻者，因湿多热少，痢久热去，而湿犹存，火与元气不两立，邪热既去，则正气得复，正不容邪，所余垢积与湿，至是尽行扫荡，故转为泻也。

夏时受邪，至秋病发，或疟或痢，其流虽异，其源则同。疟、痢并作者，如疟止痢甚，加腹痛，饮食少进，此虚寒也。疟之止非真止，乃阴胜而阳不敢与争耳，补中益气汤加姜、桂，一服愈。如痢止疟复作，乃阳得补而渐伸，能与阴争，故疟复作，吉兆也。再服前方，以助微阳之力，加附子五钱，一证并除。按：此说甚是，然岂无热陷于里，不与阴争，又岂无热胜寒衰，阴不敢争，故疟止痢甚者乎？一隅三反，是在明者。疟后痢，乃余邪内伏，或脾气虚下陷使然，谓之似痢非痢。痢后疟，乃气血两虚，气虚则恶寒，血虚则发热，故寒热交争，谓之似疟非疟。二者俱作虚治，并用补中益气汤。

凡痢证，有身热者为重。若兼外感者，不在此论。苟非外感，而初起身热，是毒盛于里而达于外也。久痢身热，是阴虚而阳越于外也，故皆为重证。

呕逆为火邪上冲，亦不宜见此，即防噤口。

噤口，有因积垢壅滞，有因宿食不消，有因热毒上冲，有因停饮上逆，有因兜涩太早，邪反上干，有因过服寒剂，伤败胃气，以致饮食与药俱不能入，入即吐，此为危候。胃惫气陷，绝不思食者，不治。

屡止屡发，经年不愈者，名休息痢。多因兜涩太早，积热未清，或过服寒凉，元气下陷，肾虚不固所致。

时行疫痢，当求其时气而治之。盖必有彼此相同之证候，即其气也。

凡痢初起，必无寒证。然其人平素阳虚，元气衰弱，又复过食生冷，以致火郁蒸成湿热，其标虽热，其本则寒，治当求本。若夫病久气虚，或过服凉剂，转为寒证，固甚多矣，所当细察。如始见烦渴引饮，喜冷畏热，小便赤涩，面色黄赤，手足温暖，脉见数盛。久之则心不烦，口不渴，即渴而喜热饮，小水由赤而黄，由黄而白，面色亦转青白，手足不温而冷，脉变虚弱，则证转虚寒无疑。

虚实当辨。如腹痛拒按者为实，喜按者为虚；脓血稠黏，数至圊而不能便者为实，不及拈衣而即泄出者为虚；未经泻荡而后重者为实，已经泻荡而仍后重者为虚。邪实之重，粪出少减，少顷又重；虚滑之重，粪出愈甚，少顷略可。凡痢中所有之证，如烦渴咽干，舌黑肿胀，悉有虚实之殊，无得概指为实，当细别之。

——清·何梦瑶《医碥·卷之三·杂症·痢》

【提要】　本论主要阐述痢疾的病因病机及辨证要点。要点如下：其一，论述痢疾腹痛、泻痢颜色、后重等主要症状的病机。其二，论述湿邪致泄与致痢的机理，以及痢与疟发病的关系。其三，论述痢疾表证与痢疾的特殊类型，如噤口痢、休息痢、时行痢的病机。其四，阐发了痢疾辨寒热虚实的理论。其中对湿邪致泄与致痢机理不同的探讨，很有创见，前人少有论述。在痢疾虚实辨中，特别强调了痢疾阳虚证的表现，凸显了其对痢疾辨证施治有常有变的辨证思维。

尤在泾　诸痢治法统论[※]

痢疾古名滞下，亦名肠澼，以其滞涩肠脏，下多不快而澼澼有声也。或赤或白，或赤白相杂，或下肠垢而无糟粕，或糟粕相杂，虽有痛、不痛之异，然皆里急后重，逼迫恼人。

痢疾古有赤热白冷，及五色分属五脏之辨，然脏腑寒热，当以脉症互参，虽有前说，存之而已，若执此认病，泥矣。

《准绳》谓后重因邪压大肠坠下者，当用大黄、槟榔辈。如罗谦甫水煮木香膏、东垣白术安胃散等方，泻其所压之邪，则后重自除。若邪已泻，其重仍在者，知大肠虚滑，不能自收而重，当用御米壳等涩剂，固其滑，收其气，用亦愈也。议论自正，但水煮木香、白术安胃二方，皆以御米壳为君，且有乌梅、五味子、白芍、诃子，并无槟榔、大黄，而云然者，岂未之察耶？

又谓大肠为邪坠下之重，其重至圊后不减；大肠虚滑不收之重，其重至圊后随减。愚谓邪坠之重，圊后当减；虚滑之重，圊后不减。兹反言之，亦有误耶。

又谓休息痢多因兜住积滞，以致时作时止，宜四君子吞驻车丸，再投去积，却用兜剂。按：四君、驻车都非去积之剂，然议论自正。

败毒散发散风湿，益元散解利热邪，故俱治发热下利。

治痢大法：后重者宜下；腹痛者宜和；身重者除湿；脉弦者去风；脓血稠黏，以重药竭之；身冷自汗，以毒药温之；风邪内缩者，汗之则愈；鹜溏为利者，温之而已。

又曰：在表者发之，在里者下之，在上者涌之，在下者竭之，身表热者内疏之，小便涩者分利之，盛者和之，去者送之，过者止之。

又曰：食寒冷者，宜温热以消导之；伤湿热者，宜苦寒以内疏之；风邪内陷者升举之；湿气内盛者分利之；里急者下之；后重者调之；腹痛者和之；洞泄肠鸣无力，不及拈衣，脉细微而弱者，温之收之；脓血稠黏，数至圊而不能便，脉洪大而有力者，下之寒之。

——清·尤在泾《金匮翼·卷七·诸痢治法统论》

【提要】 本论主要阐述痢疾的辨证施治。要点如下：其一，辨病位病势而治：在表者发之，在里者下之，在上者涌之，在下者竭之，盛者和之，去者送之，过者止之。其二，辨病因病机而治：食寒冷者，宜温热以消导之；伤湿热者，宜苦寒以内疏之；风邪内陷者升举之；湿气内盛者分利之。其三，辨主要症状而治：后重者宜下，腹痛者宜和，身重者除湿；脓血稠黏，以重药竭之；身冷自汗，以毒药温之；风邪内缩者，汗之则愈；鹜溏为利者，温之而已；身表热者，内疏之；小便涩者，分利之；里急者，下之；洞泄肠鸣无力，不及拈衣，脉细微而弱者，温之收之，脉弦者去风。

 罗国纲 论痢疾※

痢疾，即《内经》之所谓肠澼也。病多在夏秋之交，炎暑惟盛，酷热之毒，蓄积为痢。然亦有因热贪凉，过食生冷，积聚于中；迨夫秋凉，伏阴内动，变而为痢。此其病在寒邪，又不属暑热也。治者当辨虚、实、寒、热，四者明而收功易矣。实者，脉滑身强，胀满坚痛，行之泻之，宜从标治。虚者，脉虽紧数而无力，或弦而中空者，体弱色白，证属脾弱，宜温补脾土，但使脾温，则寒自去，即所以逐邪也。热者，脉滑有力，畏热喜冷，口渴尿赤，或下鲜血，凉之利之，邪去而愈。若无热证，而痢不止，必是虚寒，非温补脾肾不可。然相似之际，尤当审察。实热者口渴，多喜冷水；虚热者泻痢，则液亡于下，自津涸于上，但渴而不喜冷也。实热者，必腹痛，胀而拒按；虚热者，痢出脓血，刮脏剥肤，但痛而不胀，并喜按也。实热者，小便短赤涩痛；虚热者，水从痢去，液以阴亡，溺亦短而赤，但不热不痛耳。实热者，里急后重；虚热者，圊后不减，以解后愈虚也。及里急频见污衣者，皆虚寒也。并以脉之虚实、体之强弱、年之老少、病之新旧，参而详之，寒热虚实，自昭然矣。至有因湿热者去之，因积滞者消之，因气者调之，因血者养之。新病而实者可以通因通用，久病而虚者可以塞因塞用，是皆常法，无待言矣。独怪世之病痢者,十有九虚,而医之治痢者,百无一补。不知脉弱者、体虚者、气下陷者、疾后而痢者、因攻而甚者,俱皆当补。凡四君、归脾、十全、补中以补脾虚,在所宜然。若病火衰,土虚无母,须用桂、附,大补命门,以复肾中之阳,以救脾家之母,则真元复而百病自愈矣。

——清·罗国纲《罗氏会约医镜·卷之十·杂证·论痢疾》

【提要】 本论主要阐述痢疾的辨证施治。要点如下:其一,提出痢疾的寒热虚实辨证纲领。特别对比口渴、腹痛、小便短赤、后重下坠等痢疾的主要症状,在实热证与虚热证中的不同特点。其二,对痢疾的治法做总体概括。强调补法在痢疾治疗中的重要性,特别提出补法应用的指征,即"脉弱者、体虚者、气下陷者、疾后而痢者、因攻而甚者,俱皆当补"。主要探讨了补脾与补肾两途。

林珮琴 痢症论治※

痢多发于秋,即《内经》之肠澼也。症由胃腑湿蒸热壅,致气血凝结,挟糟粕积滞,进入大小腑,倾刮脂液,化脓血下注,或痢白、痢红、痢瘀紫、痢五色,腹痛呕吐,口干溺涩,里急后重,气陷肛坠,因其闭滞不利,故亦名滞下也。俗以白属寒,赤属热,不知白伤气分,赤伤血分,赤白相间,气血俱伤。伤气分则调气,四七汤、木香化滞汤;伤血分则和血,四物地榆汤或理阴煎加减。易老所谓调气则后重除,和血则便脓愈也。然论致痢之由,其暑湿伤胃者,郁热居多;生冷伤脾者,寒滞为甚,入手宜分。气陷则仓廪不藏,阴亡则门户不闭。由脾伤肾,势所必然。故郁热者清之,芩连芍药汤;寒滞者温之,香砂枳术丸、香砂异功散;湿胜者泄之,四苓散白术改苍术;宿食者消之,保和丸;积滞者导之,小承气汤、熟大黄丸;腹痛者和之,芍药汤加木香;气陷下者举之,补中益气汤;虚滑者摄之,赤石脂禹余粮丸;脂液涸者润之,猪脏汤、阿胶丸;久不愈者补而固之,八珍汤加炮姜、肉桂、木香、肉果、乌梅、牡蛎;痢止后调之,参苓白术散。治法尽此矣。

而症之寒热虚实,宜细审焉。凡痢挟热者多实,初起外受暑热,内因停滞,绕脐痛胀,烦渴迫迫,下痢鲜红,脉洪滑者,宜清火导滞,导气汤、芍药汤去桂。如挟虚感寒,生冷不节,脾失转输,因而呕逆,下痢白脓,脉弦弱者,宜温理脾胃,兼佐行气,香砂温胃饮。盖因寒伤脏,忌用苦寒下夺也。况所痢脓垢,皆大小肠脂液所化,已非胃腑宿食,不得误认积滞,肆行攻下,剥削殆尽,但见下利血水,或如屋漏水,即须温摄,黑豆散加芩、术、茴香、肉果。

如痢纯血,鲜红成块者,多心脾伏热,用黄连、白芍、丹皮、黑栀、黑荆芥、生地。若未止,地榆丸。其血紫黯稀淡,乃阳虚不能摄阴,宜温调其气,非炮姜不治,理中汤加木香。痢色黑有二,焦黑者,热极反兼胜己之化,芩芍汤、香连丸;光如黑漆者为瘀血,桃仁承气汤。纯下清血者,为肠胃风袭,胃风汤加枳、荆、防。五色痢,乃五脏气化并伤。昔人以为肾损,盖不液不守,精室受伤,治必益火消阴,实脾防水,兼理其气,真人养脏汤。赤白痢由冷热不调,驻车丸、连理汤。痢纯白乃脏寒气滑,与暴注属热不同,或如冻胶,如鱼脑,由气分致病,为脏寒滞下。先用沉香、白蔻、木香、小茴、砂仁,次用理中汤加香、砂。白痢初起,里急后重,为湿郁化热,平胃散加香、砂。痢稀白,肢冷,腹痛不已,附子理中汤。痢清谷,里寒外热,汗出而厥,通脉四逆汤。先白痢,后下脓血者,戊己丸;先白痢,后下鲜血者,阿胶四物汤。先痢脓血，后变青黑杂色，腹痛倍常者，驻车丸；先脓血，后变白沫白脓者，补中益气汤加炮姜、赤石脂。

下痢发热者，疏其邪，仓廪散。腹痛身微热者，和其营，小建中汤。一种阴虚下血发热，烦渴至夜转剧者，急宜救液存阴，阿胶丸、阿胶梅连丸、黄连阿胶丸。下痢渐减，津液枯燥，肛门涩滞者，猪脏汤。痢后便秘后重，由气虚下陷者，升其阳则阴自降，补中益气汤加防风。脓血稠黏，挟热后重，烦渴脉洪者，白头翁汤。湿热下痢后重者，升阳除湿汤。风邪伤卫，后重不除者，三奇散。虚滑而后重者，痢后不减，真人养脏汤。虚滑而腑阳向衰者，桃花汤加人参。里急仍不得便，属气滞，苏子降气汤。里急频见污衣者，为气脱，补中益气汤去当归、加肉果。洞泻不止，真人养脏汤。下利大孔痛，火因泻陷，升其气则痛自定，补中益气汤。

——清·林珮琴《类证治裁·卷之四·痢症论治》

【提要】 本论主要阐述痢疾的辨证施治。要点如下：其一，痢疾是"由胃腑湿蒸热壅，致气血凝结，挟糟粕积滞，进入大小腑，倾刮脂液，化脓血下注"所致。其二，痢疾又名滞下，症见"或痢白、痢红、痢瘀紫、痢五色，腹痛呕吐，口干溺涩，里急后重，气陷肛坠，因其闭滞不利，故亦名滞下"。其三，治疗原则，伤气分则调气，伤血分则和血，调气则后重除，和血则便脓愈。其四，基本治法，如郁热者清之，寒滞者温之，湿胜者泄之，宿食者消之，积滞者导之，腹痛者和之，气陷下者举之，虚滑者摄之，脂液涸者润之，久不愈者补而固之，痢止后调之。

2.26 胁 痛

胁痛是以一侧或两侧胁肋部疼痛为主要表现的病证。胁痛的病因可分为外邪侵袭、外伤瘀血、肝气郁结、情志不遂、饮食不节、痰湿水饮及久病体虚等多种因素。以上病因导致湿热蕴结，气滞血瘀，致肝胆疏泄不利，或肝阴亏耗，络脉失养，进而引起胁痛。胁痛病位主要在肝胆，且与脾胃肾等脏腑相关。肝胆位于胁下，肝经循行于胁肋，胆与肝成表里关系，其经脉循行于肝及季胁部，故肝胆与胁痛关系最为密切。其病理因素包括气滞、血瘀、湿热三端。本病初起多为"不通则痛"的实证，日久发展为"不荣则痛"的虚证。实证，治以清热祛湿、理气活血、通经活络之法；虚证，治以滋阴养血、柔肝调气、通络和血之法；虚实夹杂证，则当攻补兼施，综合调治。

《素问》 胁痛综论[※*]

帝曰：春脉太过与不及，其病皆何如？岐伯曰：……其不及则令人胸痛引背，下则两胁胠满。……

是故风者百病之长也，今风寒客于人，……弗治，病入舍于肺，名曰肺痹，发咳上气。弗治，肺即传而行之肝，名曰肝痹，一名曰厥，胁痛出食，当是之时，可按若刺耳。

——《素问·玉机真脏论》

肝病者，两胁下痛引少腹，令人善怒；虚则目䀮䀮无所见，耳无所闻，善恐，如人将捕之。取其经，厥阴与少阳。气逆则头痛，耳聋不聪，颊肿。取血者。

心病者，胸中痛，胁支满，胁下痛，膺背肩胛间痛，两臂内痛；虚则胸腹大，胁下与腰相引而痛，取其经，少阴太阳，舌下血者。

——《素问·脏气法时论》

岐伯曰：伤寒一日，巨阳受之，故头项痛，腰脊强。……三日，少阳受之，少阳主胆，其脉循胁络于耳，故胸胁痛而耳聋。

——《素问·热论》

肝热病者，小便先黄，腹痛多卧，身热。热争则狂言及惊，胁满痛，手足躁，不得安卧。……

肝热病者，左颊先赤；……热病先胸胁痛，手足躁，刺足少阳，补足太阴，病甚者为五十九刺。

——《素问·刺热篇》

岐伯曰：……寒气客于厥阴之脉，厥阴之脉者，络阴器系于肝，寒气客于脉中，则血泣脉急，故胁肋与少腹相引痛矣。

——《素问·举痛论》

帝曰：有病胸胁支满者，妨于食，病至则先闻腥臊臭，出清液，先唾血，四肢清，目眩，时时前后血，病名为何？何以得之？岐伯曰：病名血枯。此得之年少时，有所大脱血，若醉入房中，气竭肝伤，故月事衰少不来也。

——《素问·腹中论》

少阳所谓心胁痛者，言少阳戌也，戌者心之所表也，九月阳气尽而阴气盛，故心胁痛也。

——《素问·脉解篇》

帝曰：愿闻缪刺奈何？取之何如？岐伯曰：邪客于足少阴之络，令人卒心痛暴胀，胸胁支满，无积者，刺然骨之前出血，如食顷而已。不已，左取右，右取左。病新发者，取五日已。……

邪客于足少阳之络，令人胁痛不得息，咳而汗出，刺足小指次指爪甲上，与肉交者各一痏。不得息立已，汗出立止，咳者温衣饮食，一日已。左刺右，右刺左，病立已；不已，复刺如法。……

邪客于足太阳之络，令人拘挛背急，引胁而痛，刺之从项始数脊椎侠脊，疾按之应手如痛，刺之旁三痏，立已。

——《素问·缪刺论》

【提要】 本论主要阐述胁痛的病因病机及症状、针刺治法，奠定了后世胁痛诊疗理论的基础。要点如下：其一，胁痛有虚实寒热之分。肝气不及和血枯不荣为虚证；肝气郁滞、肝胆热盛和寒客厥阴属于实证，其中有寒热之辨。又有他脏及肝和他经传变，如伤寒传于少阳经、肺风寒传于肝、心病虚实而牵引胁痛。其二，详细描述了各类胁痛的临床特点及针刺治法。

《灵枢》 胁痛综论※*

心手少阴之脉，起于心中，出属心系，下膈，……是主心所生病者，目黄胁痛，臑臂内后廉痛厥，掌中热痛。……

心主手厥阴心包络之脉，起于胸中，出属心包络，下膈，利三焦；其支者，循胸出胁，……甚则胸胁支满，心中憺憺大动。面赤目黄，喜笑不休。……

胆足少阳之脉，……其支者，别锐眦，下大迎，合于手少阳，抵于顽，下加颊车，下颈合缺盆，以下胸中，贯膈，络肝属胆，循胁里，出气街，绕毛际，横入髀厌中；其直者，从缺盆下腋，从胸过季胁，……是动则病口苦，善太息，心胁痛不能转侧。甚则面微有尘，体无膏泽，足外反热，是为阳厥。……

肝足厥阴之脉，起于大趾丛毛之际，上循足跗上廉，去内踝一寸，上踝八寸，交出太阴之后，上腘内廉，循股阴，入毛中，环阴器，抵小腹，挟胃，属肝络胆，上贯膈，布胁肋，循喉咙之后，上入颃颡，连目系，上出额，与督脉会于巅。

——《灵枢·经脉》

邪在肝，则两胁中痛，寒中，恶血在内，行善掣，节时脚肿，取之行间以引胁下，补三里以温胃中，取血脉以散恶血，取耳间青脉以去其掣。

——《灵枢·五邪》

【提要】 本论主要阐述胁痛的病因病机、症状及针刺治法。要点如下：其一，明确指出肝胆经循行于胁肋部，心经支脉行于胁部，故心肝胆与胁痛发生关系密切。其二，认为寒邪、瘀血均可引起胁痛，治当取三里、行间，温中活血，并刺耳间瘀阻脉络处放血。

张仲景 外感胁痛论※*

伤寒五六日中风，往来寒热，胸胁苦满，嘿嘿不欲饮食，心烦喜呕，或胸中烦而不呕，或渴，或腹中痛，或胁下痞硬，或心下悸，小便不利，或不渴，身有微热，或咳者，小柴胡汤主之。……

血弱气尽，腠理开，邪气因入，与正气相抟，结于胁下，正邪分争，往来寒热，休作有时，嘿嘿不欲饮食；脏腑相连，其痛必下，邪高痛下，故使呕也，小柴胡汤主之。服柴胡汤已，渴者，属阳明，以法治之。

得病六七日，脉迟浮弱，恶风寒，手足温，医二三下之，不能食，而胁下满痛，面目及身黄，颈项强，小便难者，与柴胡汤，后必下重，本渴饮水而呕者，柴胡不中与也，食谷者哕。

伤寒四五日，身热恶风，颈项强，胁下满，手足温而渴者，小柴胡汤主之。

——汉·张仲景《伤寒论·卷第三·辨太阳病脉证并治上》

【提要】 本论主要阐述外感胁痛的病因病机及辨证施治。要点如下：其一，认为外感寒邪日久，气血衰微，腠理不固，邪正相争于胁下则发为胁痛。其二，其脉象以迟浮弱为主要特征。其三，治疗首选小柴胡汤，若日久出现其他变证则当依照相应的治法治疗。

巢元方 论胁痛病因病机※*

胸胁痛者，由胆与肝及肾之支脉虚，为寒气所乘故也。足少阳，胆之经也，其支脉从目锐眦贯目，下行至胸，循胁里。足厥阴，肝之经也，其脉起足大指丛毛，上循入腹，贯膈，布胁肋。足少阴，肾之经也，其支脉从肺出，络心，注胸中。此三经之支脉，并循行胸胁，邪气乘于胸胁，故伤其经脉。邪气之与正气交击，故令胸胁相引而急痛也。

诊其寸口脉弦而滑，弦即为痛，滑即为实，痛即为急，实即为跃。弦滑相搏，即胸胁抢息痛也。

——隋·巢元方《诸病源候论·卷之十六·心腹痛病诸候·胸胁痛候》

【提要】 本论主要阐述胁痛的病因病机及脉象。要点如下：其一，足厥阴肝、足少阳胆、足少阴肾三经支脉均循行于胁肋，若此三经支脉虚损，复感受寒邪，邪正之气交争，则引发胁痛。其二，胁痛之脉以弦滑相搏为主要特征。

孙思邈 胁痛从肝论治※*

凡肝病之状，必两胁下痛引少腹，令人善怒，虚则目䀮䀮无所见，耳无所闻，善恐，如人将捕之。若欲治之，当取其经，足厥阴与少阳。气逆则头目痛，耳聋不聪，颊肿，取血者。

肝脉沉之而急，浮之亦然，苦胁痛有气，支满，引少腹而痛，时小便难，苦目眩头痛，腰背痛，足为寒，时癫，女人月事不来，时亡时有，得之少时有所堕坠。

肝病其色青，手足拘急，胁下苦满，或时眩冒，其脉弦长，此为可治，宜服防风竹沥汤、秦艽散。春当刺大敦，夏刺行间，冬刺曲泉，皆补之；季夏刺太冲，秋刺中郄，皆泻之。又当灸期门百壮，背第九椎五十壮。

邪在肝，则两胁中痛，寒中，恶血在内，胻善瘛，节时肿，取之行间以引胁下，补三里以温胃中，取血脉以散恶血，取耳间青脉以去其瘛。……

肝中风者，头目瞤，两胁痛，行常伛，令人嗜甘，如阻妇状。……

肝水者，其人腹大，不能自转侧，而胁下腹中痛，时时津液微生，小便续通。

肝胀者，胁下满而痛引少腹。

——唐·孙思邈《千金要方·卷第十一·肝脏·肝脏脉论》

肝实热

左手关上脉阴实者，足厥阴经也，病苦心下坚满，常两胁痛，息忿忿如怒状，名曰肝实热也。

治肝实热，阳气伏，邪热喘逆闷恐，目视物无明，狂悸，非意而言，竹沥泄热汤方。

肝虚寒

左手关上脉阴虚者，足厥阴经也，病苦胁下坚，寒热，腹满不欲饮食，腹胀，恛恛不乐，妇人月经不利，腰腹痛，名曰肝虚寒也。

治肝气不足，两胁下满，筋急，不得太息，四肢厥冷，发抢心腹痛，目不明了，及妇人心痛，乳痈，膝热消渴，爪甲枯，口面青者，补肝汤方。……

补肝散　治左胁偏痛久，宿食不消，并目眈眈昏，风泪出，见物不审，而逆风寒偏甚，消食破气止泪方。……

　　治肝虚寒，胁下痛，胀满气急，目昏浊，视物不明，槟榔汤方。

——唐·孙思邈《千金要方·卷第十一·肝脏·肝虚实》

　　【提要】　本论主要阐述胁痛的病因病机及辨证施治。要点如下：其一，指出胁痛病位在肝，肝血亏虚、肝气上逆、外伤瘀血、寒凝血瘀、水湿停滞及感受风邪等因素均可致肝胆经络气血运行不畅引发胁痛。其二，依据相应病因脉证附以针刺、放血、艾灸配合补泻手法治疗。其三，将胁痛分为肝实热和肝虚寒两类，选取对应方药治疗。

严用和　胁痛气滞论[※※]

　　夫胁痛之病，医经曰：两胁者，肝之候。又云：肝病者，两胁下痛。多因疲极嗔怒、悲哀烦恼、谋虑惊忧，致伤肝脏。肝脏既伤，积气攻注：攻于左，则左胁痛；攻于右，则右胁痛；移逆两胁，则两胁俱痛。久而不愈，流注筋脉，或腰脚重坠，或两股筋急，或四肢不举，渐至脊膂挛急疼痛。气遇风搏，则胁下结块；气遇寒搏，则胁肋骨痛，下连小腹，上引心端。大抵诸气，惟膀胱气胁下痛最难治，神保丸能治之。更有肝之积，名曰肥气，在左胁下，大如覆杯，其病左胁下痛，连引小腹，足寒转筋；肺之积，名曰息贲，在右胁下，覆大如杯，其病喘息奔溢。肝积肥气丸主之，肺积息贲汤主之。

——宋·严用和《严氏济生方·心腹痛门·胁痛评治》

　　【提要】　本论主要阐述胁痛的病因病机及辨证施治。要点如下：其一，认为胁痛的病位在肝，可发生于一侧或双侧。情志过激、劳倦、外感等为其主要病因。其二，基本病机为气滞于胁肋，若日久不愈则易于传变他经，或感受风寒而加重病情。其三，治疗上按气滞部位和临床表现不同分别治疗。若气滞左胁下，责之于肝，名肥气，则治以肥气丸；若气滞右胁下，责之于肺，名息贲，则治以息贲汤；若气滞膀胱经，则最难治愈，可选用神保丸治疗。

朱丹溪　论胁痛辨治[※※]

　　胁痛，肝火盛、木气实、有死血、有痰流注、肝急。木气实，用苍术、川芎、青皮、当归之类；痛甚者，肝火盛，以当归龙荟丸，姜汁下，是泻火之要药；死血，用桃仁、红花、川芎；痰流注，以二陈汤加南星、苍术、川芎；肝苦急，急食辛以散之，用抚芎、川芎、苍术。血病，入血药中行血。治咳嗽胁痛，以二陈汤加南星、香附、青皮、青黛，入姜汁。胁痛有瘀血，行气药中加桃仁不去尖，并香附之类。有火盛者，当伐肝木，左金丸治肝火。有气郁而胸胁痛者，看其脉沉涩，当作郁治。痛而不得伸舒者，蜜丸、龙荟丸最快。胁下有食积一条扛起，用吴茱萸炒黄连、控涎丹。一身气痛，及胁痛，痰挟死血，桃仁泥，丸服。右胁痛，用推气散，出《严氏方》；左胁痛，用前药为君，加柴胡或小柴胡汤，亦可治。

——元·朱丹溪撰，明·程充校补《丹溪心法·卷四·胁痛》

【提要】 本论主要阐述胁痛的辨证施治。要点如下：其一，认为胁痛多由邪实、火盛、瘀血、痰饮、气郁、食积、痰瘀互结所致，根据相应病因脉证，采用泻火、活血、祛痰、散郁及辛散缓急等治法。血瘀者于活血药中常配伍行气药，咳嗽胁痛者以治咳为主。其二，根据胁痛部位不同，提出右侧胁痛治以推气散，左侧胁痛治以推气散加柴胡或小柴胡汤。

◆ 戴思恭 论胁痛辨治※※ ◆

诸胁痛，各有所感。若只是冷气作楚，与攧扑闪挫，宜和气饮，及乌药顺气散，或浓煎葱白汤，下枳壳散。左右胁有气块而痛者，此是积聚。见诸气门积聚证。停饮胁痛，《本事方》面丸最佳。

曾有人胁痛连膈，进诸气药，并自大便导者，其痛殊甚。后用辛热补剂，下黑锡丹方愈。此乃虚冷作痛，愈疏而愈虚耳。胁痛病在肝胆。伤寒胁痛属少阳经，合用小柴胡汤。痛甚而不大便者，于内加枳壳。若寻常胁痛，不系正伤寒，时身体带微热者，《本事方》中枳壳煮散，用枳壳、桔梗、细辛、芎、防风各四分，干葛钱半，甘草一钱。若只是胁痛，别无杂证，其痛在左，为肝经受邪，宜用川芎、枳壳、甘草；其痛在右，为肝经移病于肺，宜用片姜黄、枳壳、桂心、甘草。此二方出《严氏济生》续集，加减在人。又有肝胆经停痰伏饮，或一边胁痛，宜用严氏导痰汤；痰结成癖，间进半硫丸。盖枳壳乃治胁痛的剂，所以诸方中皆不可少。曾见潘子先说，有人胁痛，下青龙汤，痛止，兼嗽得可。此其痛必在右胁故也。灼然知是寒气作痛，枳实理中汤为宜。戴复庵云：腹内诸般冷痛，一个枳实理中汤加减，作无限用。

——明·戴思恭《秘传证治要诀及类方·卷之五·诸痛门·胁痛》

【提要】 本论主要阐述胁痛的辨证施治。要点如下：其一，指出胁痛病位在肝胆。将胁痛分为伤寒胁痛、外伤胁痛、虚冷胁痛、热郁胁痛、痰积胁痛及木病侮金等证型，并分别附方药治疗。其二，指出胁下有气集聚成块者为积聚，不属于胁痛范畴。其三，强调枳壳为治疗胁痛之要药，而枳实理中汤可作为治疗寒凝胁痛的基础方药。

◆ 虞抟 胁痛气痰瘀论治※※ ◆

论

《内经》曰：肝病者，两胁下痛引少腹，令人善怒，虚则目𥉯𥉯无所见，耳无所闻，善恐如人将捕之。又曰：怒则气逆，甚则呕血及飧泄，故气上矣。盖心生血，肝纳血，因大怒而血不归经，或随气而上出于口鼻，或留于本经而为胁痛。又或岁木太过而木气自甚，或岁金有余而木气被郁，皆能令人胁痛。《经》曰：病胁下满气逆，二三岁不已，病名曰息积，是亦肝木有余之证也。外有伤寒发寒热而胁痛者，足少阳胆、足厥阴肝二经病也，治以小柴胡汤，无有不效者。或有清痰食积，流注胁下而为痛者；或有登高坠仆，死血阻滞而为痛者；又有饮食失节，劳役过度，以致脾土虚乏，肝木得以乘其土位，而为胃脘当心而痛、上支两胁痛、膈噎不通、食饮不下之证。医者宜于各类推而治之，毋认假以为真也。

脉法

《脉经》曰：肝脉搏坚而长，色不青，当病坠堕若搏，因血在胁下，令人喘逆。若软而散（奭、輭、濡、软，古通用），其色泽者，当病溢饮。溢饮者，暴渴多饮，而溢入于肌肤肠胃之外也。

《脉经》曰：肝脉沉之而急，浮之亦然，若胁下痛，有气支满，引少腹而痛，时小便难，苦目眩头痛，腰背痛，足为逆寒，时癃，妇人月水不来，时无时有，得之少时有所坠堕。

脉双弦者，肝气有余，两胁作痛。

方法

丹溪曰：胁痛属肝，木气实（因怒气大逆，肝气郁甚，谋虑不决，风中于肝，皆使木气大实，故火盛肝气急也），有死血（因恶血停留于肝，搏于胁下而作痛，病则咳嗽气急引胁痛），痰流注（因痰积，流注于厥阴之经，亦能使胁下痛，病则咳嗽气急引胁痛）。……

丹溪活套云：凡胁痛者，多是肝木有余也，宜用小柴胡加青皮、川芎、芍药、龙胆草，甚者煎成正药，入青黛、麝香。痰流注者，本方倍半夏，加橘红、南星、苍白术、茯苓、川芎之类。瘀血作痛者，小柴胡合四物汤，加桃仁、红花或乳香、没药煎服。痛甚而元气壮实者，桃仁承气汤下之而愈。性急多怒之人，时常腹胁作痛者，小柴胡加川芎、芍药、青皮之类煎服。甚者以煎药送下当归龙荟丸，其效甚速。

——明·虞抟《医学正传·卷之四·胁痛》

【提要】　本论主要阐述胁痛的辨证施治。要点如下：其一，将胁痛分为肝血亏虚、气血逆乱、金旺克木、伤寒胁痛、外伤瘀血、食积痰饮及肝木乘土等类型。其二，胁痛其脉可见搏坚、急和弦之象。其三，针对气、痰、瘀导致的胁痛分别采用行气、祛痰、化瘀之法。血瘀或气急而身体壮实之人，可使用下法，收效较快。

李 梴　胁痛"分左右审实虚"论※*

胁痛本是肝家病（痛引小腹，善怒），宜分左右审实虚；

左右者，阴阳之道路也，左肝阳血阴，右肺阴气阳。实者，肝气实也，痛则手足烦躁不安卧，小柴胡汤加芎、归、白芍、苍术、青皮、龙胆草，或单黄连丸；虚者，肝血虚也，痛则悠悠不止，耳目朦聩，善恐，如人将捕，四物汤加柴胡梢，或五积散去麻黄，加青木香、青皮。虚甚成损，胁下常一点痛不止者，名干胁痛，甚危，八物汤加木香、青皮、桂心。有火，去桂加山栀，或吴萸水炒黄连。

左为怒火与死血，

大怒气逆及谋虑不决，或外感风邪，皆令肝火动甚，胁痛难忍，古黄连丸、当归龙荟丸。轻者，小柴胡汤加黄连、牡蛎、枳壳。瘀血必归肝经，夜痛或午后发者是，小柴胡汤合四物汤，加桃仁、红花、乳、没。痛甚者，古枳芎散。便坚黑者，桃仁承气汤，或泻青丸。皮痛吐血者，热伤肝也，小柴胡汤加芎、归、生地。外用韭菜熨胁及琥珀膏贴。

右食痰饮七情居；

食积胁下如杠，梗起一条作痛，神保丸，枳实煎汤下。轻者，保和丸。痰饮流注肝经，喘咳引痛者，二陈汤加南星、苍术、川芎、柴胡、白芥子，或入青黛少许，姜汁二匙。痰甚者，控涎丹。如胸背胁痛，喘急妨闷者，瓜蒌实丸。饮水停滞胁下，如捶痛者，浓煎葱白汤，调枳壳煮散。甚者，用伤寒水证治法。七情凝滞，如有物刺痛，气促呕吐者，分气紫苏饮、流气饮子、调中顺气丸。郁气挟食，连乳痛者，推气散、盐煎散。悲哀伤者，枳壳煮散、四味枳实散、一块气丸。素有郁者，越曲丸。

两胁常兼左右证，

湿热盛则两胁痛，当归龙荟丸，诸胁痛皆效。痛不可舒伸者，用此丸二钱半，加姜黄、桃仁各五钱，蜜丸或煎服。外感胁痛寒热者，小柴胡加枳、梗。

久久成积还有余。

胁痛二三年不已者，乃痰瘀结成积块。肝积肥气，肺积息贲，发作有时，虽皆肝木有余，不可峻攻，宜枳术丸加官桂、陈皮、桔梗、甘草，蜜丸服，或复元通圣散。

——明·李梴《医学入门·外集·卷之四·杂病分类·外感·火类·胁痛》

【提要】　本论主要阐述胁痛的病因病机及辨证施治。要点如下：其一，指出胁痛的辨证要点为"分左右审实虚"。强调虚性胁痛日久不愈称"干胁痛"，属于危重证。其二，认为左侧胁痛的病因主要为肝火和瘀血，右侧胁痛的病因主要为痰饮食积和情志异常，两侧皆痛的病因主要为湿热和外感寒热。其三，治疗上根据各类胁痛的临床特点给予相应方药。最后指出胁痛日久成积块者，可用枳术丸加减、复元通圣散治疗，切记不可峻攻。

龚　信　龚廷贤　论胁痛证治※*

脉

脉双弦者，肝气有余，两胁作痛。

病

夫胁痛者，厥阴肝经为病也。其病自两胁下痛引小腹，亦当视内外所感之邪而治之。若因暴怒伤触、悲哀气结、饮食过度、冷热失调、颠仆伤形，或痰积流注于血，与血相搏，皆能为痛，此内因也；若伤寒少阳，耳聋胁痛，风寒所袭而为胁痛，此外因也。治之当以散结顺气、化痰和血为主，平其肝而导其气，则无有不愈矣。

治

胁痛者，肝火盛，木气实也。有死血，有痰流注，有肝急者。

木气实，用苍术、川芎、青皮、柴胡、芍药、甘草，水煎服。

痛甚者，肝火盛，以当归龙荟丸姜汤下，泻肝火之要药也。

死血作痛，用桃仁去皮留尖，红花酒拌焙干，川芎，香附童便浸，青皮，水煎服。

肝苦急，食辛以散之，川芎、苍术，血病入血药中。苦者，恶也、嫌也。或小柴胡汤亦效。

凡胁痛皆是肝木有余也，用小柴胡汤加青皮、川芎、芍药、龙胆草。

凡胁痛用青皮，必须用醋炒过。

凡瘀血作痛，用小柴胡汤合四物汤，加桃仁、红花、乳香、没药煎服，痛甚而元气实者，桃仁承气汤下之。

——明·龚信撰，龚廷贤续补《古今医鉴·卷之十·胁痛》

【提要】　本论主要阐述胁痛的脉象、病因及治方。要点如下：其一，胁痛的病因有内因和外因两大类。内因为饮食不节、情志异常、寒热不调、痰瘀互结及跌扑伤形等，外因为感受风寒。其二，治疗方面主要探讨了肝气上逆、肝火上炎、瘀阻肝脉、肝郁气滞等几类胁痛的治疗方药。治则以散结顺气、化痰和血为主，以平肝导气为目的。其三，方药中强调药物炮制，指出红花当用酒拌，青皮需用醋炒。

张介宾　论胁痛证治*

论证

胁痛之病，本属肝胆二经，以二经之脉皆循胁肋故也。然而心肺脾胃肾与膀胱亦皆有胁痛之病，此非诸经皆有此证，但以邪在诸经，气逆不解，必以次相传，延及少阳、厥阴，乃致胁肋疼痛。故凡以焦劳忧虑而致胁痛者，此心肺之所传也；以饮食劳倦而致胁痛者，此脾胃之所传也；以色欲内伤，水道壅闭而致胁痛者，此肾与膀胱之所传也。传至本经，则无非肝胆之病矣。至于忿怒疲劳、伤血伤气、伤筋，或寒邪在半表半里之间，此自本经之病。病在本经者，直取本经；传自他经者，必拔其所病之本。辨得其真，自无不愈矣。

胁痛有内伤外感之辨。凡寒邪在少阳经，乃病为胁痛耳聋而呕，然必有寒热表证者，方是外感；如无表证，悉属内伤。但内伤胁痛者十居八九，外感胁痛则间有之耳。

胁痛有左右血气之辨。其在诸家之说，有谓肝位于左而藏血，肺位于右而藏气，故病在左者为血积，病在右者为气郁，脾气亦系于右，故湿痰流注者，亦在右。若执此说，则左岂无气？右岂无血？食积痰饮，岂必无涉于左乎？古无是说，此实后世之谬谈，不足凭也。然则，在气在血，何以辨之？但察其有形无形，可知之矣。盖血积有形而不移，或坚硬而拒按；气痛流行而无迹，或倏聚而倏散。若食积痰饮，皆属有形之证，第详察所因，自可辨识。且凡属有形之证，亦无非由气之滞，但得气行，则何聚不散？是以凡治此者，无论是血是痰，必皆兼气为主，而后随宜佐使以治之，庶得肯綮之法，无不善矣。

论治

外感证，邪在少阳，身发寒热而胁痛不止者，宜小柴胡汤、三柴胡饮，或河间葛根汤之类，酌宜用之。若外邪未解而兼气逆胁痛者，宜柴胡疏肝散主之。若元气本虚，阴寒外闭，邪不能解而胁痛畏寒者，非大温中饮不可。

内伤肝胆，气逆不顺而胁痛者，宜排气饮、推气散、沉香降气散、木香调气散之类主之。若郁结伤肝，中脘不快，痛连两胁，或多痰者，宜香橘汤。若暴怒伤肝，气逆胀满，胸胁疼痛者，宜解肝煎。若怒气伤肝，因而动火，胁痛胀满烦热，或动血者，宜化肝煎。若气滞胸胁，痛而兼喘者，宜分气紫苏饮。若男子忧郁伤肝，两胁疼痛者，宜枳实散。若男妇肝肾气滞，自下而上，痛连两胁者，宜木通散。若悲哀烦恼，肝气受伤，脉紧胁痛者，枳壳煮散。若因惊气逆，胁痛不已者，桂枝散。若食积作痛，但痛有一条杠起者是也，大和中饮，或用保和丸。若痰饮停伏，胸胁疼痛者，导痰汤加白芥子。若肝火内郁，二便不利，两胁痛甚者，当归龙荟丸，或左金丸。若从高跌坠，血流胁下作痛者，复元活血汤。若妇人血滞，胁腹连痛者，芍药散、决津煎。若肝脾血虚，或郁怒伤肝，寒热胁痛者，逍遥散。若肝肾亏损，胁肋作痛，头眩心跳身痛，或妇人经水不调，经后作痛者，补肝散。

内伤虚损，胁肋疼痛者，凡房劳过度，肾虚羸弱之人，多有胸胁间隐隐作痛，此肝肾精虚不能化气，气虚不能生血而然。凡人之气血，犹源泉也，盛则流畅，少则壅滞，故气血不虚则不滞，虚则无有不滞者。倘于此证，不知培气血，而但知行滞通经，则愈行愈虚，鲜不殆矣。惟宜左归饮、小营煎及大补元煎之类主之。或有微滞者，用补肝散亦可。若忧思过度，耗伤心脾气血，病有如前者，宜逍遥饮、三阴煎、七福饮之类主之，或归脾汤亦可。若以劳倦，过伤肝脾气血而病如前者，宜大营煎、大补元煎之类主之。

——明·张介宾《景岳全书·卷二十五心集·杂证谟·胁痛》

【提要】 本论主要阐述胁痛的病因病机及辨证施治。要点如下：其一，认为胁痛病位在肝胆，心、肺、脾胃、肾与膀胱引起的胁痛均由传变至肝胆所致。强调治疗当明确病源自何经，以求治本。其二，指出胁痛分外感、内伤两类，外感必兼表证，反之皆为内伤。其三，反对胁痛分左右血气的辨证方法，应以有形无形为辨证要点。认为无论何种原因所致胁痛，必以气滞为主。其四，治疗分为外感和内伤两部分。外感宜行气散滞，发散解表。内伤又分为实证和虚证辨证施治。内伤实证有气滞、气逆、食积、痰饮、火郁和血瘀，分别针对病机泻实；内伤虚损多气血亏虚，治以益气补血。

秦昌遇 胁痛论※

胁痛论

秦子曰：胁痛者，左右两肋痛也。胁之下尽处名季胁。若痛在胁之上，名腋痛；痛在季胁之后，名腰痛。二者皆非胁痛也。夫腋痛者，肺症也；腰痛者，肾与膀胱症也。凡胁痛多火，皆肝胆症也，上胁痛属肝，下胁痛属胆。或有肺气怫郁，金邪乘木，亦令胁痛，名肺胁痛，最利害，金乘木为贼邪，故重。

外感胁痛（运气感冒）

运气胁痛

运气胁痛之症：病起于仓卒，暴发寒热，胁肋刺痛，沿门相似，或在一边，或在两边，痛之不已，胀及遍身，甚则指甲紫黑则死。此天行岁运，胜复之气加临，所谓天灾流行之疫症，俗名刺肋伤寒，又名痧胀是也。

运气胁痛之因：少阳司政，相火用事；少阴司政，君火用事；阳明司政，燥火用事。其年胜复之气太过，则相火甚于本位，而肝胆自病；君火太过，则子病累母，肝胆亦病；燥火用事，金病克木，肝胆亦病；三火炽甚，木火通明，肝胆之气怫郁，则两胁暴痛之症作矣。

运气胁痛之脉：多见弦数。浮数居表，沉数主里。脉减痛缓则生，沉伏厥冷则死。

运气胁痛之治：宜疏散为先。若少阳司政，柴胡汤加减主之；少阴司政，独活败毒散，对泻心汤；阳明司政，干葛石膏汤主之。凡胁痛，外用针刺委中、三里二穴出血；若痛甚，指甲黑者，即刺十指尖出血为妙，越地所谓放痧是也。若咳嗽痰声，无论左右，即为肺邪胁痛，宜泻青各半汤，并刺少商穴。……

感冒胁痛

感冒胁痛之症：并无时行传染，因自冒风寒，先见恶寒发热，胁痛耳聋，呕而口苦，此伤寒少阳经胁痛症也。若寒热已除，后乃胁痛干呕，此表解里未和，邪热痰饮之症。二者皆非天灾流行，乃人自感冒之症也。

感冒胁痛之因：起居不慎，感冒外邪，或初感即中少阳，或传变而入少阳，则邪居半表半里，而成胁痛之症也。

感冒胁痛之脉：脉来多弦。弦紧宜汗，弦细宜和，弦数为热，弦促为结。

感冒胁痛之治：风邪在表，柴胡羌活汤；热邪在半表半里，小柴胡汤；热邪在里，小柴胡加山栀、青皮、枳壳。表已散，里气不和作痛，审知是燥痰结饮，轻则瓜蒌仁汤，重则十枣汤。若肝胆郁火成痰，《家秘》胆星汤主之。……

内伤胁痛（痰饮、郁火、死血、肝肾虚）

内伤胁痛之症：并无外感之邪，或左或右，胁肋作痛，或左右皆痛，或左右攻冲，或时痛时止，或常痛不休，此内伤胁痛也。

内伤胁痛之因：或痰饮悬饮，凝结两胁，或死血停滞胁肋，或恼怒郁结，肝火攻冲，或肾水不足，龙雷之火上冲，或肾阳不足，虚阳上浮，皆成胁肋之痛矣。

内伤胁痛之脉：右关滑数，胃家痰实。右寸沉弦，肺家悬饮。两关芤涩，乃是死血。左关数大，肝胆火冲。尺脉沉数，肾水不足。尺脉浮大，虚阳上越。

内伤胁痛之治：痰饮聚于中脘，攻注两胁者，导痰汤加竹沥。悬饮凝结，咳逆胁痛，十枣汤。死血作痛，红花桃仁汤。恼怒伤肝，肝经郁火者，柴胡清肝饮、栀连柴胡汤。肝血不足，肝气不调，《家秘》补肝汤。肝肾真阴不足，龙雷之火上冲，《家秘》肝肾丸。若肝肾真阳不足，无根之火失守上炎，八味丸治之。

——明·秦昌遇《症因脉治·卷一·胁痛论》

【提要】 本论主要阐述胁痛论的病位因机及辨证施治。要点如下：其一，根据疼痛部位不同，胁痛应与腋痛和腰痛鉴别。明确胁痛病位在肝胆，上胁痛属肝，下胁痛属胆。胁痛与肺相关，若肺金乘肝木，名肺胁痛，病多危重。其二，将胁痛分为外感、内伤两大类，外感类包括运气胁痛和感冒胁痛两类。其三，指出运气胁痛为传染病，起病急，疼痛剧烈。多侵犯少阳、少阴和阳明经。治以针刺、放血，配合药物治疗。其四，认为感冒胁痛病因为外感风、热，伤及少阳胆经。治疗根据脉象变化，病在表、里、半表半里等情况分别治之。其五，认为内伤胁痛可分为痰饮凝滞、瘀血阻滞、情志化火、相火妄动和虚阳上越等证型，治疗上根据相应脉象和临床表现给予方药调治。

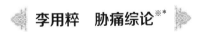

李用粹 胁痛综论

大意

足厥阴肝经之络，令人胁痛。（《内经》）然亦有少阳胆经病者，亦有肝乘脾经者，有肝侮肺经者，有肝肾同治者，当推原之。（《汇补》）

内因

因暴怒伤触，悲哀气结，饮食过度，风冷外侵，跌仆伤形，叫呼伤气，或痰积流注，或瘀血相搏，皆能为痛。（《医鉴》）至于湿热郁火，劳役房色而病者，间亦有之。（《汇补》）

外候

胁痛宜分左右，辨虚实。左胁痛者，肝受邪也；右胁痛者，肝邪入肺也；左右胁胀痛者，气滞也；左右胁注痛有声者，痰饮也。左胁下有块作痛，夜甚者，死血也；右胁下有块作痛，饱闷者，食积也。咳嗽引痛，喘急发热者，痰结也；时作时止，暴发痛甚者，火郁也；满闷惧按，烦躁多怒者，肝实也。耳目眈眈，爪枯善恐者，肝虚也。隐隐微痛，连及腰胯，空软喜按者，肾虚也；胁痛咳嗽腥臭，面赤唾痰者，肺气伤也；胁内支满，目眩，前后下血者，肝血伤也。两胁搐急，腰腿疼痛，不能转侧者，湿热郁也。胸右近胁一点刺痛，内热咳嗽者，肺痈也，当须防之。(《汇补》)

危候

虚甚成损，胁下常有一点痛不止者，此因酒色太过，名干胁痛，大危。(《入门》)

胁痛成积

凡胁痛年久不已者，乃痰瘀结成积块。肝积肥气在左，肺积息贲在右，发作有时，虽皆肝木有余，肺积膹郁，不可峻攻。(《汇补》)

脉法

脉双弦者，肝气有余，两胁作痛。(《脉经》)弦而紧细者，怒气也；弦而沉涩者，郁滞也。大抵弦涩者顺，洪大者逆。若弦急欲绝，胁下如刀刺，状如飞尸者，不治。(《汇补》)

治法

治宜伐肝泻火为要，不可骤用补气之剂。虽因于气虚者，亦宜补泻兼施。(《玉策》)胁者，肝胆之区，肝为尽阴，喜条达而恶凝滞；胆无别窍，喜升发而恶抑郁。故凡木郁不舒，而气无所泄，火无所越，胀甚惧按者，又当疏散升发以达之，不可过用降气，致木愈郁而痛愈甚也。(《汇补》)

用药

主以二陈汤，加柴胡、青皮，气加香附、枳壳，火加胆草、芍药，痰加南星、苍术，食加枳实、山楂，瘀加桃仁、红花。肝火旺者，左金丸；木气盛者，当归龙荟丸。如气血俱虚，脉细紧，或弦大，多从劳役怒气得者，用八珍汤加木香、青皮、桂心少许。劳役太过，肝伤乘脾者，补中益气汤加芍药，或建中汤与六君子合用。房色太过，肾肝两伤者，地黄汤加芍药、当归。有膈间停痰宿食，或挟恚怒，抑其肝气，不得上达，两胁大痛，面青或黑，脉代者，用盐汤探吐，得吐则生，不吐则死。(《汇补》)

——清·李用粹《证治汇补·卷之六·腹胁门·胁痛》

【提要】 本论主要阐述胁痛的病因病机及辨证施治。要点如下：其一，认为足厥阴肝经、足少阳胆经病可引发胁痛。此外，肝乘脾经、肝侮肺经、肝肾同病也可引起胁痛。其二，详细列举了胁痛的病因、辨证及用药。认为实证胁痛治当以疏肝泻火为主，气虚胁痛治当补泻兼施，若无明显气滞火盛则不可过用降气药。虚损太过之干胁痛，预后不良。胁痛成积，不可峻攻。其三，提出胁痛脉弦涩为顺证，脉洪大为逆证，若脉弦急欲绝，则多预后不良。

尤在泾 论胁痛辨治※*

胁痛总论

《经》云：左右者，阴阳之道路也。又云：肝生于左，肺藏于右，所以左属肝，肝藏血。肝，阳也，血，阴也，乃外阳而内阴也。右属肺，肺主气。气，阳也，肺，阴也，乃外阴而内阳也。由阴阳五脏气血分属，是以左胁之痛，多因留血，右胁之痛，悉是痰积，岂可一概而言乎？虽痰气固亦有流注于左者，然必与血相搏而痛，不似右胁之痛，无关于血也。

肝郁胁痛

肝郁胁痛者，悲哀恼怒，郁伤肝气，两胁骨疼痛，筋脉拘急，腰脚重滞者是也。……

悲哀烦恼，肝气致郁，枳壳能通三焦之气，故以为君；肝欲散，故细辛、川芎、桔梗之辛以散之；肝苦急，故用甘草之甘以缓之。其用防、葛者，悲则气敛，借风药以张之也。

戴云：胁痛，身体带微热者，《本事》枳壳煮散良。若只是胁痛，别无他症，其痛在左，为肝经受邪，宜川芎、枳壳、甘草；其痛在右，为肝移病于肺，宜片姜黄、枳壳、桂心、甘草。此二方出《严氏济生续集》。……

肝虚胁痛

肝虚者，肝阴虚也，阴虚则脉细急。肝之脉贯膈布胁肋，阴虚血燥，则经脉失养而痛，其症胁下筋急，不得太息，目昏不明，爪枯色青，遇劳则甚，或忍饥即发者是也。……

肝体阴而用阳，此以甘酸补肝体，以辛味补肝用，加独活者，假风药以张其气也。……

肾虚胸胁痛

房劳过度，肾气虚弱，羸怯之人，胸胁之间，多有隐隐微痛，此肾虚不能纳气，气虚不能生血之故。气与血犹水也，盛则流畅，少则壅滞，故气血不虚则不滞，既虚则鲜有不滞者，所以作痛。宜用熟地、破故纸之类补肾，阿胶、芎、归之类和血，若作寻常胁痛治即殆矣。……

肝火胁痛

肝火盛而胁痛者，肝气实也。其人气收善怒。《经》云：肝病者，两胁下痛引少腹，善怒。又云：肝气实则怒是也。其脉当弦急数实，其口当苦酸，其痛必甚，或烦热，或渴，或二便热涩不通。……

污血胁痛

污血胁痛者，凡跌仆损伤，污血必归胁下故也。其症昼轻夜重，或午后发热，脉短涩或搏，其人喘逆。《经》云：肝脉搏坚而长，色不青，当病坠若搏，因血在胁下，令人喘逆是也。……

《针经》云：有所堕坠，恶血留内，若有所大怒，气上而不下，积于胁下，则伤肝。肝胆之经俱行于胁下，经属厥阴、少阳，宜以柴胡为君，以当归和血脉。又痛者急也，甘草缓其急，亦能生新为臣。穿山甲、瓜蒌根、桃仁、红花破血润血为佐，大黄酒制以荡涤败血为使，气味和合，气血有所归，痛自定矣。……

息积

《内经》曰：病胁下满，气逆，二三岁不已，病名曰息积。夫消息者，阴阳之更事也。今气聚于胁下，息而不消，积而不散，故满逆而为病。然气不在胃，故不妨于食，特害于气而已。治宜导引服药，药不可独治，盖导引能行积气，药力亦借导引而行故也。（《圣济》同下）

——清·尤在泾《金匮翼·卷六·胁痛》

【提要】　本论主要阐述胁痛的辨证施治。要点如下：其一，认为左胁痛多为瘀血，右胁痛多为痰饮，然痰气与血搏结可流注于左，故也要根据具体临床表现灵活辨证。其二，将胁痛分为肝郁胁痛、肝虚胁痛、肝火胁痛、肾虚胁痛、瘀血胁痛和息积等证型，在总结前人胁痛辨证施治的基础上，针对各类型胁痛给予相应方药治疗。

林珮琴　胁痛"气血食痰风寒之滞于肝"论※

肝脉布胁，胆脉循胁（肩下曰膊，膊下曰臑，臑对腋，腋下曰胠，胠下曰胁，胁后曰肋，肋下曰季肋，俗名肋梢，季肋下为腰），故胁痛皆肝胆为病，而胆附于肝。

凡气、血、食、痰、风寒之滞于肝者，皆足致痛。气郁者，大怒气逆，或谋虑不遂，皆令肝火动甚，清肝汤、小龙荟丸。血瘀者，跌扑闪挫，恶血停留，按之痛甚，复元活血汤。痰痛者，痰饮流注其经，嗽则气急，控涎丹，以二陈汤下，或白芥子汤。食积者，食滞胁下，有一条扛起，消食丸。风寒者，外感之邪，留著胁下，小柴胡汤加桔梗、枳壳。左痛多留血，右痛为肝邪入肺为气，痰食亦在右，风寒则不论左右。胁痛多实，不可轻用补肝，致令肝胀。亦有虚痛者，补肝散。怒伤者，香附汤。郁伤者，逍遥散。

初痛在经，久必入络。经主气，络主血。有营络虚寒，得食痛缓者，辛温通络，甘缓补虚，当归桂枝汤。有肝阴虚者，热痛嗌干，宜凉润滋液，三才汤加柏子仁、白芍药。有液虚风动者，胁气动跃，宜滋液熄风，复脉汤去桂、姜。有郁热胀痛者，宜苦辛泄降，川楝子、黄连、山栀、郁金、降香末。有因怒劳，致气血皆伤，肝络瘀痹者，宜辛温通络，旋复花汤加归须、小茴、新绛、延胡、青葱管。有痞积攻痛者，宜辛散通瘀，桃仁、鲮鲤甲、乳香、没药、牡丹皮、归须、牡蛎粉、泽兰。有气逆呕涎，由胁攻胃者，用酸泄和肝，木瓜、白芍、金橘皮、枣仁、橘叶、代赭石。按《内经》治肝，不外甘缓、辛散、酸泻三法。凡胁痛，药忌刚燥，以肝为刚脏，必以柔济之，乃安也。

丹溪曰：肝苦急，是木气有余，急食辛以散之。用川芎、青皮醋炒。又曰，肝火盛，两胁痛，不得伸舒。先以琥珀膏贴患处，以姜汤下当归龙荟丸，最妙。咳引胁痛，宜疏肝气，用青皮、枳壳、香附、白芥子之类。两胁走痛，控涎丹。

《正传》曰：凡胁痛，皆肝木有余，小柴胡汤加川芎、青皮、芍药、龙胆草，甚者加青黛、麝香。凡性急多怒之人，常患腹胁痛，小柴胡汤加川芎、青皮、白芍，下龙荟丸甚效。

《入门》曰：肝热郁，则胁必痛，发寒热，胁痛似有积块，必是饮食太饱，劳力所致，当归龙荟丸。肝气实，胁痛者，烦躁不安卧，小柴胡汤加川芎、白芍、当归、青皮、龙胆草。肝气虚，胁痛者，悠悠不止，耳目晾晾善恐，四物汤加柴胡、青皮。

《医鉴》曰：胁痛必用青皮（醋炒），煎服，末服并效。以青皮乃肝胆二经药，多怒，胁有郁积，宜此解之。若二经气血不足，当先补血，少用青皮。

——清·林珮琴《类证治裁·卷之六·胁痛论治》

【提要】　本论主要阐述胁痛的辨证施治。要点如下：其一，认为胁痛的病位在肝胆，又以肝为主，并详细界定了胁肋部位。其二，指出胁痛的基本病机为"气、血、食、痰、风寒之滞于肝"。认为胁痛初起病在经，以气滞为主；久病入络，以瘀血为主。其三，指出胁痛可分为痰饮流注、食积阻滞、瘀血停滞、外感风寒、肝阴亏虚、阴虚风动、气郁化火、气滞血瘀及癥瘕积聚等证型，并附详细方药治疗。其四，认为胁痛以实证居多，不可轻用补法。又因肝为刚脏，治当多用柔缓之剂。

2.27　黄　疸

黄疸是以目黄、身黄、小便黄为主要表现的病证。其中目睛黄染是本病的重要特征。黄疸的病因有内外两个方面：外因多由感受湿热疫毒，饮食不节所致；内因多为脾胃虚寒，内伤不足；二者相互关联。其主要病理因素为湿，由于湿阻中焦，脾胃失健，气机不畅，升降失司，肝胆疏泄失调，胆汁不循常道，渗入血液，溢入肌肤，致目黄、身黄、小便黄，而发生黄疸。根据其病因病机多分为阳黄、阴黄、急黄三种类型，三者之间又相互转化，若日久不愈，病机亦趋错杂，常变生积聚、鼓胀、血证、虚劳等证。病变脏腑在脾胃、肝胆，且往往由脾胃波及肝胆。治疗大法当以祛湿邪利小便、健脾疏肝利胆为宜，并应依湿从热化、寒化的不同，分别施以清热利湿和温中化湿之法。具体而言，阳黄以湿热为主，治宜清化湿热；阴黄以寒湿为主，治以温化寒湿；急黄则在清热利湿基础上，合用解毒凉血开窍之法。另外还需针对病因病机，合理地选用温中化湿、健脾燥湿、清热解毒、凉营开窍、通利腑气和活血化瘀等治法。

《内经》　论黄疸与胃疸的证候[※※]

溺黄赤安卧者，黄疸。已食如饥者，胃疸。面肿曰风，足胫肿曰水，目黄者曰黄疸。

——《素问·平人气象论》

身痛而色微黄，齿垢黄，爪甲上黄，黄疸也。安卧小便黄赤，脉小而涩者不嗜食。

——《灵枢·论疾诊尺》

【提要】　本论主要阐述黄疸与胃疸的主要证候。要点如下：其一，论中首见"黄疸"之名，以目黄、身黄、小便黄、齿黄、指甲黄为特征。其二，若食后仍觉饥饿，多饮多食，则是胃热消渴的胃疸（瘅）病。

张仲景　黄疸论治[※※]

伤寒发汗已，身目为黄，所以然者，以寒湿在里不解故也。以为不可下也，于寒湿中求之。

伤寒七八日，身黄如橘子色，小便不利，腹微满者，茵陈蒿汤主之。

伤寒身黄发热，栀子檗皮汤主之。

肥栀子（一十五个，擘）　甘草（一两，炙）　黄檗（二两）

上三味，以水四升，煮取一升半，去滓，分温再服。

伤寒瘀热在里，身必黄，麻黄连轺赤小豆汤主之。

麻黄（二两，去节）　连轺（二两，连翘根足）　杏仁（四十个，去皮尖）　赤小豆（一升）　大枣（十二枚，擘）　生梓白皮（切，一升）　生姜（二两，切）　甘草（二两，炙）

以上八味，以潦水一斗，先煮麻黄再沸，去上沫，纳诸药，煮取三升，去滓。分温三服，半日服尽。

——汉·张仲景《伤寒论·卷第五·辨阳明病脉证并治》

【提要】　本论主要阐述黄疸的病因病机及辨证施治。要点如下：其一，伤寒病经发汗后，出现身目俱黄，为寒湿郁结所致。其二，伤寒病后，身体发黄如橘皮色，小便不利者，当以茵陈蒿汤清热利湿退黄。其三，伤寒病，瘀热蕴结体内，身体发黄，当服麻黄连轺赤小豆汤。以茵陈蒿汤治疗阳黄，对后世产生较大影响。

张仲景 五疸综论※*

寸口脉浮而缓，浮则为风，缓则为痹。痹非中风。四肢苦烦，脾色必黄，瘀热以行。

趺阳脉紧而数，数则为热，热则消谷，紧则为寒，食即为满。尺脉浮为伤肾，趺阳脉紧为伤脾。风寒相搏，食谷即眩，谷气不消，胃中苦浊，浊气下流，小便不通，阴被其寒，热流膀胱，身体尽黄，名曰谷疸。

额上黑，微汗出，手足中热，薄暮即发，膀胱急，小便自利，名曰女劳疸，腹如水状不治。心中懊恼而热，不能食，时欲吐，名曰酒疸。

阳明病，脉迟者，食难用饱，饱则发烦头眩，小便必难，此欲作谷疸。虽下之，腹满如故，所以然者，脉迟故也。

夫病酒黄疸，必小便不利，其候心中热，足下热，是其证也。酒黄疸者，或无热，靖言了了，腹满欲吐，鼻燥。其脉浮者，先吐之；沉弦者，先下之。酒疸，心中热，欲呕者，吐之愈。酒疸下之，久久为黑疸，目青面黑，心中如啖蒜齑状，大便正黑，皮肤抓之不仁，其脉浮弱，虽黑微黄，故知之。

师曰：病黄疸，发热烦喘，胸满口燥者，以病发时，火劫其汗，两热所得。然黄家所得，从湿得之。一身尽发热而黄，肚热，热在里，当下之。脉沉，渴欲饮水，小便不利者，皆发黄。腹满，舌痿黄，燥不得睡，属黄家。黄疸之病，当以十八日为期，治之十日以上瘥，反极为难治。疸而渴者，其疸难治；疸而不渴者，其疸可治。发于阴部，其人必呕；阳部，其人振寒而发热也。

谷疸之为病，寒热不食，食即头眩，心胸不安，久久发黄，为谷疸，茵陈蒿汤主之。

茵陈蒿汤方

茵陈蒿（六两） 栀子（十四枚） 大黄（二两）

上三味，以水一斗，先煮茵陈，减六升，纳二味，煮取三升，去滓。分温三服，小便当利，尿如皂角汁状，色正赤，一宿腹减，黄从小便去也。

黄家日晡所发热，而反恶寒，此为女劳得之。膀胱急，少腹满，身尽黄，额上黑，足下热，因作黑疸。其腹胀如水状，大便必黑，时溏，此女劳之病，非水也。腹满者难治，硝石矾石散主之。

硝石矾石散方

硝石 矾石（烧，等分）

上二味，为散。以大麦粥汁和服方寸匕，日三服，病随大小便去，小便正黄，大便正黑，是候也。

酒黄疸，心中懊恼或热痛，栀子大黄汤主之。

栀子大黄汤方

栀子（十四枚） 大黄（一两） 枳实（五枚） 豉（一升）

上四味，以水六升，煮取二升，分温三服。

诸病黄家，但利其小便。假令脉浮，当以汗解之，宜桂枝加黄芪汤主之。

诸黄，猪膏发煎主之。

猪膏发煎方

猪膏（半斤） 乱发（如鸡子大三枚）

上二味，和膏中煎之，发消药成。分再服，病从小便出。

黄疸病，茵陈五苓散主之。

茵陈五苓散方

茵陈蒿末（十分）　　五苓散（五分）

上二物和，先食饮方寸匕，日三服。

黄疸腹满，小便不利而赤，自汗出，此为表和里实，当下之，宜大黄硝石汤。

大黄硝石汤方

大黄　黄柏　硝石（各四两）　　栀子（十五枚）

上四味，以水六升，煮取二升，去滓，纳硝，更煮取一升，顿服。

黄疸病，小便色不变，欲自利，腹满而喘，不可除热，热除必哕。哕者，小半夏汤主之。

诸黄，腹痛而呕者，宜柴胡汤。

男子黄，小便自利，当与虚劳小建中汤。

——汉·张仲景《金匮要略方论·卷中·黄疸病脉证并治》

【提要】　本论主要阐述五疸的病因病机及辨证施治。要点如下：其一，首次提出五疸之名，指出目黄、身黄、小便黄，为黄疸病的主要症状。其二，黄疸有湿热发黄、寒湿发黄、火劫发黄以及虚黄等不同，以湿热发黄为主。其中，谷疸由脾胃受伤，谷气不消，湿热内盛所致，也有寒湿所致者；女劳疸多因肾气亏虚，阴虚火旺而成；酒疸多因嗜酒无度，酒湿内热蕴积而成；黑疸则是酒疸误用下法出现的变证。其三，治疗上，提出"诸病黄家，但利其小便"的治疗原则，以及清热除湿、泄热通腑、清泄实热、淡渗利湿、解表清里、和解枢机及健脾益肾等治法。其四，针对黄疸、黄疸兼证、误治变证，列出茵陈蒿汤、茵陈五苓散、硝矾散、栀子大黄汤、桂枝加黄芪汤等经典方剂。其五，指出黄疸预后难治、易治的判断依据。

巢元方　黄疸综论※*

急黄候

脾胃有热，谷气郁蒸，因为热毒所加，故卒然发黄，心满气喘，命在顷刻，故云急黄也。有得病即身体面目发黄者，有初不知是黄，死后乃身面黄者。其候，得病但发热心战者，是急黄也。……

阴黄候

阳气伏，阴气盛，热毒加之，故但身面色黄，头痛而不发热，名为阴黄。……

黄疸候

黄疸之病，此由酒食过度，腑脏不和，水谷相并，积于脾胃，复为风湿所搏，瘀结不散，热气郁蒸，故食已如饥，令身体面目爪甲及小便尽黄，而欲安卧。……

酒疸候

夫虚劳之人，若饮酒多，进谷少者，则胃内生热。因大醉当风入水，则身目发黄，心中懊痛，足胫满，小便黄，面发赤斑。若下之，久久变为黑疸，面目黑，心中如啖蒜齑状，大便正黑，皮肤抓之不仁。其脉浮弱，故知之。酒疸，心中热，欲呕者，当吐之则愈。其小便不利，其候当心中热，足不热，是其证明也。

若腹满欲吐，鼻燥，其脉浮，先吐之，沉弦，先下之。

谷疸候

谷疸之状，寒热不食，食毕头眩，心忪怫郁不安而发黄，由失饥大食，胃气冲熏所致。阳明病，脉迟，食难用饱，饱则发烦头眩者，必小便难，此欲为谷疸。虽下之，其腹必满，其脉迟故也。

女劳疸候

女劳疸之状，身目皆黄，发热恶寒，小腹满急，小便难。由大劳大热而交接，交接竟，入水所致也。

黑疸候

黑疸之状，苦小腹满，身体尽黄，额上反黑，足下热，大便黑是也。夫黄疸、酒疸、女劳疸，久久多变为黑疸。

九疸候

夫九疸者，一曰胃疸，二曰心疸，三曰肾疸，四曰肠疸，五曰膏疸，六曰舌疸，七曰体疸，八曰肉疸，九曰肝疸。凡诸疸病，皆由饮食过度，醉酒劳伤，脾胃有瘀热所致。其病，身面皆发黄，但立名不同耳。

胞疸候

胞疸之病，小肠有热，流于胞内，故大小便皆如柏汁，此为胞疸。

风黄疸候

夫风湿在于腑脏，与热气相搏，便发于黄，即小便或赤或白，好卧而心振，面虚黑，名为风黄疸。

湿疸候

湿疸病者，脾胃有热，与湿气相搏，故病苦身体疼，面目黄，小便不利，此为湿疸。

——隋·巢元方《诸病源候论·卷之十二·黄病诸候》

【提要】 本论主要阐述黄疸各类型的病因病机及证候特征。要点如下：其一，列举黄疸、酒疸、谷疸、女劳疸、黑疸、九疸、胞疸、风黄疸及湿疸诸候的病因病机。指出九疸之候，皆为饮食不节，醉酒劳伤，脾胃瘀热所致，只是"立名不同"而已。所论酒疸、谷疸、女劳疸、黑疸与《金匮要略》大致相同。其二，阐明黄疸多为寒湿在表，热蓄于脾胃，将息失宜，饮食过度等原因所致。其三，最早指出急黄为黄疸病中的危急重症，因脾胃有热，谷气熏蒸，复因热毒所加，而出现"卒然发黄，心满气喘，命在顷刻"等危重症状。其四，论述了胞疸候、风黄疸候和湿疸候的病因病机与证候表现。

《圣济总录》 论黄疸病因病机※※

论曰：《内经》谓：目黄者曰黄疸。又曰：安卧脉盛，谓之黄疸。其外证，身体面目及爪甲小便尽黄；其内证，食已如饥。此由酒食过度，脾胃有热，复为风湿所搏，瘀结不散，热气郁蒸，故发是疾。若面色微黄，身体或青、赤、黑色皆见者，与纯热之证不同，当于湿家求之。诸黄疸发于阴部，其人必呕；发于阳部，其人振寒而微热。疸而不渴者可治，其渴而疸者难治。

——宋·赵佶《圣济总录·卷第六十·黄疸门·黄疸》

【提要】　本论主要阐述黄疸的病因病机及症状。要点如下：其一，黄疸表现为身体面目及爪甲、小便尽黄，食后复饥。由酒食过度，脾胃郁热，复感风湿所搏，湿热相搏而致。其二，提出鉴别发病部位及预后的标准。

朱丹溪　黄疸综论[※*]

脉证

脉沉，渴欲饮水，小便不利，皆发黄。脉沉乃阳明蓄热，喜自汗。汗出入水，热郁身肿，发热不渴，名黄汗。脉紧数，乃失饥发热，大食伤胃，食则腹满，名谷疸。数为热，热则大食；紧为寒，寒则腹满。脉浮紧，乃因暴热浴冷水，热伏胸中，身面目悉如金色，名黄疸。阳明病，脉迟者，食难用饱，饱则发烦头眩者，必小便难，欲作谷疸。脉沉弦或紧细，因饮酒百脉热，当风入水，懊㤅心烦足热，名酒疸。其脉浮欲呕者，先吐之；沉弦者，先下之。脉浮紧，乃大热交接入水，肾气虚流入于脾，额黑，日晡热，小腹急，足下热，大便黑，时溏，名女劳疸。腹如水状，不治。脉寸口近掌无脉，口鼻冷，不治。其病身热，一身尽痛，发黄便涩。

因

内热入水，湿热内郁，冲发胃气。病虽有五，皆湿热也。

治

诸黄家，但利其小便愈。假令脉浮，以汗解之；如便通汗自，当下之愈。当以十八日为期，治之十日以上瘥，反剧者难治。治法以疏湿、利小便、清热或汗之，五苓加茵陈、连类。

——元·朱丹溪《脉因证治·卷一·疸》

【提要】　本论主要阐述黄疸的脉证、病因病机及治法。要点如下：其一，谷疸，饮食不化，腹满，头晕烦躁，小便难，脉紧数；黄疸，全身眼目发黄，脉浮紧；酒疸，心烦足热，脉沉弦或紧细；女劳疸，额黑，足热黑便，脉浮紧。病机总以湿热为主。其二，治疗上，提出黄疸应以清热利湿、利小便或发汗为大法。

朱丹溪　论黄疸属湿热[※*]

疸不用分其五，同是湿热，如盦曲相似。轻者，小温中丸；重者，大温中丸。热多，加芩、连；湿多者，茵陈五苓散，加食积药。温热因倒胃气，服下药，大便下利者，参、芪加山栀、茵陈、甘草。

戴云：五疸者，周身皮肤并眼，如栀子水染。因食积黄者，量其虚实，下其食积。其余但利小便为先，小便利白，其黄则自退矣。……

附录　黄疸乃脾胃经有热所致，当究其所因，分利为先，解毒次之。诸疸口淡，怔忡耳鸣，脚软，微寒发热，小便白浊，此为虚证。治宜四君子汤，吞八味丸，不可过用凉剂强通便，恐肾水枯竭。久而面黑黄色，及有渴者不治；不渴者可治。黄疸，通身面目悉黄，宜生料五苓散加茵陈，又宜小柴胡加茵陈、茯苓、枳实，加少朴硝，《济生》茵陈汤，《千金方》东引桃根细者煎，空心服。谷疸，食已头眩，心中怫郁不安，饥饱所致，胃气蒸冲而黄，小柴胡加谷芽、枳实、厚朴、山栀、大黄，《济生》谷疸丸。酒疸，身目黄，心中懊㤅，足胫满，尿黄面黄而赤斑，酒过胃热，醉卧当风，水湿得之，小柴胡加茵陈、豆豉、大黄、黄连、葛粉。脉微数，面目青黑，或大便黑，《三因方》白术散；脉弦涩，《三因》当归白术散、《济生方》五苓加葛根汤。女劳疸，因房事后为水湿所搏，故额黑满急，小便不利，以大麦一撮，同滑石、石膏末各一钱煎服。黄汗者，因脾胃有热，汗出入水澡浴所致，故汗出黄染衣而不渴，《济生方》黄芪散、茵陈汤。又以苦丁香如豆大，深吸鼻中，身黄，小腹出黄水，瘥。发黄，脉沉细迟，四肢逆冷，身冷，自汗不止，宜茵陈四逆汤。

——元·朱丹溪撰，明·程充校补《丹溪心法·卷三·疸》

【提要】　本论主要阐述黄疸的病因病机及辨证施治。要点如下：其一，黄疸不必分五疸，其根本病机是脾胃经有郁热，属湿热蕴结。其二，治疗上，应遵循"究其所因，分利为先，解毒次之"的原则。其三，对黄疸的辨证及用药有详尽论述。不过丹溪所言"疸不用分其五，同是湿热，如盦曲相似"，略显偏颇，忽略了阴黄的寒湿病机。

虞　抟　论湿热黄疸辨治※*

其证有五：曰黄汗，曰黄疸，曰酒疸，曰谷疸，曰女劳疸。虽有五者之分，终无寒热之异。丹溪曰：不必分五种，同是湿热，如盦曲相似。正《经》所谓"知其要者，一言而终"是也。外有伤寒热病，阳明内实，当下而不得下，当汗而不得汗，当分利而不得分利，故使湿热怫郁内甚，皆能令人发黄病也。先哲制茵陈五苓散、茵陈汤、茯苓渗湿汤之类，无不应手获效。故曰治湿不利小便，非其治也。又曰湿在上宜发汗，湿在下宜利小便，或二法并用，使上下分消其湿，则病无有不安者也，学人详之。

——明·虞抟《医学正传·卷之六·黄疸》

【提要】　本论主要阐述黄疸的辨证施治。要点如下：其一，黄疸的发病，与汗下之法应用不当有关，湿热内蕴而发黄。其二，发汗法和利小便法，是黄疸的重要治法。其三，应根据黄疸湿邪的部位，而选择适当的治法。湿邪在上者应选发汗法，在下者应选择利小便法，或发汗法与利小便法同用，以达到更好的祛湿效果。

张介宾　论黄疸辨证※*

黄疸一证，古人多言为湿热，及有五疸之分者，皆未足以尽之。而不知黄之大要有四：曰阳黄，曰阴黄，曰表邪发黄，曰胆黄也。知此四者，则黄疸之证，无余义矣。丹溪曰：疸不必分五种，同是湿热，如盦曲相似。岂果皆如盦曲，悉可谓之湿热耶？弗足凭也，愚列如下。

阳黄证，因湿多成热，热则生黄，此即所谓湿热证也。然其证必有身热，有烦渴，或躁扰不宁，或消谷善饥，或小水热痛赤涩，或大便秘结，其脉必洪滑有力。此证不拘表里，或风湿外感，或酒食内伤，皆能致之。但察其元气尚强，脾胃无损，而湿热果盛者，直宜清火邪，利小便，湿热去而黄自退，治此者本无难也。

阴黄证，则全非湿热，而总由血气之败。盖气不生血，所以血败，血不华色，所以色败。凡病黄疸，而绝无阳证阳脉者，便是阴黄。阴黄之病，何以致然？盖必以七情伤脏，或劳倦伤形，因致中气大伤，脾不化血，故脾土之色，自见于外。其为病也，必喜静而恶动，喜暗而畏明。凡神思困倦，言语轻微，或怔忡眩晕，畏寒少食，四肢无力，或大便不实，小水如膏，及脉息无力等证，悉皆阳虚之候，此与湿热发黄者，反如冰炭，使非速救元气，大补脾肾，则终无复元之理。且此证最多，若或但见色黄，不察脉证，遂云黄疸同是湿热，而治以茵陈栀子泻火利水等剂，则无有不随药而毙者。

表邪发黄，即伤寒证也。凡伤寒汗不能透，而风湿在表者，有黄证；或表邪不解，自表传里，而湿热郁于阳明者，亦有黄证。表邪未解者，必发热身痛，脉浮少汗，宜从汗散；湿热内郁者，必烦热，脉缓滑，多汗，宜从分消清利。若阳明实邪内郁，而痞结胀满者，宜先下之，然后清其余热，则自无不愈。

胆黄证，凡大惊大恐，及斗殴伤者皆有之。尝见有虎狼之惊，突然丧胆而病黄者，其病则骤；有酷吏之遭，或祸害之虑，恐怖不已而病黄者，其病则徐。如南北朝齐永明十一年，有太学生魏准者，因惶惧而死，举体皆青，时人以为胆破，即此之类。又尝见有斗殴之后，日渐病黄者，因伤胆而然，其证则无火无湿，其人则昏沉困倦，其色则正黄如染。凡此数证，皆因伤胆，盖胆伤则胆气败而胆液泄，故为此证。《经》曰：胆液泄则口苦，胃气逆则呕苦，故曰呕胆。义犹此也。且胆附于肝，主少阳春生之气，有生则生，无生则死。故《经》曰"凡十一脏，皆取决于胆"者，正以胆中生气，为万化之元也。若此诸证，皆以胆伤，胆伤则生气败，生气既败，其能生乎？所以凡患此者，多致不救。然当察其伤之微甚，速救其本，犹可挽回，而炼石补天之权，则操之医之明者。

黄疸大法，古有五疸之辨：曰黄汗，曰黄疸，曰谷疸，曰酒疸，曰女劳疸。

总之，汗出染衣，色如檗汁者，曰黄汗；身面眼目黄如金色，小便黄而无汗者，曰黄疸；因饮食伤脾而得者，曰谷疸；因酒后伤湿而得者，曰酒疸；因色欲伤阴而得者，曰女劳疸。虽其名目如此，然总不出阴阳二证，大多阳证多实，阴证多虚，虚实弗失，得其要矣。

黄疸难治证：凡寸口无脉，鼻出冷汗，腹膨，形如烟熏，摇头直视，环口黧黑，油汗发黄，久之变黑者，皆难治。

——明·张介宾《景岳全书·卷三十一贯集·杂证谟·黄疸·论证》

【提要】　本论主要阐述黄疸的辨证施治。要点如下：其一，黄疸分阳黄、阴黄、表邪发黄和胆黄，其辨证应以阴阳二证为总纲，阳证多实，阴证多虚。其二，阳黄证，多因外感风湿或内伤酒食，导致湿热内生，热而生黄。治以清热利湿。其三，阴黄证，多因七情伤脏，或劳倦伤形，导致气血衰败，中气大伤所致。治以速救元气，大补脾肾。其四，表邪发黄，因伤寒后风湿在表，或表邪不解，湿热郁于阳明所致。表邪未解者，宜发汗。湿热内郁者，宜利湿清热。其五，胆黄，则因大惊大恐，斗殴挫伤，突然丧胆而发病，其黄疸和胆汁外泄有关。

张介宾　黄疸论治[**]

阳黄证，多以脾湿不流，郁热所致，必须清火邪，利小水，火清则溺自清，溺清则黄自退。轻者，宜茵陈饮、大厘清饮、栀子柏皮汤之类主之。若闭结热甚，小便不利，腹满者，宜茵陈蒿汤、栀子大黄汤之类主之。

阴黄证，多由内伤不足，不可以黄为意，专用清利，但宜调补心脾肾之虚，以培血气，血气复则黄必尽退。如四君子汤、五君子煎、寿脾煎、温胃饮之类，皆心脾之要药也。若六味丸、八味丸、五福饮、理阴煎，及左归、右归、六味回阳等饮，皆阴中之阳虚者所宜也。若元气虚不至甚，而兼多寒湿者，则以五苓散、四苓散，或茵陈五苓散之属加减用之亦可。

伤寒发黄，凡表邪未清，而湿热又盛者，其证必表里兼见，治宜双解，以柴苓汤、或茵陈五苓散主之。若内热甚，而表邪仍在者，宜柴苓煎主之。若但有湿热内实胀闭等证，而外无表邪者，宜茵陈蒿汤主之。若因内伤劳倦，致染伤寒者，亦多有发黄之证。但察其本无湿热实邪等证，即当以阴黄之法调补治之。或用后韩祗和法亦可。若但知攻邪，则未有不败。故孙真人曰：黄疸脉浮者，当以汗解之，宜桂枝加黄芪汤。此即补虚散邪之法也。外伤寒门别有正条，所当并察。

胆黄证，皆因伤胆而然，胆既受伤，则脏气之损败可知，使非修缉培补，则必至决裂。故凡遇此等证候，务宜大用甘温，速救元气。然必察其所因之本，或兼酸以收其散亡，或兼涩以固其虚脱，或兼重以镇其失守之神魂，或与开道利害以释其不解之疑畏。凡诸用药，大都宜同阴黄证治法，当必有得生者。若治此证，而再加克伐、分利，则真如压卵矣。

治黄之法，本当清湿利小便，然亦多有不宜利者，说详湿证门论治条中。

——明·张介宾《景岳全书·卷三十一贯集·杂证谟·黄疸·论治》

【提要】 本论阐述了黄疸四证的辨证施治。要点如下：其一，阳黄多因脾虚湿盛，湿热蕴结所致，治以清热利湿法。轻者，宜茵陈饮；闭结热甚，宜茵陈蒿汤、栀子大黄汤主之。其二，阴黄多因内伤血气不足所致，治当调补心脾肾之虚，补虚以退黄，依据症状不同，分别用四君子汤、五君子煎、六味丸、八味丸、五苓散、四苓散，或茵陈五苓散之类加减用之。其三，伤寒发黄，当视表里兼见，或内热甚表邪仍在，或湿热内盛外无表邪等不同情况，以柴苓汤、茵陈五苓散、柴苓煎、茵陈蒿汤辨证施治。若因内伤劳倦致发黄，当以阴黄之法调补治之。其四，胆黄证，务必用甘温，速救元气。然后察其所因，或兼酸收，或兼涩固，或兼重镇，或与开道利害，治法用药大都同阴黄。

秦昌遇 黄疸论*

外 感 黄 疸

正黄疸

正黄疸之症：食已即饥，遍身俱黄，小便或赤，或不利，憎寒壮热，身体如肿，此黄疸之症也。

正黄疸之因：脏腑积热，并于脾胃之间，外因风湿相搏，闭郁腠理，湿热熏蒸，合而成黄，则诸黄疸之症乃作。

正黄疸之脉：寸脉浮缓，缓则伤风，趺阳紧数，数则为热，紧则伤脾，尺脉本沉，浮则肾伤，阳明脉迟，迟则忌下。

正黄疸之治：假令脉浮，当以汗解，桂枝黄芪汤。若寒热，胸满，烦呕，小柴胡汤。

恶寒身痛，表不解者，麻黄醇酒汤。若腹满，小便不利而赤，自汗出，此表解里实热，宜下，大黄硝石汤、茵陈汤。小便不利，加减五苓散。胸满呕吐，小半夏汤。黄结上焦者，权用瓜蒂散吐之，然不若吹鼻出黄水。……

内 伤 黄 疸

谷疸

谷疸之症：食谷头眩，心中怫郁，胃中苦浊，小便不通，遍身俱黄，此谷疸之症也。

谷疸之因：脾胃有伤，不能运化水谷，谷气不消，胃中苦浊，浊气下流，小便不利，湿热内甚，则身体发黄，而谷疸成矣。

谷疸之脉：趺阳紧数，数则为热，紧即为寒。阳明脉迟，食难用饱，滑大者易治，弦紧者难痊。

谷疸之治：脉迟者不可下，茵陈汤治之。胃热血燥者，用猪膏发煎。润燥下利，能泄阳明之阴，以泄谷气之实。今推广茵陈平胃散，泄阳明之阳，以泄谷气之实。……

酒疸

酒疸之症：身目俱黄，心热足热，懊憹时时欲吐，小便赤，腹满鼻燥，胸中热痛，下之，久久为黑疸，目青面黑，心中如啖蒜状，大便黑，皮肤不仁，此皆酒疸之症。

酒疸之因：其人以酒为事，或饥时浩饮，大醉当风入水，兼以膏粱积热，互相蒸酿，则酒疸之症成矣。

酒疸之脉：其脉浮弱，或见洪大，或见浮数，或见沉数。

酒疸之治：心中热，欲呕者，吐之。或无热，神清腹满，欲吐，先吐之。脉沉者，先下之。酒疸，心懊憹，或热痛，《金匮》栀子大黄汤。今推广身发热口渴者，葛根汤治之。作呕，合平胃散。小便涩，加减五苓散。……

女劳疸

女劳疸之症：发热恶寒，膀胱急，小腹满，身黄额黑，足心热，大便或黑或溏，腹胀如水，此女劳疸之症。

女劳疸之因：其人必数醉入房，热气聚于脾中，不得散，肾气日衰，夫醉饱入内，脾肾交伤，阴精耗而阳火亢，则女劳疸之症作矣。

女劳疸之脉：尺脉沉涩，阴精内竭，右关弦数，热聚脾中，尺弱关实，脾肾交伤。

女劳疸之治：腹胀如水状，大便黑，血不行也，仲景硝矾散主之，愈后，以菟丝子丸调理。……

阴黄

阴黄之症：身无热，手足冷，大便滑，小便清白，黄不鲜明，饮食不进，口不烦渴，此阴黄之症也。

阴黄之因：或热病后，过用寒凉，或真阳素虚，太阴阴寒凝结，脾肾交伤，则阴黄之症成矣。

阴黄之脉：多见沉迟，或见沉细，或见微弱，或见空大。

阴黄之治：茵陈四逆汤、茵陈橘皮汤、八味丸，余推广理中汤，治大便滑，饮食不进。……

按：阴黄，阴症也，以其色黄而混名之也。若疸症，皆生于热，胆火居多，是以清胆火为正治。然脾胃成疸者比比，故治疸而用清热，人人知之也。肝胃之积滞成疸，忌用寒凉，而应辛散消导，则有忽之者。《家秘》有加减保和散，以治积滞之谷疸；又立茵陈保和丸，以治积热之谷疸。夫疸症要分热而无滞、热而有滞：无滞者，止须清热；有滞者，必要消散停滞，则热自解。此法不独治疸，凡治积热停滞之真诀也。

——明·秦昌遇《症因脉治·卷三·黄疸论》

【提要】　本论主要阐述黄疸的分类、病因病机及辨证施治。要点如下：其一，依据病因，将黄疸分为外感与内伤两类。以外受风湿、湿热而引起者，为外感黄疸；由七情内伤、房室劳倦、酒湿伤脾、气血虚弱等原因所致者，为内伤黄疸。其二，外感黄疸中的"正黄疸"，多因脾胃郁热，复感风湿邪气，湿热互结而成。治疗应发汗解表，下利小便。其三，内伤黄疸中，论述了谷疸、酒疸、女劳疸及阴黄的病因病机及辨证要点。其中，阴黄多因治疗热病过用寒凉药物，或素体阳虚，阴寒之气凝结，内伤脾肾而致。治疗应以辛散消导为主。

◆ 李用粹　黄疸综论[※※] ◆

大意
中央黄色，入通于脾。(《内经》)故黄疸多属太阴湿土，脾不能胜湿，复挟火热，则郁而生黄。(《必读》)

内因
发黄譬如盦曲相似，多因饮食劳倦，致伤脾土，不能运化，湿热内蓄，无由发泄，流于脾肉，遍于四肢。凡郁郁不得志之人，多生此病。(《指掌》)是脾虚为本，湿热为标，当于标本缓急审之。(三锡)

外候
湿热熏蒸，土气洋溢，面目爪甲身体俱黄，外则肌肉微肿，一身尽痛，内则胸腹满闷，嗳气不舒，日晡潮热，四肢倦怠，大便去而不快，小便赤而短少，或溺出沾衣，犹如柏染。(《汇补》)

疸分干湿
干黄热胜，色黄而明，大便燥结；湿黄湿胜，色黄而晦，大便润利。(《入门》)

疸分阴阳
诸疸发于阴经，必呕恶；发于阳经，必寒热。(《汇补》)

疸分难易
疸症口渴，其病难治；疸而不渴，其病易治。又焦黄难治，淡黄易治。其壮年气盛，脉大，易治；老人气弱，脉微，难治。(《汇补》)……

黄疸
黄疸者，小溺、面目、牙齿、指甲、肢体皆黄。食已善饥，安卧懒动，憎寒壮热，日晡转甚。因脏腑不和，水谷相并，湿热蒸郁，邪留胃中，复为风热所搏，结滞不散，内蒸外郁，病属里症。便闭者，攻之。溺涩者，利之。二便利者，清解之。(《汇补》)

谷疸
谷疸者，发寒热，不能食，食已头眩，腹胀不安，心烦怫郁，右关脉滑。因胃热大饥，因而过食，停滞中脘，病属中焦。宜先去水谷之积滞，次解脾胃之郁热。(《汇补》)

酒疸
心胸懊恼，欲吐不食，腹如水状，足心热，足胫满，小便黄，眼黄鼻燥，面发赤斑，因大醉当风，毒留清道，病属上焦。脉浮洪者，当探吐。设或误下，邪陷肾中，变成黑疸。面黑目青，如啖蒜齑，大便黑，肤粗燥，其脉微弱者，不治。(《汇补》)

女劳疸

女劳疸者，黄如灰色，额黑头汗，手足心热，薄暮不发热，日反恶寒，小腹急满，小便不利，大便时溏，腹胀如水状，类黑疸。因过于劳伤，又于大热之中，犯房入水所致，病属下焦，非水气也，宜培脾肾。若腹满多渴者，难治。(《汇补》)

虚黄

虚黄，口淡怔忡，耳鸣脚软，怠惰无力，寒热微作，小便浊涩，皮肤虽黄，而爪甲如常。此劳倦太过，气血俱虚，不可妄用凉药，宜调中培土。若面色青黄，小便自利，谓之木胜于土，中走于外，又宜培脾抑肝。(《汇补》)

阴黄

阴黄者，四肢清冷，自汗泄利，小便清白，身不发热，脉沉而迟。乃脾肾虚损所致，宜温补。亦有过服寒凉，变成阴症。身目俱黄，肤冷胃疼，眼涩不开，大便自利者，茵陈附子干姜汤。(《汇补》)

疸兼杂症

黄疸初起，多兼杂症，如风症色黄带青，寒症色黄带黯，暑症色黄带赤，瘀血发黄。喜忘如狂，溺清便黑，食积发黄，恶食噫气，胸满腹胀。又有瘀热入心发黄者，有痰火入肺发黄者，不拘外感内伤，怫郁不舒，皆能成疸。(《入门》)

死症

凡疸以十八日为期，治之十日以上为瘥，如寸口近掌处无脉，口鼻皆冷，泄利呕哕，胃气已脱者死。环口黧黑，汗出如油，脾气已绝者死。面见黑色，摇头直视者死。疸毒冲心，如狂喘满，腹胀气短者死。脉微小有神，小便利而不渴者生，口渴者死。其云十八日为期者，此指真黄而言，若脾虚面黄，不在此例。(《汇补》)

脉法

五疸实热，脉必洪数；虚小微涩，症属虚弱。脉浮可吐，脉沉可下。脉洪泄利而渴者死，脉小泄利不渴者生。入腹胀满，脉弦硬者凶。(《汇补》)

治法

疸病总以清热导湿为主，若病久脾胃衰薄者，当补中。(《必读》)

治禁苦寒

疸属脾胃，不可骤用凉药伤胃，必佐以甘温，君以淡渗，则湿易除，而热易解。若纯用苦寒，重伤脾肾，轻则呕哕下利，重则喘满腹胀。(《汇补》)

久宜温补

疸属虚损，宜温补肾肝，真阳之气一升，而邪火自敛。若疸用茵陈，必利小便，枯竭肝津肾水，则强病幸痊。《汇补》

——清·李用粹《证治汇补·卷之三·外体门·黄病》

【提要】　本论汇总诸家观点主要阐述各种类型黄疸的病因病机及辨证施治。要点如下：其一，黄疸多由饮食劳倦，损伤脾土，脾虚湿盛，复感热邪，湿热交结所致。其二，根据热、湿偏盛不同，黄疸有干黄、湿黄之别；黄疸又分阴经、阳经，有难治、易治等不同。其三，阐述了谷疸、酒疸、女劳疸、黄疸死症的表现，提出黄疸初起多兼杂症。其四，提出"虚黄"之名，认为劳倦太过，气血俱虚，是虚黄的成因；不可妄用凉药，宜调中培土。其五，治黄疸应以清热导湿为主，治禁苦寒，久宜温补脾胃。

黄元御　黄疸土湿感风论※

黄疸者，土湿而感风邪也。太阴湿土主令，以阳明戊土之燥，亦化而为太阴之湿。设使皮毛通畅，湿气淫蒸，犹得外泄。一感风邪，卫气闭阖，湿淫不得外达，脾土堙郁，遏其肝木。肝脾双陷，水谷不消，谷气瘀浊，化而为热。瘀热前行，下流膀胱，小便闭涩，水道不利。膀胱瘀热，下无泄路，熏蒸淫泆，传于周身，于是黄疸成焉。

其病起于湿土，而成于风木。以黄为土色，而色司于木，木邪传于湿土，则见黄色也。或伤于饮食，或伤于酒色，病因不同，总由于阳衰而土湿。湿在上者，阳郁而为湿热；湿在下者，阴郁而为湿寒。乙木下陷而阳遏阴分，亦化为湿热；甲木上逆而阴旺阳分，亦化为湿寒。视其本气之衰旺，无一定也。

其游溢于经络，则散之于汗孔；其停瘀于膀胱，则泄之于水道。近在胸膈，则涌吐其腐败；远在肠胃，则推荡其陈宿。酌其温凉寒热，四路涤清，则证有变状而邪无遁所，凡诸疸病，莫不应手消除也。

——清·黄元御《四圣心源·卷七·杂病解下·黄疸根原》

【提要】　本论主要阐述黄疸的病因病机。要点如下：其一，黄疸多因脾虚湿盛，复感风邪，卫气闭阖，湿郁化热所致，又与肝木相关。其二，根据湿邪的部位，分为湿热与湿寒两类。湿在上者，阳郁化为湿热；湿在下者，阴郁而为湿寒。其三，治法上，根据黄疸病性之寒热温凉及邪停部位，选取汗、下、吐法，以驱邪外出。

张锡纯　论黄疸病因病机※*

黄疸之证，中说谓脾受湿热，西说谓胆汁滥行，究之二说原可沟通也。黄疸之载于方书者，原有内伤、外感两种，试先以内伤者言之。内伤黄疸，身无热而发黄，其来以渐，先小便黄，继则眼黄，继则周身皆黄，饮食减少，大便色白，恒多闭塞，乃脾土伤湿（不必有热）而累及胆与小肠也。盖人身之气化由中焦而升降，脾土受湿，升降不能自如以敷布其气化，而肝胆之气化遂因之湮瘀（黄坤载谓肝胆之升降由于脾胃，确有至理），胆囊所藏之汁，亦因之湮瘀而蓄极妄行，不注于小肠以化食，转溢于血中而周身发黄。是以仲景治内伤黄疸之方，均是胆脾兼顾。试观《金匮》黄疸门，其小柴胡汤显为治少阳胆经之方无论矣。他如治谷疸之茵陈蒿汤，治酒疸之栀子黄柏汤，一主以茵陈，一主以栀子，非注重清肝胆之热，俾肝胆消其炎肿而胆汁得由正路以入于小肠乎？至于硝石矾石方，为治女劳疸之的方，实可为治内伤黄疸之总方。……盖黄疸之证，中法谓由脾中蕴蓄湿热，西法谓由胆汁溢于血中。

——民国·张锡纯《医学衷中参西录·论黄疸有内伤外感及内伤外感之兼证并详治法》

【提要】　本论主要阐述黄疸的病因病机。要点如下：黄疸为湿热蕴脾所致。因脾土受湿，气化失司，肝胆之气化遂瘀滞；胆囊所藏之汁，蓄极妄行，不注于小肠以化食，转溢于血中而周身发黄。张仲景治内伤黄疸之方药，均是胆脾兼顾。

2.28 鼓 胀

鼓胀是由腹部膨胀如鼓而命名。是以腹部胀大、皮色苍黄、甚则腹壁脉络显露为主要表现的病证。鼓胀的基本病机是肝、脾、肾三脏受损，而导致气滞血瘀，水停于腹中。病因主要有饮食、情志、感染血吸虫、体虚或他病迁延等五个方面。具体而言，或因饮食不节，嗜酒过度，损害脾胃；或因情志失调，郁怒伤肝；或因感染血吸虫，久而失治，内伤肝脾；或因脾肾素虚，或劳欲过度，或久病所伤；或因黄疸、积聚之证日久不愈而致。鼓胀的病理性质多属于本虚标实，是气、血、水互结为病。本病治疗需分清缓急，随证辨治，以攻补兼施为基本原则，顾护正气，慎用攻下。实证当根据气、血、水的偏盛，选择行气、活血或利水之法。腹水严重者，可兼行攻逐之法，但中病即止。虚证根据阴虚和阳虚之不同，分别采取健脾、温肾、养阴等法，同时以行气、活血、利水之法兼以祛邪。

《素问》　论鼓胀证治※*

黄帝问曰：有病心腹满，旦食则不能暮食，此为何病？岐伯对曰：名为鼓胀。

帝曰：治之奈何？岐伯曰：治之以鸡矢醴，一剂知，二剂已。

帝曰：其时有复发者何也？岐伯曰：此饮食不节，故时有病也。虽然其病且已，时故当病，气聚于腹也。

——《素问·腹中论》

【提要】　本论主要阐述鼓胀的病因病机及治法。要点如下：其一，鼓胀以心腹满，旦食则不能暮食为主要表现，治以"鸡矢醴"。其二，若饮食不节，疾病虽将痊愈时，邪气亦会复聚腹中，使鼓胀复发。

《灵枢》　论鼓胀辨治※*

黄帝问于岐伯曰：水与肤胀、鼓胀、肠覃、石瘕、石水，何以别之？岐伯答曰：水始起也，目窠上微肿，如新卧起之状，其颈脉动，时咳，阴股间寒，足胫肿，腹乃大，其水已成矣。以手按其腹，随手而起，如裹水之状，此其候也。

黄帝曰：肤胀何以候之？岐伯曰：肤胀者，寒气客于皮肤之间，𪐝𪐝然不坚，腹大，身尽肿，皮厚。按其腹窅而不起，腹色不变，此其候也。

鼓胀何如？岐伯曰：腹胀身皆大，大与肤胀等也，色苍黄，腹筋起，此其候也。……

黄帝曰：肤胀、鼓胀可刺邪？岐伯曰：先泻其胀之血络，后调其经，刺去其血络也。

——《灵枢·水胀》

【提要】　本论主要阐述鼓胀的辨证施治。要点如下：其一，提出鼓胀与水胀、肤胀的鉴别要点。鼓胀具有腹部腹胀、一身皆肿、肤色苍黄、腹筋起的特征。水胀初起，目肿，足胫肿；水已成，腹大，手按其腹，如裹水。肤胀为寒气客于皮肤间，身肿，皮厚，按其腹，窅而不起，腹色不变。其二，治疗上，可采用针刺泻血之法，"先泻其胀之血络，后调其经，刺去其血络也"。

张仲景　论五脏水的证候特征※*

心水者，其身重而少气，不得卧，烦而躁，其人阴肿。肝水者，其腹大不能自转侧，胁下腹痛，时时津液微生，小便续通。肺水者，其身肿，小便难，时时鸭溏。脾水者，其腹大，四肢苦重，津液不生，但苦少气，小便难。肾水者，其腹大，脐肿腰痛，不得溺，阴下湿如牛鼻上汗，其足逆冷，面反瘦。

——汉·张仲景《金匮要略方论·卷中·水气病脉证并治》

【提要】　本论主要阐述五脏水的证候特征。要点如下：肝水、脾水、肾水均有腹部肿大的症状，和《内经》所论述的鼓胀相当。论中分别描述了肝水"胁下腹痛"、脾水"四肢苦重"、肾水"脐肿腰痛"等临床表现，阐明了本病的病位及辨证纲目，提出鼓胀的产生与肝、脾、肾三脏密切相关。

巢元方　论十水的症状及病位※

十水者，青水、赤水、黄水、白水、黑水、悬水、风水、石水、暴水、气水也。青水者，先从面目，肿遍一身，其根在肝。赤水者，先从心肿，其根在心。黄水者，先从腹肿，其根在脾。白水者，先从脚肿，上气而咳，其根在肺。黑水者，先从脚趺肿，其根在肾。悬水者，先从面肿至足，其根在胆。风水者，先从四肢起，腹满大，身尽肿，其根在胃。石水者，先从四肢，小腹肿独大，其根在膀胱。暴水者，先腹满，其根在小肠。气水者，乍盛乍虚，乍来乍去，其根在大肠。皆由荣卫否涩，三焦不调，腑脏虚弱所生。虽名证不同，并令身体虚肿，喘息上气，小便黄涩也。

——隋·巢元方《诸病源候论·卷之二十一·水肿病诸候·十水候》

【提要】　本论主要阐述十种水病的症状及病位。要点如下：其一，水肿病分为十种，病位在不同脏腑：青水病在肝，赤水病在心，黄水病在脾，白水病在肺，黑水病在肾，悬水病在胆，风水病在胃，石水病在膀胱，暴水病在小肠，气水病在大肠。其二，水肿皆由营卫否涩，三焦不调，腑脏虚弱所生。虽名证不同，皆见身体虚肿、喘息上气、小便黄涩等症状。

巢元方　论大腹水肿病因病机※*

夫水肿病者，皆由荣卫否涩，肾脾虚弱所为。而大腹水肿者，或因大病之后，或积虚劳损，或新热食竟，入于水，自渍及浴，令水气不散，流溢肠外，三焦闭塞，小便不通，水气结聚于内，乃腹大而肿。故四肢小，阴下湿，手足逆冷，腰痛，上气咳嗽，烦疼，故云大腹水肿。

——隋·巢元方《诸病源候论·卷之二十一·水肿病诸候·大腹水肿候》

【提要】　本论主要阐述大腹水肿的病因病机。要点如下：腹部水肿，因身体羸弱，渍浴水中，三焦闭塞，水气不散，结聚腹内而成。症见腹部大、四肢小、阴下湿、手足逆冷、腰痛等主症，与鼓胀病类似。

巢元方　论癥与水癥病因病机※*

癥者，由寒温失节，致腑脏之气虚弱，而食饮不消，聚结在内，渐染生长。块段盘牢不移动者，是癥也，言其形状，可征验也。若积引岁月，人即柴瘦，腹转大，遂致死。诊其脉弦而伏，其癥不转动者，必死。

——隋·巢元方《诸病源候论·卷之十九·痕病诸候·癥候》

水癥者，由经络否涩，水气停聚，在于腹内，大小肠不利所为也。其病腹内有结块坚强，在两胁间，膨膨胀满，遍身肿，所以谓之水癥。

——隋·巢元方《诸病源候论·卷之二十一·水肿病诸候·水癥候》

【提要】　本论主要阐述癥与水癥的病因病机。其一，癥由寒温失节，致腑脏虚弱，饮食不消，聚结在内，结块坚硬不移，逐渐长大。其二，水癥因经络郁滞，水气停聚，大小肠传导不利，出现两胁部结块坚强、膨膨胀满、遍身肿的症状，日久人即消瘦，腹大。描述了胁下痞块产生鼓胀的过程。由此可见，水癥也是导致鼓胀病的因素。

巢元方　论水蛊证候※*

此由水毒气结聚于内，令腹渐大，动摇有声，常欲饮水，皮肤粗黑，如似肿状，名水蛊也。

——隋·巢元方《诸病源候论·卷之二十一·水肿病诸候·水蛊候》

【提要】　本论主要阐述水蛊的证候特征。要点如下：水鼓为水毒之气结聚所致，症见腹部渐大，动摇有声，常欲饮水，皮肤粗黑如肿状。本论所述似为血吸虫病肝硬化的腹水病，巢氏认识到水蛊病与水源感染有密切关系，实在难能可贵。

朱丹溪　鼓胀论※

心肺，阳也，居上；肝肾，阴也，居下；脾居中，亦阴也，属土。《经》曰：饮食入胃，游溢精气，上输于脾，脾气散精；上归于肺，通调水道，下输膀胱，水精四布，五经并行。是脾具坤静之德，而有乾健之运，故能使心肺之阳降，肾肝之阴升，而成天地交之泰，是为无病之人。今也七情内伤，六淫外侵，饮食不节，房劳致虚，脾土之阴受伤，转输之官失职，胃虽受谷，不能运化，故阳自升阴自降，而成天地不交之否。于斯时也，清浊相混，隧道壅塞，气化浊血瘀郁而为热。热留而久，气化成湿，湿热相生成胀满，《经》曰鼓胀是也。以其外虽坚满，中空无物，有似于鼓。其病胶固，难以治疗，又名曰蛊。若虫侵蚀，有"蛊"之义。验之治法，理宜补脾，又须养肺金以制木，使脾无贼邪之虑，滋肾水以制火，使肺得清化之令。却盐味以防助邪，断妄想以保母气，无有不安。医不察病起于虚，急于作效，炫能希赏。病者苦于胀急，喜行利药，以求一时之快，不知宽得一日半日，其肿愈甚。病邪甚矣，真气伤矣，去死不远。古方惟禹余粮丸，又名石中黄丸，又名紫金丸，制肝补脾殊为切当，亦须随证，亦须顺时加减用之。

——元·朱丹溪《格致余论·鼓胀论》

【提要】 本论主要阐述鼓胀的病因病机及辨证施治。要点如下：其一，七情内伤、六淫外侵、饮食不节、房劳致虚等，皆可致鼓胀。其二，鼓胀是"清浊相混，隧道壅塞，气化浊血瘀郁而为热，热留而久，气化成湿，湿热相生"所致。其三，治疗上，鼓胀以补脾为主，配合养肺金、滋肾水之法。同时注意少食盐，调精神。

朱丹溪 论鼓胀辨治※*

鼓胀又名单鼓，宜大补中气行湿，此乃脾虚之甚，必须远音乐，断厚味，大剂人参、白术，佐以陈皮、茯苓、苍术之类。有血虚者，用四物汤行血药。有脉实坚人壮盛者，或可攻之，便可收拾，用参、术为主。凡补气，必带厚朴宽满。厚朴治腹胀，因味辛以气聚于下焦故也，须用姜汁制之。如肥胖之人腹胀者，宜平胃、五苓共服之；如白人腹胀者，是气虚，宜参、术、厚朴、陈皮；如瘦人腹胀者，是热，宜黄连、厚朴、香附、白芍。如因有故畜血而腹胀者，宜抵当丸下死血。如因有食积而腹胀者，有热用木香槟榔丸，有寒用木香、厚朴、丁香、砂仁、神曲、香附。如因外寒郁内热而腹胀者，用藿香、麻黄、升麻、干葛、桂枝。因大怒而腹胀者，宜青皮、陈皮、香附、木香、栀子仁、芦荟。实者，按之不坚不痛，治须实者下之、消之，次补之；虚者温之、升之，补为要。朝宽暮急血虚，暮宽朝急气虚，终日急气血皆虚。腹胀不觉满者，食肉多，以黄连一两，阿魏半两，醋浸蒸饼为丸，同温中丸、白术汤下。食肉多腹胀，三补丸料内加香附、半夏曲，蒸饼丸服。

——元·朱丹溪撰，明·程充校补《丹溪心法·卷三·鼓胀》

【提要】 本论主要阐述鼓胀的辨证施治。要点如下：其一，鼓胀有因脾虚、血虚、肥胖湿盛、白人气虚、瘦人热多、蓄血、食积有热、食积有寒、外寒郁内热及大怒等所致者。如腹胀朝宽暮急者，则为血虚；暮宽朝急者，则为气虚；而整日腹部绷急者，则气血皆虚。其二，治疗上，提出"实者下之、消之，次补之；虚者温之、升之，补为要"。

戴思恭 论鼓胀辨治※*

蛊与"鼓"同，以言其急实如鼓，非蛊毒之蛊也。

俗谓之膨脝，又谓之蜘蛛病。所感不同，止是腹大而急，余处皮肉如常，未辨何证，宜用木香流气饮，或五苓散。

此病多以积渐而致，或是病后脏气未复，邪气乘虚，切不可妄下。气急者，苏子降气汤；虚者，可用谷神加禾散，加熟附子半钱，佐以复元丹。

若腹内热急，大便或秘者，宜备急丸，或木香槟榔丸，或用大黄、厚朴、陈皮、枳实，通大便，上策。

——明·戴思恭《秘传证治要诀及类方·卷之三诸气门·蛊胀》

【提要】　本论主要阐述鼓胀的辨证施治。要点如下：其一，蛊胀与鼓胀相同，并非蛊虫为患。患者表现"仅腹大而急"，而身体其余部位均正常。其二，患者形态貌似蜘蛛，又有"蜘蛛病"之名，活灵活现地描述了本病患者的体态。

李　梴　鼓胀综论※*

鼓胀虚软实则坚，

鼓胀，中空外坚，有似于鼓。又曰：蛊者，若虫侵蚀之义。虚胀，阴寒为邪，吐利不食，时胀时减，按之则陷而软；实胀，阳热为邪，身热咽干，常胀内痛，按之不陷而硬。大概肥人气虚多寒湿，瘦人血虚多湿热。

都缘脾湿少运布；

脾居中，能升心肺之阳，降肝肾之阴。今内伤、外感，脾阴受伤，痰饮结聚，饮食之精华，不能敷布上归于肺，下注膀胱，故浊气在下，化为血瘀，郁久为热，热化成湿，湿热相搏，遂成鼓胀。或在脏腑之外，或在荣卫之分，或在胸胁，或在皮肤，虽各脏腑见证，亦总归于脾也。

烦喘呕泻腰胁疼，胃痛癃闭小腹坠。

心胀烦心，肝胀胁痛，脾胀善呕哕，肺胀咳喘，肾胀腰痛，胃胀胃脘痛，大肠胀肠鸣飧泄，小肠胀小腹引腰痛，膀胱胀小便癃闭，三焦胀气满皮肤，胆胀口苦。

外感寒郁为里邪，

外感风寒，传至阳明里分，大实大满者，承气汤。古云下之胀已者是也。寻常感风胀者，升麻葛根汤加苍术，或升麻胃风汤；感寒胀者，不换金正气散加槟榔、枳壳、干姜；风寒两感胀者，五积散。暑胀，二便不利者，香薷散加滑石、枳壳、黄连；二便利者，六和汤。湿胀，腰重或呕者，除湿汤；泻者，三白汤。

内伤气滞闭且利；

七情郁塞气道，升降失常，腹胀大而四肢多瘦，四七汤、七气汤、四炒枳壳丸。因怒伤肝胜脾者，痞满喘急，平肝饮子，甚者当归龙荟丸，虚者禹余粮丸。因怒伤肝乘肺传大肠者，腹鸣气走有声，二便或闭或溏，六君子汤加苏子、大腹皮、木香、草果、厚朴、枳实；便闭者，三和散、四磨汤；忧思气郁者，木香化滞汤、木香枳术丸、温胆汤、退热清气汤。恐伤肾，精气怯却不上升，而下焦胀者，补中益气汤加木香、槟榔、故纸。

食胀有热亦有寒，

因食肉果菜不化，曰食胀。初起多寒湿，自利不食者，胃苓汤加山楂、麦芽，或人参养胃汤加香附、砂仁，甚者治中汤加丁香，或厚朴、附子二味煎服。久则湿热乘脾，大便干燥者，保和丸。伤肉者，黄连、阿魏等分，醋浸蒸饼为丸，或三补丸，用香附、山楂煎汤下；伤杂果者，古桂香丸，或盐汤探吐；膏粱厚味，大便闭者，大承气汤加桂，或厚朴汤；积热者，牵牛丸；虚者，木香槟榔丸、滋肾丸。

谷胀痞满心如醋。

因谷食不化，曰谷胀。朝阳盛能食，暮阳衰不能食者，大异香散、五膈宽中散。湿热者，古萸连丸、清膈苍莎丸，俱谷芽煎汤下，或单鸡醴散最妙。

虫积善食瘕不眠，

虫积胀，腹痛，善吃茶盐之物，千金散、雷公丸。小儿，使君子丸；大人、虚者，木香槟榔丸、灵槟散、化虫丸。积块癥瘕，心腹坚硬，咳嗽不眠者，广术溃坚汤、保安丸、红丸子。轻者，枳术丸、龟甲丸。

水胀漉漉血便瘀；

因停水饮，茶酒不散，曰水胀。肠中漉漉有声，怔忡喘息，二陈汤加桔梗、槟榔，消饮丸。酒胀，桂苓甘露饮。瘀血胀，便黑，多跌扑及产后所致，人参芎归汤、散血消肿汤。

一般中满证稍轻，

俗云倒饱。有气虚者，六君子汤加黄芪、厚朴、木香；食积，加山楂、麦芽；挟湿热，加黄连、青皮、白芍、木香。清气陷者，木香顺气汤。有血虚者，四物汤加白术、木通、厚朴；挟湿热，加芩、连。有食滞者，平胃散加山楂、麦芽，或枳术丸。凡虚胀及久病疟、痢胀者，俱根据此分气血调治。

补中行湿法相共。

凡胀初起是气，久则成水，治比水肿更难。盖水肿饮食如常，鼓胀饮食不及常，病根深固，必三五年而后成。治肿惟补中行湿足矣，治胀必补中行湿，兼以消积，更断盐酱、音乐、妄想，不责速效，乃可万全。若单腹肿大，而四肢极瘦者，名蜘蛛蛊，古方虽有八物汤去地黄，倍参、术，加黄连、厚朴及四柱散，诸蛊保命丹，蛤蟆煮肚法，然此皆脾气虚极，本经自病，更无相生相制，乃真脏病也，不治。补中六君子汤去甘草，加大腹皮、厚朴为君；佐以泽泻利湿；黄芩、麦门冬制肝。

——明·李梴《医学入门·卷之四·杂病分类·外感类·湿类·鼓胀》

【提要】 本论主要阐述鼓胀的病因病机及辨证施治。要点如下：其一，鼓胀的特征，是中空外坚，形似于鼓，有虚胀和实胀之不同。虚胀，按之则陷而软；实胀，按之不陷而硬。其二，鼓胀的病因，为外感风寒、内伤情志、谷肉果菜所伤、虫积、水胀等，由外感、内伤导致脾阴受伤，痰饮结聚，脾运化功能失常，日久成瘀，郁热成湿，湿热相搏而致臌胀。如论中所言，"虽各脏腑见证，亦总归于脾"。其三，鼓胀有脏腑胀、外感胀、气滞胀、食胀、谷胀、虫积胀及水胀等类型，证候、治法与方药亦不同。其四，因鼓胀初期为气胀，日久则气胀成水。故治疗上，若为气胀则补中行湿；若为水胀，必须补中行湿兼以消积。

张介宾 论少年纵酒无节多成水鼓※*

少年纵酒无节，多成水鼓。盖酒为水谷之液，血亦水谷之液，酒入中焦，必求同类，故直走血分。《经》曰饮酒者，卫气先行皮肤，先充络脉，此之谓也。然血者神气也，血属阴而性和，酒者淫气也，酒属阳而性悍，凡酒入血分，血欲静而酒动之，血欲藏而酒逐之，故饮酒者身面皆赤，此入血之征，亦散血之征也。扰乱一番，而血气能无耗损者，未之有也。第年当少壮，则旋耗旋生，固无所觉，及乎血气渐衰，则所生不偿所耗，而且积伤并至，病斯见矣。故或致血不养筋，则为中风；或致伤脾，则为痰饮、泻痢；或湿热上浮，则为喘、汗、鼻渊；或流于筋骨，则为瘫痪、疼痛；或致动血伤精，则为劳损、吐衄；或致伤肌腐肉，则为烂疮、痔漏；其有积渐日久而成水鼓者，则尤多也。盖酒性本湿，壮者气行则已，酒即血也；怯者着而成病，酒即水也；不惟酒为水，而血气既衰，亦皆随酒而悉为水矣。所以凡治水鼓者，必当以血气为主，而养阴利湿，是诚善矣。

——明·张介宾《景岳全书·卷二十二心集·杂证谟·肿胀·论证》

【提要】 本论主要阐述少年纵酒无节多成水鼓。要点如下：其一，酒和血均为水谷之液，饮酒后，酒入中焦，直走血分。若饮酒无度，则耗淫气血，血气渐衰，日积月累则演变而成水鼓。其二，年当少壮，饮酒无度，血气旋耗旋生，多无所察觉；及至血气渐衰，则所生不偿所耗，故积伤并至而发病。其三，治疗上，当以调养血气为主，兼养阴利湿。

李中梓 论鼓胀与蛊胀的鉴别※*

在病名，有鼓胀与蛊胀之殊。鼓胀者，中空无物，腹皮绷急，多属于气也；蛊胀者，中实有物，腹形充大，非虫即血也。

——明·李中梓《医宗必读·卷之七·水肿胀满》

【提要】 本论主要阐述鼓胀与蛊胀的鉴别。要点如下：鼓胀，腹部中空无物，多因于气；而蛊胀，腹中有实物，多因于虫或血。

喻 昌 论血蛊之病※*

郭台尹年来似有劳怯意，胸腹不舒，治之罔效，茫不识病之所存也。闻仆治病，先议后药，姑请诊焉。见其精神言动，俱如平人，但面色萎黄，有蟹爪纹路，而得五虚脉应之，因窃疑而诘之曰：足下多怒乎？善忘乎？口燥乎？便秘乎？胸紧乎？胁胀乎？腹疼乎？渠曰：种种皆然，此何病也？余曰：外证尚未显，然内形已具，将来血蛊之候。曰：何以知之？曰：合色与脉而知之也。夫血之充周于身也，荣华先见于面，今色黯不华，既无旧恙，又匪新痾，其所以憔悴不荣者何在？且壮盛之年，而脉见细损，宜一损皮毛，二损肌肉，三损筋骨，不起于床矣。乃皮毛肌肉步履如故，其所以微弱不健者又何居？是敢直断为血蛊。腹虽未大，而腹大之情形已著，如瓜瓠然，其日趋于长也易易耳，明哲可不见机于早耶！曰：血蛊乃妇人之病，男子亦有之乎？曰：男子病此者甚多，而东方沿海一带，比他处更多。医不识所由来，漫用治气、治水之法尝试，夭枉不可胜计，总缘不究病情耳。所以然者，以东海擅鱼盐之饶，鱼者甘美之味，多食使人热中。盐者咸苦之味，其性偏于走血，血为阴象，初与热合不觉，其病日久月增，中焦冲和之气亦积渐而化为热矣。气热则结，而血始不流矣。于是气居血中，血裹气外，一似妇女受孕者然，至弥月时，腹如抱瓮矣。但孕系于胞中，如熟果自落，蛊蟠于腹内，如负赘难疗，又不可同语也。究而论之，岂惟东方之水土致然？凡五方之因膏粱厚味，椒、姜、桂、糈成热中者，除痈疽、消渴等症不常见外，至胀满一症，人人无不有之。但微则旋胀旋消，甚则胀久不消而成蛊耳。倘能见微知著，宁至相寻于覆辙耶？要知人之有身，执中央以运四旁者也。今中央反竭，四旁以奉其锢，尚有精华发见于色脉间乎？此所以脉细皮寒，少食多汗，尪羸之状，不一而足也。余言当不谬，请自揆之。月余病成，竟不能用，半载而逝。

胡卣臣先生曰：议病开此一法门，后有学者，不可及矣。

——清·喻昌《寓意草·议郭台尹将成血蛊之病》

【提要】 本论主要阐述血蛊的证候特征及病因病机。要点如下：其一，血蛊早期，腹部不增大，但有面色萎黄，"蟹爪纹路"等特征，日久则腹部胀满。其二，沿海地区本病患者较多，因多食鱼、盐之品，日久积而化热，气居血中，血裹气外而成血蛊。其三，除沿海居民外，凡喜食"膏粱厚味椒姜桂糈成热中"者，也是形成本病的重要因素。提示多食鱼咸、膏粱、椒姜等厚味等，可诱发"血蛊"。

◀ 陈士铎 论鼓胀辨治※※ ▶

水臌满身皆水，按之如泥者是。若不急治水，留于四肢而不得从膀胱出，则变为死症而不可治矣。方用决流汤。牵牛二钱，甘遂二钱，肉桂三分，车前子一两，水煎服。一剂而水流斗余，二剂即全愈，断不可与三剂也，与三剂反杀之矣。盖牵牛、甘遂最善利水，又加之车前、肉桂引水以入膀胱，但利水而不走气，不使牵牛、甘遂之过猛利水并走气也。但此二味毕竟性猛，多服伤人元气，故二剂逐水之后，断宜屏绝，须改用五苓散，调理二剂，又用六君子汤以补脾可也。须忌食盐，犯则不救。

气臌乃气虚作肿，似水臌而非水臌也。其症一如水臌之状，但按之皮肉不如泥耳。必先从脚面肿起，后渐渐肿至上身，于是头面皆肿者有之。此等气臌，必须健脾行气加利水之药，则可救也；倘亦以水臌法治之，是速其之死也。我今传一奇方，名消气散。白术一两，薏仁一两，茯苓一两，人参一钱，甘草一分，枳壳五分，山药五钱，肉桂一分，车前子一钱，萝卜子一钱，神曲一钱，水煎服。日日一剂，初服觉有微碍，久则日觉有效，十剂便觉气渐舒，二十剂而全消，三十剂而全愈，此方健脾而仍是利水之品，故不伤气，奏功虽缓，而起死实妙也。然亦必禁食盐，三月后可渐少用矣。即秋石亦不可用，必须三月后用之。

虫臌惟小腹作痛，而四肢浮胀不十分之甚，面色红而带点，如虫蚀之象，眼下无卧蚕微肿之形，此是虫臌也。必须杀虫可救，然过于峻逐，未免转伤元气，转利转虚，亦非生之之道。方用消虫神奇丹：雷丸三钱，当归一两，鳖甲一两（醋炙），地栗粉一两（鲜者取汁一茶瓯），神曲三钱，茯苓三钱，车前子五钱，白矾三钱，水煎服。一剂即下虫无数，二剂虫尽出无留矣。虫去而臌胀有消，不必用三剂也。盖雷丸最善逐虫去秽，而鳖甲、地栗更善化虫于乌有。然虫之生必有毒结于肠胃之间，故又用白矾以消之；诚虑过于峻逐，又佐之当归以生血，新血生而旧瘀去；更佐之茯苓、车前分利其水气。则虫从大便而出，而毒从小便而行，自然病去如扫矣。但此药服二剂后必须服四君、六君汤去甘草而善为之调理也。

血臌之症，其由来渐矣。或跌闪而血瘀不散，或忧郁而结血不行，或风邪而血蓄不发，遂至因循时日，留在腹中致成血臌。饮食入胃，不变精血反去助邪，久则胀，胀则成臌矣。倘以治水法逐之，而症犯非水，徒伤元气；倘以治气法治之，而症犯非气，徒增饱满，是愈治而愈胀矣。我有奇方，妙于逐瘀，名消瘀荡秽汤。水蛭三钱（必须炒黑可用，大约一两炒黑取末，用三钱），当归二两，雷丸三钱，红花三钱，枳实三钱，白芍三钱，牛膝三钱，桃仁四十粒（去皮尖，捣碎），水煎服。一服即下血斗余，再服即血尽而愈。盖血臌之症，惟腹胀如鼓，而四肢手足并无胀意，故血去而病即安也。服此方一剂之后，切勿再予二剂，当改用四物汤调理，于补血内加白术、茯苓、人参，补气而利水，自然全愈。否则血臌虽痊，恐成干枯之症。

——清·陈士铎《石室秘录·卷之六·数集·内伤门》

【提要】　本论主要阐述鼓胀的辨证施治。其一，水臌表现满身皆水肿，按之凹陷。以治水为主，药用峻下利水之品，中病即止，随后配补脾补气之物。其二，气臌表现为气虚作肿，按之不凹陷。治疗用健脾行气加利水之药，病程虽缓，但效果显著。其三，虫臌仅小腹痛，四肢浮胀不明显。必须选用杀虫药物，虫去则臌胀消，而后配伍生血、利水等药物，逐渐调理。其四，血臌的病因，多有瘀血不散，结血不行等。病程久，血聚腹中而成鼓胀。治疗时慎逐水治气，当祛瘀养血。

张锡纯　论水臌辨治※※

水臌、气臌形原相近。《内经》谓："按之窅而不起者，风水也。"愚临证品验以来，知凡水证，以手按其肿处成凹，皆不能随手而起。至气臌，以手重按成凹，则必随手而起。惟单腹胀病，其中水臌、气臌皆有，因其所郁气与水皆积腹中，不能外透肌肉，按之亦不成凹，似难辨其为水、为气。然水臌必然小便短少，气臌必觉肝胃气滞，是明征也。今试进论其治法。

《金匮》论水病，分风水、皮水、正水、石水；谓风水、皮水脉浮，正水、石水脉沉。然水病之剧者，脉之部位皆肿，必重按之成凹其脉方见，原难辨其浮沉。及观其治法，脉浮者宜发汗，恒佐以凉润之药，脉沉者宜利小便，恒佐以温通之药，是知水肿原分凉热，其凉热之脉，可于有力、无力辨之。愚治此证，对于脉之有力者，亦恒先发其汗，曾拟有表里分消汤，爰录其方于下。

麻黄三钱，生石膏、滑石各六钱，西药阿斯必林一瓦。将前三味煎汤，送服阿斯必林。若服药一点钟后不出汗者，再服阿斯必林一瓦。若服后仍不出汗，还可再服，当以汗出为目标。

麻黄之性，不但善于发汗，徐灵胎谓能深入积痰凝血之中，凡药力所不到之处，此能无微不至，是以服之外透肌表，内利小便，水病可由汗、便而解矣。惟其性偏于热，似与水病之有热者不宜，故用生石膏以解其热。又其力虽云无微不至，究偏于上升，故又用滑石引之以下达膀胱，则其利水之效愈捷也。至用西药阿斯必林者，因患此证者，其肌肤为水锢闭，汗原不易发透，多用麻黄又恐其性热耗阴，阿斯必林善发汗，又善清热，故可用为麻黄之佐使，且其原质存于杨柳皮液中，原与中药并用无碍也。

若汗已透，肿虽见消，未能全愈者，宜专利其小便。而利小便之药，以鲜白茅根汤为最效，或与车前并用，则尤效。忆辛酉腊底，自奉还籍，有邻村学生毛德润，年二十，得水肿证，医治月余，病益剧，头面周身皆肿，腹如抱瓮，夜不能卧，倚壁喘息，盖其腹之肿胀异常，无容息之地，其气几不能吸入故作喘也。其脉六部细数，心中发热，小便不利，知其病久阴虚，不能化阳，致有此证。俾命人力剖冻地，取鲜茅根，每日用鲜茅根六两，锉碎，和水三大碗，以小锅煎一沸，即移置炉旁，仍近炉眼，徐徐温之，待半点钟，再煎一沸，犹如前置炉旁，须臾茅根皆沉水底，可得清汤两大碗，为一日之量，徐徐当茶温饮之。再用生车前子数两，自炒至微熟，三指取一撮，细细嚼咽之，夜间睡醒时亦如此，嚼服一昼夜，约尽七八钱。如此二日，小便已利，其腹仍膨胀板硬。俾用大葱白三斤，切作丝，和醋炒至将熟，乘热裹以布，置脐上熨之。若凉，则仍置锅中，加醋少许炒热再熨。自晚间熨至临睡时止，一夜小便十余次，翌晨按其腹如常人矣。盖茅根如此煎法，取其新鲜凉润之性大能滋阴清热（久煎则无此效），阴滋热清，小便自利。车前如此服法，取其如车轮之转输不已，力自加增。……若遇证之轻者，但用徐服车前子法亦可消肿，曾用之屡次奏功矣。

按：此证虽因病久阴虚，究非原来阴虚。若其人平素阴虚，以致小便不利，积成水肿者，宜每用熟地黄两半，与茅根同煎服。若恐两沸不能将地黄煎透，可先将地黄煮十余沸，再加茅根同煮。至车前子，仍宜少少嚼服，一日可服四五钱。

至于因凉成水臌者，其脉必细微迟弱，或心中觉凉，或大便泄泻，宜用花椒目六钱，炒熟捣烂，煎汤送服生硫黄细末五分。若服后不觉温暖，可品验加多，以服后移时微觉温暖为度。盖利小便之药多凉，二药乃性温能利小便者也。若脾胃虚损，不能运化水饮者，宜治以健脾降胃之品，而以利小便之药佐之。

总之，水臌之证，未有小便通利而成者。是以治此证者，当以利小便为要务。治小便不利，可参阅拙拟治癃闭诸方各案。

——民国·张锡纯《医学衷中参西录·医论·论水臌气臌治法》

【提要】　本论主要阐述水臌的辨证施治。要点如下：其一，根据患者脉象，提出将水臌分凉、热。脉有力为热，脉细微迟弱为凉。其二，因热成水臌者，治疗当先发汗；若汗透肿未消，则宜专利小便；因凉成水臌者，用花椒目煎汤送服生硫黄，以温利小便。若脾胃虚损，治以健脾降胃之品，佐以清利小便之药。其三，治疗上，选用发汗解表、清利小便的方药，使病邪从汗、下两个途径消除。若因小便不利而成水臌之证者，以利小便为要务。

张锡纯　论血臌治法

水臌、气臌之外，又有所谓血臌者，其证较水臌、气臌尤为难治。然其证甚稀少，医者或临证数十年不一遇，即或遇之，亦止认为水臌、气臌，而不知为血臌，是以方书鲜有论此证者。诚以此证之肿胀形状，与水臌、气臌几无以辨，所可辨者，其周身之回血管紫纹外现耳。

血臌之由，多因努力过甚，激动气血，或因暴怒动气，血随气升，以致血不归经，而又未即吐出泻出，遂留于脏腑，阻塞经络，周身之气化因之不通，三焦之水饮因之不行，所以血臌之证初起，多兼水与气也。迫至瘀血渐积渐满，周身之血管皆为瘀血充塞，其回血管肤浅易见，遂呈紫色，且由呈紫色之处，而细纹旁达，初则两三处，浸至遍身皆是紫纹。若于回血管紫色初见时，其身体犹可支持者，宜先用《金匮》下瘀血汤加野台参数钱下之。其腹中之瘀血下后，可再用药消其血管中之瘀血，而辅以利水理气之品。程功一月，庶可奏效。若至遍身回血管多现紫色，病候至此，其身体必羸弱已甚，即投以下瘀血汤，恐瘀血下后转不能支持，可用拙拟化瘀通经散，再酌加三七末服之，或用利水理气之药煎汤送服，久之亦可奏效。若腹中瘀血已下，而周身之紫纹未消者，可用丹参、三七末各一钱，再用山楂四钱煎汤，冲红糖水送服，日两次，久自能消。

《金匮》下瘀血汤：大黄三两（当为今之九钱），桃仁三十个，䗪虫二十枚去足熬（炒也）。上三味末之，炼蜜和为四丸，以酒一升（约四两强）煮一丸，取八合顿服之，新血下如豚肝。

按：此方必先为丸而后作汤服者，是不但服药汁，实兼服药渣也。盖如此服法，能使药之力缓而且大，其腹中瘀久之血，可一服尽下。有用此方者，必按此服法方效。又杏仁之皮有毒，桃仁之皮无毒，其皮色红，活血之力尤大，此方桃仁似宜带皮生用。然果用带皮生桃仁时，须审辨其确为桃仁，勿令其以带皮之杏仁误充。……

究之，病血臌者，其身体犹稍壮实，如法服药，原可治愈。若至身体羸弱者，即能将其瘀治净，而转有危险，此又不可不知。临证时务将此事言明，若病家恳求，再为治之未晚也。

——民国·张锡纯《医学衷中参西录·医论·论血臌治法》

【提要】　本论主要阐述血臌的病因病机及辨证施治。要点如下：其一，血臌多由用力过度或暴怒所致，气血异动，血随气升，致血不归经，留于脏腑，阻塞经络，水饮不行而成。其二，血臌的典型特征，为肿胀，周身出现血管紫纹。本病初期是治疗的最佳时期，此时机体正气尚足，身体壮实，根据血管瘀塞程度和机体正气情况，选择化瘀方药进行治疗。若身体羸弱，既使用下瘀通经药物能除去瘀血，但危险增加，预后不佳。

2.29　积　　聚

积聚是以腹内结块、或痛或胀为主要表现的病证。积属有形，固定不移，痛有定处，病在血分，是为脏病；聚属无形，聚散无常，痛无定处，病在气分，是为腑病。因积与聚关系密切，故两者往往一并论述。古书中亦称为"癥瘕""癖块""痃癖""痞块"等。由于情志郁结、饮食所伤、感受寒湿、病后体虚或它病转移，导致肝脾受损，脏腑失和，气机郁滞，瘀血内停或兼痰湿凝滞而成积聚。其基本病机为气滞血瘀，湿热、风寒、痰浊均是促成气滞血瘀的间接因素。聚证以气机郁滞为主，积证以瘀血凝滞为主。聚证病情较轻，正伤不显，病在气分，以疏肝理气、行气消聚为基本原则，或兼导滞化痰。积证病情较重，病在血分，以活血化瘀、软坚散结为基本原则。治疗时须根据病机演变过程中正邪盛衰的趋势，或攻，或补，或攻补兼施。临床常分为初、中、末三个阶段：初期积块软而不坚，正气尚强，治疗以攻邪为主，予以理气活血，通络消积；中期积块渐大，质渐坚硬，正气渐伤，邪实正虚，治宜攻补兼施，予以祛瘀软坚，补益脾胃；末期积块坚硬，形瘦神疲，正气大虚而邪气盛实，治宜扶正培本为主，予以大补气血，酌加理气、化瘀、消积之品。积聚的形成和病机演变均与正气的强弱相关，故治疗上要始终注意保护正气，攻伐之药不宜过度，以免伤正。

《灵枢》　论积病因病机※＊

黄帝曰：积之始生，至其已成，奈何？岐伯曰：积之始生，得寒乃生，厥乃成积也。黄帝曰：其成积奈何？岐伯曰：厥气生足悗，悗生胫寒，胫寒则血脉凝涩，血脉凝涩则寒气上入于肠胃，入于肠胃则䐜胀，䐜胀则肠外之汁沫迫聚不得散，日以成积。卒然多食饮，则肠满，起居不节，用力过度，则络脉伤，阳络伤则血外溢，血外溢则衄血，阴络伤则血内溢，血内溢则后血。肠胃之络伤则血溢于肠外，肠外有寒，汁沫与血相抟，则并合凝聚不得散，而积成矣。卒然外中于寒，若内伤于忧怒，则气上逆，气上逆则六输不通，温气不行，凝血蕴里而不散，津液涩渗，著而不去，而积皆成矣。

——《灵枢·百病始生》

【提要】　本论主要阐述积的病因病机。要点如下：其一，寒气从足上逆而入胃肠，导致腑气停滞，汁沫迫聚，而渐成积证。其二，饮食起居不节，用力过度，致肠胃络伤而血溢肠外，复感寒邪则凝聚成积。其三，外感寒邪，复因内伤忧怒，致血凝津停而成积。可见，积聚分别是寒邪、饮食居处失调、情志太过，但总不离外感、内伤。其发病过程，则为寒侵、气逆、瘀血、津凝、痰滞等因素的综合作用。

《难经》　论积聚病机与证候特点※※

曰：病有积、有聚，何以别之？

然：积者，阴气也；聚者，阳气也。故阴沉而伏，阳浮而动。气之所积，名曰积；气之所聚，名曰聚。故积者，五脏所生；聚者，六腑所成也。积者，阴气也，其始发有常处，其痛不离其部，上下有所终始，左右有所穷处；聚者，阳气也，其始发无根本，上下无所留止，其痛无常处谓之聚。故以是别知积聚也。

——《难经·五十五难》

【提要】　本论阐释了积、聚的病机及证候特点。要点如下：其一，积、聚之名，首见于《内经》。在《灵枢·五变》中，论及"稽积留止，大聚乃起"。《内经》中的"聚"多与"积"并称，未明确区分其概念，且多论积而略于论聚。其二，《难经·五十五难》中，明确了积是阴气为病，乃五脏所成，具有发有定形、痛有定处的特点；而聚是阳气为病，乃六腑所成，且具有发无定形、痛无定处的特点。

《难经》　五脏之积论※※

曰：五脏之积，各有名乎？以何月、何日得之？

然：肝之积，名曰肥气，在左胁下，如覆杯，有头足。久不愈，令人发咳逆，痎疟，连岁不已。以季夏戊己日得之。何以言之？肺病传于肝，肝当传脾，脾季夏适王，王者不受邪，肝复欲还肺，肺不肯受，故留结为积。故知肥气以季夏戊己日得之。心之积，名曰伏梁，起脐上，大如臂，上至心下。久不愈，令人病烦心。以秋庚辛日得之。何以言之？肾病传心，心当传肺，肺以秋适王，王者不受邪，心复欲还肾，肾不肯受，故留结为积。故知伏梁以秋庚辛日得之。脾之积，名曰痞气，在胃脘，覆大如盘。久不愈，令人四肢不收，发黄疸，饮食不为肌肤。以冬壬癸日得之。何以言之？肝病传脾，脾当传肾，肾以冬适王，王者不受邪，脾复欲还肝，肝不肯受，故留结为积。故知痞气以冬壬癸日得之。肺之积，名曰息贲，在右胁下，覆大如杯。久不已，令人洒淅寒热，喘咳，发肺壅。以春甲乙日得之。何以言之？心病传肺，肺当传肝，肝以春适王，王者不受邪，肺复欲还心，心不肯受，故留结为积。故知息贲以春甲乙日得之。肾之积，名曰贲豚，发于少腹，上至心下，若豚状，或上或下无时。久不已，令人喘逆，骨痿少气。以夏丙丁日得之。何以言之？脾病传肾，肾当传心，心以夏适王，王者不受邪，肾复欲还脾，脾不肯受，故留结为积。故知贲豚以夏丙丁日得之。此五积之要法也。

——《难经·五十六难》

【提要】 本论主要阐述"五脏之积"及其病因病机。要点如下：其一，积为五脏所生，如肝之积为肥气，心之积为伏梁，脾之积为痞气，肺之积为息贲，肾之积为奔豚。其二，论中以五脏与四时衰旺的关系，以及五行的生克乘侮规律，说明了五脏积证的发病机制，阐明了五积之说的基本内容。

张仲景 论积聚㿂气的鉴别及积证的脉象※*

问曰：病有积、有聚、有㿂气，何谓也？师曰：积者，脏病也，终不移；聚者，腑病也，发作有时，展转痛移，为可治；㿂气者，胁下痛，按之则愈，复发，为㿂气。诸积大法：脉来细而附骨者，乃积也。寸口，积在胸中；微出寸口，积在喉中；关上，积在脐旁；上关上，积在心下；微下关，积在少腹。尺中，积在气冲；脉出左，积在左；脉出右，积在右；脉两出，积在中央；各以其部处之。

——汉·张仲景《金匮要略方论·卷中·五脏风寒积聚病脉证并治》

【提要】 本论主要阐述积、聚、㿂气的鉴别及积证的脉象。要点如下：其一，提出积、聚、㿂气的鉴别：积，病在脏，患处固定不移；聚，病在腑，发作有时，展转痛移；㿂气，胁下痛，按之则愈，复发。其二，积证的脉象特征，即"脉来细而附骨"。由于积之所在部位不同，还会呈现寸关尺各部脉象的相应特征。

巢元方 论癥瘕病因病机※*

癥瘕者，皆由寒温不调，饮食不化，与脏气相搏结所生也。其病不动者，直名为癥；若病虽有结瘕，而可推移者，名为瘕。瘕者，假也，谓虚假可动也。

候其人发语声嘶，中声浊而后语乏气拖舌回，语而不出。此人食结在腹，病寒，口里常水出，四体洒洒常如发疟，饮食不能，常自闷闷而痛，此食癥病也。

诊其脉，沉而中散者，寒食癥也。脉弦紧而细，癥也。若在心下，则寸口脉弦紧；在胃脘，则关上弦紧；在脐下，则尺中弦紧。脉癥法：左手脉横，癥在左；右手脉横，癥在右。脉头大在上，头小在下。脉来迟而牢者，为病癥也。肾脉小急，肝脉小急，心脉小急，不鼓，皆为瘕。寸口脉结者，癥瘕。脉弦而伏，腹中有癥，不可转动，必死，不治故也。其汤熨针石，别有正方，补养宣导，今附于后。

——隋·巢元方《诸病源候论·卷之十九·癥瘕病诸候·癥瘕候》

【提要】 本论主要阐述癥瘕的病因病机。要点如下：其一，癥瘕是由于寒温失调、饮食不化，病邪与脏气相搏结而成。其二，癥与瘕的区别，在于包块位置是否固定。推之不移者为癥，推之可移者是瘕。其三，本论以脉象为主要辨证依据，分别阐述了不同位置癥瘕的脉象特点。其四，具体阐释了食癥病的证候特点。

严用和 五积六聚论※*

夫积有五积，聚有六聚。积者，生于五脏之阴气也；聚者，成于六腑之阳气也。此由阴阳不和，有如忧、思、喜、怒之气，人之所不能无者，过则伤乎五脏，逆于四肢，传克不行，乃留结而为五积。故在肝曰肥气，在心曰伏梁，在脾曰痞气，在肺曰息贲，在肾曰奔豚。其名不同，其证亦异。肥气之状，在左胁下，大如覆杯，肥大而似有头足，是为肝积。诊其脉弦而细，其色青，其病两胁下痛，牵引小腹，足寒转筋，男子为积疝，女子为瘕聚。伏梁之状，起于脐下，其大如臂，上至心下，犹梁之横架于胸膈者，是为心积。诊其脉沉而芤，其色赤，其病腹热面赤，咽干心烦，甚则吐血，令人食少，肌瘦。痞气之状，留于胃脘，大如覆杯，痞塞不通，是为脾积。诊其脉浮大而长，其色黄，其病饥则减，饱则见，腹满呕泄，足肿肉削，久不愈，令人四肢不收。息贲之状，在右胁下，大如覆杯，喘息奔溢，是为肺积。诊其脉浮而毛，其色白，其病气逆背痛，少气喜忘，目瞑肤寒，皮中时痛，或如虱缘，或如针刺。奔豚之状，发于小腹，上至心下，上下无时，有若豚走之状，是为肾积。诊其脉沉而急，其色黑，其病饥则见，饱则减，小腹里急，腰痛口干，目昏骨冷，久不愈，令人骨痿少气。又如六聚之成于六腑则异是矣，何者？六腑属于三阳，太阳利清气，阳明泄浊气，少阳化精气，有如都会之腑，主转输以为常也。夫苟六腑失常，则邪气聚而不散，始发既无根本，上下无所留止，其痛亦无常处，故在上则格，在下则胀，旁攻两胁，如有杯块，易于转动，故非五积之比也。凡脉快而紧者，积聚也。脉来小沉重者，胃中有积聚也。大抵病各有证，治各有方。如诊心腹积聚，其脉牢强急者生，虚弱急者死。又诸脉实强者生，沉小者死，此又不可不察也。

——宋·严用和《严氏济生方·癥瘕积聚门·积聚论治》

【提要】　本论主要阐述积聚的病因病机和证候。要点如下：其一，"积有五积，聚有六聚。积者，生于五脏之阴气也；聚者，成于六腑之阳气也"。其二，长期情志不调，可导致气滞、气逆，气聚不散，则聚证发生。气滞而血不行，以致瘀血内停，脉络受阻，结而成块者，则属积证。

张从正　论五积辨治※※

先贤说五积六聚甚明，惟治法独隐。其言五积曰：肝之积，名曰肥气，在左胁下，如覆杯，有头足，久不已，令人发咳逆痎疟，连岁不已者是也；心之积，名曰伏梁，起于脐，大如臂，上至心下，久不已，令人病烦心；脾之积，名曰痞气，在胃脘，大如复盘，久不已，令人四肢不收，发黄胆，饮食不为肌肤，俗呼为食劳黄也；肺之积，名曰息贲，在右胁下，大如覆杯，久不愈，令人洒淅寒热，喘嗽，发肺痈；肾之积，名曰贲豚，发于少腹，上至心下，若豚状，或上或下无时，久不已，令人喘逆，骨痿，少气。此五积之状，前贤言之，岂不分明。

遍访医门，人人能道。及问治法，不过三棱、广术、干漆、硇砂、陈皮、礞石、巴豆之类。复有不明标本者，又从而补之。岂有病积之人，大邪不出，而可以补之乎？至于世之磨积取积之药，余初学医时，亦曾用之，知其不效，遂为改辙。因考《内经》，骤然大悟。《内经》曰：木郁则达之，火郁发之，土郁夺之，金郁泄之，水郁折之。王太仆曰：达谓吐，发谓汗，夺谓下，泄谓利小便，折谓折其冲逆。此五者，五运为司天所制，故立此五法，与五积若不相似然。

盖五积者，因受胜己之邪，而传于己之所胜，适当旺时，拒而不受，复还于胜己者，胜己者不肯受，因留结为积。故肝之积，得于季夏戊巳日；心之积，得于秋庚辛日；脾之积，得于冬壬癸日；肺之积，得于春甲乙日；肾之积，得于夏丙丁日。此皆抑郁不伸而受其邪也。岂待司天克运，然后为之郁哉？且积之成也，或因暴怒、喜、悲、思、恐之气，或伤酸、苦、甘、辛、咸之食，或停温、凉、热、寒之饮，或受风、暑、燥、寒、火、湿之邪。其初甚微，可呼吸按导方寸大而去之。不幸而遇庸医，强补而留之，留而不去，遂成五积。

夫肥气者，不独气有余也，其中亦有血矣，盖肝藏血故也。

伏梁者，火之郁也，以热药散之则益甚，以火灸之，则弥聚。况伏梁证有二，名同而实异，不可不详焉。其一伏梁，上下左右皆有根，在肠胃之外，有大脓血，此伏梁义同肚痈。其一伏梁，身体髀股胻皆肿，环脐而痛，是为风根，不可动，动则为水溺涩之病。此二者，《内经》虽言不可动，止谓不可大下，非谓全不可下，恐病去而有害。

痞气者，举世皆言寒则痞，《内经》以为湿则痞。虽因饮冷而得，其阳气为湿所蓄，以热攻之则不散，以寒攻之，则湿去而寒退矣。

息贲者，喘息愤而上行也。此旧说也。余以谓贲者，贲门也。手太阴之筋，结胸里而贯贲，入贲，下抵季胁。其病支转筋，痛甚则成息贲。手心主结于臂，其病胸痛息贲。又云：肺下则居贲迫肝，善胁下痛，肝高则上支贲，切胁悗为息贲。若是言之，是积气于贲而不散。此《灵枢》说五脏处，言此贲自是多，故予发之。

贲豚者，贲与"奔"同。《铜人》言：或因读书得之。未必皆然也。肾主骨，此积最深，难疗，大忌吐涌，以其在下，止宜下之。

故予尝以独圣散吐肥气，搹以木架，必燠室中，吐兼汗也。肝之积，便言风也。吐出数升，后必有血一二滴，勿疑，病当然也。续以磨积之药调之。尝治伏梁，先以茶调散吐之兼汗，以禹功、导水夺之，继之以降火之药调之。又尝治痞气，万举万全。先以瓜蒂散，吐其酸苦、黄胶、腥腐之物三二升，次以导水、禹功下二三十行，末以五苓淡剂等药调之。又尝治息贲，用瓜蒂散，不计四时，置之燠室中，更以火一炉，以助其汗、吐、汗、下三法齐行。此病不可逗留，久则伤人。又尝治贲豚，以导水、通经，三日一下之，一月十下，前后百行，次用治血化气磨积之药调之。此积虽不伤人，亦与人偕老。

若六聚之物，在腑属阳而无形，亦无定法。故此而行之，何难之有？或言余之治积太峻。予曰：不然。积之在脏，如陈茎之在江河。且积之在脏，中间多着脂膜曲折之处，区臼之中。陈茎之在河江，不在中流，多在汀湾洄薄之地。遇江河之溢，一漂而去。积之在脏，理亦如之。故予先以丸药驱逐新受之食，使无梗塞。其碎着之积，已离而未下，次以散药满胃而下。横江之筏，一壅而尽。设未尽者，以药调之。惟坚积不可用此法，宜以渐除。

《内经》曰：坚者削之。今人言块癖是也。因述九积图，附于篇末，以俟来哲，知余用心独苦久矣，而世无知者。

——金·张从正《儒门事亲·卷三·五积六聚治同郁断》

【提要】　本论主要阐述五积的辨证施治。要点如下：其一，五积的形成总结为五脏之郁，或因怒喜悲思恐五种情志失调，或因酸苦甘辛咸五味失衡，或因水饮寒温不适，或受风暑燥寒火湿等外邪，以此为依据进行详细的辨证。其二，治以汗、吐、下三法。治肥气先用独圣散，续以磨积之药调之；治伏梁先用茶调散，再用降火之药予以调之；治痞气以热攻之，不散则以寒攻之，湿去而寒退；治息贲用瓜蒂散，不计四时，吐汗下三法并用；治奔豚先以导水通经，再用活血化气之药调之。

朱丹溪　论积聚痞块辨治[※*]

痞块在中为痰饮，在上为食（一云痰）。积在左为血块。气不能作块成聚，块乃有形之物也，痰与食积、死血而成也。用醋煮海石、醋煮三棱、莪术、桃仁、红花、五灵脂、香附之类为丸，石碱白术汤吞下。瓦楞子能消血块，次消痰。石碱一物，有痰积，有块可用，洗涤垢腻，又能消食积。治块，当降火消食积，食积即痰也。行死血块，块去须大补。凡积病不可用下药，徒损真气，病亦不去，当用消积药，使之融化，则根除矣。凡妇人有块，多是血块。

——元·朱丹溪撰，明·程充校补《丹溪心法·卷三·积聚痞块》

【提要】　本论主要阐述积聚、痞块的辨证施治。要点如下：其一，痞块为有形之物，由痰、食积与死血瘀积而成。以醋煮海石、醋煮三棱、莪术、桃仁、红花等活血化瘀药治疗。瓦楞子消血块、消痰，石碱消痰积、食积。其二，治痞块当降火消食积，行血，痞块去须大补。其三，积病不可攻下，当用消积药，使之融化，以防耗伤正气。

朱丹溪　论积聚病因病机[※*]

盖积者，系于脏，始终不移；聚者，系于腑，发痛转移，随气往来，如有坯块。癥者，系于气；瘕者，系于血。因外有寒，血脉凝涩，汁沫与血相搏则气聚而成积矣。又因七情忧思伤心，重寒伤肺，愤怒伤肝，醉以入房，汗出当风伤脾，用力过度入房，汗出入浴伤肾。皆脏气不平，凝血不散，汁沫相搏，蕴结成积。又因食、酒、肉、水、涎、血、气入积，皆因偏爱停留不散，日久成积。块在中为痰饮，在右为食积，在左为血积。又有息积者，乃气息癖滞于胁下，不在脏腑荣卫之间，积久形成，气不干胃，故不妨食。病者胁下满，气逆息难，频岁不已，名曰息积。

——元·朱丹溪《丹溪手镜·卷之下·积聚》

【提要】　本论主要阐述积聚的病因病机。要点如下：其一，外感六淫、内伤七情、房劳、饮食、痰饮、瘀血等，皆可能导致积聚的发生。其二，饮酒失宜，如常饮热酒、作劳饮酒、醉卧、疟病仍嗜酒者，是可能导致积聚发生的重要因素。另据刘时觉《宋元明清医籍年表》，本书为明代余姚黄济之（世仁）所著，系托名丹溪。

戴思恭　论治积聚宜大七气汤[※*]

五脏之积曰五积，六腑之积曰六聚，积有定形，聚无定处，不问何经，并宜十味大七气汤吞下尊贵红圆子，须日数服。木香、槟榔去气积，神曲、麦蘖去酒积，虻虫、水蛭去血积，礞石、巴豆去食积，牵牛、甘遂去水积，雄黄、腻粉去涎积，硇砂、水银去肉积，各从其类也。

有饮癖结成块，在腹胁之间，病类积聚，用破块药多不效。此当行其饮，宜导痰汤。何以知为饮？其人先曾病癖，口吐涎沫，渍水，或素来多痰者是也。

又多饮人，结成酒癖，腹肚积块，胀急疼痛，或全身肿满，肌黄少食，宜十味大七气汤，用红酒煎服。

肝积在左胁下，状如覆杯，或如鳖，或呕逆，或痛在两胁，牵引小腹，足寒转筋，久则如疟，名曰肥气。宜大七气汤，煎熟待冷，却以铁器烧通红，以药淋之，乘热服。肺积在右胁下，大如覆杯，气逆背痛，或少气喜忘，目瞑肤寒，皮中时痛，如风缘针刺，久则咳喘，名曰息贲，宜大七气汤，加桑白皮、半夏、杏仁各半钱。心积起脐下，直至心，大如臂，腹热咽干，心烦甚，则吐血，名曰伏梁，宜大七气汤，加石菖蒲、半夏各半钱。脾积在胃脘，大如覆杯，痞塞不通，背痛心疼，饥减饱见，腹满吐泄，足肿肉消，久则四肢不收，名曰痞气，宜大七气汤，下红丸子。肾积发于小腹，奔上至心，上下无时，如奔豚走，饥见饱减，小腹急，腰痛口干，目昏骨冷，久则骨痿，名曰奔豚，宜大七气汤倍桂，加茴香、炒楝子肉各半钱。

若腹中似若癥瘕，随气上下，未有定处，宜散聚汤。若气作痛，游走心腹间，攻刺上下，隐若雷鸣，或已成积，或未成聚，以全蝎一个，劈破煎汤，调苏合香丸。有正当积聚处，内热如火，渐渐遍及四肢，一日数发，如此二三日又愈，此不当攻其热。又有元得热病，热留结不散，遂成癥癖，此却当兼用去热之剂。

——明·戴思恭《秘传证治要诀及类方·卷之三·诸气门·积聚》

【提要】 本论主要阐述治积聚宜用大七气汤。要点如下：其一，大七气汤的主要药物，包括莪术、三棱、青皮、陈皮、香附、藿香、益智仁、桔梗、肉桂、甘草等，具有行气消积，和血通络之功效。其二，肥气、息贲、伏梁、痞气、奔豚等五积，均属气郁血阻之积聚证候，皆可以大七气汤为主方辨证加减进行治疗。其三，除行气活血之法外，对于热留不散而成积聚者，当使用清热法。

李梃 积聚与癥瘕综论※*

五积六聚皆属脾，

《经》曰：积聚癥瘕痞满，皆太阴湿土之气。始因外感内伤气郁，医误补而留之以成积。积者，阴气，五脏所主，脉沉伏，或左或右，发有根，痛有常处。肝积，左胁下曰肥气，言风气有余而血随气不行也，令人胁痛疟症。心积，脐上曰伏梁，言如梁之横架心下，令人烦心，乃火之郁也，忌热药与灸。又肠痈与此相似，但身股背肿，环脐而痛为痈。脾积，胃脘稍右曰痞气，言阳气为湿所畜也，令人黄疸倦怠，饮食不为肌肤，仍忌热药。肺积，右胁下曰息贲，言喘息奔而上行也，令人咳嗽肺痈。肾积，发于小腹，或凑心下曰奔豚，言若豚之奔冲，上下无时也，令人喘逆骨痿，最为难治。诸积勿轻吐下，徒损真气，积亦不去，奔豚尤不可吐。五积古有五方，今增损五积丸更妙。聚者，阳气六腑所成，脉沉结，或隐或见，发无根，痛无常处，散聚汤、七气汤、香棱丸、大阿魏丸、大安丸加参。

左右中间移不移，

气不能作块成聚，块乃痰与食积、死血有形之物而成，积聚癥瘕一也。有积聚成块，不能移动者，曰癥，言坚硬贞固也；或有或无，或上或下，或左或右者，曰瘕，言假血而成蠢动之形，且有活性。

左死血兮右气积，

治左破血为主，海石丸或当归龙荟丸料五钱，加桃仁、姜黄各一两，蜜丸。治右调气，青皮汤、木香分气丸。有积者，消积正元散、红丸子、小阿魏丸，或当归龙荟丸、保和丸，俱加鹈鸠屎。

当中痰结一团而；

中乃水谷出入之路，饮食、七情郁积成痰，石碱丸、白芥丸。凡痞块在皮里膜外，俱宜二陈汤加补气、行气药。

有余消导分新久，

积初为寒，宜辛温消导，大七气汤、乌白丸、大小温中丸、退黄丸、阿魏撞气丸。久则为热，宜辛寒推荡，木香槟榔丸、通元二八丹、消块丸。通用纂积丹、生漆膏。有虫者，妙应丸。外治三圣膏、三棱煎、神效阿魏散。

不足平补是上医。

阳虚有积易治，惟阴虚难以峻补。痞积又忌滞药，止宜早服滋补药中加鳖甲、龟板、秋石丹，午服枳术丸、大安丸，或醋鳖丸，善消融化为妙。若痞积滞冷贯脐，误为沉寒痼冷，投以姜附热药，初服甚与病情相宜，久则痞积益甚，真气伤而阴血烁矣。但硫、附固不可服，如知、柏、门冬寒凉伤脾滞气，亦所不宜。古云衰其大半而止，又云养正积自除，皆为虚损有积而言也。平补之外，更能断厚味，节色欲，戒暴怒，正思虑，庶乎万全。

——明·李梴《医学入门·外集·卷四·内伤类·积聚》

【提要】 本论主要阐述积聚与癥瘕的病因病机及辨证施治。要点如下：其一，将积病的病因，概括为外感、内伤、情志失调及医误成积。其二，根据"虚损生积"的理论，阐述癥积早期多为阳虚寒凝，中晚期多为阴虚燥热结实的病机传变。其三，治疗上，主张调补脾胃。认为积聚之病多属于脾，应在顾护阴精基础上，辨别寒热虚实，从血瘀、气结、痰凝论治，倡导使用大七气汤、退黄丸、阿魏撞气丸等。

张介宾 论积与聚的鉴别※*

积聚之病，凡饮食、血气、风寒之属，皆能致之。但曰积曰聚，当详辨也。盖积者，积垒之谓，由渐而成者也；聚者，聚散之谓，作止不常者也。由此言之，是坚硬不移者，本有形也，故有形者曰积；或聚或散者，本无形也，故无形者曰聚。诸有形者，或以饮食之滞，或以脓血之留，凡汁沫凝聚，旋成块者，皆积之类，其病多在血分，血有形而静也；诸无形者，或胀或不胀，或痛或不痛，凡随触随发，时来时往者，皆聚之类，其病多在气分，气无形而动也。故《难经》以积为阴气，聚为阳气，其义即此。凡无形之聚，其散易；有形之积，其破难。临此证者，但当辨其有形无形，在气在血，而治积治聚，自可得其梗概矣。

饮食之积，凡暂积者，不过以饮食偶伤，必在肠胃之内，故可行可逐，治无难也。惟饮食无节，以渐留滞者，多成痞积于左胁膈膜之外。盖以胃之大络，名曰虚里，出于左乳下，其动应衣，此阳明宗气所出之道也。若饥饱无伦，饮食迭进，以致阳明胃气一有所逆，则阴寒之气得以乘之，而脾不及化，故余滞未消，乃并肠外汁沫搏聚不散，渐成癥积矣。然其初起甚微，人多不觉，及其既久，则根深蒂固，而药饵难及。今西北小儿多有此疾，而尤于食面之乡为最，正以面性多滞，而留疾于皮里膜外，所以不易治也。即如妇人血气痞，或上或下者，亦多在肠胃之外、募原之间，故当以渐消磨，求法治之，慎毋孟浪欲速，妄行攻击，徒致胃气受伤，而积仍未及，反以速其危也。

风寒外感之邪，亦能成积。如《经》曰：虚邪之中人也，留而不去，传舍于肠胃之外、募原之间，留著于脉，息而成积。又曰：病名伏梁，此风根也。由此观之，凡今人以疟后成痞者，是即风寒之属，类可推矣。但疟由风寒，固易知也，而诸积于风，若不相涉，不知饮食之滞，非寒未必成积，而风寒之邪，非食未必成形，故必以食遇寒，以寒遇食，或表邪未清，过于饮食，邪食相搏，而积斯成矣。《经》曰：虚邪之风，与其身形，两虚相得，乃客其形。信乎致积之由，多由于此，即血癥气痞之由，亦无出于此。然积以寒留，留久则寒多为热，风以致积，积成则证已非风。故治此者，亦但当治其所留，不可发散，以再伤其真气也。惟慎疾者，能知所由而虑之于始，则可为保脾之良策。

——明·张介宾《景岳全书·卷二十三心集·杂证谟·积聚·论证》

【提要】　本论主要阐述积与聚的病因病机及证候鉴别。要点如下：其一，依据有形无形、在气在血，辨析积与聚。积证，多是由饮食、脓血、汁沫留滞，凝聚而形成的有形之块，其病多在血分；聚证，多是由于气滞所致，或胀或不胀，或痛或不痛，为无形之块，时而发作，时而平息，其病多在气分。其二，积聚的病因，分为饮食、血气、风寒三类。饮食之滞与风寒之邪相互搏结，是形成积、聚的重要条件之一。其三，详细阐述了饮食与风寒致积的病机，并针对不同病程论述了不同的治法。其四，提出积、聚非朝夕形成，病程缠绵，初起症状不显，发现时已属难治，须辨别正邪关系，注重顾护脾胃，不可盲目攻邪。

张介宾　论先养正则积自除[※*]

洁古云：壮人无积，虚人则有之。脾胃怯弱，气血两衰，四时有感，皆能成积。若遽以磨坚破结之药治之，疾虽去而人已衰矣。干漆、硇砂、三棱、大黄、牵牛之类，用时则暂快，药过则依然。气愈消，疾愈大，竟何益哉！故治积者，当先养正则积自除。譬如满座皆君子，纵有一小人，自无容地而去。但令其真气实，胃气强，积自消矣。实中有积，大毒之剂治之，尚不可过，况虚而有积者乎？此治积之一端也。邪正盛衰，固宜详审。

——明·张介宾《景岳全书·卷二十三心集·杂证谟·积聚·述古》

【提要】　本论主要阐述"先养正则积自除"及"扶正祛邪"治积证之法。要点如下：其一，引张元素之论，强调"壮人无积，虚人则有之。脾胃怯弱，气血两衰，四时有感，皆能成积"。其二，治积的原则，是"当先养正则积自除"，而不可"遽以磨坚破结之药治之"，当"令其真气实，胃气强，积自消矣"。

张介宾　论治积攻消散补四法[※*]

《经》曰：坚者削之，留者攻之，结者散之，客者除之，上之下之，摩之浴之，薄之劫之，开之发之，适事为故。凡治积聚之法，如《经》所云者，亦既尽矣。然欲总其要，不过四法：曰攻、曰消、曰散、曰补，四者而已。详列如下。

凡积坚气实者，非攻不能去，如秘方化滞丸、化铁丹、遇仙丹、感应丸、大硝石丸、三花神佑丸、赤金豆、百顺丸之类，皆攻剂之峻者也。又如三棱丸、胜红丸、阿魏丸、助气丸、红丸子、温白丸之类，皆攻剂之次者也。

凡不堪攻击，止宜消导渐磨者，如和中丸、草豆蔻丸、保和丸、大小和中饮之类是也。若积聚下之不退而元气未亏者，但当以行气开滞等剂，融化而潜消之。无形气聚，宜散而愈者，如排气饮、神香散、指迷七气汤、十香丸、四磨饮之属是也。

凡积痞势缓，而攻补俱有未便者，当专以调理脾胃为主，如洁古之枳术丸，乃其宜也。余复因其方而推展之，近制芍药枳术丸，兼肝脾以消膨胀，除积聚，止腹痛，进饮食，用收缓功，其效殊胜于彼。再如大健脾丸、木香人参生姜枳术丸，皆调补脾胃之妙剂，所当择用者也。

凡脾肾不足，及虚弱失调之人，多有积聚之病。盖脾虚则中焦不运，肾虚则下焦不化，正气不行，则邪滞得以居之。若此辈者，无论其有形无形，但当察其缓急，皆以正气为主。凡虚在脾胃者，宜五味异功散，或养中煎、温胃饮、归脾汤之类主之。虚在肝肾者，宜理阴煎、肾气丸、暖肝煎之类，酌而用之，此所谓养正积自除也。其或虚中有滞者，则不妨少加佐使。

治积之要，在知攻补之宜，而攻补之宜，当于孰缓孰急中辨之。凡积聚未久而元气未损者，治不宜缓。盖缓之则养成其势，反以难制，此其所急在积，速攻可也。若积聚渐久，元气日虚，此而攻之，则积气本远，攻不易及，胃气切近，先受其伤，愈攻愈虚，则不死于积而死于攻矣。此其所重在命，不在乎病，所当察也。故凡治虚邪者，当从缓治，只宜专培脾胃以固其本，或灸或膏，以疏其经，但使主气日强，经气日通，则积痞自消。斯缓急之机，即万全之策也，不独治积，诸病亦然。

凡坚硬之积，必在肠胃之外、募原之间，原非药力所能猝至，宜用阿魏膏、琥珀膏或水红花膏、三圣膏之类以攻其外，再用长桑君针法以攻其内，然此坚顽之积，非用火攻，终难消散，故莫妙于灸。余在燕都，尝治愈痞块在左胁者数人，皆以灸法收功也。

积久成疳，乃其经络壅滞，致动肝脾阳明之火，故为颊肿、口糜、牙龈臭烂之证，此其在外当用膏药、艾火以破坚顽，在内当用芦荟等丸以清疳热。

——明·张介宾《景岳全书·卷二十三心集·杂证谟·积聚·论治》

【提要】 本论主要阐述治积有攻、消、散、补四法。要点如下：其一，凡积坚而实者，非攻不能去，可用攻法治疗。此时正气尚强，邪气尚浅，则任受攻之；缓之则养成其势，反难制之。其二，凡不堪攻击，只宜消导渐磨者用和法。此时若用攻法，则愈攻愈虚，不死于积而死于攻。其三，凡积痞势缓而攻补俱有未便者，当专以调理脾胃。此多属于不可攻、不可补的患者。其四，凡脾肾不足及虚弱失调之人，多有积聚之病。脾虚则中焦不运，肾虚则下焦不化，正气不行，则邪滞得以居之，无论有形无形，但当察其缓急，当以正气为主，用温法。脾虚者，宜温中饮治呕、吞酸、泄泻、不思食之中虚者。其五，凡坚硬之积，必在肠胃之外、募原之间，原非药力所能猝至，用阿魏膏、三圣膏之类以攻其外。

❖ 李中梓 论正气不足致积※* ❖

积之成也，正气不足，而后邪气踞之，如小人在朝，由君子之衰也。正气与邪气势不两立，若低昂然，一胜则一负。邪气日昌，正气日削，不攻去之，丧亡从及矣。然攻之太急，正气转伤，初、中、末之三法，不可不讲也。初者，病邪初起，正气尚强，邪气尚浅，则任受攻；中者，受病渐久，邪气较深，正气较弱，任受且攻且补；末者，病魔经久，邪气侵凌，正气消残，则任受补。盖积之为义，日积月累，匪伊朝夕，所以去之亦当有渐，太亟则伤正气，正气伤则不能运化，而邪反固矣。

——明·李中梓《医宗必读·卷之七·积聚》

【提要】 本论主要阐述积病的成因及针对邪正强弱的治法。要点如下：积病大体可分为初、中、末三个阶段。疾病初起，正强邪浅，可用攻法；中期，正弱邪深，当攻补兼施；末期，正消邪盛，当以补益为主，逐渐驱邪，以防伤正而邪反难除。

陈士铎 论癥瘕辨治※*

人有肝气甚郁，结成气块，在左胁之下，左腹之上，动则痛，静则宁，岁月既久，日渐壮大，面色黄槁，吞酸吐痰，时无休歇，人以为痞块也，谁知木郁而成瘕乎！夫肝木之性，最喜飞扬，不喜闭滞。肝气一郁，必下克脾胃，脾胃受克，则气不能畅行于脏腑，遇肝之部位，必致阻滞而不行，日积月累，无形化为有形，非血积而成瘕，必食积为癥也。治法舒其肝中之郁，助其脾胃之气，则有形仍化为无形矣。倘见有形，误认为食与血，妄用消食败血之剂，则脾胃之气大伤，而肝之郁仍不能解，势必其形愈大，往往有致死不悟者，不重可悲乎？方用平肝消瘕汤治之。

白芍（一两） 当归（五钱） 白术（一两） 柴胡（一钱） 鳖甲（三钱） 神曲（一钱） 山楂（一钱） 枳壳（一钱） 半夏（一钱）

水煎服。四剂块小，又有四剂而块又小，十剂块全消矣。

此方全去平肝以解郁。郁气一舒，不来克脾胃之土，则土气自安。加白术以健脾开胃，则脾胃气旺，不畏肝气之克，则气自通，肝何阻滞之有？况用鳖甲、山楂皆是攻坚去秽之神药，何至有郁闷不舒哉？此症用化痞膏外治亦可。……

人有脾气虚寒，又食寒物，结于小腹之间，久不能消，遂成硬块，已而能动，人以为癥结而生瘕也，谁知是命门火衰不能化物乎！夫脾乃湿土，必借命门之火熏蒸。倘命门火衰，则釜底无薪，何以蒸腐水谷哉？譬如阳和之地，有太阳之照，则万物发育；处于阴寒幽冷之区，则草木萎槁，安得有萌芽之达耶？又譬如淤泥湿田，非遇烈日炎氛，未易烁干，是土必得火而燥也。人身脾土何独不然，无火则所用之饮食停积于中，而癥瘕生焉。若用攻逐之法，则亏损脾阴，势所不免；何若仍补命门之火，扶助脾土，则旺土自能消化，不必攻逐而癥瘕自开，更觉渐移默夺之为胜哉！方用温土消瘕汤。

白术（一两） 茯苓（一两） 肉桂（二钱） 枳实（二钱） 人参（五钱） 巴戟天（五钱） 山楂（一钱）

水煎服。二剂块少减，又二剂块又减，十剂消化于乌有矣。

此方用巴戟天、肉桂温补命门之火，火旺则阴霾自灭。人参、白术、茯苓健脾又能利湿，湿去而土燥温和，寒虫水怪何所潜形？况有枳实、山楂之类，原能攻逐乎。此方殆治其源，而又治其标者也。……

人有胃气虚弱，食不能消，偶食坚硬之物，存于胃中，久则变为有形之物，腹中乱动，动时疼不可忍，得食则解，后则渐大，虽有饮食亦痛，人以为痞块成鳖也，谁知似鳖非鳖乎！盖痛之时，以手按之，宛如鳖身之背，四足之齐动也。夫鳖动物也，岂肯久安于一处，其非鳖也，明甚。何形之宛似乎？盖胃属土，土中所生之物，大约四足者居多。土中所生之物，喜静而不喜动，故安土重迁，形如鳖而不移也。但既不喜动，何以乱动？盖性虽喜静，而觅食充饥，则动静之物相同，试看其得食则减，而不乱动，非索食之验乎？日用饮食以供其口腹，则身形日大；身形既大，所用之饮食，何足以供之？自然啮皮伤肉，安得不痛哉？治法自当以杀虫为主。然杀虫犹攻邪也，攻邪必伤正气。补正以杀虫，又何疑乎？方用攻补两益汤。

榧子（十个） 白薇（三钱） 雷丸（三钱） 神曲（三钱） 槟榔（二钱） 使君子（十个） 白术（一两） 人参（五钱）

水煎服。一剂腹必大痛，断不可饮之茶水，坚忍半日，如渴再饮二煎药汁，少顷必将虫秽之物尽下而愈，不必二剂。

此方神奇，方中尽是杀虫之味，用之于人参、白术之中，且以二味为君主之药。盖冲锋破阵之帅，必得仁圣之君，智谋之相，筹画于尊俎之间，始能奏凯成功耳。倘舍人参、白术不用，徒用杀虫之味，亦未必无功，然斩杀过伤，自损亦甚，非十全之师也。……

人有气虚下陷，饮食停住于脾胃之间而成块者，久则其形渐大，悠悠忽忽，似痛不痛，似动不动，人以为痞块也，谁知是阳气不升之故乎！夫脾胃之气，日动宜升，不可一朝下陷。倘饥饱劳役，以伤其形，房帏秘戏，以伤其骨，加之厚味醇醪，不节口腹，则脾胃之气何能升哉？于是阳闭于阴之中，阴离于阳之内，阴阳两不交接，饮食不易消化矣。即能消化，而气结不伸，亦能成形，但其形外大而内歉，按之如空虚之状，见假象以惑人也。治法不必治块，惟升提阳气，则脾胃无下陷之虚，气块不消而自化矣。方用补中益气汤。

人参（三钱） 黄芪（一两） 当归（三钱） 陈皮（一钱） 甘草（一钱） 白术（一两） 柴胡（一钱） 升麻（四分） 半夏（一钱） 水煎服。

补中益气汤，乃提阳气之圣药也。此病原是气虚，故用黄芪补气为君。用白术一两者，以块结于腹，取其利腰脐，以通上下之气。参、归助芪、术，以健脾胃之土。土气既旺，用升、柴提之，则气尤易升。癥瘕之块，未必无痰涩之壅，加半夏入于陈皮、甘草之中，则消痰而又不耗气。同群共济，发扬阳气之升，即有邪结无不散矣。况原系气块，而非食块，有不立时消化者哉？多亦不过数剂，便可奏功也。……

人有正值饮食之时，忽遇可惊之事，遂停滞不化，久成瘕者。医有作痞块治之不效，用补药治之亦不效，盖惊气之未收也。夫少阳胆气，主发生者也，一遇惊则其气郁结不伸。胆与肝为表里，胆病而肝亦病，必加怒于脾胃之土。脾胃畏木气之旺，不能消化糟粕，于是木土之气两停于肠胃之间，遂成癥瘕而不可解也。治法必须开少阳之郁为先，佐之平肝之剂，则脾胃不畏肝胆之克，自能分消水谷，何至癥瘕之不散哉？方用逍遥散治之。

白术（二钱） 白芍（五钱） 当归（三钱） 柴胡（二钱） 陈皮（一钱） 半夏（一钱） 鳖甲（三钱） 甘草（五分） 茯苓（三钱）

水煎服。一剂轻，二剂又轻，十剂全愈。

逍遥散乃解郁之神药也。肝胆二经之郁结开，则脾胃之癥瘕不攻自破矣。……

人有偶食难化之物，忽又闻惊骇之事，则气结不散，食亦难消，因而痰裹成瘕，人以为痞也，谁知是惊气之闭结乎！夫惊则气下，疑有食必随气而下矣，胡为因惊反多留滞耶？不知气乃无形，食乃有形也。无形之气，随惊而下降；有形之物，随惊而上升。且惊则气下于肝中，而不下于脾中也。气下于肝，则肝之气不散，而下克脾土，即无物相间，尚留物不化，况原有难化之物，受于未惊之前，安得即化乎？此癥瘕所以生也。治法必去惊骇之气，大培脾胃之土，则癥瘕不攻自散也。方用培土化瘕汤。

白术（一两）　柴胡（一钱）　茯苓（三钱）　山药（四钱）　神曲（二钱）　山楂（一钱）　枳壳（五分）　两头尖（三钱）　厚朴（一钱）　鳖甲（一钱五分）　白薇（一钱）　何首乌（生用二钱）　白芍（五钱）　白芥子（二钱）

水煎服。十剂癥瘕消半，再服十剂全消。

此方用白术以培土，何又用白芍以平肝？盖脾弱由于肝胆之相制，用白芍以平肝胆，正所以培脾胃之土也。肝既不克脾胃之土，则土气升腾，无物不化，况益之消瘕破癥之味，何块之不除哉？且方中柴胡一味，已抒肝胆之气，胆气扬而肝气快，总有惊骇，不知消归何处，宁患癥瘕之固结哉？

——清·陈士铎《辨证录·卷之七·癥瘕门》

【提要】　本论主要阐述癥瘕的辨证施治。要点如下：其一，对于肝气郁结，脾胃气滞而致癥瘕者，平肝解郁，健脾开胃，以平肝消瘕汤治疗。其二，对于脾气虚寒，命门火衰而致癥瘕者，补命门火，辅助脾土，以温土消癥汤治疗。其三，对于胃气虚弱，食不能消而致癥瘕者，攻邪杀虫，补益胃土，以攻补两益汤治疗。其四，对于气虚下陷，饮食停滞而致癥瘕者，升提阳气，消痰化滞，以补中益气汤治疗。其五，对于肝胆受惊，饮食不化而致癥瘕者，开郁平肝，健脾利胃，以逍遥散治疗。其六，对于因惊气下，升降失衡而致癥瘕者，疏肝利胆，培补脾胃，以培土化痰汤治疗。

王清任　论血受寒热而成积块

积聚一症，不必论古人立五积、六聚、七癥、八瘕之名，亦不议驳其错，驳之未免过烦。今请问在肚肠能结块者是何物？若在胃结者，必食也；在肠结者，燥粪也。积块日久，饮食仍然如故，自然不在肠胃之内，必在肠胃之外。肠胃之外，无论何处，皆有气血。气有气管，血有血管。气无形不能结块，结块者，必有形之血也。血受寒，则凝结成块；血受热，则煎熬成块。竖血管凝结，则成竖条；横血管凝结，则成横条；横竖血管皆凝结，必接连成片，片凝日久，厚而成块。既是血块，当发烧，要知血府血瘀必发烧。血府，血之根本，瘀则殒命；肚府血瘀不发烧，肚腹，血之梢末，虽瘀不致伤生。

——清·王清任《医林改错·上卷·膈下逐瘀汤所治症目·积块》

【提要】　本论主要阐述血受寒热而成积块。要点如下：其一，结块如在肠胃之中，饮食定会受到影响。若饮食无变化，结块定在肠外。其二，血受寒或得热后，或凝结成块，或煎熬成块而形成积证，从而补充了积病的成因。

唐宗海　积聚癥瘕综论

积聚之证，或横亘心下，或盘踞腹中，此非凝痰，即是里血，通以化滞丸主之。凝痰用清茶送下，里血用醋、酒送下。无论脐上脐下，左右兼治。又凡在脐下，多是血积，抵当丸治之。

又有癥瘕见于脐下，或见或没为瘕，常见不没为癥。癥宜膈下逐瘀汤、抵当丸，瘕宜橘核丸。

按痞满者胸膈间病，积聚者大腹之病，癥瘕者下焦之病，统以真人化铁汤加吴萸治之，统以逍遥散和之。

——清·唐宗海《血证论·卷六·痞满》

【提要】 本论主要阐述积聚、癥瘕的病因病机及辨证施治。要点如下：其一，积聚是由痰凝、瘀血滞于脏腑经络间而成，或在心下，或在腹中，治以化滞丸为主。其二，脐下之积聚多为血积，以抵当丸治之。其三，本论将癥瘕与积聚分论，认为积聚可成于腹中各处，而癥瘕位于下焦，多在脐下，并简述癥、瘕的鉴别要点。

2.30 淋 证

淋证是指以小便频数短涩、淋沥刺痛、小腹拘急引痛为主要表现的病证。病因可归结为外感时邪、饮食不节、情志失调、房事劳逸四个方面。主要病机为湿热蕴结下焦，肾与膀胱气化不利。其病位在膀胱与肾。湿热等邪蕴结膀胱，或久病脏腑功能失调，均可引起肾与膀胱气化不利，而致淋证。淋证分六淋，均有小便频涩、滴沥刺痛、小腹拘急引痛等症状，各种淋证又有不同的特殊表现。热淋起病多急骤，小便赤热，溲时灼痛，或伴有发热，腰痛拒按；石淋以小便排出砂石为主症，或排尿时突然中断，尿道窘迫疼痛，或腰腹绞痛难忍；气淋小腹胀满较明显，小便艰涩疼痛，尿后余沥不尽；血淋为溺血而痛；膏淋证见小便浑浊如米泔水，或滑腻如膏脂；劳淋小便不甚赤涩，溺痛不甚，但淋沥不已，时作时止，遇劳即发。基本治则为实则清利，虚则补益。具体而言，实证以膀胱湿热为主者，治宜清热利湿；以热灼血络为主者，治以凉血止血；以砂石结聚为主者，治以通淋排石；以气滞不利为主者，治以利气疏导。虚证以脾虚为主者，治以健脾益气；以肾虚为主者，治宜补虚益肾。同时正确掌握标本缓急，在淋证治疗中尤为重要。对虚实夹杂者，又当通补兼施，审其主次缓急，兼顾治疗。

◆ 张仲景 论淋证辨治※*

淋之为病，小便如粟状，小腹弦急，痛引脐中。

淋家不可发汗，发汗则必便血。

小便不利者，有水气，其人若渴，瓜蒌瞿麦丸主之。

瓜蒌瞿麦丸方

瓜蒌根（二两） 茯苓 薯蓣（各三两） 附子（一枚，炮） 瞿麦（一两）

上五味，末之，炼蜜丸梧子大。饮服三丸，日三服。不知，增至七八丸，以小便利，腹中温为知。

小便不利，蒲灰散主之，滑石白鱼散、茯苓戎盐汤并主之。

蒲灰散方

蒲灰（七分） 滑石（三分）

上二味，杵为散，饮服方寸匕，日三服。

滑石白鱼散方

滑石（二分）　乱发（二分，烧）　白鱼（二分）

上三味，杵为散。饮服方寸匕，日三服。

茯苓戎盐汤方

茯苓（半斤）　白术（二两）　戎盐（弹丸大，一枚）

上三味，先将茯苓、白术煎成，入戎盐，再煎，分温三服。

脉浮发热，渴欲饮水，小便不利者，猪苓汤主之。

猪苓汤方

猪苓（去皮）　茯苓　阿胶　滑石　泽泻（各一两）

上五味，以水四升，先煮四味，取二升，去滓，内胶烊消。温服七合，日三服。

——汉·张仲景《金匮要略方论·卷中·消渴小便不利淋病脉证并治》

【提要】　本论主要阐述淋证的辨证施治。要点如下：其一，淋病，多表现为小便不利，或如粟状，小腹弦急，痛引脐中。并给出五首治疗方剂。其二，本论未提及淋证病机。但《金匮要略·五脏风寒积聚篇》中指出"热在下焦，则尿血，亦令淋秘不通"，对淋证的病机给予初步的阐释。其三，淋证的治疗禁忌，为"淋家不可发汗，发汗则必便血"。

《中藏经》　论淋证病因病机※※

诸淋与小便不利者，皆由五脏不通，六腑不和，三焦痞涩，荣卫耗失。冒热饮酒，过醉入房，竭散精神，劳伤气血；或因女色兴，而败精不出；或因迷宠不已，而真髓多输；或惊惶不次，或思虑未宁；或饥饱过时，或奔驰才定；或隐忍大小便，或发泄久兴；或寒入膀胱，或暑中胞囊：伤兹不慎，致起斯疾。状候变异，名亦不同，则有冷、热、气、劳、膏、砂、虚、实之八种耳。冷淋者，小便数，色白如泔也。热淋者，小便涩，而色赤如血也。气淋者，脐腹满闷，小便不通利而痛也。劳淋者，小便淋沥不绝，如水之滴漏而不断绝也。膏淋者，小便中出物如脂膏也。砂淋者，腹脐中隐痛，小便难，其痛不可忍须臾，从小便中下如砂石之类，有大者如皂子，或赤或白（一作黄），色泽不定。此由肾气弱而贪于女色，房而不泄，泄而不止，虚伤真气，邪热渐强，结聚而成砂。又如以水煮盐，火大水少，盐渐成石之类。谓肾者水也，咸归于肾，水消于下，虚热日甚，煎结而成。此非一时而作也，盖远久乃发，成节五岁，败即三年。壮人，五载祸必至矣，宜乎急攻。八淋之中，唯此最危。其脉盛大而实者可治，虚小而涩者不可治。虚者谓胃肾与膀胱俱虚，而精滑梦泄，小便不禁者也。实则谓经络闭涩，水道不利，而茎痛腿酸者也。又诸淋之病，与淋相从者活，反者死凶。治疗之际，亦在详酌耳。

——六朝·佚名氏《中藏经·卷中·论诸淋及小便不利》

【提要】　本论主要阐述淋证的病因病机。要点如下：其一，诸淋"皆由五脏不通，六腑不和，三焦痞涩，荣卫耗失"所致。所论病因，涵盖了外邪、饮食、劳倦及房事等多方面。其二，指出诸淋"状候变异，名亦不同，则有冷、热、气、劳、膏、砂、虚、实之八种耳"。论中在对淋证各种证候的论述中，特别分析了石淋的病机，并强调其危害，指出"八淋之中，唯此最危"，对其预后、治法亦有详论。

巢元方　论淋证病因病机※*

诸淋候

诸淋者，由肾虚膀胱热故也。膀胱与肾为表里，俱主水。水入小肠，下于胞，行于阴，为溲便也。肾气通于阴。阴，津液下流之道也。若饮食不节，喜怒不时，虚实不调，则腑脏不和，致肾虚而膀胱热也。膀胱，津液之府，热则津液内溢而流于睾，水道不通，水不上不下，停积于胞，肾虚则小便数，膀胱热则水下涩，数而且涩，则淋沥不宣，故谓之为淋。其状，小便出少起数，小腹弦急，痛引于脐。

又有石淋、劳淋、血淋、气淋、膏淋。

石淋候

石淋者，淋而出石也。肾主水，水结则化为石，故肾客沙石。肾虚为热所乘，热则成淋。其病之状，小便则茎里痛，尿不能卒出，痛引少腹，膀胱里急，沙石从小便道出。甚者塞痛，令闷绝。

气淋候

气淋者，肾虚膀胱热，气胀所为也。膀胱与肾为表里，膀胱热，热气流入于胞，热则生实，令胞内气胀，则小腹满，肾虚不能制其小便，故成淋。其状，膀胱小腹皆满，尿涩，常有余沥是也，亦曰气癃。诊其少阴脉数者，男子则气淋。

膏淋候

膏淋者，淋而有肥状似膏，故谓之膏淋，亦曰肉淋。此肾虚不能制于肥液，故与小便俱出也。

劳淋候

劳淋者，谓劳伤肾气，而生热成淋也，肾气通于阴。其状，尿留茎内，数起不出，引小腹痛，小便不利，劳倦即发也。

热淋候

热淋者，三焦有热，气搏于肾，流入于胞而成淋也。其状，小便赤涩。亦有宿病淋，今得热而发者，其热甚则变尿血。亦有小便后如似小豆羹汁状者，蓄作有时也。

血淋候

血淋者，是热淋之甚者，则尿血，谓之血淋。心主血，血之行身，通遍经络，循环腑脏。其热甚者，血则散失其常经，溢渗入胞，而成血淋也。

寒淋候

寒淋者，其病状，先寒战，然后尿是也。由肾气虚弱，下焦受于冷气，入胞与正气交争，寒气胜则战寒而成淋，正气胜则战寒解，故得小便也。

——隋·巢元方《诸病源候论·卷十四·淋病诸候》

【提要】　本论主要阐述各类型淋证的病因病机。要点如下：其一，阐明淋病的主要病机，是肾虚膀胱热。其二，将淋病分为石淋、劳淋、血淋、气淋、膏淋、寒淋和热淋七类，从而奠定了后世淋证分类的基础。其三，论中在石淋、劳淋、气淋、膏淋这四类证候中，强调了"肾虚"这一主要的病机要素。

孙思邈 论淋证病机为下焦客热※*

论曰：热结中焦则为坚，下焦则为溺血，令人淋闭不通。此多是虚损人，服大散，下焦客热所为。亦有自然下焦热者，但自少，可善候之。

凡气淋之为病，溺难涩，常有余沥。石淋之为病，茎中痛，溺不得卒出。膏淋之为病，尿似膏自出。劳淋之为病，劳倦即发，痛引气冲下。热淋之为病，热即发，甚则尿血，治之皆与气淋同。凡人候鼻头色黄者，小便难也。

——唐·孙思邈《备急千金要方·卷二十一·消渴淋闭方》

【提要】 本论主要阐述淋证的病机为下焦客热。其一，论中禀承《金匮要略》下焦客热的观点，但其强调本病多是虚损人过服热性补药，致使下焦积热所致，由此可见淋证在当时发病、流行的特点。其二，在证候分类上与《诸病源候论》无大的差异。但在热淋的治疗上，指出"治之皆与气淋同"的观点，是其独到之处。

陈无择 论淋证病因病机※*

淋，古谓之癃，名称不同也。癃者，罢也；淋者，滴也。今名虽俗，于义为得。古方皆云：心肾气郁，致小肠膀胱不利。复有冷淋、湿淋、热淋等，属外所因；既言心肾气郁，与夫惊忧恐思，即内所因；况饮啖冷热、房室劳逸，及乘急忍溺，多致此病，岂非不内外因？三因备明，五淋通贯，虽证状不一，皆可类推，所谓得其要者，一言而终也。

诸淋大率有五：曰冷，曰热，曰膏，曰血，曰石。五种不同，皆以气为本，多因淫情交错，内外兼并，清浊相干，阴阳不顺，结在下焦，遂为淋闭。

——宋·陈无择《三因极一病证方论·卷十二·淋闭叙论》

【提要】 本论主要阐述淋证的病因病机。要点如下：其一，根据"三因"学说，阐明淋证的病因。其中冷、湿、热等外邪，属外因；惊忧恐思，即内因；饮啖冷热、房室劳逸，及乘急忍溺，为不内外因。指出淋证是内外合邪结于下焦而致。其二，指出冷淋、热淋、膏淋、血淋、石淋，"五种不同，皆以气为本，多因淫情交错，内外兼并，清浊相干，阴阳不顺，结在下焦，遂为淋闭"。

严用和 论淋闭与癃闭※*

膀胱不利为癃闭。此由饮酒房劳，或动役冒热，或饮冷逐热，或散石发动，热结下焦，遂成淋闭。亦有温病后余热不散，霍乱后当风取凉，亦令人淋闭。淋闭之为病，种凡有五，气、石、血、膏、劳是也。气淋为病，小便涩，常有余沥。石淋为病，茎中痛，溺卒不得出。膏淋为病，尿似膏出。劳淋为病，劳倦即发，痛引气冲。血淋为病，热即发，甚则尿血，候其鼻头色黄者，小便难也。

——宋·严用和《严氏济生方·小便门·淋利论治》

【提要】 本论主要结合癃闭与淋闭的区别，论述了淋证的病因与分类。其一，淋证的病因有饮酒房劳，或动役冒热，或饮冷逐热，或散石发动以及温病后余热不散，霍乱后当风取凉等。其病机为热结下焦。其二，淋病可分为气、石、血、膏、劳五种。对各类淋证的主要特点进行了归纳。

杨士瀛 诸淋综论※※

诸淋所发，皆肾虚而膀胱生热也。水火不交，心肾气郁，遂使阴阳乖舛，清浊相干，蓄在下焦，故膀胱里急，膏血、砂石从小便道出焉，于是有欲出不出，淋沥不断之状，甚者窒塞其间，则令人闷绝矣。大凡小肠有气则小便胀，小肠有血则小便涩，小肠有热则小便痛。痛者，为血淋；不痛者，为尿血；败精结者，为砂；精结散者，为膏；金石结者，为石。揣本揆原，各从其类也。执剂之法，并用流行滞气，疏利小便，清解邪热，其于调平心火，又三者之纲领焉。心清则小便自利，心平则血不妄行。最不可姑息用补，气得补而愈胀，血得补而愈涩，热得补而愈盛。水窦不行，加之谷道闭遏，未见其有能生者也。虽然，肾气虚弱，囊中受寒，亦有挟冷而小便淋涩者，其状先寒战而后溲便。盖冷气与正气交争，冷气胜则寒战而成淋，正气胜则寒战解而得便溺也。况又有胞系转戾之不通者乎！是不可以无辨。胞转证候，脐下急痛，小便不通。凡强忍小便，或尿急疾走，或饱食忍尿，饱食走马，忍尿入房，使水气上逆，气迫于胞，故屈戾而不得舒张也。胞落即殂。

——宋·杨士瀛《仁斋直指方论·卷之十六·诸淋·诸淋方论》

【提要】 本论主要阐述淋证的病因病机及辨证施治。要点如下：其一，指出小肠功能失职与淋证的病机联系。如小肠有气则小便胀，小肠有血则小便涩，小肠有热则小便痛。其二，阐明血淋、砂淋、膏淋、石淋的病因病机，并区分尿血与血淋的不同。指出排尿痛，为血淋；不痛，为尿血。其三，阐述了淋证的治法，首论三纲——流行滞气、疏利小便与清解邪热，又指出"调平心火，又三者之纲领"，同时强调不可姑息使用补法。其四，专门论述了冷淋与转胞的治法。

李东垣 淋证综论※※

夫小便者，是足太阳膀胱经所主也，长生于申。申者，西方金也，肺合生水。若肺中有热，不能生水，是绝其水之源。《经》云：虚则补其母。宜清肺而滋其化源也，故当从肺之分，助其秋令，水自生焉。又如雨、如露、如霜，皆从天而降下也，乃阳中之阴，明秋气自天而降下也。且药有气之薄者，乃阳中之阴，是感秋清肃杀之气而生，可以补肺之不足，淡味渗泄之药是也。茯苓、泽泻、琥珀、灯心、通草、车前子、木通、瞿麦、萹蓄之类，以清肺之气，泄其火，资水之上源也。如不渴而小便不通者，热在下焦血分，故不渴而大燥，小便不通也。热闭于下焦者，肾也，膀胱也，乃阴中之阴，阴受热邪，闭塞其流。易上老云：寒在胸中，遏绝不入，热在下焦，填塞不便，须用感北方寒水之化、气味俱阴之药，以除其热，泄其闭塞。《内经》云：无阳则阴无以生，无阴则阳无以化。若服淡渗之药，其性乃阳中之阴，非纯阳之剂，阳无以化，何能补重阴不足也？须用感地之水运而生，太苦之味，感天之寒药而生，大寒之气，此气味俱阴，乃阴中之阴也。大寒之气，人禀之生膀胱，寒水之运，人感之生肾，此药能补肾与膀胱。受阳中之阳，热火之邪，而闭其下焦，使小便不通也。夫用大苦寒之药，治法当寒因热用。又云：必伏其所主，而先其所因。其始则气同，其终则气异也。

——金·李东垣《兰室秘藏·卷下·小便淋闭门》

【提要】　本论主要阐述淋证的病因病机及辨证施治。要点如下：其一，将天地四时之气，摹比脏腑气机升降及药性沉浮，从而对淋证的病机与治疗，提出独到见解。其二，阐明淋证是因肺中有热，不能生水，绝其水之源，治当清肺而滋其化源，助其秋令，水自生焉。其三，治疗上，应用淡味渗泄之药，以清肺气，泄其火，资水之上源，如茯苓、泽泻、琥珀、灯心、通草、车前子、木通、瞿麦、萹蓄等。其四，热在下焦，则须用感北方寒水之化、气味俱阴之药，以除其热，泄其闭塞。

朱丹溪　论淋证辨治※*

淋者，解热利小便；闭者，行气则水自下。有气虚则气不行，血虚则气不升，痰多气塞则气不运。治法，气虚补气，血虚补血，痰多导痰。先服本药，后皆用吐之以提其气，气升则水自下，加以五苓散。有人患淋，乃血滞，故四物汤内加杜牛膝而愈，死血亦淋也。

——元·朱丹溪《脉因证治·卷二·淋》

淋有五，皆属乎热。解热利小便，山栀子之类。山栀子去皮一合，白汤送下。淋者，小便淋沥，欲去不去，不去又来，皆属于热也。

——元·朱丹溪撰，明·程充校补《丹溪心法·卷三·淋》

【提要】　本论主要阐述淋证的辨证施治。要点如下：其一，提出"淋有五，皆属乎热"。还提出"有气虚则气不行，血虚则气不升，痰多气塞则气不运"，以及"有人患淋，乃血滞""死血亦淋也"。其二，治疗上，提出"解热利小便""气虚补气，血虚补血，痰多导痰""吐之以提其气"，血滞则活血化瘀等法。

戴思恭　淋证综论※*

膀胱主水，水入于胞为溲便。若饮食不节，喜怒不时，虚实不调，则脏不知，致肾虚膀胱有热，肾虚则小便数，膀胱热则水涩而数，涩则淋沥不宣，故曰淋。小腹弦急，痛引于脐。又须分石、膏、血、劳、气、冷。其石淋，如沙石。膏淋，肥腻若脂膏，又名肉淋。血淋，心主血，气通小肠，热甚则抟于血脉，血得热则流行于胞中与溲俱下。劳淋，劳倦则发。气淋，胞内气胀，小腹坚满，出少喜数，尿有余沥。冷淋，冷气客于下焦，邪正交争，满于胞内，水道不宣，先寒颤，然后便溺成淋，可谓得其病情矣。《内经》病因又不止此，若太阴作初气，病中热胀，脾受积湿之气，小便黄赤，甚则淋。少阳作二气，风火郁于上而热甚，病淋。盖五脏六腑、十二经脉，气皆相通移，是故足太阳主表，上行则统主诸阳之气，下行则入膀胱。又肺者通调水道，下输膀胱，脾胃消化水谷，或在表在上在中。凡有热则水液皆热，转输下之，然后膀胱得之而热矣！且小肠是心之腑，主热者也，其水必自小肠渗入胞中。诸热应于心者，其小肠必热，胞受其热，《经》谓胞移热于膀胱，则癃溺血是也。是知初起之热邪不一，皆得传于膀胱而成淋，故淋症必治其本，若止治胞中之热，未为善也。夫淋必由热甚生湿，湿生则水液浑浊，凝结为淋。又有服金石、入房太甚，败精流于胞中，及饮食痰积渗入者，皆能成淋。先生治小儿，在胎禀父母金石余毒之气，病淋十五年，治以紫雪而愈。凡治病必求其本也。

——明·戴思恭《推求师意·卷上·杂病门·淋》

【提要】 本论主要阐述淋证的病因病机及辨证施治。要点如下：其一，若饮食不节，喜怒不时，虚实不调，则脏不知，致肾虚膀胱有热，肾虚则小便数，膀胱热则水涩而数，涩则淋沥不宣，故曰淋。其二，论中将淋证分为石淋、膏淋、血淋、劳淋、气淋和冷淋，并分别指出各自的证候特征。其三，论中指出，心热移于小肠，胞受其热移于膀胱，则变生淋证。据此认为此病不可单纯清理膀胱之热，要治病求本。其四，本论重视湿热病机在淋证发生发展过程中的重要性，指出"淋必由热甚生湿，湿生则水液浑浊，凝结为淋"，故湿热是淋证的关键病机。

虞抟 论淋秘辨治大要**

一云淋秘大要有三：有血虚者，血因火燥，下焦无血，通路枯涩，气降迟缓，致渗泄之令失常，宜降血降火，四物加知柏、牛膝、甘草梢。有气虚者，膻中之气不下，气海之气不化，以致溲便不通，治宜四物加参、芪，吞滋肾丸。有痰者，痰热隔滞中焦，阻塞升降，气不运行，以致淋涩不通，治宜二陈汤探吐。古人治淋秘率用吐法以提其气，滑伯仁用朱雀汤，多加枳实，是皆下病上取之义也。通用五苓散、五淋散、清肺饮子、小蓟汤，血淋用八正散、滋肾丸。……

血淋一症，须辨血色用药：色鲜者，心与小肠实热；色瘀者，肾与膀胱虚冷。

——明·虞抟《苍生司命·卷七·淋秘证》

【提要】 本论主要阐述淋证的辨证施治的三条纲领。要点如下：其一，血虚者，下焦血燥无血，宜降血降火，四物汤加知柏、牛膝、甘草梢。其二，气虚者，气海之气不化，治宜四物汤加参、芪，吞滋肾丸。其三，有痰者，中焦痰滞，气不运化，治宜二陈汤探吐，阐述了下病上取之义。其四，提出血淋宜辨血色用药，阐明"色鲜者，心与小肠实热；色瘀者，肾与膀胱虚冷"。

虞抟 淋证综论**

《内经》曰：饮食入胃，游溢精气，上输于脾，脾气散精，上归于肺，通调水道，下输膀胱。夫膀胱者，主足太阳寒水之化，其体有下口而无上口者也。长生在申，是故西方肺金以为之母而资其化也。肺金清肃，则水道通调而渗营于下耳。然肺金又借脾土健旺，以资化原，而清气得以上升，而归于肺以运行也。故《经》又曰：清阳出上窍，浊阴出下窍。故清阳不升，则浊阴不降，而成淋闭之患矣。先哲以滴水之器譬之，上窍闭则下窍不出，此理甚明。故东垣使灸百会穴，丹溪使吐以提其气之横格，是皆开上窍之法也。原其为病之由，皆膏粱之味，湿热之物，或烧酒炙肉之类，郁遏成痰，以致脾土受害乏力，不能运化精微，清浊相混，故使肺金无助，而水道不清，渐成淋闭之候。或谓用心太过，房劳无节，以致心肾不交，水火无制，清阳不升，浊阴不降，而成天地不交之否，皆先哲之法言也。

东垣分在气、在血而治之，以渴与不渴而辨之耳。如渴而小便不利者，热在上焦气分，肺金主之，宜用淡渗之药，茯苓、泽泻、琥珀、灯心、通草、车前子、瞿麦、萹蓄之类，以清肺金之气，泻其火以滋水之上源也。不渴而小便不利者，热在下焦血分，肾与膀胱主之，宜用气味俱阴之药，知母、黄柏之类，滋肾丸是也。除其热，泄其闭塞，以滋膀胱肾水之下元也。治淋之法，无越于此，学者不可不知。

——明·虞抟《医学正传·卷六·淋闭》

【提要】 本论主要阐述淋证的病因病机及辨证施治。要点如下：其一，在《兰室秘藏》基础上，论述淋证的病机与治法。阐明由于脾土受损，不能运化精微，清浊相混，故使肺金无助，而水道不清。在这一过程中，提及了痰是重要的病理产物与致病因素。其二，治疗上，基本秉承《兰室秘藏》之说。如以渴与不渴为纲，辨在气在血而治之。如渴而小便不利者，热在上焦气分，肺金主之，宜用淡渗之药。如不渴而小便不利者，热在下焦血分，肾与膀胱主之，宜用气味俱阴之药。

徐春甫 论淋证辨治※*

治淋证要审新久虚实

淋证初作者，主于实热，当利之，八正散之属是也。既利之而不愈，久久而气下陷者，虚也，宜升其气，气升而水自下。升而不愈，必用吐法，吐之而气自升也。痰多者用二陈汤，先服后吐。痰气闭塞者，二陈加木通、香附探吐。

便血不痛者为血尿，尿血而痛者为血淋也

血淋一证，须看血色。若血鲜者，心与小肠实热，若色瘀为积败之血也。《丹溪心法》附录云：色瘀者乃肾与膀胱虚冷。误也。服汉椒根，意盖因瘀积特用辛味行其凝滞之瘀血耳。若谓虚冷而用热药，岂理也哉？此其热因热用之义也。丹溪既云五淋皆热，附录者何相戾焉？有瘀血作淋者，用牛膝膏。淋证有血，因火燥下焦，血气不得升降，而渗泄之令不行也，宜补阴降火，四物汤加知母、黄柏，或用四物汤下滋肾丸。

——明·徐春甫《古今医统大全·卷七十一·淋证门·治法》

【提要】 本论主要阐述淋证的辨证施治。要点如下：其一，淋证的治疗，要辨新久虚实。淋病初得者，多为实证，宜利；久则为虚，宜升；升而不愈，则用吐法。其二，诊察血淋，须看血色。若血鲜者，属心与小肠实热；若色瘀则属积败之血。淋证有血，是因火燥下焦，血气不得升降，而渗泄之令不行所致，宜补阴降火。

周慎斋 论淋证辨治※*

淋闭，虚则补其母，清肺气而泻火。渴而大便闭，小便赤，热在上焦气分，宜利膀胱，清心莲子饮；不渴而闭，热在下焦血分，宜滋阴，四物汤加黄柏、知母。无阳则阴无以生，无阴

则阳无以化。血虚气滞,下焦热也,滋肾丸空心送下百丸,前阴必下异物为验。因房劳,腰肾如坐水中,用补中益气加附子;久病不愈,益智、小茴、滑石煎服。暑湿而作淋痛者,车前、滑石、木通、栀子各二钱,桂心三分,灯心煎服。淋证因房劳过度,宜温肾,八珍汤加茯神、杜仲、杞子各一钱。如阴囊冰冷者,补中益气汤加附子。淋久则气下陷,囊冷则下焦虚寒,故温而升之也。

沙淋,小水不得出,用猪尿胞一枚,口头入小竹管,内将口气吹满,用绳扎紧尿胞,插在尿孔内,解去所扎绳,将所吹气挤送在内,其尿自出无滞。

石淋,用土牛膝一握,煎汤,入麝香半分、乳香三分服。

凡淋痛者为实,不痛者为虚。实用升麻葛根汤加连翘、木通,虚用补中益气汤。

血淋,用车前叶煎汤。石淋,用琉璃,研末酒下,有效。

——明·周慎斋《周慎斋遗书·卷九·淋》

【提要】 本论主要阐述淋证的辨证施治。要点如下:其一,本论对淋证的辨证,秉承李东垣所论及虞抟之说,如辨渴与不渴、辨在气在血、辨痛与不痛、辨病因病机等。其二,治疗上,除提出"淋闭,虚则补其母,清肺气而泻火"外,还针对淋证的各种证候,分别提出"热在上焦气分,宜利膀胱""热在下焦血分,宜滋阴"等系列治法及方药。此外,还针对沙淋、石淋、血淋等提出经验方。

龚　信、龚廷贤　论治五淋用补中益气汤※※

治五淋用补中益气汤有殊效。按此方治淋,多谓膀胱之气虚损,不能运用水道,故滞而不通而成诸淋也,用此养元气,故有效焉。

——明·龚信撰,龚廷贤续补《古今医鉴·卷八·淋闭》

【提要】 本论主要阐述治五淋用补中益气汤有殊效的原理。要点如下:指出膀胱之气虚损,不能运用水道,故滞而不通而成诸淋,故以补中益气汤养元气,故有效。

孙一奎　妇人砂石淋论治※※

惟妇人治法尚略,顾今时妇人患此颇多,鲜获奇效,缘由未得其真括也。考之《经》曰:肝主小便淋溲。妇人经未绝年,皆厥阴肝经用事,肝主谋虑者也。妇人之性,多于偏鄙,郁而不决,气道因涩,郁久成火,凝滞浊液,渐结成粒,名曰砂石淋是也。今之治淋者,动手辄用五苓、八正之类,皆淡渗利窍之剂,于病未尝远也,而底绩不树何耶? 殊不知淡渗,皆在天之阳也,但能利肺气,是气降而水利矣,非治有形之阴病也。肾乃肺之子也,淡渗过剂,肾气夺矣,阴血日亏,郁火日炽。《经》曰:无阳则阴无以化,无阴则阳无以生。淡渗皆泄气而损血者,血损则窍愈涩,涩则病剧。治当开郁火、养阴血,兼之以导气之药。《经》曰:壮者气行则愈。阴血旺,气道滑,病自瘳矣。正如河涸舟粘,纵用力多,未若决水为易也,学者其可忽诸!

——明·孙一奎《赤水玄珠·卷十五·癃门·淋闭余论》

【提要】　本论主要阐述了妇女砂石淋的病因病机及治法。要点如下：其一，砂石淋的病因病机为肝气久郁成火，凝滞浊液，渐结成粒所致。其二，治疗淋证不应随便使用淡渗之品，以免渗泄阳气而损伤阴血。当治以开郁火、养阴血，兼之以导气之法。

张介宾　论淋证辨治※*

论证

淋之为病，小便痛涩滴沥，欲去不去，欲止不止者是也。是亦便浊之类，而实浊之甚者。但浊出于暂，而久而不已，则为淋证。其证则或有流如膏液者，或出如砂石而痛不可当者，或有如筋条者，或时为溺血、血条者，此淋之与浊诚有不同。故严氏有五淋之辨，曰气、石、血、膏、劳也。气淋为病，小便涩，常有余沥。石淋，茎中痛，溺如砂石，不得卒出。膏淋，溺如膏出。劳淋，劳倦即发，痛引气冲。血淋，遇热即发，甚则溺血，候其鼻头色黄者，小便难也。大抵此证，多由心肾不交，积蕴热毒，或酒后房劳，服食燥热，七情郁结所致。此严氏之说，固已尽之，然淋之初病，则无不由乎热剧，无容辨矣。但有久服寒凉而不愈者，又有淋久不止，及痛涩皆去，而膏液不已，淋如白浊者，此惟中气下陷，及命门不固之证也。故必以脉以证，而察其为寒、为热、为虚，庶乎治不致误。

论治

热蓄膀胱，溺赤热甚，而或痛或涩者，必当专去其火，宜先用抽薪饮、大分清饮、七正散之类主之。若小水不利，而烦热难解者，惟绿豆饮为最妙。若兼大便燥结者，宜八正散主之。若微热不甚，或热势稍退者，宜加减一阴煎，或导赤散、火府丹、清心莲子饮之类主之。若小水不利者，宜清肺饮子主之。

治淋之法，大都与治浊相同。凡热者宜清，涩者宜利，下陷者宜升提，虚者宜补，阳气不固者宜温补命门，但当以前法通用，无他技也。

血淋证，若在男子，则凡便血不痛者，即为溺血，血来而痛者，即曰血淋，然无非逆血证耳。治法具详血证门。惟妇人之血淋，则多由冲任经脉之病，大与男子者不同，妇人门另有正条。

——明·张介宾《景岳全书·卷二十九必集·杂证谟·淋浊》

【提要】　本论主要阐述淋证的辨证施治。要点如下：其一，阐明便浊病程较短，日久不已，则为淋证，所以淋实浊之甚者。其二，指出"淋之初病，则无不由乎热剧"；久服寒凉之后，淋久不止，则有中气下陷、命门不固之证。其三，治疗上，认为治淋之法，大都与治浊法相同。热者宜清，涩者宜利，下陷者宜升提，虚者宜补，阳气不固者宜温补命门。其四，特别指出血淋与溺血之别及妇人血淋的特殊性。

李中梓　淋证综论※*

石淋

清其积热，涤去沙石，则水道自利，宜神效琥珀散、如圣散、独圣散，随证选用。

劳淋

有脾劳、肾劳之分。多思多虑，负重远行，应酬纷扰，劳于脾也，宜补中益气汤，与五苓散分进；专因思虑者，归脾汤。若强力入房，或施泄无度，劳于肾也，宜生地黄丸或黄芪汤；肾虚而寒者，金匮肾气丸。

血淋

有血瘀、血虚、血冷、血热之分。小腹硬满，茎中作痛欲死，血瘀也。一味牛膝煎膏，酒服大效，但虚人能损胃耳，宜四物汤加桃仁、通草、红花、牛膝、丹皮。血虚者，六味丸加侧柏叶、车前子、白芍药，或八珍汤送益元散。血色鲜红，心与小肠实热，脉必数而有力，柿蒂、侧柏、黄连、黄柏、生地黄、牡丹皮、白芍药、木通、泽泻、茯苓。血色黑黯，面色枯白，尺脉沉迟，下元虚冷也，金匮肾气丸，或用汉椒根四五钱，水煎冷服。然有内热过极，反兼水化而色黑者，未可便以为冷也，须以脉证详辨之。

气淋

有虚实之分。如气滞不通，脐下烦闷而痛，沉香散、石韦散、瞿麦汤；气虚者，八珍汤加杜仲、牛膝，倍茯苓。

膏淋

似淋非淋，小便色如米泔，或如鼻涕，此精溺俱出，精塞溺道，故欲出不快而痛，鹿角霜丸、大沉香散、沉香丸、海金沙散、菟丝子丸，随证选用。

冷淋

多是虚证，肉苁蓉丸、泽泻散、金匮肾气丸。

胞痹

膀胱者，州都之官，津液藏焉，气化则能出矣。风寒湿邪气客于胞中，则气不能化出，放胞满而水道不通。小腹、膀胱按之内痛，若沃以汤，涩于小便，以足太阳经其直行者，上交巅入络脑，下灌鼻则为清涕也，肾着汤、肾沥汤、巴戟丸。

——明·李中梓《医宗必读·卷八·淋证》

【提要】　本论主要阐述淋证的病因病机及辨证施治。要点如下：其一，论中分类论述了石淋、劳淋、血淋、气淋、膏淋、冷淋及胞痹的病因病机及辨证施治。其二，对劳淋、气淋、血淋的进一步分类，使本病的诊治框架更为清晰。如劳淋有脾劳、肾劳之分，气淋有虚实之分，血淋有血瘀、血虚、血冷、血热之分等。

王绍隆、潘　楫　论淋证病因病机※*

大抵皆三焦气化不及，热迫膀胱，令水道涩滞之所成也。劳、气、血、膏、石，虽分五种，其病机，必因劳动火，火盛搏气，甚及于血，血转为膏，膏转为石，自清而浊，自薄而厚，自柔而坚，自无形而渐有形。亦熬汁成膏，煮水结盐之义。岂真有砂石出水脏哉？至若肾虚不能制肥液，更可笑也。

如是，则淋秘又不独下焦为然，上中下之气，有一不化，则不得如决渎之水而出矣。

——明·王绍隆著，清·潘楫增注《医灯续焰·卷六·小便淋闷脉证》

【提要】　本论主要阐述淋证的病因病机。要点如下：其一，淋证是"三焦气化不及，热迫膀胱，令水道涩之所成"。其二，血淋化为石淋的过程，是因烦劳动火，火盛则及于血，血受热煎熬而转为膏，日久膏转为石。其三，淋证的整个发展过程，是自清而浊，自薄而厚，自柔而坚，自无形而渐有形的过程。

陈士铎　论感湿气而成淋辨治※*

人有感湿气而成淋者，其症下身重，溺管不痛，所流者清水而非白浊，人以为气虚成淋，谁知是湿重成淋乎！五淋之中，惟此淋最轻，然而最难愈，以湿不止在膀胱之经也。故治湿必须利气，而利气始能去淋也。

方用禹治汤。

白术（一两）　茯苓（一两）　薏仁（一两）　车前子（三钱）

水煎服。……

人有春夏之间，或遭风雨之侵肤，或遇暑气之逼体，上热下湿，交蒸郁闷，遂至成淋，绝无惊惧、忍精之过，人以为湿热之故也，谁知是肾虚而感湿热乎！治法急宜逐膀胱之湿热，以清其化源。然而膀胱之湿热去，而肾气仍弱，何能通其气于膀胱？淋症即愈，吾恐有变病之生矣，故于利湿、利热之中，更须益肾中之气也。

方用通肾祛邪散。

白术（一两）　茯苓（五钱）　瞿麦（一钱）　薏仁（五钱）　萹蓄（一钱）　肉桂（三分）　车前子（三钱）

水煎服。

——清·陈士铎《辨证录·卷八·淋证门》

【提要】　本论主要阐述感湿气而成淋的辨证施治。要点如下：其一，阐明肾虚与湿热病机的关系，言"膀胱之湿热去，而肾气仍弱，何能通其气于膀胱"。其二，认为湿邪所致淋证最轻，然而最难治愈；主张治湿必须利气，而利气始能去淋。所以通肾祛邪散比禹治汤，多了肉桂温肾纳气，于清利湿热之中益肾中之气。

冯兆张　论淋证隔二隔三之治※*

淋证无出于热，大法流行滞气，疏利小便，清解邪热，调平心火，然有隔二隔三之分。如膀胱有热不渴，则宜泻膀胱火，乃正治也。如口渴而肺燥，不能生水，宜清金，此隔二也。如脾湿不运，而清气不升，故肺不能生水，则当燥脾渗湿，宣扬胃气，此隔三也。大忌发汗，以阴虚故耳。亦忌补气，以胀满故耳。又当分在气在血：渴者在上焦气分，宜黄芩、茯苓、泽泻、灯心、瞿麦、萹蓄淡渗之剂，以降肺金之火，以清膀胱之源；不渴在下焦血分，宜知母、黄柏、牛膝、发灰、茅根行血之剂，以补肾水之源。

——清·冯兆张《冯氏锦囊秘录·杂症大小合参卷卷十四·淋症大小总论合参》

【提要】　本论主要阐述淋证隔二、隔三之治。要点如下：主要是依据五行生克关系，虚则补其母，子病治其母。膀胱有热，本应清泄水腑。若口渴肺燥，则以清金为主，以金生水，这是隔二治法。如果脾湿不运，则健脾运升脾气，培土生金，金又生水，这是隔三治法。另外，治疗中还应分在气在血：渴者病在上焦气分，治宜降肺；不渴病在下焦血分，治当行血补肾。

黄元御 论淋沥病因病机※※

淋沥者，乙木之陷于壬水也。膀胱为太阳寒水之府，少阳相火随太阳而下行，络膀胱而约下焦，实则闭癃，虚则遗溺。相火在下，逢水则藏，遇木则泄。癸水藏之，故泄而不至于遗溺，乙木泄之，故藏而不至于闭癃，此水道所以调也。

水之能藏，赖戊土之降，降则气聚也；木之能泄，赖己土之升，升则气达也。胃逆而水不能藏，是以遗溺；脾陷而木不能泄，是以闭癃。淋者，藏不能藏，既病遗溺，泄不能泄，又苦闭癃。

水欲藏而木泄之，故频数而不收；木欲泄而水藏之，故梗涩而不利。木欲泄而不能泄，则溲溺不通；水欲藏而不能藏，则精血不秘。缘木不能泄，生气幽郁而为热，溲溺所以结涩；水不能藏，阳根泄露而生寒，精血所以流溢。

而其寒热之机，悉由于太阴之湿。湿则土陷而木遏，疏泄不行，淋痢皆作。淋痢一理，悉由木陷，乙木后郁于谷道则为痢，前郁于水府则为淋。其法总宜燥土疏木，土燥而木达，则疏泄之令畅矣。

——清·黄元御《四圣心源·卷六·杂病解·淋沥根源》

【提要】 本论主要阐述淋沥的病因病机和治疗原则。要点如下：其一，遗溺是泄而不藏，癃闭是藏而不泄；淋沥是"藏不能藏，既病遗溺；泄不能泄，又苦闭癃"。其二，淋沥是由于太阴脾湿，土陷而木遏，疏泄不行所致。其三，治疗上，关键在于调和肝脾，燥土疏木，土燥而木达，可恢复肝木的疏泄之令。

尤在泾 淋证综论※※

淋症所感不一，或因房劳，或因忿怒，或因醇酒厚味。房劳者，阴虚火动也。忿怒者，气动生火也。醇酒厚味者，酿成湿热也。积热既久，热结下焦，所以淋沥作痛。初则热淋、血淋，久则煎熬水液，稠浊如膏、如沙、如石也。夫散热利小便，只能治热淋、血淋而已，其膏、石、沙淋，必须开郁行气，破血滋阴方可也。古方用郁金、琥珀，开郁也。青皮、木香，行气也。蒲黄、牛膝，破血也。黄柏、生地黄，滋阴也。东垣治小腹痛，用青皮、黄柏。夫青皮疏肝，黄柏滋肾，盖小腹乃肝肾部位也。

——清·尤在泾《金匮翼·卷八·诸淋》

【提要】 本论主要阐述淋证的病因病机及辨证施治。要点如下：其一，阐明醇酒厚味，酿成湿热；积热既久，热结下焦，则淋沥作痛。初则热淋、血淋，久则煎熬水液，稠浊如膏，如沙如石。其二，指出散热利小便之法，只能治初起之热淋、血淋等；对于膏淋、石淋、沙淋，则必须开郁行气，破血滋阴方可。

 罗国纲　论淋证辨治※*

　　且淋证当分在气、在血而治之，以渴与不渴为辨。如渴而小便不利，热在上焦气分，肺金主之，宜用淡渗之药，如茯苓、泽泻、灯心、通草、车前、瞿麦、扁蓄之类，清其肺，以滋水之上源也。不渴而小便不利者，热在下焦血分，肾与膀胱主之，宜用气味俱阴之药，如滋肾丸：黄柏、知母各二两（酒浸阴干），肉桂二钱为末，蜜丸，空心服。方中用肉桂者，以欲降肾火，桂与火邪同体，此寒因热引也。姑举此以为例，触类而长之可也。

　　凡一切淋病，小便赤涩而痛者，必有热证，方以清热为急。若膏淋自流，不得以热论。

——清·罗国纲《罗氏会约医镜·卷十一·杂证·论淋癃》

　　【提要】　本节主要阐述淋证的辨证施治。要点如下：其一，论中言"分在气、在血而治之，以渴与不渴为辨"。阐明渴而小便不利，热在上焦气分；不渴而小便不利者，热在下焦血分。其二，指出滋肾丸中用肉桂的意义。阐明肉桂性热，与火邪同体，配伍在寒凉的药物之中，可引火归元。

郑寿全　淋证综论※*

　　按淋证一条，诸书载有劳淋、砂淋、血淋、气淋、石淋之别，是因病情而立名者也。予欲求其一定之要，诸书俱未明晰，再三追索，统以阳不化阴、抑郁生热为主。大凡病淋之人，少年居多，由其泄欲已开，专思淫邪。或目之所见，耳之所听，心之所思，皆能摇动阴精，邪念一萌，精即离位，遂不复还，停滞精道，不能发泄，久久抑郁生热，熬干阴精，结成砂石种种病形。当小便便时，气机下降，败精之结于经隧者，皆欲下趋，然尿窍与精窍，相隔一纸，精窍与尿窍异位同源（同从玉茎而出），尿窍易开，精窍不易启。不知好色之人，元阳日耗，封锁不固，当君火下照，尿窍已开，精窍亦启，尿欲速出，而精窍又开，两窍相启，彼此牵强，欲行不行，而痛故愈甚也。此二窍原不并开，此证全是并开之故，两相欲下，停精之结与未结、化与未化者，皆欲下趋也。精停而结者，有砂石之形，郁热熬而成之也；好色过度，精未化者，血淋之源也。治砂石，贵以清热为先，而化气之品亦不可少；治血淋，须以扶阳为重，交通上下，而固元尤当。知此病皆由自取，当其痛如刀割，虽云可怜，未始非好色之果报也。

　　古方每以八阵、五淋散，功专清热，亦多获效。予意此证当于清热利水中，兼以化精、化气之品，鼓其元阳，俾二窍不同时并开为主。予治此证，尝以滋肾丸倍桂，多效。又尝以白通汤，专交心肾，亦多效。又尝以大剂回阳饮加细辛、吴萸、安桂多效。是取其下焦有阳，而开阖有节，不至两相并启也。但服回阳等方，初次小便虽痛甚，而尿来觉快者，气机将畅，而病当解也。此道最微，理实无穷，学者须当细心求之，勿执予法为一定，恐未必尽善。而辨认，总以"阴阳"两字，有神无神，两尺浮大，有力无力为准。

——清·郑寿全《医法圆通·卷二·淋证》

【提要】　本论主要阐述淋证的病因病机及辨证施治。要点如下：其一，指出淋证是败精阻于精道，化热煎熬，结为砂石。而好色之人，元阳日耗，精窍与尿窍在小便时一起开启，"彼此牵强，欲行不行，而痛故愈甚也"。其二，治疗上，主张要在清热利水的同时，兼以化气扶阳，鼓其元阳，使精窍和尿窍开合有度。

唐宗海　论血家病淋辨治※※

淋者，小便短数，淋沥不通之谓也。单病此者，自有诸书可考，血家病此，特其兼见者耳。然二便为消息之门户，若一闭塞，则上中焦不得消息。故《伤寒论》有言急下者，有言当利其小便者，有言有小便则生，无小便死者，无一不吃紧于此。此水病也，水与血相为倚伏，吾已言之屡屡。单病血，不病水者易愈。以水调，则其血虽病，犹有水以濡之也。若病血，而又累及于水，则上而喘咳，外而肿热，下而淋浊，均不能免。水病则无以濡血，而血证亦因以难愈矣。

血家病淋，多是肺痿。肺主制节，下调水道，肺则津液不流，气不得下，而制节不达于州都，是以小便不利，宜生地、百合、天花粉、知母、杏仁、桑白皮、滑石、桔梗、猪苓、阿胶、甘草梢治之。

血家血虚火旺，心遗热于小肠，不能泌别清浊，则小便赤短淋沥，导赤饮加炒栀子、车前子、黄连、白芍、灯心。

——清·唐宗海《血证论·卷六·淋浊》

【提要】　本论主要阐述血家病淋的辨证施治。要点如下：其一，单病血者易愈；若病血及水，则上为喘咳，外发肿热，下为淋浊，病情较重。其二，治疗上，认为血家病淋，多是肺痿，宜养阴清肺，通调水道。其三，"血家血虚火旺，心遗热于小肠，不能泌别清浊"所致淋证，可治以导赤散加味。

张锡纯　论淋证辨治※※

血淋之症，大抵出之精道也。其人或纵欲太过而失于调摄，则肾脏因虚生热，或欲盛强制而妄言采补，则相火动无所泄，亦能生热，以致血室（男女皆有，男以化精，女以系胞）中血热妄动，与败精混合化为腐浊之物，或红、或白、成丝、成块，溺时杜塞牵引作疼。故用山药、阿胶以补肾脏之虚，白头翁其性寒凉，其味苦而兼涩，凉血之中大有固脱之力，故以清肾脏之热，茜草、螵蛸以化其凝滞而兼能固其滑脱，龙骨、牡蛎以固其滑脱而兼能化其凝滞，芍药以利小便而兼能滋阴清热，所以投之无不效也。此证，间有因劳思过度而心热下降，忿怒过甚而肝火下移以成者，其血必不成块，惟溺时牵引作疼。此或出之溺道，不必出自精道也。投以此汤亦效。

溺血之证，不觉疼痛，其证多出溺道，间有出之精道者。大抵心移热于小肠，则出之溺道。肝移热于血室，则出之精道。方中加生地黄者，泻心经之热也。若系肝移热于血室者，加龙胆草亦可。

膏淋之证，小便混浊，更兼稠黏，便时淋涩作疼。此证由肾脏亏损，暗生内热。肾脏亏损则蛰藏不固，精气易于滑脱；内热暗生，则膀胱熏蒸，小便改其澄清；久之，三焦之气化滞其升降之机，遂至便时牵引作疼，而混浊稠黏矣。故用山药、芡实以补其虚，而兼有收摄之功。龙骨、牡蛎以固其脱，而兼有化滞之用。地黄、芍药以清热利便。潞参以总提其气化，而斡旋之也。若其证混浊，而不稠黏者，是但出之溺道，用此方时，宜减龙骨、牡蛎之半。

气淋之证，少腹常常下坠作疼，小便频数，淋涩疼痛。因其人下焦本虚，素蕴内热，而上焦之气化又复下陷，郁而生热，则虚热与湿热，互相结于太阳之腑，滞其升降流通之机而气淋之证成矣。故以升补气化之药为主，而以滋阴利便流通气化之药佐之。

劳淋之证，因劳而成。其人或劳力过度，或劳心过度，或房劳过度，皆能暗生内热，耗散真阴。阴亏热炽，熏蒸膀胱，久而成淋，小便不能少忍，便后仍复欲便，常常作疼。故用滋补真阴之药为主，而少以补气之药佐之，又少加利小便之药作向导。然此证得之劳力者易治，得之劳心者难治，得之房劳者尤难治。又有思欲无穷，相火暗动而无所泄，积久而成淋者，宜以黄柏、知母以凉肾，泽泻、滑石以泻肾，其淋自愈。

或问：以上治淋四方中，三方以山药为君，将山药之性与淋证最相宜乎？答曰：阴虚小便不利者，服山药可利小便；气虚小便不摄者，服山药可摄小便。盖山药为滋阴之良药，又为固肾之良药，以治淋证之淋涩频数，诚为有一无二之妙品。再因证而加以他药辅佐之，所以投之辄效也。

石淋之证，因三焦气化瘀滞，或又劳心劳力过度，或房劳过度，膀胱暗生内热，内热与瘀滞煎熬，久而结成砂石，杜塞溺道，疼楚异常。其结之小者，可用药化之；若大如桃、杏核以上者，不易化矣。须用西人剖取之法，此有关性命之证，剖取之法虽险，犹可于险中求稳也。

鸡内金为鸡之脾胃，原能消化砂石。蓬砂可为金、银、铜焊药，其性原能柔五金，治骨鲠，故亦善消硬物。朴硝，《神农本草经》谓其能化七十二种石。硝石，《神农本草经》不载，而《名医别录》载之，亦谓其能化七十二种石。想此二物性味相近，古原不分，即包括于朴硝条中，至陶隐居始别之，而其化石之能则同也。然诸药皆消破之品，恐于元气有伤，故加黄芪以补助气分，气分壮旺，益能运化药力。犹恐黄芪性热，与淋证不宜，故又加知母、芍药以解热滋阴，而芍药之性，又善引诸药之力至膀胱也。

按：此证有救急之法。当石杜塞不通时，则仰卧溺之可通。若仍不通，或侧卧，或立，或以手按地，俾石离其杜塞之处即可通。

——民国·张锡纯《医学衷中参西录·医方·治淋浊方》

【提要】 本论主要阐述淋证的辨证施治。要点如下：其一，结合临床诊疗经验，论述了血淋、溺血、膏淋、气淋、劳淋及石淋的病因病机、证候、治法及用药特点。其二，遣方用药经验及理论阐释，多有独到之处。如论及"阴虚小便不利者，服山药可利小便；气虚小便不摄者，服山药可摄小便。盖山药为滋阴之良药，又为固肾之良药，以治淋证之淋涩频数，诚为有一无二之妙品"。其他如血淋、膏淋、气淋、石淋、劳淋中的用药思路及配伍特点，皆值得参考与借鉴。

2.31 水 肿

水肿是体内水液潴留，泛滥肌肤，表现以头面、眼睑、四肢、腹背，甚至全身浮肿为主要表现的病证。病因有风邪袭表、疮毒内犯、外感水湿、饮食不节及久病劳倦等四个方面。本病的基本病机为肺失通调，脾失转输，肾失开阖，三焦气化不利。其病位在肺、脾、肾，而关键在肾。辨证须辨阳水、阴水。阳水发病较急，每成于数日之间，肿多由面目开始，自上而下，继及全身，肿处皮肤绷急光亮，按之凹陷即起，兼有寒热等表证，属表、属实，一般病程较短。阴水发病缓慢，肿多由足踝开始，自下而上，继及全身，肿处皮肤松弛，按之凹陷不易恢复，甚则按之如泥，属里、属虚，或虚实夹杂，病程较长。发汗、利尿、泻下逐水为治疗水肿的三条基本原则，具体应用视阴阳虚实不同而异。阳水以祛邪为主，应予发汗，利水或攻逐，同时配合清热解毒、理气化湿等法；阴水当以扶正为主，健脾温肾，同时配以利水、养阴、活血、祛瘀等法。对于虚实夹杂者，则当兼顾，先攻后补，或攻补兼施。

《内经》　水肿综论[※*]

帝曰：其有不从毫毛而生，五脏阳以竭也，津液充郭，其魄独居，孤精于内，气耗于外，形不可与衣相保，此四极急而动中，是气拒于内而形施于外，治之奈何？

岐伯曰：平治于权衡，去宛陈莝，微动四极，温衣，缪刺其处，以复其形。开鬼门，洁净府，精以时服；五阳已布，疏涤五脏，故精自生，形自盛，骨肉相保，巨气乃平。

——《素问·汤液醪醴论》

黄帝问曰：少阴何以主肾，肾何以主水？

岐伯对曰：肾者，至阴也；至阴者，盛水也。肺者，太阴也；少阴者，冬脉也。故其本在肾，其末在肺，皆积水也。

帝曰：肾何以能聚水而生病？

岐伯曰：肾者，胃之关也。关门不利，故聚水而从其类也。上下溢于皮肤，故为胕肿。胕肿者，聚水而生病也。

帝曰：诸水皆生于肾乎？

岐伯曰：肾者牝藏也，地气上者，属于肾，而生水液也。故曰：至阴勇而劳甚，则肾汗出，肾汗出逢于风，内不得入于脏腑，外不得越于皮肤，客于玄府，行于皮里，传为胕肿，本之于肾，名曰风水。所谓玄府者，汗空也。

——《素问·水热穴论》

黄帝问于岐伯曰：水与肤胀、鼓胀、肠覃、石瘕、石水，何以别之？岐伯曰：水始起也，目窠上微肿，如新卧起之状，其颈脉动，时咳，阴股间寒，足胫肿，腹乃大，其水已成矣。以手按其腹，随手而起，如裹水之状，此其候也。

——《灵枢·水胀》

【提要】　本论主要阐述水肿病的病因病机及治疗大法。要点如下：其一，病因病机方面，《素问·水热穴论》指出，勇力房劳，汗出遇风，风邪客于汗孔，水气不能外泄，均可发为风水。在《素问·汤液醪醴论》中，已提及阳气衰竭，阳不化水，致使"孤精于内，气耗于外"。《素问·水热穴论》论述了肾脏阳气失于气化，水液泛滥，发为胕肿。其二，从临床表现来看，《灵枢·水胀》论述了水肿初起的表现，特别是对腹水的诊察十分具体。其三，治疗上，《素问·汤液醪醴论》提出开鬼门、洁净府、去宛陈莝三大原则，成为后世的经典之论。

◈ 张仲景 论水肿辨治※*◈

师曰：病有风水、有皮水、有正水、有石水、有黄汗。风水，其脉自浮，外证骨节疼痛，恶风。皮水，其脉亦浮，外证胕肿，按之没指，不恶风，其腹如鼓，不渴，当发其汗。正水，其脉沉迟，外证自喘。石水，其脉自沉，外证腹满不喘。黄汗，其脉沉迟，身发热，胸满，四肢头面肿，久不愈，必致痈脓。

心水者，其身重而少气，不得卧，烦而躁，其人阴肿。肝水者，其腹大，不能自转侧，胁下腹痛，时时津液微生，小便续通。肺水者，其身肿，小便难，时时鸭溏。脾水者，其腹大，四肢苦重，津液不生，但苦少气，小便难。肾水者，其腹大，脐肿腰痛，不得溺，阴下湿如牛鼻上汗，其足逆冷，面反瘦。

师曰：诸有水者，腰以下肿，当利小便，腰以上肿，当发汗乃愈。

——汉·张仲景《金匮要略方论·卷中·水气病脉证并治》

【提要】 本论主要阐述水肿的辨证施治。要点如下：其一，根据病因病机、临床表现，将水气病分为风水、皮水、正水、石水和黄汗五类。此外，还从脏腑辨证角度，将水气病分为心水、肝水、肺水、脾水和肾水。其二，提出水气病的治疗原则："诸有水者，腰以下肿，当利小便，腰以上肿，当发汗乃愈。"因腰以上为阳，其病在上在表，当用汗法；腰以下为阴，其病在下在里，当从小便将水液排出。这是"开鬼门""洁净府"理论的延伸。

◈ 巢元方 论水肿病因病机※*◈

水肿候

肾者主水，脾胃俱主土，土性克水。脾与胃合，相为表里。胃为水谷之海，今胃虚不能传化水气，使水气渗溢经络，浸渍腑脏。脾得水湿之气，加之则病，脾病则不能制水，故水气独归于肾。三焦不泻，经脉闭塞，故水气溢于皮肤而令肿也。其状目窠上微肿，如新卧起之状，颈脉动，时咳，股间冷，以手按肿处，随手而起，如物裹水之状，口苦舌干，不得正偃，偃则咳清水，不得卧，卧则惊，惊则咳甚，小便黄涩是也。

水病有五不可治：第一唇黑伤肝，第二缺盆平伤心，第三脐出伤脾，第四足下平满伤肾，第五背平伤肺。凡此五伤，必不可治。

水通身肿候

水病者，由肾脾俱虚故也。肾虚不能宣通水气，脾虚又不能制水，故水气盈溢，渗液皮肤，流遍四肢，所以通身肿也。令人上气，体重，小便黄涩，肿处按之随手而起是也。

风水候

风水病者，由脾肾气虚弱所为也。肾劳则虚，虚则汗出，汗出逢风，风气内入，还客于肾，脾虚又不能制于水，故水散溢皮肤，又与风湿相搏，故云风水也。令人身浮肿，如裹水之状，颈脉动，时咳，按肿上凹而不起也，骨节疼痛而恶风是也。脉浮大者，名曰风水也。

十水候

十水者，青水、赤水、黄水、白水、黑水、悬水、风水、石水、暴水、气水也。青水者，先从面目，肿遍一身，其根在肝。赤水者，先从心肿，其根在心。黄水者，先从腹肿，其根在脾。白水者，先从脚肿，上气而咳，其根在肺。黑水者，先从脚趺肿，其根在肾。悬水者，先从面肿至足，其根在胆。风水者，先从四肢起，腹满大，身尽肿，其根在胃。石水者，先从四肢，小腹肿独大，其根在膀胱。暴水者，先腹满，其根在小肠。气水者，乍盛乍虚，乍来乍去，其根在大肠。皆由荣卫否涩，三焦不调，腑脏虚弱所生。虽名证不同，并令身体虚肿，喘息上气，小便黄涩也。

——隋·巢元方《诸病源候论·卷之二十一·水肿病诸候》

【提要】 本论主要阐述各类型水肿的证候及病因病机。要点如下：其一，关于水肿的证候，提出青水、赤水、黄水、白水、黑水、悬水、风水、石水、暴水和气水等十水候，对后世影响很大。其二，阐明脾肾功能失常，是水肿发病的关键。由于脾肾俱虚，肾虚不能宣通水气，脾虚又不能制水，故水气泛溢。其三，在预后方面，提出水肿五不治，成为后世水肿诊疗理论发展的基础。

孙思邈 论水肿有五不治[※*]

一，面肿苍黑，是肝败不治；二，掌肿无纹理，是心败不治；三，腹肿无纹理，是肺败不治；四，阴肿不起，是肾败不治；五，脐满肿反者，是脾败不治。

——唐·孙思邈《千金翼方·卷第十九·杂病中·水肿》

【提要】 本论主要阐述水肿有五不治。将五种危重证分属五脏，即从脏腑整体观审视水肿的证候，较之《诸病源候论》的五绝证，在理论上有所拓展。

严用和 论水肿脾肾病机与辨治[※*]

水肿为病，皆由真阳怯少，劳伤脾胃，脾胃既寒，积寒化水。盖脾者土地，肾者水也。肾能摄水，脾能舍水。肾水不流，脾舍堙塞，是以上为喘呼咳嗽，下为足膝胕肿，面浮腹胀，小便不利，外肾或肿，甚则肌肉崩溃，足胫流水，多致不救。岐伯所谓水有肤胀、鼓胀、肠覃、石瘕，种类不一，皆聚水所致。夫水之始起也，目裹微肿，如卧蚕起之状，颈脉动，喘时咳，阴股间寒，足胫肿，腹乃大，为水已成，以手按其腹，随手而起，如裹水之状，此其候也。又有蛊胀，腹满不肿；水胀，面目四肢俱肿。

治蛊以水药，治水以蛊药，非其治也。治疗之法，先实脾土，脾实则能舍水，土得其政，面色纯黄，江河通流，肾水行矣，肿满自消。次温肾水，骨髓坚固，气血乃从。极阴不能化水而成冰，中焦温和，阴水泮流，然后肿满自消而形自盛，骨肉相保，巨气乃平。然此病证，不可治者有五（五证见巢氏《病源》）。然水病最难治，特须慎于口味，戒房劳谑戏。若不能戒此，愈而复病者多矣。《经》云：治水之法，腰以上肿宜发汗，腰以下肿宜利小便。此至当之论。

然肿满最慎于下，当辨其阴阳。阴水为病，脉来沉迟，色多青白，不烦不渴，小便涩少而清，大腑多泄，此阴水也，则宜用温暖之剂，如实脾散、复元丹是也。阳水为病，脉来沉数，色多黄赤，或烦或渴，小便赤涩，大腑多闭，此阳水也，则宜用清平之药，如疏凿饮子、鸭头丸是也。又有年少，血热生疮，变为肿满烦渴，小便少，此为热肿，《素问》所谓结阳者肿四肢是也。

——宋·严用和《严氏济生方·水肿门·水肿论治》

【提要】　本论主要阐述水肿的病因病机及辨证施治。要点如下：其一，明确提出水肿发病的脾肾病机。脾肾阳气受损，则"肾水不流，脾舍埋塞"，水泛无制。其二，论述了水肿辨证的阴水、阳水之辨，成为水肿辨证的经典理论而沿用至今。确立了温补脾肾的治法，提出先实脾土、次温肾水的治法及先后次序。

朱丹溪　论水肿属脾虚不能制水

水肿，因脾虚不能制水，水渍妄行，当以参、术补脾，使脾气得实，则自健运，自能升降，运动其枢机，则水自行，非五苓、神佑之行水也。宜补中、行湿、利小便，切不可下。用二陈汤加白术、人参、苍术为主，佐以黄芩、麦门冬、炒栀子制肝木。若腹胀，少佐以厚朴；气不运，加木香、木通；气若陷下，加升麻、柴胡提之，随病加减。必须补中行湿，二陈治湿加升提之药，能使大便润而小便长。产后必须大补血气为主，少佐苍术、茯苓，使水自降，用大剂白术补脾。若壅满，用半夏、陈皮、香附监之；有热当清肺金，麦门冬、黄芩之属。一方用山栀子，去皮取仁，炒，捶碎，米汤送下一抄；若胃热病在上者，带皮用。治热水肿，用山栀子五钱，木香一钱半，白术二钱半，㕮咀，取急流顺水煎服。水胀，用大戟、香薷，浓煎汁，成膏丸，去暑利小水。大戟为末，枣肉丸十丸，泄小水，劫快实者。

戴云：水肿者，通身皮肤光肿如泡者是也，以健脾渗水利小便，进饮食，元气实者可下。

——元·朱丹溪撰，明·程充校补《丹溪心法·卷三·水肿》

【提要】　本论主要阐述水肿的病因病机及辨证施治。要点如下：其一，对水肿的病机更强调脾虚的重要性，如"水肿，因脾虚不能制水，水渍妄行"。其二，治疗上倡用补中、行湿、利小便之法，其方药善用二陈汤；常以二陈汤加升提之药，补中行湿，使大便润而小便长。其三，治疗水肿病，一般不主张使用下法；在必要使用时，多以膏丸缓攻，或以枣肉为丸，顾护正气。

汪　机　论肿胀辨治

论

四肢俱肿，谓之肿；惟腹肿满谓之胀。原其所由，尽因湿热而致。叔和虽云脏寒生满病，不过言人脏腑虚寒，不克输化水谷所致。其始虽因于寒，其终郁而成热，是以当以湿热为本，《经》云"诸腹胀大，皆属于热"是也。虽然一出于热，但仍有虚实之分、在气在血之异。症因虽多，莫不由中气亏败，运动失常，以致清浊相干，隧道不畅所致，《经》云浊气在上，则生肿胀是也。是以丹溪谓七情内伤，六淫外袭，饮食不节，房劳致虚，以致脾土之官被伤，转输之官失职，胃虽受谷，不能运化，清浊相浑，隧道壅塞，郁而成热，热留成湿，遂生胀满是也。治法在乎补中行湿为主。若得中气充满，自能健运，分布湿热之气为汗为溺，为唾为津，出于诸窍，其肿胀自消，《经》云壮者气行则愈是也。再详所挟之因，或行气兼导瘀，或发汗兼利小便，以使湿热上下分消，《经》云"开鬼门洁净府"是也。又宜养肺金以制木，使脾无贼邪之患；滋肾水以制火，使肺专清肃之权。患者自当却厚味，断妄想，以防助邪。能如此法而治，无有不瘳者也。

治肿胀大法

肿胀之症，方书虽有曰寒曰热之不同，曰虚曰实之不一，原其大要，未有不由中气亏败，运动失常，以致水湿等气不得四布所致。大法必在补中行气、疏滞导湿为主，如人参、白术之类为君，苍术、陈皮、茯苓之类为臣，厚朴、木香、木通等为佐。如气下陷，加升麻、柴胡之类以升提之，血虚加血药，痰盛加利痰药，随症加减，无有不效。

如暮宽朝急者，属气虚，四君子汤为主加减。

如朝宽暮急者，属血虚，以四物汤为主加减。

如因痰饮，宜二陈汤，或六君子汤为主加减。

如气实形实壮盛之人，大便或秘，下法亦暂可用。

——明·汪机《医学原理·卷之九·肿胀门》

【提要】 本论主要阐述肿胀的辨证施治。要点如下：其一，本论以肿胀名篇，包括水肿与鼓胀两类疾病，所以在其著作里无鼓胀专论。这种论述体例，被后世很多医家沿袭，也造成对这两种疾病认识上的混淆。其二，本论在病机上，还是宗法朱丹溪之说。认为本病由中气亏败，运化失常，以致水湿等气不得四布所致。所以认为治疗上必以补中行气、疏滞导湿为主。其选方用药也不离朱丹溪之圭臬。

龚 信、龚廷贤 论水肿辨治*

脉

水肿之证，有阴有阳，察脉观色，问证须详。阴脉沉迟，其色青白，不渴而泻，小便清涩；脉或沉数，色赤而黄，燥粪赤溺，兼渴为阳。

病

夫肿者，钟也，寒热气所钟聚也，为病有十水之分，其本乃湿热所致。《内经》曰：诸湿肿满，皆属脾土。夫脾虚不能制水，水渍妄行，故通身面目四肢皆浮而肿，名曰水肿。或腹大如鼓，而面目四肢不肿者，名曰蛊胀。朝宽暮急，是血虚；暮宽朝急，是气虚；朝暮急，血气俱虚。

治

治法：身有热者，水气在表，可汗之；身无热者，水气在里，可下之。其间通利小便，顺气和脾，俱不可缓。然证虽可下，又当度其轻重，不可过用大戟、芫花、甘遂等利水猛烈之剂，一发不收。峻决者易，固闭者难，水气复来，而无可治之也。

凡肿病，见大便滑泄，与夫唇黑、缺盆平、脐突、足平背平、或肉硬，或手掌平，又或男从脚下肿而上，女从身上肿而下，并不治也。又曰：膨病水气，人面黑者，肝绝也；两眉凸起，肺绝也；脐中突出者，脾绝也；两手无绞者，心绝也；下痤脚肿者，肾绝也。此五证内显一证，不可治也。

患人腹上用手按之有窝者，可治。脉壮者易治，脉微者难痊。

遍身肿，烦渴，小便赤涩，大便闭，身热脉沉数者，此属阳水，以八正散主之。

遍身肿，不烦渴，大便溏，小便少不涩，身不热，脉沉者，此属阴水，以胃苓汤主之。

水气浮肿，因于气者，以分心气饮加猪苓、泽泻、车前子、葶苈子、木瓜、麦门冬。

通身皮肤光肿如泡，手按成窟，举手即满者，是因脾虚不能制水，水渍妄行故也。法当补脾，使脾气得实，则自健运，切不可下，忌食羊肉。腰以上肿宜发汗，腰以下肿宜行小便，此仲景之妙法。

病人六脉数，四肢肿满，腹痛发热，小便少，大便闭，治以温中养胃，非也。皆由三焦蓄热，大小便闭，无发泄，故流出经络，五脏充溢，而成肿胀，宜败毒散加麻黄、防风、枳实发散，次以利气丸下之，或八正散。

——明·龚信撰，龚廷贤续补《古今医鉴·卷之六·水肿》

【提要】　本论主要阐述水肿的辨证施治。要点如下：其一，从所述病状来看，仍然是将水肿和蛊胀合论，说明这两种疾病在明代并没有完全分开。其二，治法方面，论中将张仲景的汗、下两法、严用和的阴水阳水之辨、朱丹溪的补脾制水之法都整合一处，并有一定发挥。其三，关于水肿的预后，指出"患人腹上用手按之有窝者，可治。脉壮者易治，脉微者难痊"，并论及死症、五绝症等。

王肯堂　论水肿辨治※*

肿病不一，或遍身肿，或四肢肿，面肿脚肿，皆谓之水气。然有阳水，有阴水，并可先用五皮饮，或除湿汤加木瓜、腹皮各半钱。如未效，继以四磨饮兼吞桂黄丸，仍用赤小豆粥佐之。遍身肿，烦渴，小便赤涩，大便多闭，此属阳水。轻宜四磨饮，添磨生枳壳，兼进保和丸；重则疏凿饮子利之，以通为度。亦有虽烦渴而大便已利者，此不可更利，宜用五苓散加木通、大腹皮半钱，以通小便。遍身肿，不烦渴，大便自调或溏泄，小便虽少而不赤涩，此属阴水，宜实脾饮。小便多少如常，有时赤，有时不赤，至晚则微赤，却无涩滞者，亦属阴也。不可遽补，木香流气饮，继进复元丹。若大便不溏，气息胀满，宜四磨饮下黑锡丹。

四肢肿，谓之肢肿，宜五皮饮加姜黄、木瓜各一钱，或四磨饮，或用白术三两，咬咀，每服半两，水一盏半，大枣三枚，拍破，同煎至九分，去渣温服，日三无时，名大枣汤。面独肿，苏子降气汤，兼气急者尤宜，或煎熟去滓后，更磨沉香一呷。有一身之间，唯面与双脚浮肿，早则面甚，晚则脚甚。《经》云面肿为风，脚肿为水，乃风湿所致，须问其大小腑通闭，别其阴阳二症，前后用药。惟除湿汤加木瓜、腹皮、白芷各半钱，可通用。或以苏子降气汤、除湿汤各半帖煎之。罗谦甫导滞通经汤，治面目手足浮肿。

感湿而肿者，其身虽肿，而自腰下至脚尤重，腿胀满尤甚于身，气或急或不急，大便或溏或不溏，但宜通利小便为佳。以五苓散吞木瓜丸（内犯牵牛，亦不可轻服），间进除湿汤，加木瓜、腹皮各半钱，炒莱菔子七分半。因气而肿者，其脉沉伏，或腹胀，或喘急，宜分气香苏饮。饮食所伤而肿，或胸满，或嗳气，宜消导宽中汤。不服水土而肿者，胃苓汤、加味五皮汤。

有患生疮，用干疮药太早，致遍身肿，宜消风败毒散。若大便不通，升麻和气饮。若大便如常或自利，当导其气，自小便出，宜五皮饮和生料五苓散。腹若肿，只在下，宜除湿汤和生料五苓散，加木瓜如泽泻之数。以上数条为有余之证。

大病后浮肿，此系脾虚，宜加味六君子汤，白术三钱，人参、黄芪各一钱半，白茯苓二钱，陈皮、半夏曲、芍药、木瓜各一钱，炙甘草、大腹皮、木瓜各五分，姜、枣煎服。小便不利，间入五苓散。有脾肺虚弱，不能通调水道者，宜用补中益气汤补脾肺，六味丸补肾。有心火克肺金，不能生肾水，以致小便不利，而成水证者，用人参平肺散以治肺，滋阴丸以滋小便。若肾经阴亏，虚火烁肺金，而小便不生者，用六味地黄丸以补肾水，用补中益气汤以培脾土，肺脾肾之气交通，则水谷自然克化。二经既虚，渐成水胀，又误用行气分利之药，以致小便不利，喘急痰盛，已成蛊证，宜加减金匮肾气丸主之。以上数条，为不足之证。

不足者，正气不足。有余者，邪气有余。凡邪之所凑，必正气虚也。故以治不足之法治有余则可，以治有余之法治不足则不可。

洁古法：如水肿因气为肿者，加橘皮。因湿为肿者，煎防己黄芪汤，调五苓散。因热为肿者，八正散。如以热燥于肺为肿者，乃绝水之源也，当清肺除燥，水自生矣，于栀子豉汤中加黄芩。如热在下焦阴消，使气不得化者，当益阴而阳气自化，黄柏内加黄连是也。如水胀之病，当开鬼门，洁净府也，白茯苓汤主之。白茯苓汤能变水，白茯苓、泽泻各二两，郁李仁五钱，水一碗，煎至一半，生姜自然汁入药，常服无时，从少至多。服五七日后，觉腹下再肿，治以白术散，白术、泽泻各半两，为末，煎服三钱。或丸亦可，煎茯苓汤下三十丸，以黄芪芍药建中汤之类调养之。平复后，忌房室、猪鱼盐面等物。香薷熬膏，丸如桐子大，每服五丸，日三渐增，以小便利为度。冬瓜，不限多少任吃。鲤鱼一头，重一斤以上者，煮熟取汁，和冬瓜、葱白作羹食之。青头鸭或白鸭，治如食法，细切，和米并五味，煮熟作粥食之，宜空腹时进。

——明·王肯堂《证治准绳·杂病·第二册·诸气门·水肿》

【提要】　本论主要阐述水肿的辨证施治。要点如下：其一，阐明肿病不一，或遍身肿，或四肢肿，面肿脚肿，皆谓之水气。其二，关于阴水、阳水的辨证施治，在前人所论基础上又有补充完善，特别提出不分阴水、阳水皆可施用的方药。其三，阐明水肿虚实的辨证施治：实证水肿，多因感受湿邪，或因气而肿，或因饮食所伤，或因不服水土及用干疮药太早而致；虚证水肿，有脾肺气虚、肾经阴亏、心火克肺金等。其四，治疗上，延用了张洁古治疗水肿的某些方法。

张介宾　水肿综论^{※※}

凡水肿等证，乃脾肺肾三脏相干之病。盖水为至阴，故其本在肾；水化于气，故其标在肺；水惟畏土，故其制在脾。今肺虚则气不化精而化水，脾虚则土不制水而反克，肾虚则水无所主而妄行，水不归经则逆而上泛，故传入于脾而肌肉浮肿，传入于肺则气息喘急。虽分而言之，而三脏各有所主，然合而言之，则总由阴胜之害，而病本皆归于肾。《内经》曰：肾为胃关，关门不利，故聚水而从其类也。然关门何以不利也？《经》曰：膀胱者，州都之官，津液藏焉，气化则能出矣。夫所谓气化者，即肾中之气也，即阴中之火也；阴中无阳，则气不能化，所以水道不通，溢而为肿。故凡治肿者必先治水，治水者必先治气。若气不能化，则水必不利，惟下焦之真气得行，始能传化，惟下焦之真水得位，始能分清。求古治法，惟薛立斋先生加减金匮肾气汤，诚对证之方也，余屡用之，无不见效。此虽壮水之剂，而实即脾肺肾三脏之正治也。何也？盖肾为先天生气之源，若先天元气亏于下，则后天胃气失其本，而由脾及肺，治节所以不行，是以水积于下，则气壅于上，而喘胀由生，但宜峻补命门，使气复元，则三脏必皆安矣。今论其方，如所用桂、附，以化阴中之阳也，熟地、山药、牛膝，以养阴中之水也，茯苓、泽泻、车前子，以利阴中之滞也。此能使气化于精，即所以治肺也；补火生土，即所以治脾也；壮水通窍，即所以治肾也。此方补而不滞，利而不伐，凡病水肿于中年之后，及气体本弱者，但能随证加减用之，其应如响，诚诸方之第一，更无出其上者。

　　证有全由脾肺不足而为肿胀者，治宜以四君、归脾之属为主，固是正治之法，然亦须兼补命门。盖脾土非命门之火不能生，肺气非命门之水不能化。人知土能制水，而不知阳实制阴，人知气化为精，而不知精化为气也，虚则补母，正此之谓。

　　凡素禀阳盛，三焦多火，而病为水肿者，其证必烦渴喜冷，或面赤便结，或热而喘嗽，或头面皆肿，或脉见滑实。此湿热相因，阴虚之证也。凡辛香燥热等剂，必所不堪，宜用六味地黄汤加牛膝、车前、麦冬之类，大剂与之。其有热甚者，宜加减一阴煎加茯苓、泽泻、车前、牛膝之类主之。其有虚中挟实，胸膈不清，宜加陈皮、白芥子之类佐之。其有生平不宜熟地者，则单用生地亦可。但此等壮水等剂，必十余服后，方可望效。若先因克伐致虚者，其效尤迟，慎毋欲速，自求伊戚也。

　　凡年少纵酒，致为湿热所乘，元气尚强，脉实有力，而不便于温补者，此当逐去湿热，亦能速效，宜禹功散、导水丸、浚川散、三花神佑丸之类，皆可择用。泻后宜薄滋味，戒饮酒，久之方可复元。

　　古法治肿，大都不用补剂，而多用去水等药，微则分利，甚则推逐，如五苓散、五淋散、五皮散、导水茯苓汤之类，皆所以利水也。如舟车神佑丸、浚川散、禹功散、十枣汤之类，皆所以逐水也。再如巴豆、朴硝、针砂、滑石、三棱、蓬术、麝香、琥珀、土狗、地龙、田螺、水蛭、鲤鱼、鲫鱼、萝卜子、苏子、商陆、葶苈、杏仁、防己、秦艽、木瓜、瞿麦、通草、厚朴、赤小豆、猪苓、海金砂、五加皮、大腹皮、羌活、独活之类，无非逐水利水之剂。但察其果系实邪，则此等治法，诚不可废，但必须审证的确，用当详慎也。凡今方士所用，则悉皆此类，故能晚服而早通，朝用而暮泻，去水斗许，肿胀顿消，效诚速也。但彼不顾人之虚实，不虑人之死生，惟以见效索谢而去，不知随消随胀，不数日而复，胀必愈甚。苟以年衰积损之证，而复遭此劫，则百无一生矣。

　　水肿证，以精血皆化为水，多属虚败，治宜温脾补肾，此正法也。然有一等不能受补者，则不得不从半补；有并半补亦不能受者，则不得不全用分消。然以消治肿，惟少年之暂病则可，若气血既衰，而复不能受补，则大危之候也。故凡遇此辈，必须千方百计，务救根本，庶可保全。尝见有专用消伐而退肿定喘者，于肿消之后，必尫羸骨立，略似人形，多则半年，少则旬日，终无免者。故余之治此，凡属中年积损者，必以温补而愈，皆终身绝无后患。盖气虚者不可复行气，肾虚者不可复利水；且温补即所以化气，气化而全愈者，愈出自然，消伐所以逐邪，逐邪而暂愈者，愈由勉强。此其一为真愈，一为假愈，亦岂有假愈而果愈者哉？

——明·张介宾《景岳全书·卷二十二心集·杂证谟·肿胀·水肿论治》

【提要】 本论主要阐述水肿的病因病机及辨证施治。要点如下：其一，在病机方面，明确提出"水肿等证，乃脾肺肾三脏相干之病"，并论述各脏腑功能失常与水肿发病之关系，最后归结为肾中阳气失于气化，水液不化，泛滥四溢。其二，在治法上，强调"治肿者必先治水，治水者必先治气，若气不能化，则水必不利"。其据此推崇薛立斋的加减金匮肾气汤。当然，在具体治疗方面，也指出水肿有湿热内盛之证，有阳热多火之证，所以水肿并不是都用温补一法。而且也指出水肿亦有虚不受补之证，要在临床实践中权衡消补之轻重，缓缓收功。

李用粹 论水肿治本之法及分治六法※常

治法

大法宜调中健脾。脾气实，自能升降运行，则水湿自除，此治其本也。（丹溪）

分治六法

治水之法，行其所无事，随表里寒热上下，因其势而利导之，故宜汗，宜下，宜渗，宜清，宜燥，宜温。六者之中，变化莫拘。（《汇补》）

治分阴阳

阳水宜辛寒散结行气，苦寒泻火燥湿；阴水宜苦温燥脾胜湿，辛热导气扶阳。（《入门》）

治分汗渗

身有热者，可汗；身无热者，可利。肌肤痛者，可汗；溺赤涩者，可利。腰上肿者，可汗；腰下肿者，可利。所谓开鬼门，洁净府，上下分消之也。（《汇补》）

湿热宜清

湿者土之气，土者火之子。故湿每生热，热亦成湿。母子相感，气之变也。故湿热太盛，火势乘脾而肿者，宜清心火，降肺金。俾肝木有制，脾无贼邪之患。清浊运行，湿热气化，而渗道又且开通，其败浊之气，清者复回，而为气、为血、为津液，浊者在上为汗，在下为溺以渐去矣。（丹溪）

寒湿宜温

水虽制于脾，实则统于肾。肾本水脏，元阳寓焉。命门火衰，不能自制阴寒。温养脾土，则阴不从阳，精化为水。故水肿有属火衰者，外症肢体肿胀，手足并冷，饮食难化，大便泄泻，呼吸气冷，此真阳衰败，脾肺肾俱虚。（立斋）法当暖中州，温下焦，俾少火生气，上蒸脾土，元阳复而阴翳消，三焦有所禀命，决渎得宜，水道自通。（《必读》）

阴虚宜补

肾者，胃之关。关门不利，聚水生病。故水肿有属阴虚者，肺金不降而浮肿。其症腹大脐肿，腰痛足硬，小水短涩，咳嗽有痰，不得卧倒，面赤口渴。但饮食知味，大便反燥。此水附龙起，相火溢水故也。宜滋阴补肾，兼以保肺化气。（《准绳》）

邪实当攻

有外触怒气，内伤饮食而肿者。盖肝常有余，触怒则益旺而伤脾，脾愈不足。伤食则不运而生湿，湿热太盛，郁极而发，上达于头，下流于足，中满于身之前后。浮肿如匏，坚实如石，寒冷如冰，坐卧不得者，最难论治。本当利便，然内而膀胱，外而阴囊，相连紧急，阻塞道路，苦无一线之通。病何由去？必开其大便，以逐其水，随下而随补，则邪去而正无损。渐为调理，庶可得生。（《寓意草》）

渗忌太过

治湿当利小便，虽为常法，然执此一说以治虚症，往往多死。盖脾气虚败，愈下愈虚，虽劫效目前，而正气阴损。（丹溪）

水肿禁法

水肿初起，其势方锐，最忌甘温助湿作满之药。尤戒针刺，犯之流水而死。当绝酒色，却盐酱，戒忿怒，以全太和，否则不治。（《入门》）

——清·李用粹《证治汇补·卷之三·外体门·水肿》

【提要】　本论主要阐述水肿治法，建立了较为清晰的辨证施治纲领。要点如下：其一，指出"大法宜调中健脾。脾气实，自能升降运行，则水湿自除，此治其本也"。其二，阐明"治水之法，行其所无事，随表里寒热上下，因其势而利导之。故宜汗，宜下，宜渗，宜清，宜燥，宜温。六者之中，变化莫拘"。提出治分阴阳、治分汗渗、湿热宜清、寒湿宜温、阴虚宜补、邪实当攻、渗忌太过等纲要。其三，提出水肿治疗的禁忌，即"绝酒色，却盐酱，戒忿怒"，颇具实用性。

顾靖远　论肿与胀的鉴别※*

肿者，肌肉之肿，肿于面目四肢者也；胀者，腹中之胀，胀于胸腹之间者也。肿为轻而胀为重，肿胀兼有，虽重犹可十全其五。此症有虚有实，若面目四肢，咸无肿形，但腹胀大如鼓，是名单腹胀，亦曰鼓胀，属虚者多重而难治。《经》曰：饮入于胃，游溢精气，上输于脾，脾气散精，上归于肺，通调水道，下输膀胱。肿胀者，或因食积，或因滞，或因瘀血，或因湿热，或因燥热，阻滞中宫，脾不散精，肺不通调，以致清浊不分，水道不利，遂成肿胀。然脾胃元气，犹未衰惫，苟能辨其食积、痰血、湿热、燥热而治之，更当察其在气者，破其结气，则气道通行，而三焦不致壅闭，在水者，清其肺金，则膀胱气化，而水湿不致淫溢，内邪一行，肿胀随消。即挟虚所致，如饮食频伤，或寒凉太过，或病后产后，总以理脾为主，视所挟症加减，无不获效。故脾虚不能运化，气虚肿胀者，脾健自能运气也；土虚不能制水，泛滥肿胀者，土旺自能制水也。观《金匮》治肿之大法，谓诸有水者，腰以上肿当发汗，腰以下肿当利小便，开鬼门，洁净府。盖邪从汗散，水向便通也。按喻、沈二氏之论，欲发汗者，当兼实表，如人参败毒散之类，欲利小便者，当兼养阴，如四苓散加地、冬之类，方为良手。大抵此症初起易治，以正未虚，而邪未甚也；久遂难痊，以邪已炽，而正已衰也。贾洛阳谓病肿不治，必为痼疾，虽有扁卢，亦莫能为。肿之危害，犹尚如此，况鼓胀乎！

——清·顾靖远《顾松园医镜·卷九·御集·肿胀》

【提要】　本论主要阐述肿与胀的鉴别。要点如下：其一，肿为轻而胀为重。治法上主张以理脾为主，视所挟症加减。其二，肿胀，又有在气、在水之异。在气者，破其结气，使气道通行，而三焦不致壅闭；在水者，清其肺金，则膀胱气化功能正常，而水湿不致泛溢。其三，治疗上，在论述汗、下之法时，又提及"欲发汗者，当兼实表""欲利小便者，当兼养阴"，体现了扶正祛邪的思想。

程国彭 论水肿与鼓胀的鉴别※*

问曰：水肿、鼓胀，何以别之？答曰：目窠与足先肿，后腹大者，水也；先腹大，后四肢肿者，胀也。然水肿亦有兼胀者，胀亦有兼水者，须按其先后多寡而治之。今分为两门，治者宜合参焉。

水肿症，有表里、寒热、肾胃之分。大抵四肢肿，腹不肿者，表也；四肢肿，腹亦肿者，里也。烦渴口燥，溺赤便闭，饮食喜凉，此属阳明，热也；不烦渴，大便自调，饮食喜热，此属阴水，寒也。先喘而后肿者，肾经聚水也；先肿而后喘，或但肿而不喘者，胃经蓄水也。《经》云：肾者，胃之关也。关闭则水积，然胃病而关亦自闭矣。治胃者，五加皮饮加减主之。治肾者，肾气丸加减主之。或问：书云先喘后肿，其病在肺，何也？答曰：喘虽肺病，其本在肾，《经》云"诸痿喘呕，皆属于下"是也。若外感致喘，或专属肺经受邪，内伤致喘，未有不由于肾者，治者详之。

——清·程国彭《医学心悟·卷三·水肿》

【提要】 本论主要阐述水肿和鼓胀的鉴别。要点如下：其一，从水肿部位的先后，对二者进行区分：水肿是目窠与足先肿，然后出现腹大；而鼓胀是先出现腹大，而后出现四肢肿。但提及"水肿亦有兼胀者，胀亦有兼水者"。程国彭开始尝试将二者分论，但认识到二者在病机上有相近之处，所以虽分为两门，但治疗上则合参。其二，在辨证方面，提出表里、寒热、肾胃六纲，比较独到。

罗国纲 论肿胀辨治※*

肿胀之病，皆由中而形于外者，有气与水之分也。使见之不确，必治之有误。

气胀者，其色苍，其内坚，或连胸腹而无界限，随按随起，气速易平，如鼓皮焉。或倏而浮肿者，阳性自速也；或自上而始者，阳本乎上也；或通身尽肿者，气无不至也。然有寒、热、虚、实之辨。大都阳证多热，属实；阴证多寒，属虚。先胀于内，而后及于外者多实；先胀于外，而后及于内，或外胀而内不甚胀者多虚。脉滑有力者多实，浮弦微细者多虚。兼察乎形色、老少，与夫二便气力，自昭然矣。夫气何以病也？其病在肺，其源在脾，其贼在肝。木若安位，不至克土，则脾司运化，能使心肺之阳下降，肝肾之阴上升，而成天地之交泰，是为平人。然又有七情内伤，六淫外感，饮食失节，房劳致虚，脾土之阴受伤，运化之官失职，胃虽受谷，不能运化，清浊相混，郁而为热，热留为湿，湿热相生，遂成胀满。本无形之气为病，难作有形之症以治。医者，宜补其脾，又须制火养肺，金旺制木，使脾无贼邪之害，则运化行，而水谷消矣。又看所挟而兼用药，挟气则散气，挟血则破血，挟寒则温寒，挟热则清热，挟水则利水，挟风则祛风，自无不愈。

水肿者，其色明润，其皮光薄，其肿不速，肿有分界。阴本乎下，其浸渍自下渐上，阴中无阳也。按之窅而不起，以水在肉中，如糟如泥，按而散之，猝不能聚也。其病为脾肺肾三脏相干之症。盖水为至阴，其本在肾；水化于气，其标在肺；水惟畏土，其制在脾。今肺虚则气不化精而化水，脾虚则土不制水而反克肾，肾虚则水无所主而妄行，水不归经则逆而上泛，故传于脾而肌肉浮肿，传于肺则气息喘急。虽三脏备有所干，而其本则在肾。《内经》曰：肾为胃关。关门不利，故聚水而从其类也。夫关门何以不利？以阴中无火，是无阳也，故气不化，水道不通，溢而为肿。治者惟补命门之火，使下焦之真气得行，始能传化；滋肾中之水，使下焦之真水得位，始能分清。故惟薛立斋金匮肾气汤，无有出其右者矣。肾为先天生气之源，峻补命门，则元气复；而后天胃气，生之有本，土旺能生金，且水安火息，肺气舒矣。是方实三经悉顾者也。后人用之，必须重剂，始能注下。或汤药不顺，为丸服之，但桂、附须重，勿拘古方分量，相体而裁之，乃为善用。

——清·罗国纲《罗氏会约医镜·卷之九·杂证·论肿胀》

【提要】 本论主要阐述肿胀的辨证施治。要点如下：其一，将肿与胀合论，以气血辨证施治为纲，形成气胀和水肿两类。但气胀并非单指鼓胀，此水肿也并非等同于水肿病；气胀的某些内容，也关乎水肿病之治；所论水肿，亦未必不关乎鼓胀。其二，水肿病机，关乎肺脾肾，而其本则在肾。故治疗上重在补肾之阴阳。补命门之火，下焦之真气得行，始能传化；滋肾中之水，下焦之真水得位，始能分清。

怀 远 论肿胀辨治※

《经》曰：诸气膹郁，皆属于肺。诸湿肿满，皆属于脾。又曰：诸腹胀大，鼓之如鼓，皆属于热。盖气郁则生湿，湿郁则生热，湿热相搏，肺失清肃之令，则水不行而为肿。脾失健运之司，则谷不磨而为胀。甚且清阳不走上窍，浊阴不走下窍，天地闭塞，金不平木，土不制水，由是肚大青筋，脐突背平，足心平。五脏之阴，越出于外；六腑之阳，反扰于内。斯时而不亟泻其阳，则阴欲入而阳拒之，阳欲出而阴闭之，则阴阳愈乖，而肿胀益甚。譬之洪水泛滥，不事疏凿，乃欲以土实之，则愈堤防而愈泛溢，此必然之势也。子和出，立浚川禹功等法，非不峻烈可畏，然不有荡涤之，则水何由而行？所蓄者，何由而泄？阴阳失位者，何由而复奠厥居乎？余每见从事温补者，一逢肿胀，辄进六君子、金匮肾气等，岂不纯正通达，卒至肿胀愈甚，迄无成功。及遇草泽医，每以大攻大泻药投之，反恒奏绩于俄顷。然后以参调之，以补济之，善其后图，乃可万全。虽然，此为实热者言也，若老人久病后，及肾元亏损者，病从阴而发，不从阳而入，前法又不可施。气喘脉弱，喜温恶寒，则金匮肾气之用桂、附，以牛膝、车前为引。一则三焦为决渎之官，水道所出；一则肾为胃关，开窍二阴。谁谓补中不带泻哉，学者扩而充之可也。

——清·怀远《古今医彻·卷之二·杂症·肿胀论》

【提要】 本论主要阐述水肿辨证施治，特别强调水肿用攻泻之法。要点如下：其一，对水肿属实热者，可使用攻泻之法，然后以参调补，以善其后。其二，老人久病后及肾元亏损者，或病从阴而发，则不可攻伐，治当温阳利水。

林珮琴 论水肿与鼓胀辨治※※*

是知肿胀无不由肺脾肾者，以肺主气化，脾主运输，肾主藏液也。且胀不必兼肿，肿则或兼胀，亦有肿胀并至者。病在水分，以治水为主，而兼理气，气化水自化也；病在气分，以理气为主，而兼利水，水行气亦行也。但其间虚实必辨。凡阳症必热，热者多实；阴症必寒，寒者多虚。溺赤便秘，脉数有力，为实；溺清便泻，脉微无力，为虚。实者六淫外客，饮食内伤，忽然浮肿，其来必速；虚者情志操劳，酒色过度，病后气虚，其肿渐至。知此而后治法可详。……

　　水肿先起于腹，后散四肢者可治；先起于四肢，后归于腹者死。凡病水分，皆阴胜，与气分不同。水肿症其色明润，其皮光薄，其肿不速，每自下而上，按肉如泥，肿有分界。病在气分，则阳症、阴症皆有之，若病在水分，多阴症。凡虚肿溺涩，香苏散；湿胜不化，胃苓汤；湿滞中满，白术丸、枳术丸。因于肺者五皮饮；因于脾者，补中汤。因肾阴虚，真阳无以化者，六味丸加牛膝、车前；因肾中命火衰，不能蒸动关门者，肾气丸。夫水为至阴，其标在肺，其本在肾，其制在脾。肾虚则关闭，其水必逆而上泛，脾不能制而反为水所溃，故肌肉浮肿；肺不能化而反为水所凌，故气息喘急：皆阴胜之害也。《经》言膀胱藏津液，气化则能出。所谓气化者，即右肾命门真火也。火衰则不能蒸动肾之关门，而水聚焉，肾气丸以桂、附蒸动其关，积水始下，以阳主开也。此法不独治水肿，凡治胀者，其要亦在通阳而已。

——清·林珮琴《类证治裁·卷之三·肿胀论治》

【提要】　本论主要阐述水肿和鼓胀的辨证施治。要点如下：其一，在总体辨证原则上，认为要辨气与水、辨阴阳寒热虚实。具体到水肿，认为病在气分，则阳症、阴症皆有之；若病在水分，则多阴症。其二，治疗上，主要从肺脾肾入手，强调阳气之气化功能对水液代谢的重要作用。因火衰则不能蒸腾气化水液，所以无论水肿还是鼓胀，"其要亦在通阳而已"。

唐宗海　论血病与水肿的关系※＊

　　肿胀者，水病也，气病也。失血家往往水肿、气肿，抑又何哉？盖以血之与气，水之与火，互相倚伏，是二是一。吾于水火血气论，及调经去瘀诸条，已言之，兹复不惮烦劳，曰气即水也。血中有气，即有水。故肌肉中有汗，口鼻中有津，胞中有水，是水与血，原并行不悖。失血家，其血既病，则亦累及于水。水蓄胞中，则为尿结。水淫脾胃，则为胀满。水浸皮肤，则为水肿。治法，皮肤水肿者，宜从肺治之，以肺主皮毛故也。肺为水之上源，肺气行则水行，宜泻白散，加杏仁、桔梗、紫苏、茯苓，五皮饮亦治之。大腹胀满者，宜从脾治之，补土利水，则水行而土敦，胃苓汤主之，六君子汤加苡仁、防己亦主之。胞中水结，小腹胀满者，五苓散治之，猪苓汤亦治之。诸水又皆肾之所主，肾气化，则上下内外之水俱化，宜六味地黄丸。

　　以上所举之方，皆平剂也，医者又须审别阴阳，随加寒热之品，乃能奏效。审其口渴溺赤，喜凉脉数者，为阳水，则知、柏、芩、连、山栀、石膏、天冬、麦冬可加入；审其口和溺清，喜热脉濡，为阴水，则桂、附、干姜、吴萸、细辛可加入。失血家，阳水居多，阴水最少，医者须临时细审。

　　又有瘀血流注，亦发肿胀者，乃血变成水之证。此如女子胞水之变血，男子胞血之变精，疮科血积之变脓也。血既变水，即从水治之，宜照上所举诸方，分寒热加减，再加琥珀、三七、当归、川芎、桃仁、蒲黄，以兼理其血，斯水与血源流俱治矣。古称妇人错经而肿者，为水化为血，名曰水分；经水闭绝而肿者，为血化为水，名曰血分。其实治法，总宜从水治之，方证加减，举不外此也。观于妇人水分、血分之说，则知血家所以多肿胀者，亦是水分、血分之病也，此与杂证水肿有别。勿妄用舟车丸，及消水圣愈汤等，另详血臌门。

——清·唐宗海《血证论·卷六·肿胀》

【提要】　本论主要阐述血病与水肿的关系。要点如下：其一，血与水是相倚相伏的，所以血病亦可累及水病。其二，提出水肿的瘀血病机，指出"瘀血流注，亦发肿胀者，乃血变成水之证"。其三，治疗水肿，亦是从肺脾肾入手，强调辨阴水阳水之证，随证加寒热之品。指出"失血家，阳水居多，阴水最少"。其四，在辨阴水阳水的基础上，加用琥珀、三七、当归、川芎、桃仁、蒲黄等活血化瘀之品兼理其血，意在水血同源，活血以利水。这是水肿病机与治法理论的重要进步。

2.32　癃　闭

癃闭是以小便量少，点滴而出，甚则小便闭塞不通为主要表现的病证。其中小便不畅，点滴短少，病势较缓者为癃；小便闭塞，点滴不通，病势较急者为闭。癃闭基本病机为肾与膀胱气化功能失调，又与肺、脾、三焦关系密切。对本病的辨证，当先分清虚实。因湿热蕴结、热毒犯肺、肝郁气滞、浊瘀阻滞、尿路阻塞，致气机不调，水道不畅者，多为实证；因脾气不升、肾阳虚衰、体虚久病、药毒伐伤，致气化不施，生成不及者，多为虚证。治疗应遵循"腑病以通为用"的原则，实证治宜清热利湿，利湿化浊，破瘀散结，利气机而通水道。虚证，宜温补肾阳，或补脾升提，化气利水，或大补真阴，滋阴利水。

《内经》　论癃闭病因病机[※*]

胞移热于膀胱，则癃溺血。膀胱移热于小肠，隔肠不便，上为口糜。

——《素问·气厥论》

督脉者，起于少腹以下骨中央，女子入系廷孔，其孔，溺孔之端也，其络循阴器合篡间，绕篡后，别绕臀……此生病，从少腹上冲心而痛，不得前后，为冲疝；其女子不孕，癃痔遗溺嗌干。

——《素问·骨空论》

厥阴之厥，则少腹肿痛，腹胀泾溲不利，好卧屈膝，阴缩肿，胻内热。盛则泻之，虚则补之，不盛不虚，以经取之。

——《素问·厥论》

胞痹者，少腹膀胱按之内痛，若沃以汤，涩于小便，上为清涕。

——《素问·痹论》

岁太阴在泉，草乃早荣，湿淫所胜，则埃昏岩谷。黄反见黑，至阴之交。民病饮积，心痛，耳聋浑浑焞焞，嗌肿喉痹，阴病血见，少腹痛肿，不得小便，病冲头痛，目似脱，项似拔，腰似折，髀不可以回，腘如结，腨如别。

——《素问·至真要大论》

三焦病者，腹气满，小腹尤坚，不得小便，窘急，溢则水，留即为胀，候在足太阳之外大络，大络在太阳少阳之间，亦见于脉，取委阳。膀胱病者，小腹偏肿而痛，以手按之，即欲小便而不得，肩上热，若脉陷，及足小指外廉及胫踝后皆热，若脉陷，取委中央。

——《灵枢·邪气脏腑病形》

是肝所生病者，胸满呕逆飧泄，狐疝遗溺闭癃。为此诸病，盛则泻之，虚则补之，热则疾之，寒则留之，陷下则灸之，不盛不虚，以经取之。

——《灵枢·经脉》

【提要】　本论主要阐述癃闭的病因病机。要点如下：其一，癃闭发病，主要责之膀胱、三焦，并与肺、脾、肝、肾、督脉有关。其中，膀胱气化失常是导致癃闭发生的关键。其二，所论"盛则泻之，虚则补之，热则疾之，寒则留之，陷下则灸之，不盛不虚，以经取之"的针刺法则，也适用于癃闭。

巢元方　论热结小便不通[※*]

小便不通，由膀胱与肾俱有热故也。肾主水，膀胱为津液之府，此二经为表里，而水行于小肠，入胞者为小便。肾与膀胱既热，热入于胞，热气大盛，故结涩，令小便不通，小腹胀满气急。甚者，水气上逆，令心急腹满，乃至于死。

——隋·巢元方《诸病源候论·卷之十四·小便病诸候·小便不通候》

【提要】　本论主要阐述小便不通的病因病机。要点如下：其一，肾热与膀胱之热，热入于胞，热水互结，致小便不通。这里的"胞"非指膀胱，是指独立于膀胱之外的贮藏尿液的器官。其二，癃闭的危害，是水气上逆，心急腹满，乃至于死。

杨士瀛　论小便不通治法[※]

大凡水道不行，其本在肾，合用牵牛、泽泻，其末在肺，合用葶苈、桑皮，二者得兼，必然中病。其间更以木通、滑石佐之，又能透达。虽然，大便、小便脉络相贯也，人有多日小便不通，但用神保丸、北亭丸辈，大泻数行，小肠自利。

——宋·杨士瀛《仁斋直指方论·卷之二·证治提纲·小便不通》

【提要】　本论主要阐述小便不通的治法。要点如下：其一，治疗水道不行所致小便不通，宜以通利为常法。因癃闭之本在肾，其末在肺，故治疗当上焦与下焦兼顾，以通利之品透达。

其二，大便与小便脉络相贯，多日未小便，则泻大肠之水，小便自通。

李东垣 小便淋闭论[※*]

热在上焦气分，便闭而渴，乃肺中伏热不能生水，膀胱绝其化源，宜用淡渗之药，泻火清金，滋水之化源。热在下焦血分，便闭而不渴，乃真水不足，膀胱干涸，无阴则阳无以化，宜用苦寒之药，滋肾与膀胱之阴，而阳自化，小便自通。

——金·李东垣《兰室秘藏·小便淋闭论》

【提要】 本论主要阐述小便闭的病因病机及辨证施治。要点如下：其一，小便闭而渴，为热在上焦气分，金不生水，膀胱绝其化源所致，治当用淡渗之品，泻火清金，滋水之化源。其二，小便闭而不渴，为热在下焦血分，属肾水不足，膀胱干涸，无阴则阳无以化，治当用苦寒之品，滋肾与膀胱之阴。

罗天益 论小便不利辨治[※*]

小便不利者有三，不可一概而论也。若津液偏渗于肠胃，大便泄泻，而小便涩少，一也，宜分利而已；若热搏下焦津液，则热湿而不行，二也，必渗泄则愈；若脾胃气涩，不能通利水道，下输膀胱而化者，三也，可顺气令施化而出也。

——元·罗天益《卫生宝鉴·卷十七·胞痹门（治小便不利）》

【提要】 本论主要阐述小便不利的辨证施治。要点如下：其一，津液偏渗肠胃，大便泄泻，导致小便少，治当分利。其二，若湿热壅滞下焦，气化不利则小便不行，治以渗泄。其三，脾胃气虚，不能通调水道而小便不出，治当顺气。

朱丹溪 论小便不通辨治[※*]

小便不通，有气虚、血虚、有痰、风闭、实热。气虚，用参、芪、升麻等，先服后吐，或参、芪药中探吐之。血虚，四物汤，先服后吐，或芎归汤中探吐亦可。痰多，二陈汤，先服后吐。以上皆用探吐。若痰气闭塞，二陈汤加木通（一作木香）、香附探吐之，以提其气。气升则水自降下，盖气承载其水也。有实热者当利之，砂糖汤调牵牛末二三分，或山栀之类。有热、有湿、有气结于下，宜清、宜燥、宜升。有孕之妇，多患小便不通，胞被胎压下故也。《转胞论》用四物汤加参、术、半夏、陈皮、甘草、姜、枣煎汤，空心服。一妇人脾疼后，患大小便不通，此是痰隔中焦，气滞于下焦，以二陈汤加木通，初吃后，煎渣吐之。

——元·朱丹溪撰，明·程充校补《丹溪心法·卷三·小便不通》

【提要】 本论主要阐述小便不通的辨证施治。要点如下：其一，将小便不通分为气虚、血虚、有痰、风闭、实热、有湿及气结于下等类型。其二，对于气虚、血虚、有痰、风闭等类型的治疗，主张用吐法升清降浊。认为小便不通，总关乎三焦气化失常，水道闭阻，吐则气升水降，三焦得通，水道疏利，小便自通。具体治疗时，用何法涌吐，尚需要辨证。对于有热、有湿、气结于下者，治以清、燥、升等法。其三，指出妇人小便不通，多为胞胎压迫膀胱所致，当治以参、术、半夏等。妇人脾疼所致大小便不通，为痰隔气滞，治以二陈汤加木通。

王肯堂　小便不通综论[※*]

丹溪大法：小便不通，有热、有湿、有气结于下，宜清、宜燥、宜升，有隔二隔三之治。如因肺燥不能生水，则清金，此隔二。如不因肺燥，但膀胱有热，则宜泻膀胱，此正治也。如因脾湿不运而精不升，故肺不能生水，则当燥脾健胃，此隔三。车前子、茯苓清肺也，黄柏、知母泻膀胱也，苍术、白术健胃燥脾也。《宝鉴》：小便不利有三，不可一概而论。若津液偏渗于肠胃，大便泄泻而小便涩少，一也，宜分利而已；若热搏下焦津液，则热湿而不行，二也，必渗泄则愈；若脾胃气涩，不能通调水道，下输膀胱而化者，三也，可顺气，令施化而出也。东垣大法：小便不通，皆邪热为病，分在气在血而治之，以渴与不渴而辨之。如渴而不利者，热在上焦肺分故也。夫小便者，是足太阳膀胱经所主也。肺合生水，若肺热不能生水，是绝其水之源。《经》云虚则补其母，宜清肺而滋其化源，故当从肺之分，助其秋令，水自生焉。

又如雨如雾如霜，皆从天而降下也。且药有气之薄者，乃阳中之阴，是感秋清肃杀之气而生，可以补肺之不足，淡味渗泄之药是也。茯苓、泽泻、琥珀、灯心、通草、车前子、木通、瞿麦、萹蓄之类，以清肺之气，泄其火，滋水之上源也。如不渴而小便不通者，热在下焦血分，故不渴而小便不通也。

热闭于下焦者，肾也，膀胱也，乃阴中之阴，阴受热邪，闭塞其流。易老云：寒在胸中遏塞不入，热在下焦填塞不便，须用感北方寒水之化气味俱阴之药，以除其热，泄其闭塞。《内经》云：无阳则阴无以生，无阴则阳无以化。若服淡渗之药，其性乃阳中之阴，非纯阴之剂，阳无以化，何以补重阴之不足也？须用感地之水运而生大苦之味，感天之寒气而生大寒之药，此气味俱阴，乃阴中之阴也。

大寒之气，人感之生膀胱。寒水之运，人感之生肾。此药能补肾与膀胱。受阳中之阳热火之邪，而闭其下焦，使小便不通也。夫用大苦寒之药，治法当寒因热用。又云：必伏其所主，而先其所因，其始则气同，其终则气异也。如热在上焦，以栀子、黄芩。热在中焦，以黄连、芍药。热在下焦，以黄柏。热在气分，渴而小便闭，清肺散、猪苓汤、五苓散、茯苓琥珀汤、红秫散。热在血分，不渴而小便闭，滋肾丸、黄连丸、导气除燥汤。东垣治一人病小便不利，目睛突出，腹胀如鼓，膝以上坚硬，皮肤欲裂，饮食不下，服甘淡渗泄之药皆不效。曰：疾急矣，非精思不能处。思之半夜，曰：吾得之矣。《经》云：膀胱者，津液之府，必气化而能出焉。多服淡渗之药而病益甚，是气不化也。启玄子云：无阳则阴无以生，无阴则阳无以化。甘淡气薄皆阳药，独阳无阴，欲化得乎！遂以滋肾丸群阴之剂投服，再服即愈。渴而腹冷，水气也。《金匮》云：小便不利者，有水气，其人苦渴，瓜蒌瞿麦丸主之。以小便利，腹中温为度。小便不通，腹下痛，状如覆碗，痛闷难忍者，乃肠胃干涸，膻中气不下。《经》云：膀胱者，州都之官，津液藏焉，气化则能出矣。膻中者，臣使之官，三焦相火，肾为气海也。王注曰：膀胱津液之府，胞内居之，少腹处间毛内藏胞器，若得气海之气施化，则溲便注下，气海之气不及，则隐秘不通，故不得便利也。先用木香、沉香各三钱，酒调下，或八正散，甚则宜上涌之，令气通达，便自通利，《经》所谓病在下，上取之。王注曰：热攻于上，不利于下，气盛于上，则温辛散之，苦以利之。一方，煎橘红茯苓汤，调木香、沉香末服之，空心下。丹溪云：小便不通，属气虚、血虚、有实热、痰气闭塞，皆宜吐之，以提其气，气升则水自降，盖气承载其水者也。气虚用参、术、升麻等，先服后吐，或就参、药中调理吐之。血虚用四物汤，先服后吐，或就芎归汤探吐之。痰多，二陈汤，先服后探吐之。痰气闭塞，二陈加香附、木通探吐之。实热当利之，或用八正散，盖大便动则小便自通矣。或问以吐法通小便，方论中未尝有之，理将安在？曰：取其气化而已。何则？《内经》谓：三焦者，决渎之官，水道出焉。膀胱者，州都之官，津液藏焉，气化则能出矣。故上中下三焦之气，有一不化，则不得如决渎之水而出矣，岂独下焦膀胱气塞而已哉？上焦肺者，主行荣卫，通调水道，下输膀胱，而肾之合足三焦下输又上连肺，此岂非小便从上焦之气化者乎？张仲景有言，卫气行则小便宣通，其义亦在是矣。《内经》又谓脾病则九窍不通，小便不利，是其一也。此岂非小便从中焦之气化者乎？由是而言之，三焦所伤之邪不一，气之变化无穷，故当随处治邪行水，求其气化，亦无穷也。然而大要在乎阴与阳无相偏负，然后气得以化。若《方盛衰论》曰：至阴虚，天气绝；至阳盛，地气不足。夫肾肝在下，地道也；心肺在上，天道也；脾胃居中，气交之分也。故天之阳绝而不交于地者，尚且白露不下，况人同乎天，其在上之阳不交于阴，则在下之阴无以为化，而水道其能出乎？东垣引《八十一难经》谓，有阴阳相乘，有覆有溢，而为内关，不得小便者。有或在下之阴虚，在上之阳盛，不务其德而乘之，致肾气之不化者，必泻其阳而举之，则阴可得而平也。

若此条所叙之证，皆用吐法，盖因气道闭塞，升降不前者而用耳。何尝舍众法而独施是哉？丹溪尝曰，吾以吐通小便，譬如滴水之器，上窍闭则下窍无以自通，必上窍开而下窍之水出焉。予尝推是开窍之法，用之多验，姑书一二证以明之。甲午秋，治一妇人，年五十，初患小便涩，医以八正散等剂，展转小便不通，身如芒刺加于体。予以所感霖淫雨湿，邪尚在表，因用苍术为君，附子佐之，发其表，一服即汗，小便实时便通。又治马参政父，年八旬，初患小便短涩，因服药分利太过，遂致闭塞，涓滴不出。予以饮食太过，伤其胃气，陷于下焦，用补中益气汤，一服小便通。因先多利药，损其肾气，遂致通后遗尿，一夜不止，急补其肾，然后已。凡医之治是证，未有不用泄利之剂者，安能顾其肾气之虚哉？表而出之，以为世戒。有瘀血而小便闭者，宜多用牛膝。《本事方》云：顷在毗陵，有一贵官妻妾小便不通，脐腹胀痛不可忍，众医皆作淋治，如八正散之类，数种皆治不通，病愈甚。予诊之曰：此血瘕也，非瞑眩药不可去。乃用桃仁煎，初服至日午，大痛不可忍，卧少顷，下血块如拳者数枚，小便如黑豆汁一二升，痛止得愈。此药猛峻，气虚血弱者，宜斟酌之。大抵小腹痛胀如覆碗者为实，亦分在气在血，气壅塞于下者，木香流气饮。血污于下者，桃仁煎、代抵当丸、牛膝膏。《经》云：肾合膀胱，膀胱者，津液之府也。小肠属肾，肾上连肺，故将两脏。三焦者，中渎之府也，水液出焉。是属膀胱，乃肾之腑也。又云：膀胱者，州都之官，津液藏焉，气化则能出矣。由是言之，膀胱藏水，三焦出水。治小便不利，故刺灸法但取三焦穴，不取膀胱也。小肠属肾、肺，故东垣用清肺饮子、滋肾丸利小便也。运气小便不利有三：其一，属湿邪攻三焦。《经》云：太阴在泉，湿淫所胜，病小腹痛肿，不得小便。又云：水不及曰涸流，涸流之纪，上宫与正宫同，其病癃闭是也。其二，属风邪攻脾。《经》云：厥阴司天，风淫所胜，病溏瘕泄、水闭是也。其三，属燥热。《经》云：阳明司天之政，天气急，地气明，民病癃闭。初之气，其病小便黄赤，甚则淋。又云：少阴司天之政，地气肃，天气明。二之气，其病淋是也。

良法治小便不通，诸药不效，或转胞至死危困，用猪尿胞一个，底头出一小眼子，翎筒通过，放在眼儿内，根底以细线系定，翎筒子口细杖子堵定，上用黄蜡封尿胞口，吹满气七分，系定了，再用手捻定翎筒根头，放了黄蜡，塞其翎筒在小便出里头，放开翎筒根头，手捻其气透于里，小便即出，神效。

——明·王肯堂《证治准绳·杂病·第六册·大小腑门·小便不通》

【提要】 本论主要阐述小便不通的病因病机及辨证施治。要点有二：其一，阐明膀胱、三焦气化不利，可致尿液潴留；肝肾为地道，肺为天道，脾胃居中为气交之枢纽，三者通降运转不利，可致小便不通。故治疗须对证，不可妄用分利之剂。可从上焦肺卫辨证，治疗湿伤所致小便不利；或从中焦脾胃辨证施治，用补益之法治疗饮食伤胃，气机下陷所致小便不通。其二，从下焦瘀滞立论，指出瘀血所致小便不通，当治以活血化瘀之方药。指出破血下血之药峻猛，气虚血弱者宜斟酌使用。此外，小便不通兼小腹痛胀如覆碗者，治当分在气在血。

张介宾　论癃闭病机与治疗[※*]

小水不通，是为癃闭，此最危最急证。水道不通，则上侵脾胃而为胀，外侵肌肉而为肿，泛及中焦则为呕，再及上焦则为喘，数日不通则奔迫难堪，必致危殆。今人一见此证，但知利水，或用田螺罨脐之法，而不辨其所致之本，无怪其多不治也。

凡癃闭之证，其因有四，最当辨其虚实。有因火邪结聚小肠膀胱者，此以水泉干涸，而气门热闭不通也。有因热居肝肾者，则或以败精，或以槁血，阻塞水道而不通也。若此者，本非无水之证，不过壅闭而然，病因有余，可清可利，或用法以通之，是皆癃闭之轻证也。惟是气闭之证，则尤为危候。然气闭之义有二焉：有气实而闭者，有气虚而闭者。夫膀胱为藏水之府，而水之入也，由气以化水，故有气斯有水；水之出也，由水以达气，故有水始有溺。《经》曰：气化则能出矣。盖有化而入，而后有化而出；无化而出，必其无化而入。是以其入其出，皆由气化，此即本《经》气化之义，非单以出者言气化也。然则水中有气，气即水也；气中有水，水即气也。今凡病气虚而闭者，必以真阳下竭，元海无根，水火不交，阴阳痞隔，所以气自气，而气不化水，水自水，而水蓄不行。气不化水，则水府枯竭者有之；水蓄不行，则浸渍腐败者有之。气既不能化，而欲强为通利，果能行乎？阴中已无阳，而再用苦寒之剂，能无甚乎？理本甚明，何知之者之不多见也？至若气实而闭者，不过肝强气逆，移碍膀胱，或破其气，或通其滞，或提其陷，而壅者自无不去。此治实者无难，而治虚者必得其化，为不易也。故凡临此证，不可不详辨其虚实。

——明·张介宾《景岳全书·卷三十四天集·杂证谟·癃闭·论证》

【提要】 本论主要阐述癃闭的病因病机及辨证施治。要点如下：其一，癃闭主要是因火结小肠膀胱、热居肝肾、水道不通或气闭等所致。其二，阐明气闭可分为虚、实两类。气实而闭者，属肝气上逆之证，治宜破气行气为主，或兼提陷；气虚而闭者，多为真阳真气虚损，使阴阳水火不交而致。其三，治疗上，切不可强行通利，即所谓"治虚者必得其化，为不易也。故凡临此证，不可不详辨其虚实"。

张介宾 论癃闭辨治^{※*}

火在下焦，而膀胱热闭不通者，必有火证火脉，及溺管疼痛等证，宜大厘清饮、抽薪饮、益元散、玉泉散，及绿豆饮之类以利之。若肝肾实火不清，或遗浊，或见血者，大都清去其火，水必自通，前法俱可通用。

气闭证，当分虚实寒热而治之。

凡气实者，气结于小肠膀胱之间而壅闭不通，多属肝强气逆之证。惟暴怒郁结者多有之，宜以破气行气为主。如香附、枳壳、乌药、沉香、茴香之属，兼四苓散而用之。若气陷于下，药力不能骤及者，当即以此药多服，探吐以提其气，使气升则水自降也。有痰气逆滞不通者，即以二陈汤、六安煎之类探吐之。有热闭气逆者，及以大厘清饮探吐之。有气实血虚而闭者，用四物汤探吐之。凡气实等证，无如吐之妙者，譬之滴水之器，闭其上窍，则下窍不通，开其上窍，则下窍必利。盖有升则有降，无升则无降，此理势之使然也。

凡气虚而小便闭者，必以素多斫丧，或年衰气竭者，方有此证。正以气有不化，最为危候，不易治也。然凡病此者，必其有渐，但觉小便短少，或便时费力，便当留心速治。若待其剧，恐无及也。但治此者，亦当辨其脏气之寒热。若素无内热之气者，是必阳虚无疑也。或病未至甚，须常用左归、右归、六味、八味等汤丸，或壮水以厘清，或益火以化气，随宜用之，自可渐杜其原。若病已至甚，则必用八味丸料，或加减金匮肾气汤大剂煎服，庶可挽回。或疑桂、附辛热不敢轻用，岂知下元阳气亏甚，得寒则凝，得热则行。舍此二者，更有何物可以直达膀胱，而使水因气化也？若气虚下陷，升降不利者，宜补中益气汤主之，或即用此汤探吐之，最妙。若素禀阳脏内热，不堪温补，而小便闭绝者，此必真阴败绝，无阴则阳无以化，水亏证也。治宜补阴抑阳，以化阴煎之类主之。或偏于阳亢而水不制火者，如东垣之用滋肾丸亦可，但此即火证之属耳。

大小便俱不通者，必先通其大便，则小便自通矣，宜八正散之类主之。

久服桂、附之属，以致水亏阳亢，而小便不通者，宜解毒壮水，以化阴煎之类主之。甚者，以黄连解毒汤加分利滋阴等药亦可。然尤惟绿豆饮为解毒之神剂。其有因久服阳药，作用过多，火本不盛，单由水亏者，非六味地黄汤大剂滋之不可也。

服分利既多，而小水愈不通者，此必下竭之证。察其水亏者，必须大补真阴；火虚者，必须峻补阳气，气达水行，其便自调。不可见其假实，恣意疏通，此与榨干汁、沛枯油者何异？致令竭者愈竭，鲜不危矣。

膀胱无水等证，有因泄泻，水归大肠而小水不通者，此当但治泄泻，泄泻止而水自利也。有因大汗多汗，气从汗泄而小水不利者，此当调治营卫，表气收而小便自利也。有虚劳亡血伤精，水随液去，五内枯燥而小水不利者，此当调补真阴，血气渐充而小水渐利也。凡此数者，皆膀胱无水枯涸之证，水泉既涸，故不可再加分利。内惟泄泻证亦有可分利者，然亦不过十之三耳。诸如此者，当于各门详察治之，皆非有水不通而为癃闭之类也。

怀妊之妇，每有小便不通者，此以胎气下陷，溺孔被压而然。多以气虚不能举胎所致，宜八珍汤，补中益气汤之类主之。若临盆之际，胎压膀胱而小便不通者，宜以手指托起其胎，则小水自出。

——明·张介宾《景岳全书·卷三十四天集·杂证谟·癃闭·论治》

【提要】　本论主要阐述癃闭的辨证施治。要点如下：其一，癃闭因火在下焦，膀胱热闭不通所致者，当清热降火，小便自通；若因气闭所致者，又当分寒热虚实，实者易治，可清可利可通；虚者难治，需抓住治病时机，或培补中气，或温肾化气，或滋阴化气。其二，若大小便俱不通者，当先开后窍，而前窍自通。其三，久服桂附、分利之剂，或泄泻、汗出、虚劳、亡血、伤精等导致小便不通者，皆属膀胱无水枯涸之证，不可再分利，当依证采取相应的治法。其四，妇人妊娠小便不利者，治以补气养血之方；临盆小便不利者，用手指托其胎则小便自出。

李中梓　小便癃闭※

闭与癃，二证也。新病为溺闭，盖滴点难通也；久病为溺癃，盖屡出而短少也。闭癃之病，《内经》分肝与督脉、三焦与膀胱四经。然太阳膀胱，但主藏溺，其主出溺者，皆肝经及督脉及三焦也。又考膀胱为州都之官，津液藏焉，气化则能出矣。夫主气化者，太阴肺经也。若使肺燥不能生水，则气化不及州都，法当清金润肺，车前、紫菀、麦门冬、茯苓、桑皮之类。如脾湿不运，而精不上升，故肺不能生水，法当燥脾健胃，苍术、白术、茯苓、半夏之类。如肾水燥热，膀胱不利，法当滋肾涤热，黄柏、知母、茯苓、泽泻、通草之类。夫滋肾泻膀胱，名为正治；清金润燥，名为隔二之治；健胃燥脾，名为隔三之治。又或有水液只渗大肠，水府因而燥竭，宜以淡渗之品，茯苓、猪苓、通草、泽泻之类，分利而已。或有气滞不能通调水道，下输膀胱者，顺气为急，枳壳、木通、橘红之类。有实热者，非与纯阴之剂，则阳无以化。上焦热者，栀子、黄芩；中焦热者，黄连、芍药；下焦热者，黄柏、知母。有大虚者，非与温补之剂，则水不能行，如金匮肾气丸及补中益气汤是也。

——明·李中梓《医宗必读·卷之八·小便闭癃》

【提要】　本论主要阐述癃闭的病因病机及辨证施治。要点如下：其一，肺燥而不能生水，无以下输膀胱所致癃闭，治以清金润肺。其二，脾失健运，不能升清降浊所致癃闭，治以燥脾健胃。其三，下焦湿热壅滞，肾燥而膀胱气化不利所致癃闭，治以涤热燥湿，兼以滋肾养阴。其四，水液内渗大肠，甚至泄泻不止，无尿可出者，治以淡渗分利，渗前实后。其五，气滞所致癃闭，当以顺理气机为急。其六，实热内蕴三焦，气化受碍，所致癃闭，投以苦寒之品，并分三焦论治。其七，若大虚而癃闭，水邪内侵，侮脾土而克命门之火，治非温肾扶土不可。

李用粹　癃闭综论*

大意

膀胱者，州都之官，津液藏焉，气化则能出矣，故膀胱不利为癃。三焦者，决渎之官，水道出焉，故三焦实则闭癃。（《内经》）癃与闭，二症也。暴病为溺闭，小便点滴，内急，胀满而难通；久病为溺癃，欲解不解，屡出而短少。（《必读》）

内因

有心肾不交，阴阳不通，而内外关格者；有热结下焦，壅塞胞内，而气道涩滞者；有肺中伏热，不能生水，而气化不施者；有脾经湿热，清气郁滞，而浊气不降者；有痰涎阻结，气道

不通者；有久病多汗，津液枯耗者；有肝经忿怒，气闭不通者；有脾虚气弱，通调失宜者。(《汇补》)

外候

凡人鼻色黄，小便必难。热微则小便难而仅有，热甚则小便闭而绝无。(《入门》)小便胀满，气急上逆，心腹俱闷，叫痛欲死。(巢氏)甚有肺气壅极，横行脐中，小肠为之突出，外肾为之挺长。(《寓意草》)

脉法

脉紧而滑直者，不得小便也。又尺脉或浮或涩或缓，皆小便难，溺有余沥也。右寸关滑实者，痰滞上焦；细微者，中气不运。左尺脉洪数者，热结下焦；虚浮者，肾气不足。(《汇补》)

治法

一身之气关于肺，肺清则气行，肺浊则气壅，故小便不通，由肺气不能宣布者居多，宜清金降气为主，并参他症治之。若肺燥不能生水，当滋肾涤热。夫滋肾涤热，名为正治；清金润燥，名为隔二之治；燥脾健胃，名为隔三之治。又有水液只渗大肠，小肠因而燥竭者，分利而已。有气滞不通，水道因而闭塞者，顺气为急。实热者，非咸寒则阳无以化；虚寒者，非温补则阴无以生。痰闭者，吐提可法；瘀血者，疏导兼行。脾虚气陷者，升提中气；下焦阳虚者，温补命门。(《汇补》)

用药

肺气受热，清肺饮。膀胱热结，八正散。气滞于内者，利气散。阴虚者，地黄汤。阳虚者，八味丸。脾虚不运者，补中益气汤。气虚不化者，六君子汤。血瘀者，牛膝汤。痰闭者，导痰汤，先服后吐。又有因小便不通，过服寒凉渗利诸剂，致气闭于下，寒郁于中，阴翳痞隔，不能气化而不通者，用干姜、升麻，煎服而愈。于此可悟夫天地升降之道，阴阳消长之理，故志之。(《汇补》)

——清·李用粹《证治汇补·卷之八·下窍门·癃闭》

【提要】 本论主要阐述癃闭的病因病机及症状治法。要点如下：其一，癃闭的原因有以下几方面：心肾不交，肾水不能上济于心，心火不能下降于肾；或热结于下，津液耗伤，气道水道壅塞；或肺中伏火，肺喜润恶燥，伏火伤津耗气，肺失通调水道，津液输布障碍；或湿热困脾，清气不升，浊阴不降，气机郁滞；或痰涎阻滞，痰闭则气运行受阻；或久病体虚，汗多津伤；或肝气郁结，气机不畅；或脾虚气陷，清气不升。其二，脉诊时，紧而滑直，或尺脉现浮、涩、缓者，小便当闭癃，余沥不尽。同时提出不同脉象之病机。其三，治疗上提出：肺气壅塞，宜清金降气；肺燥水亏，宜金水相生；水走大肠，小肠燥竭，宜分消通利；气滞者，治以顺气；实热者，治以咸寒；虚寒者，治以温补；痰闭者，宜吐提；瘀血者，宜开结通行；脾虚气陷以升提；下焦阳虚以温补。

张　璐　论闭与癃的鉴别[※※]

闭癃者，溺闭不通，淋沥点滴也，惟肝与督脉、三焦、膀胱主之。《经》云：膀胱之胞薄以懦，得酸则缩蜷，约而不通，水道不行，故癃。又云：膀胱不利为癃，不约为遗溺。盖实则闭癃，虚则遗溺，遗溺则补之，闭癃则泻之。然遗溺闭癃，不取膀胱俞者，盖膀胱但藏溺，其主出溺者，皆从三焦及肝与督脉也。

闭癃者，合而言之一病也，分而言之有暴久之殊。盖闭者，暴病，为溺点滴不出，俗名小便不通是也。可用疏通利窍之剂，甚则用吐法以提其气自通，若补中益气、二陈、五苓，俱可探吐也。癃者，久病，为溺癃淋沥，点滴而出，一日数十次，名淋病是也。惟宜滋养真阴，兼资气化，如六味、生脉之类，亦可合用。若疏泄利气之药，皆为戈戟矣。夏秋热伤癃闭，以滑石调水饮之即通，但阴虚泉竭者禁用。

——清·张璐《张氏医通·卷七·大小腑门·小便不通（闭癃）》

【提要】　本论主要阐述癃闭的鉴别。要点如下：其一，闭癃主要责之于肝、督脉、三焦和膀胱。其二，闭者，多为暴病，起病急剧，表现为小便点滴而不出；癃者，多为久病，起病缓慢，表现为小便点滴而出。其三，闭者宜疏导通利，或用吐法以提壶揭盖，欲降先升；癃者，宜滋养真阴，恢复气化。其四，注意疏泄利气之药，多伤津耗气，谨慎使用。夏季因热得之，用滑石等清热利湿之药时，当顾护真阴，若阴虚舌红苔少时应禁用。

2.33　关　格

关格是以小便不通、呕吐不止为主要表现的病证。小便不通名曰关，呕吐不止名曰格，两者并见名曰关格。在关格病因当中，前人关注较多的是房劳与情志因素，各种疾病反复发作、迁延日久、耗损正气亦是本病形成的重要因素。

对于本病的病机，主要有以下五方面认识：其一是因风邪约闭三焦，气机郁闭，大小便不通；其二是阴阳气不得交通，阳气郁闭于下，不得二便，阴气郁闭于上，吐逆不得食；其三是痰停中焦，阻滞气机升降，遂成格拒；其四是房劳过度，肾阴精血耗伤，阴损于下，阳亢于上，上热而下寒，遂成阴阳格拒之势；其五是由于久病肾阳虚衰或寒邪直中少阴，致使阴寒内盛于下，虚阳浮越于上，遂成真寒假热之寒热格拒之势。本病治疗原则主要有两点：其一，治主当缓，治客当急。本病脾肾衰惫为其本，浊毒内聚为其标。前者为主，后者为客。脏腑虚损为渐进过程，不可峻补，而需长期调理，用药刚柔相兼，缓缓图之。湿浊毒邪内蕴，宜及时祛除继发诱因，尽力降浊排毒。其二，要虚实兼顾，把握中焦。关格是补泻两难的疾病，根据病程演变规律，早期宜侧重补虚，兼以化浊，后期阶段，浊邪弥漫，正气衰败，治疗宜虚实兼顾，用药贵在灵活。本病浊毒壅滞中焦则贯彻病程始终，故把握中焦为治疗要务。上下交损，当治其中。

◀《内经》　论关格的含义※※ ▶

故人迎一盛病在少阳，二盛病在太阳，三盛病在阳明，四盛已上为格阳。寸口一盛病在厥阴，二盛病在少阴，三盛病在太阴，四盛已上为关阴。人迎与寸口俱盛四倍已上为关格，关格之脉赢，不能极于天地之精气，则死矣。

——《素问·六节藏象论》

岐伯曰：反四时者，有余为精，不足为消。应太过，不足为精；应不足，有余为消。阴阳不相应，病名曰关格。

——《素问·脉要精微论》

人迎一盛，病在足少阳；一盛而躁，病在手少阳。人迎二盛，病在足太阳；二盛而躁，病在手太阳。人迎三盛，病在足阳明；三盛而躁，病在手阳明。人迎四盛，且大且数，名曰溢阳，溢阳为外格。脉口一盛，病在足厥阴；一盛而躁，在手心主。脉口二盛，病在足少阴；二盛而躁，在手少阴。脉口三盛，病在足太阴；三盛而躁，在手太阴。脉口四盛，且大且数者，名曰溢阴；溢阴为内关，内关不通，死不治。人迎与太阴脉口俱盛四倍以上，命曰关格，关格者与之短期。

——《灵枢·终始》

故邪在腑则阳脉不和，阳脉不和则气留之，气留之则阳气盛矣。阳气太盛则阴脉不和，阴脉不和则血留之，血留之则阴气盛矣。阴气太盛，则阳气不能荣也，故曰关。阳气太盛，则阴气弗能荣也，故曰格。阴阳俱盛，不得相荣，故曰关格。关格者，不得尽期而死也。

——《灵枢·脉度》

【提要】　本论主要阐述关格的含义。要点如下：其一，关格既是脉象名称，亦是病机、疾病的名称。其二，从脉象而言，表现为"人迎四盛，且大且数，名曰溢阳，溢阳为外格"，"脉口四盛，且大且数者，名曰溢阴，溢阴为内关"，"人迎与寸口俱盛四倍已上为关格，关格之脉赢"。其三，从病名而言，阴阳不相应之病名为关格。其四，从病机而言，"阴气太盛，则阳气不能荣也，故曰关。阳气太盛，则阴气弗能荣也，故曰格。阴阳俱盛，不得相荣，故曰关格"。

张仲景　论关格的含义[※*]

南方心脉，其形何似？师曰：心者，火也，名少阴，其脉洪大而长，是心脉也。心病自得洪大者，愈也。假令脉来微去大，故名反，病在里也；脉来头小本大，故名覆，病在表也。上微头小者，则汗出；下微本大者，则为关格不通，不得尿。头无汗者可治，有汗者死。……
寸口脉浮而大，浮为虚，大为实，在尺为关，在寸为格，关则不得小便，格则吐逆。
趺阳脉伏而涩，伏则吐逆，水谷不化，涩则食不得入，名曰关格。

——汉·张仲景《伤寒论·卷第一·平脉法》

【提要】　主要阐述关格的含义。要点如下：本论之"关格"，是由脉象论及疾病。指出关格的表现，即"关则不得小便，格则吐逆"。对后世有一定的影响。

巢元方　论关格为二便不通[※*]

关格者，大小便不通也。大便不通，谓之内关；小便不通，谓之外格；二便俱不通，为关格也。由阴阳气不和，荣卫不通故也。阴气大盛，阳气不得荣之，曰内关。阳气大盛，阴气不得荣之，曰外格。阴阳俱盛，不得相荣，曰关格。关格则阴阳气否结，腹内胀满，气不行于大小肠，故关格而大小便不通也。

又风邪在三焦，三焦约者，则小肠痛内闭，大小便不通。日不得前后，而手足寒者，为三阴俱逆，三日死也。

诊其脉来浮牢且滑直者，不得大小便也。

——隋·巢元方《诸病源候论·卷十四·关格大小便不通候》

【提要】　本论主要阐述关格为二便不通。要点如下：其一，关格的病因，是风邪在三焦；病机是阴阳气否结，腹内胀满，气不行于大小肠。其二，大便不通，谓之内关；小便不通，谓之外格；二便俱不通，为关格。诊其脉来浮牢且滑直。

朱丹溪　论治关格必用吐法 ※*

关格，必用吐，提其气之横格，不必在出痰也。有痰宜吐者，二陈汤吐之，吐中便有降。有中气虚不运者，补气药中升降。寒在上，热在下，脉两手寸俱盛四倍以上。

戴云：关格者，谓膈中觉有所碍，欲升不升，欲降不降，欲食不食，此谓气之横格也。

——元·朱丹溪，明·程充校补《丹溪心法·卷三·关格》

【提要】　本论主要阐述治关格必用吐法。要点如下：其一，立足中焦定义关格的概念，阐明"关格者，谓膈中觉有所碍，欲升不升，欲降不降，欲食不食，此谓气之横格也"。其二，关格的病机，属中气升降失常，中气虚而不运。其三，治疗上，必用吐法理气。若属中气虚而不运，则以补气药斡旋中焦升降。

楼　英　论关格辨治 ※*

关者不得小便，格者吐逆，上下俱病者也。

洁：关则不得小便，格则吐逆。关者，甚热之气；格者，甚寒之气。是关无出之由，故曰关也；格无入之理，故曰格也。寒在胸中，遏绝不入；热在下焦，填塞不便。

云：阴阳易位，病名关格。胸膈上阳气常在，则热为主病；身半已下阴气常在，则寒为主病。寒反在胸中，舌上白胎，而水浆不下，故曰格，格则吐逆；热在丹田，小便不通，故曰关，关则不得小便。胸中有寒，以热药治之；丹田有热，以寒药治之；若胸中寒热兼有，以主客之法治之，治主当缓，治客当急。尺寸反者死，阴阳交者死，关格者不得尽其命而死矣。

——明·楼英《医学纲目·卷二十二·关格》

【提要】　本论主要阐述关格的辨证施治。要点如下：其一，关格的特征，即"关者不得小便，格者吐逆，上下俱病者也"。其二，在引用的张元素及张璧（号云岐子）之论中，根据寒热病机来确立治法。如胸中有寒，治以热药；丹田有热，治以寒药；若胸中寒热兼有，治以主客之法，治主宜缓，治客宜急。

龚廷贤　论关格痰格中焦的病机[*]

　　关格病者，膈中觉有所碍，欲升不升，欲降不降，升降不通，饮食不下，此因气之横格也，乃是痰格中焦，用枳缩二陈汤加减治之，痰出为要。此病多死，寒在上而热在下也。又曰：关者，不得小便。格者，吐逆上下俱病者也。关者，甚热之气无出之由也，热在下焦填塞不便；格者，甚寒之气无入之理也，寒在胸中遏绝不入。

——明·龚廷贤《万病回春·卷四·关格》

　　【提要】　本论主要阐述关格病"痰格中焦"的病机。要点如下：论中将《丹溪心法》中"必用吐，提其气之横格，不必在出痰也"，改为"必用吐，其气之横格，必在吐出痰也"，进而强调痰在本病中的致病作用。指出"痰格中焦"为本病病机，并创立枳缩二陈汤加减治之，阐明治疗的关键在于"痰出为要"。

王肯堂　论关格病因病机[**]

　　关者不得小便，格者吐逆，上下俱病者也。格则吐逆，九窍、五脏阴极自地而升，是行阳道，乃东方之气，金石之变，上壅是也。极则阳道不行，反闭于上，故令人吐逆，是地之气不能上行也。逆而下降，反行阴道，故气填塞而不入，则气口之脉大四倍于人迎，此清气反行浊道也，故曰格。关则不便，下窍、六腑阳极自天而降，是行阴道，乃西方之气，膏粱之物，下泄是也。极则阴道不行，反闭于下，故不得小便，是天之气不得下通也。逆而上行，反行阳道，故血脉凝滞而不通，则人迎之脉大四倍于气口，此浊气反行清道也，故曰关。

　　盖关格之名义，格者拒捍其外，入者不得内，关者闭塞其内，出者不得泄，岂不明且尽乎？后世妄以小便不通为格，大便不通为关，泛指在下阴阳二窍者为言，及乎阴阳之大法者，不复穷已，抑非独此也。

　　复有以阴阳格绝之证，通为关格之病者，是非错乱，有可叹焉！夫隔绝之证，具于《内经》者，有曰隔则闭绝，上下不通者，暴忧之病也。注云：忧愁则气闭塞不行，血脉断绝，故大小便不得通。有曰病久则传化之行上下不并，良医勿为。又有三阳结谓之隔。注云：小肠膀胱热结也，小肠热结则血脉燥，膀胱热结则津液涸，故隔塞而不便。又谓三阳积则九窍皆塞。又谓阳蓄积病死而阳气当隔，隔者当泻，不亟正治，粗乃败之。原此数条，其与关格果何如耶？

——明·王肯堂《证治准绳·杂病·第三册·诸呕逆门·关格》

　　【提要】　本论主要阐述三焦的病因病机。要点如下：其一，指出"关"为不得小便，"格"指吐逆，"关格"为上下俱病。进而阐明关格的意义"格者拒捍其外，入者不得内；关者闭塞其内，出者不得泄"。其二，对此前医家"以小便不通为格，大便不通为关"，或"以阴阳格绝之证，通为关格之病"等观点予以否定。

张介宾　论关格证治[**]

论证

　　关格证在《内经》本以人迎察六腑之阳，寸口察五脏之阴，人迎盛至四倍以上，此阳明经孤阳独见，水不济火也，故曰格阳。格阳者，阴格于阳也。气口盛至四倍以上，此太阴经元阴无主，气不归精也，故曰关阴。关阴者，阳关于阴也。若人迎寸口俱盛至四倍以上，且大且数，此其阳气不藏，故阴中无阳，阴气不升，故阳中无阴，阴阳相离，故名关格也。凡见此者，总由酒色伤肾，情欲伤精，以致阳不守舍，故脉浮气露，亢极如此，此则真阴败竭，元海无根，是亢龙有悔之象，最危之候也。

《内经》以人迎寸口并诊关格，今后世诊法，则但取寸口，而不察人迎，似于法有未尽，然寸口为脉之大会，而脉见于彼，未有不见于此者，所以但察气口，则人迎之脉亦可概见。故凡见寸口弦大至极，甚至四倍以上，且大且数者，便是关格之脉，不得误认为火证。余尝诊此数人，察其脉则如弦如革，洪大异常，故云四倍；察其证则脉动身亦动，凡乳下之虚里，脐旁之动气，无不春春然、振振然与脉俱应者；察其形气，则上有微喘，而动作则喘甚，肢体而力，而寤寐多慌张。谓其为虚损，则本无咳嗽失血等证；谓其为痰火，则又无实邪发热等证：此关格之所以异也。然惟富贵之人及形体丰肥者，多有此证。求其所因，则无非耽嗜少艾，中年酒色所致，是虽与劳损证若有不同，而实即劳损之别名也。此老成之人所以当知慎也。有喘，论在喘证门，互阅可也。

本经《脉度篇》所云：阴气太盛，则阳气不能荣也，故曰关；阳气太盛，则阴气弗能荣也，故曰格；阴阳俱盛，不能相荣，故曰关格。关格者，不得尽期而死。此举脉证而兼言之也。若以脉言，则如前之四倍者是也；若以证言，则又有阴阳俱盛者，以阳病极于阳分，而阴病极于阴分也。凡阳盛于阳者，若乎当泻；而阴分见阴，有不可泻。阴极于阴者，若乎当补；而阳分见阳，又不可补。病若此者，阳自阳而阳中无阴，阴自阴而阴中无阳，上下否隔，两顾弗能，补之不可，泻之又不可，是亦关格之证也，有死而已。此与真寒假热、真热假寒之证，大有不同，学者当辨其疑似。

论治

关格之脉，必弦大至极。夫弦者为中虚，浮大者为阴虚，此肾水大亏，有阳无阴之脉也。治此者，宜以峻补真阴为主，然又当察其虚中之寒热，阴中之阴阳，分别处治，斯尽善也。

关格证，凡兼阳脏者必多热，宜一阴煎、左归饮、左归丸之类主之。兼阴脏者必多寒，宜大营煎、右归饮、右归丸之类主之。若不热不寒，脏气本平者，宜五福饮、三阴煎及大补元煎之类主之。

关格证，所伤根本已甚，虽药饵必不可废，如精虚者当助其精，气虚者当助其气，其有言难尽悉者，宜于古今补阵诸方中择宜用之。斯固治之之法，然必须远居别室，养静澄心，假以岁月，斯可全愈。若不避绝人事，加意调理，而但靠药饵，则恐一曝十寒，得失相半，终无济于事也。凡患此者，不可不知。

——明·张介宾《景岳全书·卷十六理集·杂证谟·关格》

【提要】 本论主要阐述关格的病因病机及辨证施治。要点如下：其一，指出"格阳者，阴格于阳也""关阴者，阳关于阴也""阳中无阴，阴阳相离，故名关格也"。其二，阐明关格多由酒色伤肾，情欲伤精，以致阳不守舍，故脉浮气露。属"真阴败竭、元海无根"的危候。其三，治疗上，因上下否隔，补之不可，泻之又不可，不能两顾，颇为棘手。此病宜以峻补真阴为主，又当察其寒热阴阳，分别处治。强调此病不仅重在治疗，更重在调养，必须远居别室，养静澄心，长期调养。

孙志宏 论关格辨治※*

《经》曰：阴阳不相应，病名曰关格。《难经》曰：五脏不和，则九窍不通；六腑不和，则留结为痈。邪在六腑，则阳脉不和；阳脉不和，则气留之；气留之，则阳脉盛矣。邪在五脏，则阴脉不和；阴脉不和，则血留之；血留之，则阴脉盛矣。阴气太盛，则阳气不得相荣也，故曰格；阳气太盛，则阴气不得相荣也，故曰关；阴阳俱盛，不得相荣也，故曰关格。关格者，不得尽其正命而死。是证膈中觉有所碍，欲升而不升，欲降而不降，欲食不能食，此谓气之横格也。关者，则不得大小便，甚热之气，在于下焦，填塞不通，无出之由，故曰关也；格者，则吐逆不能食，甚寒之气，在于胸中，遏绝不纳，无入之理，故曰格也。胸中有寒者，当以热药治之；丹田有热者，当以寒药治之。胸中之寒，丹田之热，上下治法，主当缓治，客当急治。《经》曰：阳盛阴不得荣，故人迎大三倍于寸口，曰关；阴盛阳不得荣，故气口大四倍于人迎，曰格。

主方

陈皮 白茯苓 贝母 枳实（麸炒，一钱） 苏子（炒，研） 瓜蒌仁 香附（童便炒）抚芎 厚朴（各七分） 木香 沉香（各五分，俱另磨） 甘草（三分） 上生姜三片水煎，加灯心，竹沥，磨沉香、木香调服。

利格汤 治关格。

陈皮 滑石 木通（各一钱） 半夏 茯苓（各八分） 人参芦（钱半） 甘草（四分）

——明·孙志宏《简明医彀·卷三·关格》

【提要】 本论主要阐述关格的辨证施治。要点如下：其一，"关"是因为下焦有热，填塞不通，无出之由，则不得大小便；"格"是胸中有寒气，遏绝不纳，无入之理，则吐逆不能食。这样就造成上焦有寒，下焦有热，阴阳气不相交通的病机。其二，所论主治关格的主方，基本是龚廷贤的枳缩二陈汤，另外创制了利格汤。利格汤在二陈汤基础上，加用利尿通关之品，及催吐之人参芦头，治法上颇有新意。

李中梓 论关格阴阳病机与治法※*

关者，阴盛之极，故关闭而溲不得通也；格者，阳盛之极，故格拒而食不得入也。《经》曰：上下不通，则暴忧之病也。又曰：传化不行，上下不并，良医弗为。身半以上，阳气常在，则热为主病；身半以下，阴气常在，则寒为主病。忽然生逆，二便不通，甚则烦乱，身冷无脉，此气闭也，与大承气汤则便通，吐止，脉和矣。脉虚人倦，人参、茯苓、半夏、陈皮、甘草、生姜，水煎，入冰、麝少许服。脉沉细肢冷，参、附加冰、麝，为末糊丸，每服十丸。脉数有热，五苓散加栀子、大黄、厚朴、枳壳、槟榔、木通、陈皮、生姜，水煎，入冰、麝少许服。又法，皂角烧存性为末，米汤送或猪脂二两煮食。

——明·李中梓《病机沙篆·卷下·关格》

【提要】 本论主要阐述关格的阴阳病机及治法。要点如下：其一，指出"关者，阴盛之极，故关闭而溲不得通也；格者，阳盛之极，故格拒而食不得入也"。其二，治疗上，先以大承气汤泻下，则便通、吐止、脉和；继而以二陈汤加人参，入冰片、麝香；再以寒热阴阳为纲辨证施治：如阳气不足，虚寒明显，以参、附加冰片、麝香；而热证，则以五苓散加栀子、大黄、厚朴、枳壳、槟榔、木通等。

◆ 喻 昌 论关格辨治※*

因是上下古今，搜采群言，而诸大老名贤，无一论及此证者。惟云岐子述其阴阳反背之状，传其所试九方，譬如航海万里，得一声气相通之侣，欣慰无似，遑计其短乎？然不欲后人相安其说，又不忍缄口无言也。其谓阴阳易位，病名关格。胸膈上阳气常在，则热为主病；身半已下阴气常在，则寒为主病。胸中有寒，以热药治之；丹田有热，以寒药治之。若胸中寒热兼有，以主客之法治之，治主当缓，治客当急。此从《伤寒论》胸中有寒、丹田有热立说，实非关格本证。所引《内经》运气治主客之法，亦属无据。至于《灵》《素》《难经》《金匮》之文，绝不体会，所定诸方，浑入后人恶劣窠臼，观之殊不慊耳。方中小疵，杂用二陈、五苓、枳壳、厚朴、槟榔、木香是也。方中大疵，杂用片脑、麝香、附子、皂角、牵牛、大黄、朴硝是也。夫阴阳不交，各造其偏，而谓阴反在上，阳反在下可乎？九死一生之证，而以霸术劫夺其阴阳可乎？仲景之以趺阳为诊者，正欲人调其荣卫，不偏阴偏阳，一味冲和无忤，听胃气之自为敷布，由一九而二八三七四六，乃始得协于平也。岂一蹴所能几耶？故不问其关于何而开，格于何而通，一惟求之于中，握枢而运，以渐透于上下。俟其趺阳脉不伏不涩，荣气前通，乃加意于荣；卫气前通，乃加意于卫；因其势而利导之，庶不与药扞格耳。若荣气才通，即求之卫；卫气才通，即求之荣；且为生事喜功，况躁不能需，亟思一逞乎？夫死里求生之治，须得死里求生之人。嗒然若丧，先熄其五志交煽之火，治吐逆之格，由中而渐透于上；治不泄之关，由中而渐透于下；治格而且关，由中而渐透于上下。所谓三年之艾，不蓄则不免死亡，蓄之则免于死亡矣。人亦何为而不蓄之耶？或者病余不立一方，此终身不灵之人也，宁无见其方而反惑耶？不得已姑立进退黄连汤一方，要未可为中人道也。……

九方不达病成之理，漫图弋获。其以峻药加入六君子汤、补中益气汤中，犹可言也。其以峻药加入二陈汤，及八正、承气等方，不可言矣。至于片脑、麝香、皂角等药，骤病且不敢轻用，况垂毙者乎？伎转出转穷，所以为不学无术，徒读父书之流欤。

进退黄连汤方（自拟，方论见前） 黄连（姜汁炒） 干姜（炮） 人参（人乳拌蒸，一钱五分） 桂枝（一钱） 半夏（姜制，一钱五分） 大枣（二枚） 进法用本方七味，俱不制，水三茶盏，煎一半，温服。退法不用桂枝，黄连减半，或加肉桂五分，如上逐味制熟，煎服法同，但空朝服崔氏八味丸三钱，半饥服煎剂耳。

——清·喻昌《医门法律·卷五·关格门》

【提要】 本论主要阐述关格的辨证施治。要点如下：其一，最核心的论点，仍是为其进退黄连汤铺垫，即"治吐逆之格，由中而渐透于上；治不泄之关，由中而渐透于下；治格而且关，由中而渐透于上下"。该方基本是从《伤寒论》黄连汤、干姜黄芩黄连人参汤的组方思想化生而来。其二，崔氏八味丸以及创立的资液救焚汤，乃是补肾图本之剂，这些思想还是继承了张景岳的认识。对于之前医家的治疗思想，如以峻药加入六君子汤、补中益气汤中认为尚可，如以峻药加入二陈汤，及八正、承气等方，以及使用片脑、麝香、皂角等药，则并不赞同。

傅 山 论关格病机与治法※*

怒气伤肝，而肝气冲于胃口之间，肾气不得上行，肺气不得下达，而成此症。以开郁为主，方用：

柴胡（一钱） 郁金（一钱） 茯苓（一钱） 苏子（一钱） 白芥子（一钱） 白芍（三钱） 荆芥（一钱） 花粉（一钱） 甘草（五分）

水煎服。

——清·傅山《大小诸证方论·傅青主先生秘传杂症方论·关格方》

【提要】 本论主要阐述关格的病因病机及治法。要点如下：怒气伤肝，肝气犯胃，致使中焦横逆，肺气不降，肾气不能上行，则成关格。治以疏肝下气之法。

陈士铎 论关格辨治※*

夫关格之症，宜分上下，一上格而不得下，一下关而不得出也。今上既不得入，而下又不得出，是真正关格，死生危急之症也。治之原有吐法，上吐则下气可通。今不必用吐药而先已自吐，是用吐药无益矣。若用下导之法，则上既无饮食下胃，而大肠空虚，即用导药，止可出大肠之糟粕硬屎，而不能通小肠膀胱之气，是导之亦无益也。必须仍用煎药和解为宜，但不可遽然多服，须渐渐饮之，初不受而后自受矣。……

夫少阳胆也，胆属木，木气最喜舒泄，因寒气所袭，则木不能条达，而气乃闭矣。于是上克胃而下克脾，脾胃畏木之刑，不敢去生肺气，而并生大肠之气矣。肺金因脾胃之气不生，失其清肃之令，而膀胱、小肠无所凛遵，故一齐气闭矣。此症原可用吐法，一吐而少阳之气升腾可愈。其次则用和解之法，和其半表半里之间，而胆木之郁结自通。……

人有吐逆不得饮食，又不得大小便，此五志厥阳之火太盛，不能营于阴，遏抑于心胞之内，头上有汗，乃心之液外亡，自焚于中也。存亡之机，间不容发，此关格最危之症，人以为气之不通也，欲用麝香、片脑之类，以劫开其门，必至耗散真气，反致归阴矣。法宜调其营卫，不偏阴偏阳，一味冲和，毋犯胃气，使其脏腑自为敷布，不必问其关从何开，格从何启，一惟求之中焦握枢而运，以渐透于上下之间，自能营气前通，卫气不闭，因其势而利导之，庶无扦格耳。……

人有上吐下结，气逆不顺，饮食不得入，溲溺不得出，腹中作疼，手按之少可，人以为此寒极而阴阳易位，其脉必涩而伏也。法当吐，不吐则死。然而不必吐也。夫上部无脉，下部有脉，吐之宜也，以食填塞于太阴耳。今脉涩而伏，非无脉之比，况所食之物，已经吐出，是非食填太阴也。吐之不重伤脾胃之气，以坚其闭塞乎？夫胃气之所以不开，与大小肠、膀胱之所以闭结者，由于肾气之衰也。胃为肾之关门，肾之气不上，则胃之关必不开。肾主大小便，膀胱之气化，亦肾气化之也。肾气不通于三经，则便溲何从而出？然则，上下开阖之权衡全在乎肾也。治法必须大补其肾中之水火，肾中之水火足，而关格不治而自愈矣。……

人有一时关格，大小便闭结不通，渴饮凉水，少顷即吐，又饮之又吐，面赤唇焦，粒米不能下胃，饮一杯吐出杯半，脉亦沉伏，人以为脉绝也，谁知是格阳不宣，肾经寒邪太盛之故乎！夫肾属少阴，喜温而不喜寒也。寒邪入肾则阳无所附，阳欲杜阴而不能，阴且格阳而愈胜，于是阳不敢居于下焦，而尽逆冲于上焦咽喉之间，难于容物而作吐矣。夫阳宜阴折，热宜寒折，似乎阳热在上，宜用阴寒之药以治之。然而阳热在上，而下正阴寒也，用阴寒以折阴寒，正投其所恶也，不特无功，而反有大害。盖上假热而下真寒，非用真热假寒之法从治之，断不能顺其性而开其关也。

——清·陈士铎《辨证录·卷之五·关格门》

【提要】　本论主要阐述关格的病因病机及辨证施治。要点如下：其一，因肾气之衰，致使胃气不开；继而大小肠、膀胱闭结，故治法必须大补其肾中之水火。其二，倡导和解之法，调其营卫，不偏阴偏阳，意在由中焦握枢而运，渐透于上下，使营卫通达。其三，本病属肾经寒邪太盛、格阳不宣者，宜用真热假寒之法从治。

冯兆张　论关格噎膈与反胃的鉴别

　　噎膈、翻胃、关格三者，名各不同，病原迥异，治宜区别，不可不辨也。噎之为病，饮食到口，咽喉之间，咽嗌不下，随即吐出，自噎而转，故曰噎，其槁在于吸门。吸门者，会厌之间也。病在上焦，多属胃脘枯燥，血液衰少，是阴亏火旺之病也。膈之为病，如饮食下咽，至膈不能直下，乃徐吐出，自膈而转，故曰膈。此膈膜之膈，而非隔截之隔也。其槁在于贲门。贲门者，胃之上口也。病在中焦，多属忧思恚怒，以致痰气郁结于上膈，或构难释之苦思，而结脾中之生意者，是怀情之病也。丹溪曰：惟男子年高者有之，少无噎膈。其反胃之为病，饮食倍常，食已下膈，而入于胃中，因下脘不能腐熟化运，或朝食暮吐，或暮食朝吐，或积至日余，胀闷难忍，复吐原物，完谷不化，自胃之下脘翻倒而出，故名翻胃。其槁在于幽门。幽门者，太仓之下口也。病在下焦，虽属胃病，而实由命门火衰，肾经虚寒之病也。凡男女老小皆有之。其关格者，粒米不欲食，渴喜茶水，饮之少顷，即吐出，复求饮复吐，饮之以药，热药入口即出，冷药过时而出，大小便秘，名曰关格。关者，二便俱秘，下不得出也；格者，吐逆水浆，上不得入也。惟女人多有此症。是阴阳易位，故上下同病，关无出之由，格无入之理，急化难从缓治，实者暂通，即补虚者，峻补为攻，盖由阳气在上中焦，气不升降耳。

　　关格者，忽然而来乃暴病也。大小便秘，渴饮水谷，少顷则吐，又饮又吐，唇燥眼珠微红，面赤或不赤，甚者或心痛，或不痛，自病起粒米不思，滴水不得下胃，饮一杯吐出杯半，数日后，脉亦沉伏，此寒从少阴肾经而入，阴盛于下，逼阳于上，谓之格阳之症，名曰关格。关格者，不得尽其命而死矣，须以仲景白通汤，用《内经》寒因热用之法。

——清·冯兆张《冯氏锦囊秘录·大小杂症合参卷十四·方脉噎膈翻胃关格合参》

【提要】　本论主要阐述关格、噎膈与反胃的鉴别。要点如下：其一，噎，其槁在于吸门，多属胃脘枯燥，血液衰少，是阴亏火旺之病。膈，其槁在于贲门，病在中焦，多属忧思恚怒，以致痰气郁结于上膈；或由久思伤脾，思则气结。其二，反胃，其槁在于幽门，病在下焦，虽属胃病，而实由命门火衰，肾经虚寒所致。其三，关者，二便俱秘，下不得出也。格者，吐逆水浆，上不得入也。是因寒从少阴肾经而入，阴盛于下，逼阳于上所致。

顾靖远　论关格病机与治法

　　仲淳曰：不得大小便为关，是热在丹田也；吐逆水浆不得下为格，是寒反在胸中也。阴阳易位，故上下俱病。宜先投辛香通窍（丁香、白蔻、龙脑香、苏合香）、下降（苏子、橘红、沉香）之药，以治其上，次用苦寒（知母、黄柏）、下泄之药（车前、木通、滑石、大黄）以通二便。此系急症，不宜缓治，纵有里虚，后当议补。愚按：论关格之脉，盛于平人四倍以上，为真阴败竭，必死之症。仲淳宗丹溪立言，而景岳甚辟其非，谓岂有脉盛四倍以上而属寒之理。又按仲景曰：关则不得小便，格则吐逆。沈氏注言：溺闭因丹田有热，吐逆因火炎上升。愚甚鄙之。

——清·顾靖远《顾松园医镜·卷十五·关格》

【提要】 本论主要阐述关格的病机及治法。要点如下：其一，指出关格属寒热格拒，阴阳易位，上下俱病。其二，治疗上，先投辛香通窍、降气之药，以治其上；次用苦寒、泄下之药，以通二便。关格属急证，不宜缓治；纵有里虚，后当议补。

沈金鳌 论关格为三焦约病※*

关格，即《内经》三焦约病也。约者不行之谓，谓三焦之气不得通行也。惟三焦之气不行，故上而吐逆曰格，下而不得大小便曰关。其所以然者，由寒气遏绝胸中，水浆不得入，格因以成，热气闭结丹田，二便不得出关，因以成也。若但为寒遏而吐逆，病止曰格，以下不为热秘也。但为热秘而无便，病止曰关，以上不为寒遏也。若寒既在上，热又在下，病则曰关格，以上下俱病也。此症危急，法难缓治，宜先投辛香通窍下降之药以治其上，宜沉香、丁香、藿香、苏合香、蔻仁、苏子、冰片、生姜、陈皮；次用苦寒利气下泄之药以通二便，宜大黄、黄柏、知母、牛膝、木通、滑石、车前子。盖症既危急，纵有里虚，亦须通后再补也。而洁古、云岐、士材辈，则又单以不得小便为关。夫不得小便且为关，大小便俱不得，非关病之尤甚者乎！宜调中益气汤加槟榔以升降之。宜丹溪兢兢于此，而以为此症多死也。然而古人竟用荡涤下行之法，诚为尽善，宜芒硝汤、大承气汤。其或元气素虚，当于补益中以升降之，宜调中益气汤加槟榔；其有痰涎壅塞者，又当于渗利中开散之，宜枳缩二陈汤。此皆当细察而酌治之者也。

——清·沈金鳌《杂病源流犀烛·卷四·噎塞反胃关格源流》

【提要】 本论主要阐述关格为"三焦约病"。要点如下：其一，关格的病机为"三焦之气不得通行"。指出"不得小便且为关，大小便俱不得，非关病之尤甚者乎"。其二，治疗上，若元气素虚，当于补益中以升降之，宜调中益气汤加槟榔。如其有痰涎壅塞者，又当于渗利中开散之，宜枳缩二陈汤。

怀 远 关格综论※*

关格一症，上则格而不入，下则闭而不通，乃阴阳偏胜之候，亦阴阳离绝之证也。阳偏胜则上逆，逆之久则阴从之，上逆故水浆不受，烦躁不宁；阴从之故出而不返，有升无降，阴阳于是乎离绝。头汗出而四肢冷，脉无而死矣。

余独思阴绝阳绝，诚不可疗，使当其未竭绝之际，而欲得一挽回之法，非上有以回其阳，下有以挽其阴，乌克有济。因悟仲景白通汤，用姜、附纯阳之药，恐其阳上绝，而以人尿、猪胆纯阴之味引之，恐其阴下绝，使阴阳协于和而后已，斯则治法之善者也。及节庵扩而充之，立回阳返本汤，亦阴阳相济欲底于平，加黄连、腊茶以降火，姜、附为反佐，而以人参、五味复其津液元气，使不致于离绝，则又法外之法也。嘉言出，立黄连进退汤，酌其阴阳之偏，而进退补救之。又从事于八味汤，复其阴阳之根，以立其命，可谓思穷而路绝矣。学者诚于此而会通焉，则关格一症，庶乎出万死于一生，济无穷之夭枉矣。

按：格之吐逆，与凡吐逆之不同。盖凡吐逆则小便利，阳气得以下荣，阴气尚能留恋，则不至于上脱矣。关之小便不通，与凡小便不通之不同。盖凡小便不利，则上不吐逆，阴气纵不能化，阳气尚未离绝，则不至于下脱矣。惟格则阴绝于上，故投热药而弥炽，须以阴药济之，则不捍格。关则阳绝于下，故投阴药而厥逆，须以阳药挽之，则能气化。此阴阳俱病，须以阴阳相济之药救之，乃玄妙之门也。试验小便不通，必小腹胀闷不堪，惟关症则但有急而欲解之状，未尝胀闷，可知阳气耗而阴气并为之竭矣。此时呕逆甚而胸满或痛，亦阴气上窜之故，初非有实邪也，且肾主二便，又主水火，今气不下纳，根将绝矣。八味丸导火归元，而能复真阴，非又要着也哉。

——清·怀远《古今医彻·卷二·杂症·关格》

【提要】　本论主要阐述关格的病因病机及辨证施治。要点如下：其一，关格为"格则阴绝于上""关则阳绝于下"所致，为阴阳偏胜之候，亦是阴阳离绝之证。其二，治疗上，治上以回其阳，治下以挽其阴，所以推崇张仲景的白通汤、陶节庵的回阳返本汤等，用补阳药与寒凉药相互反佐的方剂，使阴阳协和而后已。

江　秋　论关格唯有大滋肾阴一法※※

笔花氏曰：阳极盛则阴消，刚决柔也，于卦为夬，于病为格；阴极盛则阳消，柔变刚也，于卦为剥，于病为关。若剥尽不能生复，夬尽不能生姤，则阴阳隔绝，合为未济之卦而成关格。夫病至关格，《月令》所谓阴阳争、死生荡之时矣。然而穷极反本，思鸿濛甫阐，先有坎水，故肾为天一之元，治此者，唯有大滋肾阴一法，必审其实有气结脘闭，或痰涩凝遏，方可佐以开否通阳，然亦不可过剂也。

——清·江秋《奉时旨要·卷五·关格》

【提要】　本论主要阐述治"关格唯有大滋肾阴一法"。要点如下：其一，"格"是阳极盛则阴消，"关"是阴极盛则阳消，合则阴阳隔绝而成关格。其二，治疗上，必须穷极返本。人身先有坎水，所以治此者，唯有大滋肾阴一法。但临证时，必需审查是否确实有气结脘闭，或痰涩凝遏之病机，方可佐以开否通阳，但亦不可过剂。

林珮琴　论关格辨治※※

关格论治

下不得出为关，二便俱闭也；上不得入为格，水浆吐逆也。下关上格，中焦气不升降，乃阴阳离绝之危候。景岳以此为阳亢阴竭，元海无根。症见粒米不能下咽，渴饮茶汤，少顷即吐，复饮复吐，热药入口随出，冷药过时亦出，大小便俱阻。关无出之由，格无入之理，急症难从缓治。《内经》以阴气太盛，则阳不能荣，故曰关；阳气太盛，则阴弗能荣，故曰格；阴阳俱盛，不得相荣，故曰关格。关格者，不得尽期而死，因是症气逆于上，津涸于下，与噎膈反胃同，而势较骤，最忌燥热劫阴。法宜甘润滋液，生脉散加甜杏仁、玉竹等；或甘酸化阴，参、麦、阿胶、地黄、白芍、乌梅、牛膝等。如脉洪大者先降火，山栀、犀角、竹茹、黄连等。沉滑者先豁痰，大半夏汤；兼虚弦者先和阴，甘露饮去茵陈、黄芩。喘满者先降逆，降气汤去桂。阳结者先通否，用半夏泻心汤加减。液虚者主通润，一阴煎。真阴素亏者滋化源，大营煎；气血两不足者填虚损，大补元煎。尝治一老人，吐欲死，便不通，上格下关，用参、苓、归、芍、山药、牛膝、麦冬、百合等，吐止，用炒粳米汤，浓煨三阴煎调理，便通获愈，可以审所治矣。

关格脉候

《经》言寸口主中，人迎主外，两者相应，俱往俱来若引绳，大小齐等。春夏人迎微大，秋冬寸口微大，如是者为平人（寸口即太阴气口。《内经》本以人迎察六腑之阳，气口察五脏之阴）。若人迎盛至四倍，且大且数，名溢阳，为外格（此孤阳独存，水不济火，阴为阳格也）。寸口盛至四倍，且大且数，名溢阴，为内关（此元阴失附，气不归精，阳为阴关也）。人迎气口俱盛，且大且数，为关格，与之短期（此阳气不藏，故阴中无阳，阴气不升，故阳中无阴，阴阳相离，死不治。越人以上鱼为溢，为外关内格；入尺为复，为内关外格。及仲景、东垣等，以在尺为关，在寸为格，皆与经背）。

——清·林珮琴《类证治裁·卷三·关格论治》

【提要】 本论主要阐述关格的辨证施治。要点如下：其一，关格是气逆于上，津涸于下所致。其二，治疗上，主要采用甘润滋阴、甘酸化阴之法。但若有热、痰、阳结、阴虚、血虚等证候表现，则参以降火、豁痰、通否、滋阴、养血等法。对既往所用下法、吐法、温阳散寒法等，均未论及。

费伯雄 论本病重在上之格者能通[*]

愚则以为所重者尤在于上。苟在上之格者能通，则在下之关者亦无不通。尝见患此证者，多起于忧愁怒郁，即富贵之家，亦多有隐痛难言之处，可见病实由于中上焦，而非起于下焦也。始则气机不利，喉下作梗；继则胃气反逆，食入作吐；后乃食少吐多，痰涎上涌，日渐便溺艰难。此缘心肝两经之火煎熬太过，营血消耗，郁蒸为痰；饮食入胃，以类相从，谷海变为痰薮，而又孤阳独发，气火升痰，宜其格而不入也。格与关皆为逆象，惟治之以至和，导之以大顺，使在上者能顺流而下，则在下者亦迎刃而解矣。故于调养营卫之中，平肝理气，此一法也；于调养营卫之中，和胃化痰，亦一法也；于调养营卫之中，兼清君相之火，又一法也。关格既成，本难施治，但仁人孝子必不忍坐视危亡，欲于死中求活，非精心研究不可。续制四方，以备参酌。

肝气犯胃，食入作吐，宜解郁和中，归桂化逆汤主之。

归桂化逆汤（自制）

当归（二钱） 白芍（一钱五分酒炒） 青皮（一钱） 茯苓（二钱） 肉桂（五分） 郁金（二钱） 合欢花（二钱） 蒺藜（四钱） 牛膝（二钱） 玫瑰花（五分） 木香（五分）红枣（五枚） 降香（五分）

方以"归桂化逆"名，归、桂为主药无疑矣。以归、芍、红枣养其血，即以合欢、郁金、玫瑰解其郁，以青皮、蒺藜、木香、降香利其气，又以茯苓、牛膝引之下达，治格而亦顾及关矣。祖怡注。

痰气上逆，食入呕吐，人参半夏汤主之。

人参半夏汤（自制）

人参（二钱）　半夏（三钱）　广皮（一钱）　茯苓（二钱）　当归（二钱）　沉香（五分）　郁金（二钱）　砂仁（一钱）　佩兰（一钱）　苡仁（四钱）　牛膝（二钱）　佛手（五分）　白檀香（五分）

此方亦所以治格。以人参、当归顾气血，以茯苓、苡仁、牛膝引之下行，以半夏、陈皮利痰，以佩兰、郁金、砂仁、佛手、沉香、檀香通气。前法轻而此方较重，彼重用肉桂，此重用人参，意同而法自异也。祖怡注。

孤阳独发，阻格饮食，甚则作呃，和中大顺汤主之。

和中大顺汤（自制）

人参（二钱）　白芍（一钱）　丹皮（二钱）　柏仁（二钱）　潼蒺藜（三钱）　麦冬（二钱）　赤芍（一钱）　白蒺藜（三钱）　丹参（三钱）　生地（四钱）　赭石（三钱，煅研）　合欢花（二钱）　竹沥（两大匙，冲服）　姜汁（二滴，冲服）

此方有人参、麦冬养胃家之气阴，益以生地、白芍配独发之孤阳，丹参、柏仁养心血，丹皮、赤芍清心肝，合欢开心，赭石镇逆，竹沥、姜汁豁痰，潼白蒺藜补肾疏肝，仍着重治格，而大利于开关。前方重用香药，此方则重用润药。祖怡注。

二气双调饮，通治关格。

二气双调饮（自制）

人参（二钱）　茯苓（二钱）　山药（三钱）　归身（二钱）　枸杞（三钱）　干苁蓉（三钱）　牛膝（二钱）　广皮（一钱）　半夏（一钱五分）　砂仁（一钱）　青皮（一钱五分，蜜水炒）　沉香（五分，人乳磨冲）

所谓二气者，阴阳也。所谓双调者，不偏阳不偏阴也。人参、茯苓、山药偏于阳，人乳、归身、枸杞、苁蓉偏于阴，有沉香、砂仁、陈皮、青皮以和之，通治关格，此其所以为双调也。祖怡注。

——清·费伯雄《医醇滕义·卷二·关格》

【提要】　本论主要阐述本病"重在上之格者能通"。要点如下：其一，本病重在于上格，上格能通则下关亦无不通。病因多起于忧愁怒郁，病由于中上焦，而非起于下焦。始则气机不利，喉下作梗；继则胃气反逆，食入作吐；最后则食少吐多，痰涎上涌，日渐便溺艰难。其二，治疗上，于调养营卫之中，以三法、四方为主。平肝理气、和胃化痰、清君相之火，此为三法。归桂化逆汤重在解郁降气，人参半夏汤则重在行气化痰，和中大顺汤重在养阴降气，二气双调饮平调阴阳，此为四方。

2.34　内伤发热

内伤发热是由劳伤所致脏腑功能失调，以低热而多间歇，起病缓慢，病程较长为主要表现的疾病。可见于多种疾病当中，一般以低热为主，也可出现高热。仅自觉发热或五心烦热，而体温并不升高者，亦属内伤发热的范畴。本病主要由情志、饮食、劳倦等内因所引起，亦有少数外感发热日久不愈，正气虚弱而转为内伤发热者。内伤发热，病机有虚实两类。实证为气滞、血瘀、痰湿积聚而酿热，虚证为气虚、血虚、阴虚、阳虚，阴阳失衡而发热。实者宜泻，虚者宜补。常见治法有行气解郁、活血化瘀、清热利湿、甘温除热、益气养血、滋阴降火、引火归原等。本病预后与疾病性质及患者身体状况有关，大部分可治愈，少部分病情缠绵难愈。病情复杂，体质较差者，预后不良。

《素问》 论内伤发热病因病机※*

肝热病者，小便先黄，腹痛多卧，身热。热争则狂言及惊，胁满痛，手足躁，不得安卧。庚辛甚，甲乙大汗。气逆则庚辛死。刺足厥阴、少阳。其逆则头痛员员，脉引冲头也。

心热病者，先不乐，数日乃热，热争则卒心痛，烦闷善呕，头痛面赤，无汗。壬癸甚，丙丁大汗。气逆则壬癸死。刺手少阴、太阳。

脾热病者，先头重颊痛，烦心颜青，欲呕身热。热争则腰痛不可用俯仰，腹满泄，两颔痛。甲乙甚，戊己大汗。气逆则甲乙死。刺足太阴、阳明。

肺热病者，先淅然厥，起毫毛，恶风寒，舌上黄，身热。热争则喘咳，痛走胸膺背，不得大息，头痛不堪，汗出而寒。丙丁甚，庚辛大汗。气逆则丙丁死。刺手太阴、阳明，出血如大豆，立已。

肾热病者，先腰痛胻酸，苦渴数饮，身热。热争则项痛而强，胻寒且酸，足下热，不欲言。其逆则项痛员员澹澹然。戊己甚，壬癸大汗。气逆则戊己死。刺足少阴、太阳。诸汗者，至其所胜日汗出也。

肝热病者，左颊先赤；心热病者，颜先赤；脾热病者，鼻先赤；肺热病者，右颊先赤；肾热病者，颐先赤。

——《素问·刺热篇》

黄帝问曰：人身非常温也，非常热也，为之热而烦满者何也？岐伯对曰：阴气少而阳气胜也，故热而烦满也。帝曰：人身非衣寒也，中非有寒气也，寒从中生者何？岐伯曰：是人多痹气也，阳气少，阴气多，故身寒如从水中出。帝曰：人有四肢热，逢风寒如炙如火者何也？岐伯曰：是人者阴气虚，阳气盛，四肢者阳也，两阳相得而阴气虚少，少水不能灭盛火，而阳独治。独治者不能生长也，独胜而止耳。逢风而如炙如火者，是人当肉烁也。

——《素问·逆调论》

帝曰：经言阳虚则外寒，阴虚则内热，阳盛则外热，阴盛则内寒，余已闻之矣，不知其所由然也。岐伯曰：阳受气于上焦，以温皮肤分肉之间，令寒气在外，则上焦不通，上焦不通，则寒气独留于外，故寒栗。帝曰：阴虚生内热奈何？岐伯曰：有所劳倦，形气衰少，谷气不盛，上焦不行，下脘不通，胃气热，热气熏胸中，故内热。帝曰：阳盛生外热奈何？岐伯曰：上焦不通利，则皮肤致密，腠理闭塞，玄府不通，卫气不得泄越，故外热。

——《素问·调经论》

【提要】 本论主要阐述内伤发热的病因病机，为后世内伤发热的理论发展奠定了基础。要点如下：其一，详细阐述了五脏热的症状、发展变化、病情预后及针刺治疗方法。其二，指出阴虚阳盛是内伤发热的病机之一。阴虚则内热，阳盛则外热。劳倦气虚，三焦不通，胃气热则内热；腠理闭塞，阳郁于表则外热。

杨士瀛 论瘀血发热证治

其人脉涩，必有漱水之证，必有呕恶痰涎之证，必有两脚厥冷之证，亦必有小腹结急之证，或唾红，或鼻衄，此皆滞血作热之明验也。用药不止于柴胡、黄芩，当以川芎、白芷、桃仁、五灵脂、甘草佐之。大便秘结者，于中更加大黄、浓蜜，使滞血一通，黑物流利，则热不复作。

——宋·杨士瀛《仁斋直指方论·卷之二·证治提纲·滞血发热》

【提要】 本论主要阐述瘀血发热的证治。要点如下：其一，瘀血内结，日久化热，必有脉涩、出血之象。其二，治疗瘀血发热，除用疏肝行气、清热泻火之药，配以川芎、白芷、桃仁、五灵脂等活血药。大便秘结者，用大黄泻下瘀血，则热自除。

李东垣 论气虚发热因机治法

古之至人，穷于阴阳之化，究乎生死之际，所著《内外经》悉言人以胃气为本。盖人受水谷之气以生，所谓清气、荣气、运气、卫气、春升之气，皆胃气之别称也。夫胃为水谷之海，饮食入胃，游溢精气，上输于脾；脾气散精，上归于肺；通调水道，下输膀胱；水精四布，五经并行，合于四时五脏阴阳，揆度以为常也。

若饮食失节，寒温不适，则脾胃乃伤。喜怒忧恐，损耗元气。既脾胃气衰，元气不足，而心火独盛。心火者，阴火也，起于下焦，其系系于心。心不主令，相火代之。相火，下焦包络之火，元气之贼也。火与元气不两立，一胜则一负。脾胃气虚，则下流于肾，阴火得以乘其土位。

故脾证始得，则气高而喘，身热而烦，其脉洪大而头痛，或渴不止，其皮肤不任风寒，而生寒热。盖阴火上冲则气高，喘而烦热，为头痛，为渴而脉洪。脾胃之气下流，使谷气不得升浮，是春生之令不行，则无阳以护其荣卫，则不任风寒，乃生寒热，此皆脾胃之气不足所致也。

然而与外感风寒所得之证，颇同而实异。内伤脾胃，乃伤其气；外感风寒，乃伤其形。伤其外为有余，有余者泻之；伤其内为不足，不足者补之。内伤不足之病，苟误认作外感有余之病而反泻之，则虚其虚也。实实虚虚，如此死者，医杀之耳！

然则奈何？惟当以辛甘温之剂，补其中而升其阳，甘寒以泻其火则愈矣。《经》曰：劳者温之，损者温之。又云：温能除大热。大忌苦寒之药损其脾胃。脾胃之证，始得则热中，今立治始得之证。

——金·李东垣《脾胃论·卷中·饮食劳倦所伤始为热中论》

【提要】 本论主要阐述脾胃气虚发热的病因病机及治法。要点如下：其一，饮食不节、寒温不适、七情内伤，均可损伤脾胃，损耗元气。脾胃气虚，元气不足，会导致阴火上冲而发热。提出"惟当以辛甘温之剂，补其中而升其阳，甘寒以泻其火"的治疗原则，用甘温除热之法治疗脾胃内伤的气虚发热。其二，内伤脾胃的发热与外感风寒的发热不同，治法上迥异。外感风寒，伤其形，有余者泻之；内伤脾胃，伤其气，不足者补之。

 李东垣　论血虚发热的治疗※*

当归补血汤　治妇人肌热躁热，目赤面红，烦渴引饮，昼夜不息，其脉洪大而虚，重按全无。《内经》曰：脉虚血虚，脉实血实。又云：血虚发热，证象白虎，惟脉不长，实为辨也。若误服白虎汤必死，此病得之于饥困劳役。

黄芪（一两）　当归身（二钱，酒制）

上咬咀，都作一服，水二盏，煎至一盏，去渣，稍热空心服。

——金·李东垣《兰室秘藏·卷下·杂病门》

【提要】　本论主要阐述血虚发热的病因病机及治疗。要点如下：其一，"此病得之于饥困劳役"，劳倦内伤，元气不足，阴血亦亏，阳无所附，虚阳浮越于外，故现肌热面红、烦渴欲饮之症状。治以当归补血汤证，补气养血。其二，脉洪大而虚，重按无力，是劳倦以致血虚发热的辨证关键，需与白虎汤证相区别，以免误治。

朱丹溪　论发热的分类与治疗※*

阴虚发热症难治。戴云：凡脉数而无力者，便是阴虚也，四物汤加炒黄柏、黄芩、龟板。兼气虚，加人参、黄芪、黄芩、白术。四物汤加炒柏，是降火补阴之妙剂，甚者必加龟板。吃酒人发热，难治；不饮酒人因酒发热者，亦难治。一男子年二十三岁，因酒发热，用青黛、瓜蒌仁，入姜汁，每日数匙入口中，三日而愈。阳虚发热，补中益气汤。手足心热，属热郁，用火郁汤。伤寒寒热，当用表散。发热，柴胡；恶寒，苍术；虚人，用苍术，恐燥。发热恶风，人壮气实者，宜先解表。发热恶寒，亦宜解表。

入方

苍术（半两）　片芩（三钱）　甘草（一钱半）

上为末。汤浸炊饼丸服。

治手心发热。

山栀　香附　或加苍术　白芷　半夏（生用）　川芎

上为末，神曲糊丸服。

治烦不得眠。

六一散加牛黄。

治大病后阴虚，气郁夜热。

酒芍药（一两二钱半）　香附（一两）　苍术（半两）　炒片芩（三钱）　甘草（一钱半）

上为末，炊饼丸服。

湿痰发热。

炒片芩　炒黄连（半两）　香附（二两半）　苍术（二两）

上为末，用瓜蒌穰丸。

湿痰，夜发热。

以三补丸加白芍药为末。

退劳热食积痰。

上甲　下甲　侧柏　瓜蒌子　半夏　黄连　黄芩　炒柏

上为末，炊饼为丸。

胸中烦热，须用栀子仁。有实热而烦躁者，亦用栀子仁；有虚热而烦躁者，宜参、芪、麦门冬、白茯苓、竹茹、白芍药。若脉实数有实热者，神芎丸。

虚热，用黄芪，止虚汗亦然。又云：肌热及去痰者，须用黄芩。肌热亦用黄芪。如肥白之人发热，宜人参、黄芪、当归、芍药、浮小麦炒，止虚汗同。补中益气汤，治虚中有热，或肌表之热。

——元·朱丹溪撰，明·程充校补《丹溪心法·卷三·发热》

【提要】　本论主要阐述发热的分类及治疗。要点如下：发热有阴虚发热、阳虚发热、热郁手足心热、伤寒寒热、大病后阴虚气郁夜热、湿痰发热与夜发热、虚劳热食积痰发热等不同类型，并依据发热的部位、时间及其兼证不同，给出相应的治疗方药。

王　纶　发热论

世间发热症，类伤寒者数种，治各不同，外感、内伤乃大关键。张仲景论伤寒、伤风，此外感也。因风寒之邪感于外，自表入里，故宜发表以解散之，此麻黄、桂枝之义也。以其感于冬春之时、寒冷之月，即时发病，故谓之伤寒，而药用辛热以胜寒。若时非寒冷，则药当有变矣。如春温之月，则当变以辛凉之药；如夏暑之月，则当变以甘苦寒之药。故云冬伤寒不即病，至春变温，至夏变热，而其治法，必因时而有异也。又有一种冬温之病，谓之非其时而有其气。盖冬寒时也，而反病温焉。此天时不正，阳气反泄，用药不可温热。又有一种时行寒疫，却在温暖之时，时行温暖，而寒反为病。此亦天时不正，阴气反逆，用药不可寒凉。又有一种天行温疫热病，多发于春夏之间，沿门阖境相同者。此天地之疠气，当随时令参气运而施治，宜用刘河间辛凉甘苦寒之药，以清热解毒。以上诸症，皆外感天地之邪者。

若夫饮食劳倦，为内伤元气，此则真阳下陷，内生虚热。故东垣发补中益气之论，用人参、黄芪等甘温之药，大补其气而提其下陷，此用气药以补气之不足者也。又若劳心好色，内伤真阴，阴血既伤，则阳气偏胜而变为火矣，是谓阴虚火旺劳瘵之症。故丹溪发阳有余阴不足之论，用四物加黄柏、知母，补其阴而火自降，此用血药以补血之不足者也。益气补阴，皆内伤症也。一则因阳气之下陷，而补其气以升提之；一则因阳火之上升，而滋其阴以降下之。一升一降，迥然不同矣。

又有夏月伤暑之病，虽属外感，却类内伤，与伤寒大异。盖寒伤形，寒邪客表有余之症，故宜汗之；暑伤气，元气为热所伤，而耗散不足之症，故宜补之，东垣所谓清暑益气者是也。又有因时暑热，而过食冷物以伤其内，或过取凉风以伤其外，此则非暑伤人，乃因暑而自致之之病，治宜辛热解表，或辛温理中之药，却与伤寒治法相类者也。凡此数症，外形相似，而实有不同，治法多端，而不可或谬。故必审其果为伤寒、伤风及寒疫也，则用仲景法；果为温病及瘟疫也，则用河间法；果为气虚也，则用东垣法；果为阴虚也，则用丹溪法。如是则庶无差误以害人矣。

今人但见发热之证，一皆认作伤寒外感，率用汗药以发其表，汗后不解，又用表药以凉其肌，设是虚证，岂不死哉！间有颇知发热属虚而用补药，则又不知气血之分，或气病而补血，或血病而补气，误人多矣。故外感之与内伤，寒病之与热病，气虚之与血虚，如冰炭相反，治之若差，则轻病必重，重病必死矣，可不畏哉！凡酒色过度，损伤脾肾真阴，咳嗽吐痰、衄血吐血、咳血咯血等症，误服参、芪等甘温之药，则病日增，服之过多则不可治。盖甘温助气，气属阳，阳旺则阴愈消。前项病症，乃阴血虚而阳火旺，宜服苦甘寒之药以生血降火。世人不识，往往服参、芪以为补，予见服此而死者多矣。

——明·王纶撰，薛己注《明医杂著·卷之一·发热论》

【提要】　本论主要阐述发热的分类、病因病机和辨证施治。要点如下：其一，发热分为外感和内伤两大类。伤寒、伤风、冬温、时行寒疫、天行温疫，皆外感天地之邪，是外感发热；内伤发热包括李东垣的气虚下陷和朱丹溪的阴虚火旺。其二，饮食劳倦伤及元气，气虚下陷，内生虚热，治以气药补气升提；劳心好色，损及真阴，阳气偏胜则为阴虚火旺，治以血药补血滋阴降火。虽同为内伤发热，二者治法一升一降，迥然不同。其三，夏月伤暑，虽类内伤，实为外感，然暑伤气，可用李东垣清暑益气之法治疗。其四，内伤发热属虚者，不能用发汗解表，须辨在气在血，不可误治。

李　梴　内伤发热综论※

发热原无表里证，明是内伤虚损病；

外感发热，人迎紧盛，随表里见证，汗下即解。惟内伤虚热，经久不解，无表里二证，虽食积类伤寒初证，右脉气口紧盛，身节不痛为异。

劳役力倦欲昏神，

内伤劳役发热，脉虚而弱，倦怠无力，不恶寒，乃胃中真阳下陷，内生虚热，宜补中益气汤。内伤色欲，阴虚发热，便硬能食者，滋阴降火汤、加味逍遥散、清骨散。内伤思虑，神昏恍惚，眼烧者，归脾汤、茯神汤。

生冷郁遏四肢甚。

内伤生冷，郁遏阳气及脾虚伏火，只手足心热，肌肤不甚热，自汗不食者，火郁汤。

昼热口淡是阳虚，

凡饥饱劳役伤胃，阳虚口中无味，昼热夜轻者，俱宜补中益气汤，甚加附子。上盛下虚者，清心莲子饮。

夜热昼轻阴弱定；

凡房劳思恐伤肾，阴虚口中有味，夜热昼轻者，俱宜四物汤加知、柏、黄芩，甚者加童便、龟板峻补其阴。有郁抑者，下甲丸。

阴阳两虚热无时，

阴阳两虚，昼夜发热，烦渴不止，证似白虎而无目痛、鼻干者，古归芪汤。如脏冷荣热，脉浮者，人参地骨散。久虚积损者，八物汤、人参养荣汤；甚者，既济汤去半夏、加五味子、当归、地黄，入童便少许，或二至丸、八味丸、二神交济丹。抑论肥人及脉弦大无力者，气虚于血，宜甘温补气，气旺则能生血；若瘦人及脉弦带涩者，血虚于气，只宜苦寒为主，佐以甘温。若气血平补，依旧气旺而阴愈消矣。凡虚热，皆因精神外驰，嗜欲无厌，阴气耗散，阳无所附，遂致浮散肌表而发热，实非有热也。

骨蒸传变须防命。

骨热因气虚不能化血，血干则火自沸腾，肉如针刺，骨热烦疼，或五心俱热，或两肋如火，或子午相应，或昼微恶寒，而夜反大热。虽肾经所主，传变不常，蒸上则见喘咳痰血、唇焦舌黑、耳鸣目眩等证；蒸下则见遗精、淋浊、泄泻、腰痛、脚酸、阴物自强等证；蒸中则见腹胀、胁痛、四肢倦怠等证。古云：肝证发热，肉下骨上，寅卯尤甚，泻青丸、人中白散。心证发热，在血脉，日中则盛，单泻心汤、导赤散、朱砂安神丸。脾证发热，有肌肉，遇夜尤甚，泻黄散、三白汤。肺证发热，在皮毛，日西则甚，泻白散，甚者凉膈散。肾证发热，在骨，亥子时甚，两手足心如火，滋肾丸主之。大要脉弦而濡者，秦艽扶赢汤、加味逍遥散；脉弦而数者，节斋四物汤。通用五蒸汤丸、二参汤、香连猪肚丸、大胡连丸、补髓丹、大造丸。

虚烦内烦不得眠，

虚烦，头昏口燥，乃心内烦躁，无外热也，仍分气虚、血虚。或大病后津液枯竭，烦而有渴者，人参门冬汤、温胆汤。不眠者，六一散；甚加牛黄。劳心者，妙香散。脾弱者，三白汤。

挟痰挟积尤难净；

挟痰发热者，二陈汤加干葛、升麻、人参、白芍、五味子。挟湿痰发热者，清膈苍莎丸。湿热甚者，皮枯肢疼，唇燥面赤，痰嗽，饮食少味者，宜量体吐出痰涎，然后服清热化痰开郁之药，古方苍芩丸、苍栀丸、苍连丸、苍芍丸选用。积病最能发热，多夜分腹肚热甚，柴陈汤加山楂、麦芽、干葛；久者，保和丸、枳术丸，间服清骨散。阴虚发热，黄白丸。劳热食积痰者，上下甲丸。因酒发热者，宜青黛、瓜蒌仁，入姜汁，每日服数匙，最效。凡发热人，极忌饮酒。

恶寒阳虚不自任，

寻常外感，恶寒头痛，微汗即止。内伤表分卫虚恶寒者，黄芪建中汤，或调中益气汤加黄芪、桂枝。内伤阳虚自汗，全不任风寒者，四君子汤减茯苓，倍加黄芪、桂枝，或附子。如昼夜恶寒盛者，单用参、芪、桂、附，峻补其阳。如久病阳气郁陷恶寒者，升麻葛根汤去芍，加参、附、白芷、草豆蔻、苍术，葱煎服。

洒淅阴虚痰火盛。

阴虚微恶寒而发热者，二陈四物汤，加知母、黄柏、地骨皮。挟痰湿恶寒者，宜苦参、赤小豆各一钱为末，韭汁调服，探吐。吐后以川芎、南星、苍术、黄芩糊丸，白汤下。冬月去芩，加姜汁为丸调之。素病虚热，忽觉恶寒，须臾战栗，如丧神守，乃火炎痰郁，抑遏清道，不能固密腠理，四物汤加黄芪、黄连、黄柏，或合二陈汤。如火克肺，洒淅恶寒者，甘桔汤，加酒芩、山栀、麦门冬、五味子。恶寒粪燥者，四物汤加大黄下之。久病过服热药恶寒者，先探吐痰，后以通圣散加生地、当归，或四物汤去芎，倍地黄，加白术、黄柏、参、芪、甘草，通一炒熟煎服。如酒热内郁恶寒者，黄芪一两、葛根五钱煎服，大汗而愈。抑考《内经》论阴虚，因劳倦气衰，则火熏胸中而生内热。阳虚则不足卫护皮肤而外寒，阴盛则血脉不通而中寒，阳盛则腠理闭塞而外热。仲景谓：阳虚阴盛，宜汗散其阴邪；阴虚阳盛，宜下泻其阳邪。东垣谓：

昼热阳气旺于阳分，夜热阳气下陷阴中。皆名热入血室。重阳者，昼夜俱热。夜寒，阴血旺于阴分；昼寒，阴气上溢阳中。重阴者，昼夜俱寒。丹溪谓：恶热非热，明是虚证；恶寒非寒，明是火证。王冰谓：热之不热，是无火也，当治其心；寒之不寒，是无水也，当治其肾。噫！寒热阴阳虚实，医家大分，幸四公发明经旨，善学者，必合而玩之始得。

——明·李梴《医学入门·卷之五·杂病分类·内伤类·虚类·发热》

【提要】　本论主要阐述内伤发热的病因病机、症状及治法。要点如下：其一，内伤发热无明显的表证、里证表现，身不痛是区别于外感发热的特征。其二，内伤发热的治疗，劳役过度，气虚下陷，内生虚热，倦怠无力，宜补中益气汤。房劳所伤，阴虚发热，宜滋阴降火汤。思虑过度，损伤心脾，神昏恍惚，宜归脾汤。其三，内伤生冷，郁遏阳气及脾虚伏火，只手足心热，宜火郁汤。其四，由发热时间判断阳虚、阴虚。昼热夜轻，阳虚，补中益气；夜热昼轻，阴虚，滋阴养血；昼夜发热，阴阳两虚，气血双补。又因人胖瘦不同，侧重不一。肥人宜甘温补气，瘦人宜苦寒佐以甘温。凡虚热，为阴散阳浮而发热。其五，骨蒸热为气虚不能化血，血干则火自沸腾，病位按三焦辨证分为上、中、下三焦，按脏腑辨证分为肝证、心证、脾证、肺证、肾证。其六，内伤发热还包括挟痰、挟湿、挟积、因劳、因酒。其七，内伤发热卫虚恶寒、阳虚自汗须与外感发热区分。其八，辨证综合张仲景、李东垣、朱丹溪、王冰四家之言，明辨寒热阴阳虚实。

龚廷贤　论发热潮热寒热的鉴别^{※*}

《脉经》曰：脉大无力为阳虚，脉数无力为阴虚。无力曰虚，有力曰实。

夫发热者，谓怫怫然发于皮肤之间，则成热也，与潮热、寒热若同而异。潮热者，有时而热，不失其时；寒热者，寒已而热，相继而发；至于发热，则无时而发也。

——明·龚廷贤《万病回春·卷之三·发热》

【提要】　本论主要阐述内伤发热、潮热、寒热三者的鉴别。要点如下：潮热，发热有时；寒热，相继而发；发热，无时而发。此外，通过脉象判别发热的阴阳虚实。

张介宾　论诸热证治

凡热病之作，亦自有内外之辨。如感风寒而传化为热，或因时气而火盛为热，此皆外来之热，即伤寒、瘟疫、时毒、痎疟之属也。至若内生之热，则有因饮食而致者，有因劳倦而致者，有因酒色而致者，有因七情而致者，有因药饵而致者，有因过暖而致者，有因阴虚而致者，有偶感而致者，有积累而致者。虽其所因不同，而病候无过表里。故在外者，但当察经络之深浅；在内者，但当察脏腑之阴阳。凡此诸证，在各门具有方论者，兹不再赘。且热即火也。故治热之法，即当于火证门通融用之。其有未尽之义，仍列于后。

治热之法：凡微热之气，宜凉以和之；大热之气，宜寒以制之；郁热在经络者，宜疏之发之；结热在脏腑者，宜通之利之；阴虚之热者，宜壮水以平之；无根之热者，宜益火以培之。此其中有宜降者，所谓高者抑之也。有宜散者，所谓下者举之也。有相类者，所谓逆者正治也。

有相反者，所谓从者反治也。治热之法，不过如此，而鲜有得其善者，岂亦由学力之未至乎？

五脏之热证有可据者。如肺气上通于鼻，而下主于皮毛。心气上通于舌，而下主于血脉。脾气上通于口，而下主于四肢。胃气上通于头面牙龈，而下主于肌肉。肝气上通于目，而下主于筋节。肾气上通于喉、耳，而下主于二阴。而六腑之气，亦可因表里以察之，此皆病在形体也。凡有诸中者必形诸外，故必有热证可据，方可以热论治，医中关系，惟此为最。

治五脏之热，当察微甚。如心经之微热者，宜二阴煎、安神丸、天王补心丹、导赤散之类，皆可随证酌用；其热甚者，如泻心汤、黄连解毒汤、八正散、《直指》黄芩汤，及犀角地黄汤三方，皆其类也。肺经微热者，宜加减一阴煎、《正传》麦门冬汤、泻白散之类主之；其热甚者，宜黄芩清肺饮、黄芩知母汤之类主之。肝经微热者，宜化肝煎、保阴煎；热甚者，宜加味龙胆泻肝汤、芍药清肝散、七正散。脾胃微热者，清化饮、黄芩芍药汤。阳明热甚者，白虎汤、太清饮、泻黄散、玉泉散。肾经微热者，一阴煎、滋阴八味丸；热甚者，正气汤、丹溪大补阴丸。肾虚兼胃火者，玉女煎。膀胱微热者，五淋散；热甚者，大分清饮、化阴煎。三焦微热者，徙薪饮；热甚者，抽薪饮、大连翘饮、凉膈散、三补丸、大金花丸之类，择宜用之。凡清火退热方论甚多，此亦言其约耳，欲尽其义，当详考寒阵二类。

——明·张介宾《景岳全书·卷十五性集·杂证谟·寒热·论诸热证治》

【提要】 本论主要阐述外感发热与内伤发热的鉴别及诸热的治法。要点如下：其一，外感发热，可由外感传化为热，或因时气火盛为热，表现为伤寒、瘟疫、时毒、疟疾。内伤发热，可因饮食、劳倦、酒色、七情而致，或因药物、过暖、阴虚而致，有偶感而发病者，亦有积累而发病。证候可分在表在里，即察热在经络或在脏腑。其二，治法上，微热宜凉，大热宜寒，郁热在经络宜疏，结热在脏腑宜通利，阴虚之热宜滋阴降火，虚阳上浮宜益火培源。其三，有诸内必形诸外，脏腑有热，其体表相关部位显现对应的症状。列举了心经、肺经、肝经、阳明经、肾经、膀胱经及三焦经微热和热甚的方药。

张介宾 论虚火病机*

凡虚火证，即假热证也。余于首卷《寒热真假篇》，已言之详矣，然犹有未尽者。如虚火之病源有二，虚火之外证有四，何也？盖一曰阴虚者能发热。此以真阴亏损，水不制火也。二曰阳虚者亦能发热。此以元阳败竭，火不归源也。此病源之二也。至若外证之四，则一曰阳戴于上，而见于头面咽喉之间者。此其上虽热而下则寒，所谓无根之火也。二曰阳浮于外，而发于皮肤肌肉之间者。此其外虽热而内则寒，所谓格阳之火也。三曰阳陷于下，而见于便溺二阴之间者。此其下虽热而中则寒，所谓失位之火也。四曰阳亢乘阴，而见于精血髓液之间者。此其金水败而铅汞干，所谓阴虚之火也。此外证之四也。然证虽有四，而本则惟二，或在阴虚，或在阳虚，而尽之矣。第阴虚之火惟一，曰金水败者是也。阳虚之火有三，曰上中下者是也。凡治此者，若以阴虚火盛，则治当壮水。壮水之法，只宜甘凉，不宜辛热。若以阳虚发热，则治宜益火。益火之法，只宜温热，大忌清凉。第温热之效速，每于一二剂间，便可奏功。甘凉之力缓，非多服不能见效也。然清凉之药，终不宜多，多则必损脾胃。如不得已，则易以甘平，其庶几耳。倘甘平未效，则惟有甘温一法，斯堪实济，尚可望其成功。否则，生气之机，终非清凉所能致也。此义最微，不可不察。

气本属阳，阳气不足，则寒从中生；寒从中生，则阳无所存而浮散于外，是即虚火假热之谓也。而假寒之证，其义亦然。是以虚火实火，亦总由中气之有虚实耳。凡气实于内而为寒者，有如严冬阳伏于下，而阴凝于上，故冰雪满地而井泉温暖也；气虚于内而为热者，有如盛夏阴盛于中，而阳浮于外，故炎暑逼人而渊源清冷也。天地间理原如此，故不可见热即云热，见寒即云寒，而务察其寒热之本。

火有虚实，故热有假真，而察之之法，总当以中气为之主，而外证无足凭也。故凡假热之证，本中寒也；假寒之证，本内热也。中寒者，原是阴证；内热者，原是阳证。第以惑者不明，故妄以寒证为假热，热证为假寒，而不知内热者当远热，内寒者当远寒。内有可据，本皆真病，又何假之有？

——明·张介宾《景岳全书·卷十五性集·杂证谟·火证·论虚火》

【提要】 本论主要阐述虚火的病机、症状及虚火真假的鉴别。要点如下：其一，虚火有阴虚和阳虚的不同。阴虚发热，为真阴亏损，水不制火；阳虚发热，为元阳败竭，火不归源。其二，虚火的外证有四：一是无根之火上浮的戴阳证；二是内寒隔阳于外的格阳证；三是阳陷于下，下热中寒的失位之火；四是金水败阳亢乘阴的阴虚证。其三，阴虚火盛，治以壮水，宜用甘凉，不宜辛热；阳虚发热，治宜益火，宜用温热，大忌清凉。其四，火热真假的鉴别，以中气为之主，不可单凭外证。

张介宾 论火证证治[*]

火为热病，是固然矣。然火得其正，即为阳气，此火之不可无，亦不可衰，衰则阳气之虚也；火失其正，是以邪热，此火之不可有，尤不可甚，甚则真阴伤败也。然阳以元气言，火以病气言，故凡病在元气者，不得以火论。何也？盖人之元气只于充足，焉得有余？既非有余，则何以言火？所谓无形者其化虚，即此是也。惟病在形体者，乃可以察火证。盖其不在气即在血，所谓有形者其化实，即此是也。故凡火之为病，其在外者，必见于皮肉筋骨；其在内者，必见于脏腑九窍。若于形质之间，本无热证可据，而曰此火也，此热也，则总属莫须有之妄谈也。矧如火证悉具，而犹有虚实之殊、真假之异，其可不为详辨乎？若果有火病，则火性急烈，诚可畏也。然实火只随形质，余因谓之凡火，又谓之邪火。火之为病，病之标耳，洗之涤之，又何难哉？惟虚火之病，则本于元气，元气既虚，而再攻其火，非挺即刃矣。是以诸病之杀人，而尤惟火病为最者，正以凡火未必杀人，而以虚作实，则无不杀之矣，不忍见也。

凡五脏之火，肺热则鼻干，甚则鼻涕出，肝热则目眵浓，心热则言笑多，脾热则善饥善渴，肾热则小水热痛。凡此之类，宜从清也。

凡察火证，必须察其虚实，虽其元气本虚，然必虚中挟实者，乃为易治。何以见之？如或大便干结，或善饥多食，或神气精明，或声音强壮，而脉见有力，此皆虚中有实也，俱可随证清解之。若或内外俱热而反见溏泄，或饮食少进，或声微气短，诸虚皆见而反不利温补者，此其胃气已败，生意已穷，非吉兆也。

——明·张介宾《景岳全书·卷之十五性集·杂证谟·火证·论火证》

论治火

治实火诸法：凡微热之气，惟凉以和之，宜徙薪饮、四阴煎、二阴煎，或加减一阴煎、黄芩芍药汤、黄芩清肺饮之类，酌宜用之。大热之气，必寒以除之，宜抽薪饮、白虎汤、太清饮、黄连解毒汤、玉泉散、三补丸之类主之。火甚而兼胀满闭结实热者，宜凉膈散、八正散、三黄丸、大金花丸之类主之。凡火盛虚烦干渴，或有热毒难解者，宜用绿豆饮，或雪梨浆，间药朝夕饮之。退火解毒最速，且无所伤，诚妙法也。

郁热之火，宜散而解之。如外邪郁伏为热者，宜正柴胡饮、小柴胡汤，或升阳散火汤之类主之。若郁热在经而为痈疽、为疮疹者，宜连翘归尾煎，或芍药蒺藜煎，或当归蒺藜煎之类主之，或于本门求法治之。此皆火郁发之之谓也。

虚火之与假热，其气皆虚，本或相类，然阴阳偏胜亦有不同。如阴虚生热者，此水不足以济火也，治当补阴，其火乃息，宜一阴煎、左归饮、左归丸、六味地黄丸之类主之。此所谓壮水之主也。如寒极生热，而火不归源，即阴盛格阳，假热证也，治宜温补血气，其热自退，宜理阴煎、右归饮、理中汤、大补元煎、六味回阳饮之类主之。此所谓益火之源也。又曰温能除大热也。凡假热之证，以肾阴大虚，则阳无所附而浮散于外，故反多外热，此内真寒外假热也。若非峻补真阴，何以复其元气？元气不复，则必由散而尽矣。但外热既甚，多见口疮舌裂，喉干咽痛，烦渴喜冷等证，而辛热温补之剂，难以入口，故薛立斋治韩州同之劳热，以加减八味丸料一斤，纳肉桂一两，煎五六碗，用水浸冰冷与服，此法最善。余因效之，尝以崔氏八味丸料，或右归饮，用治阴虚假热、伤寒及劳热烦渴等证，服后顿退而虚寒悉见，乃进温补，无不愈者。此真神妙法也。

实火宜泻，虚火宜补，固其法也。然虚中有实者，治宜以补为主，而不得不兼乎清，如加减一阴煎、保阴煎、天王补心丹、丹溪补阴丸之类是也。若实中有虚者，治宜以清为主，而酌兼乎补，如清化饮、徙薪饮、大补阴丸之类是也。凡此虚中之实，实中之虚，本无限则，故不得谓热者必无虚，虚者必无热。但微虚者宜从微补，微热者宜从微清。若热倍于虚，而清之不及，渐增无害也；若虚倍于热，而清之太过，则伐及元阳矣。凡治火者，不可不知此义。

泻火诸药：黄连、栀子泻心、肝、大肠之火。山栀仁降火从小便出，其性能屈下行。石膏泻肠胃之火，阳明经有实热者，非此不可。黄芩清脾、肺、大肠之火。黄柏泻肝、肾诸经之火。知母清肺、胃、肝、肾之火。地骨皮退阴中之火，善除骨蒸夜热。生地、麦冬清肝、肺，凉血中之火。天门冬泻肺与大肠之火。桑白皮、川贝母、土贝母解上焦肺胃之火。柴胡、干葛解肝、脾诸经之郁火。龙胆草泻肝、肾、膀胱之火。槐花清肝、肾、大肠之火，能解诸毒。芍药、石斛清脾胃之火。滑石利小肠、膀胱之火。天花粉清痰止渴，解上焦之火。连翘泻诸经之浮火。玄参清上焦之浮火。山豆根解咽喉之火。胆星开心、脾、胃脘之痰火。青黛、芦荟、胡黄连泻五脏之疳热郁火。苦参泻疳蚀之火。木通下行，泻小肠之火。泽泻、车前子利癃闭之火。人中白清肝、脾、肾之阴火。童便降阴中血分之浮火。大黄、朴硝泻阳明诸经实热之火。人参、黄芪、白术、甘草除气虚气脱阳分散失之火。熟地黄、当归、枸杞、山茱萸滋心肾不交阴分无根之火。附子、干姜、肉桂救元阳失位阴盛格阳之火。凡此治火之法，已若尽之，然亦不过言其筌蹄耳，而神而通之，原不可以笔楮尽也。

——明·张介宾《景岳全书·卷之十五性集·杂证谟·火证·论治火》

【提要】 本论主要阐述火证的病因病机、症状及治法。要点如下：其一，强调生理之火，即为元气，"阳以元气言，火以病气言"。其二，火之为病，在外见于皮肉筋骨，在内见于脏腑九窍。凡察火证，必察虚实。其三，详细介绍了泻火药的诸般用法，颇具实用价值。

秦昌遇 论内伤发热※※

发热总论

秦子曰：人若发热，则为有病，发热不已，即蹈危机。夫人未有不病而发热者，未有发热不休而不死者。凡病而不发热，虽病未重；若病而发热，虽轻不可忽也。故余于发热症，既详著《伤寒大白》中，又复著于大方杂症门，今立外感二条，内伤二条，其余门路虽多，可以比例而推也。

——明·秦昌遇《症因脉治·卷一·发热总论》

内伤发热（气分、血分）

气分发热

气分发热之症：夜则安静，昼则烦热，唇焦口渴，饮水多汗，此气分发热之症也。

气分发热之因：或膏粱积热，蕴于肠胃之中；或热病后，余热未除，早食荤腥谷气，此内伤实热之因也。若本元不足，气怯神离，夜凉日热，此内伤虚热之因也。

气分发热之脉：左寸脉数，心气之热；左关脉数，肝胆之热；右寸脉数，大肠肺热；右关脉数，肠胃气热。

气分发热之治：左脉洪数，肝胆气分发热，羌活柴胡汤、地骨皮散。右脉洪数，肠胃气热，干葛石膏汤、桔梗汤。……

血分发热

血分发热之症：昼则安静，夜则发热，唇焦口干，反不饮水，睡中盗汗，此血分发热之症也。

血分发热之因：或热病后，热伏血中；或阴血素亏，血虚火旺。二者皆成血分发热也。

血分发热之脉：左寸脉数，心经血热；左关脉数，肝胆血热；右寸脉数，大肠肺热；右关脉数，脾胃血热。

血分发热之治：心经血热：实热，导赤各半汤；虚热，天王补心丹。肝经血热：实热，栀连四物汤；虚热，归芍柴胡汤。右脉洪数，肺胃大肠血热。实热，清胃汤；虚热，犀角地黄汤。

桢按：夜间发热，若无先寒后热等症，方可以血热治之；若先寒后热，每夜如此，乃是太阳经似疟之表邪症，当以太阳经羌活汤表药治之。

——明·秦昌遇《症因脉治·卷一·内伤发热》

【提要】 本论主要阐述内伤发热的症因脉治。要点如下：内伤发热分为气分发热和血分发热二类，分别从症状、病因病机、脉象和治法方药四方面辨析。其一，气分发热昼热夜轻，实热病因为饮食积热和热病后早食荤腥，虚热病因为元气不足。其二，血分发热夜热昼轻，病机为热伏血中或血虚火旺。对心经、肝经和肺胃大肠经的实热、虚热予以方药治疗。其三，注意与太阳经表邪相鉴别，鉴别要点为是否有先寒后热等表证。

李用粹　内伤发热综论※＊

大意

《经》曰：阴虚则发热，此一端也。其他除外感客邪之外，有劳力劳色，气郁火郁，伤食伤酒，挟瘀挟痰，疮毒虚烦，皆能发热，宜熟辨之。（《汇补》）

内因

阴虚而阳气偏胜则发热，阳虚而下陷阴中亦发热。（东垣）

外候

五脏发热，各有其状。以手扪之，轻举则热，重按不热，是热在皮毛血脉间也。重按则热，轻举不热，是热在筋骨间也。轻手重手俱不热，不轻不重乃热者，是热在肌肉间也。肺热者，热在皮肤，日西尤甚，洒淅喘咳。心热者，热在血脉，日中则甚，心烦掌热。脾热者，热在肌肉，遇夜尤甚，倦怠嗜卧。肝热者，热在筋肉，寅卯则甚，筋缓善怒。肾热者，热蒸在骨，夜半尤甚，骨蒸如苏。（东垣）

郁火发热

郁火发热，左关弦数有力，或缓弱有力，肌肉如火，筋骨如烧，扪之烙手，或昼夜不减，或夜分即热，天明暂缓，其热必手足四肢更甚。缘脾主四末，热伏地中故也。此症亦有因血虚而得者，亦有胃虚过食生冷，阴覆乎阳，郁遏阳气于脾土之中者，宜用火郁发之之法，火郁汤主之。（《准绳》）

阳郁发热

阳郁发热，由劳役饥饱失宜，其潮热宛类瘵疾，日出气暄则热，天阴夜凉即缓，六脉弦数，宜补中益气汤加地骨皮，或逍遥散。（《汇补》）

骨蒸发热

四肢蒸灼如火者，必阴气虚阳气盛，四肢者，诸阳之本也。两阳相搏而阴气虚少，少水不能减盛火，而阳独治。独治者，不能生长也，独胜则止耳。如炙如火者，当肉烁也。（《素问》）外候口干体瘦，食少懒倦，遇夜尤甚，平旦不觉，宜秦艽鳖甲散主之。（《汇补》）

内伤发热

内伤饥饿劳倦发热，六脉微弱，或右手大三倍于左手，按之无力。懒言自汗，浑身酸软，甚至肌肤壮热，目赤面红，谵语烦渴，日夜不息，身不恶寒，为血虚发热，虽像白虎汤症，而脉不长实，宜当归补血汤。（《准绳》）轻者头眩倦惰，饮食无味，恶寒发热，时作时止，下午乃发，手心热而手背不热，所谓阳虚下陷发热也。轻者三发即止，南人呼为劳发者即此。又饮食失节，劳役过度，一切火症，悉属内真寒而外假热，故肚腹频喜手按，口畏冷物，乃形气病气俱不足也，补中益气汤大剂服之，甚者加附子。若因热而汗下之，立危。（《汇补》）

阳虚发热

有肾虚水冷，火不归经，游行于外而发热者。自汗，不任风寒，烦渴引饮，不能下咽，面目俱赤，舌生芒刺，两唇黑裂，喉间如火，两足如烙，痰涎壅盛，喘息不宁，脉浮洪大，按之微弱，宜用八味丸导龙入海，所谓踞其窟宅而招之，即益火之源，以消阴翳也。（《汇补》）

阴虚发热

有劳心好色，内伤真阴，阴血既伤，阳气独盛，发热不止，向晚更甚，或饮食如常，头胀时作，脉洪数无力，视其舌，大而色赤者阴虚也，当滋真阴，宜地黄汤。若久而盗汗遗精，咳

嗽毛枯，宜三才丸补水以匹火，是亦壮水之主以镇阳光之义耳。（《汇补》）

血虚发热

一切吐衄便血，产后崩漏，血虚不能配阳，阳亢发热者，治宜养血。然亦有阳虚而阴走者，不可徒事滋阴。所以有脱血益气、阳生阴长之法，使无形生出有形来，此千古传心之法。尝见庸流专执四物以争长，此未明《大易》之义也。（《汇补》）

痰症发热

痰症发热，向夜大作，天明渐止，必兼胸膈不快，恶心不食，肢倦体瘦。盖痰滞中宫，阻碍升降，故恶心痞闷。血无所滋，故夜分转甚。津液不化而体瘦，气血阻滞而倦怠。均宜健脾化痰，宽中清火，则痰利而热除矣。如果实痰为患，滚痰、化痰二丸，皆可选用。（《汇补》）

伤食发热

伤食发热，必气口紧盛，或沉伏，头疼呕恶，噫气吞酸，胸口饱闷，或胀或痛，手不可按，蒸蒸然热，明知其热在内也，消导则已。（《指掌》）若兼左脉弦急，又是伤食夹寒，先宜解表，然后消导。如不愈，后变口舌干燥、心下硬痛等症，当急攻之，大柴胡汤、枳术丸。（《汇补》）

瘀血发热

瘀血发热，必脉涩，漱水不咽，或痰涎呕恶，或两足厥冷，或胸胁小腹急结，或吐红鼻衄，均宜桃仁承气汤下之。（《仁斋》）

疮毒发热

疮毒发热，饮食如故，日晡寒热，拘急倦怠，脉数而急。须问有无痛处，以验其疮毒之候。治先发散，然后和血。（《六要》）

作止分辨

夫外感寒热，齐作无间，内伤寒热，间作不齐，此特论其常耳。（东垣）然外感初起似疟状，发亦作止不时，此邪气尚浅，而未能混淆正气，故乍离乍合，脉必至数有力，仍当解散。更有内伤劳倦，似阳明白虎，发热昼夜不减，此气血两虚，故亦齐作无间，脉必重按无力，仍当温补。（《汇补》）

昼夜热辨

昼则发热，夜则安静，是阳气偏胜于阳分也；昼则安静，夜则发热，是阳气下陷于阴中也；昼则发热烦躁，夜亦发热烦躁，是重阳无阴也。（东垣）更有昼热阳虚，口中无味，病责之胃，宜甘温补气；暮热阴虚，口中有味，病责之肾，宜甘寒滋阴。（《汇补》）

三焦热辨

热在上焦，咽干口糜；热在中焦，心烦口渴；热在下焦，便闭溺赤。（《入门》）

虚实热辨

胸闷而恶心引饮便实者，实热也；胸爽而少食自汗短气者，虚热也。（《入门》）

表里热辨

有表症而身热者，外感表热也；无表症而身热者，内伤里热也。（《汇补》）

气血热辨

气分虚热者，用甘温以除热。盖大热在上，大寒必伏于内，用甘温以助地气，使真气旺而邪火自熄。血分虚热者，用甘寒以胜热。盖阴火浮于外，必真阴竭于内，用甘寒以补肾，使真水充而虚焰潜灭也。（《汇补》）

假热有二

如大热而甚，寒之不寒，是无水也；热去复来，昼见夜伏，夜见昼止，时节而动，是无火也；热动复止，倏忽往来，时作时止，是无水也，当助其肾。又寒之不寒，责肾之虚；寒之不久，责肾之少。方有治热以寒，寒之而谷食不入，此为气不疏通，壅而为是也。（《玄珠》）有病热脉数，按之不鼓击于指下者，此阴盛格阳，内真寒而外假热，阴症似阳也；病热忽寒，手足俱冷，按之脉来鼓击于指下有力者，此阳盛拒阴，外假寒而内实热，阳症似阴也。（《伤寒书》）

《汇补》曰：发热真假，幽显难明，苟不力辨，则刹那生死，能不畏哉！如上所说，深悉玄奥，真化工笔也。然究其参稽之力，非洞晓《易》义不能道其只字。要知阴阳虽备于《内经》，而变化莫详乎羲画。若是则太少刚柔，阴阳动静，乌可不究乎哉？既明太少刚柔，阴阳动静，方知阳中有阴，阴中有阳，一切真假逆顺，五脏幽显，无难推测矣。故《医易》曰：病治脉药，须识动中有静；声色气味，当知柔里藏刚。知刚柔阴阳之运用，而医中之玄妙，思过及半矣。

脉法

浮大无力为虚热，沉实有力为实热。病热有火者生，心脉洪大是也；无火者死，心脉细沉是也。脉盛，汗出不解者死；脉虚，身热不止者死。身有热，脉涩脉静者，皆难治。

治法

小热之气，凉以和之；大热之气，寒以取之。实热之气，下以折之；虚热之气，温以从之。郁热之气，因其势而发之；假热之气，求其属而衰之。（《汇补》）

用药

内伤劳役气虚，补中益气汤。肝经郁火发热，逍遥散。血虚发热，四物汤。阴虚发热，六味丸。阳虚发热，八味丸。郁火发热者，火郁汤。瘀血发热者，当归复元汤。伤食发热者，平胃合二陈、小柴胡汤。

——清·李用粹《证治汇补·卷之三·外体门·发热》

【提要】 本论主要阐述内伤发热的病因病机和辨证施治。要点如下：其一，将内伤发热分为郁火发热、阳郁发热、骨蒸发热、阳虚发热、阴虚发热、血虚发热、痰症发热、伤食发热、瘀血发热和疮毒发热。其二，从七个方面对内伤发热进行辨证：作止分辨、昼夜热辨、三焦热辨、虚实热辨、表里热辨、气血热辨和真假热辨。其三，内伤发热的治法有凉、寒、下、温、发、属。沿袭王好古的五治之法。

程国彭 "火"字解

从来"火"字，《内经》有壮火、少火之名，后人则曰天火、人火、君火、相火、龙火、雷火，种种不一，而朱丹溪复以"虚实"二字括之，可谓善言火矣。乃人人宗其说，而于治火，卒无定见，何也？是殆辨之犹未确欤！予因易数字以解之。夫实火者，六淫之邪，饮食之伤，自外而入，势犹贼也；虚火者，七情色欲，劳役耗神，自内而发，势犹子也。贼至则驱之，如消散、清凉、攻伐等药，皆可按法取用。盖刀枪剑戟，原为驱贼设也。子逆则安之，如补气、滋水、理脾等药，皆可按法施治。盖饮食、器用，原为养子设也。夫子者，奉身之本也，若以驱贼者驱其子，则无以为养身生命之本矣。人固不可认贼作子，更不可认子作贼。病机一十九条，言火者十之八，言寒者十之二。若不明辨精切，恐后学卒至模糊，余故反复详言，以立施治之法。

外火：风、寒、暑、湿、燥、火，及伤热饮食，贼火也。贼可驱而不可留。

内火：七情色欲，劳役耗神，子火也。子可养而不可害。

驱贼火有四法：一曰发：风寒拥闭，火邪内郁，宜升发之，如升阳散火汤之类是也。二曰清：内热极盛，宜用寒凉，如黄连解毒汤之类是也。三曰攻：火气郁结，大便不通，法当攻下，此釜底抽薪之法，如承气汤之类是也。四曰制：热气拂郁，清之不去，攻之不可，此本来真水有亏，不能制火，所谓寒之不寒，是无水也，当滋其肾，如地黄汤之类可用也。

养子火有四法：

一曰达：肝经气结，五郁相因，当顺其性而升之。所谓木郁则达之，如逍遥散之类是也，此以一方治木郁而诸郁皆解也。二曰滋：虚火上炎，必滋其水。所谓壮水之主，以镇阳光，如六味汤之类是也。三曰温：劳役神疲，元气受伤，阴火乘其土位。《经》曰：劳者温之。又曰：甘温能除大热。如补中益气之类是也。四曰引：肾气虚寒，逼其无根失守之火，浮游于上，当以辛热杂于壮水药中，导之下行。所谓导龙入海，引火归元，如八味汤之类是也。

以上治火法中，贼则宜攻，子则宜养固已，然邪盛正虚之时，而用攻补兼行之法，或滋水制火之法，往往取效。是知养子之法，可借为驱贼之方，断无以驱贼之法，而为养子之理。盖养正则邪自除，理之所有；伐正而能保身，理之所无也。世人妄用温补以养贼者固多，而恣行攻伐以驱子者，更复不少。此皆不得"火"字真诠，而贻祸斯民也，可不慎欤！

——清·程国彭《医学心悟·卷一·火字解》

【提要】　本论主要阐述内伤发热的虚实论治。要点如下：其一，作者将外感之火称为贼火，属实火；内伤之火，称为子火，属虚火。其二，实火应攻伐驱散，虚火应调理补养。其三，驱贼火四法为发、清、攻、制。养子火四法为达、滋、温、引。其四，养子可以驱贼，此为养正则邪自除之理。驱贼难以养子，故不可滥用攻伐。

唐宗海　论血证发热*

吐血家脉静身凉，不药可愈，以阴虽亏而阳犹不亢，阴与阳尚得其和，故易愈也。或身有微热，皮毛似汗，此为阳来求阴，水来就血，亦可自愈。所谓发热者，与身有微热不同。

失血家阳气郁于血分之中，则身热郁冒，但头汗出，身热者，火闭于内，而不得达于外故也。但头汗出者，火性炎上，外有所束，则火不能四达，故愈炎上，而头汗也。治法宜解其郁，使遍身微汗，则气达于外，而阳不乘阴，热止血亦治矣。此如盛暑遏热，得汗而解，小柴胡汤主之。

又有瘀血发热者，瘀血在肌肉，则翕翕发热，证象白虎，口渴心烦，肢体刺痛，宜当归补血汤合甲己化土汤，加桃仁、红花、柴胡、防风、知母、石膏，血府逐瘀汤亦治之。瘀血在肌腠，则寒热往来，以肌腠为半表半里，内阴外阳，互相胜复也，宜小柴胡汤加当归、白芍、丹皮、桃仁、荆芥、红花治之，桃奴散加黄芩、柴胡亦治之。瘀血在腑，则血室主之，证见日晡潮热，昼日明了，暮则谵语，以冲为血海，其脉丽于阳明，故有阳明燥热之证，桃仁承气汤治之，小柴胡汤加桃仁、丹皮、白芍亦治之。瘀血在脏，则肝主之，以肝司血故也。证见骨蒸痨热，手足心烧，眼目青黑，毛发摧折，世以为难治之证，而不知热血在肝脏使然，宜柴胡清骨散加桃仁、琥珀、干漆、丹皮治之。

以上所论，皆属血家发热之实证也。又有发热之虚证，分血虚、水虚两类，另条如下。

血虚者，发热汗出，以血不配气，则气盛而外泄也。或夜则发热，以夜主血分故也。或寅卯时即发热，以寅卯属少阳，肝血既虚，则少阳之相火，当寅卯旺时而发热，地骨皮散加柴胡、青蒿、胡黄连、云茯苓、甘草治之。又或胞中之火，因血不足，上合阳明燥气，日晡潮热者，犀角地黄汤治之。

水虚者，水为气之所化，水津不足，则气热，皮毛枯燥，口咽生疮，遗精淋秘，午后发热，大补阴丸以补水济火，或清燥救肺汤从肺胃以生水津，水足以濡血，则阳气不亢，燥热自除。五蒸汤亦统治之。

复有阴虚于内，阳浮于外而发热者，须大补其阴，而复纳其阳。故产后发热，用四物汤加黑姜，失血发热，亦可用之。火重者，再加芩、连。若肾阴不足，真阳外浮，发热喘促者，是为阴不恋阳，阳不入阴，宜从阴引阳，用二加龙骨汤加五味子、麦门冬、阿胶，或三才汤加盐炒肉桂（少许）、桑叶、云苓、白芍、冬虫夏草、山茱萸、牛膝、五味子、知母、沉香、龟板。此外又有食积发热者，手足心腹热，胸满哕呃，大便不调，日晡及夜发烦，宜枳壳、厚朴、大黄消去之，则不壅热矣。勿谓虚人无实证也。

——清·唐宗海《血证论·卷六·发热》

【提要】　本论主要阐述血证发热的虚实论治。要点如下：其一，血证发热分为虚实两端。实证有阳郁血分和血瘀发热。阳郁血分，以小柴胡汤解郁发散。血瘀发热根据瘀血在肌腠、在腑、在脏之不同，分别辨证施治。其二，血证发热虚证分为血虚与水虚。血虚者，宜滋阴降火，清退虚热；水虚者，宜补水济火，生津润燥。其三，阴虚阳浮者，宜滋阴潜阳。食积发热者，宜泻下壅热。

2.35　痰　饮

痰饮是体内水液输布运化失常，停积于某些部位的病证。痰，古作"淡"，与"澹"相通，形容水淡荡流动；饮，水也，亦称"淡饮""流饮"等。痰饮症状变化多端，以肠鸣、呕吐、咳喘咯痰、身肿、胸腹积水、关节肌肉疼重或眩晕、耳鸣等为主要临床表现。广义的痰饮是诸饮的总称，狭义的痰饮是诸饮中的一个类型。根据水饮停积部位不同，狭义的痰饮分为痰饮、悬饮、溢饮和支饮。痰和饮既有区别，又有联系，首先它们是水液代谢异常所形成的病理产物，所谓"积水成饮，饮凝成痰"，其次它们又可能成为新的致病因素。一般以较稠浊者称为痰，清稀者称为饮。痰饮常见病因为感受寒湿、饮食不当、或劳欲所伤，导致肺脾肾功能失调，三焦气化不利，精微输布异常，津液停积，蕴生痰饮。其病理性质总属阳虚阴盛，本虚标实。本病的治疗原则是温化。由于饮为阴邪，遇寒则聚，得温则行。通过温阳化气，可使痰饮得化，杜绝饮邪之生成。同时应区分标本缓急，根据表里虚实之不同，采取相应处理。对水饮壅盛者，以祛饮治标为主；而阳微气衰者，以温阳治本为要。在表者，当温散发表；在里者，宜温阳利水；正虚者，以补为主；邪实者，以攻为先；如邪实正虚，治当攻补兼施；遇饮郁久化热者，则亦温清并用；饮邪消散后正气虚羸者，应健脾温肾，以固本培元。

◆ 张仲景　论四饮证治※*

问曰：夫饮有四，何谓也？师曰：有痰饮，有悬饮，有溢饮，有支饮。

问曰：四饮何以为异？师曰：其人素盛今瘦，水走肠间，沥沥有声，谓之痰饮；饮后水流在胁下，咳唾引痛，谓之悬饮；饮水流行，归于四肢，当汗出而不汗出，身体疼重，谓之溢饮；咳逆倚息，短气不得卧，其形如肿，谓之支饮。

水在心，心下坚筑，短气，恶水不欲饮。

水在肺，吐涎沫，欲饮水。

水在脾，少气身重。

水在肝，胁下支满，嚏而痛。

水在肾，心下悸。

夫心下有留饮，其人背寒冷如手大。

留饮者，胁下痛引缺盆，咳嗽则辄已（一作转甚）。

胸中有留饮，其人短气而渴，四肢历节痛，脉沉者，有留饮。

膈上病痰，满喘咳吐，发则寒热，背痛腰疼，目泣自出，其人振振身瞤剧，必有伏饮。

夫病人饮水多，必暴喘满。凡食少饮多，水停心下，甚者则悸，微者短气。

脉只弦者寒也，皆大下后里虚；脉偏弦者饮也。

肺饮不弦，但苦喘短气。

支饮亦喘而不能卧，加短气，其脉平也。

病痰饮者，当以温药和之。

心下有痰饮，胸胁支满，目眩，苓桂术甘汤主之。

茯苓桂枝白术甘草汤方

茯苓（四两）　桂枝　白术（各三两）　甘草（二两）

上四味，以水六升，煮取三升，分温三服，小便则利。

夫短气有微饮，当从小便去之，苓桂术甘汤主之，肾气丸亦主之。

病者脉伏，其人欲自利，利反快，虽利，心下续坚满，此为留饮欲去故也。甘遂半夏汤主之。

甘遂半夏汤方

甘遂（大者，三枚）　半夏（十二枚，以水一升煮取半升，去滓）　芍药（五枚）　甘草（如指大一枚，炙）

上四味，以水二升，煮取半升，去滓，以蜜半升，和药汁煎取八合，顿服之。……

夫有支饮家，咳烦，胸中痛者，不卒死，至一百日或一岁，宜十枣汤。

久咳数岁，其脉弱者可治，实大数者死。其脉虚者必苦冒，其人本有支饮在胸中故也，治属饮家。

——汉·张仲景《金匮要略方论·卷中·痰饮咳嗽病脉证并治》

【提要】　本论主要阐述四饮的辨证施治。要点如下：其一，本篇首创痰饮病名，立专篇阐述了痰饮的病因病机及辨证施治。痰饮有广义与狭义之分。广义之痰饮，包括痰饮、悬饮、溢饮、支饮。其中的"痰饮"为狭义之痰饮，专指饮邪停留于胃肠之间。悬饮，指饮邪停留于胁下；支饮，指饮邪停留于胸肺；溢饮，指饮邪停留于肢体肌表。除四饮外，本论还提出"留饮""伏饮"之概念。其二，"病痰饮者，当以温药和之"，成为后世治疗痰饮的大法。提出的苓桂术甘汤、甘遂半夏汤、十枣汤、大青龙汤、小青龙汤、木防己汤、泽泻汤、厚朴大黄汤、葶苈大枣泻肺汤、小半夏汤、己椒苈黄丸及五苓散等方剂，在后世得到广泛应用。后世痰饮之论皆以本论为基础。

巢元方 论痰饮病因病机[**]

痰饮候

痰饮者，由气脉闭塞，津液不通，水饮气停在胸腑，结而成痰。又其人素盛今瘦，水走肠间，漉漉有声，谓之痰饮。其为病也，胸胁胀满，水谷不消，结在腹内两肋，水入肠胃，动作有声，体重多唾，短气好眠，胸背痛，甚则上气咳逆，倚息，短气不能卧，其形如肿是也。

脉偏弦为痰，浮而滑为饮。其汤熨针石，别有正方，补养宣导，今附于后。

《养生方·导引法》云：左右侧卧，不息十二通，治痰饮不消。右有饮病，右侧卧；左有饮病，左侧卧。又有不消，以气排之，左右各十有二息。治痰饮也。

痰饮食不消候

此由痰水结聚在胸腑、膀胱之间，久而不散，流行于脾胃。脾恶湿，得水则胀，胀则不能消食也。或今腹里虚满，或水谷不消化，或时呕逆，皆其候也。

热痰候

热痰者，谓饮水浆结积所生也。言阴阳否隔，上焦生热，热气与痰水相搏，聚而不散，故令身体虚热，逆害饮食，头面噏噏而热，故云热痰也。

冷痰候

冷痰者，言胃气虚弱，不能宣行水谷，故使痰水结聚，停于胸膈之间，时令人吞酸气逆，四肢变青，不能食饮也。

痰结实候

此由痰水积聚，在于胸腑，遇冷热之气相搏，结实不消，故令人心腹痞满，气息不安，头眩目暗，常欲呕逆，故言痰结实。

膈痰风厥头痛候

膈痰者，谓痰水在于胸膈之上，又犯大寒，使阳气不行，令痰水结聚不散，而阴气逆上，上与风痰相结，上冲于头，即令头痛。或数岁不已，久连脑痛，故云膈痰风厥头痛。若手足寒冷至节即死。

诸痰候

诸痰者，此由血脉壅塞，饮水积聚而不消散，故成痰也。或冷，或热，或结实，或食不消，或胸腹痞满，或短气好眠。诸候非一，故云诸痰。

流饮候

流饮者，由饮水多，水流走于肠胃之间，漉漉有声，谓之流饮。遇血气否涩，经络不行，水不宣通，停聚溢于膀胱之间，即令人短气。将息遇冷，亦能虚胀。久不瘥，结聚而成癖也。

流饮宿食候

流饮宿食者，由饮水过多，水气流行在脾胃之间，脾得湿气则不能消食，令人噫则有宿食之气，腹胀满，亦壮热，或吞酸，皆其候也。

留饮候

留饮者，由饮酒后饮水多，水气停留于胸膈之间，而不宣散，乃令人胁下痛，短气而渴，皆其候也。

留饮宿食候

留饮宿食者，由饮酒后饮水多，水气停留于脾胃之间，脾得湿气则不能消食，令人噫气酸臭，腹胀满，吞酸，所以谓之留饮宿食也。

癖饮候

此由饮水多，水气停聚两胁之间，遇寒气相搏，则结聚而成块，谓之癖饮。在胁下，弦亘起，按之则作水声。

诸饮候

诸饮者，皆由荣卫气否涩，三焦不调，而因饮水多，停积而成痰饮。其为病也，或两胁胀满，或心胸烦闷，或眼暗口干，或呕逆短气。诸候非一，故云诸饮。其汤熨针石，别有正方，补养宣导，今附于后。

《养生方·导引法》云：行左之右之侧卧，闭目，气不息十二通，治诸饮不消。右有饮病，右不息，排下消之。

又云：鹜行气，低头倚壁，不息十二通，以意排之，痰饮宿食从下部出，自愈。鹜行气者，身直颈曲，排气下行而一通，愈宿食。久行自然能出，不须孔塞也。

支饮候

支饮，谓饮水过多，停积于胸膈之间，支乘于心，故云支饮。其病，令人咳逆喘息，身体如肿之状，谓之支饮也。

溢饮候

溢饮，谓因大渴而暴饮水，水气溢于肠胃之外，在于皮肤之间，故言溢饮。令人身体疼重而多汗，是其候也。

悬饮候

悬饮，谓饮水过多，留注胁下，令胁间悬痛，咳唾引胁痛，故云悬饮。

——隋·巢元方《诸病源候论·卷之二十·痰饮病诸病》

【提要】　本论主要阐述痰饮病的证候分类及病因病机。要点如下：其一，将痰饮病分为痰饮食不消、热痰、冷痰、痰结实、膈痰风厥头痛、诸痰、流饮、流饮宿食、留饮、留饮宿食、癖饮、诸饮、支饮、溢饮和悬饮等类型。其二，在《金匮要略》痰饮论的基础上，增加了痰饮食不消、热痰、冷痰、痰结实、膈痰风厥头痛、诸痰、流饮、流饮宿食、留饮宿食、癖饮、诸饮等证候，并分别阐述了所有证候的病因病机。其三，论中所谓"流饮"，相当于痰饮；所谓"癖饮"，则由支饮、溢饮发展而来。

陈无择　论痰饮发生之三因[※*]

人之有痰饮病者，由荣卫不清，气血败浊凝结而成也。内则七情泊乱，脏气不行，郁而生涎，涎结为饮，为内所因；外有六淫侵冒，玄府不通，当汗不泄，蓄而为饮，为外所因；或饮食过伤，嗜欲无度，叫呼疲极，运动失宜，津液不行，聚为痰饮，属不内外因。三因所成，证状非一，或为喘，或为咳，为呕为泄，晕眩嘈烦，忪悸惕慄，寒热疼痛，肿满挛癖，癃闭痞膈，如风如癫，未有不由痰饮之所致也。

——宋·陈无择《三因极一病证方论·卷之十三·痰饮叙论》

【提要】　本论主要阐述痰饮发生之三因。要点如下：痰饮的发生，由荣卫不清，气血败浊凝结而成。一为内因，"七情泊乱，脏气不行，郁而生涎，涎结为饮"；二为外因，"外有六淫侵冒，玄府不通，当汗不泄，蓄而为饮"；三为不内外因，"饮食过伤，嗜欲无度，叫呼疲极，运动失宜，津液不行，聚为痰饮"。

严用和　痰饮论治[※]

饮凡有六，即悬饮、溢饮、支饮、痰饮、留饮、伏饮，巢氏载之详矣。庞安常云：人身无倒上之痰，天下无逆流之水。诚哉斯言！以此思之，人之气道贵乎顺，顺则津液流通，决无痰饮之患。调摄失宜，气道闭塞，水饮停于胸膈，结而成痰。其为病也，症状非一，为喘为咳，为呕为泄，为眩晕心嘈怔忡，为惕慄寒热疼痛，为肿满挛癖，为癃闭否隔，未有不由痰饮之所致也。

诊其脉偏弦为饮，浮而滑亦为饮也。观夫治饮之法，或下、或汗、或温、或利，此固定法。愚者之见，温利之差，可以无害，汗下之错，为病不浅矣。不若顺气为先，分导次之，气顺则津液流通，痰饮运下，自小便中出。有病喜吐痰唾，服八味丸而作效者，亦有意焉。王叔和云：肾寒多唾。盖肾为水之官，肾能摄水，肾气温和则水液运下，肾气虚寒则邪水溢上。其间用山茱萸、山药辈取其补，附子、肉桂取其温，茯苓、泽泻取其利，理亦当矣。临病之际，又加详审焉。

又痰饮论：夫嗽者，五脏皆有嗽，皆因内伤脾胃，外感风邪，皮毛属肺，风寒随玄府而入，腠理开张，内外相合，先传肺而入，遂成咳嗽，乃肺寒也。寒化热，热则生痰喘满也。《经》云喉中介介如梗状，甚则嗽血也，胸满气喘，痰盛稠黏，皆肺热也。

——宋·严用和《严氏济生方·咳喘痰饮门·痰饮论治》

【提要】　本论主要阐述痰饮的辨证施治。要点如下：其一，阐明"人之气道贵乎顺，顺则津液流通，决无痰饮之患"；若"调摄失宜，气道闭塞，水饮停于胸膈，结而成痰"。其二，指出痰饮为病，症状非一，其致病范围广泛，病理变化复杂。其三，治疗上，提出"顺气为先，分导次之"的原则。还提出"治饮之法"，认为"或下、或汗、或温、或利，此固定法"。

杨士瀛　痰涎综论[※]

惟气与血能生诸病，痰亦如之。夫痰者津液之异名，人之所恃以润养肢体者也。血气和平，关络条畅，则痰散而无；气脉闭塞，脘窍凝滞，则痰聚而有。痰之所以发动者，岂无自而然哉！风搏寒凝，暑烦湿滞，以至诸热蒸郁、啖食生冷、煎煿、腥膻、咸藏动风发气等辈，皆能致痰也。是痰作恙，为喘为嗽，为壅为呕，为眩晕，为风痫，为狂迷，为忪悸；或吞酸，或短气，或否隔，或肿胀，或寒热，或疼痛，痰实主之。人知痛生于气血，孰知痰涎流注，亦能缠滞而为痛乎？如头风证，眉棱耳角俱痛，投以风药不效，投以痰药收功。如患眼证，赤肿羞明而痛，与之凉剂弗瘳，与之痰剂获愈。如酒家手臂痛重，时或麻痹，二陈汤加片子姜黄下白丸子、消饮丸、倍术丸辈，每每就安。如斗家胸骨扑伤，刺痛无已，散血之剂罔功，续以自己溲便饮之，须臾吐痰，其痛立止，此皆痰涎作痛之明证也。然而顽痰满胸，上脘填塞，其高者因而越之，法当从权取吐。或者津液不守，所以痰多，吐甚痰脱，则精竭而毙矣。疗痰之法，理气为上，和胃次之。若风，若寒，若湿，若热，如前数者，亦当推寻所受之因。和胃谓何？涎者，脾之液也，脾胃一和，痰涎自散，故治痰多用半夏，盖半夏能利痰故也。

——宋·杨士瀛《仁斋直指方论·卷之七·痰涎·痰涎方论》

刘宗厚曰：痰之为病，仲景论四饮六证，无择叙内外三因，俱为切当。盖四饮则叙因痰而显诸证者，三因则论其因有所伤而生者也。惟王隐君论人之诸疾悉出于痰，此发前人所未论，可谓深识痰之情状，而得其奥者矣。制滚痰丸一方，丝治斯疾，固为简便，较之仲景三因有表里内外，而分汗下温利之法，则疏阔矣。况又有虚实寒热之不同者哉！夫痰病之原，有因热而生痰者，亦有因痰而生热者，有因风寒暑湿而得者，有因惊而得者，有因气而得者，有因酒食而得者，有因食积而得者，有脾虚不能运化而生者，有肾虚不能降火而生者。若热痰，则多烦热；风痰多成瘫痪、奇证；冷痰多成骨痹；湿痰多倦怠软弱；惊痰多成心痛、癫疾；饮痰多，成胁痛、臂痛；食积痰多，成癖块、痞满。其为病状，种种难名。王隐君论中颇为详尽，学者但察其病形脉证，则知所挟之邪，随其表里、上下、虚实以治之。若夫子和谓饮无补法，必当去水，故用吐、汗、下之三法治人常愈。又论热药治痰之误，固为详切，亦有挟寒、挟虚之证，不可不论。夫久痰凝结，胶固不通，状若寒凝，不用温药引导，必有拒格之患。况有风寒外来，痰气内郁者，不出温散亦何以开郁行滞？又有血气亏乏之人，痰客中焦，闭塞清道，以致四肢百骸发为诸病，理宜导去痰滞，必当补接兼行，又难拘于子和之三法也。大凡病久淹延，卒不便死者，多因食积、痰饮所致，何以然者？盖胃气亦赖痰积所养，饮食虽少，胃气卒不便虚故也。亦有治痰用峻利过多，则脾气愈虚，津液不运，痰反生而愈盛。法当补脾胃，清中气，则痰自然运下，此乃治本之法也，谓医中之王道者，正此类也。

——宋·杨士瀛《仁斋直指方论·卷之七·痰涎·附诸闲论》

【提要】　本论主要阐述痰涎的病因病机及辨证施治。要点如下：其一，痰涎为气脉闭塞，脘窍凝滞聚集而成。其二，痰能导致诸病，如喘、嗽、呕、眩晕、风痫、头风证、眼证、酒家手臂痛重等。其三，由于病因病机之别，痰证有热痰、风痰、冷痰、湿痰、惊痰、饮痰、食积痰等证候类型，其方药和治疗禁忌各异。其四，治痰之法，以理气为上，和胃次之。

张从正　痰饮综论[*]

留饮，止证也，不过蓄水而已。王氏《脉经》中，派之为四：痰饮、悬饮、支饮、溢饮。《千金方》又派之为五饮，皆观病之形状而定名也。今予皆不论。此论饮之所得，其来有五：有愤郁而得之者，有困乏而得之者，有思虑而得之者，有痛饮而得之者，有热时伤冷而得之者。饮证虽多，无出于此。

夫愤郁而不得伸，则肝气乘脾，脾气不化，故为留饮。肝主虑，久虑而不决，则饮气不行。

脾主思，久思而不已，则脾结，故亦为留饮。人因劳役远来，乘困饮水，脾胃力衰，因而嗜卧，不能布散于脉，亦为留饮。人饮酒过多，肠胃已满，又复增之，脬经不及渗泄，久久如斯，亦为留饮。因隆暑津液焦涸，喜饮寒水，本欲止渴，乘快过多，逸而不动，亦为留饮。人若病饮者，岂能出此五者之外乎？

夫水者，阴物也。但积水则生湿，停酒则生燥，久则成痰。在左胁者，同肥气；在右胁者，同息贲；上入肺则多嗽；下入大肠则为泻；入肾则为涌水，濯濯如囊浆。上下无所之，故在太阳则为支饮，皆由气逆而得之。故湿在上者，目黄面浮；在下者，股膝肿厥；在中者，支满痞膈痰逆。在阳不去者，久则化气；在阴不去者，久则成形。

今之用方者，例言饮为寒积，皆用温热之剂，以补之燥之。夫寒饮在中，反以热药从上投之，为寒所拒，水湿未除，反增心火，火既不降，水反下注，其上焦枯，其下寒栗。《内经》曰：出入废则神机化灭，升降息则气立孤危。渠不信夫！况乎留饮下无补法，气方隔塞，补则转增，岂知《内经》所谓"留者攻之"，何后人不师古之甚也！且以白术、参、苓，饮者服之，尚加闭塞，况燔针艾火，其痞可知。前人处五饮丸三十余味，其间有矾石、巴豆、附子、乌头，虽是下攻，终同燥热，虽亦有寒药相参，力孤无援。故今代刘河间根据仲景十枣汤，制三花神佑丸，而加大黄、牵牛，新得之疾，下三五十丸，气流饮去。

昔有病此者，数十年不愈。予诊之，左手脉三部，皆微而小，右手脉三部，皆滑而大。微小为寒，滑大为燥。余以瓜蒂散，涌其寒痰数升，汗出如沃；次以导水禹功，去肠胃中燥垢亦数升，其人半愈；然后以淡剂流其余蕴，以降火之剂开其胃口，不逾月而痊。

夫黄连、黄柏，可以清上燥湿；黄芪、茯苓，可以补下渗湿。二者可以收后，不可以先驱。复未尽者，可以苦葶苈、杏仁、桑白皮、椒目逐水之药，伏水皆去矣。夫治病有先后，不可乱投。邪未去时，慎不可补也。大邪新去，恐反增其气，转甚于未治之时也。

昔河内有人病饮，医者断为脾湿，以木香、牵牛二味散之，下十余行，因绐病人，复变散为丸，又下十余行，复变丸为散，又十余行。病者大困，睡几一昼夜。既觉，肠胃宽润，惟思粥，食少许，日渐愈。虽同断为湿，但补泻不同，其差至此。

《内经》曰：岁土太过，雨湿流行，肾水受邪，甚则饮发中满。太阳司天，湿气变物，水饮内蓄，中满不食。注云：此年太阴在泉，湿监于地，病之原始，地气生焉。少阴司天，湿土为四之气，民病鼽衄饮发。又土郁之发，民病饮发注下，胕肿身重。又太阴所至，为积饮痞隔。又太阴所至，蓄满。又太阴之胜与太阴之复，皆云饮发于中。以此考之，土主湿化，不主寒；水主寒化，不主湿。天多黔雨，地有积潦，皆以为水。在《内经》属土，冰霜凝沍，风气凄凛，此水之化也。故曰：丑未，太阴湿土；辰戌，太阳寒水。二化本自不同，其病亦异。夫湿土太过，则饮发于中。今人以为脾土不足，则轩岐千古之书可从乎？不可从乎？

——金·张从正《儒门事亲·卷三·饮当去水温补转剧论》

【提要】 本论主要阐述饮证的病因病机和治法。要点如下：其一，阐明饮证得病的原因有五，为愤郁不舒，或思虑伤脾，或困乏、酷暑过饮冷水、或过度喝酒，"湿土太过，则饮发于中"。其二，"积水则生湿，停酒则生燥，久则成痰"，依部位的不同，出现肥气、息贲、多嗽、泻、涌水、目黄面浮、股膝肿厥、支满痞膈痰逆等多种病证。其三，对今人治饮皆用温热之剂补之燥之提出反驳意见，推崇刘河间创制的三花神佑丸加大黄、牵牛，气流饮去。

戴思恭　论痰饮证治*

饮凡有六：悬、溢、支、痰、留、伏。痰饮，特六饮之一耳。人病此而止曰痰饮者，盖停既久，未有不为痰，多因气道闭塞，津液不通。譬如沟渠壅遏，积淹停滞，则倒流逆上，瘀浊臭秽，无所不有。若不疏决沟渠，而欲澄治已壅之水，而使之清，无是理也。

凡为喘为咳，为呕为泄，为眩为晕，心嘈怔忡惊悸，为寒热痛肿，为痞膈，为壅闭，或胸胁间辘辘有声，或背心一片常如水冷，皆痰饮所致。此即如水之壅，有瘀浊臭秽。故善治痰者，不治痰而治气，气顺则一身之津液亦随气而顺矣，并宜苏子降气汤、导痰汤各半帖，和煎。或小半夏茯苓汤，加枳实、木香各半钱，吞五套丸；或以五套丸料，依分两作饮子煎服，尤好。平居皆无他事，只有痰数口，或清或坚，宜二陈汤、小半夏茯苓汤，痰多间进青州白丸子，和来复丹服。名来白丸，如和以八神来复丹，即名青神丸。此非特治痰饮，尤甚疗喘嗽、呕吐、呃逆、翻胃。若服药未效者，二生汤，加木香半钱。若顽涎随气逆上，不为药解，当自下部利之，宜五膈宽中散，加半夏半钱，吞破饮丸，仍佐以半硫丸。恐大便复秘，饮利不尽，半硫丸当常服。若大便先不因药自利，及老人虚人，当利其小便，宜小半夏茯苓汤，改用赤苓而倍之，或导痰汤加猪苓半钱。……

病痰饮而变生诸证，不当为诸证牵掣，妄言作名，且以治饮为先，饮消则诸证自愈。有卒然昏闷，口眼㖞斜，似中而实非中，四肢战曳，身如浮云，似虚而实非虚，皆痰饮所为也。又有肾虚寒，不能摄水，致邪水溢上，故作痰饮，宜八味丸。

—— 明·戴思恭《秘传证治要诀及类方·卷之六·诸嗽门·停饮伏痰》

【提要】　本论主要阐述痰饮的病机及其症状治法。要点如下：其一，饮停既久，则化为痰，痰饮的本质为气道闭塞，津液不通。其二，痰饮"积淹停滞，则倒流逆上，瘀浊臭秽，无所不有"，致病杂且广，譬如喘、咳、呕、泄、眩等证皆为痰饮变生。其三，提出"故善治痰者，不治痰而治气，气顺则一身之津液，亦随气而顺矣"的治疗原则，主张行气蠲饮，或坚或利或和，随证而制。

王　纶、薛　己　论痰饮辨治※*

痰属湿热，乃津液所化，因风寒湿热之感，或七情饮食所伤，以致气逆液浊，变为痰饮，或吐咯上出，或凝滞胃膈，或留聚肠胃，或客于经络四肢，随气升降，遍身上下无处不到。其为病也，为喘为咳，为恶心呕吐，为痞隔壅塞、关格异病，为泄，为眩晕，为嘈杂怔忡惊悸，为癫狂，为寒热，为痛肿，或胸间辘辘有声，或背心一点常如冰冷，或四肢麻痹不仁，皆痰所致。百病中多有兼痰者，世所不知也。痰有新久、轻重之殊。新而轻者，形色清白，气味亦淡；久而重者，黄浊稠结，咳之难出，渐成恶味酸辣腥臊咸苦，甚至带血而出。治法：痰生于脾胃，宜实脾燥湿；又随气而升，宜顺气为先，分导次之；又气升属火，顺气在于降火。热痰则清之，湿痰则燥之，风痰则散之，郁痰则开之，顽痰则软之，食积则消之，在上者吐之，在中者下之。又中气虚者，宜固中气以运痰，若攻之太重，则胃气虚而痰愈甚矣。

主方　二陈汤　橘红　半夏（汤泡）　白茯苓　甘草（炙）　生姜

上方总治一身之痰。如要下行，加引下药；上行，加引上药。

若湿痰多软，如身体倦怠之类，加苍、白术；寒痰痞塞胸中，倍加半夏，甚者加麻黄、细辛、乌头之类。

愚按：痰者，脾胃之津液，或为饮食所伤，或因七情、六淫所扰，故气壅痰聚。谚云肥人多痰，而在瘦人亦有之，何也？盖脾统血、行气之经，气血俱盛，何痰之有？皆由过思与饮食所伤，损其经络，脾血既虚，胃气独盛，脾为己土，胃为戊土，戊癸化火，是以湿因气化，故多痰也，游行周身，无所不至。痰气既盛，客必胜主：或夺于脾之大络之气，则倏然仆地者，此痰厥也；升于肺者，则喘急咳嗽；迷于心，则怔忡恍惚；走于肝，则眩晕不仁，胁肋胀痛；关于肾，不哈而多痰唾；留于胃脘，则呕泻而作寒热；注于胸，则咽膈不利，眉棱骨痛；入于肠，则漉漉有声，散则有声，聚则不利。窃谓若脾气虚弱，不能消湿，宜用补中益气汤加茯苓、半夏。若因脾气虚弱湿热所致，宜用东垣清燥汤。若因胃气虚弱，寒痰凝滞者，宜用人参理中汤。若因脾胃虚寒而痰凝滞者，宜用理中化痰丸。若因脾虚而痰滞气逆，宜用六君子加木香。若因脾胃虚弱而肝木乘侮，宜用六君子加柴胡，头痛宜用半夏白术天麻汤。若因脾肾虚弱，寒邪所乘，以致头痛，宜用附子细辛汤。

——明·王纶撰，薛己注《明医杂著·卷之二·痰饮》

【提要】　本论主要阐述痰证的辨证施治。要点如下：其一，痰属湿热，为津液所化。其病因为外感风寒湿热，内伤七情，或饮食不节。其二，痰生于脾胃，其治疗大法为实脾燥湿，顺气导痰降火。分而言之，热痰则清之，湿痰则燥之，风痰则散之，郁痰则开之，顽痰则软之，食积则消之，在上者吐之，在中者下之。中气虚者，宜固中气以运痰；若攻之太重，则防胃气虚而痰愈甚。其三，薛己阐述了痰阻脏腑所致各类病证的临床表现、治法和方药。

缪希雍　论痰与饮宜分治[※]

夫痰之生也，其由非一；其为治也，药亦不同。由于阴虚火炎，上迫乎肺，肺气热则煎熬津液，凝结为痰，是为阴虚痰火。痰在乎肺而本乎肾，治宜降气清热，益阴滋水，法忌辛温燥热、补气等药。由于脾胃寒湿生痰，或兼饮啖过度，好食油面猪脂，以致脾气不利，壅滞为痰，浓厚胶固，甚至流于经络，及皮里膜外，或结为大块，或不思食，或彻夜不眠，或卒尔眩仆，不省人事，或发癫痫，或昔肥今瘦，或叫呼异常，或身重腹胀，不便行走，或泄泻不止，及成瘫痪，种种怪证，皆痰所为。故昔人云：怪病多属痰，暴病多属火。有以夫！此病在脾胃，无关肺肾，治宜燥脾行气，散结软坚。法忌滞泥、苦寒、湿润等药，及诸厚味。由于风寒郁闭，热气在肺，而成痰嗽齁喘，病亦在肺，治宜豁痰除肺热药中，加辛热、辛温，如麻黄、生干姜之属，以散外寒，则药无格拒之患。法忌温补、酸收等药。病因不齐，药亦宜异，利润利燥，及利发散，各有攸当，非可混施也。

世以痰饮混称，药亦混投。殊不知痰之与饮，其由自别，其状亦殊。痰质稠黏，饮惟清水，特其色有异，或青或黄，或绿或黑，或如酸浆，或伏于肠胃，或上支胸胁，刺痛难忍，或流于经络四肢，则关节不利，支饮上攻为心痛，为中脘痛，甚则汗出，为呕吐酸水、苦黄水等，种种各异，或发寒热，不思饮食，及不得眠，皆其候也。此证皆因酒后过饮茶汤，则水浆与肠胃饮食湿热之气，凝而为饮；或因情抱抑郁，饮食停滞，不得以时消散，亦能成饮。总之必由脾胃有湿，或脾胃本虚，又感饮食之湿，则停而不消，此饮之大略也。治宜燥湿利水，行气健脾，乃为得也。其药大都以半夏、茯苓、参、术为君，佐以猪苓、泽泻以渗泄之，白豆蔻、橘皮以开散之，苏梗、旋覆花以通畅之。东垣五饮丸中有人参，其旨概可见矣。

——明·缪希雍《神农本草经疏·卷一·〈续序例〉上·论痰饮药宜分治》

【提要】　本论主要阐述痰与饮宜分治。要点如下：其一，痰与饮有别。痰有阴虚肺热生痰、脾胃寒湿生痰、风寒郁闭生痰之别。饮总由"脾胃有湿，或脾胃本虚，又感饮食之湿"所致。其二，痰证的治疗，阴虚肺热生痰者，治宜降气清热滋阴，忌辛燥、补气等药。脾胃寒湿生痰者，治宜燥脾行气，散结软坚，忌苦寒、湿润等药。风寒郁闭生痰者，治宜豁痰除肺热药中，加辛热、辛温，忌温补、酸收等药。其三，饮病治疗，宜以半夏、茯苓、参、术等为君，"燥湿利水，行气健脾"。

张介宾　论痰与饮辨治※※

痰饮一证，其在《内经》，只有积饮之说，本无痰证之名。此《内经》之不重痰证，概可知矣。及考"痰"之为名，虽起自仲景，今后世相传，无论是痰非痰，开口便言痰火。有云怪病之为痰者，有云痰为百病母者，似乎痰之关系，不为不重，而何《内经》之忽之也？不知痰之为病，必有所以致者。如因风因火而生痰者，但治其风火，风火熄而痰自清也。因虚因实而生痰者，但治其虚实，虚实愈而痰自平也。未闻治其痰而风火可自散，虚实可自调者，此所以痰必因病而生，非病之因痰而致也。故《内经》之不言痰者，正以痰非病之本，而痰惟病之标耳。今举世医流，但知百计攻痰，便是治病。竟不知所以为痰，而痰因何而起，是何异引指以使臂，灌叶以救根者乎？标本误认，而主见失真，欲求愈病，难矣难矣！

痰之与饮，虽曰同类，而实有不同也。盖饮为水液之属，凡呕吐清水，及胸腹膨满，吞酸嗳腐，渥渥有声等证，此皆水谷之余，停积不行，是即所谓饮也。若痰有不同于饮者，饮清澈而痰稠浊，饮惟停积肠胃，而痰则无处不到。水谷不化而停为饮者，其病全由脾胃；无处不到而化为痰者，凡五脏之伤皆能致之。故治此者，当知所辨，而不可不察其本也。

痰即人之津液，无非水谷之所化。此痰亦既化之物，而非不化之属也。但化得其正，则形体强，营卫充，而痰涎本皆血气；若化失其正，则脏腑病，津液败，而血气即成痰涎。此亦犹乱世之盗贼，何孰非治世之良民？但盗贼之兴，必由国运之病；而痰涎之作，必由元气之病。尝闻之立斋先生曰：使血气俱盛，何痰之有？余于初年，颇疑此言，而谓岂无实痰乎？及今见定识多，始信其然也。何以见之？盖痰涎之化，本由水谷，使果脾强胃健如少壮者流，则随食随化，皆成血气，焉得留而为痰？惟其不能尽化，而十留一二，则一二为痰矣；十留三四，则三四为痰矣；甚至留其七八，则但见血气日削，而痰涎日多矣。此其故正以元气不能运化，愈虚则痰愈盛也。然则立斋之言，岂非出常之见乎？今见治痰者，必曰痰之为患，不攻如何得去？不知正气不行，而虚痰结聚，则虽竭力攻之，非惟痰不可去，而且益增其虚。故或有因攻而逐绝者，或偶尔暂苏而更甚于他日者，皆攻之之误也。又孰知痰之可攻者少，而不可攻者多也？故凡将治痰者，不可不先察虚实。

痰有虚实，不可不辨。夫痰则痰矣，皆若有余，又何有虚实之异？盖虚实二字，全以元气为言。凡可攻者，便是实痰；不可攻者，便是虚痰。何为可攻？以其年力犹盛，血气未伤，或以肥甘过度，或以湿热盛行，或风寒外闭皮毛，或逆气内连肝膈，皆能骤至痰饮，但察其形气病气俱属有余者，即实痰也。实痰者何？谓其元气犹实也。此则宜行消伐，但去其痰，无不可也。何为不可攻？则或以形羸气弱，年及中衰者，即虚痰也。或以多病，或以劳倦，或以忧思酒色，致成劳损、非风、卒厥者，亦虚痰也。或脉见细数，脏无阳邪，时为呕恶泄泻，气短声喑等证，但察其形气病气本无有余者，皆虚痰也。虚痰者何？谓其元气已虚。此则但宜调补，若或攻之，无不危矣。且凡实痰本不多，其来也骤，其去亦速，其病亦易治，何也？以病本不深也。虚痰反多甚，其来则渐，其去则迟，其病亦难治，何也？以病非一日也。是以实痰无足虑，而最可畏者，惟虚痰耳。总之，治痰之法无他，但能使元气日强，则痰必日少，即有微痰，亦自不能为害，而且亦充助胃气。若元气日衰，则水谷津液，无非痰耳，随去随生，有能攻之使尽，而且保元气无恙者，吾不信也。故善治痰者，惟能使之不生，方是补天之手。然则，治此者可不辨其虚实，而欲一概攻之，如王隐君所论，内外百病皆生于痰，悉用滚痰丸之类，其亦但知目前，而不知日后之害哉！

——明·张介宾《景岳全书·卷三十一贯集·痰饮·论证》

　　【提要】　本论主要阐述痰与饮的鉴别及辨证施治。要点如下：其一，饮清澈而痰稠浊；饮惟停积肠胃，而痰则无处不到；饮停全由脾胃，而五脏之伤皆能生痰。其二，本论偏重于对痰的治疗，认为痰必因病而生，而痰涎之作必由元气之病。论中根据元气之虚实，提出虚实分治，实痰治宜消伐，虚痰治宜调补。

李中梓　论五痰五饮辨治[※*]

　　稠浊者为痰，清稀者为饮。

　　《经》曰：太阴在泉，湿淫所胜，民病饮积。又曰：岁土太过，雨湿流行，甚则饮发。又：土郁之发，太阴之复，皆病饮发。

　　按：痰之为病十常六七，而《内经》叙痰饮四条，皆因湿土为害。故先哲云：脾为生痰之源。又曰：治痰不理脾胃，非其治也。

　　夫饮入于胃，游溢精气，上输于脾，脾气散精，上归于肺，通调水道，下输膀胱，水精四布，五经并行，何痰之有？惟脾土虚湿，清者难升，浊者难降，留中滞膈，瘀而成痰。故治痰先补脾，脾复健运之常，而痰自化矣。

　　析而言之，痰有五，饮亦有五，而治法因之而变。在脾经者名曰湿痰，脉缓面黄，肢体沉重，嗜卧不收，腹胀食滞，其痰滑而易出。（二陈汤、白术丸，挟虚者六君子汤，酒伤者白蔻、干葛，挟食者保和丸，挟暑者清暑丸，惊者妙应丸。）在肺经者名曰燥痰，又名气痰，脉涩面白，气上喘促，洒淅寒热，悲愁不乐，其痰涩而难出（利金汤、润肺饮）。在肝经者名曰风痰，脉弦面青，四肢满闷，便溺秘涩，时有躁怒，其痰青而多泡（水煮金花丸、防风丸、川芎丸）。在心经者名曰热痰，脉洪面赤，烦热心痛，口干唇燥，时多喜笑，其痰坚而成块（小黄丸、天黄汤）。在肾经者名曰寒痰，脉沉面黑，小便急痛，足寒而逆，心多恐怖，其痰有黑点而多稀（姜桂丸、八味丸、胡椒理中丸）。其人素盛今瘦，水走肠间，辘辘有声，名曰痰饮。心下冷极，以温药和之，桂苓术甘汤主之。饮后水流在胁下，咳吐引痛，名曰悬饮（十枣汤下之）。饮水流于四肢，当汗不汗，身体疼重，名曰溢饮（大青龙汤汗之）。咳逆倚息，短气不得卧，其形如肿，名曰支饮（五苓散、泽泻汤利之）。膈满呕吐，喘咳寒热，腰背痛，目泪出，其人振振恶寒，身瞷惕者，名曰伏饮（倍术丸）。更有一种，非痰非饮，时吐白沫，不甚稠黏，此脾虚不能约束津液，故涎沫自出，宜用六君子汤加益智仁以摄之。

嗟乎！五痰五饮，证各不同，治法迥别，稍或不详，妄投药剂，非徒无益，而又害之。至如脾肺二家之痰，尤不可混，脾为湿土，喜温燥而恶寒润，故二术、星、夏为要药；肺为燥金，喜凉润而恶温燥，故二母、二冬、地黄、桔梗为要药。二者易治，鲜不危困。每见世俗恶半夏之燥，喜贝母之润，一见有痰，便以贝母投之，若是脾痰，则土气益伤，饮食忽减矣。即使肺痰，毋过于凉润，以伤中州，稍用脾药，以生肺金，方为善治。故曰：治痰不理脾胃，非其治也。信夫！

——明·李中梓《医宗必读·卷之九·痰饮》

【提要】 本论主要阐述五痰五饮的辨证施治。要点如下：其一，将痰和饮分而论之，提出五痰和五饮。五痰，指湿痰、燥痰（气痰）、风痰、热痰和寒痰。五饮，是痰饮、悬饮、溢饮、支饮和伏饮。其二，痰、饮分治。治痰，重肺脾肾三脏，补脾为先。湿痰，治以二陈汤、白术丸；燥痰，治以利金汤、润肺饮；风痰，治以水煮金花丸、防风丸、川芎丸；热痰，治以小黄丸、天黄汤；寒痰，治以姜桂丸、八味丸、胡椒理中丸。治饮，痰饮治宜桂苓术甘汤，悬饮治宜十枣汤，溢饮治宜大青龙汤，支饮治宜五苓散、泽泻汤，伏饮治宜倍术丸。其三，"时吐白沫，不甚稠黏"乃非痰非饮，此脾虚不能约束津液，宜用六君子汤加益智仁以摄之。

秦昌遇 痰症论※

秦子曰：痰之为病，变化百出，皆内因七情，外感六气，中宫失清化之令，熏蒸结聚而成，须分所兼之邪治之。有风痰、湿痰、燥痰、郁痰、食积五条。夫湿痰、燥痰，有外感，有内伤；郁痰、食痰，有内伤，无外感。饮主乎水，寒多热少；痰主乎火，寒少热多。

外 感 痰 症

风痰

风痰之症：头痛身痛，发热恶寒，吐嗽痰沫气逆，此外感风痰症也。

风痰之因：外感风邪，袭人肌表，束其内郁之火，不得发泄，外邪传里，内外熏蒸，则风痰之症作矣。

风痰之脉：浮滑者多。浮数风热，浮紧风寒。若见沉滑，风邪内结。洪大易治，沉细难痊。

风痰之治：有风寒、风热之分。外感风寒，宜辛散表邪，如三拗汤，合小半夏汤、小青龙汤加减治之。外感风热，宜辛凉解热，如参苏饮、荆防甘桔汤、荆防泻白散选用。

湿痰

湿痰之症：身发寒热，面目浮肿，恶寒头重，身痛不能转侧，呕吐恶心，烦满不渴，此外感湿痰之症也。

湿痰之因：或坐卧卑湿，或冲风冒雨，则湿气袭人，内与身中之水液，交凝积聚。《灵枢》所云：风雨袭阴之虚，病起于上而成积；清湿袭阴之虚，病生于下而生聚。此即湿痰之因也。

湿痰之脉：脉多浮大，浮缓兼风，浮涩主湿，浮滑湿痰，沉滑顽结。

湿痰之治：身热脉浮大者，宜散风除湿，羌活胜湿汤。胸满脉滑者，宜化痰二陈汤、平胃散。

燥痰（即火痰）

燥痰之症：发热唇焦，烦渴引饮，喘咳短息，时作时止，吐咯难出。此外感燥痰之症也。

燥痰之因：或亢阳行役，时逢火令，燥热之气，干于肺家，为喘为咳；伤于肠胃，为痰为嗽。此外感燥痰作矣。

燥痰之脉：脉必洪数。浮数伤表，沉数伤里。左脉洪数，燥伤肝胆；右脉洪数，燥伤肺胃。

燥痰之治：宜清热润燥，降火化痰，竹叶石膏汤、二母石膏汤、二母二陈汤。

内 伤 痰 症

燥痰

燥痰之症：咳嗽喘逆，痰火上升，时咳时止，痰不能出，连嗽不已，面赤气升，此内伤燥痰之症也。

燥痰之因：五志之火，时动于中，或色欲过度，真水涸竭，或膏粱积热，肠胃煎熬，熏蒸于肺，煅炼为痰，则燥痰之症作矣。

燥痰之脉：右寸数大，肺家有热；右关沉数，肠胃有热；左关脉数，木火之邪；两尺沉数，肾水燥竭。

燥痰之治：养阴壮水，润肺生津，则火熄燥除，而痰不生；若用燥味消痰，祸不旋踵。真水枯涸，二冬二母汤；膏粱积热，节斋化痰丸。

湿痰

湿痰之症：身或热或不热，体重足酸，呕而不渴，胸膈满，时吐痰，身体软倦，此内伤湿痰之症也。

湿痰之因：中气不足，胃阳不能消化，脾阳不能施布，则水谷停留，为痰为饮，而湿痰之症成矣。

湿痰之脉：多见沉滑。滑实顽痰，滑软虚滞，滑而不数，脾湿成痰，滑而带数，湿热所致。

湿痰之治：燥湿则痰自化，理脾则痰运行，二陈平胃散，或二陈羌防汤。湿郁成热，栀连二陈汤。虚人六君子汤。带热，加栀、连。带寒，加姜、桂。

郁痰（即结痰顽痰）

郁痰之症：胸满饱胀，九窍闭涩，懊憹烦闷，或咽中结核，睡卧不宁，或肠胃不爽，饮食有妨，或气逆不利，倚肩喘息，郁痰之症也。

郁痰之因：七情所伤，易成郁结，肺气凝滞，脾元不运，思则气结，闷郁成痰，皆郁痰之因也。

郁痰之脉：多见沉涩。沉迟寒郁，沉数为热，沉实顽痰，沉牢内结。

郁痰之治：寒郁辛散，香芎二陈汤。热郁清解，栀连二陈汤。肺经郁痰，节斋化痰丸加昆布、胆星。

食积痰

食积痰之症：饱满不食，恶心呕吐，或攻四肢，肩背作痛，下遗大肠，时泻时止，或时吐痰，口中觉甘，此食积痰之症也。

食积痰之因：胃强能纳，脾弱不运，前食未消，后食随进，停积成痰，故曰食积痰也。

食积痰之脉：脉多滑大，滑大不数，寒凝痰结；滑大而数，积痰而热。

食积痰之治：宜消食化痰，佐以利气宣导，导痰汤、枳朴二陈汤、三子养亲汤；甚者，滚痰丸。

——明·秦昌遇《症因脉治·卷二·痰症论》

【提要】 本论主要阐述了"痰症"的病因病机及辨证施治。要点如下：其一，痰与饮的区别：饮主乎水，寒多热少；痰主乎火，寒少热多。其二，外感痰症，包括风痰、湿痰、燥痰；内伤痰症，包括燥痰、湿痰、郁痰和食积痰。其三，对每种证候，皆以脉、因、证、治为纲目，论述辨证施治。

喻 昌 论治痰饮有四法※＊

论五苓散一方

后世治痰饮有四法：曰实脾、燥湿、降火、行气。实脾燥湿，二陈、二术，最为相宜，若阴虚则反忌之矣。降火之法，须分虚实，实用苦寒，虚用甘寒，庶乎可也。若夫行气之药，诸方漫然，全无着落，谨再明之。风寒之邪，从外入内，裹其痰饮，惟用小青龙汤，则分其邪从外出，而痰饮从下出也；浊阴之气，从下入上，裹其痰饮，用茯苓厚朴汤，则分其浊气下出，而痰饮上出也。多怒则肝气上逆，而血亦随之，气血痰饮，互结成癖，用柴胡鳖甲散以除之。多忧则脾气内郁，而食亦不化，气食痰饮，亦互结成癖，用清痰丸以除之。多欲则肾气上逆，直透膜原，结垒万千，膜胀重坠，不可以仰，用桂苓丸引气下趋，痰饮始去也。

虚寒痰饮，少壮十中间见一二，老人小儿十中常见四五。若果脾胃虚寒，饮食不思，阴气痞塞，呕吐涎沫者，宜温其中。真阳虚者，更补其下，清上诸药，不可用也。

小儿慢脾风，痰饮阻塞窍隧，星附六君汤以醒之。

老人肾虚水泛，痰饮上涌，崔氏八味丸以摄之。

痰在膈上，大满大实，非吐不除，然非定法也。使为定法，人人能用之矣，何必独推子和哉？子和必相其人可吐，后乃吐之。一吐不彻，俟再俟三。缓以开之，据云涌痰之法，自有擒纵卷舒，其非浪用可知。

谨再论《金匮》不言之意以明之。《伤寒论》用汗、吐、下、和、温之法矣，至痰饮首当言吐者，仲景反不言之，何耶？其以"吐发"二字为言者，因喘满而痰饮上溢，从内而自发也。其曰医吐下之不愈，亦非以吐下为咎也。其曰呕家本渴，渴者为欲解，又属望于从吐得解也，胡竟不出"可吐"一语耶？仲景意中，谓痰饮证内多夹带气眩冒等证，吐之则殆。故不烦辞说，直不以吐立法，开后世之过端，所以为立法之祖也。自子和以吐法擅名，无识者争趋捷径，贻误不可胜道，必会仲景意以言吐，然后吐罔不当也。

今定吐禁一十二条

眩冒昏晕不可吐，气高气浅不可吐，积劳未息不可吐，病后新虚不可吐，脉道微弱不可吐，病势险急不可吐，阳虚多汗不可吐，素惯失血不可吐，风雨晦冥不可吐，冬气闭藏不可吐，多疑少决不可吐，吐后犯戒不可吐。

今定药禁一十条

阴虚枯燥妄用二陈，阳虚多汗妄用青龙，虚神怯妄用辛散，肺虚无气妄用苦泻，肝虚气刺妄用龙荟，脾虚浮肿妄用滚痰，胃虚津竭妄用香燥，脏腑易动妄行涌泄，本非坚积妄行峻攻，血气虚羸妄行针灸。

律三条

凡热痰乘风火上入，目暗耳鸣，多似虚证，误行温补，转锢其痰，永无出路，医之罪也。

凡痰饮随食并出，不开幽门，徒温其胃，束手无策，迁延误人，医之罪也。

凡遇肾虚水泛，痰涌气高，喘急之证，不补其下，反清其上，必致气脱而死，医之罪也。

——明·喻昌《医门法律·卷五·痰饮门》

【提要】　本论主要阐述治痰饮四法。要点如下：其一，治疗痰饮分为四法，分别是实脾、燥湿、降火和行气。其中，实脾、燥湿，宜用二陈、二术。降火须分虚实，实火宜用苦寒，虚火宜用甘寒。行气之药甚广。风寒外感夹痰，宜用小青龙汤；浊阴上逆夹痰者，宜用茯苓厚朴汤；气血痰饮成癖者，宜用柴胡鳖甲散；气食痰饮成癖者，宜用清痰丸；肾气上逆者，宜用桂苓丸。凡引气内外上下者，皆在行气之列。其二，关于痰饮的治疗，还论述了吐禁十二则、药禁十二则，律三条。如体虚、积劳、素惯失血者，均不可用吐法。又如，阴虚枯燥妄用二陈，阳虚多汗妄用青龙，心虚神怯妄用辛散，本非坚损，妄用峻攻，均在所禁。

《医宗金鉴》　痰饮综论※*

阴盛为饮阳盛痰，稠浊是热沫清寒，燥少粘连咯不易，湿多易出风掉眩，膈满呕吐为伏饮，支饮喘咳肿卧难，饮流四肢身痛溢，嗽引胁痛谓之悬，痰饮素盛今暴瘦，漉漉声水走肠间，饮留肺胸喘短渴，在心下悸背心寒。

注：饮则清稀，故为阴盛；痰则稠浊，故为阳盛。稠浊，是热痰属心也。沫清，是寒痰属肾也。少而粘连咯不易出，是燥痰属肺也。多而易出，是湿痰属脾也。搐搦眩晕，是风痰属肝也。膈上痰满，呕吐痰涎，此饮留于膈间，名曰伏饮也。喘咳面肿不得卧，此饮留于肺，名曰支饮也。饮流四肢，身体重痛，此饮留行于体，名曰溢饮也。咳嗽引胁疼痛，此饮留于胁下，名曰悬饮也。素盛今瘦，漉漉有声，水走肠间，此饮留于肠胃，名曰痰饮也。凡饮留于胸肺，则喘满短气而渴。饮留于膈下，则心下悸或背心寒冷也。

二陈汤　燥痰汤

诸痰橘半茯苓草，惟有燥者不相当，风加南星白附子，热加芩连寒桂姜，气合四七郁香附，虚入参术湿入苍；燥芩旋海天冬橘，风消枳桔贝蒌霜。

注：诸痰，谓一切痰，皆宜二陈汤治之，即橘红、半夏、茯苓、甘草也。因有芩、半，性过渗燥，故与燥痰不相当也。根据本方，风痰加南星、白附子，热痰加黄芩、黄连，寒痰加干姜、肉桂，气痰加厚朴、苏叶，即是合四七汤也。因郁生痰加香附，气虚有痰加人参、白术，即六君子汤也。湿痰加苍术。燥痰宜用燥痰汤，即枯黄芩、旋覆花、海石、天冬、橘红、风化芒硝、枳壳、桔梗、贝母、瓜蒌霜也。

茯苓指迷丸

茯苓风消枳壳半，痰饮平剂指迷丸，寒实瓜蒂透罗治，热实大陷小胃丹。

注：指迷丸，治一切痰饮平和之剂，即茯苓、风化芒硝、枳壳、半夏也。痰饮寒实者，用瓜蒂散吐之，或用透罗丹下之。热实者，在膈上用大陷汤、丸，在三焦用小胃丹攻之。

半夏茯苓汤加丁香汤　越婢加术汤

流饮控涎苓桂治，伏饮神佑半苓丁，支饮葶苈悬十枣，溢饮越术小青龙。

注：留饮者，谓一切饮留于上下，内外也。实者用控涎丹攻之，虚者用苓桂术甘汤温之。伏饮实者用神佑丸，虚者用半夏三钱、茯苓二钱、丁香一钱、生姜三钱，煎服治之，即半夏茯

苓汤加丁香也。支饮用葶苈大枣汤。悬饮用十枣汤治之。溢饮有热者用越婢加术汤，即麻黄、石膏、甘草、生姜、大枣加苍术也。有寒者，用小青龙汤治之。

——清·吴谦《医宗金鉴·杂病心法要诀·卷四十一·痰饮总括》

【提要】　本论主要阐述痰、饮的病因病机及辨证施治。要点如下：其一，阐明痰与饮的区别，即"阳盛阴虚者，则水液煎熬而成痰；阴盛阳虚者，则水津聚而为饮"。其二，指出热痰、寒痰、燥痰、湿痰、风痰之不同，以及伏饮、支饮、溢饮、悬饮、痰饮的区别。其三，针对痰证和饮证，提出二陈汤、燥痰汤、茯苓指迷丸、半夏茯苓汤加丁香汤和越婢加术汤等常用方剂。

华岫云　论痰证辨治※*

痰症之情状，变幻不一。古人不究标本，每著消痰之方，立消痰之论者甚多。后人遵其法而用之，治之不验，遂有称痰为怪病者矣。不知痰乃病之标，非病之本也。善治者，治其所以生痰之源，则不消痰而痰自无矣。余详考之。夫痰乃饮食所化。有因外感六气之邪，则脾肺胃升降之机失度，致饮食输化不清而生者；有因多食甘腻肥腥茶酒而生者；有因本质脾胃阳虚，湿浊凝滞而生者；有因郁则气火不舒而蒸变者。又有肾虚水泛为痰者。此亦因土衰不能制水，则肾中阴浊上逆耳，非肾中真有痰水上泛也。更有阴虚劳症，龙相之火，上炎烁肺，以致痰嗽者，此痰乃津液所化，必不浓厚，若欲消之，不惟无益，而徒伤津液。其余一切诸痰，初起皆由湿而生。虽有风火燥痰之名，亦皆因气而化，非风火燥自能生痰也。其主治之法，惟痰与气一时壅闭咽喉者，不得不暂用豁痰降气之剂以开之，余皆当治其本。故古人有见痰休治痰之论，此诚千古之明训。盖痰本饮食湿浊所化，人岂能禁绝饮食。若专欲消之，由于外邪者，邪散则痰或可清。如寒痰温之，热痰清之，湿痰燥之，燥痰润之，风痰散之是也。若涉本原者，必旋消旋生，有至死而痰仍未清者矣，此乃不知治本之故耳。今观案中治法，有因郁因火者，必用开郁清火为君，以消痰佐之；有因湿因热者，则用燥湿清热，略佐化痰之品；若因肝肾虚而生痰者，则纯乎镇摄固补。此真知治痰之本者矣。若因寒因湿者，更当于痰饮门兼参而治之。（华岫云）

——清·叶桂著，徐灵胎评《临证指南医案·卷五·痰》

【提要】　本论是华岫云为叶天士医案所作按语，主要阐述痰证的病因病机与辨证施治。要点如下：其一，提出"善治者，治其所以生痰之源"的主张，强调见痰休治痰，须治疗本病的基本原则。其二，认为痰的来源，或为饮食所化，或为津液所化，诸痰初起皆由湿而生。其三，治疗上除痰气壅闭咽喉，须豁痰降气急治之，其余皆当治其本。如因郁因火者，开郁清火，佐以消痰；因湿因热者，燥湿清热，略佐化痰之品；肝肾虚生痰者，镇摄固补。

尤在泾　痰饮综论※*

痰饮统论

人之有形，借水饮以滋养；水之所化，凭气脉以宣流。盖三焦者，水谷之道路，气脉之所终始也。若三焦调适，气脉平均，则能宣通水液，行入于经，化而为血，灌溉周身。设三焦气涩，脉道不通，则水饮停滞，不得宣行，因之聚成痰饮，为病多端。古方论痰有四，痰饮、悬饮、溢饮、支饮是也，详见《金匮要略》。然又有留饮、癖饮、流饮、伏饮之异。其聚而不散者曰留饮，僻处胁下者曰癖饮，流移不定者曰流饮，沉伏于内者曰伏饮。又因酒而成癖者曰酒癖，因寒多所致者曰冷痰，因热邪所伤者曰热痰。病虽多端，悉由三焦不调，气道否涩而生病焉。是以气行即水行，气滞即水滞，故知饮之为病，在人最多，善治者，以宣通其气脉为先，则饮无所凝滞。所以治痰饮者，当以温药和之。盖人之气血，得温则宣流也。及结而成坚癖，则兼以消痰破饮之剂攻之。

痰之源不一，有因热而生者，有因气而生者，有因风而生者，有因惊而生者，有因积饮而生者，有多食而生者，有因暑而生者，有伤冷物而成者，有因脾虚而成者。其为病也，惊痰则成心痛癫疾；热痰则成烦躁懊侬、头风烂眼；风痰则成瘫痪，大风眩晕，暗风闷乱；饮痰成胁痛，四肢不举，每日呕吐；食痰成疟痢，口臭痞气；暑痰头昏眩晕，黄疸头疼；冷痰骨痹，四肢不举，气刺痛；酒痰饮酒不消，但得酒次日又吐；脾虚生痰，食不美，反胃呕吐；气痰攻注，走刺不定。（丹溪）

痰生于脾胃，宜实脾燥湿。又随气而升，宜顺气为先，分导次之。又气升属火，顺气在于降火。热痰则清之，湿痰则燥之，风痰则散之，郁痰则开之，顽痰则软之，食痰则消之，在上者吐之，在中者下之。又中气虚者，宜固中气以运痰，若攻之太过，则胃气虚而痰愈盛矣。（节斋）

——清·尤在泾《金匮翼·卷二·痰饮统论》

治痰七法

一曰攻逐
古云：治痰先补脾，脾复健运之常，而痰自化。然停积既甚，譬如沟渠瘀壅，久则倒流逆上，污浊臭秽，无所不有，若不决而去之，而欲澄治已壅之水而使之清，无是理也，故须攻逐之剂。

神仙坠痰丸……

愚按：痰之与饮，同类而异名者耳。痰者，食物所化，饮者，水饮所成，故痰质稠而饮质稀也。痰多从火化，饮多从寒化，故痰宜清而饮宜温也。痰多胶固一处，饮多流溢上下，故痰可润而饮可燥也。是以控涎、十枣，为逐饮之真方，礞石滚痰，乃下痰之的药。易而用之，罕有获效者矣，学者辨之。

二曰消导
凡病痰饮未盛，或虽盛而未至坚顽者，不可攻之，但宜消导而已。消者，损而尽之；导者，引而去之也。

《和剂》二陈汤　治痰饮为患，或呕逆恶心，或头眩心悸，或中脘不快，或食生冷，饮酒过度，脾胃不和，并宜服之。……

三曰和
始因虚而生痰，继因痰而成实，补之则痰益固，攻之则正不支，惟寓攻于补，庶正复而痰不滋，或寓补于攻，斯痰去而正无损，是在辨其虚实多寡而施之。

橘皮汤　……

四曰补

夫痰即水也，其本在肾；痰即液也，其本在脾。在肾者气虚水泛，在脾者土虚不化。攻之则弥盛，补之则潜消，自非圣知，罕能得其故也。

济生肾气丸

四君子汤

苓桂术甘汤

五曰温

凡痰饮停凝心膈上下，或痞、或呕、或利，久而不去，或虽去而复生者，法当温之。盖痰本于脾，温则能健，痰生于湿，温则易行也。

《千金》半夏汤　治冷痰。……

六曰清

或因热而生痰，或因痰而生热，交结不解，相助为疟。是以欲去其痰，必先清其热。昔人所谓痰因火盛逆上者，治火为先也。其证咽喉干燥，或塞或壅，头目昏重，或咳吐稠黏，面目赤热。

洁古小黄丸　……

七曰润

肺虚阴涸，枯燥日至，气不化而成火，津以结而成痰，是不可以辛散，不可以燥夺。清之则气自化，润之则痰自消。

杏仁煎　治燥痰在肺中，上气咳嗽，或心胸烦热。

——清·尤在泾《金匮翼·卷二·痰饮统论·治痰七法》

【提要】　本论主要阐述痰、饮的病因病机及辨证施治。要点如下：其一，指出痰、饮的形成，是因热、因气、因风、因惊、因积饮、多食、因暑、因伤冷及因脾虚所致，但总由三焦不调，气道涩滞而成。其二，阐明治痰之法，大体有攻逐、消导、和、补、温、清、润等七种，并提出了相应的方药。特别是补法、润法二法的提出，丰富了虚痰、燥痰的治法。和法，亦是治痰大法的创新。作者认为"因虚而生痰，继因痰而成实"者，当辨其虚实多寡，治之以和法。

2.36　汗　证

汗证是指由于阴阳失调，腠理不固，而致汗液外泄失常的病证。不因外界环境因素的影响，而白昼时时汗出，动辄益甚者，称为自汗；寐中汗出，醒来自止者，称为盗汗，亦称为寝汗。病因主要有病后体虚、表虚受风、思虑烦劳过度、情志不舒及嗜食辛辣等五个方面。病机主要是阴阳失调，腠理不固，以致汗液外泄失常。汗由津液化生而成，汗证的形成一般包括两个方面：一是肺气不足或营卫不和，以致卫外失司而津液外泄；二是由于阴虚火旺或邪热郁蒸，逼津外泄。一般自汗多为气虚，盗汗多为阴虚。治疗当以虚实为纲。虚证当根据证候的不同而治以益气、养阴、补血、调和营卫；实证当清肝泄热、化湿和营；虚实夹杂者，则根据虚实的主次而适当兼顾。益气固表、养血补心、滋阴降火、清化湿热是治疗汗证的主要治法。此外，由于汗证均以腠理不固，津液外泄为共同病变，故可酌加固涩敛汗之品，以增强止汗的功能。

《素问》 论汗证病因病机^{※*}

因于暑，汗，烦则喘喝，静则多言，体若燔炭，汗出而散。……汗出偏沮，使人偏枯。汗出见湿，乃生痤痱。……劳汗当风，寒薄为皶，郁乃痤。……魄汗未尽，形弱而气烁，穴俞以闭，发为风疟。

——《素问·生气通天论》

阴争于内，阳扰于外，魄汗未藏，四逆而起，起则动肺，使人喘鸣。……阳加于阴谓之汗。

——《素问·阴阳别论》

阳气有余，为身热无汗；阴气有余，为多汗身寒；阴阳有余，则无汗而寒。

——《素问·脉要精微论》

故饮食饱甚，汗出于胃；惊而夺精，汗出于心；持重远行，汗出于肾；疾走恐惧，汗出于肝；摇体劳苦，汗出于脾。

——《素问·经脉别论》

肺病者，肩背痛，汗出。……肾病者，寝汗出，憎风。

——《素问·脏气法时论》

人所以汗出者，皆生于谷，谷生于精，今邪气交争于骨肉而得汗者，是邪却而精胜也。复热者，邪气也。汗者，精气也。今汗出而辄复热者，是邪胜也。汗出而脉尚躁盛者死。

——《素问·评热病论》

【提要】 本论主要阐述汗证的病因病机。要点如下：其一，汗由水谷精气所化生，"人所以汗出者，皆生于谷，谷生于精"，为人体阳气蒸发阴液所致，"阳加于阴谓之汗"。汗出的诱因，如阳热盛、饮食饱甚、惊而夺精、持重远行、疾走恐惧或摇体劳苦等，均可导致汗出。其二，汗出的机理，如阳热盛，迫津外泄而致汗出；饮食过饱，食气蒸腾而汗出于胃；受到惊恐，神气浮越而汗出于心；负重远行，劳骨气越而汗出于肾；奔跑恐惧，伤筋失魄而汗出于肝；劳力过度，四肢肌肉受伤而汗出于脾；肾气及肾阳虚衰，封藏不固而汗出，是为寝汗（盗汗）。总之，汗出与饮食、情志、过劳导致脏腑病变相关。

巢元方 论汗证病机与证候^{※*}

虚劳汗候
诸阳主表，在于肤腠之间。若阳气偏虚，则津液发泄，故为汗。汗多则损于心，心液为汗。诊其脉，寸口弱者，阳气虚，为多汗脉也。

虚劳盗汗候
盗汗者，因眠睡而身体流汗也。此由阳虚所致。久不已，令人羸瘠枯瘦，心气不足，亡津液故也。

诊其脉，男子平人脉虚弱细微，皆为盗汗脉也。

风虚汗出候

夫人腼肉不牢，而无分理，理粗而皮不致者，腠理疏也，此则易生于风，风入于阳，阳虚则汗出也。

若少气口干而渴，近衣则身热如火，临食则流汗如雨，骨节懈惰，不欲自营，此为漏风，由醉酒当风所致也。

——隋·巢元方《诸病源候论·卷之三·虚劳病诸候上》

产后汗出不止候

夫汗，由阴气虚而阳气加之，里虚表实，阳气独发于外，故汗出也。血为阴，产则伤血，是为阴气虚也。气为阳，其气实者，阳加于阴，故令汗。汗出而阴气虚弱不复者，则汗出不止。凡产后皆血虚，故多汗，因之遇风，则变为痉。纵不成痉，则虚乏短气，身体柴瘦，唇口干燥，久变经水断绝，津液竭故也。

——隋·巢元方《诸病源候论·卷四十三·妇人产后病诸候》

【提要】　本论主要阐述汗证的病机及证候。要点如下：其一，论中呈现了自汗、盗汗的分类，虽然尚未出现自汗之名，但已蕴含其义。其二，强调汗证的病机是阳气虚，津液发泄，且无论自汗、盗汗皆从此论。其三，注意到外感风邪与汗出的关系，言风邪所乘则阳气发泄，腠理疏松而汗出。

陈无择　论汗证病因病机※*

夫自汗，多因伤风伤暑，及喜怒惊恐，房室虚劳，皆能致之。无问昏醒，浸浸自出者，名曰自汗；或睡着汗出，即名盗汗，或云浸汗。若其饮食劳役，负重涉远，登高疾走，因动汗出，非自汗也。人之气血，犹阴阳之水火，平则宁，偏则病。阴虚阳必凑，故发热自汗，如水热自涌；阳虚阴必乘，故发厥自汗，如水溢自流。考其所因，风暑涉外，喜怒惊恐涉内，房室虚劳涉不内外，理亦甚明。其间如疬节、肠痈、脚气、产蓐等病，皆有自汗，治之当推其所因为病源，无使混滥。如《经脉别论》所载，但原其汗所出处，初非自汗证也，不可不知。

——宋·陈无择《三因极一病证方论·卷十·自汗证治》

【提要】　本论主要阐述汗证的病因病机。要点如下：其一，阐明自汗、盗汗之名义，即"无问昏醒，浸浸自出者，名曰自汗；或睡着汗出，即名盗汗，或云浸汗"。其二，指出自汗的成因，多因伤风伤暑，及喜怒惊恐，房室虚劳导致。其三，指出"因动汗出，非自汗也"。还有疬节、肠痈、脚气、产蓐等病，皆有自汗，"治疗当审因论治"。

杨士瀛　论汗证病因病机※*

汗者，表虚而津液为之发泄也。夫人以卫气固其表，卫气所以温肌肉，充皮肤，肥腠理，司开阖。卫气一虚，则肌肉不温，皮肤不充，腠理不肥，而开阖失其司耳。或昏或醒，浸浸而出者，曰自汗；睡困则出，醒而复收者，曰盗汗。若风、若暑、若湿，邪气与卫气相干，以致喜怒惊恐、嗜欲劳伤，皆能致之。表虚者，与之黄芪、芍药、官桂之剂；邪气相袭者，与之微微解散之剂；惊恐劳伤者，养心补肾之剂。独不可调理之乎？然而人之一身，负阴抱阳，平则宁，偏则病。阴虚阳必凑，故发热汗出，如水热而涌；阳虚阴必乘，故发厥汗出，如水溢而流。要之，汗者血之异名，阳主气，气为卫，阴主血，血为营，气血二者俱不可一日馁矣。抑余闻之：汗出发润，一不治也；汗出如油，二不治也；汗凝如珠，三不治也。君子见机辨之，不可不早。

——宋·杨士瀛《仁斋直指方论·卷之九·虚汗·虚汗方论》

【提要】　本节主要阐述汗证的病因病机。要点如下：其一，阐明"或昏或醒，浸浸而出者，曰自汗；睡困则出，醒而复收者，曰盗汗"。其二，指出风、暑、湿等邪气与卫气相干，以致喜怒惊恐、嗜欲劳伤，皆能导致汗证。汗证的病机，属卫气虚，肌肉不温，皮肤不充，腠理不肥，以致开阖失司，津液外泄。其三，论及表虚、邪袭、惊恐劳伤等所致汗证的治疗方药。其四，提出汗出发润、汗出如油、汗凝如珠等三类不治之证。

成无己　论伤寒盗汗病机※*

伤寒盗汗，何以明之？盗汗者，谓睡而汗出者也。自汗则不论睡与不睡，自然而出也。及盗汗者，不睡则不能汗出，方其睡也，凑凑然出焉，觉则止而不复出矣。杂病盗汗者，责其阳虚也。伤寒盗汗者，非若杂病之虚，是由邪气在半表半里使然也。何者？若邪气一切在表干于卫，则自然汗出也。此则邪气侵行于里，外连于表邪，及睡则卫气行于里，乘表中阳气不致，津液得泄，故但睡而汗出，觉则气散于表，而汗止矣。

——金·成无己《伤寒明理论·卷上·盗汗》

【提要】　本论主要阐述伤寒盗汗的病机。要点如下：其一，杂病盗汗，是阳虚所致。伤寒盗汗，是由邪气在半表半里使然。其二，伤寒，"邪气侵行于里，外连于表邪，及睡则卫气行于里，乘表中阳气不致，津液得泄，故但睡而汗出"。醒之后，气散于表，则盗汗自止。

朱丹溪　论汗证辨治※*

自汗属气虚、血虚、湿、阳虚、痰。东垣有法有方，人参、黄芪，少佐桂枝。阳虚，附子亦可少用，须小便煮。火气上蒸胃中之湿，亦能汗，凉膈散主之。痰症亦有汗。自汗，大忌生姜，以其开腠理故也。

盗汗属血虚、阴虚。小儿不须治，忌用生姜。东垣有方，用当归六黄汤，甚效。但药性寒，人虚者只用黄芪六一汤。盗汗发热，因阴虚用四物加黄柏，兼气虚加人参、黄芪、白术。

——元·朱丹溪撰，明·程充校补《丹溪心法·卷三·自汗盗汗》

【提要】　本论主要阐述汗证的辨证施治。要点如下：其一，自汗可由气虚、血虚、湿、阳虚及痰所致，治疗遵循李东垣之方法。若"火气上蒸胃中之湿"而自汗者，治以凉膈散。其二，盗汗属血虚、阴虚，可与李东垣当归六黄汤，或用四物汤加黄柏，兼气虚者加人参、黄芪、白术。

朱丹溪　论自汗与盗汗辨治※※

自汗属气虚、阳虚。有痰亦自汗，湿亦自汗，热亦自汗。大法宜人参、黄芪，少佐以桂枝。阳虚者，附子亦可用。气虚自汗，黄芪建中汤。气虚寒热自汗，劳倦少食脉弱者，补中益气汤。劳役大虚，脉沉细，汗大出，舌上润，不烦躁，但惊动亦汗出，似伤寒虚脱者，补中益气去柴加五味、麻黄根。火气上蒸胃中之湿，亦能作汗，宜凉膈散主之，或用粉扑法。胃实并手足两腋多汗，大便涩结，大承气汤主之。痰实膈滞，寒热自汗，能食而大便秘结，脉实者，大柴胡汤主之。大抵气热汗出，多是有余证也。饮食便汗出，慓悍之气，按而收之，安胃汤。汗大泄者乃津脱，宜急止，用人参、黄芪、麦冬、五味、炒柏、知母。湿热自汗，卫气虚弱不任风寒者，调卫汤。伤寒虚脱自汗，真武汤，外用扑法。

盗汗属阴虚、血虚。小儿盗汗不须治，宜服凉膈散。盗汗发热属阴虚，用四物汤加黄柏，若气虚加人参、黄芪、白术。别处无汗，独心头一片有汗，思虑多则汗亦多，病在用心，名曰心汗，宜养心血，以艾汤调茯苓末服。当归六黄汤，盗汗之圣药也。黄芪加倍用之，余各等分，上为末，每服五钱，小儿减半。又方，本方内再加知母、参、术、甘草、地骨、浮麦、桑叶，汗不止加赤根牡蛎，惊不睡加远志，间服朱砂安神丸。一方治盗汗四炒白术散甚效，（方见《医要》）一人忧郁出盗汗，胸膈不宽，当归六黄汤加防风、青皮、枳壳、香附、砂仁。

——元·朱丹溪著，明·高宾校正《丹溪治法心要·卷三·自汗盗汗》

【提要】　本论主要阐述自汗与盗汗的辨证施治。要点如下：其一，自汗多属气虚、阳虚；痰、湿、热等，也可引起自汗。论中皆随证立法遣方。其二，盗汗多属阴虚、血虚，但也有见气虚证候者。论中皆随证立法遣方。其三，别处无汗，独心头一片有汗，思虑多则汗亦多，病在用心，名曰心汗，宜养心血。

戴思恭　论汗证辨治※*

眠熟而汗出者，曰盗汗，又名一寝汗。不分坐卧而汗者，曰自汗。

其无病而常自汗出，与病后多汗，皆属表虚，胃气不固，荣血漏泄，宜黄芪建中汤。

有别处无汗，独心孔一片有汗，思虑多则汗亦多，病在用心，宜养心血。只宜一条用药，仍以艾汤调茯苓末服之，名曰心汗。

药愈热而汗愈不收，可只理心血。盖汗乃心之液，心无所养，不能摄血，故溢而为汗。

汗出如胶之黏，如珠之凝，及淋漓如雨，揩拭不逮者，难治。

——明·戴思恭《秘传证治要诀及类方·卷九·虚证·自汗盗汗》

【提要】　本论主要阐述汗证的辨证施治。要点如下：其一，表虚自汗和胃气不固自汗，治用黄芪建中汤。其二，思虑过多，耗伤心血所致"心汗"，治以养心血为治。其三，若"药愈热而汗愈不收"，可只理心血，治宜滋养心血，育阴潜阳。

虞抟 论自汗盗汗辨治※*

盖心为君火主热，脾胃属土主湿，湿热相搏为汗明矣。亦如地之湿气，为云雾而上升，其天气若不下降，则不能成霖雨也。又如甑中烧酒，若非汤火蒸淘，则不能成汁液也。夫各脏皆能令人出汗，独心与脾胃主湿热，乃总司耳。

若夫自汗与盗汗者，病似而实不同也。其自汗者，无时而濈濈然出，动则为甚，属阳虚，胃气之所司也；盗汗者，寐中而通身如浴，觉来方知，属阴虚，营血之所主也。大抵自汗宜补阳调卫，盗汗宜补阴降火。大法：心虚冷汗自出者，理宜补肝，益火之原，以消阴翳也；阴虚火炎者，法当补肾，壮水之主，以制阳光也。医者宜详辨之，毋错。

——明·虞抟《医学正传·卷五·汗证》

自汗者，无时而濈濈然汗出，动则为甚，属阳虚，卫气之所司也。宜补中益气加麻黄根、浮小麦，尝见取效者。或加白术、桂枝，惟阳虚极者，方可用附子。盗汗者，寐中而通身如浴，醒来方知，属阴虚，荣血之所主也，宜当归六黄汤加枣仁、牡蛎、麦冬、五味。二汗通用黄芪建中加减。

——明·虞抟《苍生司命·卷七·汗证》

【提要】 本论主要阐述汗证的病因病机及辨证施治。要点如下：其一，指出心主火，脾主湿，湿热相搏则为汗。虽各脏皆能令人出汗，独心与脾胃主湿热，与汗证关系最为密切。其二，自汗与盗汗，病似而实不同。自汗者，无时而濈濈然出，动则为甚，属阳虚，乃胃气之所司。盗汗者，寐中而通身如浴，觉来方知，属阴虚，乃营血之所主。大抵自汗宜补阳调卫，盗汗宜补阴降火。

汪机 论汗证病机与治法※*

论

其中又有自汗、盗汗之症。自汗者，由胃气虚败不能荣护皮毛，以致腠理疏豁，津液外泄，名曰自汗；盗汗者，由阴血亏败，阳气乘之，陷入阴中蒸淘所致。盖人寐则阳气浮于肌表，寐则阳气内行，乘阴之虚下入阴中，蒸逼汗出，名曰盗汗，寤则阳气返表而汗亦收。治疗之法，自汗宜补阳益胃为主，盗汗宜补阴清热为主。又有心虚冷汗自出者，理宜补心元以清阴翳。又有阴虚火动而汗出者，法当壮肾水以制阳光。学者宜各究详，毋执一端。

治汗大法

汗症有四：曰自汗、盗汗、火气上蒸脾湿、痰火内蒸，皆能作汗。学者必在分因而治。

如自汗，属胃气虚，宜调卫汤为主加减。

如盗汗，属荣血虚，宜补益丸为主加减。

如火气上蒸脾湿，宜凉膈散为主加减。

如火痰内攻，宜二陈汤为主加减。

——明·汪机《医学原理·卷之九·汗门》

【提要】 本论主要阐述汗证的病机与治法。要点如下：其一，自汗是"胃气虚败不能荣护皮毛，以致腠理疏豁，津液外泄"所致，宜补阳益胃为主。若心虚冷汗自出者，理宜补心元以清阴翳。其二，盗汗是"阴血亏败，阳气乘之，陷入阴中蒸淘所致"，治宜补阴清热为主。若阴虚火动而汗出者，法当壮肾水以制阳光。其三，在治汗大法中，论及四种汗证，强调"分因而治"。自汗，属胃气虚，宜调卫汤为主加减；盗汗，属荣血虚，宜补益丸为主加减；火气上蒸脾湿，宜凉膈散为主加减；火痰内攻，宜二陈汤为主加减。

 徐春甫　论自汗辨治※*

病机

自汗阳虚

自汗者，无时而濈濈然出，动则为甚，属阳虚，腠理不固，胃气之所司也。故《经》云：阳气有余，为身热无汗。人以卫气固其表，卫气不固，则表虚自汗，而津液为之发泄也。

自汗属气虚湿热

汗为心液，心火不蒸则液不出，脾湿下流，何汗之有？惟火郁蒸，津液上腾如雾，卫气不固，则泄出而为汗也。所以治汗，专务固表之剂而弗效者，殊不知心火不静，脾湿不降，如之何其遏也？智者审之。

脉候

脉来微而涩、濡而虚而弱者，皆主自汗也。脉大而虚、浮而软者，自汗也。伤寒，阴阳俱紧，当无汗。若自汗者曰亡阳，不治。

治法

治自汗，当清心火、和胃气、实腠理三者兼之。

汗出于心，热之所致；汗出于脾，湿气上腾；汗泄于肤，卫气不固。所以清心，则液荣于内而为血；和胃，液周流而不腾；实腠理，则卫气充而液不泄。知斯三者，治汗毕矣。

治自汗与盗汗不同

自汗阳虚，治当补气以卫外；盗汗阴虚，治当滋阴以荣内。卫者，阳气；荣者，阴血。治阳者，人参、黄芪、防风、桂枝之类是也；治阴者，当归、地黄、黄柏、黄精之类是也。

治自汗用人参、黄芪，少佐桂枝、防风达表，故云黄芪得防风而力愈大。阳虚者，亦可少加附子，以行参、芪之功。火气上蒸，胃中湿气亦能作汗，宜凉膈散。心火不宁，烦躁出汗者，安神丸、清心汤之类。痰饮留膈而亦能作汗，宜加二陈汤、朱砂滚痰丸之类。

不治证

汗出发润，一不治也；汗出如油，二不治也；汗出如珠，三不治也。君子见机，辨之不可不早。

——明·徐春甫《古今医统大全·卷之五十一·自汗门》

【提要】　本论主要阐述自汗的辨证施治。要点如下：自汗的病机，有阳虚不固、气虚湿热之不同。治疗当以"清心火、和胃气、实腠理三者兼之"为原则。"清心则心液内荣于血，和胃则津液周流而不至外腾，实腠理则卫气能固护津液而不泄。知斯三者，治汗毕矣"。

徐春甫　论盗汗辨治※*

病机

病机叙论

戴氏曰：盗汗者，睡中而汗出也，不睡则不能汗出，方其睡熟也，凑凑然出焉，觉即止，而不复出矣，非若自汗而自出也。杂病盗汗，责其阳虚，与伤寒盗汗非比，是亦心虚所致。宜敛心气，益肾水，使阴阳调和，水火升降，其汗自止。

盗汗阴虚

丹溪曰：盗汗属血虚、阴虚，乃阳蒸阴分而液出者为盗汗，故阴虚阳必凑，发热而盗汗。阴虚火炎者，法当补肾，所谓壮水之主，以制阳光是也。

脉候

平人脉虚细微者，善盗汗也。尺脉虚浮或滑涩，为盗汗。脉濡者为有盗汗，阴阳俱虚也。

治法

治盗汗，东垣有法有方。

东垣云：盗汗者，寐中而通身出汗如浴，觉来方知，是属阴虚，荣血之所主也，宜补阴降火，当归六黄汤之类是也。若虚寒者，只以黄芪六一汤。盗汗发热，因阴虚用四物汤加黄柏，兼气虚加人参、黄芪、白术。小儿盗汗不用治，盖血未足也。

　　　　　　　　　　　　　　　——明·徐春甫《古今医统大全·卷之五十一·盗汗门》

【提要】　本论主要阐述盗汗的辨证施治。要点如下：盗汗的病机，"属血虚阴虚，乃阳蒸阴分而液出"，杂病盗汗也有属阳虚者。但治疗上，还是以朱丹溪所论补阴降火为主。同时指出，阳虚盗汗，当治以敛心气，益肾水之法。

王肯堂　论盗汗病机※*

汗者，津之泄也。津与气同类，气之所至，津即有之。是故津者，随其阳气所在之处而生，亦随其火扰所在之处泄出为汗，其汗尽由心出也。

盗汗，虚劳杂病之人，岂可独责其阳虚，而不有阴虚之可责者乎？予每察杂病之盗汗，有冷有热，岂无其故哉！因热邪乘阴虚而发者，所出之汗必热；因寒邪乘阳虚而发者，所出之汗必冷。其汗冷之义，即《内经》所谓阴胜则身寒，汗出，身上清也。非独为自汗，虽盗汗亦然。其温汗之义，殆以所乘之热，将同于伤寒，郁热在表里而汗者也。虽然邪乘之重者，亢则害，承乃制，兼化水为冷者有之，相火出于肾挟水化而为冷者有之，此又不可不审也。

然虚劳之病，或得于大病后阴气未复，遗热尚留，或得之劳役、七情、色欲之火，衰耗阴精，或得之饮食药味，积成内热。皆有以伤损阴血，衰惫形气，阴气既虚，不能配阳，于是阳气内蒸，外为盗汗，灼而不已，阳能久存而不破散乎？

　　　　　　　　　　　　　　　——明·王肯堂《证治准绳·杂病·第五册·杂门·盗汗》

【提要】　本论主要阐述盗汗的病机。要点如下：其一，津与气同类，"气之所至，津即有之"。津"随其阳气所在之处而生，亦随其火扰所在之处泄出为汗，其汗尽由心出也"。其二，杂病盗汗，有属阴虚者，亦有属阳虚者。"因热邪乘阴虚而发者，所出之汗必热；因寒邪乘阳虚而发者，所出之汗必冷"。

张介宾　论汗证辨治※*

论证

然以余观之，则自汗亦有阴虚，盗汗亦多阳虚也。如遇烦劳大热之类，最多自汗。故或以饮食之火起于胃，劳倦之火起于脾，酒色之火起于肾，皆能令人自汗，若此者，谓非阳盛阴衰者而何？又若人之寤寐，总由卫气之出入。卫气者，阳气也，人于寐时则卫气入于阴分，此其时非阳虚于表者而何？所以自汗、盗汗亦各有阴阳之证，不得谓自汗必属阳虚，盗汗必属阴虚也。然则阴阳有异，何以辨之？曰：但察其有火无火，则或阴或阳，自可见矣。盖火盛而汗出者，以火烁阴，阴虚可知也；无火而汗出者，以表气不固，阳虚可知也。知斯二者，则汗出之要无余义，而治之之法，亦可得其纲领矣。

汗证有阴阳。阳汗者，热汗也；阴汗者，冷汗也。人但知热能致汗，而不知寒亦致汗。所谓寒者，非曰外寒，正以阳气内虚，则寒生于中而阴中无阳，阴中无阳，则阴无所主而汗随气泄。

论治

阳证自汗或盗汗者，但察其脉证有火，或夜热烦渴，或便热喜冷之类，皆阳盛阴虚也，宜当归六黄汤为第一，保阴煎亦妙。其或阴分虽有微火而不甚者，宜一阴煎，或加减一阴煎之类主之。其有心火不宁，烦躁出汗者，宜朱砂安神丸、天王补心丹、生脉散之类主之。又有本非阴虚，止因内火熏蒸，血热而多汗者，宜正气汤，或黄芩芍药汤、清化饮之类主之。

阴证自汗或盗汗者，但察其内无火邪，又无火脉，便是气虚阴证，皆不可妄用凉药以败阳气。若止因气虚而火未衰者，宜三阴煎、参归汤、人参建中汤之类主之。若睡中盗汗而无火者，宜参苓散、独参汤主之。若阳气俱虚者，宜参附汤、大建中汤之类主之。若气虚火衰之甚者，宜大补元煎、六味回阳饮之类主之。

湿气乘脾者，亦能作汗。凡证有身重困倦，而脉见缓大，声音如从瓮中出者，多属湿证。若热湿胜者，但去其火而湿自清，宜用前阳证之法。寒湿胜者，但助其火而湿自退，宜用前阴证之法；或用玉屏风散、四君子汤、五君子煎之类以健脾土之气，则湿去而汗自收。

——明·张介宾《景岳全书·卷十二从集·杂证谟·从集·汗证》

【提要】　本论主要阐述汗证的辨证施治。要点如下：其一，不仅盗汗需分阴阳，自汗也有阴阳之分，不能拘泥于自汗属阳虚、盗汗属阴虚的定论，而是"但察其有火无火，则或阴或阳，自可见矣"。其二，阳证自汗或盗汗者，但察其脉证有火，或夜热烦渴，或便热喜冷之类，皆为阳盛阴虚；阴证自汗或盗汗者，但察其内无火邪，又无火脉，便知是气虚阴证，切不可妄用凉药。其三，湿气乘脾亦可作汗。湿热者，去其热，湿自退；寒湿者，助其火，则湿去。

陈士铎　论心头有汗※*

人有心头有汗，一身手足无汗者，人以为心热之故也，谁知是思虑过多，心虚而无血以养心乎！夫心主火也，思虑过多，则心火炎烧，逼干其液，液干宜无汗矣，何心头多出汗耶？不知此汗非汗也，乃心中之液，内不能存，外走而汗出耳。或疑心液无多，安得尽化为汗？不知心为君主之官，心热则五脏七腑之液群来相资，因其内热之甚，不养心而为液，反越心而为汗也。汗既多出，无有尽期，五脏七腑之液何能相继？势必心愈热而汗不可止，及至汗不可止，而心中干燥，烦躁不眠之症生矣。治法补血以养心，泻火以生液，不必止汗而汗自止矣。

——清·陈士铎《辨证录·卷七·汗证》

【提要】 本论主要阐述"心头有汗"的病因病机及治法。要点如下：其一，心头有汗，而一身手足无汗者，是"思虑过多，心虚而无血以养心"所致。其二，治法上，宜"补血以养心，泻火以生液"，则不必止汗而汗自止。

李用粹 论汗病外候与治法[※※]

外候

阳虚自汗必恶寒，火热自汗必躁热。伤湿自汗，困倦身重，天阴转甚，声如瓮出。伤风自汗，头疼身热，咳嗽烦闷，鼻塞流涕。伤暑自汗，身热口渴，烦躁面垢。痰症自汗，头眩呕逆，胸满吐痰。心虚自汗，怔忡恍惚。肝热自汗，口苦多眠。肾虚自汗，潮热咳嗽。脾虚自汗，倦怠少食。(《汇补》)

治法

阳虚自汗，宜补肺，然有扶阳而不愈者，乃表虚汗无以外卫也，当敛表以实之。心虚自汗，宜安神，然有补心而不愈者，乃血虚而汗无以退藏也，当养血以调之。汗出于脾，湿气盛也，当燥之，然有补脾胜湿而不愈者，乃火气蒸腾也，当先清其热。汗出于肾，阳加阴也，当清之，然有凉血养血而不愈者，乃相火作汗也，当滋其阴。肝主疏泄而自汗者，当调血清火。胃经气热而自汗，宜导痰通滞。此治杂病自汗之法也。若夫伤风伤湿而汗者，当发汗以解外。温病热病而自汗者，当寒凉以清中。又非前法并论也。(《汇补》)

治分五脏

肺虚者，护其皮毛。脾虚者，壮其中气。心虚者，益其血脉。肝虚者，禁其疏泄。肾虚者，固其封藏。五脏之内，酌其宜温、宜清、宜燥、宜润而用之，惟存乎临症之顷也。(《汇补》)

——清·李用粹《证治汇补·卷三·外体门·汗病》

【提要】 本论主要阐述自汗的外候、治法及治分五脏之理。要点如下：其一，自汗之因有外感、内伤之不同。外感，有伤湿自汗、伤风自汗、伤暑自汗及火热自汗；内伤，有阳虚自汗、心虚自汗、肝热自汗、肾虚自汗、脾虚自汗及痰症自汗。其所谓"外候"，即是辨证施治的要点。其二，自汗之治法：阳虚自汗，宜补肺固卫；心虚自汗，宜安神养血；脾虚自汗，当补脾胜湿；肾虚自汗，重在凉血养阴；肝失疏泄而自汗者，当调血清火；胃经气热而自汗，宜导痰通滞。其三，治分五脏。对肺虚者，护其皮毛；脾虚者，壮其中气；心虚者，益其血脉；肝虚者，禁其疏泄；肾虚者，固其封藏。临证之时，五脏之内，当酌其宜温、宜清、宜燥、宜润而用之。

张璐 从营卫论汗证辨治[※※]

石顽曰，汗之源不一。有因于卫气疏者，有因于营气热者，有因于营卫不和者。盖风邪干卫，则腠理疏；营气乘表虚而外泄，则自汗。治当散邪为急，宜从仲景桂枝汤、小建中辈。迟则营气外亡，邪气内入，必变腑实潮热矣，又宜三承气汤选用。此皆外感自汗也。若郁热内蒸，亦必从空窍发泄，或从肠胃下奔，或从皮毛外达，则郁热得散。然外泄轻于下奔，蒸热胜于干热，以此验营卫之枯与不枯也，当从内伤虚损例治之。至于邪正交加，非汗不解，故少阳挟热，或为盗汗，或腋汗、胁汗。须知从阴阳交互时，及阴阳交互处发泄者，皆阴阳不和，半表半里证，小柴胡、逍遥散皆合剂也。及乎挟风邪痰湿之类，亦多有之。至如头汗，或为湿热上攻，或为瘀血内结，亦属阴阳不和。其于阴汗、股汗，又为肝家湿热下渗之征验。岂可一概施治乎？

——清·张璐《张氏医通·卷九·杂门·汗》

【提要】　本论主要从营卫论汗证的辨证施治。要点如下：其一，汗证有卫气疏、营气热及营卫不和三种类型。其二，卫气疏，如外感自汗，由于风邪干卫，则腠理疏松，营阴乘表虚而外泄，治当散邪为急。其三，关于营气热，重点论及郁热内蒸，蒸津外达为汗，当按内伤虚损之法治之。其四，营卫不和之汗，则是邪正交加、少阳挟热、半表半里证之汗，或为盗汗，或为腋汗、胁汗。此外，还对头汗与阴汗、股汗的病机加以辨识，颇有临床参考价值。

冯兆张　论自汗与盗汗病机治法※※

自汗阳虚，古今之定论，但真阴衰弱，亦令自汗。盖阴虚则火动乘于阴位，阴精被火煎熬而出，犹干竹而以火燃之，亦有油也，不可概用参、术、黄芪与桂枝敛之，但补其阴，则火自潜伏而汗自止矣，当兼以脉候辨之。

自汗、盗汗，虽分阴虚、阳虚，然悉属于卫。且卫气者，实由谷气之所由化，肺脏之所分布，即天真之阳，必得是而后充大，无是则衰微，变症百出，岂止汗乎！

汗由血化，血自气生；在内为血，在外为汗。然汗者心之液也，而肾又主五液，故汗证未有不由心肾虚而得者。心阳虚不能卫外而为固，则外伤而自汗，不分寤寐，不因劳动，而自能出也；肾阴衰，不能纳营而退藏，则内伤而盗汗，睡则汗出，醒则倏收。

然二者之汗，各有冷热之分。因寒气乘阳气而发者，所出之汗必冷；因热气乘阴虚而发者，所出之汗必热。虽然，亦有热火过极，亢则害承乃制，反兼胜己之化，而为冷者有之。此又不可不察也。

较而论之，则自汗为甚。盖盗汗真元犹未尽虚，自汗则真元耗散，腠里皆开，肺失统气之权，不能固表，故毫窍疏豁，任其溃泄，势必阳亡阴竭而后已。故自汗阳虚，治当补气以卫外；盗汗阴虚，治当滋阴以荣内。一以温热补益，一以清凉滋补，总不外收敛固密为主。至若肺虚未固其皮毛，脾虚者收其中气，心虚者益其血脉，肝虚者禁其疏泄，肾虚者助其封藏，更当观五脏，宜温宜补，或润或燥，不得胶乎一定也。

——清·冯兆张《冯氏锦囊秘录·杂症大小合参卷十二·方脉自汗盗汗合参》

【提要】　本论主要阐述自汗与盗汗的病机与治法。要点如下：其一，"自汗、盗汗，虽分阴虚、阳虚，然悉属于卫"。卫气充实与否，是汗证发生的关键。其二，汗证主要由心肾之虚所致。心阳虚，不能卫外为固则自汗；肾阴虚衰，不能纳营退藏则盗汗。其三，自汗、盗汗皆有阴虚、阳虚之证；汗亦有冷、热之分。因寒气乘阳气而发者，所出之汗必冷；因热气乘阴虚而发者，所出之汗必热。其四，治疗上，自汗阳虚，治当补气以卫外；盗汗阴虚，治当滋阴以荣内。一以温热补益，一以清凉滋补，总不外收敛固密为主。从五脏而言：肺虚者，固其皮毛；脾虚者，收其中气；心虚者，益其血脉；肝虚者，禁其疏泄；肾虚者，助其封藏。

程国彭 论自汗盗汗辨治※*

自汗症，有风伤卫自汗出者，有热邪传里自汗出者，有中暑自汗出者，有中寒冷汗自出者，治法俱见本门。然风火暑热症，自汗太多，犹恐亡阳，尚当照顾元气，矧在虚寒者乎！是以人参、芪、术，为敛汗之圣药，挟寒者则以附子佐之。轻剂不应，则当重剂以投之；设仍不应，则以龙骨、牡蛎、北五味等收涩之品辅助而行，或以人参养荣汤相兼而用。盖补可去弱，涩可固脱，自然之理也。其盗汗症，伤寒邪客少阳则有之，外此悉属阴虚。古方当归六黄汤，药味过凉，不宜于阴虚之人，阴已虚而更伤其阳，能无损乎！宜用八珍汤加黄芪、麦冬、五味主之，方有参、芪以气旺则能生阴也。

——清·程国彭《医学心悟·卷四·自汗盗汗》

【提要】 本论主要阐述汗证的辨证施治。要点如下：其一，对于自汗的治疗，重视补养元气，"以人参、芪、术，为敛汗之圣药，挟寒者则以附子佐之。轻剂不应，则当重剂以投之；设仍不应，则以收涩之品辅助而行，或以人参养荣汤相兼而用"。其二，盗汗的治疗，亦主阴虚。但因当归六黄汤药性过凉，故方用八珍汤加黄芪、麦冬、五味，变单纯滋阴为气阴双补，以补气药收气旺阴生之效。

何梦瑶 论汗出是因于火盛※*

汗者，水也，肾之所主也。内藏则为液，上升则为津，下降则为尿，外泄则为汗。而所以外泄，则火之所蒸发也。火属心，故谓汗为心之液。火盛者，虽表固亦出；不盛者，必表疏乃出。自汗者，非因发表而汗自出也，其出无时，火退乃已。伤风伤寒，皆热蒸汗出，中暑病湿亦然。五志过极则生火，亦汗出（如惊则心神浮动飞越，汗随出可见）。劳动则生火，饮食则长气（《经》云：食入于阴，长气于阳。气属于阳，气有余便是火也），房事则精泄于下，火散于上，故皆汗出。火在里，则汗随脏腑出；火在表，则汗从经脉出。……

有实火，有虚火。阳虚，即东垣补中益气证。阴虚，即血虚。肾阳虚、肾阴虚，皆发热，皆虚火也。火炎则身温汗热而肤涩，阳虚则身凉汗冷而肤滑。

盗汗者，寐时无汗，寤时汗出，如盗乘人睡熟而出也。人寤则气行于阳，寐则气行于阴。若其人表阳虚者，遇寐而气行于里之时，则表更失所护而益疏，即使内火不盛，而阳气团聚于里，与其微火相触发，亦必汗出。若内火素盛，两阳相搏，阴液被扰，虽表固者，亦必溃围而出矣。其人阴虚尤易动。及其醒觉，则阳气还出于表，而汗自止。伤寒之盗汗亦然。盖邪在半表半里时，寤则气挟邪还于表，阴得安静不扰，故无汗；寐则气挟邪入于里，阴被扰而不宁，故汗出也。

——清·何梦瑶《医碥·卷三·杂症·汗》

【提要】　本论主要阐述汗出是因于火盛的病机。要点如下：其一，阐明"汗者，所以外泄，则火之所蒸发也"。但诊治过程中，需要明辨"实火"与"虚火"。其二，自汗有因伤风、伤寒、劳役、饮食失宜及房事不节等生火而成。表实者，多为热盛汗出；表虚者，热不盛汗亦出。火在里，汗出于脏腑；火在表，汗出于经络。其三，盗汗方面：表阳虚者，汗出因阳气团聚于里，阴液被扰而汗出；表固者，多因内火盛，扰及阴液而汗出；伤寒盗汗，邪在半表半里，寐则邪入扰阴故出。

沈金鳌　论盗汗自汗辨治※*

睡则汗出，醒则倏收，名曰盗汗；不分寤寐，不因劳动，自然汗出，名曰自汗。

诸汗，心虚病也。汗者，心之液，故其为病，虽有别因，其原总属于心。然肾又主五液，心阳虚不能卫外而为固，则外伤而自汗；亦肾阴衰不能纳营而退藏，则内伤而盗汗。故汗之病专属心，汗之根未有不兼由心与肾。且肾阴既衰，心血必不足，以精即是血，心虚必本于肾虚，肾虚必至于心虚也。

而自汗、盗汗，二者又有冷热之分。寒气乘阳虚而发汗，必冷；热气乘阴虚而发汗，必热。又有热火过极，反兼胜己之化者，汗亦冷。此不可不细辨也。

夫汗固为心与肾二经之虚，其实五脏虚衰，皆能致汗。其专由心虚而汗者，法当益其血脉，宜当归六黄汤。其专由肾虚而汗者，法当助其封藏，宜五味子汤。若由肺虚而汗，则必固其皮毛，宜黄芪六一汤。由脾虚而汗，则必壮其中气，宜补中益气汤。由肝虚而汗，则必禁其疏泄，宜白芍汤。

五脏所致之汗，各有治法如此，然此皆五脏之气先虚，而后汗出，非汗之出，分属于五脏。《经》云：惊而夺精，汗出于心，宜远志、柏子仁。持重远行，汗出于肾，宜人参、肉桂。疾走恐惧，汗出于肝，宜枣仁、山药。摇体劳苦，汗出于脾，宜人参、白术。饮食过饱，汗出于胃，宜陈皮、白术。则又当因乎汗之由，以分治其脏腑。

至若肺主气，又主皮毛，肺虚则表不能卫，而汗从肺自出，宜玉屏风散。思虑太过，当心一片津津，而汗从心自出，宜天王补心丹，名曰心汗。胃家虚，水谷气脱散，而汗从胃自出，宜补气运脾丸。邪在内，玄府不闭，而汗从肾自出，宜无比山药丸。邪在表，腠理不闭，而汗从经络出，宜调荣活络饮。又皆脏腑兼及之余症也。

而阴阳气血之际，尤不容不察。盖阴虚者阳必凑，故发热自汗，宜当归六黄汤；阳虚者阴必乘，故发厥自汗，宜黄芪建中汤。肌肤涩而尺脉滑，荣血自涸者，必多汗，宜当归六黄汤；气虚而阳弱者，必体倦自汗，宜芪附汤；气不顺者必多汗，宜小建中汤加白芍、肉桂、木香、甘草、姜、枣。阴阳偏胜者必多汗，宜黄芪汤；阴火盛者必多汗，宜正气汤。脏腑之阴，拒格卫气，浮散于外无所依归者，必多汗，宜玉屏风散；诸虚不足，羸瘠枯瘦，心忪惊惕者，必多汗，宜牡蛎散；病后气血俱虚者，必多汗，宜十全大补汤。审乎此，而阴阳气血，各得其理矣。

他如津脱者汗大泄，宜调卫汤；痰盛者汗自流，宜理中降痰汤。火气上蒸冒湿者必作汗，宜凉膈散。表虚者汗出溱溱，宜丹溪治汗汤。湿胜者汗渗肌肉，宜调卫汤。胃热者多于食后汗下如雨，宜二甘汤。饮酒中风者恶风少气，汗出如浴，《内经》谓之漏风，其状或多汗，常不可单衣，食则汗出，甚则身热喘息，衣常濡，口干善渴，不能劳事者，宜白术散。以上七症，悉自汗之患，所当治者也。惟汗出如珠如油如胶，淋漓而揩拭不逮者，皆不可治。……

《经》曰：肾病也者，寝汗出，憎风。盖肾伤则阳衰，阳衰则卫虚，所虚之卫行于阴分，当目瞑之时，无气以固其表，则腠理开而盗汗出，醒则行阴之卫气复于表而盗汗止，法当益气补阴降火则自愈，宜当归六黄汤、四制白术散、牡蛎散或盗汗良方。此其大较也。或有缘阴火盛者，宜正气汤。或有缘肝热甚者，宜龙胆散。或有缘气血两虚者，宜当归地黄汤。或有缘诸虚不足者，宜参芪汤。其病虽同，而源则异。以上总指盗汗言，然则自汗、盗汗，乌容忽视之也哉？

——清·沈金鳌《杂病源流犀烛·卷七·诸汗源流》

【提要】 本论主要阐述盗汗与自汗的辨证施治。要点如下：其一，阐明"睡则汗出，醒则倏收，名曰盗汗；不分寤寐，不因劳动，自然汗出，名曰自汗"。其二，指出诸汗为心虚病。因汗为心液，其原总属于心。但因肾主五液，故"汗之病专属心，汗之根未有不兼由心与肾"。其三，认为"五脏虚衰，皆能致汗"，于"阴阳气血之际，尤不容不察"。其四，论及杂病过程中，痰湿、湿热、胃热等亦可致自汗。其五，对于盗汗，除论及补阴降火之法外，还提出针对阴火盛、肝热甚、气血两虚及诸虚不足者的治法。

沈金鳌 论汗证辨治[※*]

人有汗出额上偏多者，以头为诸阳所会，故蒸热而汗，此就无病者言之也。又以左颊属肝，右颊属肺，鼻属脾，颏属肾，额属心，三焦之火，涸其肾水，沟渠之水，迫而上属于心，故血虚而偏多汗，此就有病者言之也，宜额汗方。若头汗出，齐颈而还，则为血症，宜四物汤加减。湿邪搏阳，亦汗出头额，宜参用胜湿汤、调卫汤。水结胸无大热，亦汗出头额，宜小半夏汤加茯苓。阳明胃实，亦汗出头额，宜调胃承气汤。

而又有手足汗者，液自胃腑旁达于外，则手足自汗。有热聚胃腑，逼而出之者，此阳明病也，必当下，宜大柴胡汤。有手足汗，用凉药补药俱不效者，此阴阳不和，经络不调也，宜八物汤加半夏、茯苓为君，川乌、白附子为佐使，即止。

有两腋汗、脚心汗久不愈者，此湿热流注也，宜牡矾丹。而又有阴囊汗者，则为肾虚阳衰，宜安肾丸、小安肾丸。有阴囊汗出，久而生疮，其痒甚苦，搔之不足，后必自痛者，则为湿热流注，宜牡矾丹。

而又有血汗者，汗出污衣，甚如苏木水渧染，即《内经》之衄症，则由胆经受热，血遂妄行，又与手少阴气并，故成此症，宜定命散。亦或由大喜伤心者，则以喜必气散，血随气行，故成此症，宜黄芪建中汤，兼用小麦、麦门冬，金银器煎汤调下妙香散。亦或有产妇血汗者，则以气血亏耗也，宜猬皮散。

而又有黄汗者，则以汗出时，入水澡浴，湿热内郁之故，宜芪陈汤。若乃汗多不止，真阳亡脱，名曰亡阳症，其身体必冷，多成痹寒或四肢拘急，宜桂枝附子汤。又阳虚亡阳，汗不得出，亦名曰亡阳症，必致头眩身栗，宜陶氏再造散。

——清·沈金鳌《杂病源流犀烛·卷七·诸汗源流》

【提要】 本论主要阐述局部出汗病证和特殊汗证的辨证施治。要点如下：其一，阐述了头汗、手足汗、两腋汗、阴囊汗等的病因病机及辨证施治，并附相应方药。其二，探讨了特殊形态的汗证，如血汗与黄汗的病因病机及辨证论治，并附方药。

罗国纲　论汗证治疗不可泥于阴虚阳虚[※※]

汗有自汗、盗汗二证。自汗者，属阳虚，卫气不固，则腠理松，而津液为之发泄也，时常出汗，而动作益甚，治宜实表补阳。盗汗者，属阴虚。阴虚者，阳蒸阴分则血热，血热则液泄，寐则出，醒则收，治宜清火补阴。然阴阳有交互之义，不得以阳虚仅补阳，而忘乎阴也；不得以阴虚仅补阴，而忘乎阳也。何以言之？如病后、产后、吐泻、失血之后，必多出汗，是阴虚而阳无所依，气将脱矣，必用参、芪，而滋阴之品须兼用之。如黄芪补气汤用当归一两，而黄芪只用三钱，是补血以生气也。如当归补血汤用黄芪一两，而当归只用三钱，补气以生血也。因证因脉，随时变化，不胶一定。彼火盛而汗出者，以火烁阴，阴虚可知也；无火而汗出者，以表气不固，阳虚可知也。知斯二者，而治法可得纲领矣。

凡人但知热能致汗，汗必热，不知阴亦能致汗，汗必冷。所谓寒者，非曰外寒，正以阴中无阳，则阴无所主，而汗随气泄也。《经》曰：阴胜则身寒汗出，寒则厥。仲景曰：极寒反汗出，身必冷。是皆阴汗之谓也。治者，连救元气，如参、芪固所当用，即姜、桂、附子，亦不可缓，庶冷汗转热，而病可愈矣。

——清·罗国纲《罗氏会约医镜·卷十二·杂症·论汗证》

【提要】 本论主要阐述汗证治疗不可泥于阴虚阳虚。要点如下：其一，自汗属阳，盗汗属阴，但阴阳有交互之义。故治法上需阳虚补阳，兼补阴液，阴虚滋阴，兼补阳气。其二，治疗上，则以当归补血汤黄芪与当归之间剂量的变化，调治阴阳气血。如黄芪补气汤用当归一两，而黄芪只用三钱，此方补血以生气；当归补血汤用黄芪一两，当归只用三钱，此方补气以生血。

王清任　论瘀血汗出与治法[※*]

醒后出汗，名曰自汗；因出汗醒，名曰盗汗，盗散人之气血。此是千古不易之定论，竟有用补气、固表、滋阴、降火服之不效，而反加重者，不知血瘀亦令人自汗、盗汗，用血府逐瘀汤，一两副而汗止。

——清·王清任《医林改错·卷上·血府逐瘀汤所治症目》

【提要】 本论主要阐述瘀血汗出及治法。要点如下：其一，阐明"醒后出汗，名曰自汗；因出汗醒，名曰盗汗，盗散人之气血"。其二，指出血瘀亦可令人自汗、盗汗，这是对汗证病因病机理论的重要补充。其三，瘀血汗出，治以血府逐瘀汤。

林珮琴　论汗证辨治[※*]

汗为心液，肾主五液，故汗出皆由心肾虚致之。有自汗，有盗汗，自汗属阳虚，盗汗属阴虚。自汗者，不因劳动，不因发散，溅然自出，由阳虚不能卫外而固密也；盗汗者，寐中窃出，醒后倏收，由阴虚不能纳营而敛藏也。阳虚自汗，治宜补气以卫外；阴虚盗汗，治宜补阴以营内。固卫则表气实而腠理不疏，填营则里真固而阴液不泄。

条其治法

表虚自汗失敛，补阳汤；里虚盗汗有热，益阴汤；表里不固汗出，黄芪汤；气虚而阳弱者必自汗，芪附汤。凡肥人多自汗，阴虚而火蒸者多盗汗，当归地黄汤。凡瘦人多盗汗，阳虚者阴必乘，多发厥自汗，黄芪建中汤。阴虚者阳必凑，多发热盗汗，当归六黄汤。阳蒸阴分，则血热，血热则液泄为盗汗。此从乎表里阴阳为治也。

然自汗有属腑脏者。《经》云：饮食饱甚，汗出于胃；惊而夺精，汗出于心；持重远行，汗出于肾；疾走恐惧，汗出于肝；摇体劳苦，汗出于脾。如胃热，食则汗出如洗，二甘汤或牡白散。饮酒漏风，汗出如浴，白术散。肺虚，腠易疏泄，玉屏风散。心虚，神不安谧，朱砂安神丸、天王补心丹。肾虚，元府不闭，六味丸、还少丹。肝脾虚，精血久耗，三阴煎。士材亦云：肺虚者固其皮毛，黄芪六一汤。心虚者益其血脉，当归六黄汤。肾虚者助其封藏，五味子汤；脾虚者壮其中气，补中益气汤。肝虚者禁其疏泄，白芍汤。此从乎腑脏为治也。

其盗汗乃睡中自泄，参苓散。水火不交，心肾丸。阴阳偏胜，黄芪汤。虚损心阳，柏子仁汤、牡蛎散。

至如病后气血俱虚自汗，十全大补汤。产后血脱，孤阳无依，大汗不止，独参汤。凡津脱者汗大泄，大补元煎去杜仲。痰盛者汗自流，理中降痰汤。发汗过剂，血虚成痉，防风当归汤。汗多亡阳，身冷拘急，桂枝加附子汤。若夫风湿相搏，时自汗出，防己黄芪汤。恶风自汗，桂枝汤。伤寒，阳明、少阳症盗汗，柴胡汤、葛根汤选用。温热症，三阳合病，目合则汗，白虎汤。额汗湿热上蒸，或血蓄胃口，迫其津液致之。蓄血头汗，剂颈而还，犀角地黄汤。头汗，小便不利，渴而不饮，此血瘀膀胱也，桃仁承气汤。胃热上蒸，额汗发黄，小水不利者，五苓散加茵陈，甚则茵陈蒿汤利之。伤寒胁痛耳聋，寒热口苦，头汗齐颈而还，属少阳，小柴胡汤加桂枝、茯苓、白术和之。少阳挟热，或为盗汗，或腋汗、胁汗，须知从阴阳交互时，及阴阳交互处发泄者，皆阴阳不和半表半里症，小柴胡汤、逍遥散，皆合剂也。

外有头汗。头者，诸阳之会，邪搏诸阳，津液上凑，则头汗，齐颈而还，属血症，四物汤。湿邪搏阳，亦汗出头额，参用胜湿汤、调卫汤。水结胸无大热，亦汗出头额，小半夏加茯苓汤。阳明胃实，亦汗出头额，调胃承气汤。胃腑热蒸，手足自汗，亦阳明病，当下，大柴胡汤。心腋盗汗，久不止，参归腰子。当心一片，津津自汗，名心汗，补心丹。阴囊汗为肾虚有湿，安肾丸主之。两腋汗、脚心汗，为湿热流注，牡矾丹主之。有血汗，因胆经热血妄行，与少阴气并，夺命散。产后血汗，猬皮汤。有黄汗，因汗出浴水，湿热内郁，芪陈汤。一切汗出不止，外治法，红粉散。惟珠汗不流，汗出如油，额汗如雨，喘促肢冷，皆阳脱不治。

——清·林珮琴《类证治裁·卷二·汗证论治》

【提要】 本论主要阐述汗证的辨证施治。要点如下：其一，自汗属阳虚，盗汗属阴虚；阳虚自汗，治宜补气以卫外；阴虚盗汗，治宜补阴以营内。其二，从阴阳、脏腑、外感内伤等不同角度，论述汗证治法及方药。其三，论述头汗、心汗、阴囊汗、两腋汗及血汗、黄汗证治。其四，一切汗出不止，可用外治之法。

郑寿全　论汗证病机治法※*

按汗证一条，有阳虚者，有阴虚者，有太阳风伤卫者，有阳明热盛者。

因阳虚者，由其人素秉阳虚，或用心过度而损心阳。心阳衰，不能统摄心中之液而汗出；或脾胃阳衰，不能收摄脾胃中之血液而汗出；或肝肾阳衰，不能收束肝肾中血液而汗出。上中下三部阳衰，皆能出汗，统以阳虚名之。其人定多嗜卧，少气懒言为准。法宜扶阳，阳旺始能镇纳群阴，阴气始得下降，阳气始得潜藏，乃不外亡。法宜回阳、收纳、温固为要，如封髓丹、潜阳丹、黄芪建中汤、回阳饮之类。

因阴虚者，则为盗汗。由其人血液久亏，不能收藏元气，元气无依而外越，血液亦与俱出，多在夜分。夜分乃元气下藏之时，而无阴以恋之，故汗出也。非汗自出，实气浮之征也。法宜养血，如当归六黄汤、封髓丹倍黄柏加地骨皮之类。更有一等阴盛隔阳于外之证，夜间亦汗出，此为阳欲下交而不得下交，阳浮于外，故汗出。法宜扶阳，阳旺而阴不敢与争，阳气始得下交，如白通汤、补坎益离丹之类。

务要知得阴虚、阴盛之旨。阴虚则火旺，其人定然有神，烦渴饮冷为据；阴盛则阳衰，其人定然无神，少气懒言，不渴不食，即渴喜滚为据。

因内伤太阳卫分者，由太阳之气不足，不能充周于腠理，毛窍空疏，风入于内，风为阳邪，善行而动，卫外血液不得潜藏，随发热之气机而外出，故自汗淋漓。法宜扶太阳之气，太阳气旺，始能胜邪，仲景之桂枝汤是也。

因阳明火旺而致者，由胃中有火，热蒸于外，大汗如雨，非若久病大汗亡阳之证。此则其人大渴饮冷，二便闭塞，烦躁身轻，气粗口臭。法宜专清胃热，如人参白虎汤、大小承气汤之类是也。

——清·郑寿全《医法圆通·卷二·汗证》

【提要】　本论主要阐述汗证的病机与治法。要点如下：其一，汗证属阳虚者，法宜回阳、收纳、温固，方用封髓丹、潜阳丹、黄芪建中汤、回阳饮。其二，汗证属阴虚者，法宜养血，方用当归六黄汤、封髓丹倍黄柏加地骨皮。其三，汗证因内伤太阳卫分者，法宜扶太阳之气，方用桂枝汤。其四，汗证因阳明火旺而致者，法宜专清胃热，方用人参白虎汤、大小承气汤。其五，若阴盛格阳于外，夜间亦汗出者，法宜扶阳，方用白通汤、补坎益离丹。

唐宗海　论汗血病因病机※*

然汗虽出于气分，而未尝不与血分相关，故血分有热，亦能蒸动气分之水，而为盗汗。盖血气阴阳，原互根互宅，阴分之血盛，则阳分之水阴，自然充达。阳分之水阴，足以布护灌濡，则阴分之血，愈为和泽，而无阳乘阴之病矣。若阳分之水阴不足，则益伤血之阴，故伤寒汗出过多，则虚烦不寐，以其兼伤血分之阴。心主血分，血分之阴伤，则心气为之不宁矣。又有伤寒，即当从汗而解，今不得汗，乃从鼻衄而愈，其衄名为红汗。盖阳分之邪，宜挟阳分之水，发而外出，今既不能外出，乃乘阴分之血，从鼻衄出，名为红汗，是为阳邪干阴之一验，故古谓阳乘阴，则吐衄。知阳乘阴而内逆者，发为吐衄，则知阳乘阴而外泄者，发为皮肤血汗矣。血者，心之液也，皮毛者肺之合也。治法，宜清心火，火清则阳不乘阴，兼治肺金，肺调则皮毛不泄。

——清·唐宗海《血证论·卷三·汗血》

汗者，气分之水也，血虚则气热，故蒸发其水而出为汗。

睡中盗汗者，睡则气归血，血不足则气无所归，故气泄而汗出。

——清·唐宗海《血证论·卷六·出汗》

【提要】 本论主要阐述汗血的病因病机。要点如下：其一，汗虽出于气分，但与血分的关系亦十分密切。血分有热，蒸动气分之水，则发为盗汗。其二，气分之水来自血分之阴，气分之水的病变殃及血分，则有红汗、汗血之证。其三，阳分之邪，宜挟阳分之水，发而外出，今不能外出，乘入阴分之血，从鼻衄出，名为红汗。

2.37 血 证

凡血液不循常道，或上溢于口鼻诸窍，或下泄于前后二阴，或渗出于肌肤，所形成的类出血性疾患，统称为血证。血证可由感受外邪、情志过极、饮食不节、劳倦过度、久病或热病等多种原因所导致。病机可以归结为火热熏灼，迫血妄行及气虚不摄，血溢脉外两类。由于引起出血的原因以及出血部位的不同，应注意辨清不同的病证。如从口中吐出的血液，有吐血与咳血之分；小便出血有尿血与血淋之别；大便下血则有便血、痔疮之异。同一血证，可以由不同的脏腑病变而引起。例如同属鼻衄，但病变脏腑有在肺、在胃与在肝的不同；吐血有病在胃及病在肝之别；齿衄有病在胃及在肾之分；尿血则有病在膀胱、肾或脾的不同。治疗血证，应针对各种血证的病因病机及损伤脏腑的不同，结合证候虚实及病情轻重而辨证施治。概而言之，对血证的治疗可归纳为治火、治气、治血三个原则。治火：实火当清热泻火，虚火当滋阴降火，并应结合受病脏腑的不同，分别选用适当的方药。治气：对实证当清气降气，虚证当补气益气。治血：最主要的是根据各种证候的病因病机进行辨证施治，其中包括适当地选用凉血止血、收敛止血或祛瘀止血的方药。

◆ 巢元方 论血证病因病机※※ ▶

吐血候

夫吐血者，皆由大虚损及饮酒、劳损所致也。但肺者五脏上盖也，心肝又俱主于血，上焦有邪，则伤诸脏，脏伤血下入于胃，胃得血则闷满气逆，气逆故吐血也。但吐血有三种：一曰内衄，二曰肺疽，三曰伤胃。内衄者，出血如鼻衄，但不从鼻孔出，是近心肺间津出，还流入胃内，或如豆汁，或如衄血，凝停胃里，因即满闷便吐，或去数升乃至一斗也。肺疽者，言饮酒之后，毒满便吐，吐以后有一合二合，或半升一升是也。伤胃者，是饮食大饱之后，胃内冷，不能消化，则便烦闷，强呕吐之，所食之物与气共上冲蹙，因伤损胃口，便吐血，色鲜正赤是也。

呕血候

夫心者主血，肝者藏血，愁忧思虑则伤心，恚怒气逆上而不下则伤肝，肝心二脏伤，故血流散不止，气逆则呕而出血。

唾血候

唾血者，由伤损肺所为。肺者为五脏上盖，易为伤损。若为热气所加则唾血，唾上如红缕者，此伤肺也。胁下痛，唾鲜血者，此伤肝。

舌上出血候

心主血脉而候于舌。若心脏有热，则舌上出血如涌泉。

大便下血候

此由五脏伤损所为。脏气既伤，则风邪易入，热气在内，亦大便下血，鲜而腹痛。冷气在内，亦大便血下，其色如小豆汁，出时疼而不甚痛。前便后下血者，血来远；前下血后便者，血来近。远近者，言病在上焦、下焦也。令人面无血色，时寒时热。

小便血候

心主于血，与小肠合。若心家有热，结于小肠，故小便血也。

九窍四肢出血候

凡荣卫大虚，腑脏伤损，血脉空竭，因而恚怒失节，惊忿过度，暴气逆溢，致令腠理开张，血脉流散也，故九窍出血。

汗血候

肝藏血，心之液为汗。言肝心俱伤于邪，故血从肤腠而出也。

——隋·巢元方《诸病源候论·卷之二十七·血病诸候》

【提要】 本论主要阐述各种血证的病因病机。要点如下：其一，按照临床表现，将血证分为吐血、呕血、唾血、舌上出血、大便下血、小便血、九窍四肢出血和汗血等八类。其二，在对血证病机的论述中，十分注重脏腑病机的阐发。比如呕血责之肺胃，呕血、汗血责之心肝，唾血责之肺肝，小便出血责之心与小肠等。其三，从病性来看，有热、有虚，亦有寒。

《圣济总录》 论吐血病机有三※*

论曰：吐血病有三种：一则缘心肺蕴热，血得热则妄行，下流入胃，胃受之则满闷，气道贲衡，故令吐血；二则虚劳之人，心肺内伤，恚怒气逆，肝不能藏，血乘虚而出，因怒气逆，甚则呕血；三者缘酒食饱甚，胃间不安，或强吐之，气脉奔乱，损伤心胃，血随食出，此名伤胃。各随证以治之。

——宋·赵佶《圣济总录·卷第六十八·吐血门·吐血》

【提要】 本论主要阐述吐血之病因有三。要点如下：其一，缘心肺蕴热，血得热则妄行，下流入胃所致；胃受之则满闷，气道贲衡，故令吐血。其二，虚劳之人，心肺内伤，恚怒气逆，肝不能藏，血乘虚而出，甚则呕血。其三，酒食饱甚者，胃间不安。或强吐之，气脉奔乱，损伤心胃，故血随食出。

陈无择 论衄血病因病机※*

外因衄血证治

病者因伤风寒暑湿，流传经络，阴阳相胜，故血得寒则凝泣，得热则淖溢，各随脏腑经络涌泄于清气道中，衄出一升一斗者，皆外所因。治之各有方。

内因衄血证治

病者积怒伤肝，积忧伤肺，烦思伤脾，失志伤肾，暴喜伤心，皆能动血。蓄聚不已，停留胸间，随气上溢，入清气道中，发为鼻衄，名五脏衄。

不内外因衄血证治

病者饮酒过多，及啖炙煿五辛热食，动于血，血随气溢，发为鼻衄，名酒食衄。或堕车马，打扑伤损，致血淖溢，发为鼻衄，名折伤衄。

——宋·陈无择《三因极一病证方论·卷之九》

【提要】 本论主要阐述衄血的病因病机。要点如下：其一，外因主要是风寒暑湿等外邪，有寒、热两端。其二，内因主要是情志因素，"皆能动血，蓄聚不已，停留胸间，随气上溢"。其三，不内外因，则是饮酒过多、啖炙煿五辛热食，因热伤动血；或外伤瘀血停留，以致血不归经。

朱丹溪 论血证辨治※*

吐血

吐血，阳盛阴虚，故血不得下行。因火炎上之势而上出，脉必大而芤。大者发热，芤者血滞与失血也。大法：补阴抑火，使复其位，用交趾桂五钱为末，冷水调服。山栀子最清胃脘之血。

咳血

衄血，火升痰盛，身热，多是血虚，四物汤加减用。戴云：咳血者，嗽出，痰内有血者是。呕血者，呕全血者是。咯血者，每咳出皆是血疙瘩。衄血者，鼻中出血也。溺血，小便出血也。下血者，大便出血也。惟有各名色分六，俱是热证，但有虚实新旧之不同。或妄言为寒者，误也。

呕血

呕血，火载血上，错经妄行。脉大发热，喉中痛者，是气虚，用参、芪、蜜炙黄柏、荆芥、当归、生地黄服之。呕血，用韭汁、童便、姜汁磨郁金，同饮之，其血自清。火载血上，错经妄行，用四物汤加炒山栀、童便、姜汁服。

怒气逆甚，则呕血，暴瘅内逆，肝肺相搏，血溢鼻口，但怒气致血证者则暴甚。故经曰抑怒以全阴者是也。否则五志之火动甚，火载血上，错经妄行也。用柴胡、黄连、黄芩、黄芪、地骨、生熟地黄、白芍，以水煎服。虚者以《保命》生地黄散，再加天门冬、枸杞、甘草等分，水煎服。

咯血

咯血，痰带血丝出者，用姜汁、青黛、童便、竹沥入血药中用，如四物汤加地黄膏、牛膝膏之类。咯唾，血出于肾，以天门冬、麦门冬、贝母、知母、桔梗、百部、黄柏、远志、熟地黄、牡蛎、姜、桂之类；痰涎，血出于脾，以葛根、黄芪、黄连、芍药、当归、甘草、沉香之类主之。

衄血

衄血，凉血行血为主，大抵与吐血同。

溺血

溺血属热，用炒山栀子，水煎服，或用小蓟、琥珀。有血虚，四物加牛膝膏；实者，用当归承气汤下之，后以四物加山栀。

下血

下血，其法不可纯用寒凉药，必于寒凉药中加辛味为佐。久不愈者，后用温剂，必兼升举，药中加酒浸炒凉药，和酒煮黄连丸之类，寒因热用故也。有热，四物加炒山栀子、升麻、秦艽、阿胶珠，去大肠湿热；属虚者，当温散，四物加炮干姜、升麻。凡用血药，不可单行单止也。

——元·朱丹溪撰，明·程充校补《丹溪心法·卷二》

【提要】　本论主要阐述血证的辨证施治。要点如下：其一，血证的病机以热为主。如吐血为阳盛阴虚，衄血为火升痰盛，呕血为火载血上，溺血、便血俱是热证等。其二，血证多治以滋阴、清热之法。如吐血治以补阴抑火，衄血则以凉血行血为主。唯有下血，提出不可纯用寒凉，要以辛味升提；久不愈者，需用温补。如用寒药，当以酒炒，寒因热用。

虞抟　论血证辨治[※*]

丹溪曰：口鼻出血，皆是阳盛阴虚，有升无降，血随气上，越出上窍。法当补阴抑阳，气降则血归经。又曰：诸见血为热证，由君火相火亢甚煎迫而出诸窍也。《诸症辨疑》亦曰：人身之血，赖气升降，气升则升，气降则降，气逆则逆，气和则和，气行则行，气止则止，气清则治，气浊则乱。是失血由于气热妄行明矣。

故凡血病当辨其的出何经？宜加本经清气之药。又用药不可单行单止，亦不可纯用寒凉，必加辛温之药。如用凉药，必须酒煮酒炒，乃寒因热用之法也。然证候种种不同，治宜随类求之。

衄血者，血出于鼻窍。以鼻通于脑，血上溢于脑，所以从鼻而出，甚则泊泊如涌泉不止。来自肺经，或阳明胃腑。治以凉血行血为主，急用百草霜擂水涂鼻孔，及龙骨散吹入鼻中。衄止后，仍服四生丸、犀角地黄汤、凉血散、酒芩、茜根、茅根、甘草、郁金、炒栀子、扁柏、阿胶；胃火甚，用白虎汤；饮酒人衄血，黄连石膏汤加葛根、升麻神效。

唾血者，鲜血随唾而出。本诸肾经，若紫黑色，由肺气壅遏，瘀血内积，不能下降所致。肾经用知母、熟地、天冬、童便，入桂少许；肺经宜片芩、麦冬、山栀、桔梗、郁金、薏苡之类（专主肾经）。

吐血、呕血俱出胃经，大口倾吐成盆碗者是也，同一治法。《经》云：暴怒则气逆，甚则呕血。或阴虚火动，血热妄行，故有先吐血，后吐痰。咳嗽多者，是阴虚火盛，痰不下降，四物汤加痰火药。若先吐痰，咳嗽，后见血者，是积热，降痰火为急。又有暴吐紫黑血成块者，是热伤于血，致结于中，吐出为好，用四物汤加清热药调之。吐未尽，少加桃仁、红花、苏木以行之。吐血挟痰者，若纯用血药，则泥而不行，兼治火则止，以吐血原火病也。大抵治吐血要法有三：正治，犀角地黄、四生丸及清凉四物汤、蒲黄小蓟饮、童便、郁金、山茶花，并炒栀子、蒲黄、藕节、扁柏、小蓟之类；急治，辰砂六一散、灯心汤灌之，胃强者或稍用石膏汤，但不可轻用黄连，白虎亦常取效；若大便秘结，此承气宜急下之即止；从治，炒黑干姜数钱，研末水调服；不效，用韭汁一盏加童便、姜汁，好酒少许和饮有效。又有用苏子降气而愈者，乃气降则血归经之义也，必除半夏、肉桂二味，仍加别血药为稳。以上数条，皆为实人暴吐者设，若劳病吐血及身热脉大脱形，一切忌用。然而人病久血去多，咳嗽咽干，劳伤肺胃者，宜加味大阿胶丸为至当。

咳血者，咳出痰内有血是也。出于肺经，由痰盛心热，致煎耗血。虚宜麦冬五味汤，仍看病加减，多属血虚，宜麦冬、五味、百部、川归、地黄、款花、黄芩、白芍、薏苡、茅根、茜根、阿胶、贝母，痰盛加痰药。

咯血者，咯痰共血出者是也，出于肾经。若痰带血丝咯出，亦主肾经，或出肺经。若血内有泡点疙瘩，谓之血屑。悉同一法，治宜知母地黄汤、滋肾丸、六味丸、二冬、二地、知柏、沙参、阿胶、贝母、薏苡、丹皮、童便。久病加参、术，量服之。又有痰涎杂血共出，专主脾脏，由脾湿生热，热生痰涎，涎为脾之液，以脾主裹血故也。治宜补脾统血汤、山药、白术、薏苡、归、芍、麦冬、生地、贝母，加芩、连、知、柏选用之。

大凡血证原血上行，若变而下出者为顺，阳邪下降也。

——明·虞抟《苍生司命·卷七·血证》

【提要】 本论主要阐述血证的辨证施治。要点如下：其一，根据临床症状，将血证分为衄血、唾血、吐血、呕血、咳血及咯血等类型，对各类血证的表现、病机、治法予以逐一阐述。其二，论中提出吐血要法有三：正治，以清热凉血为主；急治，从二便导热外出；从治，则是针对真寒假热之证，所以热因热用。

汪 机 论血证病机与治法 ※※

血者荣也，水谷之精也，阳气之配也，生于心，统于脾，藏于肝，附于气。是以气升血升，气降血降，气寒血寒，气热血热，气清血清，气乱血乱，气行血行，气止血止。《经》云气引血行，血随气转是也。随气转运，宣布于百骸，灌溉于九窍。是以《经》云：目得血而能视，耳得血而能听，足得血而能步，手得血而能握，脉得血而能充。运用无穷，常借饮食之气日滋，《经》云水气入胃，其血乃成是也。其为病也，有虚有滞，有热有寒。

夫血虚则阳盛，阳盛则火动，火动则载血上行，越出诸窍而为吐血、呕血、衄血等症。血热者，阳气陷入血中，血因而热，随气下流而为溺血、便血、崩血、肠风下血等症。血寒则凝于脏腑之间，而为癥瘕之病。血滞则蓄于皮肤之间，而为痈脓之毒。

治疗之法，宜以四物汤为主加减。如血虚者，倍归、地，加人参等剂以补之。血热者，易生地，加黄连、地骨皮以凉之。血寒者，或加姜、附以散寒，或倍川芎活凝结。血滞者，或加牛膝、香附子以开郁，或佐水蛭、虻虫破积瘀。全在圆机，不可拘执。

是以先哲治血症，除伤寒见血，乃是邪热炽盛，壅遏于经，不得伸越，迫血妄行，上出而为呕、衄，下出而为便、溺，血出热散而愈。余症见血，上出者乃是火载血上，宜以滋阴降火为主，下出者乃是阳气陷入血中，热血随气下脱，宜以提气凉血为先。详其血在何经，佐以本经引导之药。如心经咯血，泻火加麦门冬，清血加黄连；肺经咯血，泄火以石膏，清血用片芩；肝经呕血，泄火用柴胡，清血以条芩；肾经咳血，泄火用知母，清血以黄柏；脾经涎血，泻火以芍药，清血以生地；胃经吐血，泄火以大黄，清血用栀子；三焦经涌血，泻火用连翘，清血以地骨皮；膀胱经淋血，泻火以琥珀、滑石，清血用黄柏、车前；心包络嗽血，泻火以麦门冬，清血用牡丹皮。大肠下血，泄火用连翘，清血以条芩；小肠溺血，泻火以木通，清血用栀子。

如瘀血，宜韭汁、藕汁、茅根、桃仁之类；如行血宜归尾、川芎、红花之类；补血宜当归、熟地之类；凉血，宜犀角、生地、玄参、黄连之类；止血，蒲黄、京墨、樗根、棕榈灰之类。全在详其虚实，不可纵胆妄施，以致夭人天命。

——明·汪机《医学原理·卷之四·血门·论》

【提要】　本论主要阐述血证的病机及治法。要点如下：其一，血证的病机，主要包括血虚、血滞、血热和血寒。其中与出血之证密切相关者，是血虚与血热。其二，提出出血之证的病机与治法：上出者，是因火载血上，宜以滋阴降火为主；下出者，乃是阳气下陷，血随气下脱，宜以提气凉血为主。其三，论中还阐述了各经血证引经药的使用，包括泄火药、清血药的运用，见解比较独到。

周慎斋　论吐血辨治※*

血证属火无二议，五脏六腑皆出血之路。所以吐者，火也，至后则虚矣！用药一概寒凉，则胃气渐损，生发之气渐衰，血以气为主，血无气养，血不归络，累发之而累寒之，自然成阴虚火动之证。脾、肺二络有损，咳嗽、喘促、泄泻，理必然也。血热火动，滋阴可愈；血热火越，滋阴求愈，则不能矣。不见天之大雨，是滋阴也，反击动其火，草木皆焚。滋阴补阴，何以别之？四物汤治血之有余，不治血之不足。若论不足，男女之血皆不足也。血虚则无气，血虚发热，气虚生寒，血后寒热往来，是气血两虚，宜用东垣甘温除大热之法。阴从阳生，所以人参、黄芪能补其生化之原也。若见自汗咳嗽，乃肺虚也。血脱益气，古圣之言，虽有杂证，亦末治之。盖血药治血之有余，不治血之不足；寒剂治火之有余，不治火之不足。吐血概用滋阴清火，则胃失生发之气，脾肺先绝，血从何生？必至于死矣！

失血证，皆见芤脉，随其上下以察所出。凡失血者，脉贵沉细，若脉浮大则难治，豁大无力尚可延；短数、细数、紧数、豁大有力，皆为不祥。

治血初起，以苦甘寒药散火凉血为君，辛凉开郁利气为臣，升清药俾复其位为佐使，久则以酸涩止塞其源，用甘温药收补于后，如此未有不愈者。

凡咳嗽吐血有汗，用茯苓补心汤；或潮热咳嗽，八珍汤加陈皮、贝母、五味子，以泻胸中之痰。老痰是热，宜贝母、花粉；清痰是虚，宜人参、白术。

吐血之证，或七情所伤，或咳嗽日久，或因伤寒表里不清，渐传而至，心气耗散，不能藏血，五心烦热，咳嗽吐血，及妇人怀孕，恶心呕吐，皆用茯苓补心汤。此方治血后气逆上涌，胸膈饱闷，咽嗌不利，虚火上炎，服三四帖则止，发则再服，盖火郁宜发之也。渴甚加麦冬、五味子。

凡病先防胃伤，宜六味丸、八珍汤加减。寒药不可，热亦不宜。血怕气滞，滞则生发之气反郁而成火。

血来鲜红属热，淡色属虚。血色青淡，参汤磨服犀角、羚羊角，阳气上升，其血必能下降，倘气不升上，血必不复下。可见气有生血之妙，血无益气之功也。

去左胁下积血，乌药二分，枳壳三分，磨服；脉不短数，尚可迁延。吐血血不归经，用炮姜温暖中气，使血归经。炮姜入脾、肺二经，脾统血，肺主气，气行血行也。

吐血，先血病而后吐泻者，无忘其吐泻，四君子加归、芍之类；先吐泻而后血病者，无忘其血病，四君子加山栀、川连之类。吐血宜行血、凉血、和血、补血，茯苓补心汤、六味汤，或四物汤加炮姜，八珍汤加陈皮、贝母、麦冬、五味子。血病必从血治，此为正法。

吐血久而不愈者，肾虚不纳气故也；杂病久而不愈者，脾虚不能统血故也。故血病宜求之肾，杂病宜求之脾。

吐血因阳胜阴虚，故血不得下行，乘炎上之势而出。大法补阴抑火，使复其位。山栀只清胃脘之血，桃仁承气治气壅火塞而吐紫血者，然非治血之正法也。

先吐血后见痰嗽，皆是阴虚火动，气不得下降也；先痰嗽后见红者，是痰积热壅，火炎吐血也。以炮姜末、童便调服，或天一丸，盖壮水之主，以制阳光也。

——明·周慎斋《周慎斋遗书·卷七·吐血》

【提要】 本论主要阐述吐血的辨证施治。要点如下：其一，阐述朱丹溪补阴抑火治法的片面性，指出血虚宜用李东垣甘温除大热之法，以人参、黄芪补其生化之原。其二，提出一套完整的吐血治法。认为治血证初起，当以苦甘寒药散火凉血为君，辛凉开郁利气为臣，升清药为佐使俾复其位；久则以酸涩止塞其源，用甘温药收补于后。强调治疗过程中，要谨记固护胃气，用药不可寒热偏性太过。

龚 信、龚廷贤 论失血证治*

脉

诸证失血，皆见芤脉，随其上下，以验所出。大凡失血，脉宜沉细，设见浮大，后必难治。

证

夫失血之证，非止一端。有吐血，有咳血，有唾血，有咯血，有衄血，有溺血。虽有名色之异，大概俱是热证，但有新旧、虚实之不同耳。或妄言寒者，误也。丹溪曰：血从上窍出，皆是阳盛阴虚，有升无降，血随气上，越出上窍。法当补阴抑阳气，气降则血归经。

吐血者，吐出全血是也。因血溢妄行，流入胃脘，令人吐血。有因饮食过饱，负重伤胃而吐血者；有因思虑伤心，及积热而吐血者；有伤心肺而吐血者；有因思伤脾而吐血者；有因肺生痈疽而吐血者；有从高坠下，伤损内脏而吐血者；有伤寒不解，邪热在经，随气上涌而吐血者。

吐血者，或因四气伤于外，七情动于内，或饮食房劳，坠闪伤损，致荣血流聚膈间，满则吐嗌，世谓妄行。或吐瘀血，此名内伤。

治

有先吐血后见痰嗽者，是阴虚火动，痰不下降，四物汤为主，加清痰降火药。有先见痰嗽，后吐血者，是积热，降痰火为急。

有暴吐紫血成块者，是热伤血结于中，吐出为好，用四物汤加清热药调之。吐血亦有因怒而得者。《经》曰：怒则气逆，甚则呕血。怒则暴甚故也。吐血不止，用干姜炮，为末，童便调服，此从治之法也。

　　咳血者，嗽出痰内有血者是也，因热壅于肺而成。久嗽损肺，亦能嗽血。壅于肺者易治，不过凉之而已；损于肺者难治，以其不足也。热嗽有血者，宜金沸草加阿胶。劳嗽有血者，补肺汤加阿胶、白及。嗽血损肺，宜薏苡仁炒为末，蘸熟猪肺食之。如热嗽咽痛，痰带血丝，或痰中多血而色鲜者，并宜服金沸草散。如服凉剂不愈，此非热症，宜杏子汤主之。

　　唾血者，鲜血随唾而出者是也。此出于肾，亦有瘀血内损，肺气壅遏，不得下降，用天麦冬、知母、桔梗、黄柏、熟地黄、远志，或加干姜。

　　咯血者，不嗽而咯出血疙瘩者是也。用姜汁、童便、青黛入血药中用之，或入四物汤、地黄膏、牛膝膏之类。

　　衄血者，鼻中出血也。此出于肺，以犀角、升麻、栀子、黄芩、芍药、生地黄、紫参、丹参之类治之。

　　溺血者，小便中出血也，乃膀胱所致。用炒黑山栀水煎服之，或用小蓟、琥珀。小蓟治下焦结热血淋。溺血，因血虚者，四物加牛膝膏。

　　下血者，大便出血也，乃脏腑蕴积湿热之毒而成。或因气郁酒色过度，及多食炙煿热毒之物，或风邪所冒，或七情六淫所伤，使气血逆乱，荣卫失度，皆能令人下血。

　　予尝治诸虚吐衄咯血，药中每人童便一合，其效甚速。凡单服，重汤顿服，无不效应。盖溲溺降火滋阴，又能消瘀血，止吐衄诸血。先贤有言：凡诸失血，服寒凉十无一生，服溲溺百无一死。斯言信矣。每用童便一钟，少入姜汁二三点，搅匀徐徐服之，日进二三次。如天寒，却以重汤顿温服。服此，但以进饮食相远为佳。

——明·龚信撰，龚廷贤续补《古今医鉴·卷之七·失血》

　　【提要】　　本论主要阐述失血的脉证及治法。要点如下：其一，阐明"诸证失血，皆见芤脉""大凡失血，脉宜沉细；设见浮大，后必难治"。其二，提出血证大都属于热证，但有新旧虚实之别。其三，治疗上，当补阴抑阳气，使气降则血归经。其四，咳血和咯血的区别：咳血者，嗽出痰内有血；咯血者，不经嗽而咯出血块。

缪希雍　吐血三要法

　　宜行血，不宜止血。

　　血不行经络者，气逆上壅也。行血则血循经络，不止自止。止之则血凝，血凝则发热，恶食，病日痼矣。

　　宜补肝，不宜伐肝。

　　《经》曰：五脏者，藏精气而不泻者也。肝为将军之官，主藏血。吐血者，肝失其职也。养肝则肝气平而血有所归，伐之则肝虚不能藏血，血愈不止矣。

　　宜降气，不宜降火。

　　气有余即是火。气降即火降，火降则气不上升，血随气行，无溢出上窍之患矣。降火必用寒凉之剂，反伤胃气，胃气伤则脾不能统血，血愈不能归经矣。

今之疗吐血者,大患有二:一则专用寒凉之味,如芩、连、山栀、四物汤、黄柏、知母之类,往往伤脾作泄,以致不救。一则专用人参,肺热还伤肺,咳嗽愈甚。亦有用参而愈者,此是气虚喘嗽,气属阳,不由阴虚火炽所致,然亦百不一二也。仲淳立论,专以白芍药、炙甘草制肝,枇杷叶、麦门冬、薄荷叶、橘红、贝母清肺,薏苡仁、怀山药养脾,韭菜、番降香、真苏子下气,青蒿、鳖甲、银柴胡、牡丹皮、地骨皮补阴清热,酸枣仁炒研、白茯神养心,山茱萸肉、枸杞子补肾,予累试之辄验。然阴无骤补之法,非多服药不效,病家欲速其功,医者张皇无主,百药虽试,以致殒身。覆辙相寻不悟,悲夫!

——明·缪希雍《先醒斋医学广笔记·卷之二·吐血·吐血三要法》

【提要】 本论主要阐述"吐血三要法"。要点如下:其一,吐血是因血随气逆上壅,而从口出。治疗上宜降气行血,使上溢之血下引归经,不求止而自止。"不宜止血",是指见吐血而不审病因,便急用寒凉泻火,或重用固涩等有意止血,常有凝血之弊。其二,肝失其职会引起吐血。肝体阴用阳,如木得滋涵,肝气平则血有所归。"不宜伐肝"者,指见肝之气火上逆,不辨虚实而滥用伐肝之剂,则犯"虚虚之戒",愈致肝愈虚不能藏血。其三,气降则火降,这是朱丹溪的思想。缪希雍继承这一思想,并在降气中首重平肝气。其次,由肝之气火刑金、犯胃者,又当佐以柔肝、和胃。"不宜降火"者,是不当用苦寒泻火也。犯之则反伤胃气,胃气伤则不能统血,血愈不能归经。

赵献可 血症论*

客又问曰:吐血可用辛热,为扶阳抑阴,始闻命矣。然复有真阴真阳之说,可得闻乎?答曰:世之言阴阳者,气血尽之矣。岂知火为阳气之根,水为阴血之根乎?吾所谓水与火者,又非心与肾之谓。人身五行之外,另有一无形之火,无形之水,流行于五脏六腑之间。惟其无形,故人莫得而知之。试观之天,日为火之精,故气随之;月为水之精,故潮随之。如星家看五行者,必以太阳太阴为主。然此无形之水火,又有一太极为之主宰,则又微乎微矣。此天地之正气,而人得以生者,是立命之门,谓之元神。无形之火,谓之元气。无形之水,谓之元精。俱寄于两肾中间,故曰五脏之中,惟肾为真。此真水、真火、真阴、真阳之说也。

又问曰:真阴、真阳,与血何干乎?曰:子但知血之为血,而不知血之为水也。人身涕、唾、津、液、痰、汗、便、溺,皆水也。独血之水,随火而行,故其色独红。肾中之真水干则真火炎,血亦随火而沸腾矣。肾中之真火衰则真水盛,血亦无附而泛上矣。惟水火奠其位,而气血各顺布焉,故以真阴、真阳为要也。

又问曰:既是火之为害,正宜以水治之。而先生独曰:火不可水灭,反欲用辛热何耶?曰:子但知火之为火,而不知火有不同也。有天上之火,如暑月伤暑之病是也,方可以井水沃之,可以寒凉折之。若炉中之火,得水则灭,在人身即脾胃之火。脾胃之中无火,将以何者蒸腐水谷,而分温四体耶?至于相火者,龙雷之火,水中之火也。龙雷之火,得雨而益炽。惟太阳一照,而龙雷自息。及秋冬阳气伏藏,而雷始收声,龙归大海矣。此火不可水灭,而用辛热之义也。当今方书亦知,龙雷之火,不可水灭,不可直折,但其注皆曰黄柏、知母之类是也。若是依旧,是水灭直折矣。误天下苍生者,此言也,哀哉!

又问曰:黄柏、知母既所禁用,治之将何如?若与前所论,理中温中无异,法何必分真阴真阳乎？曰：温中者，理中焦也，非下焦也。此系下焦两肾中先天之真气，与心肺脾胃后天有形之体毫不相干。且干姜、甘草、当归等药，俱入不到肾经，惟仲景八味肾气丸斯为对证。肾中一水一火，地黄壮水之主，桂、附益火之原，水火既济之道。盖阴虚火动者，若肾中寒冷，龙宫无可安之穴宅，不得已而游行于上，故血亦随火而妄行。今用桂、附二味纯阳之火，加于六味纯阴水中，使肾中温暖，如冬月一阳来复于水土之中，龙雷之火，自然归就于原宅，不用寒凉而火自降，不必止血而血自安矣。若阴中水干而火炎者，去桂、附而纯用六味，以补水配火，血亦自安，亦不必去火。总之，保火为主，此仲景二千余年之玄秘，岂后人可能笔削一字哉！

客又问曰：假寒假热之说何如？曰：此真病之状，惑者误以为假也。《经》曰：少阴司天之政，水火寒热持于气交，热病生于上，冷病生于下，寒热凌犯而争于中，民病血溢血泄。《内经》盖指人之脏腑而言，言少阴司天者，肾经也。凡肾经吐血者，俱是下寒上热，阴盛于下，逼阳于上之假证。世人不识，而为其所误者多矣。吾独窥其微，而以假寒治之，所谓假对假也。但此证有二：有一等少阴伤寒之证，寒气自下肾经，而感小腹痛，或不痛，或呕或不呕，面赤，口渴不能饮水，胸中烦躁。此作少阴经外感伤寒看，须用仲景白通汤之法治之，一服即愈，不再作。又有一等真阴失守，命门火衰，火不归元，水盛而逼其浮游之火于上，上焦咳嗽气喘，恶热面红，呕吐痰涎出血。此系假阳之证，须用八味地黄，引火归元。兹二方俱用大热之药，倘有方无法，则上焦烦热正甚，复以热药投之，入口即吐矣。须以水探冷，假寒驱之，下嗌之后，冷性既除，热性始发，因而呕哕皆除。此加人尿、猪胆汁于白通汤，下以通拒格之寒也。用八味汤者，亦复如是。倘一服寒凉，顷刻立死，慎之哉！

客曰：真假之说，至矣精矣，吾何以辨其假而识之耶？又何以识其为伤寒与肾虚而辨之耶？曰：此未可以易言也。将欲望而知之，是但可以神遇，而不可以目遇也。将欲闻而知之，是可以耳听，而不可以心符也。将欲问而知之，可以意会，而不可以言传也。将欲切而知之，得之心而应之手，巧则在其人，父不能传之子也。若必欲言之，姑妄言乎，余辨之舌耳！凡有实热者，舌苔必燥而焦，甚则黑；假热者，舌虽有白胎而必滑，口虽渴而不能饮水，饮水不过一二口，甚者少顷亦吐出，面虽赤而色必娇嫩，身作躁而欲坐卧于泥水中，此为辨也。伤寒者，寒从下受之，女人多有此证。大小便闭，一剂即愈，此暴病也。阴虚者，大小便俱利，吐痰必多，此阴虚火衰之极，不能以一二药愈，男女俱有之。纵使引得火归，又须以参、芪补阳兼补阴，岁月调理。倘不节欲，终亦必亡而已。余所传如此，此不过糟粕耳。所望于吾子者，得意而忘言，斯得之矣。

凡治血证，前后调理，须按三经用药。心主血，脾裹血，肝藏血，归脾汤一方，三经之方也。远志、枣仁补肝以生心火，茯神补心以生脾土，参、芪、甘草补脾以固肺气，木香者香先入脾，总欲使血归于脾，故曰归脾。有郁怒伤肝、思虑伤脾者尤宜。火旺者加山栀、丹皮；火衰者加丹皮、肉桂。又有八味丸，以培先天之根，治无余法矣。

——明·赵献可《医贯·卷之三·绛雪丹书·血症论》

【提要】 本论主要阐述血症的病因病机及辨证施治。要点如下：其一，基于人体真阴与真阳的关系，阐述肾中真阴真阳亏虚，在血证发生中的作用。指出血为阴液，易随火而行。肾之真阴亏则真火炎，血随火而沸腾；肾之阳衰则真水盛，血无所附则泛上。因此，肾中阴阳平衡与否，是能否引发血证的关键。其二，治疗肾之真阳虚损引发的血证，对证选用八味肾气丸补益肾阳，龙雷之火自归，不用寒凉而火自降，不必止血而血自安。对于真阴虚损引发的血证，则去桂、附而纯用六味，以补水配火，血亦自安，亦不必去火。其三，凡治血证，前后调理，须按心、脾、肝三经用药。因心主血，脾裹血，肝藏血，故以"三经之方"归脾汤，随证加清热或补阳等药治之。

张介宾　论血证治疗以清火与顺气为要[※*]

凡治血证，须知其要，而血动之由，惟火惟气耳。故察火者，但察其有火、无火；察气者，但察其气虚、气实。知此四者而得其所以，则治血之法无余义矣。详列如下：

凡诸口鼻见血，多由阳盛阴虚，二火逼血而妄行诸窍也，悉宜以一阴煎加清降等剂为主治。盖血随气上则有升无降，故惟补阴抑阳，则火清气降而血自静矣。此治阳盛动血之大法也。

火盛逼血妄行者，或上或下，必有火脉、火证可据，乃可以清火为先，火清而血自安矣。宜芩、连、知、柏、玄参、栀子、童便、犀角、天花粉、生地、芍药、龙胆草之属，择而用之。如阳明火盛者，须加石膏；三焦热极，或闭结不通者，须加大黄；如热壅于上，火不能降者，于清火药中，须加泽泻、木通、栀子之属导之泄之，则火可降，血可清也。然火有虚实，或宜兼补，或宜兼清，所当酌也。若以假火作真火，则害不旋踵矣。

气逆于脏，则血随气乱而错经妄行，然必有气逆喘满，或胸胁痛胀，或尺寸弦强等证，此当以顺气为先，宜陈皮、青皮、杏仁、白芥子、泽泻之属主之。有火者，宜栀子、芍药之类，兼以平肝；无火者，宜香附、乌药、干姜、郁金之属，用行阴滞。然此必气实多逆者，乃堪用此。盖气顺则血自宁也。其或实中有虚，不堪消耗者，则或宜暂用，或酌其佐使，不可拘也。

凡火不盛，气不逆，而血动不止者，乃其元阴受损，营气失守，病在根本然也。《经》曰：起居不节，用力过度，则络脉伤。阳络伤则血外溢，血外溢则吐衄；阴络伤则血内溢，血内溢则后血。此二言者，最得损伤失血之源。故凡治损伤，无火无气而血不止者，最不宜妄用寒凉以伐生气，又不宜妄用辛燥以动阳气。盖此二者，大非真阴亏损者所宜。而治此之法，但宜纯甘至静之品培之养之，以完固损伤，则营气自将宁谧，不待治血而自安矣。且今人以劳伤而病者多属此证，若不救根本，终必败亡。方列后条，用宜详酌。

吐血失血等证，凡见喘满、咳嗽，及左右腔膈间有隐隐胀痛者，此病在肺也。若胸膈、膻中之间觉有牵痛，如缕如丝，或懊侬嘈杂有不可名状者，此病在心主包络也。若胸腹膨膨，不知饥饱，食饮无味，多涎沫者，此病在脾也。若胁肋牵痛，或躁扰喘急不宁，往来寒热者，此病在肝也。若气短似喘，声哑不出，骨蒸盗汗，咽干喉痛，动气忡忡者，此病在肾也。若大呕大吐，烦渴头痛，大热不得卧者，此病在胃也。于此而察其兼证，则病有不止一脏者，皆可参合以辨之也。其于治法，凡肺病者，宜清降不宜升浮。心主病者，宜养营不宜耗散。脾病者，宜温中不宜酸寒。肝病者，或宜疏利，或宜甘缓，不宜秘滞。肾病者，宜壮水，宜滋阴，不宜香燥克伐。胃病者，或宜大泻，或宜大补，当察兼证虚实，勿谓阳明证尽可攻也。

——明·张介宾《景岳全书·卷三十贯集·杂证谟·血证》

【提要】　本论主要阐述血证治疗以清火与顺气为要。要点如下：其一，论中首先阐明"血动之由，惟火惟气耳。故察火者，但察其有火、无火；察气者，但察其气虚、气实"。此为诊治血证之要领。其二，指出吐血失血等证，属肺病者，宜清降不宜升浮；属心病者，宜养营不宜耗散；属脾病者，宜温中不宜酸寒；属肝病者，或宜疏利，或宜甘缓，不宜秘滞；属肾病者，宜壮水，宜滋阴，不宜香燥克伐；属胃病者，视其虚实，或宜大泻，或宜大补。其三，较为独到之处，是基于脏腑辨证，对于"损伤无火无气而血不止"者的治疗。对于这种血证，宜纯甘至静之品培之养之，则营气自宁，不待治血而自安，不宜妄用辛燥以动阳气。

程国彭 论吐血辨治※*

暴吐血，以祛瘀为主，而兼之降火；久吐血，以养阴为主，而兼之理脾。古方四生丸、十灰散、花蕊散，祛瘀降火之法也；古方六味汤、四物汤、四君子汤，养阴补脾之法也。

然血症有外感、内伤之不同。假如咳而喘息有音，甚则吐血者，此风寒也，加味香苏散散之。务农赤日，行旅长途，口渴自汗而吐血者，此伤暑也，益元散清之。夏令火炎，更乘秋燥，发为干咳，脉数大而吐血者，此燥火焚金也，三黄解毒汤降之。此外感之治法也。

又如，阴虚吐血者，初用四生丸、十灰散以化之，兼用生地黄汤以清之。吐止，则用地黄丸补之。阳虚大吐，血成升斗者，初用花蕊石散以化之，随用独参汤以补之，继则用四君、八珍等以调之。脏寒吐血，如天寒地冻，水凝成冰也，用理中汤以温之。其或七情气结，怒动肝火者，则用加味逍遥散以疏达之。伤力吐血者，则用泽兰汤行之。此内伤之治法也。

夫血以下行为顺，上行为逆。暴吐之时，气血未衰，饮食如常，大便结实，法当导之下行。病势既久，气血衰微，饮食渐减，大便不实，法当养阴血兼补脾气。大凡吐血、咯血，须用四君子之类以收功，盖阴血生于阳气，脾气旺则能生血耳。治者念之。

——清·程国彭《医学心悟·卷三·吐血》

【提要】 本论主要阐述吐血的辨证施治。要点如下：其一，暴吐与久吐治法不同，暴吐应以祛瘀为主，兼之降火；久吐，应以养阴为主，而兼理脾。其二，可以外感与内伤为纲辨证施治吐血，外感有风寒、伤暑、秋燥三类，内伤有阴虚、阳虚、脏寒、肝火、伤力等五类。论中还根据病势新久，临床表现等，附以相应治疗方药。

《医宗金鉴》 论失血证治*

失血总括

九窍出血名大衄，鼻出鼻衄脑如泉，耳目出血耳目衄，肤出肌衄齿牙宣，内衄嗽涎脾唾肾，咯心咳肺呕属肝，精窍尿血膀胱淋，便血大肠吐胃间。

注：九窍一齐出血，名曰大衄。鼻出血，曰鼻衄。鼻出血如泉，曰脑衄。耳出血，曰耳衄。目出血，曰目衄。皮肤出血，曰肌衄。齿牙出血，曰齿衄，又名牙宣。此皆衄血随所患处而命名也。若从口出则为内衄。内衄出血，涎嗽出于脾，唾出于肾，咯出于心，咳出于肺，呕出于肝，吐出于胃。尿血从精窍而出，淋血从膀胱而出。呕吐之分，呕则有上逆漉漉之声，吐则无声也。

失血治法

阳乘阴热血妄行，血犯气分不归经，血病及腑渗入浊，由来脏病溢出清。热伤失血宜清热，劳伤理损自然平，努即内伤初破逐，久与劳伤治法同。

注：凡失血之证，阳盛乘阴，则血为热迫，血不能安于脉中而妄行气分，不能回归经脉也。

若血病伤及于腑者，则血渗入肠胃浊道，上从咽出，下从二便而出也。血病伤及于脏者，则血溢出胸中清道，上从喉出，下从精窍而出也。夫血藏于脏内，行于脉中，躯壳之中不可得而见也。非有损伤，不能为病。而损伤之道有三：一曰热伤，宜以清热为主；一曰劳伤，宜以理损为主；一曰努伤，初宜以破逐为主，久亦宜以理损为主也。

——清·吴谦《医宗金鉴·杂病心法要诀·卷四十》

【提要】 本论主要阐述失血的证候及治法。要点如下：其一，厘定各类血证的概念，鉴别尿血与血淋、呕血与吐血。其二，阐明各类出血之证的病因病机，包括热伤、劳伤、努伤三途；分别阐明其治法，即清热、理损、破逐。

◈ 何梦瑶 论血证辨治※*

咯唾血

咯与嗽为一类，皆因有痰而欲出之，或费力，或不费力，总以出痰为主，非欲出其血也。因值其失血，故血随痰出耳。唾与吐为一类，此则因血而然。缘血为火所涌，上升出至咽喉，多则吐，少则唾，并不费力，皆系纯血，无痰涎夹杂。吐唾既为一类，吐不定属胃，唾独必属肾乎？古谓唾血属肾者，因《经》论五液，谓肾主唾故耳，不可泥。咯既与嗽为一类，旧分嗽属肺，咯属肾，亦非。肾脉上入肺中，病则俱病，肾亦有嗽，肺亦有咯也。然则何以别之？曰：血证由于火，惊则火起于心，怒则火起于肝，悲伤火起于肺，思虑火起于脾，房劳火起于肾，审察病因自见，言不能尽也。张景岳谓：失血证，凡见喘满咳嗽，及胸膈左右皆隐隐胀痛者，此病在肺也。若胸膈、膻中间觉有牵痛，如缕如丝，或懊憹嘈杂不可名状者，此病在心包络也。若胸腹膨胀，不知饥饱，食饮无味，多涎沫者，此病在脾也。若两胁肋牵痛，或多怒郁，往来寒热者，此病在肝也。若气短似喘，声哑不出，骨蒸盗汗，咽干喉痛，动气上冲者，此病在肾也。若大呕大吐，烦渴头痛，大热不卧者，此病在胃也。若有兼证，则病不止在一脏。肺病宜清降，不宜升浮。心主病宜养营，不宜耗散。脾病宜温中，不宜酸寒。肝病或宜疏利，或宜甘缓，不宜秘滞。肾病宜壮水，宜滋阴，不宜香燥克伐。胃病或宜大泻，或宜大补，当察虚实。

齿衄

此胃、大肠、肾三经之病。盖大肠脉入下齿中，胃脉入上齿中，而肾主骨，齿为骨之余也。胃火盛则血出如涌，而齿不动摇，或见口臭，牙龈腐烂肿痛，此浓酒厚味所致，宜清胃火，便结可下之。若口不臭，牙不痛，但齿动不坚，或微痛不甚，而牙缝时多出血者，此肾阴虚，火动而然，宜滋肾水，六味丸主之。若肾火虚而上浮者，八味丸主之。《医旨绪余》述所治三人齿衄，出血甚多，皆以三制大黄末二钱，枳壳汤少加童便调下，去黑粪而愈。缘阳明热盛，冲任二脉皆附阳明，故血如潮涌。若肾虚，血必点滴而出，齿亦悠悠而疼，必不如此暴且甚也。

便血

分肠风、脏毒二证。肠风者，或风邪外感，或肝风内生，风热相合，侵犯经络，血脉被阻，漏出经络之外，渗入肠胃之中，从大便出，随感随见，血清色鲜者是，槐花汤加羌、防、秦艽。脏毒者，湿与热合，蕴积日久，伤损阴络，血渗肠胃，积久乃下，其色黯浊者是，槐花汤加炒苦楝、炒苍术。下血腹中痛，血色鲜红，为热毒，芍药黄连汤主之。不痛，血色不鲜，或紫黑如豆汁，为湿毒，黄连汤主之。先血而后粪，近血也，出于大肠，槐花、条芩、乌药；先粪而后血，远血也，出胃与小肠，石膏、山栀、乌药。又结阴便血，所下纯是血，《经》不言何邪所结，景岳谓风寒之邪留结血分所致，宜灸中脘、气海、三里，以散风邪，服平胃地榆汤以温散之，亦举隅之论也。下血太甚，人参、升麻、牡蛎、粟壳。瘀血不可止，待色鲜红，略加涩药，椿皮、乌梅最妙。用寒凉药，须酒煮或炒，恐血凝。便血日久，服凉药不应，宜升补，升阳除湿和血汤。有热略加黄连，以吴萸泡水炒用，虚加人参。此病多食干柿或生柿最效。肠风、脏毒、结阴，并血出肠中，与五痔之血出于漏孔者不同，亦与赤痢有异。

溲血

痛者为血淋，见淋症门。不痛者为溺血。不论何脏之血，但损伤妄行，皆得渗入膀胱，与尿同出。盖不上行则下趋，可以渗入肠胃，亦可以渗入尿胞。此《准绳》谓：溲血、淋血、便血，三者虽前后阴不同，而受病则一。其散血、止血等药，无越数十品之间，惟向导少异，其说固甚允也。若不与尿同出，乃从精窍出也。盖清道之血，上可从鼻出，下亦可从精窍出，多因色欲而成，牛膝四物汤。服诸药不效者，所溺之血成块、不得出而痛甚者，珀珠散甚效。

——清·何梦瑶《医碥·卷之一·杂症·血》

【提要】 本论主要阐述血证的辨证施治。要点如下：其一，唾血与吐血类同，量多则为吐，量少则为唾。进而指出，吐血不一定属胃，唾血也不一定属肾，不可拘泥于这种推断。其二，咯血和嗽血类同，指出"旧分嗽属肺，咯属肾，亦非"。其三，阐述导致大便出血的肠风、脏毒病机，论述其证候与治法。其四，对于血淋和溺血，明确指出痛者为血淋，不痛者为溺血。

尤在泾 论吐血辨治※*

风热吐血 风，阳邪也。热，火气也。并入络中，则血溢络外。其证乍寒乍热、咳嗽口干烦躁者是也，宜以辛凉入血之药治之。

郁热失血 郁热失血者，寒邪在表，闭热于经，血为热迫，而溢于络外也。勿用止血之药，但疏其表，郁热得舒，血亦自止。若表已解而热不消，血不止者，然后以清热降血之药治之。若肺气已虚，客热不去，咳嗽咽干，吐血嗽血者，宜以甘润养血为主，而以辛药凉肺佐之，如大阿胶丸之类。

暑毒失血 暑毒失血者，脉大气喘，多汗烦渴，盖心主血，而暑气喜归心也。此病多于酒客，及阴虚之人有之。

蓄热吐血 蓄热吐血者，热蓄血中，因而妄行，口鼻皆出，热如涌泉，膈上热，胸中满痛，脉洪大弦长，按之有力，精神不倦，或血是紫黑成块者，须用生地黄、赤芍、茜根、牡丹皮、三制大黄、滑石、桃仁泥之属，从大便导之。此非釜底抽薪之法，不能夺火热上涌之势也。

气逆失血 气逆失血者，血从气逆，得之暴怒而厥也。《经》云：阳气者，大怒则形气绝，而血菀于上，使人薄厥。又，怒则气逆，甚则呕血及飧泄是也。必有胸胁满痛等证，宜芍药、陈皮、枳壳、贝母之属，行其气而血自下。或肝火因气而逆者，必有烦躁、燥渴等证，宜芍药、生地黄、丹皮、芩、连之属，降其火而血自宁。

劳伤吐血 劳伤吐血者，《经》所谓用力太过则络脉伤是也。盖络脉之血，随经上下，往来不休，若络脉有伤损之处，其血因得渗漏而出矣。如是者须和养血气，安顺谨调，使损者复完，则血脉循行如故，所谓劳者逸之是也。此等未关脏气，但体性坚凝，尚可望其生全。若不能如此，而或纵情违理，络脉完已复损，则必无幸矣。

阳虚失血　阳虚失血者，脾胃气虚，不能固护阴气也。《仁斋直指》云：血遇热则宣流，故止血多用凉剂。然亦有气虚挟寒，阴阳不相为守，荣气虚散，血亦错行，所谓阳虚阴必走是耳。外证必有虚冷之状，其血色必黯黑而不鲜，法当温中，使血自归经络，可用理中汤加楠木香，或甘草干姜汤，其效甚著。曹氏云：吐血须煎干姜甘草汤与服，或四物理中汤亦可。若服生地黄、竹茹、藕汁，去生便远。

伤胃吐血　伤胃吐血者，酒食过饱，胃间不安，或强吐之，气脉贲乱，损伤心胃，血随呕出也。

——清·尤在泾《金匮翼·卷二·血症·吐血》

【提要】　本论主要阐述吐血的辨证施治。要点如下：其一，将吐血分为风热、郁热、暑毒、蓄热、气逆、劳伤、阳虚及伤胃等八种证候，论述了每种证候的病因病机和辨证施治。其二，以郁热出血为例，其病机是寒邪在表，闭热于经，血为热迫，溢于络外而出血。治疗上不能徒用止血，而要疏其表邪，使郁热得舒，血亦自止。若经过疏解表邪，热邪仍未清退，出血仍不止，则加用清热降血之药治之。其三，本论比较系统地阐明了吐血的诊疗理论，对临床诊治也有重要参考价值。

郑寿全　失血破疑说

今人一见失血诸症，莫不称为火旺也。称为火旺，治之莫不用寒凉以泻火。举世宗之而不疑，群医信之而不察，所以一得失血证，群皆畏死。由其一经失血，死者甚多，不知非死于病，实死于泻火之凉药耳！然则，凉药其可废乎？非即谓凉药之可废，但失血之人正气实者少也，不可不慎。

予有见于今之失血家，群皆喜服清凉而恶辛温，每每致死，岂不痛惜！予故为当服辛温者，决其从违焉。不观天之日月，犹人身之气血乎！昼则日行于上，而月伏于下；夜则月行于上，而日伏于下。人身气血同然，失血之人血行于上，而气伏不升可知。欲求血之伏于下，是必待气之升于上，气升于上，血犹有不伏者乎？知得此中消息，则辛温扶阳之药，实为治血之药也。

又可怪者，人人身中本此气血二物，气为阳，法天，火也，血为阴，法地，水也，故曰人非水火不生活。愚夫愚妇，固说不知，而读书明理之士，亦岂不晓？明知血之为水，水既旺极而上逆，何得更以滋水之品以助之？此其中亦有故，故者何？惑于血色之红也。不知血从火里化生出来，经火锻炼，故有色赤之象，岂得以色红而即谓之火，即宜服凉药乎？此处便是错误关头。毒流有年，牢不可破，予不惮烦，又从而言之，愿与后之来者作一臂力焉。幸甚！

附：七绝一首

吐血都传止血方，生军六味作主张。甘寒一派称良法，并未逢人用附姜。

血水如潮本阳亏，阳衰阴盛敢僭为。人若识得升降意，宜苦宜辛二法持。

——清·郑寿全《医法圆通·卷四·失血破疑说》

【提要】　本论主要从阳虚阴盛病机立论，就血证治法论述辛温扶阳的思想。要点如下：其一，对既往以甘寒泻火之法治疗血证，予以批驳和质疑。其二，以"昼则日行于上，而月伏于下；夜则月行于上，而日伏于下"，类比人身气血。其三，失血之人，血行于上，气伏于下，所以必以辛温扶阳之法，使气升于上，血伏于下，则血证可愈。

 ### 唐宗海　论治血证四法※※

平人之血，畅行脉络，充达肌肤，流通无滞，是谓循经，谓循其经常之道也。一旦不循其常，溢出于肠胃之间，随气上逆，于是吐出。盖人身之气游于血中，而出于血外，故上则出为呼吸，下则出为二便，外则出于皮毛而为汗。其气冲和，则气为血之帅，血随之而运行；血为气之守，气得之而静谧。气结则血凝，气虚则血脱，气迫则血走，气不止而血欲止，不可得矣。

方其未吐之先，血失其经常之道，或由背脊走入膈间，由膈溢入胃中。病重者，其血之来，辟辟弹指，漉漉有声；病之轻者，则无声响。故凡吐血，胸背必痛，是血由背脊而来，气迫之行，不得其和，故见背痛之证也。又或由两胁肋，走油膜，入小肠，重则潮鸣有声，逆入于胃，以致吐出。故凡失血，复多腰胁疼痛之证。此二者，来路不同，治法亦异。由背上来者，以治肺为主；由胁下来者，以治肝为主。盖肺为华盖，位在背与胸膈，血之来路，既由其界分溢出，自当治肺为是；肝为统血之脏，位在胁下，血从其地而来，则又以治肝为是。

然肝肺虽系血之来路，而其吐出，实则胃主之也。凡人吐痰吐食，皆胃之咎，血虽非胃所主，然同是吐证，安得不责之于胃？况血之归宿，在于血海，冲为血海，其脉丽于阳明，未有冲气不逆上，而血逆上者也。仲景治血以治冲为要，冲脉丽于阳明，治阳明即治冲也。阳明之气，下行为顺。今乃逆吐，失其下行之令，急调其胃，使气顺吐止，则血不致奔脱矣。此时血之原委，不暇究治，惟以止血为第一要法。血止之后，其离经而未吐出者，是为瘀血，既与好血不相合，反与好血不相能，或壅而成热，或变而为痨，或结瘕，或刺痛，日久变证，未可预料，必亟为消除，以免后来诸患，故以消瘀为第二法。止吐消瘀之后，又恐血再潮动，则须用药安之，故以宁血为第三法。邪之所凑，其正必虚，去血既多，阴无有不虚者矣。阴者阳之守，阴虚则阳无所附，久且阳随而亡，故又以补虚为收功之法。四者乃通治血证之大纲。

——清·唐宗海《血证论·卷二·吐血》

【提要】　本论主要阐述治血证四法。要点如下：其一，首先基于气血之间的关系，指出血证的病机，即气结则血凝，气虚则血脱，气迫则血走，气不止而血亦不止。其二，以吐血为例，提出吐血有两种来路，其治法有别。由背上来者，以治肺为主；由胁下来者，以治肝为主。其三，提出止血、消瘀、宁血、补虚四法。认为这四法不仅是治疗吐血的四法，亦是通治血证之大纲。

2.38　消　　渴

消渴是以多饮、多食、多尿、乏力消瘦，或尿有甜味为主要表现的病证。本病的病因主要有冒风冲热、饮食不节、房室过度、不慎喜怒及年少服食石药等几个方面。消渴的病机主要在于阴津亏损，燥热偏胜，而以阴虚为本，燥热为标。病变的脏腑主要在肺、胃、肾，尤以肾为关键。消渴当分三消：以肺燥为主，多饮症状突出者，为上消；以胃热为主，多食症状突出者，为中消；以肾虚为主，多尿症状突出者，为下消。治疗上，以清热润燥、养阴生津为治疗大法。三消证候，一般上消多见肺热津伤证，以清热润肺、生津止渴为法。中消以胃热炽盛证为主，治以清胃泻火、养阴增液。下消以肾阴亏虚证为主，以滋阴固肾为法。若阴损及阳，肾阳衰微，则治以滋阴温阳、补肾固涩。对于多种伴发病症，应在治疗本病的同时，积极治疗。圆翳内障、雀盲、耳聋，主要病机为肝肾精血不足，不能上承耳目所致，宜滋补肝肾，益精补血。对于并发疮毒痈疽者，治宜清热解毒，消散痈肿。在痈疽的恢复阶段，治疗上要重视托毒生肌。并发肺痨、水肿、中风者，则需针对具体病情辨证施治。

《素问》 论消渴与脾瘅^{※*}

帝曰：有病口甘者，病名为何？何以得之？岐伯曰：此五气之溢也，名曰脾瘅。夫五味入口，藏于胃，脾为之行其精气，津液在脾，故令人口甘也。此肥美之所发也，此人必数食甘美而多肥也，肥者令人内热，甘者令人中满，故其气上溢，转为消渴。治之以兰，除陈气也。

——《素问·奇病论》

【提要】 本论主要阐述消渴与脾瘅的关系。要点如下：脾瘅的主要症状为口甘，病因为多食肥甘厚味，病机为中满内热，脾津上溢。脾瘅的转归为消渴。治法为"治之以兰，除陈气"。

张仲景 论消渴脉证^{※*}

趺阳脉浮而数，浮即为气，数即为消，谷而大坚（一作紧）。气盛则溲数，溲数即坚，坚数相搏，即为消渴。

男子消渴，小便反多，以饮一斗，小便一斗，肾气丸主之。

——汉·张仲景《金匮要略方论·卷中·消渴小便不利淋病脉证并治》

【提要】 本论主要阐述消渴的主要脉证。要点如下：其一，消渴病中消的主要临床表现，是趺阳脉浮而数，消谷善饥，小便频数。其病机关键，是胃气有余，胃热亢盛，热盛伤津。趺阳脉浮而数，消谷善饥，是胃热气盛所致；渴欲饮水，小便频数，大便坚硬，是热甚耗津，津液偏渗，肠道失濡所致。其二，消渴病，小便反多，从肾气丸推断，当是肾阳不足，不能蒸津上润则口干，不能化气摄水而小便反多，是为下消。

巢元方 论消渴病因病机^{※*}

夫消渴者，渴不止，小便多是也。由少服五石诸丸散，积经年岁，石势结于肾中，使人下焦虚热；及至年衰，血气减少，不复能制于石，石势独盛，则肾为之燥，故引水而不小便也。其病变多发痈疽，此坐热气，留于经络不引，血气壅涩，故成痈脓。诊其脉，数大者生，细小浮者死。又沉小者生，实牢大者死。

——隋·巢元方《诸病源候论·卷五·消渴病诸候·消渴候》

【提要】 本论主要阐述消渴的概念及病因病机。要点如下：其一，在概念方面，阐明"消渴者，渴不止，小便多是也"。其二，在病因病机方面，指出"由少服五石诸丸散，积经年岁，石势结于肾中，使人下焦虚热；及至年衰，血气减少，不复能制于石，石势独盛，则肾为之燥"所致。其三，指明其病变多发痈疽，并根据脉象判断其死生。其脉象的论述，源自《素问·通评虚实论》，而又有所补充。

 ## 孙思邈 论积久饮酒而成消渴※*

论曰：凡积久饮酒，未有不成消渴，然则大寒凝海而酒不冻，明其酒性酷热物无以加。脯炙盐咸，酒客耽嗜，不离其口；三觞之后，制不由己，饮啖无度；咀嚼鲊酱，不择酸咸。积年长夜，醑兴不解，遂使三焦猛热，五脏干燥，木石犹且焦枯，在人何能不渴？治之愈否，属在病者。若能如方节慎，旬月可瘳；不自爱惜，死不旋踵。方书医药实多有效，其如不慎者何？其所慎有三：一饮酒，二房室，三咸食及面。能慎此者，虽不服药而自可无他。不知此者，纵有金丹，亦不可救，深思慎之。

又曰：消渴之人，愈与未愈，常须思虑有大痈，何者？消渴之人，必于大骨节间发痈疽而卒，所以戒之在大痈也，当预备痈药以防之。

——唐·孙思邈《备急千金要方·卷二十一·消渴淋闭方·消渴》

【提要】 本论主要阐述积久饮酒而成消渴。要点如下：其一，强调饮食不节，特别是饮酒不节这一主要病因。其二，提出酒性酷热，又指出酒客饮酒，多有饮食耽嗜，很容易造成饮啖无度的情况，日久造成"三焦猛热、五脏干燥"的病变。其三，提出"所慎有三，一饮酒，二房室，三咸食及面"等调护宜忌，对后世有重要影响。文末还提到消渴常有伴发痈肿的问题，应当预备痈药以防之。

王 焘 论消渴病三种类型※*

消渴病有三：一渴而饮水多，小便数，无脂，似麸片甜者，皆是消渴病也。二吃食多，不甚渴，小便少，似有油而数者，此是消中病也。三渴饮水不能多，但腿肿，脚先瘦小，阴痿弱，数小便者，此是肾消病也，特忌房劳。

——唐·王焘《外台秘要·卷十一·消中消渴肾消方八首》

【提要】 本论主要阐述消渴病的三种类型。要点如下：其一，消渴（狭义），症见口渴，饮水多，小便数，无脂，似麸片甜。其二，消中，症见饭量大，不甚渴，小便少，似有油而数。其三，肾消，症见饮水不能多，腿肿，脚先瘦小，阴痿弱，数小便。此分类和命名，为后世医家所沿用，是三消分治的理论雏形。

王焘 论消渴肾阳虚衰病机※*

论曰：消渴者，原其发动，此则肾虚所致。每发即小便至甜，医者多不知其疾，所以古方论亦阙而不言，今略陈其要。按《洪范》"稼穑作甘"，以物理推之，淋饧醋酒作脯法，须臾即皆能甜也，足明人食之后，滋味皆甜，流在膀胱。若腰肾气盛，则上蒸精气，气则下入骨髓，其次以为脂膏，其次为血肉也，其余别为小便。故小便色黄，血之余也。臊气者，五脏之气，咸润者则下味也。腰肾既虚冷，则不能蒸于上，谷气则尽下为小便者也，故甘味不变，其色清冷，则肌肤枯槁也。犹如乳母，谷气上泄，皆为乳汁。消渴疾者，下泄为小便，此皆精气不实于内，则便羸瘦也。又肺为五脏之华盖，若下有暖气，蒸即肺润；若下冷极，即阳气不能升，故肺干则热。故《周易》有否卦，乾上坤下，阳阻阴而不降，阴无阳而不升，上下不交，故成否也。譬如釜中有水，以火暖之，其釜若以板盖之，则暖气上腾，故板能润也；若无火力，水气则不上，此板终不可得润也。火力者，则为腰肾强盛也，常须暖将息。其水气即为食气，食气若得暖气，即润上而易消下，亦免干渴也。是故张仲景云：宜服此八味肾气丸，并不食冷物及饮冷水。

————唐·王焘《外台秘要·卷十一·近效祠部李郎中消渴方二首》

【提要】　本论主要阐述消渴的肾阳虚衰病机。要点如下：其一，肾阳虚衰，不能蒸腾气化水液，津不上承，可发生消渴病。其二，上述认识，在金元以前曾一度被搁置，至明代温补派医家所论才于此溯源，又有发挥。其三，本论以釜中有水，以火暖之，水汽上腾的现象，类比人体水液代谢，直观地揭示了肾阳虚衰，气化无力，水液不化的病机要义，从而与张仲景用肾气丸治消渴构成有机联系。

《太平圣惠方》 三消论*

论曰：三消者，本起肾虚，或食肥美之所发也。肾为少阴，膀胱为太阳。……腰肾冷者，阳气已衰，不能蒸上谷气，尽下而为小便。阴阳阻隔，气不相荣，故阳阻阴而不降，阴无阳而不升，上下不交，故成病矣。夫三消者，一名消渴，二名消中，三名消肾。此盖由少年服乳石热药，耽嗜酒肉荤辛、热面炙煿，荒淫色欲，不能将理，致使津液耗竭，元气衰虚，热毒积聚于心肺，腥膻并伤于胃腑，脾中受热，五脏干枯，四体尪羸，精神恍惚，口苦舌干，日加燥渴。一则饮水多而小便少者，消渴也。二则吃食多而饮水少，小便少而赤黄者，消中也。三则饮水随饮便下，小便味甘而白浊，腰腿消瘦者，消肾也。斯皆五脏精液枯竭，经络血涩，荣卫不行，热气留滞，遂成斯疾也。

————宋·王怀隐《太平圣惠方·卷第五十三·三消论》

【提要】　本论主要阐述"三消论"。要点如下：其一，总病名是三消，分为消渴、消中与消肾三种类型。其二，三消的症状鉴别：消渴，症见饮水多而小便少；消中，症见饭量大而饮水少，小便少而赤黄；消肾，症见饮水随饮便下，小便味甘而白浊，腰腿消瘦。其三，分析了三消的病因病机。病因为"少年服乳石热药，耽嗜酒肉荤辛、热面炙煿，荒淫色欲，不能将理"等，病机属"五脏精液枯竭，经络血涩，荣卫不行，热气留滞"等。

杨士瀛　消渴治以养脾生津论※*

水包天地，前辈尝有是说矣。然则中天地而为人，水亦可以包润五脏乎？曰天一生水，肾实主之；膀胱为津液之府，所以宣行肾水，上润与肺。故识者以肺为津液之脏，自上而下，三焦脏腑皆囿乎天一真水之中，《素问》以水之本在肾，末在肺者此也。真水不竭，安有所谓渴哉？人惟淫欲恣情，酒面无节，酷嗜炙煿糟藏、咸酸酢醢、甘肥腥膻之属，复以丹砂五石济其私，于是炎火上熏，脏腑生热，燥气炽盛，津液干焦，渴引水浆而不能自禁矣！渴之为病有三：曰消渴，曰消中，曰消肾，分上中下三焦而应焉。热气上腾，心虚受之，心火散漫，不能收敛，胸中烦躁，舌赤唇红，此渴引饮常多，小便数而少，病属上焦，谓之消渴。热蓄于中，脾虚受之，伏阳蒸胃，消谷善饥，饮食倍常，不生肌肉，此渴亦不甚烦，但欲饮冷，小便数而甜，病属中焦，谓之消中。热伏于下，肾虚受之，腿膝枯细，骨节酸痛，精走髓虚，引水自救，此渴水饮不多，随即溺下，小便多而浊，病属下焦，谓之消肾。自消肾而析之，又有五石过度之人，真气既尽，石气独留，而肾为之石，阳道兴强，不交精泄，谓之强中。消渴轻也，消中甚焉，消肾又甚焉，若强中则其毙可立待也。虽然，真水不充，日从事于杯勺之水，其间小便或油腻，或赤黄，或泔白，或渴而且利，或渴而不利，或不渴而利，但所食之物，皆从小便出焉。甚而水气浸渍，溢于肌肤，则胀为肿满。猛火自炎，留于肌肉，则发为痈疽。此又病之深而证之变者也。总前数者，其何以为执剂乎？吁！此虚阳炎上之热也。叔和有言：虚热不可大攻，热去则寒起，请援此以为治法。又曰：消渴证候，人皆知其心火上炎，肾水下泄，小便愈多，津液愈涸，饮食滋味，皆从小便消焉，是水火不交济然尔。孰知脾土不能制肾水，而心肾二者皆取气于胃乎？治法总要当服真料参苓白术散，可以养脾，自生津液，兼用好粳米煮粥，以膂肉碎细，入盐醋油酒，葱椒茴香调和，少顷粥熟而后入，以此养肾，则水有所司。又用净黄连湿锉，入雄猪肚中密扎，于斗米上蒸烂，添些蒸饭，臼中杵黏，丸如桐子。每服百粒，食后米饮下，可以清心止渴。

——宋·杨士瀛《仁斋直指方论·卷之十七·消渴·消渴方论》

【提要】　本论主要阐述"消渴治以养脾生津"之论。要点如下：其一，热气上蒸于上焦，心火散漫，为上消；热蓄于中焦，蒸腾于脾胃，为中消；热伏于下焦，肾虚受之，则为下消。其二，强调脾胃的重要地位，指出"脾土不能制肾水，而心肾二者皆取气于胃"。其三，治疗上，主张服用参苓白术散，以养脾，自生津液。另外，本节提到的食疗方法，也颇具实践意义。

刘完素　论消渴病机※*

彼谓水气实者必能制火，虚则不能制火，故阳实阴虚，而热燥其液，小便淋而常少，阴实阳虚，不能制水，小便利而常多。岂知消渴小便多者，非此谓也。何哉？盖燥热太甚，而三焦肠胃之腠理，怫郁结滞，致密壅塞，而水液不能泄，浸润于外，荣养百骸，故肠胃之外，燥热太甚，虽复多饮于中，终不能浸润于外，故渴不止。小便多出者，为其多饮不能渗泄于肠胃之外，故数溲也。

故余著有《原病式》曰：皮肤之汗孔者，谓泄汗之孔窍也。一名气门者，谓泄气之门户也。一名腠理者，谓气液之隧道纹理也。一名鬼门者，谓幽冥之门也。一名玄府者，谓玄微之府也。然玄府者，无物不有，人脏腑皮毛、肌肉筋膜、骨髓爪牙，至于万物，悉皆有之，乃出入升降，道路门户也。故《经》曰：出入废则神机化灭，升降息则气立孤危，故非出入则无以生长壮老已，非升降则无以生长化收藏，是知出入升降，无器不有。故知人之眼、耳、鼻、舌、身、意、神、识，能为用者，皆由升降出入之通利也。有所闭塞，则不能用也。若目无所见，耳无所闻，鼻不闻香，舌不知味，筋痿骨痹，爪退齿腐，毛发堕落，皮肤不仁，肠胃不能渗泄者，悉由热气怫郁，玄府闭塞，而致津液血脉、营卫清气不能升降出入故也，各随郁结微甚，而为病之大小焉。病在表，则怫郁腠理，闭密阳气，不能散越，故燥而无汗，而气液不能出矣。叔世不知其然，故见消渴数溲，妄言为下部寒尔。岂知肠胃燥热怫郁，使之然也，予所以举此。

　　世谓消渴之证，乃肠胃之外燥热，痞闭其渗泄之道路，水虽入肠胃之内，不能渗泄于外，故小便数而复渴。此数句，足以尽其理也。

　　夫消渴者，多变聋盲、疮癣、痤痱之类，皆肠胃燥热怫郁，水液不能浸润于周身故也。或热甚而膀胱怫郁，不能渗泄，水液妄行，而面上肿也。

——金·刘完素《三消论》

　　【提要】　本论主要阐述消渴病机。要点如下：其一，指出"热气怫郁，玄府闭塞"，导致津液血脉、营卫清气不能升降出入，水入肠胃内，又不能传化于肠胃之外，故见小便数而渴甚。其二，对虚寒性的消渴病机论予以否定。对消渴的继发病证，有了更多的认识，并从病机上予以阐明。

刘完素　论三消辨治※*

　　论曰：消渴之疾，三焦受病也，有上消、中消、肾消。上消者，上焦受病，又谓之膈消病也。多饮水而少食，大便如常，或小便清利，知其燥在上焦也，治宜流湿润燥。中消者胃也，渴而饮食多，小便黄。《经》曰热能消谷，知热在中。法云宜下之，至不欲饮食则愈。肾消者，病在下焦，初发为膏淋，下如膏油之状，至病成而面色黧黑，形瘦而耳焦，小便浊而有脂，治法宜养血，以肃清分其清浊而自愈也。法曰燥上而渴，用辛甘润肺，故可用蜜煎生姜汤，大器顿之，时时呷之。法云心肺之病，莫厌频而少饮。《内经》云：补上治上宜以缓。又曰，辛以润之，开腠致津液通，则肺气下流，故气下火降而燥衰矣，其渴乃止。又《经》曰：二阳结为消。王注曰：二阳结于胃及大肠，俱热也。肠胃藏热，则善消水谷，可甘辛降火之剂。黄连末一斤，生地黄自然汁，白莲花藕自然汁，牛乳汁，各一斤，熬成膏子剂，黄连末为丸，如梧桐子大，每服三十丸，少呷温水送下，日进十服，渴病立止。

——金·刘完素《素问病机气宜保命集·卷下·消渴论》

　　【提要】　本论主要阐述三消的辨证施治。要点如下：其一，上消的治法，体现了"辛甘润肺"的思想。辛味药可开达腠理，致津液通行，则气下火降，燥渴乃止。此法属"流湿润燥法"。其二，中消治以下法，如有胃热，善消水谷，用甘辛降火之剂。其三，肾消，"治法宜养血，以肃清分其清浊而自愈也"。

张从正　论三消之说当从火断※

　　夫消者必渴，渴亦有三：有甘之渴，有石之渴，有火燥之渴。肥者令人内热，甘者令人中满，其气上溢，转为消渴。《经》又曰：味厚者发热。《灵枢》亦曰：咸走血，多食之人渴。咸入于胃中，其气上走中焦，注于肺，则血气走之，血与咸相得，则凝干而善渴。血脉者，中焦之道也。此皆肥甘之渴。夫石药之气悍，适足滋热，与热气相遇，必内伤脾，此药石之渴也。阳明司天，四之气，嗌干引饮，此心火为寒水所郁故然；少阳司天，三之气，炎暑至，民病渴；太阳司天，甚则渴而欲饮，水行凌火，火气郁故然。少阴之复，渴而欲饮；少阳之复，嗌络焦槁，渴饮水浆，色变黄赤。又伤寒五日，少阴受之，故口燥舌干而渴。肾热病者，苦渴数饮，此皆燥热之渴也。故膏粱之人，多肥甘之渴、石药之渴；藜藿奔走之人，多燥热之渴。二者虽殊，其实一也。故火在上者，善渴；火在中者，消谷善饥；火在上中者，善渴多饮而数溲；火在中下者，不渴而溲白液；火偏上中下者，饮多而数溲。此其别也。后人断消渴为肾虚，水不胜火则是也。

　　以八味丸治渴，水未能生而火反助也。此等本不知书，妄引王太仆之注"壮火之主，以制阳光；益火之源，以消阴翳"，但益心之阳，寒热通行，强肾之阴，热之犹可。岂知王太仆之意，以寒热而行之也！肾本恶燥，又益之以火，可乎？今代刘河间自制神芎丸，以黄芩味苦入心，牵牛、大黄驱火气而下，以滑石引入肾经。此方以牵牛、滑石为君，以大黄、黄芩为臣，以芎、连、薄荷为使，将离入坎，真得《黄庭》之秘旨也。而又以人参白术汤、消痞丸、大人参散、碧玉鸡苏散，数法以调之。故治消渴，最为得体。

　　故消渴一证，调之而不下，则小润小濡，固不能杀炎上之势；下之而不调，亦旋饮旋消，终不能沃膈膜之干；下之调之，而不减滋味，不戒嗜欲，不节喜怒，病已而复作。能从此三者，消渴亦不足忧矣！

——金·张从正《儒门事亲·卷三·三消之说当从火断》

　　【提要】　本论主要阐述三消之说当从火断。要点如下：其一，阐明消渴"有甘之渴，有石之渴，有火燥之渴"。特别是火燥之渴，是从运气理论角度，强调外感因素在本病发生过程中的重要性。而后归结病机，则是水不胜火。其二，从火邪所在部位，归纳具体症状的病机。指出火在上者，善渴；火在中者，消谷善饥；火在上中者，善渴多饮而数溲；火在中下者，不渴而溲白液；火偏上中下者，饮多而数溲。其三，治疗上，批驳了益火之源之法，尊崇刘完素治消渴的思路，强调下法，辅以调之。其四，指出调护在本病预后上的重要性，提示"不减滋味，不戒嗜欲，不节喜怒，病已而复作"，具有重要的临床意义。

朱丹溪　论三消辨治※※*

　　消渴，养肺、降火、生血为主，分上中下治。三消皆禁用半夏，血虚亦忌用，口干咽痛，肠燥大便难者，亦不宜用，汗多者不可用。不已，必用姜监制。消渴，若泄泻，先用白术、白芍药炒为末，调服后，却服前药（即诸汁膏）。内伤病退后，燥渴不解，此有余热在肺经，可用参、芩、甘草少许，生姜汁调，冷服。或以茶匙挑姜汁与之。虚者可用人参汤。天花粉，消渴神药也。上消者，肺也，多饮水而少食，大小便如常；中消者，胃也，多饮水而小便赤黄；下消者，肾也，小便浊淋如膏之状，面黑而瘦。

黄连末　天花粉末　人乳汁（又云牛乳）　藕汁　生地黄汁

上后二味汁为膏，入前三味搜和，佐以姜汁和蜜为膏。徐徐留舌上，以白汤少许送下。能食者，加软石膏、瓜蒌根。

——元·朱丹溪撰，明·程充校补《丹溪心法·卷三·消渴》

【提要】　本论主要阐述三消的辨证施治。要点如下：其一，三消的证候特征：上消者在肺，症见多饮水而少食，大小便如常；中消者在胃，症见多饮水而小便赤黄；下消者在肾，症见小便浊淋如膏之状，面黑而瘦。其二，消渴的治法，"以养肺、降火、生血为主，分上中下治"。其三，创立了消渴方，提出"天花粉，消渴神药也"，提示"三消皆禁用半夏"，体现了对本病的治疗体会与经验。

◆ 戴思恭　论三消辨治※*

三消得之气之实，血之虚也，久久不治，气尽虚则无能为力矣。……上消消心，心火炎上，大渴而小便多；中消消脾，脾气热燥，饮食倍常，皆消为小便；下消消肾，肾衰不能摄水，故小便虽多而渴。然小便既多，津液必竭，久而未有不渴者，谓之全不渴者，未有论也。诸消不宜用燥烈峻补之剂，惟当滋养。

三消久而小便不臭，反作甜气，在溺桶中滚涌，其病为重，更有浮在溺面如猪脂，溅在桶边如腊烛泪，此精不禁，真元竭矣。

上消中消，心脾既如此热，小便涩少而反无禁。盖燥热在上，虚冷在下，阴阳不交，所以成消渴。

三消久之，精血既亏，或目无所见，或手足偏废，如风疾非风，然此证消肾得之为多。

消心之病，往往因欲饮食过多及食啖辛热，饮引既多，小便亦多，当抑心火使之下降，自然不渴，宜半夏泻心汤去干姜，加瓜蒌干葛如其数，或吞猪肚丸或酒连丸，仍佐独味黄连汤，多煎候冷，遇渴恣饮，久而自愈。……若因用心过度，致心火炎上，渴而消者，宜黄芪饮，加莲肉、远志各半钱，吞玄兔丹，仍以大麦煎汤，间下灵砂丹。

消脾，缘脾经燥热，食物易化，皆为小便，转食转饥。然脾消又自有三：曰消中，曰寒中，曰热中。宜用莲茗饮加生地黄、干葛各半钱，或乌金散，或只用莲茗饮。

若因色欲过度，水火不受，肾水下泄，心火自炎，以致渴浊，不宜备用凉心冷剂，宜坚肾水以济心火，当用黄芪饮加苁蓉、五味各半钱。……消肾为病，比诸为重，古方谓之"强中"，又谓之"内消"，多因恣意色欲，或饵金石，肾气既衰，石气独在，精水无取养，故常发虚阳，不交精出，小便无度，唇口干焦。黄芪饮、吞玄兔丹、八味丸、鹿茸丸、加减肾气丸、小菟丝子丸、灵砂丹皆可选用，或未效，黄芪饮加苁蓉、北五味、山茱萸各四分，荠笼丸，苁蓉丸。

——明·戴思恭《秘传证治要诀及类方·卷之八·大小腑门·三消》

【提要】　本论主要阐述三消的辨证施治。要点如下：其一，提出三消的病机及症状："上消消心，心火炎上，大渴而小便多；中消消脾，脾气热燥，饮食倍常，皆消为小便；下消消肾，肾衰不能摄水，故小便虽多而渴"。其二，治疗上，认为消渴不宜用燥烈峻补之剂，惟当滋养。论中还提出，消心之病，当"抑心火使之下降"；消肾之病，"宜坚肾水以济心火"；至于消脾之病，提出"脾消又自有三"，可谓独到见解。此外，载有治疗消脾之病的方药，如莲茗饮或乌金散等。

虞　抟　论消渴当分三消而治[※*]

上消者，肺也，舌上赤裂，大渴引饮，《经》曰"心移热于肺，传为膈消"是也。由火盛克金，肺热叶焦，津液枯涸而然。治法：人虚以治疟渴方主之，人强用白虎加花粉、葛根、乌梅、麦冬、杷叶及清肺药。

中消者，胃也，善食而饥，自汗，大便硬，小便数，叔和云口干饮水，多食饥虚，瘅成消中是也。治法：人虚宜补中，渴甚白虎加人参、川连、生地、栀子；人强便燥，用调胃承气、三黄丸下之。

下消者，肾也，烦渴引饮，耳轮焦干，小便淋浊如膏之状。叔和云：焦烦水易亏，此肾消也。治法：六味地黄丸、八味丸，及用人参、知、柏、车前、二冬、泽泻、五味、熟地之类。

三消通用当归润燥汤、生津甘露饮、清心莲子饮、麦冬饮子、四物汤加减，用效猪肚丸，大禁半夏及发汗。一云曾见消者，饮水至数升，须臾吐尽。此何以故？由寒热不相入，水火不相济故也。其人终不治而死。

——明·虞抟《苍生司命·卷七·三消证》

【提要】　本论主要阐述消渴当分三消而治。要点如下：其一，分别论述了三消的主证、治法和方药。治疗上消、中消时，区分虚人和强人而用药。其二，列举出六首三消通用方剂。其三，强调治疗过程中禁用半夏，且不可应用汗法。

汪　机　论治三消大法[※*]

论

三消之症，尽由津液枯涸，火热炽盛所致，故河间云湿寒之阴气极衰，燥热之阳火炽甚是也。但有上中下三者之分，故以三消名焉。其上消者，乃热结上焦，虚火散漫，不能收敛，《经》云心移热于肺为上焦是也。其症胸中烦燥，舌赤唇红，大渴引饮。其中消者，由热郁中焦，伏火蒸胃，故使消谷善饥。因其正气衰败，津液枯涸，水火偏胜，故能善食不为肌肤。其下消者，乃热结下焦，膀胱伏火，肾为火燥，引水自救，故多饮水。由其燥热炽炽，肠胃腠理怫密，壅塞水液不得外渗以荣百髓，惟止下流膀胱而为溺。其膀胱伏火，煎熬水液，是以溺混浊如膏。治法在乎滋肾水益阴寒之虚，泄心火阳热之实，滋津液以润肠胃，清肺金以助水源。是以东垣治法，上消用白虎汤加人参之类主之，中消用调胃承气汤、三黄丸主之，下消用六味地黄丸主之。全在临症见机加减，不可执方。

治三消大法

三消之症，大抵养肺金，降心火，益阴血为主，须分上中下三治。上消者，肺也，其症多饮水而少食，大小便如常；中消者，胃也，其症多饮水而小便黄赤；下消者，肾也，其症小便混浊如膏，面黑耳焦且瘦。大法当以天花粉、黄连二味为末，用藕汁、人乳、生地汁、姜汁、石蜜搅匀为膏，和黄连、天花粉末，稀稠得所留舌上，徐徐以白汤送下，能食者，加石膏。天花粉，乃治消渴之圣药。

凡消渴药中大忌半夏，血虚者亦忌用，如口干咽痛、肠燥大便难者，俱不可用。

凡消渴而泄泻者，先宜用白术、白芍炒为末，调服，然后可用前药。

如内伤病退后而燥渴不解者，此乃因余热在肺经，可用人参、黄芩、甘草为末，生姜汁调服，虚者可用人参汤。

——明·汪机《医学原理·卷之六·三消门》

【提要】 本论主要阐述三消的治疗大法。要点如下：其一，阐明"三消之症，尽由津液枯涸，火热炽盛所致"。论中吸收了刘完素的三消病机学说，在治法上融李东垣之说为一炉，重在泻火存津滋阴，方用白虎汤加人参、调胃承气汤、三黄丸及六味地黄丸等。其二，在论及治三消大法时，又提出"大抵养肺金，降心火，益阴血为主，须分上中下三治"。主要遵循朱丹溪所论，以花粉、黄连为主药，用藕汁、人乳、生地汁、姜汁、石蜜搅匀为膏，和黄连、天花粉末，以白汤送下。能食者，加石膏。天花粉被称之为"治消渴之圣药"。

周慎斋 论三消治法※*

口渴者，系胃火。口干不渴，见于夜者，命门相火与心包络火熏于肺，肺少津液而干也。用黄芪三钱，归身三钱润之，连服必愈，见白虎汤则死。若口干身热，肺燥已甚，生黄芪八钱，归身四钱润之。内伤身热口干渴，益气加炮姜二钱。口渴多饮，消渴也，黄芪九钱，甘草三钱，煎服。

上消，百杯而不止渴，宜清肺，麦冬、五味、黄连煎服，条芩、杏仁、瓜蒌、栀子、元参、干姜各三钱、诃子、人参各五钱，丸服。专补脾阴之不足，用参苓白术散，米糊丸服。中消，数食而不充饥，或下脓浊，赤白如豆渣，病亦难愈。盖食多不饱，饮多不止渴，脾阴不足也，用山药、归身、茯苓、陈皮、甘草、苡仁。或清脾火，大黄、栀子、石膏、枯芩、连翘、乌梅各二钱，诃子、人参各五钱，或用黄连五分，入猪肚内煮熟食，或川连、白术等分，丸服。下消，因色欲而玉茎不萎，宜清肾，黄柏、知母，或黄柏、知母、泽泻、栀子、生地、五味各二钱，诃子、人参各五钱。

——明·周慎斋《周慎斋遗书·卷九·渴》

【提要】 本论主要阐述三消的治法。要点如下：其一，用黄芪治消渴，取法李东垣，升阳益气而生津。其治消渴思想，取法于火与元气不两立之说，渴逾盛，火逾胜，气逾虚。所以随着渴象的加重，其黄芪用量也在不断加重。其二，是在上消与中消的治疗中，强调其素来主张的补脾阴之论，重视培土生金，可视为其补脾阴思想的具体实施。其三，治三消方中，皆有人参、诃子五钱，为其独到用药。

龚廷贤 论消渴的燥湿之辨※*

消渴者，口常渴也。小便不利而渴者，知内有湿也（湿宜泻之）；小便自利而渴者，知内有燥也（燥宜润之）。大抵三消者，俱属内虚有热也。

缫丝汤，治三焦渴如神。如无缫丝汤，却以原蚕茧壳丝煎汤皆可代之，无时饮之，大效。盖此物属火，有阴之用，大能泻膀胱中伏火，引阴水上潮于口而不渴也。

——明·龚廷贤《万病回春·卷之五·消渴》

【提要】　本论主要阐述消渴的燥湿之辨。要点如下：以燥湿为纲领，以小便利与不利作为辨证要点。如"小便不利而渴者，知内有湿也"。小便不利，说明气化不利，水湿内停，津液输布障碍，津不上承而渴。又如，"小便自利而渴者，知内有燥也"。小便自利，说明气化无碍，此时之渴多因津液亏耗，津伤而致。

赵献可　消渴论※

古人治三消之法，详别如此，余又有一说焉。人之水火得其平，气血得其养，何消之有？其间摄养失宜，水火偏胜，津液枯槁，以致龙雷之火上炎，熬煎既久，肠胃合消，五脏干燥，令人四肢瘦削，精神倦怠。故治消之法，无分上中下，先治肾为急，惟六味、八味及加减八味丸，随证而服，降其心火，滋其肾水，则渴自止矣。白虎与承气，皆非所治也。

或问曰：下消无水，用六味地黄丸，可以滋少阴之肾水矣，又加附子、肉桂者何？盖因命门火衰，不能蒸腐水谷，水谷之气，不能熏蒸，上润乎肺，如釜底无薪，锅盖干燥，故渴。至于肺亦无所禀，不能四布水精，并行五经，其所饮之水，未经火化，直入膀胱，正谓饮一升溺一升，饮一斗溺一斗。试尝其味，甘而不咸可知矣。故用附子、肉桂之辛热，壮其少火，灶底加薪，枯笼蒸溽，槁禾得雨，生意维新。惟明者知之，昧者鲜不以为迂也。

——明·赵献可《医贯·卷之五·消渴论》

【提要】　本论主要阐述对消渴的病因及辨证施治的系统认识。要点如下：其一，消渴是因"摄养失宜，水火偏胜，津液枯槁，以致龙雷之火上炎，熬煎既久，肠胃合消，五脏干燥"所致。其二，治疗上，不分上中下，先治肾为急，用六味丸、八味丸及加减八味丸，随证而服，降其心火，滋其肾水，则渴自止。

张介宾　论消渴之阴阳辨证※※

三消之病，三焦受病也。上消者，渴证也，大渴引饮，随饮随渴，以上焦之津液枯涸。古云其病在肺，而不知心、脾、阳明之火皆能熏炙而然，故又谓之膈消。中消者，中焦病也，多食善饥，不为肌肉，而日加削瘦，其病在脾胃，又谓之消中也。下消者，下焦病也。小便黄赤，为淋为浊，如膏如脂，面黑耳焦，日渐消瘦，其病在肾，故又名肾消也。此三消者，古人悉认为火证。然有实火者，以邪热有余也；有虚火者，以真阴不足也。使治消证而不辨虚实，则未有不误者矣。

消证有阴阳，尤不可不察。如多渴者曰消渴，善饥者曰消谷，小便淋浊如膏者曰肾消。凡此者，多由于火，火甚则阴虚，是皆阳消之证也。至于阴消之义，则未有知之者。盖消者，消烁也，亦消耗也，凡阴阳血气之属日见消败者，皆谓之消，故不可尽以火证为言。何以见之？如《气厥论》曰：心移寒于肺，为肺消，饮一溲二，死不治。此正以元气之衰，而金寒水冷，故水不化气，而气悉化水，岂非阳虚之阴证乎？又如《邪气脏腑病形》篇言五脏之脉细小者，皆为消瘅，岂以微小之脉而为有余之阳证乎？此《内经》阴消之义固已显然言之，而但人所未察耳。故凡治三消证者，必当察其脉气、病气、形气，但见本元亏竭及假火等证，必当速救根本，以资化源。若但知为火而专务清理，未有不阴阳俱败者矣。

——明·张介宾《景岳全书·十八卷理集·杂证谟·三消干渴》

【提要】 本论主要阐述消渴之阴阳辨证。要点如下：其一，上消，不仅在肺，"心、脾、阳明之火皆能熏炙而然，故又谓之膈消"。中消，"其病在脾胃，又谓之消中"。下消，属下焦病，其病在肾，故又名肾消。其二，指出消证有阴阳之别。多渴、善饥、小便淋浊如膏者，多由于火，火甚则阴虚，此皆阳消之证。但论中又指出，"消者，消烁也，亦消耗也，凡阴阳血气之属日见消败者，皆谓之消，故不可尽以火证为言"。其三，列举阴消之例。如《素问·气厥论》中，心移寒于肺之"肺消"；《灵枢·邪气脏腑病形》中，五脏脉微小之"消瘅"。其四，提出三消的诊治要领和注意事项："凡治三消证者，必当察其脉气、病气、形气，但见本元亏竭及假火等证，必当速救根本，以资化源。若但知为火而专务清理，未有不阴阳俱败者。"此论体现了温补学派医家的共识。

张介宾 论三消治法※※*

凡治消之法，最当先辨虚实。若察其脉证果为实火致耗津液者，但去其火则津液自生，而消渴自止。若由真水不足，则悉属阴虚，无论上中下，急宜治肾，必使阴气渐充，精血渐复，则病必自愈。若但知清火，则阴无以生，而日见消败，益以困矣。

上消善渴，中消善饥。虽曰上消属肺，中消属胃，然总之火在中上二焦者，亦无非胃火上炎而然，但当微为分别以治之。若二焦果由实火，则皆宜白虎汤主之。若渴多饥少，病多在肺者，宜人参白虎汤主之。若水亏于下，火炎于上，有不得不清者，宜玉女煎，或加减一阴煎之类主之。一云上焦渴是心火刑金所致，宜降火清金，以兰香叶、白葵花、黄柏、知母，少加升麻以引清气上升，而渴自止。此说亦可酌用。

中消火证，以善饥而瘦，古法直以调胃承气汤及三黄丸之类主之。然既以善饥，其无停积可知，既无停积，则止宜清火，岂堪攻击，非有干结不通等证而用此二剂，恐非所宜。若其果属胃火，别无虚证，则三补丸、玉泉散、白虎汤及抽薪饮之类，皆可择而用也。

下消证，小便淋浊，如膏如油，或加烦躁耳焦，此肾水亏竭之证，古法用六味地黄丸之类主之，固其宜矣。然以余观之，则亦当辨其寒热滑涩，分而治之，庶乎尽善。若淋浊如膏，兼热病而有火者，宜补而兼清，以加减一阴煎，或补阴丸、大补阴丸，或六味地黄丸加黄柏、知母之类主之。若下消而兼涩者，宜补宜利，以六味地黄丸之类主之。若下焦淋浊而全无火者，乃气不摄精而然，但宜壮水养气，以左归饮、大补元煎之类主之。若火衰不能化气，气虚不能化液者，犹当以右归饮、右归丸、八味地黄丸之类主之。若下焦无火而兼滑者，当以固肾补阴为主，宜秘元煎、固阴煎及苓术菟丝丸之类主之。

三消证，古人以上焦属肺，中焦属胃，下焦属肾，而多从火治，是固然矣。然以余论之，则三焦之火多有病本于肾，而无不由乎命门者。夫命门为水火之府，凡水亏证固能为消为渴，而火亏证亦能为消为渴者何也？盖水不济火，则火不归原，故有火游于肺而为上消者，有火游于胃而为中消者，有火烁阴精而为下消者，是皆真阴不足，水亏于下之消证也。又有阳不化气则水精不布，水不得火则有降无升，所以直入膀胱而饮一溲二，以致泉源不滋，天壤枯涸者，是皆真阳不足，火亏于下之消证也。阴虚之消，治宜壮水，固有言之者矣。阳虚之消，谓宜补火，则人必不信。不知釜底加薪，氤氲彻顶，槁禾得雨，生意归巅，此无他，皆阳气之使然也，亦生杀之微权也。余因消证多虚，难堪剥削，若不求其斫丧之因而再伐生气，则消者愈消，无从复矣。故再笔于此，用以告夫明者。

——明·张介宾《景岳全书·十八卷理集·杂证谟·三消干渴》

【提要】 本论主要阐述三消的治法。要点如下：其一，治消渴当首辨虚实。实者去火则津液自生，虚者滋阴则虚火自降。其二，上消属肺胃，渴多在肺，饥多在胃。上消清热，有虚实之别。实者白虎汤，虚者玉女煎。其三，中消在胃，果属胃火，别无虚证，可选用三补丸、玉泉散、白虎汤及抽薪饮。其四，下消，为肾水亏竭，兼热病而有火，或火衰不能化气，气虚不能化液所致。当辨其阴阳、寒热、滑涩，分而治之。偏于阴虚者，方用加减一阴煎，或补阴丸、大补阴丸等；偏于阳虚者，方用右归饮、右归丸、八味地黄丸等。

秦昌遇 论外感内伤消渴辨治*

秦子曰：消者，消化失常之谓也。其症随饮而随渴，随食而随饥，随溺而随便。渴而数饮者，为上消；食过即饥者，为中消；时便膏沥者，为下消。今列外感二条，内伤二条。

外 感 三 消

燥火三消

燥火三消之症：即风消也。多饮渴不止，唇口干裂，烦躁不宁，此燥火伤于肺，即上消症也。多食易饥，不为肌肉，此燥火伤于胃，即中消症也。小便频数，淋沥如膏如油，此燥火伤于小肠、膀胱，即下消之症也。

燥火三消之因：或赫义羲年，燥气从令；或干旱之岁，燥火行权；或秋令之月，燥气太过。燥火伤人，上则烦渴引饮，中则消谷易饥，下则小便频数，燥万物者，莫燥乎火，而三消之症作矣。

燥火三消之脉：寸脉浮数，燥伤于上；关脉洪数，燥伤于中；尺脉沉数，燥伤于下。燥伤于气，脉见大数；燥伤于血，脉见细数。

燥火三消之治：清燥为先，烦渴引饮，《家秘》用知母石膏汤，加干葛。多食易饥，人参白虎汤。小便频数，淋沥如膏，益元散、导赤各半汤。

湿火三消

湿火三消之症：烦渴引饮，咳嗽面肿，此湿热伤肺，即上消症也。面黄身肿，消谷易饥，此湿热伤胃，即中消症也。小便频数，如膏如油，或如米泔，其味反咸为甘，此湿热伤于小肠、膀胱，即下消症也。

湿火三消之因：酒湿水饮之热，积于其内，时行湿热之气，蒸于其外，内外合受，郁久成热，湿热转燥，则三消乃作矣。

湿火三消之脉：多见数大。寸大上消，关大中消，尺大下消。三部皆大，三消之脉也。

湿火三消之治：宜流湿润燥。清肺饮，治上消也。加味清胃汤，治中消也。导赤各半汤、益元散，治下消也。

内 伤 三 消

积热三消

积热三消之症：烦渴引饮，口臭消渴，上消症也。烦热多食，食下即饥，中消症也。小便频数，如膏如油，足心下部常热，下消症也。

积热三消之因：膏粱厚味，时积于中，积湿成热，熏于肺则成上消，伤于胃则成中消，流于下则成下消。

积热三消之脉：胃脉上朝于寸口，肺消也。气口滑大，胃消也。尺脉洪大，下消也。右脉数大，肠胃积热；左脉数大，肝胆积热。

积热三消之治：烦渴引饮，清肺饮。口臭易饥，清胃汤，加干葛。如肺胃积热，下流膀胱，八正散。若肝胆之热下流，龙胆泻肝丸。若肾之相火下流，而成下消，凉八味丸、文蛤散。

精虚三消

精虚三消之症：口干消渴，饮水不多，气怯喘咳，上消症也。时食时饥，饥不欲食，中消症也。小便频数，牵引作痛，如沥如膏，下消症也。

精虚三消之因：或悲哀伤肺，煎熬真阴；或思虑伤脾，脾阴伤损；或房劳伤肾，精日耗而亏损：此精虚三消之因也。

精虚三消之脉：右寸细数，肺燥液干；右关细数，脾经阴损；两尺细数，肾肝失精。

精虚三消之治：生脉散、人参固本丸，治上消也。地黄膏、琼玉膏，治中消也。三才封髓丹，治下消也。先见小便过多，随乃多渴，此真阳失守，下泄无度，上不能蒸动生津，《金匮》八味丸主之。

——明·秦昌遇《症因脉治·卷三·三消总论》

【提要】　本论主要阐述消渴之外感与内伤的辨证施治。要点如下：其一，外感三消，有燥火和湿火之别，每类之下又有上中下三消之分。其二，内伤三消，有积热和精虚之别，每类之下又有上中下三消之分。其三，论中对每种证候，均以症、因、脉、治为纲目，阐述其辨证施治。

喻　昌　消渴论与消渴续论※

喻昌曰：消渴之患，常始于微而成于著，始于胃而极于肺肾。始如以水沃焦，水入犹能消之，既而以水投石，水去而石自若。至于饮一溲一，饮一溲二，则燥火劫其真阴，操立尽之术，而势成熇熇矣。《内经》有其论无其治，《金匮》有论有治矣。而集书者，采《伤寒论》厥阴经消渴之文凑入，后人不能抉择，斯亦不适于用也。盖伤寒传经，热邪至厥阴而尽，热势入深，故渴而消水，及热解则不渴且不消矣，岂杂证积渐为患之比乎？谨从《内经》拟议言之。《经》谓凡治消瘅、仆击、偏枯、痿厥、气满发逆、肥贵人，则膏粱之疾也，此中消所由来也。肥而不贵，食弗给于鲜；贵而不肥，餐弗过于饫；肥而且贵，醇酒厚味，孰为限量哉？久之，食饮酿成内热，津液干涸，求济于水，然水入尚能消之也，愈消愈渴，其膏粱愈无已，而中消之病遂成矣。夫既瘅成为消中，随其或上或下，火热炽盛之区，以次传入矣。上消者，胃以其热上输于肺，而子受母累，心复以其热移之于肺，而金受火刑。金者，生水，而出高源者也。饮入胃中，游溢精气而上，则肺通调水道而下。今火热入之，高源之水，为暴虐所逼，合外饮之水，建瓴而下，饮一溲二，不但不能消外水，且并素酝水精，竭绝而尽输于下，较大腑之暴注暴泄，尤为甚矣，故死不治也。所谓由心之肺，谓之死阴，死阴之属，不过三日而死者，此之谓也。故饮一溲二，第一危候也。至于胃以其热，由关门下传于肾，肾或以石药耗其真、女色竭其精者，阳强于外，阴不内守，而小溲浑浊如膏，饮一溲一，肾消之证成矣。《经》谓石药之性悍，又谓脾风传之肾，名曰疝瘕，少腹冤热而痛，出白液，名曰蛊，明指肾消为言。医和有云：女子阳物也，晦淫则生内热惑蛊之疾。此解冤热及蛊义甚明。王太仆谓：消烁肌肉，如蛊之蚀，日渐损削，乃从消字起见，浅矣浅矣。夫惑女色以丧志，精泄无度，以至水液浑浊，反从火化，亦最危候。《经》云：君火之下，阴精承之。故阴精有余，足以上承心火，则其人寿；阴精不足，心火直下肾中，阳精所降，其人夭矣。故肾者胃之关也，关门不开，则水无输泄而为肿满，关门不闭，则水无底止而为消渴。消渴属肾一证，《金匮》原文未脱。其曰：饮一斗溲一斗者，肾气丸主之。于以蒸动精水，上承君火，而止其下入之阳光。

此正通天手眼，张子和辄敢诋之？既诋仲景，复谀河间，谓其神芎丸以黄芩味苦入心，牵牛、大黄驱火气而下，以滑石引入肾经，将离入坎，真得《黄庭》之秘。颠倒其说，阿私所好，识趣卑陋若此，又何足以入仲景之门哉？何柏斋《消渴论》中已辨其非。昌观戴人吐下诸案中，从无有治消渴一案者，可见无其事，即无其理矣。篇首论火一段，非不有其理也，然以承气治壮火之理，施之消渴，又无其事矣。故下消之火，水中之火也，下之则愈燔；中消之火，竭泽之火也，下之则愈伤；上消之火，燎原之火也，水从天降可灭，徒攻肠胃，无益反损。夫地气上为云，然后天气下为雨，是故雨出地气，地气不上，天能雨乎？故亟升地气以慰三农，与亟升肾气以溉三焦，皆事理之必然者耳。不与昔贤一为分辨，后人亦安能行其所明哉？

——清·喻昌《医门法律·卷六·消渴论》

洁古谓：能食而渴者，白虎加人参汤；不能食而渴者，钱氏白术散加葛根。末传疮疽者，火邪盛也，急攻其阳，无攻其阴。下焦元气，得强者生，失强者死。末传中满者，高消、中消，制之太过，速过病所，上热未除，中寒复起，非药之罪，用药时失其缓急之制也。洁古老人可谓空谷足音矣！所云无攻其阴，得强者生，失强者死，皆虑泉竭之微言，令人肃然起敬。于是追步后尘，徐商一语曰：三消总为火病，岂待末传疮疽，始为火邪胜耶？然火之在阳在阴，分何脏腑，合何脏腑，宜升、宜降、宜折、宜伏，各各不同。从其性而治之，使不相扞格，乃为良法。若不治其火，但治其热，火无所归，热宁有止耶？如肾消阴病用六味丸，阳病用八味丸，此亦一法。若谓下消只此一法，其去中消宜下之说，能以寸哉！

——清·喻昌《医门法律·卷六·消渴续论》

【提要】　本论主要阐述消渴的病因病机及其治疗。要点如下：其一，本病病机"始于胃而极于肺肾"，主要因为饮食不节，酿成内热，以致津液干涸，求济于水，愈消愈渴，中消之病遂成。其二，中消形成以后，向上焦和下焦传变，有了上消和下消之证。其三，治疗上，强调温补肾命的治法，以阳气蒸动精水，上承君火，亦可引虚火归元。基于此，在论中对张从正治本病用下法予以抨击，表达了对张洁古用药大小缓急之制的推崇。

李用粹　论消渴辨治*

大意

二阳结，谓之消渴。（《内经》）

二阳者，手阳明大肠，主津液；足阳明胃，主血气。津血不足，发为消渴。（《入门》）

内因

水之本在肾，末在肺。（《内经》）

真水不竭，何渴之有？人惟酒色是耽，辛热太过，或以甘肥爆炙适其口，或以丹砂玉石济其私，于是火炎上熏，津液干枯而病生焉。

外候

上消者，心也，多饮少食，大便如常，溺多而频。中消者，脾也，善渴善饥，能食而瘦，溺赤便闭。下消者，肾也，精枯髓竭，引水自救，随即溺下，稠浊如膏。（《医鉴》）

三消移热

上消于心，移热于肺。中消于脾，移热于胃。下消于肾，移热于膀胱。传染既久，肠胃合消，五脏干燥。（《辨疑》）

故上轻中重下危。（《入门》）

三消传变

凡消病火炎日久，气血凝滞。能食者，末传脑疽背痈。不能食者，末传噎膈鼓胀。皆不治之症也。（《总录》）

死症

上消心火亢极，肺金受囚，饮一溲二者死。中消胃阳独旺，脾阴困败，下利而厥，食已善饥者死。下消肾阴枯涸，邪火煎熬，精溺时泄，如油如脂者死。

脉法

胃脉浮数者消谷，肺脉滑数者消渴，大率数大者生。细微者死，沉小者生，牢实者死。

治法

治宜补肾水，泻心火，除肠胃燥热，济身中津液，使道路散而不结，津液生而不枯，气血利而不涩，则病自已矣。（《玉机》）

血分气分

气分渴者，因外感传里，或过食香燥，热耗津液，喜饮冷水，当与寒凉渗利以清其热，热去则阴生，而渴自止。血分渴者，因内伤劳役，精神耗散，胃气不升，或病后亡津，或余热在肺，口干作渴，喜饮热汤，当与甘温酸剂以滋其阴，阴生则燥除而渴自止。（《入门》）

治宜滋补

初起宜养肺清心，久病宜滋肾养脾。盖五脏之津液，皆本乎肾，故肾缓则气上升而肺润，肾冷则气不升而肺枯，故肾气丸为消渴良方也。又五脏之精华，悉运乎脾，脾旺则心肾相交，脾健而津液自化，故参苓白术散为收功神药也。（《汇补》）

治无太峻

如上消中消，治之太急，久成中满之症，所谓上热未除，中寒复起也。

——清·李用粹《证治汇补·卷五·胸膈门·消渴》

【提要】 本论主要阐述消渴的辨证施治。要点如下：其一，提出消渴死症。上消心火亢极，肺金受囚，饮一溲二者死。中消胃阳独旺，脾阴困败，下利而厥，食已善饥者死。下消肾阴枯涸，邪火煎熬，精溺时泄，如油如脂者死。其二，治疗上，提出初起宜养肺清心，久病宜滋肾养脾。对温补脾肾的治法较为重视。

程国彭 论三消不必专执本经而滋其化源※※

《经》云：渴而多饮为上消，消谷善饥为中消，口渴、小水如膏者，为下消。三消之症，皆燥热结聚也。大法：治上消者，宜润其肺，兼清其胃，二冬汤主之；治中消者，宜清其胃，兼滋其肾，生地八物汤主之；治下消者，宜滋其肾，兼补其肺，地黄汤、生脉散并主之。夫上消清胃者，使胃火不得伤肺也；中消滋肾者，使相火不得攻胃也；下消清肺者，滋上源以生水也。三消之治，不必专执本经，而滋其化源则病易瘳矣。书又云：饮一溲一，或饮一溲二，病势危急，仲景用八味丸主之，所以安固肾气也。而河间则用黄芪汤和平之剂，大抵肺肾虚而不寒者，宜用此法。又按仲景少阴篇云：肾经虚，必频饮热汤以自救。乃同气相求之理。今肾经虚寒，则引水自灌，虚寒不能约制，故小便频数，似此不必与消症同论，宜用理中汤，加益智仁主之。然予尝见伤暑发喘之症，小便极多，不啻饮一而溲二者，用六味加知、柏而效。可见此症，又由肾经阴虚而得，治宜通变，正当临证制宜，未可一途而取也。

——清·程国彭《医学心悟·卷三·三消》

【提要】　本论主要阐述不可拘泥于三消分治的框架。要点如下：其一，上消不可只治肺，要兼治其母脏，清胃火。如论中指出"上消清胃者，使胃火不得伤肺也"。其二，治中消者，宜清其胃，兼滋其肾。"中消滋肾者，使相火不得攻胃也"。其三，治下消者，宜滋其肾，兼补其肺。"下消清肺者，滋上源以生水也"。从以上所论，可见其考虑脏腑的整体性，注重调节脏腑之间的关系。

黄元御　论"消因胆胃之逆"※*

消渴者，足厥阴之病也。厥阴风木与少阳相火，相为表里，风木之性，专欲疏泄，土湿脾陷，乙木遏抑，疏泄不遂，而强欲疏泄，则相火失其蛰藏。手少阳三焦以相火主令，足少阳胆从相火化气，手少阳陷于膀胱，故下病淋癃，足少阳逆于胸膈，故上病消渴。缘风火合邪，津血耗伤，是以燥渴也。

淋因肝脾之陷，消因胆胃之逆。脾陷而乙木不升，是以病淋；胃逆而甲木不降，是以病消；脾陷胃逆，二气不交，则消病于上而淋病于下。但是脾陷，则淋而不消；但是胃逆，则消而不淋。淋而不消者，水藏而木不能泄也；消而不淋者，木泄而水不能藏也。木不能泄，则肝气抑郁而生热，膀胱热涩，故溲便不通；水不能藏，则肾阳泄露而生寒，肾脏寒滑，故水泉不止。

肝木生于肾水而胎心火。火之热者，木之温气所化；木之温者，水之阳根所发。水主蛰藏，木主疏泄。木虚则遏抑子气于母家，故疏泄不行，而病淋涩；木旺则盗泄母气于子家，故蛰藏失政，而善溲溺。

《素问·气厥论》：心移热于肺，肺消。肺消者，饮一溲二，死不治。此上下俱寒，上寒则少饮，下寒则多溲。饮一溲二，是精溺之各半也，是以必死。《金匮》：男子消渴，小便反多，饮一斗，小便一斗。此下寒上热，下寒则善溲，上热则善饮。饮一溲一，是溺多而精少也，则犹可治。渴欲饮水，小便不利者，是消、淋之兼病者也。

桂附苓乌汤

茯苓（三钱）　泽泻（三钱）　桂枝（三钱）　干姜（三钱）　附子（三钱）　龙骨（三钱，煅，研）　牡蛎（三钱，煅，研）　首乌（三钱，蒸）

煎大半杯，温服。

治饮一溲二者。《素问》饮一溲二，水寒土湿，木气疏泄，宜苓、泽泻湿燥土，姜、附暖水温中，桂枝、首乌，达木荣肝，龙骨、牡蛎，敛精摄溺。病之初起，可以救药，久则不治。

——清·黄元御《四圣心源·卷五·杂病解·消渴根原》

【提要】 本论主要阐述消渴"消因胆胃之逆"的机理及治疗。要点如下：其一，黄元御对疾病的认识，源于其以脾土为中轴、木火与金水升降相因的理论。本论是从木火升发的太过与不及，以及随之带来的对脾土之影响加以论述。其二，论中将消渴与淋对比加以说明，指出淋是肝木不升，疏泄失职，膀胱热涩所致；消渴则是肝气升发太过，胃逆于上，木泄太过，子盗母气，水不能藏，所以小便不止。其三，治疗上，采用温中土，燥脾湿，敛降肝气之法。

汪蕴谷 论"消渴一症责在于下"※*

消渴一症，责在于下。肾水亏虚，则龙火无所留恋，而游行于中上，在胃则善食易饥，在肺则口渴喜饮。亦有渴而不善食者，亦有善食而不渴者，亦有渴而亦善食者，火空则发是也。若火灼在下，耳轮焦而面黑，身半以下肌肉尽削，小便所出白浊如膏，较之上中二消为尤甚。亦有上中二消，而及于下消者，勿泥看也。治法壮水生津，制火保元，而尤倦倦于救脾胃。盖水壮则火熄，土旺则精生，真火归原，在上则肺不渴矣，在中则胃不饥矣，在下则肉不消矣。倘补阴之法不应，正治之法不效，不得不从反佐之法，益火之源，以消阴翳，而投八味救脾胃之药，亦不可缺也，但白术宜慎用耳。张景岳专以救肾为主，而进八味丸，谓枯禾得雨，生气归巅，必须肾中元气熏蒸，津液生而精血旺，三消之症方可渐愈。不然徒用白虎之方，暂解一时，多服寒凉，反能助火，真火自焚，五脏灼枯，肌肉受敌，络脉不通，荣气不从，逆于肉理，疽发而病不救矣。若其人壮实，脉洪有力，人参白虎，亦未尝不可投，但在临症者神明变化耳。培养元气，俾熏蒸以生津液精血，愈三消之法，莫善于此，与古法用寒凉者，奚啻霄壤之隔？若实大在胃，第患口渴，即进茶汤，亦可解免，以此思消症岂白虎所能治者哉？

——清·汪蕴谷《杂症会心录·卷下·消渴》

【提要】 本论主要阐述消渴的病机。要点如下：其一，提出"消渴一症，责在于下"，阐明消渴是因于肾水亏虚，虚火游行于中上二焦所致。其二，提出治以壮水生津、制火保元、补土生精之法。如果单纯补阴不应，则施以反佐，投八味丸。其推崇张景岳之治，旨在促使肾中元气熏蒸，津液生而精血旺，则三消可愈。其三，指出寒凉之方药，只可暂解一时，日久会伤及阳气，不可久服。

邹滋九、邵新甫、华岫云 论三消与脾瘅辨治※*

三消一症，虽有上中下之分，其实不越阴亏阳亢，津涸热淫而已。考古治法，唯仲景之肾气丸，助真火蒸化，上升津液，《本事方》之神效散，取水中咸寒之物，遂其性而治之，二者可谓具通天手眼，万世准绳矣。他如《易简》之地黄引子，朱丹溪之消渴方，以及茯苓丸、黄芪汤、生津甘露饮，皆错杂不一，毫无成法可遵。至先生则范于法，而不囿于法。如病在中上者，膈膜之地，而成燎原之场，即用景岳之玉女煎，六味之加二冬、龟甲、旱莲，一以清阳明之热，以滋少阴，一以救心肺之阴，而下顾真液。如元阳变动而为消烁者，即用河间之甘露饮，生津清热，润燥养阴，甘缓和阳是也。至于壮水以制阳光，则有六味之补三阴，而加车前、牛膝，导引肝肾，斟酌变通，斯诚善矣。（邹滋九）

——清·叶桂著，徐灵胎评《临证指南医案·卷六·三消》

口甘一症，《内经》谓之"脾瘅"。此甘，非甘美之甘；瘅，即热之谓也。人之饮食入胃，赖脾真以运之，命阳以腐之，譬犹造酒蒸酿者然。倘一有不和，肥甘之疾顿发，五液精华，失其本来之真味，则淫淫之甜味，上泛不已也。胸脘必痞，口舌必腻，不饥不食之由，从此至矣。《内经》设一兰草汤，其味辛，足以散结，其气清，足以化浊，除陈解郁，利水和营，为奇方之祖也。夹暑夹湿之候，每兼是患，以此为君，参以苦辛之胜，配合泻心等法。又如胃虚谷少之人，亦有是症，又当宗大半夏汤，及六君子法，远甘益辛可也。（邵新甫）

脾瘅症，《经》言因数食甘肥所致。盖甘性缓，肥性腻，使脾气遏郁，致有口甘内热中满之患，故云治之以兰，除陈气也。陈气者，即甘肥酿成陈腐之气也。夫兰草即为佩兰，俗名为省头草，妇人插于髻中，以辟发中油秽之气，其形似马兰而高大，其气香，其味辛，其性凉，亦与马兰相类，用以醒脾气，涤甘肥也。今二案中，虽未曾用，然用人参以助正气，余用苦辛寒以开气泄热，枳实以理气滞，亦祖兰草之意，即所谓除陈气也。此症久延，即化燥热，转为消渴。故前贤有膏粱无厌发痈疽，热燥所致，淡薄不堪生肿胀，寒湿而然之论。（华岫云）

——清·叶桂著，徐灵胎评《临证指南医案·卷六·脾瘅》

【提要】 本论分别为邹滋九、邵新甫和华岫云为叶天士医案所作按语，主要阐述消渴与脾瘅的辨证施治。要点如下：其一，指出"三消一症，虽有上中下之分，其实不越阴亏阳亢，津涸热淫而已"；其推崇张仲景肾气丸"助真火蒸化，上升津液"，及《本事方》神效散，"取水中咸寒之物，遂其性而治之"。称"二者可谓具通天手眼，万世准绳矣"。其二，叶天士治消渴，"范于法，而不囿于法"。如病在中上者，一以清阳明之热，以滋少阴，一以救心肺之阴，而下顾真液。如元阳变动而为消烁者，即生津清热，润燥养阴，甘缓和阳，或壮水以制阳光，且导引肝肾，斟酌变通。其三，论消瘅时，指出"此症久延，即化燥热，转为消渴"。对于消瘅的治疗，本论推崇《内经》之兰草汤，如属胃虚谷少之人，又当宗大半夏汤及六君子汤。

张锡纯 论消渴多由于元气不升※※

治消渴。消渴，即西医所谓糖尿病，忌食甜物。

生山药（一两）　生黄芪（五钱）　知母（六钱）　生鸡内金（二钱，捣细）　葛根（钱半）　五味子（三钱）　天花粉（三钱）

消渴之证，多由于元气不升。此方乃升元气以止渴者也。方中以黄芪为主，得葛根能升元气，而又佐以山药、知母、花粉以大滋真阴，使之阳升而阴应，自有云行雨施之妙也。用鸡内金者，因此证尿中皆含有糖质，用之以助脾胃强健，化饮食中糖质为津液也。用五味者，取其酸收之性，大能封固肾关，不使水饮急于下趋也。

白虎加人参汤，乃《伤寒论》治外感之热传入阳明胃腑，以致作渴之方。方书谓上消者宜用之，此借用也。愚曾试验多次，然必胃腑兼有实热者，用之方的。中消用调胃承气汤，此须细为斟酌，若其右部之脉滑而且实，用之犹可，若其人饮食甚勤，一时不食，即心中怔忡，且脉象微弱者，系胸中大气下陷，中气亦随之下陷，宜用升补气分之药，而佐以收涩之品与健补脾胃之品，拙拟升陷汤，后有治验之案可参观。若误用承气下之，则危不旋踵。至下消用八味肾气丸。其方《金匮》治男子消渴，饮一斗溲亦一斗，而愚尝试验其方，不惟治男子甚效，即治女子亦甚效。曾治一室女得此证，用八味丸变作汤剂，按后世法，地黄用熟地、桂用肉桂，丸中用几两者改用几钱，惟茯苓、泽泻各用一钱，两剂而愈。后又治一少妇得此证，投以原方不效，改遵古法，地黄用干地黄（即今生地），桂用桂枝，分量一如前方，四剂而愈。此中有宜古宜今之不同者，因其证之凉热，与其资禀之虚实不同耳。

消渴证，若其肺体有热，当治以清热润肺之品。若因心火热而铄肺者，更当用清心之药。若肺体非热，因腹中气化不升，轻气即不能上达于肺，与吸进之养气相合而生水者，当用升补之药，补其气化，而导之上升，此拙拟玉液汤之义也。然消渴之证，恒有因脾胃湿寒、真火衰微者，此肾气丸所以用桂、附，而后世治消渴，亦有用干姜、白术者。尝治一少年，咽喉常常发干，饮水连连，不能解渴，诊其脉微弱迟濡，投以四君子汤，加干姜、桂枝尖，一剂而渴止矣。又有湿热郁于中焦作渴者，苍柏二妙散、丹溪越鞠丸，皆可酌用。

——民国·张锡纯《医学衷中参西录·医方·治消渴方》

【提要】 本论主要阐述消渴的病机与治疗。要点如下：其一，"消渴之证，多由于元气不升"所致，当用升补之药，补其气化，使元气上升，所以创立玉液汤。方中以黄芪为主，得葛根能升元气，而又佐以山药、知母、花粉以大滋真阴，使之阳升而阴应。其二，治消渴当慎用白虎加人参汤与调胃承气汤。只有胃腑兼有实热者，可暂服。对脾胃湿寒、真火衰微者，可治以肾气丸，亦可用干姜、白术。

2.39 郁 证

郁证是由于情志不舒、气机郁滞所致，以心情抑郁、情绪不宁、胸部满闷、胁肋胀痛或易怒喜哭、咽中如有异物梗塞等症为主要表现的病证。郁证的病因，总属情志所伤，尤以悲忧恼怒最易致病。七情过极，刺激过于持久，超过机体的调节能力，导致情志失调，或郁怒伤肝，导致肝气郁结而为病，病位主要在肝，但可涉及心、脾、肾。郁证以气郁为主要病变，但在治疗时应辨清六郁。一般说来，气郁、血郁、火郁主要关系于肝；食郁、湿郁、痰郁主要关系于脾；而虚证则与心的关系最为密切。理气开郁、调畅气机、怡情易性是治疗郁病的基本原则。对于实证，首当理气开郁，并应根据是否兼有血瘀、火郁、痰结、湿滞、食积等而分别采用活血、降火、祛痰、化湿、消食等法。虚证则应根据损及的脏腑及气血阴精亏虚的不同情况而补之，或养心安神，或补益心脾，或滋养肝肾。对于虚实夹杂者，则又当视虚实的偏重而虚实兼顾。由于本证主要由精神因素所引起，心理治疗对于本证具有重要意义。医者当努力解除致病原因，使病人正确认识和对待自己的疾病，增强治愈疾病的信心，保持心情舒畅，避免不良的精神刺激，对促进疾病的好转乃至痊愈都甚有裨益。

朱丹溪 六郁综论※※

戴云：郁者，结聚而不得发越也。当升者不得升，当降者不得降，当变化者不得变化也。此为传化失常，六郁之病见矣。气郁者，胸胁痛，脉沉涩；湿郁者，周身走痛，或关节痛，遇阴寒则发，脉沉细；痰郁者，动则即喘，寸口脉沉滑；热郁者，瞀，小便赤，脉沉数；血郁者，四肢无力，能食，便红，脉沉；食郁者，嗳酸腹饱不能食，人迎脉平和，气口脉紧盛者是也。

气血中和，万病不生，一有怫郁，诸病生焉。

气郁：香附子、苍术、川芎。

湿郁：苍术、川芎、白芷。

痰郁：海石、香附、南星、瓜蒌。

热郁：青黛、香附、苍术、川芎、栀子。

血郁：桃仁、红花、青黛、川芎、香附。

食郁：苍术、香附、针沙（醋炒）、山楂、神曲（炒）。

春加芎，夏加苦参，秋冬加吴茱萸。

越鞠丸，解诸郁，又名芎术丸。

苍术 香附 抚芎 神曲 栀子 等分为末，水丸，如绿豆大。

凡郁皆在中焦，以苍术、抚芎，开提其气以升之。假如食在气上，提其气则食自降。余皆仿此。

——元·朱丹溪撰，明·戴思恭辑《金匮钩玄·卷第一·六郁》

【提要】 本论主要阐述六郁的病因病机及辨证施治。要点如下：其一，基于"一有怫郁，诸病生焉"的理论，提出人体气、血、湿、痰、食、火六郁，并进一步提出各自的证候、组方和用药，成为系统的诊治理论，对后世影响极大。其二，重视中焦气机升降，认为"凡郁皆在中焦"，故当开提其气，恢复升降之序以治郁。

虞抟 论六郁辨治※※

《内经》曰：木郁达之，火郁发之，土郁夺之，金郁泄之，水郁折之。张子和曰：木郁达之，谓吐之令其条达也；火郁发之，谓汗之令其疏散也；土郁夺之，谓下之令无壅碍也；金郁泄之，谓渗泄解表利小便也；水郁折之，谓抑之制其冲逆也：此治五郁之大要耳。朱丹溪先生触类而长之，而又著为六郁之证，所谓气血冲和，百病不生，一有拂郁，诸病生焉。此发前人之所未发者也。夫所谓六郁者，气、湿、热、痰、血、食六者是也。或七情之抑遏，或寒热之交侵，故为九气怫郁之候。或雨湿之侵凌，或酒浆之积聚，故为留饮湿郁之疾。又如热郁而成痰，痰郁而成癖，血郁而成癥，食郁而成痞满，此必然之理也。又气郁而湿滞，湿滞而成热，热郁而成痰，痰滞而血不行，血滞而食不消化，此六者皆相因而为病者也。是以治法皆当以顺气为先，消积次之，故药中多用香附、抚芎之类，至理存焉，学者宜知此意。

——明·虞抟《医学正传·卷二·郁证》

【提要】 本论主要阐述六郁的辨证施治。要点如下：其一，论述郁证的成因，或七情之抑遏，或寒热之交侵，或雨湿之侵凌，或酒浆之积聚等。其二，论述六郁之相互演变发展，如气郁而湿滞，湿滞而成热，热郁而成痰，痰滞而血不行，血滞而食不化等。其三，总结六郁的治法，提出以顺气为先、消积次之的原则。

汪 机 论治郁大法※*

治郁大法

大抵郁症，总宜顺气。但因多有不同，亦宜分疗，不可不察。

如气郁，脉沉，胸胁痛，宜苍术、香附、抚芎之类行之。

如湿郁，脉多沉数，周身走痛，或关节疼，遇阴寒即发，宜苍术、白芷、茯苓、川芎之类为主治。

如热郁，脉沉而数，目瞀，小便数赤，宜桃仁、红花、栀子、青黛、香附、抚芎、苍术之类为主治。

如血郁，脉芤，四肢无力，小便赤，宜桃仁、红花、青黛、川芎、香附之类为主治。

如痰郁，脉弦滑，动则喘，宜海石、香附、南星、瓜蒌仁。

如食郁，左寸平和，右寸紧盛，咽腹胀不能食，宜山楂、神曲、针砂，或保和丸之类为主治。

凡治郁，春加防风，夏加苦参，秋冬加吴茱萸。

凡郁居中，悉以苍术、扶芎开提其气。假令食在气上，气升而食自降。

治郁方

六郁汤 治一切郁症。夫郁因气滞不行，郁而成热，热而成湿，湿郁成痰，法当行郁气为主。《经》云：辛可以散滞。是以用橘红、香附、抚芎、砂仁等诸辛药以行滞气为本。半夏豁痰，用苍术、茯苓理湿，栀子清热，三者为标，佐甘草以和药性。

橘红（苦辛温，一钱） 香附（辛温，七分） 抚芎（辛温，一钱） 砂仁（辛温，七分） 半夏（辛温，八分） 苍术（辛温，一钱） 赤茯苓（甘淡平，解结气，一钱） 栀子（苦寒，七分） 甘草（甘温，五分） 加姜三片，水钟半，煎八分，温服。

升发二陈汤 治痰郁，火邪于下，法当豁结升发火邪。是以用陈皮、抚芎行滞气，半夏、茯苓豁痰结，柴胡、升麻、防风等升发火邪，佐甘草和药性。

橘皮（辛温，一钱） 抚芎（辛温，八分） 半夏（辛温，钱半） 茯苓（淡平，一钱） 柴胡（苦寒，六分） 防风（辛温，五分） 升麻（苦寒，七分） 甘草（甘温，五分） 姜三片，水二钟，煎一钟，温服。

——明·汪机《医学原理·卷之九·郁症门》

【提要】 本论主要阐述治郁大法。要点如下：其一，总结了气郁、湿郁、热郁、血郁、痰郁及食郁的脉证治法。其二，创立了六郁汤和升发二陈汤。六郁汤立意来自越鞠丸，针对气郁不行，郁而成热，热而成湿，湿郁成痰之病机，立法以行郁气。方中诸药，以行滞气为本，以豁痰、理湿、清热治其标。升发二陈汤，是在二陈汤基础上加柴胡、升麻、防风等升发火邪，治"痰郁，火邪于下"之证，融火郁发之与李东垣升散火邪治法于一炉。

徐春甫 论治郁当遂其性※※

王安道曰：凡病之起，多由于郁。郁者，滞而不通之义。或因所乘而为郁，或不因所乘，本气自病郁者，皆郁也。岂惟五运之变能使然哉？郁既非五运之变可拘，则达之、发之、夺之、泄之、折之之法，固可扩而充之矣。可扩而充，其应变不穷之理也欤！且夫达者，通畅也。如肝性急怒气逆，肤胁或胀，火时上炎，治以苦寒辛散而不愈者，则用升发之药，加以厥阴报使而从治之。又如久风入中为飧泄，及不因外风之入，而清气在下为飧泄，则以轻扬之剂，举而散之。凡此之类，皆达之之法也。王氏以"吐"训"达"，不能使人无疑。以其肺金盛而抑制肝木软，则泻肝气举肝气可矣，不必吐也；以为脾胃浊气下流，而少阳清气不升软，则益胃升阳可矣，不必吐也。虽然，木郁固有吐之之理，今以"吐"字总该"达"字，则凡木郁皆当用吐矣，其可乎哉？至于东垣所谓食塞肺分，为金与土旺于上而克木。夫金之克木，五行之常道，固不待夫物伤而后能也。且为物所伤，岂有反旺之理？若曰吐，去其物以伸木气，乃是反思木郁而施治，非为食伤而施治矣。夫食塞胸中而用吐，正《内经》所谓"其高者，因而越之"之义耳，不劳引木郁之说以及之也。四郁皆然。

————明·徐春甫《古今医统大全·卷之二十六·郁证门·病机·郁证叙论》

【提要】 本论主要阐述治郁当遂其性。要点如下：其一，以"木郁达之"之"达"字训解为例，论述了对《内经》五郁之治的理解。其二，认为王安道以"吐"训"达"，不够准确，提出了种种肝郁气逆而不用吐的情况。其三，指出木郁固可用吐法治之，但以"吐"训"达"字，则凡木郁皆当用吐，这是不对的。其四，总结"夫达者，通畅也"，强调治疗木郁重在恢复其伸达之本性。

徐春甫 论治久病当兼解郁※※

诸病久则气滞血凝而成郁结，治之虽各因其证，当兼之以解散，固不可不知也。郁滞一开，则气血通畅，而诸病各自以其方而易愈也。今之病久，每每用本病之药而不奏效者，皆其郁之之故也。医者殊不悟此，治之弗效，妄变他方，愈变愈讹，而病剧矣。此郁之为治也，亦不容以少缓，当为医者之熟知也。

————明·徐春甫《古今医统大全·卷之二十六·郁证门·久病者当兼解郁》

【提要】 本论主要阐述治久病当兼解郁的原理。要点如下：久病虽有诸种病变，但"病久则气滞血凝而成郁结"之证，因而用本病之药则不见效，治疗当兼解郁之法。若能使郁滞得开，则气血通畅而诸病易愈。

孙一奎 气郁胁痛论※

或问治气郁胁痛，有谓达之者，有谓泻之者，于"达""泻"二字，还有说否？生生子曰：胁者，肝之部分，又足少阳经所行之地，此经多有余。《经》曰：东方实。丹溪曰：气有余，便是火。《内经》曰：肝者，将军之官，谋虑出焉。胆者，中正之官，决断出焉。盖人于日用之间，不能恬淡虚无，而纯合乎天和；惟不能恬淡虚无而合乎天和，是以七情一有不遂则生郁，郁久则生火，壅遏经隧，充塞清道，而痛作矣。至于痛极而涌吐酸水者，犹《洪范》所谓曲直作酸，乃肝胆之咎征也。《经》曰：木郁则达之。启玄子谓：吐之令其条达。此固一说也。然于"达之"之义，犹有所未尽焉。达，是通达之达，非独止于吐也。木郁于下，以柴胡、川芎之类升而发之，以顺其挺然之性，正所谓因曲而为之直，又谓从其性而升之，皆"达之"之义也。仲景小柴胡汤，治少阳胁痛，以柴胡为君，得其旨矣。《经》曰：有余者泻之。今肝实而胁痛，固宜泻之矣。《本草》列青皮、香附、黄连、白芍、柴胡、川芎之类，均为泻肝之剂，苟不择而用之，吾未见得志也。何者？夫青皮、香附，泻气之冲逆者也；黄连、白芍，泻血之沸腾者也。《经》曰：上者抑之。为其当下而不下，故用此辛酸苦寒之剂，以泄其冲逆沸腾之势，使之降下，以致于平而已，此正治法也，群皆识其为泻也。至若柴胡、川芎之所以为泻者，则异乎是也。盖柴胡、川芎，升发肝胆之清气者也。《经》曰：下者举之。为其当升而不升，故用此辛甘苦平之味，于阴中提阳，以扶其直遂不屈之性，使之上升，以复其常，是清阳升而浊阴降也，正前所谓"木郁则达之"之意，此从治法也，群皆未识其所以为泻也。《经》曰：轻者正治，重者从治。又曰：轻者可降，重则从其性而升之。又曰：过者折之，以其畏也，所谓泻之。过者，谓郁实而为火也。折之者，为裁之也。畏者，如木郁之病，用辛散属金之药，而排闷其纷伙，剪伐其猖獗，以致于中和，乃拨乱反正之意也。此皆识阴阳升降之理，顺逆之势，有如是耳。噫！苟为医而不明阴阳升降之理、顺逆之势，则用药安能识其正哉？且夫人与天地相流通者也，即举肝而言之，在天为雷，在方为东，在时为春，在五行为木，在人为肝，运动之气，皆相参焉。故张子和曰：胆与三焦寻火治，肝与包络都无异。丹溪曰：此指龙雷之火而言也，在人以肝胆应之。凡物不得其平则鸣，彼阳气久伏，壅遏于九地之下，则品物为之潜藏，当其升发之际，必轰然迅烈，大发声震，惊于天关之外，然后品物咸亨，此势也，理也。今木郁之病亦近之，木郁于下，则春升之令不行，以故痛而猛，猛而吐，吐而愈者，亦均此势也，均此理也。知夫此，则凡造物之所以有升降顺逆者，皆得以遂其正矣，于用药乎何有？

——明·孙一奎《医旨绪余·上卷·气郁胁痛论》

【提要】 本论主要阐述木郁的机理以及木郁治疗的要义。要点如下：其一，认为七情不遂则成郁，而郁主要责之于肝胆。其二，治疗上采用木郁达之之法。达，有通达之意，可以用泻、吐等法解，均是使之条达的方法。用柴胡、川芎升发肝胆之清气，以恢复其直遂不屈之性，即所谓木郁达之之意。而平常使用青皮、香附、白芍等是泻肝之实，用辛酸苦寒之剂，以泄肝火冲逆沸腾之势，使之降下。

赵献可 论水郁与木郁辨治※※

独"水郁折之"难解。愚意"然调其气"四句，非总结上文也，乃为"折之"二字，恐人不明，特说此四句，以申明之耳，然犹可也。水之郁而不通者，可调其气而愈。如《经》曰：膀胱者，州都之官，津液藏焉，气化则能出矣。肺为肾水上源，凡水道不通者，升举肺气，使上窍通则下窍通，若水注之法，自然之理。其过者，淫溢于四肢，四肢浮肿，如水之泛滥，须折之以其畏也。盖水之所畏者，土也，土衰不能制之，而寡于畏，故妄行。兹惟补其脾土，俾能制水，则水道自通。不利之利，即所谓泻之也。如此说，则"折"字与"泻"字，于上文接续，而折之之义益明矣。《内经》五法之注，乃出自张子和之注，非王启玄旧文，故多误。予既改释其误，又推广其义，以一法代五法，神而明之，屡获其效，故表而书之。

盖东方先生木，木者生生之气，即火气。空中之火，附于木中，木郁则火亦郁于木中矣。不特此也，火郁则土自郁，土郁则金亦郁，金郁则水亦郁，五行相因，自然之理。唯其相因也，予以一方治其木郁，而诸郁皆因而愈。一方者何？逍遥散是也。方中唯柴胡、薄荷二味最妙。盖人身之胆木，乃甲木少阳之气，气尚柔嫩，象草穿地始出而未伸。此时如被寒风一郁，即萎软抑遏，而不能上伸，不上伸则下克脾土，而金水并病矣。唯得温风一吹，郁气即畅达。盖木喜风，风摇则舒畅，寒风则畏。温风者，所谓吹面不寒杨柳风也，木之所喜。柴胡、薄荷辛而温者，辛也故能发散，温故入少阳，古人立方之妙如此。其甚者方中加左金丸，左金丸止黄连、吴茱萸二味，黄连但治心火，加吴茱萸气燥，肝之气亦燥，同气相求，故入肝以平木，木平则不生心火，火不刑金，而金能制木，不直伐木，而佐金以制木，此左金之所以得名也，此又法之巧者。然犹未也，一服之后，继用六味地黄加柴胡、芍药服之，以滋肾水，俾水能生木。逍遥散者，风以散之也，地黄饮者，雨以润之也，木有不得其天者乎？此法一立，木火之郁既舒，木不下克脾土，且土亦滋润，无燥熇之病，金水自相生。予谓一法，可通五法者如此。岂惟是哉，推之大之，千之万之，其益无穷。凡寒热往来、似疟非疟、恶寒发热、呕吐吞酸、嘈杂、胸痛肢痛、小腹胀闷、头晕盗汗、黄疸温疫、疝气飧泄等证，皆对证之方。推而伤风伤寒伤湿，除直中外，凡外感者，俱作郁看，以逍遥散加减出入，无不获效。如小柴胡汤、四逆散、羌活汤，大同小异，然不若此方之响应也。神而明之，变而通之，存乎人耳！倘一服即愈，少顷即发，或半日或一日又发，发之愈频愈甚，此必属下寒上热之假证，此方不宜复投，当改用温补之剂。如阳虚以四君子汤加温热药，阴虚者则以六味汤中加温热药。其甚者，尤须寒因热用，少以冷药从之，用热药冷探之法。否则拒格不入，非惟无益，而反害之。病有微甚，治有逆从，玄机之士，不须予赘。

——明·赵献可《医贯·卷之二·主客辨疑·郁病论》

【提要】　本论主要阐述水郁与木郁的辨证施治。要点如下：其一，阐释《内经》五郁中的水郁，认为补脾土制水，则水道自通。论中着重论述"水郁折之"之意，阐明"折之"就是以其五行所畏来克制，水之所畏是土，故补其脾土以制水。其二，所谓"一法代五法"，是指以逍遥散治疗木郁，进而治疗五郁的方法。亦即木者生生之气，木郁则火郁，火郁则土自郁，土郁则金亦郁，金郁则水亦郁，所以用一方治其木郁，诸郁皆可愈。

张介宾　论情志三郁辨治[※*]

凡五气之郁，则诸病皆有，此因病而郁也。至若情志之郁，则总由乎心，此因郁而病也。第自古言郁者，但知解郁顺气，通作实邪论治，不无失矣。兹予辨其三证，庶可无误。盖一曰怒郁，二曰思郁，三曰忧郁。如怒郁者，方其大怒气逆之时，则实邪在肝，多见气满腹胀，所当平也。及其怒后而逆气已去，惟中气受伤矣，既无胀满疼痛等证，而或为倦怠，或为少食，此以木邪克土，损在脾矣，是可不知培养而仍在消伐，则所伐者其谁乎？此怒郁之有先后，亦有虚实，所当辨治者如此。又若思郁者，则惟旷女嫠妇，及灯窗困厄，积疑任怨者皆有之。思则气结，结于心而伤于脾也。及其既甚，则上连肺胃而为咳喘，为失血，为膈噎，为呕吐，下连肝肾，则为带浊，为崩淋，为不月，为劳损。若初病而气结为滞者，宜顺宜开；久病而损及中气者，宜修宜补。然以情病者，非情不解。其在女子，必得愿遂而后可释；或以怒胜思，亦可暂解。其在男子，使非有能屈能伸，达观上智者，终不易却也。若病已既成，损伤必甚，而再行消伐，其不明也亦甚矣。又若忧郁病者，则全属大虚，本无邪实，此多以衣食之累，利害之牵，及悲忧惊恐而致郁者，总皆受郁之类。盖悲则气消，忧则气沉，必伤脾肺；惊则气乱，恐则气下，必伤肝肾。此其戚戚悠悠，精气但有消索，神志不振，心脾日以耗伤。凡此之辈，皆阳消证也，尚何实邪？使不知培养真元，而再加解散，真与鹭鸶脚上割股者何异？是不可不详加审察，以济人之危也。

怒郁之治：若暴怒伤肝，逆气未解，而为胀满或疼痛者，宜解肝煎、神香散，或六郁汤，或越鞠丸。若怒气伤肝，因而动火，以致烦热，胁痛胀满或动血者，宜化肝煎。若怒郁不解或生痰者，宜温胆汤。若怒后逆气既散，肝脾受伤，而致倦怠食少者，宜五味异功散，或五君子煎，或大营煎、归脾汤之类调养之。

思郁之治：若初有郁结滞逆不开者，宜和胃煎加减主之，或二陈汤，或沉香降气散，或启脾丸皆可择用。凡妇人思郁不解，致伤冲任之源，而血气日亏，渐至经脉不调，或短少渐闭者，宜逍遥饮，或大营煎。若思忆不遂，以致遗精带浊，病在心肺不摄者，宜秘元煎。若思虑过度，以致遗精滑泄及经脉错乱，病在肝肾不固者，宜固阴煎。若思郁动火，以致崩淋失血，赤带内热，经脉错乱者，宜保阴煎。若思郁动火，阴虚肺热烦渴，咳嗽见血，或骨蒸夜热者，宜四阴煎，或一阴煎酌宜用之。若生儒寒厄，思结枯肠，及任劳任怨，心脾受伤，以致怔忡健忘，倦怠食少，渐至消瘦，或为膈噎呕吐者，宜寿脾煎，或七福饮。若心膈气有不顺或微见疼痛者，宜归脾汤，或加砂仁、白豆蔻、丁香之类以微顺之。

忧郁内伤之治：若初郁不开，未至内伤，而胸膈痞闷者，宜二陈汤、平胃散，或和胃煎，或调气平胃散，或神香散，或六君子汤之类以调之。若忧郁伤脾而吞酸呕恶者，宜温胃饮，或神香散。若忧郁伤脾肺而困倦，怔忡，倦怠食少者，宜归脾汤，或寿脾煎。若忧思伤心脾，以致气血日消，饮食日减，肌肉日削者，宜五福饮、七福饮，甚者大补元煎。

——明·张介宾《景岳全书·卷十九明集·杂证谟·郁证》

【提要】 本论主要阐述情志三郁的辨证施治。要点如下：其一，怒郁，大怒气逆之时，则实邪在肝，怒后而逆气已去，则中气受伤，其损在脾。其二，思郁，思则气结，结于心而伤于脾。这类疾病，"以情病者，非情不解"。其三，忧郁，因悲则气消，忧则气沉，必伤脾肺；因惊则气乱，恐则气下，必伤肝肾。论中指出，三郁皆为大虚而并无邪实。对每类郁证的具体证候，又厘定了详细治法与方药。

陈士铎 论五郁辨治[**]

人有心腹饱满作胀，时或肠鸣，数欲大便，甚则心疼，两胁填实，为呕为吐，或吐痰涎，如呕清水，或泻利暴注，以致两足面胕肿，渐渐身亦重大。此等之病，初起之时，必杂然乱治；

及其后也，未有不作蛊胀治之。谁知乃是土郁之病乎！土郁者，脾胃之气郁也。《内经》将土郁属之五运之气，而不知人身五脏之中，原有土郁之病，正不可徒咎之岁气，而不消息其脏腑之气也。夫土气喜于升腾，不喜下降。肝木来侮，则土气不升；肺金来窃，则土气反降。不升且降，而土气抑郁而不伸，势必反克夫水矣。水既受克，不敢直走于长川大河，自然泛滥于溪涧路径，遇浅则泻，逢窍必钻，流于何经，既于何经受病。治法宜疏通其土，使脾胃之气升腾，则郁气可解。然而脾胃之所以成郁者，虽因于肝木之有余，与肺金之不足，然亦因脾胃之气素虚，则肝得而侮，肺得而耗也。倘脾胃之气旺，何患成郁哉？故开郁必须补脾胃之气，补脾胃而后用夺之之法，则土郁易解耳。方用善夺汤。

茯苓（一两）　车前子（三钱）　白术（三钱）　柴胡（一钱）　白芍（五钱）　陈皮（三分）　半夏（一钱）

水煎服。连服四剂，而诸症渐愈。

此方利水而不走气，舒郁而兼补正。不夺之夺，更神于夺也，何必开鬼门、泄净府始谓之夺哉！

此症用疏土汤亦佳。

白术　茯苓（各一两）　肉桂（三分）　柴胡（五分）　白芍（三钱）　枳壳（三分）　半夏（五分）

水煎服。四剂愈。……

人有咳嗽气逆，心胁胀满，痛引小腹，身不能反侧，舌干嗌燥，面陈色白，喘不能卧，吐痰稠密，皮毛焦枯。人以为肺气之燥也，而不知乃是肺气之郁！夫肺气之郁，未有不先为心火所逼而成。然而火旺由于水衰，肾水不足，不能为肺母复仇，则肺金受亏，而抑郁之病起。然则治肺金之郁，可不泄肺金之气乎！虽然未可径泄肺金之气也，必须大补肾水，水足而心火有取资之乐，必不再来犯肺，是补肾水正所以泄肺金也。方用善泄汤。

熟地（一两）　山茱萸（五钱）　玄参（一两）　荆芥（三钱）　牛膝（三钱）　炒枣仁（三钱）　沙参（三钱）　贝母（一钱）　丹皮（二钱）

水煎服。一剂轻，二剂又轻，十剂全愈。

此方滋肾水以制心火，实滋肾水以救肺金也。肺金得肾水之泄而肺安，肾水得肺金之泄而水壮，子母同心，外侮易制，又何愤懑哉？此金郁泄之之义，实有微旨也。

此症用和金汤亦效。

麦冬（五钱）　苏叶（一钱）　桔梗（二钱）　甘草（一钱）　茯苓（三钱）　黄芩（一钱）　半夏（五分）　百合（三钱）

水煎服。四剂愈。……

人有遇寒心痛，腰脽沉重，关节不利，难于屈伸，有时厥逆，痞坚腹满，面色黄黑，人以为寒邪侵犯也，谁知是水郁之症乎！水郁之症，成于土胜木复之岁者居多，然而脾胃之气过盛，肝胆之血太燥，皆能成水郁之症也。然则，治法何可舍脾、胃、肝、胆四经而他治水郁哉？虽然水郁成于水虚，而水虚不同。水有因火而虚者，真火虚也；有因水而虚者，真水虚也。真水虚而邪水自旺，真火虚而真水益衰。大约无论真火、真水之虚，要在于水中补火，火足而水自旺，水旺而郁不能成也。方用补火解郁汤。

熟地（一两）　山药（五钱）　巴戟天（五钱）　肉桂（五分）　杜仲（五钱）　薏仁（五钱）

水煎服。连服四剂自愈。

此方于补火之中，仍是补水之味，自然火能生水，而水且生火，水火两济，何郁之有？正不必滋肝胆而调脾胃也。

此症用浚水汤亦效。

白术（一两） 杜仲（三钱） 山药（一两） 薏仁 芡实（各五钱） 防己 桂枝（各五分）

水煎服。四剂愈。……

人有少气，胁腹胸背、面目四肢胀，愤懑，时而呕逆，咽喉肿痛，口干舌苦，胃脘上下忽时作痛，或腹中暴疼，目赤头晕，心热烦闷，懊憹善暴死，汗濡皮毛，痰多稠浊，两颧红赤，身生痹疮。人以为痰火作祟也，谁知是火郁之病乎！夫火性炎上，火郁则不能炎上而违其性矣。五脏之火不同，有虚火、实火、君火、相火之异。然火之成郁者，大约皆虚火、相火，即龙雷之火也。雷火不郁，则不发动，过于郁则又不能发动。非若君火、实火虽郁而仍能发动也。故治火之郁者，治虚火相火而已矣。既曰虚火，则不可用泻；既曰相火，则不可用寒。所当因其性而发之耳。方用发火汤。

柴胡（一钱） 甘草（一钱） 茯神（三钱） 炒枣仁（三钱） 当归（三钱） 陈皮（三分） 神曲 炒栀子（各一钱） 白芥子（二钱） 白术（二钱） 广木香末（五分） 远志（一钱）

水煎服。一剂而火郁解，再剂而诸症愈矣。

此方直入胞络之中，以解其郁闷之气，又不直泻其火，而反补其气血，消痰去滞，火遂其炎上之性也。或疑龙雷之火在肾、肝而不在心包，今治心包恐不能解龙雷之火郁也。殊不知心包之火，下通于肝、肾；心包之火不解，则龙雷之火郁何能解哉？吾解心包之郁火，正所以解龙雷之郁火也。不然心包之郁未解，徒解其龙雷之火，则龙雷欲上腾，而心包阻抑，劈木焚林之祸，必且更大。惟解其心包之火，则上火既达，而下火可以渐升；且上火既达，而下火亦可以相安，而不必升矣。此治法之最巧者也。

此症用通火汤亦妙。

白芍 玄参 麦冬（各一两） 生地（五钱） 甘草（一钱） 陈皮（五分） 荆芥（一钱） 白芥子（二钱） 茯苓（三钱） 半夏（八分）

水煎服。一剂而郁解矣，二剂全愈。……

人有畏寒畏热，似风非风，头痛颊疼，胃脘饱闷，甚则心胁相连膜胀，膈咽不通，吞酸吐食，见食则喜，食完作楚，甚则耳鸣如沸，昏眩欲仆，目不识人。人以为风邪之病，谁知是木郁之症也！夫木属肝胆，肝胆之气一郁，上不能行于心包，下必至刑于脾胃。人身后天以脾胃为主，木克脾土，则脾不能化矣，木克胃土，则胃不能受矣？脾胃空虚，则津液枯槁何能分布于五脏七腑哉？且木尤喜水，脾胃既成焦干之土，则木无水养，克土益深，土益病矣。土益病，则土不生肺，而肺金必弱，何能制肝？肝木过燥，愈不自安而作祟矣！治法宜急舒肝胆之本气。然徒舒肝胆之气，而不滋肝胆之血，则血不能润，而木中之郁未能尽解也。方用开郁至神汤。

人参（一钱） 香附（三钱） 茯苓（二钱） 白术（一钱） 当归（二钱） 白芍（五钱） 陈皮（五分） 甘草（五分） 炒栀子（一钱） 柴胡（五分）

水煎服。一剂而郁少解，再剂而郁尽解也。

此方无刻削之品，而又能去滞结之气，胜于逍遥散多矣。或疑郁病，宜用解散之剂，不宜用补益之味，如人参之类，似宜斟酌。殊不知人之境遇不常，拂抑之事常多，愁闷之心易结，而木郁之病不尽得之岁运者也。故治法亦宜变更，不可执郁难用补之说，弃人参而单用解散之药，况人参用入于解散药中，正既无伤，而郁又易解者也。

此症用舒木汤亦效。

白芍 当归（各三钱） 川芎 荆芥 郁金 苍术（各二钱） 香附 车前子 猪苓 甘草（各一钱） 青皮（五分） 天花粉（一钱）

水煎服。四剂愈。……

人之郁病，妇女最多，而又苦最不能解。倘有困卧终日，痴痴不语，人以为呆病之将成也，谁知是思想结于心，中气郁而不舒乎！此等之症，欲全恃药饵，本非治法，然不恃药饵，听其自愈，亦非治法也。大约思想郁症，得喜可解；其次使之大怒，则亦可解。盖脾主思，思之太甚则脾气闭塞而不开，必至见食则恶矣。喜则心火发越，火生胃土，而胃气大开，胃气既开，而脾气安得而闭乎？怒属肝木，木能克土，怒则气旺，气旺必能冲开脾气矣。脾气一开，易于消食，食消而所用饮馔必能化精以养身，亦何畏于郁乎？故见此等之症，必动之以怒，后引之以喜，而徐以药饵继之，实治法之善也。方用解郁开结汤。

白芍（一两） 当归（五钱） 白芥子（三钱） 白术（五钱） 生枣仁（三钱） 甘草（五分） 神曲（二钱） 陈皮（五分） 薄荷（一钱） 丹皮（三钱） 玄参（三钱） 茯神（二钱）

水煎服。十剂而结开，郁亦尽解也。

此方即逍遥散之变方，最善解郁。凡郁怒而不甚者，服此方无不心旷神怡。正不必动之以怒，引之以喜之多事耳。

此症亦可用抒木汤加栀子一钱、神曲五分，殊效。

——清·陈士铎《辨证录·卷之四·五郁门》

【提要】 本论主要阐述郁证的辨证施治。要点如下：其一，土郁者，因于肝木来侮，或因于肺金来盗母气。其二，金郁者，因于水衰火旺。其三，水郁者，成于脾胃之气盛，肝胆血燥；或水有因火而虚，有因水而虚。其四，火郁有虚火、实火、君火、相火之异。其五，心包郁者，解其心包之火，则上火达，下火升。其六，木郁者，肝胆气郁，必刑脾胃，脾胃成焦土，则木无水养，肺金必弱，不能制肝。其七，中气郁，因于思想结于心。论中对以上诸郁，皆详论病因病机，且附治法方药。如土郁者，治宜疏通其土，使脾胃之气升腾，则郁气可解。金郁，则重在补肾水，水足则制心火，火遂不能克金。

沈金鳌 论五郁治法※※

夫达者，通畅之义。木郁，风之属，脏应肝，腑应胆，主在筋爪，伤在脾胃，症多呕酸。木喜条鬯，宜用轻扬之药，在表疏其经，在里疏其脏，但使气得通行，均谓之达。若专用吐，谓肺金盛，抑制肝木，则与泻肺气、举肝气可矣，何必吐。谓脾浊下流，少阳清气不升，则与抑胃升阳可矣，又何必吐。木郁固有吐之之理，而以"吐"总该"达"字，则未也，宜达郁汤。

达郁汤〔治木〕 升麻 柴胡 川芎 香附 桑皮 橘叶 白蒺藜

发者，越之也。火郁之病，为阳为热，脏应心，腑应小肠、三焦，主在脉络，伤在阴分。凡火之结聚敛伏者，不宜蔽遏，当因其热而解之散之，升之扬之。如腠理外蔽，邪热怫郁，则解表取汗以散之。如龙火郁甚，非苦寒沉降之剂可治，则用升浮之品，佐以甘温，顺其性而从治之，汗未足以概之也，宜发郁汤。

发郁汤〔治火〕丹皮 柴胡 羌活 葛根 远志 菖蒲 葱白 细辛

夺者，直取之谓也。湿滞则土郁，脏应脾，腑应胃，主在肌肉、四肢，伤在血分，当理其滞。滞在上宜吐，滞在中宜伐，滞在下宜泻，皆夺也，夺岂止于下哉！宜夺郁汤。

夺郁汤〔治土〕苍术 藿香 香附 陈皮 砂仁 苏梗 生姜 草蔻仁 省头草

泄者，疏利之也。金郁之病，为敛闭，为燥塞，脏应肺，腑应大肠，主在皮毛、声息，伤在气分，或解表，或利气，皆可谓泄。利小便是水郁治法，与金郁无关，宜泄郁汤。

泄郁汤〔治金〕紫菀 贝母 桔梗 沙参 香附 砂仁 白蒺藜

折者，调制之也。水之本在肾，标在肺。实土可以制水，治在脾。壮火可以制水，治在命门。自强可以帅水，治在肾。分利可以泄水，治在膀胱。凡此皆谓之折，非独抑之而已，宜折郁汤。

折郁汤〔治水〕白术 茯苓 猪苓 泽泻 肉桂 丁香 木通 白蔻仁

——清·沈金鳌《杂病源流犀烛·卷十八·诸郁源流》

【提要】 本论主要阐述五郁的治法及方药。要点如下：其一，达郁汤，在升达肝气的同时，注重降肺气。方中清金制木之桑白皮，是独到的用药。其二，泄郁汤，则在宣降肺气的同时，注意调达肝气，以备金来克木，可见其对金、木二脏的关系尤为重视。其三，发郁汤，在使用升散之品的同时，有菖蒲、远志交通水火道路。其四，夺郁汤，主要是行气化湿之品。其五，折郁汤，在五苓散基础上化气行水。

吴鞠通 论肝郁不可概用逍遥散治疗[※*]

今人见肝郁，佥用逍遥散，效者半，不效者半，盖不知有仲景新绛旋覆花汤、缪仲淳苏子降香汤之妙也。盖经主气，直行，属阳；逍遥散中之柴胡，直行，为纵。络主血，横行，属阴；新绛等汤专走络，横行，为横。治肝宜横而不宜纵，盖肝之怒气直冲上行，岂可再以柴胡直性上行者助其势乎？其间有见功者，肝喜条达故也，或有阴邪伏陷故也。肝主血，络亦主血，同类相从，顺其势而利导之，莫如宣络。再肝郁久则血瘀，瘀者必通络，岂逍遥散气药所能治乎！

——清·吴鞠通《医医病书·肝郁用逍遥散论》

【提要】 本论主要阐述肝郁不可概用逍遥散治疗。要点如下：提出肝郁有肝经郁滞和肝络郁滞之别。经主气，直行，络主血，横行，故"治肝宜横而不宜纵"。逍遥散中的柴胡，是直行、向上的，如果肝气不条达、升发之气不行，可以使用。若肝郁怒气直冲上行，则不宜使用。而且肝郁日久及血，宜用通络之品。所以这类病证适用张仲景旋覆花汤。这则医论，对临床使用疏肝之剂颇有参考价值。

江　秋　论诸郁辨治※※

郁有六气之郁，风寒暑湿燥火是也；有七情之郁，喜怒忧思悲恐惊是也；有人事失养之郁，气血痰食是也。当分治之。

论六气之郁

风郁之症，由皮毛而入。《经》云：贼风邪气，乘虚伤人，浅者止犯皮毛，深者遍传经络。其症鼻塞身重，或头痛寒热，咳嗽痰喘，失治则风郁。藏于皮肤之间，内不得通，外不得泄，善行而数变，腠理开则洒然寒，闭则热而闷，寒则衰饮食，热则消肌肉。且内舍于肺，则发咳上气。传之肝，则厥，胁痛，出食。传之脾，腹中热，烦心出黄。传之肾，为疝瘕，少腹冤热而痛。传之心，筋脉相引为瘲。其入深者，内搏于骨为痹，搏于筋为挛，搏于脉中，血闭不通为痈，搏于皮肤，卫气不行为不仁。治宜六安煎及参苏饮。若化热，《局方》羌活散。冬月，桂枝汤酌用。此治风郁之法也。

寒郁之症，有由外而入者，有由饮食而致者，有由内而成者，宜分治之。其由外入者，风寒之感也。初起发热恶寒，失治则外寒郁而伤形。轻者头痛身重，呕恶胀滞，筋骨酸疼，治宜香苏散、神术散、五积散等主之。重者或传经化火，或直中三阴。症状治方，具详后卷伤寒门中。其由饮食致者，生冷之伤也。初起吞酸嗳腐，失治则内寒郁而伤脾，为霍乱转筋，为泄痢，为久疟，为痞积，为厥脱。治宜温胃饮、理中汤、四逆汤，加肉桂、木香之类。其由内而成者，或劳欲火竭，或禀赋阳虚，此根本之亏也。初起时眩晕倦怠，畏冷恶风，失治则虚寒郁而气血日损，为厥逆不食，气喘阳痿，脉沉濡，五更泄泻。治宜八味丸、理阴煎、理中汤、右归饮、大补元煎之属。此寒郁之治也。

暑郁之症，由口鼻而入，轻者为伤暑，重者为闭暑。其烦热口渴面垢，小水不利，脉虚自汗，失治则暑郁。入心肺，为烦闷昏晕，为喘为痿；入脾胃，为泄痢，为久疟，治宜四味香薷饮，合四苓、益元散、生脉散之类，甚则人参白虎汤。暑邪弥漫三焦者，杏翘清肺饮、至宝丹。若兼风袭者，六和汤加羌活、紫苏。因贪凉及生冷受寒者，非暑病也，霍香正气散及温胃、理中等酌用，此暑郁之治也。

湿郁之症，身半已下受者居多。雨露之湿本于天，泥潮之湿本于地，酒浆水果汗液之湿本于人。初起在肌表，但发热恶寒，自汗身重，脉滑舌腻，失治则湿郁。入经络，为痹为痿，为筋骨四肢酸痛，腰痛不能转侧；入肌肉，为麻木，为胕肿脚气，为黄疸；入脏腑，为呕恶咳嗽，为胀满，为溺涩黄赤，为濡泻腹痛，水肿癥疝。治法宜分寒热，治湿热，宜清宜利，热去湿亦去也。用四苓、益元、大小分清饮等加芩、连之属。治寒湿，宜燥宜温，非温不能燥也，用神术汤、胃苓汤、平胃散、羌活胜湿汤加姜、桂之属。此湿郁之治也。

燥郁之症，由时令亦由内涸。有脏腑之燥，有血脉之燥。其症咽鼻生干，烦渴咳逆，溺少便难，手足痿弱，失治则燥郁。在肺，为咽痛，为干咳，吐血稠痰，为胸痹；在肝，为胁痛气逆，目干不明；在肠胃，为噎膈三消，便秘便血，腹痛；在肾，为消渴；在血脉，为风生抽掣。《易》曰：燥万物者莫熯乎火。非清火不能去燥，治用润燥汤、麦门冬汤、润肠丸、生地黄煎，火甚石膏、大黄酌用。血虚者，甘露饮、地黄丸，加当归、苁蓉、麻仁、蒌仁、牛乳、蜂蜜之类。此燥郁之治也。

火郁之症，有贼火，有子火，贼可驱而不可留，子可养而不可害。贼火由六气饮食、暖坑窑灶而得，郁之则熏灼脏腑，烦渴肌消，必至阴涸而后已。子火即命门之真阳，生生之橐籥，郁之则元阳不升，谷食不化，水火不相为用，为不食，为肾泻，为水肿阴结，虚寒症百出矣。治法宜用表、清、攻三法以驱贼，如升阳散火汤、白虎汤、黄连解毒汤、承气汤等是也。用温补法以养子，如八味丸、右归饮等是也。此火郁之治也。

论七情之郁

喜郁之症，志得意满之病也。《经》云：喜则气和志达，营卫通利，故气缓。何病之有？然或在君父尊长之前，同人失意之际，遇喜不便形容，如谢安之对弈报捷，故示从容，旋折屐齿之类，皆喜郁也。喜而郁，则神散而不藏，其发也狂，为喜笑不休，口流涎，目黄，皮革焦，毛悴色夭，治宜天王补心丹。若心热多笑，黄连解毒汤加半夏、姜汁、竹沥，且以恐胜之。此喜郁之治也。

怒郁之症，《经》云：血有余则怒。怒则气逆，甚则呕血及飧泄。怒而郁，则气逆上而不下，即伤肝。其症胁胀疼痛，头疼目不明，昏冒厥逆，妇女经闭乳疾，治用越鞠丸、四磨饮、化肝煎、柴胡疏肝散之类，生痰者，二陈汤。然久郁忿忿不解，必大伤其阴，而成劳损噎膈痞结诸症，宜逍遥散、归脾汤等以调养之，更用访胜寻乐之事以散其闷，或以悲胜之。血逆者，通瘀煎、人参清肺散酌用。此怒郁之治也。

忧郁之症，全属大虚，多因衣食之累，利害之牵，及悲忧惊恐所致。盖悲则气消，忧则气沉，必伤脾肺；惊则气乱，恐则气下，必伤肝肾。忧至于郁，此其戚戚悠悠，精气消索，已非一日。《经》云：忧愁者，气闭塞而不行。将见噎膈劳损、便血疮疡，虚症滋起。古人琴书以消忧，出游以写忧，皆良法也。治宜培养真元，用七福饮、四君、异功、六君、大补元煎等治之。此忧郁之治也。

思郁之症，惟旷女嫠妇，及萤窗困厄，积疑任怨者有之。《经》云：思则心有所存，神有所归，正气留而不行，故气结而伤于脾。郁之久，则上连肺胃而为喘咳，为失血，为噎膈呕吐；下连肝肾，为带浊，崩淋不月，为劳损。初病者宜顺宜开，久病而损及中气者，宜修宜补。然以情病者，非情不解，即以怒胜思，亦暂时之计耳。俗谚云：心病还须心药医，可谓一语破的。治用逍遥散、二陈汤、六君、七福之属酌用。此思郁之治也。

悲郁之症，《经》云：心气虚则悲，悲则气消。悲而郁，则心系急，肺布叶举，而上焦不通，营卫不散，热气在中，故气消。其症则心下崩数溲血，悲痛苦恼者，心神烦热躁乱而非清净也。悲哭而五液俱出者，火热亢极而反兼水化制之也，甘麦大枣汤主之。大约悲因于有所失，唯用亡羊补牢之计，使其失不足惜，则前事自忘而悲可愈。治法润肺中兼顺其气。此悲郁之治也。

恐郁之症，《经》云：肝气虚则恐。精气并于肾则恐。心怵惕思虑则伤神，神伤则恐惧自失。胆病者，心下憺憺，若人将捕之。此症本无所惊，心自动而不宁，自由元虚阴弱，心神不足而然。失治而郁，则精却，上焦闭，下焦胀，故气不行。治法：若肾伤者，宜补精髓，六味丸加枸杞、远志；若肝虚者，宜养阴血，六味丸加枣仁，龙齿；治阳明者，壮其气，四君子加木香；治心包者，镇其神，七福饮、秘旨安神丸加朱砂、琥珀、犀角；胆虚者，补胆防风汤；劳心过度，梦寐不安者，一味鹿角胶，酒溶多服。此恐郁之治也。

惊郁之症，《经》云：惊则气乱，心无所倚，神无所归，虑无所定，故气乱。恶人与火，闻木音则惕然。失治而郁，则生火生涎，涎与气搏，变生诸症。或短气自汗，异梦惊魇；或怔忡心悸，癫痫神呆，妄言妄见。大抵惊症本因内气先虚，猝闻异响，见异物，及遇险临危而惊其肝胆，则神魂失守。且惊则神出于舍而舍空，痰饮乘虚袭入，其神不得归。又肝藏魂，肝虚遇惊，则风气水饮乘虚袭入，其魂飞扬若离体状。治法：用温胆汤加炒枣仁，送下远志丸；或平补镇心丹、秘旨安神丸俱可。若气郁生痰而惊悸者，四七汤加茯神、远志、石菖蒲。至神魂不归，魂梦飞扬者，此木盛生风，木槁生火，不可概作心血虚治，先用独活汤数剂，后用珍珠母丸神效。此惊郁之治也。

论人事失养之郁

气不可以郁也。《经》云：人本于阴阳，九窍五脏十二节，皆通于天气，此寿命之本也。故肺气通于鼻，心气通于舌，肝气通于目，脾气通于口，肾气通于耳。卫气之行，一日一夜，五十周于身，昼行于阳二十五周，夜行于阴二十五周，是以平旦阴尽，阳气出于目，目张则气上行于头。正以气之为用无所不至，一有不调则气郁矣。郁则内闭九窍，外壅肌肉，在外有六气之侵，在内有九气之乱。而凡病之为虚为实、为热为寒，其变态莫可名状，治此者惟有调之一法。然自河间相传，咸谓木香、槟榔可以调气，陋矣！夫调者，调其不调之谓也。如邪气在表，散即调也；邪气在里，行即调也；实邪壅滞，泻即调也；虚羸困惫，补即调也。此外如按摩针熨，可以调经络之气；胜忧胜怒，可以调情志之气；谷食果畜，可以调化育之气。凡一切温清、升降、润燥、缓峻之治，莫非调之之法，不独越鞠丸、逍遥散、神祐、承气诸方，为能治气之郁也。此气郁之治也。

血亦不可郁也。《经》云：营卫者，精气也。血者，神气也。精藏于肾，所蕴无多，血富于冲，所至皆是。盖其生化于脾，总统于心，藏受于肝，宣布于肺，施泄于肾，灌溉一身，无所不及。凡为七窍之灵，四肢之用，筋骨之和柔，肌肉之丰盛，以至滋脏腑，安神魂，润颜色，充营卫，津液得以通行，二阴得以调畅，皆血之用也。然血属阴，气属阳，阴静阳动，故血每随气而流行，一失其和，则血郁矣。凝于肤者为痹，凝于脉者为泣，凝于足者为厥。壅瘀于经络，则发为痛疽；脓血郁结于肠脏，则留为血块、血癥。或乘风热则为癍、为疹，或滞阴寒则为痛、为痹，亦有留滞中焦，痛闷不散，吐出紫黑成块者。此其间宜散宜利，宜温宜通，宜消宜攻，宜和宜养，全在临症施行。俾血脉和则精神乃居。此血郁之治也。

痰郁之症，有风痰，有寒痰，有热痰，有燥痰，有湿痰，有老痰，有食积痰，皆能为郁。其症咳嗽食减，面黄目下胞黑，甚者为支饮，为流注，为瘫痪，为中风昏冒厥逆，为妄见鬼神。治法：风寒者散之，热者清之，燥者润之，湿者辛以开之。老痰食痰，非攻不去，饮成窠囊，非苍术不能倾；痰在皮里膜外，非白芥、竹沥不能达。此痰郁之治也。

食郁之症，其初不过停留，可消可化，迨郁之久，则成积矣。有食则恶食，嗳满痞塞，便秘不通，一经血裹，则为癥结，为九虫，为食痫，为瘦削成痨，宜用治积之法，以所恶者攻之，以所喜者诱之。如神曲、麦芽，治面食酒积者也；楂炭、乌梅、皮硝、五谷虫，治肉积者也；谷芽、陈皮、莱菔子，治米食者也；肉桂、木香，治水果者也；枳实、厚朴、槟榔、大黄，治坚硬之物者也；附、桂、干姜，治菌菇之寒毒者也；蒜头、萝卜，治熏烧之火毒者也；苍术、半夏，治水湿之成饮者也；芦荟、芜荑，治食滞之成虫者也，去其积而郁开矣。此食郁之治也。

笔花氏曰：郁之为义，有否象焉，有畜象焉。凡天之六气，人之七情，感者，一失其畅顺之机，即病而为郁。前明刘基谓：蓄极者泄，闷极者达，热极则风，壅极则冬。可见郁于中者，未有不发于外。但所发之症，全视其人气血之强弱，以为吉凶祸福之判，能胜者郁解则复，不能胜者，抱郁以终矣。大约六气之郁，外邪多实；七情之郁，内伤多虚。世之治郁者，不问何因，但以郁金、香附、乌药、枳壳之类，而曰吾开其郁，此特坐井之见耳。余思人身一小天地，通则泰，塞则否，而天地之所以致此否者，恒旸恒雨，恒燠恒寒，咎徵之来，已非一致，人之郁，亦犹是也。故曰：郁者，万病之源也。《易》曰：小人道长，君子道消。内阴将盛之候也。因属于阴以为卷首。

——清·江秋《奉时旨要·卷一·阴属·诸郁》

【提要】　本论主要阐述诸郁的辨证施治。要点如下：其一，指出"凡天之六气，人之七情，感之者，一失其畅顺之机，即病而为郁"。阐明"郁者，万病之源也"。因而将历代各家之说加以整合，从六气之郁、七情之郁、人事失养之郁三个方面加以论述。其二，六气之郁，指风、寒、暑、湿、燥、火六气的郁滞。内容涵盖了外感六淫和内生五邪之证。其三，七情之郁，指喜、怒、忧、思、悲、恐、惊七情致病的内容，基本是按照《素问·举痛论》九气致病的内容而展开。其四，人事失养之郁，主要指朱丹溪六郁中的气、血、痰、食四郁。湿郁与火郁已在六气之郁论述。这部分内容，其实是治疗气、血、痰、食方法的总结。以"痰郁"，指出有风痰，有寒痰，有热痰，有燥痰，有湿痰，有老痰，有食积痰，皆能为郁，其实是对治痰之法的汇总。余皆同此。

◆ 林珮琴　论七情之郁辨治 ◆

七情内起之郁，始而伤气，继必及血，终乃成劳，主治宜苦辛凉润宣通。苦能泄热，辛能理气，凉润能濡燥，宣通能解结，用剂必气味相投，乃可取效。以郁为燥邪，必肺气失宣，不能升降。中气日结，不能运纳，至血液日涸，肌消骨蒸，经闭失调，乳岩项病，而郁劳之症成，不止血嗽气膈，狂癫失志而已。今分条列治：如思郁伤脾，气结，宜郁金、贝母、当归、柏子仁、桔梗、木香汁。思郁伤神，精滑，神伤必不摄肾，故遗精淋浊，固阴煎。思郁伤肝，潮热，逍遥散。思郁伤心脾，失血，归脾汤去白术，加白芍。忧郁伤肺，气阻，杏仁、瓜蒌皮、郁金、枳壳、枇杷叶、竹沥、姜汁、半夏。忧郁伤中食少，七福饮去熟地，加砂仁。悲忧脏躁欲泣，甘麦大枣汤。惊郁胆怯欲迷，人参、枣仁、茯神、龙骨、石菖蒲、南枣、小麦。惊郁神乱欲狂，清心温胆汤。怒郁肝伤气逆，解肝煎。怒郁火升动血，化肝煎。恐郁阳消精怯，八味丸加减，或鹿角胶酒化服。

——清·林珮琴《类证治裁·卷三·郁症论治》

【提要】　本论主要阐述七情之郁的辨证施治。要点如下：其一，郁的病机类似于内燥的病机，即"七情内起之郁，始而伤气，继必及血，终乃成劳"。因"郁为燥邪，必肺气失宣，不能升降。中气日结，不能运纳，至血液日涸"。其二，治疗上，当苦辛凉润宣通，在解散郁结的同时，要注意润燥。

2.40 头　痛

头痛是指因外感六淫、内伤杂病而引起的，以头部疼痛为主要表现的病证。病因不外外感与内伤两类。外感多因六淫邪气侵袭，内伤多与情志不遂、饮食劳倦、跌仆损伤、体虚久病、禀赋不足、房劳过度等因素有关。外感头痛多为外邪上扰清空，壅滞经络，络脉不通。内伤头痛之病机多与肝、脾、肾三脏的功能失调有关。或因肝失疏泄，气郁化火，阳亢火升，上扰头窍而致；或因肾精久亏，无以生髓，髓海空虚，发为头痛；或因脾虚化源不足，气血亏虚，清阳不升，头窍失养而致头痛。治法亦从外感、内伤分治。外感头痛属实证，以风邪为主，故治疗主以疏风，兼以散寒、清热、祛湿；内伤头痛多属虚证或虚实夹杂证，虚者以滋阴养血、益肾填精为主，实证当平肝、化痰、行瘀，虚实夹杂者酌情兼顾并治。

《灵枢》 论厥头痛与真头痛之异[※*]

厥头痛，面若肿起而烦心，取之足阳明、太阴。厥头痛，头脉痛，心悲善泣，视头动脉反盛者，刺尽去血，后调足厥阴。厥头痛，贞贞头重而痛，泻头上五行，行五，先取手少阴，后取足少阴。厥头痛，意善忘，按之不得，取头面左右动脉，后取足太阴。厥头痛，项先痛，腰脊为应，先取天柱，后取足太阳。厥头痛，头痛甚，耳前后脉涌有热，泻出其血，后取足少阳。

真头痛，头痛甚，脑尽痛，手足寒至节，死不治。

——《灵枢·厥病》

【提要】 本论主要阐述厥头痛与真头痛的辨证治疗。要点如下：其一，《灵枢·厥病》关于厥头痛和真头痛之分，是早期头痛辨证施治的纲领。其二，对于厥头痛，《灵枢》并未很明确地给出概念。或可从《素问·奇病论》得到初步的诠释：厥，有厥逆之意。而真头痛，则是头痛中的一类严重类型。其三，《内经》对其他外邪或内伤因素引起头痛的情况亦有交待。特别是论述湿邪与头痛关系的"因于湿，首如裹"，以及"头痛耳鸣，九窍不利，肠胃之所生也"等，都颇为经典。

《圣济总录》 头痛综论[※*]

风头痛

论曰：风头痛之病，由风邪客于阳经，循风府而上至于头脑，令人头重疼痛，心膈烦热，上焦壅滞，头面虚汗。诊其脉，左手寸口浮紧者是也。

偏头痛

论曰：偏头痛之状，由风邪客于阳经。其经偏虚者，邪气凑于一边，痛连额角，故谓之偏头痛也。

——宋·赵佶《圣济总录·卷第十六》

伤寒头痛

论曰：伤寒头痛者，邪气循阳脉上攻于头也。是以伤寒、伤风、温病、热病、风温病，皆有头痛证者，盖头痛皆阳证也。故太阳头痛，必发热恶寒；阳明头痛，不恶寒反恶热；少阳头痛，脉弦细而发热。至于三阴脉，从足至胸，皆不至头，惟厥阴脉挟胃属肝络胆，循喉咙上颃颡，连目出额，故仲景止有厥阴头痛一证，治以吴茱萸汤者是也。

——宋·赵佶《圣济总录·卷第二十四》

厥逆头痛

论曰：《内经》曰厥逆头痛者，头痛齿亦痛，数岁不已是也。盖脑为髓海，系于头，齿为骨余，属于肾；因犯大寒，寒气内著骨髓，髓以脑为主，脑逆故令头痛齿亦痛也。

——宋·赵佶《圣济总录·卷第五十一》

膈痰风厥头痛

论曰：膈痰风厥头痛者，谓膈上有痰，气不下行，复感风寒，风痰相结，其气厥逆，上攻于头，故令头痛也。亦有数岁不已，连脑痛者，盖风寒在于骨髓也。

——宋·赵佶《圣济总录·卷第六十四》

脚气痰壅头痛

论曰：风湿毒气，留滞经络，则阴阳不得升降，气脉闭塞，津液凝滞，停饮结聚，是为痰壅，风痰相引，上冲头目，故又头痛。宜治脚气，兼以消风除痰之剂。

——宋·赵佶《圣济总录·卷第八十三》

眼眉骨及头痛

论曰：目病先头痛，牵连眉骨，攻冲晴瞳者，盖阳经壅热，风毒上攻头脑，下连目系，致生赤脉，心烦懊闷，呕逆怔忪，头面燔热，神志不宁，痛久不已，或见飞花，渐致昏暗，及生翳障也。

——宋·赵佶《圣济总录·卷第一百八》

产后头痛

论曰：头者，诸阳所聚，产后气血虚损，风邪客搏阳经，注于脑络，不得疏通，故为头痛也。

——宋·赵佶《圣济总录·卷第一百六十二》

【提要】 本论主要阐述头痛的病因病机及辨证施治。要点如下：其一，对于外感头痛，进行分经辨证施治。其二，提出"风痰相结，其气厥逆，上攻于头"，及"风痰相引，上冲头目"的病机，并论及治疗风痰之法。其三，论及某些特殊类型的头痛，如偏头痛、脚气痰壅头痛、眼眉骨及头痛、产后头痛等的病因、病机及症状。

陈无择 论头痛之所因^{※※}

头者诸阳之会，上丹产于泥丸宫，百神所集。凡头痛者，乃足太阳受病，上连风府眉角而痛者，皆可药愈；或上穿风府，陷入于泥丸宫而痛者，是为真头疼，不可以药愈，夕发旦死，旦发夕死，责在根气先绝也。原其所因，有中风寒暑湿而疼者，有气血食饮厥而疼者，有五脏气郁厥而疼者。治之法，当先审其三因，三因既明，则所施无不切中。

——宋·陈无择《三因极一病证方论·卷十六·头痛证治》

【提要】 本论主要阐述头痛的外感与内伤病因。要点如下：其一，外感头痛，多起因于风、寒、暑、湿。其二，内伤头痛，是气血失和、饮食不节及五脏气机不利所致。其三，阐明真头痛的概念，指出其肾气已绝，病情凶险，多预后不良。

🌿 李东垣　论头痛分经辨治※※ 🌿

《金匮真言论》云：东风生于春，病在肝，腧在颈项，故春气者，病在头。又诸阳会于头面，如足太阳膀胱之脉起于目内眦，上额交巅，上入络脑，还出别下项，病冲头痛；又足少阳胆之脉起于目锐眦，上抵头角，病则头角额痛。夫风从上受之，风寒伤上，邪从外入，客于经络，令人振寒头痛，身重恶寒，治在风池、风府，调其阴阳，不足则补，有余则泻，汗之则愈，此伤寒头痛也。头痛耳鸣，九窍不利者，肠胃之所生，乃气虚头痛也。心烦头痛者，病在耳中，过在手巨阳、少阴，乃湿热头痛也。如气上不下，头痛癫疾者，下虚上实也，过在足少阴、巨阳，甚则入肾，寒湿头痛也。如头半边痛者，先取手少阳、阳明，后取足少阳、阳明，此偏头痛也。有真头痛者，所犯大寒，内至骨髓；髓者，以脑为主，脑逆故令头痛，齿亦痛。凡头痛皆以风药治之者，总其大体而言之也。高巅之上，惟风可到，故味之薄者，阴中之阳，乃自地升天者也，然亦有三阴三阳之异。故太阳头痛，恶风，脉浮紧，川芎、羌活、独活、麻黄之类为主；少阳经头痛，脉弦细，往来寒热，柴胡为主；阳明头痛，自汗，发热，恶寒，脉浮缓长实者，升麻、葛根、石膏、白芷为主；太阴头痛，必有痰，体重，或腹痛，为痰癖，其脉沉缓，苍术、半夏、南星为主；少阴经头痛，三阴、三阳经不流行，而足寒气逆，为寒厥，其脉沉细，麻黄、附子、细辛为主；厥阴头项痛，或吐痰沫厥冷，其脉浮缓，吴茱萸汤主之。血虚头痛，当归、川芎为主；气虚头痛，人参、黄芪为主；气血俱虚头痛，调中益气汤少加川芎、蔓荆子、细辛，其效如神。白术半夏天麻汤，治痰厥头痛药也。清空膏，乃风湿热头痛药也。羌活附子汤，治厥阴头痛药也。如湿气在头者，以苦吐之，不可执方而治。先师尝病头痛，发时两颊青黄，晕眩，目不欲开，懒言，身体沉重，兀兀欲吐。洁古曰：此厥阴、太阴合病，名曰风痰，以《局方》玉壶丸治之，更灸侠溪穴即愈。是知方者体也，法者用也，徒执体而不知用者弊，体用不失，可谓上工矣。

——金·李东垣《兰室秘藏·卷中·头痛门》

【提要】　本论主要阐述头痛的辨证施治。要点如下：其一，对外感头痛采用六经辨证，论及各经头痛的证候特点及治疗用药。其二，论及内伤头痛，如气虚、血虚、气血两虚、痰厥、湿热、寒湿等证治。重视风痰头痛的诊治。

🌿 朱丹溪　论头痛辨治※* 🌿

头痛多主于痰，痛甚者火多。

头痛须用川芎，如不愈，各加引经药。太阳川芎，阳明白芷，少阳柴胡，太阴苍术，少阴细辛，厥阴吴茱萸。

如肥人头痛，是湿痰，宜半夏、苍术；如瘦人，是热，宜酒制黄芩、防风。如感冒头痛，宜防风、羌活、藁本、白芷；如气虚头痛，宜黄芪酒洗、生地黄、南星、秘藏安神汤；如风热在上头痛，宜天麻、蔓荆子、台芎、酒制黄芩；如苦头痛，用细辛；如形瘦苍黑之人头痛，乃是血虚，宜当归、川芎、酒黄芩；如顶颠痛，宜藁本、防风、柴胡。

——元·朱丹溪撰，明·程充校补《丹溪心法·卷四·头痛》

【提要】　本论主要阐述头痛的辨证施治。要点如下：其一，提出"头痛多主于痰，痛甚者火多"。阐明"肥人头痛，是湿痰，宜半夏、苍术"。其二，强调"头痛需用川芎，如不愈各加引经药"。提出以川芎、白芷、柴胡、苍术、细辛、吴茱萸，分别作为治六经头痛的引经药。其三，将头痛分为痰湿、热盛、气虚、风热、血虚、苦头痛、巅顶痛等类型，论述了治疗宜选的药物及用法。

◀ 虞　抟　论头痛辨治※* ▶

头者，身之元首。一有痛楚，无论标本，宜先治之。但经络有三阴三阳之不同，见证有血虚、气虚之不一，然又有风寒，有暑热，有痰火、痰厥，有内伤，有伤寒，有偏头痛，有眉棱骨痛，有真头痛，症各不同，治之者宜各推类求之。

太阳头痛，恶风寒，脉浮紧，痛在巅顶两额角，宜川芎、羌独活、麻黄、藁本主之。少阳头痛，往来寒热，脉弦，痛连耳根，宜小柴胡主之。阳明头痛，发热自汗，脉浮长大，痛连目眦颊齿，升麻、葛根、石膏、白芷主之。太阴头痛，有痰，体重腹痛，脉沉头重，苍术、半夏、南星主之。少阴头痛，三阴三阳经不流行，而足寒气逆，脉沉细，宜麻黄附子细辛主之。厥阴头痛，吐痰沫，厥冷，脉浮缓，痛引口系，吴萸汤主之。此六经头痛兼挟外邪也。

气虚头痛，耳鸣，九窍不利，肠胃之所生也，痛在清晨，治宜补中益气，倍参、芪、川芎、藁本。血虚头痛者，自鱼尾上攻头痛，多在日晚，治宜四物倍芎、归，加芷、辛。气血两虚者，调中益气加川芎、蔓荆、细辛。痰厥头痛眩晕，白术半夏天麻汤。风湿热头痛，清空膏。风寒感冒头痛，防风、羌活、藁本、白芷。内伤头痛，乍痛乍止，补中益气加川芎、苍术、山楂、神曲。伤寒头痛而不止，治见伤寒门。

偏头痛者，头半边痛是也。在左属风及血虚，风用荆芥、薄荷，血虚芎、归、柏、芍；在右属痰与热，痰用苍术、半夏，热用酒炒芩、连。有眉棱骨痛不可忍者，此属风热与痰，用选奇汤。若真头痛者，甚则脑尽痛，手足冷至节，此火炎水减也，死不治。

凡治头痛，通用茶煎散、茶调散、二陈汤。治头痛皆用风药者，以高巅之上，惟风药可到故也。头痛须用川芎，如不愈，各用引经药。太阳川芎，阳明白芷，少阳柴胡，太阴苍术，少阴细辛，厥阴吴萸，巅顶痛宜藁本、防风，酒炒柴胡、升麻。

——明·虞抟《苍生司命·卷五·头痛》

【提要】　本论主要阐述头痛的辨证施治。要点如下：其一，头痛从病因病机分类，有伤寒、风寒、暑热所致外感头痛，有痰火、痰厥、气虚、血虚所致内伤头痛。其二，从症状特征而言，有偏头痛，有眉棱骨痛，有真头痛等。其三，在治则治法上，头痛属"急则治其标"范畴。此外，因病机不一，证候复杂，故治之者宜各推类求之。其四，在遣方用药上，凡治头痛，通用茶煎散、茶调散、二陈汤；治头痛皆用风药，头痛须用川芎，如不愈则各用引经药。

汪　机　论伤寒与杂病头痛辨治※※*

论

　　头痛之症，有厥有真，《灵枢》未言其因。《难经》始言三阳之脉，受乎风寒，伏留不去，名厥头痛；入迷于脑，名真头痛。至《三因》，严氏复又发明气血俱虚之人，而风寒暑湿之气乘虚入袭，传于阳经，伏留不去，循经逆上而作厥头痛。厥者，逆也。治宜发散或吐或下皆可。若邪入泥丸，名真头痛。其症手足青至节，死在旦夕，非药能疗。虽然经书有此真、厥之分，但形状似多，法难拘此二症。是以外有伤寒头痛、杂病头痛，有气虚头痛，有血虚头痛、气血俱虚头痛，种种不同，不可执一。如若伤寒头痛，当遵仲景分别六经而疗。如太阳头痛，其症发热恶寒，有汗用桂枝，无汗用麻黄之类出入加减。若已经发汗，头仍苦痛，用连须葱及葛根葱白汤之类出入加减。盖葱能通上下之气故也。如阳明经头痛，其症不恶寒而反恶热，乃胃气实，故气不得下通而逆上作痛，宜调胃承气及白虎汤之类。如少阳头痛，其症往来寒热，宜小柴胡汤之类。太阴、少阴二经，其脉不相干者，不能作痛，惟厥阴经与督脉会于上巅，亦能作头痛，其症连项痛，或吐痰沫，厥冷，宜吴茱萸之类出入加减。此乃伤寒头痛之候。

　　如杂病头痛，不惟止此四经，而诸经皆能为痛。故《玉机微义》谓太阳头痛，其症恶风寒，脉浮紧，宜羌活、独活、麻黄、川芎之类为主。如阳明头痛，其症自汗发热，脉浮缓而长实，宜升麻、葛根、石膏、白芷之类为主。如少阳头痛，其症往来寒热，脉弦细，宜柴胡汤之类。如太阴头痛，其症体重有痰，或腹痛，脉沉缓，宜苍术、南星、半夏之类为主。如少阴头痛，乃三阳三阴症不流行，其症足冷厥逆，脉沉细，宜麻黄、细辛、附子之类为主。如厥阴头痛，其症连及顶痛，或吐痰沫，厥冷，脉浮缓，宜吴萸根、藁本之类为主。而方书多以风药治头痛者，盖头居上，风先受之，且高巅之上，惟风药可到故也。虽然，又有气虚血虚头痛，又不可专执风药。盖辛能散气，风药善燥血，是以忌之。故血虚者宜以当归、川芎为主，气虚用人参、炙草为先，稍佐风药以为引用可也。若气血两竭之人头痛，宜八物汤或调中益气汤之类，加以当归、川芎、蔓荆子、细辛之类为主，多有获效。若壮盛之人，吐法亦可用。必须观患者勇怯何如，不可执一而论。

治头痛大法

　　凡头痛之症，多属风木，治法大要，宜用辛凉之剂，故古方悉以辛凉风药为主，然亦详其所挟而疗。如《金匮真言》云：凡风寒伤上，邪从外入，客于经络，令人振寒头痛，身重恶寒，治在风池、风府，调其阴阳，不足则补，有余则泻，汗之则愈，此伤寒头痛也。如头痛耳鸣，九窍不利者，肠胃之所立主，乃气虚头痛也，治当补气。如心烦头痛者，病在膈中，过在手巨阳、少阴，乃湿热头痛也，法当清理湿热。如气上不下，头痛颠痛者，乃下虚上实也。过在足少阴、巨阳，甚则入肾，乃寒头痛也，治乃散寒清湿。而丹溪又有头痛多生痰，痛甚火多，宜清痰降火。如劳后下虚之人，似伤寒发热汗出，两太阳穴痛甚，此乃相火自下冲上，宜补中益气汤加当归、川芎，甚加知母、蔓荆子、细辛之类。

　　凡诸经气滞，皆能作头痛，宜分经理气处治。

　　凡偏头痛，在右属痰属热，热用柴胡、片芩，痰用苍术、半夏；在左属风与血虚，风宜荆芥、薄荷，血用当归、川芎、芍药，稍加酒制黄柏之类。

——明·汪机《医学原理·卷之七·头痛门》

　　【提要】　本论主要阐述伤寒与杂病头痛的辨证施治。要点如下：其一，提出"如若伤寒头痛，当遵仲景分别六经而疗"。具体论述了太阳、阳明、少阳、厥阴头痛的证治与方药。对于杂病头痛，则论及太阳、阳明、少阳、太阴、少阴、厥阴头痛及气虚血虚头痛的证治与方药。其二，关于治头痛大法，阐明"凡头痛之症，多属风木，治法大要，宜用辛凉之剂，故古方悉以辛凉风药为主，然亦详其所挟而疗"。故具体论及发汗、补气、清利湿热、散寒清湿及清痰降火等五法。还强调"凡诸经气滞，皆能作头痛，宜分经理气处治"。其三，沿用头痛在右属痰属热，在左属风与血虚的观点，并附以方药。

王肯堂 论头痛与头风的鉴别※*

医书多分头痛、头风为二门，然一病也。但有新久去留之分耳。浅而近者名头痛，其痛卒然而至，易于解散速安也；深而远者为头风，其痛作止不常，愈后遇触复发也。

——明·王肯堂《证治准绳·杂病·第四册·诸痛门·头痛》

【提要】 本论主要阐述头痛与头风的鉴别。要点如下：头痛与头风，实为一种疾病。只是头痛突然发作，病程比较短，发作后易于恢复；头风病程较长，其疼痛发作无规律，愈后容易受到刺激而复发。

张介宾 论头痛证治※*

论证

凡诊头痛者，当先审久暂，次辨表里。盖暂痛者，必因邪气；久病者，必兼元气。以暂病言之，则有表邪者，此风寒外袭于经也，治宜疏散，最忌清降；有里邪者，此三阳之火炽于内也，治宜清降，最忌升散：此治邪之法也。其有久病者，则或发或愈。或以表虚者，微感则发；或以阳胜者，微热则发；或以水亏于下，而虚火乘之则发；或以阳虚于上，而阴寒胜之则发。所以，暂病者当重邪气，久病者当重元气。此固其大纲也。然亦有暂病而虚者，久病而实者，又当因脉、因证而详辨之，不可执也。

论治（共五条）

外感头痛，自有表证可察，盖其身必寒热，脉必紧数，或多清涕，或兼咳嗽，或兼脊背酸痛，或兼项强不可以左右顾。是皆寒邪在经而然，散去寒邪，其痛自止，如川芎、细辛、蔓荆子、柴胡之类，皆最宜也。若寒之甚者，宜麻黄、桂枝、生姜、葱白、紫苏、白芷之类，随其虚实而加减用之。

火邪头痛者，虽各经皆有火证，而独惟阳明为最。正以阳明胃火，盛于头面而直达头维，故其痛必甚，其脉必洪，其证必多内热，其或头脑振振，痛而兼胀，而绝无表邪者，必火邪也。欲治阳明之火，无如白虎汤加泽泻、木通、生地、麦冬之类，以抑其至高之势，其效最速。至若他经之火，则芍药、天花、芩、连、知、柏、龙胆、栀子之类，无不可择而用之。但治火之法，不宜佐以升散。盖外邪之火，可散而去，内郁之火，得升而愈炽矣，此为忌也。

阴虚头痛，即血虚之属也，凡久病者多有之。其证多因水亏，所以虚火易动，火动则痛，必兼烦热、内热等证，治宜壮水为主，当用滋阴八味煎、加减一阴煎、玉女煎之类主之。火微者，宜六味地黄丸、四物汤、三阴煎、左归饮之类主之。

阳虚头痛，即气虚之属也，亦久病者有之。其证必戚戚悠悠，或羞明，或畏寒，或倦怠，或食饮不甘，脉必微细，头必沉沉，遇阴则痛，逢寒亦痛，是皆阳虚阴胜而然。治宜扶阳为主，如理阴煎、理中汤、十全大补汤、补中益气汤之类，皆可择用；或以五福饮，五君子煎加川芎、细辛、蔓荆子之类，以升达阳气，则最善之治也。

　　痰厥头痛，诸古方书皆有此名目，然以余论之，则必别有所因，但以头痛而兼痰者有之，未必因痰头痛也。故兼痰者必见呕恶胸满胁胀，或咳嗽气粗多痰，此则不得不兼痰治之，宜二陈汤、六安煎、和胃饮、平胃散加川芎、细辛、蔓荆子之类主之。如多痰兼火者，宜用清膈煎，或二陈汤、六安煎加黄芩、天花粉之类主之，火甚者加石膏亦可。如多痰兼虚而头痛者，宜金水六君煎，或六君子汤加芎、辛之类，酌而用之。东垣治痰厥头痛，恶心烦闷，头旋眼黑，气短促，上喘无力，懒言，心神颠倒，目不能开，如在风云中，头苦痛如裂，身重如山，四肢厥冷，不得安卧，如范天（马来）之妻，因两次下之而致头痛者，用半夏白术天麻汤。

——明·张介宾《景岳全书·卷二十六必集·杂证谟·头痛》

　　【提要】　本论主要阐述头痛的辨证施治。要点如下：其一，阐明外感、火邪、阴虚、阳虚及痰厥所致头痛的病因病机及辨证施治，分别附有系列治疗方药。其二，指出痰厥头痛，未必是因痰而头痛，而是头痛兼痰。进而论述了"多痰兼火"与"多痰兼虚"之头痛的治疗及半夏白术天麻汤治验。

李中梓　论头痛辨治※*

　　偏头痛　半边头痛。

　　左为血虚，右属气虚。蓖麻子五钱，去壳，大枣十五枚，去核，共捣研如泥，涂棉纸上，用箸一只卷之，去箸纳鼻中，良久取下，清涕即止。生萝卜汁仰卧注鼻中，左痛注右，右痛注左。芎犀丸极效。

　　雷头风　头痛面起核块，或头中如雷鸣。

　　震为雷，震仰盂，用青荷叶者，象震之形与色也，清震汤。有因痰火，耳如雷鸣，熟半夏一两，大黄煨二两，天麻、黄芩各六钱，薄荷叶三钱，甘草三钱，水泛绿豆大，临卧茶吞二钱，痰利为度。

　　真头痛　手足青至节，旦发夕死，夕发旦死。

　　脑为髓海，受邪则死。灸百会穴，猛进大剂参、附，亦有生者。

　　大头风　头大如斗，此天行时疫也。

　　感天地非时之气，甚而溃裂出脓，此客邪上焦，普济消毒饮子。轻者名发颐，肿在两耳前后，甘桔汤加薄荷、荆芥、鼠粘子、连翘、黄芩。

　　眉棱骨痛　外挟风寒，内成郁热，上攻头脑，下注目睛，眉骨作痛。有属心肝壅热者，有风痰上攻者，有湿气内郁者，选奇汤神效。戴元礼云：眼眶痛有二证，俱属肝经。肝虚见光则痛，生熟地黄丸。肝经停饮，痛不可开，昼静夜剧，导痰汤。

——明·李中梓《医宗必读·卷八·头痛》

　　【提要】　本论主要阐述头痛的辨证施治。要点如下：其一，偏头痛，左为血虚，右属气虚。其二，雷头风，与痰火有关。其三，真头痛，为髓海受邪所致。其四，大头风，属天行时疫，邪客上焦所致。其五，眉棱骨痛，为外挟风寒，内成郁热，上攻头脑所致。论中对此五类头痛，不仅论述证候，均附以治疗方药。

秦昌遇　论外感与内伤头痛辨治[※*]

秦子曰：头痛、头风，同一症也。头风者，头痛症中之症，方书以痛之久者为头风，暴起者为头痛。其词盖以头痛为外感，头风为内伤。愚意虽有新久之别，而外感内伤之分不在此也。头痛、头风，同归于痛而已。因于风者，名头风可也。伤寒门头痛，皆是三阳经表症。今在杂症门，虽分外感内伤，然三阳三阴，皆有头痛。

外感头痛

头痛之症：初起不因内伤，忽尔头额作痛，沿门多病，大小传染，此外感岁运之气，所谓天行症也。若起居不谨，睡卧当风，冲寒冒雪，不因传染而病头痛，此外感六淫之邪，所谓人自感冒症也。若恶寒发热，头项巅脑发际作痛，太阳症也。咳嗽烦心痞满，额前作痛，阳明症也。时寒时热，鬓边作痛，少阳症也。心疼烦闷头痛，痛连胲骨，少阴症也。干呕吐涎沫，痛在巅顶，厥阴症也。若头旋发热，有汗者，风痛也。恶寒发热，无汗者，寒痛也。夏令头痛，发热汗多口渴者，暑痛也。头重而痛，天阴则发，湿痛也。口干唇裂，烦躁便闭，燥痛也。暴厥昏倒，烦热不卧，火邪痛也。

头痛之因：少阳之政，风胜乃摇，候乃大温，病头痛。又云：阳明之复，咳嗽烦心，病在膈中，头乃痛。太阳之胜，热反上行，头项脑户中痛。太阳之复，心痛痞满，头痛。太阴之政，腰脊头顶痛。又云：太阴在泉，湿淫所胜，病冲头痛，目似脱，项似拔。此皆岁运之加临，人在气交中，潜受其气，搏于经络之中，则成天行头痛之症矣。若不因天行司政之气，自觉起居不慎，坐卧当风，风寒暑湿，入于经络，则成自感六淫之头痛也。

头痛之脉：脉必浮大，浮缓伤风，浮紧伤寒。虚数者暑，洪数者热，寸大易愈，尺实难脱。

头痛之治：宜详天行、自感，属何经所主。若在太阳经者，选奇方。在阳明经，清震汤。在少阳经，清空膏。在少阴经，独活细辛汤。在太阴经，苍术除湿汤。在厥阴经，头痛吐涎沫者，吴茱萸汤主之。因于风者，加风药；因于寒者，加热药；因于暑湿者，加凉燥之药；因于燥热者，加清润之药。运气加临，须详运气用药。又少阳头痛，耳前后脉涌有热，刺出其血，故余家秘治头痛，不按经穴，随其所痛之处而刺之，则不必出血而痛即减。此宗《内经》缪刺之法也。

内伤头痛

头痛之症：或在半边，或在两边；或痛二三日，或痛七八日，甚则数日之外；痛止仍如平人，偶一触犯，则痛立至。如气怯神衰，遇劳即痛，痛连鱼尾，此气虚痛也。五心烦热，时常牵引刺痛，此血虚痛也。口渴唇焦，二便赤涩，此积热痛也。恶心呕吐，此痰饮痛也。恼怒即发，痛引胁下，此肝火攻冲痛也。以上皆内伤之症也。

头痛之因：或元气虚寒，遇劳即发，或血分不足，阴火攻冲，或积热不得外泄，或积痰留饮，或食滞中焦，或七情恼怒，肝胆火郁，皆能上冲头痛，而成内伤头痛之症也。

头痛之脉：空大乏神，的是气虚；若见细涩，方是血亏。或见洪数，膏粱积热。或见滑大，痰饮内结。两寸洪大，上焦有火。左关弦数，肝胆郁结。

头痛之治：若气虚者，《家秘》和中汤。血亏者，《家秘》芎归汤。膏粱积热者，栀连平胃散。酒湿上冲，葛根解酲汤。积痰留饮者，半夏天麻汤、导痰汤。食积作痛者，平胃保和汤。肝胆有火者，清空膏、柴胡清肝饮、泻青汤。

——明·秦昌遇《症因脉治·卷一·头痛论》

【提要】　本论主要阐述头痛的辨证施治。要点如下：其一，外感头痛，分六经辨证施治，按邪气之不同，又有风痛、寒痛、暑痛、湿痛、燥痛和火邪痛之分。其二，内伤头痛，有气虚、血虚、积热、痰饮及肝火五端。其三，本论以症、因、脉、治为纲目，阐述了每种证候的辨证施治。

陈士铎　论头痛辨治※*

人有头痛连脑，双目赤红，如破如裂者，所谓真正头痛也。此病一时暴发，法在不救，盖邪入脑髓而不得出也。虽然邪在脑，不比邪犯心与犯五脏也，苟治之得法，亦有生者。我今传一奇方以救世，名为救脑汤。

辛夷（三钱）　川芎（一两）　细辛（一钱）　当归（一两）　蔓荆子（二钱）

水煎服。一剂而痛即止。……

人有头痛如破，走来走去无一定之位者。此饮酒之后，当风而卧，风邪乘酒气之出入而中之也。酒气既散，而风邪不去，遂留于太阳之经。太阳本上于头，而头为诸阳之首，阳邪与阳气相战，故往来于经络之间而作痛也。病既得之于酒，治法似宜兼治酒矣，不知用解酒之药必致转耗真气，而头痛愈不能效，不若直治风邪能奏效之速也。方用救破汤。

川芎（一两）　细辛（一钱）　白芷（一钱）

水煎服。一剂而痛止，不必再剂也。

盖川芎最止头痛，非用细辛则不能直上于巅顶，非用白芷则不能尽解其邪气，而遍达于经络也。虽如藁本他药，未尝不可止痛，然而大伤元气，终逊川芎散中有补之为得也。……

人有头疼不十分重，遇劳、遇寒、遇热皆发，倘加色欲，则头岑岑而欲卧矣。此乃少年之时，不慎酒色，又加气恼而得之者也。人皆以头痛之药治之而不愈者何也？盖此病得之肾劳，无肾水以润肝，则肝木之气燥，木中龙雷之火，时时冲击一身，而上升于巅顶，故头痛而且晕也。治法宜大补其肾中之水，而少益以补火之品，使水足以制火，而火可归源，自然下引而入于肾宫。火有水养，则龙雷之火安然居肾，不再上升而为头痛也。方用八味地黄汤加减用之。

熟地（一两）　山茱萸（五钱）　山药（五钱）　茯苓　丹皮　泽泻（各三钱）　川芎（一两）　肉桂（一钱）……

人有患半边头风者，或痛在右，或痛在左，大约痛于左者为多，百药治之罔效，人不知其故。此病得之郁气不宣，又加风邪袭之于少阳之经，遂致半边头痛也。其病有时重有时轻，大约遇顺境则痛轻，遇逆境则痛重，遇拂抑之事而更加之风寒之天，则大痛而不能出户。痛至岁久，则眼必缩小，十年之后，必至坏目，而不可救药矣。治法急宜解其肝胆之郁气，虽风入于少阳之胆，似乎解郁宜解其胆，然而胆与肝为表里，治胆者必须治肝。况郁气先伤肝而后伤胆，肝舒而胆亦舒也。方用散偏汤。

白芍（五钱）　川芎（一两）　郁李仁（一钱）　柴胡（一钱）　白芥子（三钱）　香附（二钱）　甘草（一钱）　白芷（五分）……

人有遇春而头痛者，昼夜不得休息，昏闷之极，恶风恶寒，不喜饮食，人以为中伤寒风之故，而不知非也。《内经》云：春气者，病在头。气弱之人，阳气不能随春气而上升于头，故头痛而昏闷也。凡有邪在头者，发汗以散表邪，则头痛可愈。今因气微而不能上升，是无表邪也，无邪而发汗，则虚其虚矣，而清阳之气益难上升，气既不升，则阳虚而势难外卫，故恶风寒。气弱而力难中消，故憎饮食耳。治法补其阳气，则清气上升，而浊气下降，内无所怯，而外亦自固也。方用升清固外汤。

黄芪（三钱）　人参（二钱）　炙甘草（五分）　白术（三钱）　陈皮（三分）　当归（二钱）　白芍（五钱）　柴胡（一钱）　蔓荆子（一钱）　川芎（一钱）　天花粉（一钱）……

人患头痛，虽盛暑大热之时，必以帕蒙其首，而头痛少止。苟去其帕，少受风寒，其痛即发，而不可忍。人以为风寒已入于脑，谁知乃气血两虚，不能上荣于头而然！夫脑受风寒，药饵上治甚难，用祛风散寒之药，益伤气血，而头愈痛。古人有用生莱菔汁以灌鼻者，因鼻窍通脑，莱菔善开窍而分清浊，故用之而可愈头风，然又不若佐以生姜自然汁为更胜也。盖莱菔祛脑中之风，是其所长，不能祛脑中之寒，二物同用，则姜得莱菔而并可祛风，莱菔得姜而兼可祛寒也。其法用生莱菔汁十分之七，生姜汁十分之三和匀，令病人口含凉水仰卧，以二汁匙挑灌鼻中，至不能忍而止，必眼泪口涎齐出，其痛立止也。痛止后，用四物汤加羌活、藁本、甘草数剂调理，断不再发。此等治法，实法之至巧者。

——清·陈士铎《辨证录·卷之二·头痛门》

【提要】　本论主要阐述头痛的辨证施治。要点如下：其一，阐述真头痛、酒后当风头痛、肾虚肝旺头痛、半边头风、阳虚头痛及气血两虚头痛的辨证施治。其二，论中所载酒脑汤、救破汤、散偏汤、升清固外汤，及生莱菔汁与生姜汁灌鼻法等，均为陈士铎经验方。

冯兆张　论头痛不可专泥风药※*

头痛不可专泥风药，愈虚其虚，使风入于脑，永不可拔；亦不可偏于逐火，使风火上乘空窍而从眼出，如腐之风火相煽，而成危焉。谚云医得头风瞎了眼，此之谓也。

总之，头痛、头风，皆因清阳之气有亏，精华之血有损，不能交会卫护于首，以致浊阴外邪犯之。若从标疏散清理，不过徒取近功。然益虚其虚，旋踵愈甚，（张）每重用八味汤，加牛膝、五味子，食前早晚服之，浊阴降，真阴生，雷火熄，真火藏，上下肃清，不惟头病既痊，精神亦可倍长矣。

——清·冯兆张《冯氏锦囊秘录·杂症大小合参卷六·头痛头风大小合参》

【提要】　本论主要阐述"头痛不可专泥风药"。要点如下：其一，头痛、头风，皆属清阳之气不能上升，气血有损，不能卫护于首，以致浊阴外邪犯之。其二，治疗上，不可一味采用风药，因风药只能疏散清理以治标，短期虽有近功，但日久则耗散正气，使病情更为严重。当治以补肾培元法以图本。

《医宗金鉴》　论头痛病因病机※*

头痛痰热风湿气，或兼气血虚而疼，在右属气多痰热，左属血少更属风，因风眩晕头风痛，热晕烦渴火上攻，气郁不伸痰呕吐，湿则重痛虚动增。

注：头痛，属痰、属热、属风、属湿、属气，或兼气虚、血虚。因风而痛，谓之头风，必眩晕。因热而痛晕者，则烦渴。因气郁而痛晕者，则志意不伸。因痰而痛晕者，则呕吐痰涎。因湿而痛晕者，则头重不起。因虚而痛晕者，动则更痛更晕也。

——清·吴谦《医宗金鉴·卷四十三·杂病心法要诀·头痛眩晕总括》

【提要】　本论主要阐述头痛的病因病机。要点如下：其一，阐明风、痰、湿、热、郁及虚等头痛的病机，提出了各类头痛的辨证要点。其二，根据偏头痛的不同部位，分析其病机所属。如头痛在右属气分，多为痰热；头痛在左属血少，更属风邪。

何梦瑶　论头痛辨治※*

头为清阳之分，外而六淫之邪相侵，内而脏腑经脉之邪气上逆，皆能乱其清气，相搏击致痛，须分内外虚实。实者，其人血气本不虚，为外邪所犯，或蔽覆其清明，或壅塞其经络，或内之实火上炎，因而血瘀涩滞，不得通行而痛，其痛必甚，此为实。虚者，其人气血本虚，为外邪所犯，或内之浊阴上干，虽亦血瘀涩滞，不能通行，而搏击无力，其痛不甚，此为虚。（《准绳》谓真气虚寒，遇外之寒湿所侵，血涩脉寒，卷缩紧急，引其小络而痛，得暖则痛止。）实者，邪气实而正气不虚，可任攻。虚者，正气自虚，而邪气自实，补正仍须治邪。若邪亦不实，但补正则邪自退。……

用风药者，由风木虚，不能升散，土寡于畏，得以壅塞而痛。（犹言少阳清气不升，脾湿上壅不降耳。）故用风药以散之。若疏散太过，服风药反甚，（发散太过，清阳之气愈虚，浊阴终不降，且表虚易招外侮。）宜补气实表，顺气和中汤。……

偏头痛，旧分右属热与痰，（热用黄芩，痰用半夏、苍术。）以阳明胃腑居右，多热多痰也。分左属风属血虚，以肝木主风居左，又左属血也。（风用荆芥、薄荷，血虚用川芎、当归、菊花。）然不必泥定。

——清·何梦瑶《医碥·卷之三·杂症·头痛》

【提要】　本论主要阐述头痛的辨证施治。要点如下：其一，头痛无论虚实，皆因"血瘀涩滞，不得通行而痛"。其二，头痛用风药须谨慎，切勿疏散太过。若服风药反甚，宜补气实表。其三，若头痛部位在右，多属热与痰，以阳明胃腑居右，多热多痰也。头痛部位在左，多属风与血虚，以肝木主风居左。临证又不可拘泥。

汪蕴谷　论头痛辨治※*

头痛一症，病家视其微疾而轻忽之，医家尽认伤寒而妄治之，药投而病渐增，病增而药愈乱，束手无策，待毙莫救，此辨之不可不早也。夫经言外感有头痛，内伤亦有头痛，岂容混治而无所区别。第外感头痛，有痛在阳经，有痛在阴经。如太阳、阳明、少阳头痛属阳经，厥阴头痛属阴经。然其初发，必寒热，其背必酸痛，其项必强痛，其目珠额前痛，其耳聋两胁痛，其脉必紧数，其厥阴无身热，呕而吐沫。若素无头痛之患，而忽然暴发痛，兼表症，痛亦隐稳，及按之、摩之、缚束之而痛不定者，乃外感之头痛。治在风池、风府，调其阴阳，汗在表而散在巅，清在阳而温在阴也。内伤头痛，有痛在阴虚，有痛在阳虚。如火升巅顶作痛者，必烦躁内热，面赤口渴，大便秘结，其脉必大数而空，或细数而弦，属阴虚。如寒冲髓海作痛者，必羞明畏寒，手足厥冷，面多青惨，大便溏泄，其脉必细迟而微，或虚大无力，属阳虚。然其初发无寒热，无急痛，不可忍，其精神必倦怠，其饮食必不甘。若素有头痛之患，忽然暴发痛，无表症，阴分痛甚，及按之、摩之、缚束之而痛稍缓者，乃内伤之头痛，治在水火二脏，调其营卫，补真阴而益元阳，病在上而治在下也。

人生精气，实于下则髓海满于上，精神内守，病安从来？无如以酒为浆，以妄为常，醉以入房，以欲竭其精，以耗散其真，致肾气不充而髓海空虚，肾阴不足而阴火冲逆，肾阳不壮而寒气通脑。医者不达其故，复投羌、防、辛、芷之属，温之散之，夫既亏在阴矣，我又从而温之，不益亏其真阴乎？既亏在阳矣，我又从而散之，不愈亏其真阳乎？无怪乎变症蜂起，痛极而厥。

夫痛在经者，轻而易治；痛在脏者，重而难疗。若头风而害目者，肝阴亏则内风动摇。邪害空窍，痛在经也。头痛而昏愦者，脑脏伤则神志失守。心火不宁，痛在脏也。头痛而痰厥者，阳虚则气寒而饮聚，阴虚则火炽而液凝，经脉不行，阴阳之气不相顺接也。

——清·汪蕴谷《杂症会心录·卷上·头痛》

【提要】　本论主要阐述头痛的辨证施治。要点如下：其一，外感头痛与内伤头痛的鉴别。外感头痛，平素无头痛之患，忽然暴发头痛，多兼表证，痛亦隐稳；内伤头痛，素有头痛之患，忽然暴发头痛，多无表证，按之、摩之、缚束之，其痛稍缓。其二，虚人头痛，滥用辛散，有诸多弊端。如肾气不充、肾阴不足、肾阳不壮，复投羌、防、辛、芷之属，易耗散真阴真阳。其三，头痛在经、在脏证候有别。如头风而害目者，邪害空窍，痛在经；头痛而昏愦，脑伤则神志失守，痛在脏。

邹时乘、邵新甫、徐灵胎　论头痛与头风辨治※*

头为诸阳之会，与厥阴肝脉会于巅，诸阴寒邪不能上逆，为阳气窒塞，浊邪得以上据，厥阴风火，乃能逆上作痛。故头痛一症，皆由清阳不升，火风乘虚上入所致。观先生于头痛治法，亦不外此。如阳虚浊邪阻塞，气血瘀痹而为头痛者，用虫蚁搜逐血络，宣通阳气为主。如火风变动，与暑风邪气上郁而为头痛者，用鲜荷叶、苦丁茶、蔓荆、山栀等辛散轻清为主。如阴虚阳越而为头痛者，用仲景复脉汤、甘麦大枣法加胶、芍、牡蛎，镇摄益虚，和阳熄风为主。如厥阳风木上触，兼内风而为头痛者，用首乌、柏仁、稆豆、甘菊、生芍、杞子辈熄肝风，滋肾液为主。一症而条分缕析，如此详明，可谓手法兼到者矣。（邹时乘）

徐评　头风一症，往往本热而标寒。案中多清火之药，固能愈风火轻症，或有寒邪犯脑，或有风寒外束，则温散之法，固不可略。而外提之法，尤当博考也。

——清·叶桂著，徐灵胎评《临证指南医案·卷八·头痛》

头风一症，有偏正之分。偏者主乎少阳，而风淫火郁为多。前人立法，以柴胡为要药，其补泻之间，不离于此。无如与之阴虚火浮，气升吸短者，则厥脱之萌，由是而来矣。先生则另出心裁，以桑叶、丹皮、山栀、荷叶边轻清凉泄，使少阳郁遏之邪亦可倏然而解。倘久则伤及肝阴，参入咸凉柔镇可也。所云正者，病情不一，有气虚、血虚、痰厥、肾厥、阴伤阳浮、火亢邪风之不同，按经设治，自古分晰甚明，兹不再述。至于肝阴久耗，内风日旋，厥阳无一息之宁，痛掣之势已极，此时岂区区汤散可解，计惟与复脉之纯甘壮水，胶、黄之柔婉以熄风和阳。俾刚亢之威，一时顿熄。予用之屡效如神，决不以虚谀为助。（邵新甫）

——清·叶桂著，徐灵胎评《临证指南医案·卷一·头风》

【提要】　本论为邹时乘、邵新甫、徐灵胎为叶天士医案所作按语，主要阐述头痛与头风的辨证施治。要点如下：其一，头痛皆由清阳不升，风火乘虚上犯清窍所致。针对阳虚浊阻、气血瘀痹、暑风上郁、阴虚阳越、厥阳风扰等所致诸证，提出治法、方药。其二，头风为本热标寒，有偏正之分。偏者，少阳主之，风淫火郁者多，治以轻清凉泄；正者，有气虚、血虚、痰厥、肾厥、阴伤阳浮及火亢邪风证候。

怀　远　论头痛病因病机[※*]

凡头痛之候，感于六淫者，其发各以时；惟头风发不以时，或月计，或岁计，虚则愈频，独可异者。《素问》云：当先风一日则痛甚，不可出内；至其风日，则少愈。夫痛既以风而作，何先风反甚，风日反愈乎？盖础润而雨，月晕而风，凡气机之动，每先形于所感。在天为风者，在人为肝。肝者风木之脏，而血藏焉。惟血虚则发热，热甚则生风，一经感召，而病机之跃跃欲动者，则从少阳之火以上头角，故头风先患左半者以此。然木邪凌土，脾胃受克，头痛甚者，必作呕，乃由少阳入阳明，则侵及于右半者以此。可见头风之疾，乃本肝经而作，肾水不能生肝木，肝木来乘脾土，惟以补中益气，调中益气，使清阳上升，入黄柏以降阴火。土生金，金平木，水制火，东垣先生深察病机，立方神应，非后人所几及，于此见一班云。若漫作风治，去之不啻千里，希其效也得乎。

——清·怀远《古今医彻·卷三·杂症·头风》

【提要】　本论主要阐述头痛的病因病机。要点如下：其一，感于六淫而头痛者，发作有时；由于内伤而发头痛者为头风，发无定时。其二，内伤头痛分左右二侧：若肝血虚则发热，热甚则生风，风火左升，沿少阳经上达头角，故痛多见于左侧；若木邪凌土，脾胃受克，头痛甚者，必作呕，为邪自少阳侵入阳明，右降不及，故痛多见于右侧。其三，治疗上，采用滋水涵木、补中益气等法，使清阳上升，再培土生金，佐金平木，入黄柏以降阴火，以水制火。

林珮琴　论头痛辨治[※*]

头为天象，诸阳经会焉。若六气外侵，精华内痹，郁于空窍，清阳不运，其痛乃作。《经》曰：风气循风府而上，为脑风。新沐中风，为首风。犯大寒，内至骨髓，为脑逆头痛。以上风寒痛。下虚上实，为肾厥头痛。头痛耳鸣，九窍不利，为肠胃所生。头痛甚，脑尽痛，手足青至节，不治，阳气败绝。以上虚痛。条而列之，有因风、因寒、因湿、因痰、因火、因郁热、因伏暑、因伤食、伤酒、伤怒，与气虚、血虚，及真头痛、偏头痛、内风扰巅、肾虚水泛、肾虚气逆诸症。因风者恶风，川芎茶调散。因寒者恶寒，桂枝羌活汤。因湿者头重，羌活胜湿汤。因痰者呕眩肢冷，为太阴痰厥头痛，半夏天麻白术汤。因火者齿痛，连翘、丹皮、桑叶、羚羊角、山栀、薄荷、菊叶、苦丁茶。因郁热者心烦，清空膏加麦冬、丹参，或菊花散。因伏暑者口干，荷叶、石膏、山栀、羚羊角、麦冬。因伤食者胸满，香砂枳术丸。因伤酒者气逆，葛花解醒汤。因伤怒者血逆，沉香降气汤。气虚者脉大，补中汤加川芎、细辛。血虚者脉芤，或鱼尾上攻，眉尖后近发际为鱼尾，四物汤加薄荷。真头痛，客邪犯脑，手足青至节，黑锡丹，灸百会穴。偏头痛，屡发日久不痊，菊花茶调散、芎犀丸、透顶散。内风扰巅者，筋惕，肝阳上冒，震动髓海，三才汤加牡蛎、阿胶、白芍、茯神、炒甘菊花。肾虚水泛者，头痛如破，昏重不安，六味汤去丹皮，加沉香，更以七味丸、人参汤下。因肾虚气逆，为肾厥，玉真丸、来复丹。外如雷头风，头痛起块，或鸣如雷震，清震汤。大头痛，头面尽肿，由天行时疫，甚则溃脓，普济消毒饮。轻者发颐，肿耳前后，甘桔汤加薄荷、荆芥、鼠粘子、连翘、黄芩。眉棱骨痛，由风热外干，痰湿内郁，选奇汤。眼眶痛，俱属肝经，肝虚见光则痛，生熟地黄丸。肝经停饮，痛不可开，昼静夜剧，导痰汤。

——清·林珮琴《类证治裁·卷之六·头痛论治》

【提要】　本论主要阐述头痛的辨证施治。要点如下：其一，阐明头痛是因风、寒、湿、痰、火、郁热、伏暑、伤食、伤酒、伤怒、气虚及血虚所致。其二，记载真头痛、偏头痛、内风扰巅头痛、肾虚水泛头痛、肾虚气逆头痛、雷头风、大头痛、发颐、眉棱骨痛及眼眶痛等，20 余种类型的证候与方药。

郑寿全　论阳虚与阴虚头痛辨治※*

若内伤日久，七情过度，阳虚阴虚，亦能作头病，但病形无外感可征。头眩昏晕，十居其八，头痛十仅二三。因阳虚日久，不能镇纳浊阴，阴气上腾，有头痛如裂如劈，如泰山压顶，有欲绳索紧捆者，其人定见气喘，唇舌青黑，渴饮滚汤，此属阳脱于上，乃系危候。法宜回阳收纳为要，如大剂白通、四逆之类，缓则不救。若误用发散，旦夕即亡。因阴虚而头痛者，乃火邪上冲，其人虽无外感可征，多心烦咽干，便赤饮冷，有觉火从脚底而上，火从两腰而上，火从脐下而上，上即头痛，无有定时，非若外感之终日无已时也。法宜扶阴，如六味、八味之类。此条尚有区分，病人自觉火自下而上时，其人安静，不喜冷饮，咽不干，便不赤，心不烦，唇舌若青，则又是阴气上腾。法宜大辛大甘以守之复之，切不可妄用滋阴降火。一滋阴降火，则阴愈胜而阳愈消，脱证立作矣。……

查近市习，一见头痛，不按阴阳，专主祛风，所用无非川芎、白芷、荆芥、防风、蔓荆、藁本、羌活、天麻、辛夷、苍耳。夫此等药品，皆轻清之品，用以祛三阳表分之风，则效如桴鼓，用以治三阴上逆外越之证，则为害最烈，不可不知也。

——清·郑寿全《医法圆通·卷一·头痛》

【提要】　本论主要阐述阳虚与阴虚头痛的辨证施治。要点如下：其一，阳虚头痛，法宜回阳收纳为要，如大剂白通、四逆之类。其二，阴虚头痛，法宜扶阴，如六味、八味之类。其三，强调了虚阳浮越与阴虚火旺证的鉴别。如病人自觉火自下而上时，其人安静，不喜冷饮，咽不干，小便不赤，心不烦，唇舌色青，是阴气逼虚阳上腾，而并非虚火上炎，法宜大辛大甘以守之复之，切不可妄用滋阴降火。

2.41 痹　证

痹证是由于风、寒、湿、热等邪气闭阻经络，影响气血运行，导致肢体筋骨、关节、肌肉等处发生疼痛、重着、酸楚、麻木，或关节屈伸不利，僵硬，肿大变形等症状的病证。痹证的发生与体质因素、气候条件、生活环境及饮食等有密切关系。感受外邪是痹证发生的外在条件。久居潮湿之地、严寒冻伤、贪凉露宿、睡卧当风、暴雨浇淋、水中作业或汗出入水等，外邪注于肌腠经络，滞留于关节筋骨，导致气血痹阻而发为风寒湿痹。风、寒、湿、热、痰、瘀等邪气滞留肢体筋脉、关节、肌肉，经脉闭阻，不通则痛是痹证的基本病机。痹痛游走不定者为行痹，属风邪盛；痛势较甚，痛有定处，遇寒加重者为痛痹，属寒邪盛；关节酸痛重着漫肿者为着痹，属湿邪盛；关节肿胀，肌肤焮红，灼热疼痛者为热痹，属热邪盛。痹证治疗应以祛邪通络为基本原则，根据邪气的偏盛，分别予以祛风、散寒、除湿、清热、化痰、行瘀之法，兼顾宣痹通络。痹证的治疗还需注意以下几点：重视养血活血，即所谓"治风先治血，血行风自灭"；治寒宜结合温阳补火，即所谓"阳气并则阴凝散"；治湿宜结合健脾益气，即所谓"脾旺能胜湿，气足无顽麻"。久痹正虚者，应重视扶正，补肝肾、益气血是常用之法。

◆《素问》　痹证综论[※*]

黄帝问曰：痹之安生？岐伯对曰：风寒湿三气杂至，合而为痹也。其风气胜者为行痹，寒气胜者为痛痹，湿气胜者为着痹也。

帝曰：其有五者何也？岐伯曰：以冬遇此者为骨痹，以春遇此者为筋痹，以夏遇此者为脉痹，以至阴遇此者为筋痹，以秋遇此者为皮痹。

帝曰：内舍五脏六腑，何气使然？岐伯曰：五脏皆有合，病久而不去者，内舍于其合也。故骨痹不已，复感于邪，内舍于肾；筋痹不已，复感于邪，内舍于肝；脉痹不已，复感于邪，内舍于心；肌痹不已，复感于邪，内舍于脾；皮痹不已，复感于邪，内舍于肺。所谓痹者，各以其时重感于风寒湿之气也。

凡痹之客五脏者，肺痹者，烦满喘而呕。心痹者，脉不通，烦则心下鼓，暴上气而喘，嗌干善噫，厥气上则恐。肝痹者，夜卧则惊，多饮，数小便，上为引如怀。肾痹者，善胀，尻以代踵，脊以代头。脾痹者，四肢解墯，发咳呕汁，上为大塞。肠痹者，数饮而出不得，中气喘争，时发飧泄。胞痹者，少腹膀胱按之内痛，若沃以汤，涩于小便，上为清涕。

阴气者，静则神藏，躁则消亡。饮食自倍，肠胃乃伤。淫气喘息，痹聚在肺；淫气忧思，痹聚在心；淫气遗溺，痹聚在肾；淫气乏竭，痹聚在肝；淫气肌绝，痹聚在脾。诸痹不已，亦益内也。其风气胜者，其人易已也。

帝曰：痹，其时有死者，或疼久者，或易已者，其何故也？岐伯曰：其入脏者死，其留连筋骨间者疼久，其留皮肤间者易已。

帝曰：其客于六腑者何也？岐伯曰：此亦其食饮居处，为其病本也。六腑亦各有俞，风寒湿气中其俞，而食饮应之，循俞而入，各舍其腑也。

帝曰：以针治之奈何？岐伯曰：五脏有俞，六腑有合，循脉之分，各有所发，各随其过，则病瘳也。

帝曰：荣卫之气，亦令人痹乎？岐伯曰：荣者水谷之精气也，和调于五脏，洒陈于六腑也，乃能入于脉也。故循脉上下贯五脏，络六腑也。卫者水谷之悍气也。其气慓疾滑利，不能入于脉也。故循皮肤之中，分肉之间，熏于肓膜，散于胸腹，逆其气则病，从其气则愈，不与风寒湿气合，故不为痹。

帝曰：善。痹或痛，或不仁，或寒或热，或燥或湿，其故何也？岐伯曰：痛者寒气多也，有寒故痛也。其不痛不仁者，病久入深，荣卫之行涩，经络时疏，故不通，皮肤不营，故为不仁。其寒者，阳气少，阴气多，与病相益，故寒也。其热者，阳气多，阴气少，病气胜，阳遭阴，故为痹热。其多汗而濡者，此其逢湿甚也。阳气少，阴气盛，两气相盛，故汗出而濡也。

帝曰：夫痹之为病，不痛何也？岐伯曰：痹在于骨则重，在于脉则血凝而不流，在于筋则屈不伸，在于肉则不仁，在于皮则寒。故具此五者，则不痛也。凡痹之类，逢寒则虫，逢热则纵。

帝曰：善。

——《素问·痹论》

【提要】　本论主要阐述痹证的分类及病因病机。要点如下：其一，阐明"风寒湿三气杂至，合而为痹"的痹证病机理论。其中"风气胜者为行痹，寒气胜者为痛痹，湿气胜者为着痹"。其二，四时邪气可引起五体之痹，如骨痹、筋痹、脉痹、筋痹、皮痹等。若五体之痹病久不愈，复感于邪，内传五脏，可致五脏痹。营卫之气与风寒湿三气相合，是痹症发生的关键。其三，痹证的临床表现，有痛、不仁、沉重、屈伸不利等。其四，针灸治疗痹证的原则，是"循脉之分，各有所发，各随其过"。

张仲景　论痹证证治※*

太阳病，关节疼痛而烦，脉沉而细者，此名湿痹。湿痹之候，小便不利，大便反快，但当利其小便。

——汉·张仲景《金匮要略方论·卷上·痉湿暍病脉证治》

夫风之为病，当半身不遂，或但臂不遂者，此为痹。脉微而数，中风使然。

寸口脉沉而弱，沉即主骨，弱即主筋，沉即为肾，弱即为肝。汗出入水中，如水伤心，历节黄汗出，故曰历节。

趺阳脉浮而滑，滑则谷气实，浮则汗自出。

少阴脉浮而弱，弱则血不足，浮则为风，风血相搏，即疼痛如掣。盛人脉涩小，短气自汗出，历节疼，不可屈伸，此皆饮酒汗出当风所致。

诸肢节疼痛，身体尪羸，脚肿如脱，头眩短气，温温欲吐，桂枝芍药知母汤主之。

味酸则伤筋，筋伤则缓，名曰泄；咸则伤骨，骨伤则痿，名曰枯。枯泄相搏，名曰断泄。

荣气不通，卫不独行，荣卫俱微，三焦无所御，四属断绝，身体羸瘦，独足肿大，黄汗出，胫冷。假令发热，便为历节也。

病历节，不可屈伸，疼痛，乌头汤主之。

——汉·张仲景《金匮要略方论·卷上·中风历节病脉证并治》

问曰：血痹病从何得之？师曰：夫尊荣人，骨弱肌肤盛，重因疲劳汗出，卧不时动摇，加被微风，遂得之。但以脉自微涩，在寸口、关上小紧，宜针引阳气，令脉和紧去则愈。

血痹阴阳俱微，寸口、关上微，尺中小紧，外证身体不仁，如风痹状，黄芪桂枝五物汤主之。

——汉·张仲景《金匮要略方论·卷上·血痹虚劳病脉证并治》

【提要】　本论主要阐述痹证的脉证及治法。要点如下：其一，湿痹，是感受湿邪以关节疼痛而烦为主要临床表现的病证。其特点是小便反快，大便不利，治疗重在利小便。其二，历节以"肢节疼痛、身体尪羸、脚肿如脱"为主要表现，是一种特殊的痹证，属于广义痹证范畴。其三，血痹，脉阴阳俱微而类痹状。本论所载病因病机、辨证要点、治疗方药，沿用至今，对后世影响深远。

巢元方　痹证综论※*

痹者，风寒湿三气杂至，合而成痹。其状肌肉顽厚，或疼痛。由人体虚，腠理开，故受风邪也。病在阳曰风，在阴曰痹；阴阳俱病，曰风痹。其以春遇痹为筋痹，则筋屈。筋痹不已，又遇邪者，则移入肝。其状夜卧则惊，饮多，小便数。夏遇痹者为脉痹，则血凝不流，令人萎黄。脉痹不已，又遇邪者，则移入心。其状心下鼓，气暴上逆，喘不通，嗌干喜噫。长夏遇痹者为肌痹，在肉则不仁。肌痹不已，复遇邪者，则移入脾。其状四肢懈惰，发咳呕汁。秋遇痹者为皮痹，则皮肤无所知。皮痹不已，又遇邪者，则移入于肺，其状气奔痛。冬遇痹者为骨痹，则骨重不可举，不随而痛。骨痹不已，又遇邪者，则移入于肾，其状喜胀。

——隋·巢元方《诸病源候论·卷之一·风病诸候·风痹候》

注者住也，言其病连滞停住，死又注易旁人也。凡有人风寒湿三气合至，而为痹也。湿痹者，是湿气多也，名为湿痹。湿痹之状，四肢或缓或急，骨节疼痛。邪气往来，连注不瘥，休作无度，故为湿痹注。

——隋·巢元方《诸病源候论·卷之二十四·注病诸候·湿痹注候》

血痹者，由体虚，邪入于阴经故也。血为阴，邪入于血而痹，故为血痹也。其状形体如被微风所吹。此由忧乐之人，骨弱肌肤盛，因疲劳汗出，卧不时动摇，肤腠开，为风邪所侵也。诊其脉自微涩，在寸口、关上小紧，血痹也。宜可针引阳气，令脉和紧去则愈。

——隋·巢元方《诸病源候论·卷之一·风病诸候·血痹候》

【提要】　本论主要阐述痹证的病因病机及证候特征。要点如下：其一，基本遵循《内经》的痹证理论，但强调风邪的重要性，指出"由人体虚，腠理开，故受风邪也"。其二，整合五体痹和五脏痹加以论述，较《内经》痹论更为系统。其三，直接阐明痹证的病因病机，如"湿痹者，是湿气多也，名为湿痹"。其四，在《金匮要略》基础上，对血痹进行更为深入的阐发。指出其病机多为表不固而风邪入于阴经，邪入于血而为血痹。论述其临床表现和脉象特征，治疗上提出以针引阳气。

《圣济总录》　论痹证病因病机※※

诸痹统论

论曰：饮天和，食地德，皆阴阳也。然阳为气，阴为血；气为卫，血为营。气卫血营，通贯一身，周而复会，如环无端，岂郁闭而不流哉！夫惟动静居处，失其常，邪气乘间，曾不知觉，此风寒湿三气，所以杂至合而为痹。浅则客于肌肤，深则留于骨髓。阳多者，行流散徙而靡常；阴多者，凝泣滞碍而有著。虽异状殊态，然即三气以求之，则所谓痹者，可得而察矣。且痹害于身，其为疾也，初若无足治，至其蔓而难图，则偏废弗举，四体不随，皆自诒伊戚者也，可不慎哉！

肝痹

论曰：《内经》谓风寒湿三气杂至合而为痹。又曰：以春遇此者为筋痹。又曰：筋痹不已，复感于邪，内舍于肝。盖五脏皆有合，病久而不去者，内舍于其合。肝之合筋也，故筋痹不已，复感于邪，则舍于肝也。其证夜卧则惊，多饮小便数，上为引如怀者是也。……

心痹

论曰：《内经》言风寒湿三气杂至，合而为痹。又曰：以夏遇此为脉痹。脉痹不已，复感于邪，内舍于心，是为心痹。其状脉不通，烦则心下鼓，暴上气而喘，嗌干善噫，厥气上则恐。盖淫气忧思痹聚在心，《经》所谓诸痹不已，亦益内者如此。……

脾痹

论曰：风寒湿三气杂至，合而为痹。又曰：以至阴遇此者为肌痹。肌痹不已，复感于邪，内舍于脾，是为脾痹。其状四肢懈惰，发咳呕汁，上为大塞。《经》所谓诸痹不已，亦益内者如此。……

肺痹

论曰：风寒湿三气杂至，合而为痹。以秋遇此者为皮痹，皮痹不已，复感于邪，内舍于肺，是为肺痹。其候胸背痛甚，上气烦满，喘而呕是也。……

肾痹

论曰：《内经》谓风寒湿三气杂至，合而为痹。又曰：以冬遇此者为骨痹。骨痹不已，复感于邪，内舍于肾，是为肾痹。其证善胀，尻以代踵，脊以代头。盖肾者胃之关，关门不利，则胃气不行，所以善胀，筋骨拘迫，故其下挛急，其上蜷屈，所以言代踵代头也。……

痛痹

论曰：《内经》谓寒气胜者为痛痹。夫宜通，而塞则为痛，痹之有痛，以寒气入经而稽迟，泣而不行也。痛本于寒气偏胜，寒气偏胜，则阳气少阴气多，与病相益。治宜通引营卫，温润经络。血气得温则宣流，自无壅阏也。……

著痹

论曰：《内经》谓湿气胜者为著痹。地之湿气感则害人皮肉筋脉。盖湿，土也，土性缓，营卫之气，与湿俱留，所以湿胜则著而不移也。其证多汗而濡者，以阴气盛也。治宜除寒湿，通行经络则瘥。……

行痹

论曰：《内经》谓风寒湿三气杂至，合而为痹，其风气胜者为行痹。夫气之在人，本自流通，所以痹者，风寒湿三气合而为病也。然三气之中，各有阴阳，风为阳气，善行数变，故风气胜则为行痹。其证上下左右，无所留止，随其所至，气血不通是也。治法虽通行血气，宜多以治风之剂。……

皮痹

论曰：风寒湿三气杂至，合而为痹，以秋遇此者为皮痹。盖肺主皮毛，于五行为金，于四时为秋。当秋之时，感于三气则为皮痹，盖正言其时之所感者尔。固有非秋时而得之者，皮肤不营而为不仁，则其证然也。……

肌痹

论曰：风寒湿三气杂至，合而为痹，以至阴遇此者则为肌痹。其状皮肤弗营，肌肉厚而不仁是也。……

血痹

论曰：血痹之状，形体肌肤，如被微风所吹者是也。盖血为阴，邪入于血而痹，故谓之血痹。宜先针引阳气，后以药治之。……

脉痹

论曰：血性得温则宣流，得寒则凝涩。凝涩不行，则皮毛萎悴，肌肉痛痹。《内经》谓风寒湿三气杂至，合而为痹。又曰：夏遇此者为脉痹。痹则血凝不流可知也。

——宋·赵佶《圣济总录·卷第一十九·诸痹门》

筋痹

论曰：《内经》曰：风寒湿三气杂至，合而为痹。又曰：以春遇此者为筋痹。其状拘急，屈而不伸是也。筋痹不已，复感于邪，内舍于肝，是为肝痹。其状，夜卧则惊，饮多数小便，上为引如怀。盖淫气乏竭，痹聚在肝。治法以筋痹为先，筋痹既平，则邪弗入于肝矣。……

骨痹

论曰：《内经》谓人有身寒，汤火不能热，厚衣不能温，然不冻栗。是人者，素肾气胜，以水为事，太阳气衰，肾脂枯不长，一水不能胜两火。肾者水也，而生于骨，肾不荣则髓不能满，故寒甚至骨也。所以不能冻栗者，肝一阳也，心二阳也，肾孤脏也，一水不能胜二火，故不能冻栗。病名曰骨痹，是人当挛节也。夫骨者肾之余，髓者精之所充也。肾水流行，则髓满而骨强。迨夫天癸亏而凝涩，则肾脂不长，肾脂不长，则髓涸而气不行，骨乃痹而其证内寒也。虽寒不为冻栗，则以肝心二气为阳火，一水不能胜之，特为骨寒而已，外证当挛节，则以髓少而筋燥，故挛缩而急也。……

热痹

论曰：《内经》云，其热者，阳气多，阴气少，阳遭阴，故为痹热。盖腑脏壅热，复遇风寒湿三气至，客搏经络，留而不行，阳遭其阴，故㾓痹熻然而热闷也。

——宋·赵佶《圣济总录·卷第二十·诸痹门》

【提要】 本论主要阐述痹证的病因病机及证候特征。要点如下：其一，论述痹证之病因病机，包括风寒湿痹、五体痹、五脏痹、血痹等病证的病因病机。在《内经》基础上，提出感邪有深浅，病位有不同，发病因人体阴阳气多少而异。其二，热痹是因腑脏壅热，复遇风寒湿邪气，客搏经络，留而不行所致。在论述骨痹时，运用"一水不能胜两火"的理论，解释虽关节挛缩而身寒，却未见"冻栗"之理。

杨士瀛 论历节风辨治※*

历节风之状，短气自汗，头眩欲吐，手指挛曲，身体尪羸，其肿如脱，渐至摧落，其痛如掣，不能屈伸。盖由饮酒当风，汗出入水，或体虚肤空，掩护不谨，以致风寒湿之邪，遍历关节，与血气搏而有斯疾也。其痛如掣者为寒多，其肿如脱者为湿多，肢节间黄汗出者为风多。遍身走痒，彻骨疼痛，昼静夜剧，发如虫啮者，谓之白虎历节。治法当以温药解其风寒湿之毒，或用和平，则独活寄生汤辈可也。其白虎历节，游走痒痛，虫实为之。况夫脾主肌肉，虚则为痒，遇痒而进饮食，尚庶几焉。而虫亦餍饫，其间不至于频频啮也。《书》曰：若药弗瞑眩，厥疾弗瘳。似此证候，一名厉风，须当大作汤丸，未可拘以平常浅近之剂。

谨按：痹病盖因风寒湿三气，客于经络，为病不一，或为痛，或为痒，或为麻痹不仁，或为手足缓弱，所以然者，有新久轻重之分，有湿痰死血之异。《济生》防风汤、茯苓汤所治已露端倪也，学者细心求之。仁斋先生不言痹病，盖已中风、白虎历节风条内矣，但所言病之见证，古人所言病之原因，即中庸费隐之义也。

——宋·杨士瀛《仁斋直指方论·卷四·历节风》

【提要】 本论主要阐述历节风的辨证施治。要点如下：其一，历节风，为风、寒、湿邪，侵入人体，遍历关节，与血气相搏所致。"其痛如掣者为寒多，其肿如脱者为湿多，肢节间黄汗出者为风多"。其二，白虎历节，又名厉风，症见遍身痒，彻骨疼痛，昼静夜剧，发如虫啮，治疗必用重剂。其三，指出本论虽未直言痹病，但实则蕴含于历节风条内，需细心体会。

朱丹溪 论痛风辨治※*

四肢百节走痛是也，他方谓之白虎历节风证。大率有痰、风热、风湿、血虚。因于风者，小续命汤。因于湿者，苍术、白术之类，佐以竹沥。因于痰者，二陈汤加酒炒黄芩、羌活、苍术。因于血虚者，用芎、归之类，佐以红花、桃仁。大法之方，苍术、川芎、白芷、南星、当归、酒黄芩。在上者，加羌活、威灵仙、桂枝；在下者，加牛膝、防己、木通、黄柏。血虚，《格致余论》详言，多用川芎、当归，佐以桃仁、红花、薄、桂、威灵仙。治痛风，取薄、桂味淡者，独此能横行手臂，领南星、苍术等药至痛处。

——元·朱丹溪撰，明·程充校补《丹溪心法·卷四·痛风》

【提要】 本论主要阐述痛风的辨证施治。要点如下：其一，朱丹溪并未专论痹证，可以认为，痛风是朱丹溪对痹证的命名，并且将历节也归入其内。这是痹证诊疗理论发展过程中较为重要的一环，后世宗法朱丹溪的医家多执此说。其二，本论指出，痛风的主要病机，为"痰、风热、风湿、血虚"。治疗上，因于风者，小续命汤；因于湿者，苍术、白术之类，佐以竹沥。用药方面，病在上者加羌活、威灵仙、桂枝，在下者加牛膝、防己、木通、黄柏。

虞抟 论痛风辨治※*

论

《内经》曰：诸风掉眩，强直支痛，缓戾里急筋缩，皆足厥阴风木之位，肝胆之气也。又曰：风寒湿三气杂至，合而为痹。其风气胜者为行痹，寒气胜者为痛痹，湿气胜者为著痹。以冬遇此为骨痹，以春遇此为筋痹，以夏遇此为脉痹，以至阴（六月也）遇此为肌痹，以秋遇此为皮痹。夫古之所谓痛痹者，即今之痛风也。诸方书又谓之白虎历节风，以其走痛于四肢骨节，如虎咬之状，而以其名名之耳。丹溪曰：大率因血虚受热，其血已自沸腾，或加之以涉水受湿，热血得寒，污浊凝滞，不得运行，所以作痛。夜则痛甚，行于阴也。治以辛温，监以辛凉，流散寒湿，开通郁结，使血行气和，更能慎口节欲，无有不安者也。

方法

丹溪曰：因湿痰浊血流注为病，以其在下焦道路远，非乌、附气壮不能行，故用为引经，若以为主治之，非惟无益而有杀人之毒。此病必行气流湿舒风，导滞血，补新血，降阳升阴。治有先后，须明分肿与不肿可也。不可食肉，肉属阳，大能助火。素有火盛者，小水不能制，若食肉厚味，下有遗溺，上有痞闷，须将鱼腥、面酱、酒醋皆断去之。先以二陈汤加酒浸白芍药，少佐以黄连降心火，看作何应又为区处也。大法用苍术、南星、川芎、白芷、当归、酒芩，在上者加羌活、桂枝、桔梗、威灵仙，在下者加牛膝、防己、木通、黄柏。

——明·虞抟《医学正传·卷四·痛风》

【提要】 本论主要阐述痛风的辨证施治。要点如下：其一，论中指出，古之所谓痛痹即朱丹溪所言痛风。其二，特别强调血虚感寒的病机，指出血虚则血热，如涉水受湿，热血得寒，不得运行，所以作痛。其三，治疗上，提出以辛温配合辛凉，流散寒湿，开通郁结，使血行气和。其四，特别指出，"慎口节欲"至关重要。

汪机 痹证综论※*

论

痹者，麻木不仁之谓也。症状多端，是以方书有痛痹、行痹、著痹、周痹、肉痹、骨痹、脉痹等名之痹。虽然种种不同，未有不由体质虚弱，风寒湿气乘之所致。是以《经》云：风寒湿三气杂至，合而为痹。风胜为走痹，湿胜为著痹，寒胜为痛痹。春月遇此为筋痹，夏月遇此为脉痹，秋月遇此为脾痹，冬月遇此为骨痹，至阴月遇此为肉痹是也。大抵痹之为患，在肌肉则麻木不仁，在筋则拘屈不便，在脉则血凝不流，入骨则重著不举。若邪在肌肉之时，或针或汗或灸俱易成功。不然至入筋骨之际，必不易治，患者医者两宜致意焉。虽然有又气虚不能导血荣养筋脉而作麻木者，有因血虚无以荣养肌肉，以致经隧涩涩而作麻木者，又不可专执汗、灸、针三法，当要分辨气虚、血虚、痰饮、瘀血而疗。如气虚宜四君子为主加减，血虚宜四物为主加减，因痰导痰为先，因瘀血则行瘀为本，宜各推类，不可执一。

脉法

脉浮而濡，属气虚。脉浮而缓，属湿，为著痹。

脉紧而浮，属寒，为痛。脉弦而滑，属痰。

脉涩而芤，属死血。

脉见关前，痹在上体；关后，痹在下体；关内，痹在中。

治痹大法

痹症虽因风寒湿三气而成，未有不由正气亏败所致，始则客于筋脉皮肉筋骨，久而不已，入于五脏则死矣。

如烦满喘而呕者，是痹客于肺。

如烦心上气，嗌干恐噫，厥胀满者，乃痹客于心。

多饮，小便数，小腹病如娠妊，夜卧则惊，是痹客于肝。

如善胀，尻以代踵，脊以代头者，是痹客于肾。

如四肢懈惰，发咳，呕沫，上为大寒者，是痹客于脾。又有肠痹、胞痹，随其府腧以施针灸，或先泻后补，或补泻兼施可也。

——明·汪机《医学原理·卷之十·痹门》

【提要】 本论主要阐述痹证的病因病机及辨证施治。要点如下：其一，本论从"气虚、血虚、痰饮、瘀血"四方面，论述痹证的病因病机，源于朱丹溪的痛风论。其二，治疗上，气虚宜四君子汤为主加减，血虚宜四物汤为主加减，因痰则导痰为先，因瘀血则行瘀为本。其三，指出本病"虽因风寒湿三气而成，未有不由正气亏败所致"者。此外，其对脉象的论述比较精到，对于痹证的辨证施治颇为紧要。

徐春甫 论痹证与痿证的鉴别※*

痹之为证，有筋挛不伸、肌肉不仁，与风证相似，故世俗多类于风、痿、痹之证混同通治，此千古之弊也。大抵固当分其所因。风则阳受之。痹为风寒湿所感，则阴受之，为病多重著沉痛。痿因血少气虚，火盛克金，肺叶燥枯，宗筋不润，肝木乘胜，脾土受伤，饮食少，四肢倦，为精血虚耗，故筋骨痿而不用。治宜润燥、养血、滋阴，非若痹之气血凝滞，留而不行，或痛而手足为之麻木不仁，治以行气胜湿为主。三证虽大略相似，而所以施治迥然不同，执事者其辨诸！

——明·徐春甫《古今医统大全·卷之十一·痹证门·风痿痹三证相类治法不同》

【提要】 本论主要阐述痹证与痿证的鉴别。要点如下：其一，痹证和痿证的区别：痹证，多为风寒湿邪所感，为病多重著沉痛。痿证，多因血少气虚，火盛克金，肺燥脾伤，精血虚耗，故筋骨痿而不用。其二，治疗上，痹证治以行气胜湿为主，痿证治以润燥、养血、滋阴之法。

王肯堂 论痹证辨治※*

风痹者，游行上下，随其虚邪与血气相搏，聚于关节，筋脉弛纵而不收，宜防风汤。寒痹者，四肢挛痛，关节浮肿，宜五积散。湿痹者，留而不移，汗多，四肢缓弱，皮肤不仁，精神昏塞，宜茯苓川芎汤。热痹者，脏腑移热，复遇外邪客搏经络，留而不行，阳遭其阴，故瘾痹，熻然而闷，肌肉热极，体上如鼠走之状，唇口反裂，皮肤色变，宜升麻汤。三气合而为痹，则皮肤顽厚，或肌肉酸痛，此为邪中周身，搏于血脉，积年不已，则成瘾疹风疮，搔之不痛，头发脱落，宜疏风凉血之剂。肠痹者，数饮而小便不通，中气喘争，时作飧泄，宜五苓散加桑皮、木通、麦门冬，或吴茱萸散。胞痹者，少腹膀胱按之内痛，若沃以汤，涩于小便，上为清涕，宜肾著汤、肾沥汤。血痹者，邪入于阴血之分，其状，体常如被风所吹，骨弱劳瘦，汗出，卧则不时摇动，宜当归汤。周痹者，在血脉之中，上下游行，周身俱痛也，宜蠲痹汤。支饮者，手足麻痹，臂痛不举，多睡眩冒，忍尿不便，膝冷成痹，宜茯苓汤。五脏痹，宜五痹汤。肝痹，加酸枣仁、柴胡。心痹，加远志、茯苓、麦门冬、犀角。脾痹，加厚朴、枳实、砂仁、神曲。肺痹，加半夏、紫菀、杏仁、麻黄。肾痹，加独活、官桂、杜仲、牛膝、黄芪、萆薢。痹在五脏之合者可治，其入脏者死。

——明·王肯堂《证治准绳·杂病·第四册·痿痹门·痹》

【提要】 本论主要阐述痹证的辨证施治。要点如下：其一，比较全面地总结了风痹、寒痹、湿痹、热痹、三气合而为痹、肠痹、胞痹、血痹、周痹、支饮成痹、肝痹、心痹、脾痹、肺痹、肾痹等多种痹证的临床表现与治疗方药。其二，阐明热痹是因脏腑移热，复遇外邪客搏经络，留而不行所致。症见痛处熻然而闷，肌肉热极，伴有皮肤颜色改变、唇口干裂等症状。

张介宾 论风痹证治※*

论证

风痹一证，即今人所谓痛风也。盖痹者，闭也。以血气为邪所闭，不得通行而病也。如《痹论》曰：风气胜者为行痹。盖风者善行数变，故其为痹，则走注历节，无有定所，是为行痹，此阳邪也。曰：寒气胜者为痛痹。以血气受寒则凝而留聚，聚则为痛，是为痛痹，此阴邪也。曰：湿气胜者为著痹。以血气受湿则濡滞，濡滞则肢体沉重而疼痛顽木，留著不移，是为著痹，亦阴邪也。凡此三者，即痹之大则也。此外如五脏六腑之痹，则虽以饮食居处皆能致之，然必重感于邪而内连脏气，则合而为痹矣。若欲辨其轻重，则在皮肤者轻，在筋骨者甚，在脏腑者更甚。若欲辨其寒热，则多热者方是阳证，无热者便是阴证。然痹本阴邪，故惟寒者多而热者少，此则不可不察。

观《痹论》曰：风寒湿三气杂至，合而为痹，而《寿夭刚柔》篇又曰：在阳者命曰风，在阴者命曰痹，何也？盖三气之合，乃专言痹证之所因也。曰：在阳为风，在阴为痹。又分言表里之有殊也。如风之与痹，本皆由感邪所致，但外有表证之见，而见发热头疼等证，或得汗即解者，是皆有形之谓，此以阳邪在阳分，是即伤寒中风之属也，故病在阳者命曰风。若既受寒邪，而初无发热头疼，又无变证，或有汗，或无汗，而筋骨之痛如故，及延绵久不能愈，而外无表证之见者，是皆无形之谓，此以阴邪直走阴分，即诸痹之属也。故病在阴者命曰痹。其或既有表证，而疼痛又不能愈，此即半表半里，阴阳俱病之证，故阴阳俱病者命曰风痹。此所以风病在阳，而痹病在阴也。然则诸痹者，皆在阴分，亦总由真阴衰弱，精血亏损，故三气得以乘之而为此诸证。《经》曰"邪入于阴则痹"，正谓此也。是以治痹之法，最宜峻补真阴，使血气流行，则寒邪随去。若过用风湿痰滞等药而再伤阴气，必反增其病矣。

风痹治法

痹因外邪，病本在经，而深则连脏。故其在上则有喘呕，有吐食；在中则为胀满，为疼痛；在下则为飧泄，为秘结诸病：此皆风痹之兼证也。凡见此者，当于各门权其缓急先后而随证治之。

痹证之风胜者，治当从散，宜败毒散、乌药顺气散之类主之。若以风胜而兼微火者，宜大秦艽汤，或九味羌活汤之类主之。

痹证之寒胜者，但察其表里俱无热证，即当从温治之，宜五积散，或小续命汤、甘草附子汤之类主之。若寒甚气虚者，宜《三因》附子汤之类主之。

痹证之湿胜者，其体必重，或多寒，或多痰，或多汗，皆脾弱阴寒证也。若羌活胜湿汤，乃兼风散湿之剂也。五积散，乃温经散湿之剂也。真武汤，乃温中除湿之剂也。《三因》附子汤，乃补脾燥湿之剂也。调气平胃散，乃行气行湿之剂也。五苓散，乃利水导湿之剂也。二陈汤、六君子汤，乃化痰去湿之剂也。大抵治湿者欲其燥，欲燥者宜从暖。盖脾土喜燥而恶湿，喜暖而恶寒，故温脾即所以治湿也。然又有湿热之为病者，必见内热之证、滑数之脉，方可治以清凉，宜二妙散及加味二妙丸、当归拈痛汤之类主之。其有热甚者，如抽薪饮之类亦可暂用，先清其火而后调其气血。

风痹之证，大抵因虚者多，因寒者多。惟血气不充，故风寒得以入之，惟阴邪留滞，故经脉为之不利，此痛痹之大端也。惟三气饮及大防风汤之类，方能奏效，凡治痹之法，惟此为最。其有宜酒者，即以三气饮浸酒服之亦妙，法见本方，或用易老天麻丸亦可。

历节风痛

历节风痛，以其痛无定所，即行痹之属也。《病源》云：历节风痛是气血本虚，或因饮酒，腠理开，汗出当风所致，或因劳倦调护不谨，以致三气之邪遍历关节，与气血相搏，而疼痛非常，或如虎之咬，故又有白虎历节之名。《中藏经》曰：历节疼痛者，因醉犯房而得之，此其概也。大都痛痹之证，多有昼轻而夜重者，正阴邪之在阴分也。其有遇风雨阴晦而甚者，此正阴邪侮阳之证也。或得暖遇热而甚者，此湿热伤阴之火证也。有火者宜从清凉，有寒者宜从温热。若筋脉拘滞，伸缩不利者，此血虚血燥证也，非养血养气不可。凡诸治法，总宜如前。

凡诸痹作痛者，俱宜用火龙膏贴之。

——明·张介宾《景岳全书·卷十二从集·杂证谟·风痹》

【提要】 本论主要阐述风痹的辨证施治。要点如下：其一，阐明"痹"之义，即"痹者，闭也。以血气为邪所闭，不得通行而病也"。其二，若受寒邪，而初无发热头疼等表证，又无变证，而筋骨疼痛，绵延久不能愈，此为阴邪直走阴分，即诸痹。诸痹皆在阴分，多由真阴衰，精血亏损，风寒湿三气得以乘之而致。故"治痹之法，最宜峻补真阴，使血气流行，则寒邪随去"。其三，风痹"既有表证，而疼痛又不能愈，此即半表半里，阴阳俱病之证"。因"风痹之证，大抵因虚者多，因寒者多。惟血气不充，故风寒得以入之；惟阴邪留滞，故经脉为之不利"。具体还当根据风胜、寒胜、湿胜等分别论治。其四，历节风痛，有阴邪侮阳之证、有湿热伤阴之火证、血虚血燥证等，当辨证以分别施治。

李中梓 论痹证辨治※*

《内经》论痹，四时之令，皆能为邪；五脏之气，各能受病；六气之中，风寒湿居其半，即其曰杂至，曰合，则知非偏受一气可以致痹。又曰：风胜为行痹，寒胜为痛痹，湿胜为着痹。即其下一"胜"字，则知但分邪有轻重，未尝非三气杂合为病也。皮、肉、筋、骨、脉，各有五脏之合，初病在外，久而不去，则各因其合而内舍于脏。在外者祛之犹易，入脏者攻之实难；治外者散邪为亟，治脏者养正为先。治行痹者散风为主，御寒利湿，仍不可废，大抵参以补血之剂，盖治风先治血，血行风自灭也。治痛痹者，散寒为主，疏风燥湿，仍不可缺，大抵参以补火之剂，非大辛大温，不能释其凝寒之害也。治着痹者，利湿为主，祛风解寒，亦不可缺，大抵参以补脾补气之剂，盖土强可能胜湿，而气足自无顽麻也。提其大纲，约略如此，分条治法，别列于下。

筋痹，即风痹也。游行不定，上下左右，随其虚邪，与血气相搏，聚于关节，或赤或肿，筋脉弛纵，古称走注，今名流火。防风汤主之，如意通圣散、桂心散、没药散、虎骨丸、十生丹、一粒金丹、乳香应痛丸。脉痹，即热痹也。脏腑移热，复遇外邪，客搏经络，留而不行，故瘃痹，肌肉热极，唇口反裂，皮肤变色，升麻汤主之。肌痹，即着痹，湿痹也。留而不移，汗多，四肢缓弱，皮肤不仁，精神昏塞，今名麻木，神效黄芪汤主之。皮痹者，邪在皮毛，瘾疹风疮，搔之不痛，宜疏风养血。骨痹，即寒痹、痛痹也，痛苦切心，四肢挛急，关节浮肿，五积散主之。肠痹者，五苓散加桑皮、木通、麦门冬。胞痹者，肾着汤、肾沥汤。五脏痹，五痹汤。肝痹加枣仁、柴胡，心痹加远志、茯神、麦门冬、犀角，脾痹加厚朴、枳实、砂仁、神曲，肺痹加半夏、紫菀、杏仁、麻黄，肾痹加独活、官桂、杜仲、牛膝、黄芪、萆薢。

——明·李中梓《医宗必读·卷十·痹》

【提要】 本论主要阐述痹证的辨证施治。要点如下：其一，阐明"皮、肉、筋、骨、脉，各有五脏之合"。痹证"初病在外，久而不去，则各因其合而内舍于脏"。论中阐述了五体痹、五脏痹的证候与方药。其二，治疗原则，"治外者散邪为亟，治脏者养正为先"。治法上，"治行痹者散风为主，御寒利湿，仍不可废，大抵参以补血之剂""治痛痹者，散寒为主，疏风燥湿，仍不可缺，大抵参以补火之剂""治着痹者，利湿为主，祛风解寒，亦不可缺，大抵参以补脾补气之剂"。

李用粹 痹证综论*

大意

风寒湿三气杂至，合而为痹。其风气胜者为行痹，寒气胜者为痛痹，湿气胜者为着痹。(《内经》)行痹者，痛无定处，俗名流火，亦曰走注，今呼为鬼箭也。痛痹者，痛有定处，即今之痛风也。着痹者，即今之麻木不仁也。闭塞不通谓之痹，或痛痒麻痹，或手足缓弱，与痿相类。但痿症不痛，痹症多痛，四肢肌肉不为我用，为异耳。(《汇补》)

内因

由元精内虚，而三气所袭，不能随时祛散，流注经络，久而成痹。(《医鉴》)以春遇此为筋痹，以夏遇此为脉痹，以秋遇此为皮痹，以至阴六月遇此为肌痹，以冬遇此为骨痹。各因其时，重感于风寒湿也。(经文)

外候

大抵痹之为病，在骨则重而不举，在脉则血凝不流，在筋则屈而不伸，在肉则四肢不仁，在皮则顽不自觉。遇寒则急，遇热则纵，烦满喘呕者，是痹客于肺。烦心上气，嗌干善噫，厥胀满者，是痹客于心。多饮数小便，小腹满如怀妊，夜卧则惊者，是痹客于肝。善胀，尻以代踵，脊以代头者，是痹客于肾。四肢懈怠，发咳呕沫，上为大塞者，是痹客于脾。(《入门》)

痹分上下

风湿多侵于上，肩背麻木，手腕硬痛。寒湿多侵于下，脚腿木重，足膝疼酸。上下俱得，身如板夹，脚如石坠。(《汇补》)

痹久成痿

虚之所在，邪必凑之。邪入皮肤血脉，轻者易治；留连筋骨，久而不痛不仁者难治。(《汇补》)其不痛不仁者，病久入深，荣卫之行涩，经络时疏，故不痛。皮肤不荣，故不仁。(《内经》)

总治

治当辨其所感，注于何部，分其表里，须从偏胜者为主。(《大全》)风宜疏散，寒宜温经，湿宜清燥，审虚实标本治之。有余则发散攻邪，不足则补养气血。若不痛，但麻痹不仁，与痿同治。(《汇补》)

分治

治行痹，散风为主。御寒利湿，仍不可废，参以补血之剂。乃治风先治血，血行风自灭也。治痛痹，散寒为主。疏风燥湿，仍不可缺，大抵参以补火之剂。非大辛大温，不能释其凝寒之害也。治着痹，利湿为主。祛风解寒，亦不可缺，参以补气之剂。盖土强可以胜湿，而气足自无顽麻也。(《必读》)

治分始末

初起强硬作痛，宜祛风化痰。沉重者，宜流湿行气。久则须分气血虚实，痰瘀多少治之。(《汇补》)

脉法

脉涩而紧为痹，脉大而涩为痹，脉来急为痹。(严氏)

用药

主以四物汤，加羌活、防风、秦艽、红花、姜黄等。风胜，加白芷。湿胜，加苍术、南星。热胜，加黄柏。寒胜，加独活、肉桂。上体，加桂枝、威灵仙。下体，加牛膝、防己、萆薢、木通、黄柏。初起发表，用升阳散湿汤。调理，用当归拈痛汤。久而元气虚弱，用补中益气汤。

按：湿热痰火，郁气死血，留经络四肢，悉能为麻为痹，或痛或痒。轻而新者，可以缓治；久而重者，必加川乌、附子，祛逐痰湿，壮气行经，断不可少。大便阻滞，必用大黄。昧者畏其峻利，多致狐疑。不知邪毒流满经络，非川乌、附子，岂能散结；燥热结滞肠胃，非大黄岂能润燥？要在合宜耳。故筋痹，即风痹也。游行不定，上下左右，随其虚邪，与血气相搏于关节，或赤或肿，筋脉弛纵者，防风汤。脉痹，即热痹也。脏腑移热，复遇外邪，客于经络，留而不行，故为痛痹。肌肉热极，唇口反裂，皮肤色变，升麻汤。肌痹，即湿痹、着痹也。留而不移，汗多四肢缓弱，皮肤不仁，精神昏塞，俗名麻木，宜茯苓川芎汤。皮痹者，邪在皮毛，瘾疹风疮，搔之不痛，宜疏风养血。骨痹，即寒痹、痛痹也。痛苦切心，四肢挛急，关节浮肿，宜加减五积散。周痹者，周身俱痛，宜蠲痹汤。血痹者，邪入阴分，若被风吹，骨弱劳疲汗出，卧则摇动，宜当归汤。支饮者，手足麻痹，臂痛不举，多睡眩冒，忍尿不便，膝冷成痹，茯苓

汤。(《汇补》)

——清·李用粹《证治汇补·卷三·外体门·痹症》

【提要】 本论主要阐述痹证的病因病机及辨证施治。要点如下：其一，痹证的内因，是"由元精内虚，而三气所袭，不能随时祛散，流注经络，久而成痹"。其二，痹证的外候，"在骨则重而不举，在脉则血凝不流，在筋则屈而不伸，在肉则四肢不仁，在皮则顽不自觉"。痹客于五脏，还有相应的证候。其三，风湿多侵于上，寒湿多侵于下，亦有上下俱得者，故言"痹分上下"。其四，邪气留连筋骨，久而不痛不仁，即"痹久成痿"。其五，治疗上，当审虚实标本治之，有余则发散攻邪，不足则补养气血。治疗当分始末。初起强硬作痛，宜祛风化痰；沉重者，宜流湿行气；久则须分气血虚实、痰瘀多少治之。

程国彭 论痹证治法※※

痹者，痛也。风寒湿三气杂至，合而为痹也。其风气胜者为行痹，游走不定也。寒气胜者为痛痹，筋骨挛痛也。湿气胜者为着痹，浮肿重坠也。然即曰胜，则受病有偏重矣。治行痹者，散风为主，而以除寒祛湿佐之，大抵参以补血之剂，所谓治风先治血，血行风自灭也。治痛痹者，散寒为主，而以疏风燥湿佐之，大抵参以补火之剂，所谓热则流通，寒则凝塞，通则不痛，痛则不通也。治着痹者，燥湿为主，而以祛风散寒佐之，大抵参以补脾之剂，盖土旺则能胜湿，而气足自无顽麻也。通用蠲痹汤加减主之，痛甚者，佐以松枝酒。复有患痹日久，腿足枯细，膝头瘤大，名曰鹤膝风。此三阴本亏，寒邪袭于经络，遂成斯症，宜服虎骨胶丸，外贴普救万全膏，则渐次可愈。失此不治，则成痼疾，而为废人矣。

——清·程国彭《医学心悟·卷三·痹》

【提要】 本论主要阐述痹证的辨证施治。要点如下：其一，本论阐述了行痹、痛痹、着痹的证候和治法。在通治方面，提出以蠲痹汤加减。其二，对于久痹提出了鹤膝风的病名，认为其病机是肝脾肾三阴之本亏虚，寒邪袭于经络，遂成此证，临床表现为"患痹日久，腿足枯细，膝头瘤大"。论中提出此病可内服和外贴之药。

《医宗金鉴》 痹病综论※※

痹病总括

三痹之因风寒湿，五痹筋骨脉肌皮，风胜行痹寒痹痛，湿胜着痹重难支。皮麻肌木脉色变，筋挛骨重遇邪时，复感于邪入脏腑，周同脉痹不相移。

注：三痹之因，风寒湿三气杂合而为病也。其风邪胜者，其痛流走，故曰行痹。寒邪胜者，其痛甚苦，故曰痛痹。湿邪胜者，其痛重着，故曰着痹。此为病之因而得名，曰三痹也。又有曰五痹者，谓皮、脉、肌、筋、骨之痹也。以秋时遇此邪为皮痹，则皮虽麻尚微觉痛痒也。以夏时遇此邪为脉痹，则脉中血不流行，而色变也。以长夏时遇此邪为肌痹，则肌顽木不知痛痒也。以春时遇此邪为筋痹，则筋挛节痛屈而不伸也，以冬时遇此邪为骨痹，则骨重酸疼不能举也，曰入脏腑者，谓内舍五脏之痹也。以皮痹不已，复感于邪，内舍于肺，成肺痹也。脉痹不

已，复感于邪，内舍于心，成心痹也。肌痹不已，复感于邪，内舍于脾，成脾痹也。筋痹不已，复感于邪，内舍于肝，成肝痹也。骨痹不已，复感于邪，内舍于肾，成肾痹也。此皆以病遇邪之时，及受病之处而得名，曰五痹也。所谓邪者，重感于风寒湿之气也。周痹亦在血脉之中，随脉上下为病，故同脉痹，但患有定处，不似脉痹左右相移也。近世曰痛风，曰流火，曰历节风，皆行痹之俗名也。

周痹

周痹患定无歇止，左右不移上下行，似风偏废只足手，口眼无斜有痛疼。

注：周痹，或痛或肿，或手或足，患有定处，痛无歇止。或从上病及于下，或从下病及于上，而不似众痹痛有歇止，左右相移流走也。周痹，或两手，或两足，或只手足，或偏废不仁不用，而似中风，但不口眼㖞斜，身有痛疼也。

痹病生死证

痹在筋骨痛难已，留连皮脉易为功，痹久入脏中虚死，脏实不受复还生。

注：痹在筋骨则受邪深，故痛久难已；痹在皮脉则受邪浅，故易治也。凡痹病日久内传，所合之脏，则为五脏之痹。若其人中虚受邪，则难治多死，其人脏实而不受邪，复还于外，则易治多生。假如久病皮痹，复感于邪，当内传肺而为肺痹，若无胸满而烦喘咳之证，则是脏实不受邪。余脏仿此。

痹入脏腑证

肺痹烦满喘咳嗽，肾胀尻踵脊代头。脾呕痞硬肢懈堕，心烦悸噫恐时休，数饮卧惊肝太息，饮秘胀泻在肠究，胞秘沃痛鼻清涕，三焦胃附胆无忧。

注：久病皮痹，复感于邪，见胸满而烦喘咳之证，是邪内传于肺，则为肺痹也。久病骨痹，复感于邪，而见腹胀，尻以代踵，足挛不伸，脊以代头，伛偻不直之证，是邪内传于肾，则为肾痹也。久病肌痹，复感于邪，而见呕涎心下痞硬，四肢懈堕之证，是邪内传于脾，则为脾痹也。久病脉痹，复感于邪。而见心烦、心悸、嗌干，噫气，有时则恐之证，是邪内传于心，则为心痹也。久病筋痹，复感于邪，而见喜饮小便数多，夜卧则惊太息之证，是邪内传于肝，则为肝痹也。久痹不已复感于邪，脏实不受而传腑者，凡见喜饮小便秘，不胀则泻，不泻则胀之证，是邪内传于大小肠，则为肠痹也。凡见少腹胞中，按如沃汤状而痛，小便秘涩，鼻流清涕之证，是邪内传于膀胱，则为胞痹也。三焦之痹附于膀胱，从水道也。胃痹附于大、小二肠，从传化也。胆为清净之府，不受痹邪，故曰无忧也。

——清·吴谦《医宗金鉴·杂病心法要诀·卷三十九》

【提要】　本论主要阐述痹证的病因病机及辨证施治。要点如下：其一，阐明风痹、寒痹、湿痹，皮痹、脉痹、肌痹、筋痹、骨痹，乃至周痹、行痹的概念。其二，强调周痹病位在血脉之中，随脉上下为病，病机同脉痹，但患有定处，不似脉痹左右相移。其三，指出痛风、流火、历节风，皆行痹之俗名。其四，论述"痹入脏腑证"，包括五脏痹及六腑痹。其中，特别指出"胆为清净之府，不受痹邪"。

🔷 邹滋九　论痹证辨治 **

此症与风病相似，但风则阳受之，痹则阴受之，故多重著沉痛。其在《内经》，不越乎风寒湿三气。然四时之令，皆能为邪；五脏之气，各能受病。其实痹者，闭而不通之谓也。正气为邪所阻，脏腑经络，不能畅达，皆由气血亏损，腠理疏豁，风寒湿三气，得以乘虚外袭，留滞于内，致湿痰浊血，流注凝涩而得之。故《经》云"三气杂至，合而为痹"，又云"风胜为行痹，寒胜为痛痹，湿胜为著痹"，以及骨痹、筋痹、脉痹、肌痹、皮痹之义。可知痹病之症，非偏受一气足以致之也。然而病症多端，治法亦异，余亦不能尽述，兹以先生治痹之法，为申明一二。有卫阳疏，风邪入络而成痹者，以宣通经脉，甘寒去热为主；有经脉受伤，阳气不为护持而为痹者，以温养通补，扶持生气为主；有暑伤气，湿热入络而为痹者，用舒通脉络之剂，使清阳流行为主；有风湿肿痛而为痹者，用参、术益气，佐以风药壮气为主；有湿热伤气，及温热入血络而成痹者，用固卫阳以却邪，及宣通营络，兼治奇经为主；有肝阴虚，疟邪入络而为痹者，以咸苦滋阴，兼以通逐缓攻为主；有寒湿入络而成痹者，以微通其阳，兼以通补为主；有气滞热郁而成痹者，从气分宣通为主；有肝胃虚滞而成痹者，以两补厥阴阳明为治；有风寒湿入下焦经隧而为痹者，用辛温以宣通经气为主；有肝胆风热而成痹者，用甘寒和阳，宣通脉络为主；有血虚络涩，及营虚而成痹者，以养营养血为主。又有周痹、行痹、肢痹、筋痹，及风寒湿三气杂合之痹，亦不外乎流畅气血，祛邪养正，宣通脉络诸法。故张景岳云：治痹之法，只宜峻补真阴，宣通脉络，使气血得以流行，不得过用风燥等药，以再伤阴气。亦见道之言也。（邹滋九）

——清·叶桂著，徐灵胎评《临证指南医案·卷七·痹》

【提要】　本论是邹滋九为叶天士医案所作按语，主要阐述痹证的病因病机及辨证施治。要点如下：其一，痹证由"气血亏损，腠理疏豁，风寒湿三气，得以乘虚外袭，留滞于内，致湿痰浊血，流注凝涩而得之"。其二，治疗痹证，当辨证施治：卫阳虚风邪入络，宣通经脉，甘寒去热；经脉受伤，阳气不为护持，温养通补，扶持生气；暑伤气，湿热入络，舒通脉络；风湿肿痛，用参、术益气，佐以风药；湿热伤气，及温热入血络，固护卫阳，宣通营络，兼治奇经；肝阴虚，疟邪入络，咸苦滋阴，兼以通逐缓攻；寒湿入络，微通其阳，兼以通补；气滞热郁，宣通气分；肝胃虚滞，补厥阴阳明；风寒湿入下焦经隧，辛温宣通经气；肝胆风热，甘寒和阳，宣通脉络；血虚络涩营虚，养营养血。其三，周痹、行痹、肢痹、筋痹，及风寒湿三气杂合之痹，治以流畅气血，祛邪养正，宣通脉络诸法。

尤在泾　痹证综论**

《内经》谓风寒湿三气杂至合为痹，其风气胜者为行痹，寒气胜者为痛痹，湿气胜者为著痹。行痹者，行而不定，世称谓走注疼痛是也。痛痹者，疼痛苦楚，世称谓痛风是也。著痹者，著而不移，世称谓麻木不仁是也。夫痹者闭也，五脏六腑之正气，为邪所闭，则痹而不仁也。

《内经》论痹，又有骨、筋、脉、肌、皮五痹。大率风寒湿所谓三痹之病，又以所遇之时，所客之处而命其名，非此行痹、痛痹、著痹之外，又别有骨痹、筋痹、脉痹、肌痹、皮痹也。风寒湿三气袭人经络，入于骨则重而不举，入于脉则血凝不流，入于筋则屈而不伸，入于肉则不仁，入于皮则寒，久不已则入五脏。烦满喘呕者肺也。上气嗌干厥胀者心也。多饮数溲，夜卧则惊者肝也。尻以代踵，脊以代头者肾也。四肢懈惰，发咳呕沫者脾也。大抵显脏症则难治矣。

行痹

行痹者，风气胜也。风之气善行而数变，故其症上下左右，无所留止，随期所至，血气不通而为痹也。治虽通行血气，宜多以治风之剂。又《寿夭刚柔篇》云：病在阳者名曰风；病在阴者名曰痹；阴阳俱病，名曰风痹。风痹云者，以阳邪而入于阴之谓也。故虽驱散风邪，又必兼以行血之剂。又有血痹者，以血虚而风中之，亦阳邪入阴所致也。盖即风痹之症，而自风言之，则为风痹；就血言之，则为血痹耳。若其他风病而未入于阴者，则固不得谓之痹症矣。

痛痹

痛痹者，寒气偏胜，阳气少，阴气多也。夫宜通而塞，则为痛。痹之有痛，以寒气入经而稽迟，泣而不行也。治宜通引阳气，温润经络，血气得温而宣流，则无壅闭矣。河间云：痹气身寒，如从水中出者，气血不行，不必寒伤而作，故治痛痹者，虽宜温散寒邪，尤要宣流壅闭也。

著痹

著痹者，湿气胜也。夫湿，土气也，土性重缓，营卫之气与湿俱留，则著而不移，其症多汗而濡，其病多著于下，有挟寒、挟热、在气、在血之异，须审而治之。

热痹

热痹者，闭热于内也。《内经》论痹有云：其热者，阳气多，阴气少，病气胜，阳遭阴，故为痹热，所谓阳遭阴者，腑脏经络，先有蓄热，而复遇风寒湿气客之，热为寒郁，气不得通，久之寒亦化热，则痛痹燔然而闷也。

——清·尤在泾《金匮翼·卷六·痹症统论》

【提要】 本论主要阐述痹证的病因病机及辨证施治。要点如下：其一，行痹为风气胜，血气不通，阳邪入于阴为病，治当驱风行血。又有血虚风中，亦阳邪入阴所致。其二，痛痹为寒气胜，阳气少，寒气入经涩而不行，治宜通阳温经。其三，著痹为湿气胜，湿性重缓，营卫与湿俱留，著而不移，多汗而濡，多伤于下，有挟寒、挟热、在气、在血之异，须审而治之。其四，热痹为热邪蓄积于脏腑经络，而复遇风寒湿邪，热为寒郁，气机不通，日久寒邪化热。

沈金鳌 论白虎历节风综论※*

痛痹之一症也，以其痛循历遍身百节，故曰历节，以其痛甚如虎咬，故曰白虎历节。其原皆由风、寒、湿入于经络，致气血凝滞，津液稽留，久而怫郁坚牢，荣卫之气阻碍难行，正邪交战，故作痛不止也。而所以致三气作患之故，则或饮酒当风，或汗出入水，或坐卧湿地，或行立寒冰，或体虚肤空，掩护不谨，而此三气，乃与血气相搏，遍历关节，遂成此症。日久不治令人骨节蹉跌，固未可轻视也。试言其症状，必短气自汗，头眩欲吐，手指挛曲，身瘰瘰其肿如脱，渐至摧落，其痛如掣，不得屈伸，须当大作汤丸，不可拘以寻常之剂。然其方药，又必各因病之原由轻重。如由血虚、血热、血瘀，则必调血行血，宜趁痛散。或由风湿相搏，肢节肿痛，不可屈伸，则必疏风理湿，宜大羌活汤。或由风湿麻痹，走注疼痛，为偏枯，为暴暗，则必散郁开结，宜防风天麻丸。或由风湿与痰与死血，致走注刺痛，其痛处或肿或红，则必宣邪通气，宜疏风活血汤。或由血虚阴火而痛，及腰以下湿热注痛，则必养阴清热，宜潜行散。或由风冷侵入气血，气滞血凝，周身麻痛，则必祛寒散邪，宜五灵丸。或由风毒攻注皮肤骨髓之间，痛无定所，午静夜剧，筋脉拘挛，屈伸不得，则必解结疏坚，宜定痛散。或由痰注百节，痛无一定，久乃变成风毒，沦骨入髓，反致不移其处，则必搜邪去毒，宜虎骨散、加减虎骨散。或由风气游行，痛无常处，如虫行遍体，日静夜剧，则必宣风利气，宜麝香元。或由火甚而肢节痛，湿甚而肌肉肿，并受风寒而发动于经络之中，湿热流注于节腠之际，则必排解内外，宜灵仙除痛饮。或由湿痰流注，痛及肩背，则必豁痰开结，宜半夏苓术汤。其余三气所伤，或犹轻浅，总必以疏风、驱寒、除湿为主，宜龙虎丹、活络丹、捉虎丹、乳香定痛丸。盖以其痛如掣者为寒多，其肿如脱者为湿多，其肢节间或黄汗出者为风多，而三气之为患，固变幻若斯之甚也。

——清·沈金鳌《杂病源流犀烛·卷十三·诸痹源流》

【提要】　本论主要阐述历节风的病因病机及辨证施治。要点如下：其一，历节风，为风、寒、湿邪入于经络，气血凝滞，遍历关节，正邪交争所致。其二，历节风，症见手指挛曲，身肿如脱，渐至摧落，其痛如掣，不得屈伸。其三，治法上，根据具体证候病机，分别采用调血行血、疏风理湿、散郁开结、宣邪通气、养阴清热、祛寒散邪、解结疏坚、搜邪去毒、宣风利气及豁痰开结等诸法。至于风、寒、湿三气所伤，"或犹轻浅，总必以疏风、驱寒、除湿为主"。

2.42　腰　　痛

腰痛是以腰脊或脊旁部位疼痛为主要表现的病证，可表现在腰部的一侧或两侧，亦称"腰脊痛"。多由感受寒湿、湿热、跌扑损伤或肾亏体虚所致。腰痛基本病机为腰部经脉痹阻，或肾虚腰府失养。肾虚是腰痛发病的根本，风寒湿热常因肾虚而客，经脉瘀阻是发病的重要环节。腰痛辨证重在辨虚实寒热，治疗当分标本虚实。感受外邪多属表、属实，治宜祛邪通络，根据寒湿、湿热的不同，分别予以温散或清利。内伤致病多属里、属虚，治宜补肾固本为主，兼顾肝脾。外伤腰痛属实，治宜活血祛瘀，通络止痛为主。虚实兼见者，宜辨主次轻重缓急，标本兼顾。

◈《素问》　腰痛综论※*◈

足太阳脉令人腰痛，引项脊尻背如重状，刺其郄中太阳正经出血，春无见血。

少阳令人腰痛，如以针刺其皮中，循循然不可以俯仰，不可以顾。刺少阳成骨之端出血，成骨在膝外廉之骨独起者，夏无出血。

阳明令人腰痛，不可以顾，顾如有见者，善悲。刺阳明于䯒前三痏，上下和之出血，秋无见血。

足少阴令人腰痛，痛引脊内廉。刺少阴于内踝上二痏，春无见血，出血太多，不可复也。

厥阴之脉，令人腰痛，腰中如张弓弩弦。刺厥阴之脉，在腨踵鱼腹之外，循之累累然，乃刺之。其病令人善言，默默然不慧，刺之三痏。

解脉令人腰痛，痛引肩，目䀮䀮然，时遗溲。刺解脉，在膝筋肉分间郄外廉之横脉出血，血变而止。

解脉令人腰痛如引带，常如折腰状，善恐。刺解脉，在郄中结络如黍米，刺之血射以黑，见赤血而已。

同阴之脉令人腰痛，痛如小锤居其中，怫然肿。刺同阴之脉，在外踝上绝骨之端，为三痏。

阳维之脉令人腰痛，痛上怫然肿。刺阳维之脉，脉与太阳合腨下间，去地一尺所。

衡络之脉令人腰痛，不可以俯仰，仰则恐仆，得之举重伤腰，衡络绝，恶血归之。刺之在郄阳筋之间，上郄数寸衡居，为二痏出血。

会阴之脉令人腰痛，痛上漯漯然汗出，汗干令人欲饮，饮已欲走。刺直肠之脉上三痏，在跷上郄下五寸横居，视其盛者出血。

飞阳之脉令人腰痛，痛上怫怫然，甚则悲以恐。刺飞阳之脉，在内踝上五寸，少阴之前，与阴维之会。

昌阳之脉令人腰痛，痛引膺，目䀮䀮然，甚则反折，舌卷不能言。刺内筋为二痏，在内踝上大筋前，太阴后上踝二寸所。

散脉令人腰痛而热，热甚生烦，腰下如有横木居其中，甚则遗溲。刺散脉，在膝前骨肉分间，络外廉束脉，为三痏。

肉里之脉令人腰痛，不可以咳，咳则筋缩急。刺肉里之脉，为二痏，在太阳之外，少阳绝骨之后。

腰痛挟脊而痛至头几几然，目䀮䀮然僵仆，刺足太阳郄中出血。

腰痛上寒，刺足太阳、阳明；上热，刺足厥阴；不可以俯仰，刺足少阳；中热而喘，刺足少阴，刺郄中出血。

腰痛上寒，不可顾，刺足阳明；上热，刺足太阴；中热而喘，刺足少阴。便难，刺足少阴。少腹满，刺足厥阴。如折，不可以俯仰，不可举，刺足太阳。引脊内廉，刺足少阴。

腰痛引少腹控䏚，不可以仰；刺腰尻交者，两髁胂上。以月生死为痏数，发针立已，左取右，右取左。

——《素问·刺腰痛》

邪客于足太阴之络，令人腰痛，引少腹、控䏚，不可以仰息。刺腰尻之解，两胂之上是腰俞，以月生死为痏数，发针立已。左刺右，右刺左。

——《素问·缪刺论》

感于寒，则病人关节禁固，腰脽痛，寒湿推于气交而为疾也。

——《素问·六元正纪大论》

【提要】　本论主要阐述腰痛的分类治疗。要点如下：其一，邪客足太阳、少阳、阳明、太阴、少阴、厥阴之脉，以及解脉、同阴之脉、阳维之脉、衡络之脉、会阴之脉、飞阳之脉、昌阳之脉、散脉、肉里之脉等均可导致腰痛，并提出各型的腰痛特点。其二，针对病因病机与经脉的不同，提出了相应的针刺、放血等疗法。《素问》有关腰痛的理论，成为后世临床治疗的理论依据。

张仲景　论虚劳与寒湿腰痛证治※*

虚劳腰痛，少腹拘急，小便不利者，八味肾气丸主之。

——汉·张仲景《金匮要略方论·卷上·血痹虚劳病脉证并治》

肾著之病，其人身体重，腰中冷，如坐水中，形如水状，反不渴，小便自利，饮食如故，病属下焦。身劳汗出，衣里冷湿，久久得之，腰以下冷痛，腹重如带五千钱，甘姜苓术汤主之。

甘草干姜茯苓白术汤方

甘草　白术（各二两）　干姜　茯苓（各四两）

上四味，以水五升，煮取三升，分温三服，腰中即温。

——汉·张仲景《金匮要略方论·卷上·五脏风寒积聚病脉证并治》

【提要】　本论主要阐述虚劳与寒湿腰痛的辨证施治。要点如下：其一，肾气虚，腰失所养之腰痛，以八味肾气丸主之。其二，因劳累汗出，着湿衣，受寒湿之邪，所致腰部沉重冷痛，治以甘草干姜茯苓白术汤。此方成为后世常用方，多增以补肾药。

巢元方　论腰痛病因病机※*

腰痛候

肾主腰脚。肾经虚损，风冷乘之，故腰痛也。又邪客于足太阴之络，令人腰痛引少腹，不可以仰息。

诊其尺脉沉，主腰背痛。寸口脉弱，腰背痛。尺寸俱浮，直上直下，此为督脉腰强痛。

凡腰痛有五：一曰少阴，少阴申也，七月万物阳气伤，是以腰痛；二曰风痹，风寒著腰，是以痛；三曰肾虚，役用伤肾，是以痛；四曰臀腰，坠堕伤腰，是以痛；五曰寝卧湿地，是以痛。其汤熨针石，别有正方，补养宣导，今附于后。

腰痛不得俯仰候

肾主腰脚，而三阴三阳、十二经、八脉，有贯肾络于腰脊者。劳损于肾，动伤经络，又为风冷所侵，血气击搏，故腰痛也。阳病者，不能俯；阴病者，不能仰；阴阳俱受邪气者，故令腰痛而不能俯仰。

风湿腰痛候

劳伤肾气，经络既虚，或因卧湿当风，而风湿乘虚搏于肾经，与血气相击而腰痛，故云风湿腰痛。

卒腰痛候

夫劳伤之人，肾气虚损，而肾主腰脚，其经贯肾络脊，风邪乘虚卒入肾经，故卒然而患腰痛。

久腰痛候

夫腰痛，皆由伤肾气所为。肾虚受于风邪，风邪停积于肾经，与血气相击，久而不散，故久腰痛。

肾著腰痛候

肾主腰脚，肾经虚则受风冷，内有积水，风水相搏，浸积于肾，肾气内著，不能宣通，故令腰痛。其病状，身重腰冷，腹重如带五千钱，如坐于水，形状如水，不渴，小便自利，饮食如故。久久变为水病，肾湿故也。

臀腰候

臀腰者，谓卒然伤损于腰而致痛也。此由损血搏于背脊所为。久不已，令人气息乏少，面无颜色，损肾故也。

——隋·巢元方《诸病源候论·卷之五·腰背病诸候》

【提要】 本论主要阐述腰痛的病因病机及证候特征。要点如下：其一，阐明腰痛以肾虚为本，因"肾主腰脚，肾经虚损，风冷乘之，故腰痛"。其二，论中阐述了腰痛不得俯仰、风湿腰痛、卒腰痛、久腰痛、肾著腰痛及臀腰痛的病因病机和证候特点。而上述腰痛证候，都有肾虚的病机与症状，可见腰痛与肾虚关系最为密切。其三，三阴三阳、十二经脉和奇经八脉，均贯通于肾，络属腰脊，故上述诸经出现病变，亦能影响肾而发生腰痛。

《圣济总录》 论腰痛病因病机[※※]

腰痛统论

论曰：腰痛有五：一阳气不足，足少阴气衰，令人腰痛；二风寒著腰，风痹腰痛；三肾虚劳役，伤肾腰痛；四坠堕伤腰，名臀腰痛；五寝卧湿地腰痛。凡此皆本于伤肾，盖肾主腰脚，肾伤则腰痛也。《内经》曰："腰者肾之府，摇转不能，肾将惫矣。"

腰痛

论曰：腰者一身之要，屈伸俯仰，无不由之，或风寒所客，或肾气损伤，使筋脉拘急，动摇转侧不得，故腰痛也。

卒腰痛

论曰：卒腰痛者，谓气脉凝滞，经络壅涩，或举重伤腰，故卒痛也，宜通行气脉，调顺经络，平补肾脏，则病可愈。

风湿腰痛

论曰：夫肾气虚弱，风寒湿气，著于腰间，则令腰痛。盖腰为肾府，肾经留滞风湿，不得发散，注于腰脚，故起坐行立皆痛，甚则浮肿，故谓风湿腰痛也。

腰痛强直不得俯仰

论曰：腰为肾之府，足少阴肾之经也，其脉贯脊属肾抵腰。劳伤之人，肾气既衰，阳气不足，寒湿内攻，经络拘急，所以腰髋强直而痛，不能俯仰也。

——宋·赵佶《圣济总录·卷第八十五·腰痛门》

【提要】 本论主要阐述腰痛的病因病机。要点如下：腰痛有五种，"皆本于伤肾，盖肾主腰脚，肾伤则腰痛"。因腰为肾之府，风寒所克，肾气损伤则腰痛；气脉凝滞，经络壅涩，肾气不舒则腰痛；肾气虚，复感风寒湿气则腰痛；劳伤加之外感寒湿，使得经脉拘急则腰痛不能俯仰。

陈无择 论腰痛之三因[※※]

夫腰痛，虽属肾虚，亦涉三因所致。在外则脏腑经络受邪，在内则忧思恐怒，以至房劳坠堕，皆能致之。

——宋·陈无择《三因极一病证方论·卷之十三·腰痛叙论》

【提要】　本论主要阐述腰痛之三因。要点如下：指出"腰痛，虽属肾虚，亦涉三因所致"。感受外邪，情志内伤，或房劳损伤，坠堕受伤等皆可导致腰痛。

杨士瀛　腰痛方论

腰者，肾之外候，一身所恃，以转移阖辟者也。盖诸经皆贯于肾而络于腰脊，肾气一虚，凡冲风、受湿、伤冷、蓄热、血沥、气滞、水积、堕伤，与夫失志作劳，种种腰痛，叠见而层出矣。

冲风者，汗出乘风，风邪风毒之胚胎也。受湿者，践雨卧湿，重着肿滞之萌蘖也。腰间如水为伤冷，发渴便闭为蓄热。血沥则转侧如锥之所刺，气滞则郁郁闷闷而不伸，积水沉重则小肠不得宣通，坠堕损伤则瘀血为之凝结。沮挫失志者，肾之蠹；疲精劳力者，肾之戕。举是数证，肾家之感受如此，腰安得而不为痛乎？

《内经》曰：腰者，肾之府，转摇不能，肾将惫矣。审如是，则痛在少阴，必究其受病之源而处之为得。虽然，宗筋聚于阴器，肝者肾之同系也，五脏皆取气于谷，脾者肾之仓廪也。郁怒伤肝，则诸筋纵弛；忧思伤脾，则胃气不行。二者又能为腰痛之寇，故并及之。

————宋·杨士瀛《仁斋直指方论·卷之十八·腰·腰痛方论》

【提要】　本论主要阐述腰痛的病因病机。要点如下：其一，腰为肾之外候，诸经贯肾络腰脊，肾气一虚，受风、受湿、伤冷、蓄热、受伤出血、气滞、水积、堕伤，以及失志作劳，种种腰痛，纷然出现。其二，腰痛的发生，与肝脾亦相关，"郁怒伤肝，则诸筋纵弛；忧思伤脾，则胃气不行"。

朱丹溪　论腰痛辨治*

腰痛主湿热、肾虚、瘀血、挫闪、有痰积。脉大者肾虚，杜仲、龟板、黄柏、知母、枸杞、五味之类为末，猪脊髓丸服；脉涩者瘀血，用补阴丸加桃仁、红花；脉缓者湿热，苍术、杜仲、黄柏、川芎之类。痰积作痛者，二陈加南星、半夏。腰曲不能伸者，针人中。凡诸痛皆属火，寒凉药不可峻用，必用温散之药。诸痛不可用参，补气则疼愈甚。人有痛，面上忽见红点者多死。

————元·朱丹溪撰，明·程充校补《丹溪心法·卷四·腰痛》

【提要】　本论主要阐述腰痛的辨证施治。要点如下：其一，腰痛主要由于湿热、肾虚、瘀血、挫闪、痰积所致。其脉大者属肾虚，脉涩者属瘀血，脉缓者属湿热。其二，指出"凡诸痛皆属火，寒凉药不可峻用，必用温散之药"。此外，还指出"诸痛不可用参，补气则疼愈甚"。

戴思恭　论腰痛辨治※*

腰者，肾之所附，皆属肾。有寒、有湿、有风、有虚，皆能作痛。有闪挫劳役而痛者，宜生料五积散，加炒桃仁五枚。

腰痛如锯刀所刺，大便黑，小便赤黄或黑，由血滞腰间，多沥血腰痛，桃仁酒，调黑神散。

若寒腰痛，见热则减，见寒则增，宜五积散，每服加吴茱萸半钱。

若湿腰痛，如坐水中，盖肾属水，久坐水湿处，或为雨露所着，湿流入肾经，以致腰痛，宜渗湿汤，不效，宜肾着汤。

若风湿而腰疼者，或左或右，痛无常处，牵引两足，宜五积散，每服加防风半钱，或加全蝎三个尤好。小续命汤、独活寄生汤，皆可选用，仍吞三仙丹。杜仲姜汁炒，研末，每一钱，温酒调，空心服，名杜仲酒，治肾虚腰疼，兼治风冷为患。

妇人血过多，及素患血虚，致腰痛者，当益其血，见妇人门。

若肾虚腰痛，转侧不能，嗜卧疲弱者，大建中汤加川椒十粒，吞下腰肾丸，及生料鹿茸丸之类，仍以茴香炒，研末，破开诸腰子，作薄片，不令断，层层掺药末，水纸裹，煨熟，细嚼酒咽。

若因闪肭，或扑伤损而痛者，宜黑神散和复元通气散，酒调下。不效，则恐有恶血停滞，宜先用酒调下苏合香丸，仍以五积散，每服加大黄半钱、苏木半钱、当归倍元数。若因劳役负重而痛，宜用和气饮，或普贤正气散。

——明·戴思恭《秘传证治要诀及类方·卷之五·诸痛门·腰痛》

【提要】 本论主要阐述腰痛的辨证施治。要点如下：其一，肾有寒、有湿、有风、有虚，皆能导致腰痛。辨析瘀血腰痛、寒湿腰痛、风伤腰痛、肾虚腰痛，并附相应方药。其二，提出腰痛剧烈，大便黑，小便赤黄，由血滞腰间，名沥血腰痛，用桃仁酒调黑神散治疗。其三，论及妇人血虚及闪肭扑伤致痛的治法方药。

❖ 龚 信、龚廷贤 腰痛综论※※ ❖

腰痛之脉，皆沉弦。沉弦而紧者，为寒；沉弦而浮者，为风；沉弦而濡细者，为湿；沉弦而涩者，为闪挫。涩者恶血，大者肾虚，滑者、浮者是痰也。

夫腰者，肾之外候，一身所恃以转移阖辟者。盖诸经皆贯于肾而络于腰脊，肾气一虚，腰必痛矣。腰痛有五，所感不同：一曰阳气不足，少阴肾衰，是以腰痛；二曰风痹，风寒湿著腰而痛；三曰肾虚，劳役伤肾而痛；四曰坠堕险地，伤腰而痛；五曰寝卧湿地而痛。又有三因而分之，盖太阳、少阴多中寒，少阳、厥阴多中风，阳明、太阴多中湿，此六经腰痛者，为外因也；若失志伤肾，郁怒伤肝，忧思伤脾，若此腰痛，为内因也；坠堕险地，伤腰而痛，为不内不外。当以五种三因而推之。不过从其所由，汗下补泻之法以疗之，风则散之，寒则温之，湿则燥之，热则清之，气则顺之，血则和之，此治之法也。

因寒而痛，见热则减，遇寒愈增，宜五积散，每服加茱萸五分。

因风伤肾而痛者，或左或右，痛无常处，引两足，五积散加防风、全蝎。

因湿而痛者，遇天阴，或久坐而发，盖肾属水，久坐湿地，或为雨露所着，湿流入肾，以致腰痛，宜渗湿汤，或肾着汤。

因湿热，宜燥湿行气，用苍术、黄柏、杜仲、川芎之类，或当归拈痛汤。

因挫闪劳役而痛者，五积散加黑牵牛一钱，桃仁炒九枚，陈酒煎服，神效。

因瘀血而痛者，日轻夜重，宜行血顺气，丹溪补阴丸加桃仁、红花，外用三棱针于委中穴出血，以其血滞于下也。

瘀血在足太阳、足太阴、足少阳三经腰痛，宜川芎肉桂汤。

瘀血腰痛，以四物汤加桃仁、红花、酒苏木。

因痰而痛者，宜南星、半夏，加快气之药佐之，使痰随气运。

因肾虚者，痛之不已，用安肾主之。

肾着为病，体重，腰冷如水，饮食如故，小便自利，腰以下冷痛如带五千钱，治宜流湿兼温散，肾著汤主之。

腰软者，肾肝伏热，治用黄柏、防己。

因气滞而痛，或俯仰挫闪，宜乌药顺气散加炒桃仁，酒煎服。

因肾气虚弱，为湿所乘，流注腰膝，或挛拳掣痛，不可屈伸，或缓弱冷痹，行步无力，以独活寄生汤主之。

——明·龚信撰，龚廷贤续补《古今医鉴·卷之十·腰痛》

【提要】　本论主要阐述腰痛的病因病机及辨证施治。要点如下：其一，腰痛之因有五种：一为阳气不足，少阴肾衰而致；二为风寒湿侵袭；三为肾虚劳役所致；四为坠堕险地伤腰；五为寝卧湿地而痛。其二，按照致病的三因，又有六经腰痛、七情腰痛和外伤腰痛之不同。其三，腰痛的治法，不过从其所由，汗下补泻之法以疗之，风则散之，寒则温之，湿则燥之，热则清之，气则顺之，血则和之。

吴　崑　论腰痛肾虚病机※*

腰者，肾之府，水火之司，有生之根也。善调之，则根固而叶荣；不善调之，则根枯而叶萎。……肾，坎象也，水火并焉。水衰则阳光独治，而令肾热，火衰则阴翳袭之，而令肾寒，水火俱衰，则土气乘之，而邪实于肾，均之令腰痛也。

——明·吴崑《医方考·卷五·腰痛门》

【提要】　本论主要阐述腰痛的肾虚病机。要点如下：腰为肾之府，主司水火，为生命之本。肾阴虚火旺，或肾阳虚寒盛，或肾水火俱衰，均可导致腰痛。

王肯堂　论腰痛辨治*

风伤肾而痛，其脉必带浮，或左或右，痛无常处，牵引两足，宜五积散，每服加防风半钱，全蝎三个。小续命汤、独活寄生汤皆可选用。……伤湿而痛，如坐水中，盖肾属水，久坐水湿处，或为雨露所著，两水相得，以致腰痛，其脉必带缓，遇天阴或久坐必发，身体必带沉重，宜渗湿汤主之。不效，宜肾著汤，或生附汤。风湿腰痛，独活寄生汤。寒湿腰痛，五积散加桃仁、川芎、肉桂汤，麻黄苍术汤，并摩腰膏。湿热腰痛，苍术汤、独活汤、羌活汤。东垣云：如身重腰沉沉然，乃经中有湿热也。于羌活胜湿汤中加黄柏一钱、附子五分、苍术二钱。感寒而痛者，腰间如冰，其脉必紧，见热则减，见寒则增，宜五积散去桔梗，加吴茱萸半钱，或姜附汤加辣桂、杜仲，外用摩腰膏。伤热而痛者，脉必洪数而滑，发渴便闭，宜甘豆汤加续断、天麻，间服败毒散。若因闪挫，或攧扑伤损而痛者，宜乳香趁痛散，及黑神散，和复元通气散，酒调下。不效，则必有恶血停滞，宜先用酒调下苏合香丸，仍以五积散加桃仁、大黄、苏木各一钱，当归倍原数。若因劳役负重而痛，宜和气饮，或普贤正气散，或十补汤下青娥丸。挫闪腰痛，不能转侧，用陈久神曲一大块，烧通红淬老酒，去曲，以酒通口吞青娥丸，仰卧片时。未效再服，不用丸亦得。又方，以茴香根同红曲擂烂，好热酒调服。……瘀血为病，其脉必涩，转侧若锥刀之刺，大便黑，小便赤黄或黑，日轻夜重，名沥血腰痛。宜调荣活络饮，或桃仁酒调黑神散，或四物汤加桃仁、红花之类。丹溪用补阴丸中加桃仁、红花主之。气滞而痛，其脉必沉，宜人参顺气散，或乌药顺气散，加五加皮、木香，入少甘草煎汤调下。或用降真香、檀香、沉香共一两重，煎汤空心服。痰注而痛，其脉必滑或伏，宜二陈汤加南星、香附、乌药、枳壳主之。食积腰腿痛，用龟板（酒炙）、柏叶（酒制）、香附（五钱）、辣芥子、凌霄花（一钱五分），酒糊丸，煎四物汤加陈皮、甘草一分吞下。食积痰积，如气实脉有力者，宜下之。威灵仙治痛之要药，为细末，每服二钱，猪腰子一只劈开，掺药在内，湿纸包煨熟，五更细嚼，热酒下，以微利为度。……大抵诸腰痛皆起肾虚，既挟邪气，则须除其邪。如无外邪积滞而自痛，则惟补肾而已。腰肢痿弱，身体疲倦，脚膝酸软，脉或洪或细而皆无力，痛亦悠悠隐隐而不甚，是其候也。亦分寒热二证，脉细而无力，怯怯短气，小便清利，是为阳虚。宜肾气丸、茴香丸、鹿茸、羊肾之属，或以大建中汤加川椒十粒，吞下腰肾丸，及生料鹿茸丸之类。仍以茴香炒研末，破开猪腰子，作薄片勿令断，层层掺药末，水纸裹煨熟，细嚼酒咽。此皆所以补阳之不足也。其脉洪而无力，小便黄赤，虚火时炎，是谓阴虚。东垣所谓膏粱之人，久服汤药，醉以入房，损其真气，则肾气热，肾气热则腰脊痛而不能举，久则髓减骨枯，发为骨痿。宜六味丸、滋肾丸、封髓丹、补阴丸之类。以补阴之不足也。……郁怒伤肝发为腰痛，宜调肝散主之。忧思伤脾发为腰痛，宜沉香降气汤和调气散，姜、枣煎主之。煨肾丸，治肝肾损及脾损，谷不化，腰痛不起者神效。又有沮锉失志伤肾而痛者，和剂七气汤，多加白茯苓，少加乳香、沉香主之。疟痢后腰痛，及妇人月经后腰痛，俱属虚，宜补。于补气血药中，加杜仲、侧柏叶主之。丹溪云：久腰痛，必用官桂开之方止，腹胁痛亦然。橘香丸，治腰痛经久不瘥，亦用官桂开之之意也。

——明·王肯堂《证治准绳·杂病·第四册·诸痛门·腰痛》

【提要】 本论汇总诸家之说，主要阐述腰痛的辨证施治。要点如下：其一，腰痛有伤于风、寒、湿、热而痛者，有挫闪、瘀血、食积、痰注而痛者，有肾阳虚、肾阴虚、肝气郁、脾气虚而痛者，有疟痢后痛和妇人月经后痛者。其二，论及腰痛诸证病机、症状及方药。如朱丹溪治疗血瘀腰痛的方药，李东垣的治疗肾虚腰痛的方药等。

王肯堂 论腰痛以肾虚为本※※

《六元正纪论》云：太阳所至为腰痛。又云：巨阳即太阳也，虚则头项腰背痛。足太阳膀胱之脉所过，还出别下项，循肩膊内，挟脊抵腰中。故为病项如拔，挟脊痛，腰似折，髀不可以曲，是经气虚则邪客之，痛病生矣。夫邪者，是风热湿燥寒皆能为病。大抵寒湿多而风热少。然有房室劳伤，肾虚腰痛者，是阳气虚弱不能运动故也。《经》云：腰者肾之府，转摇不能，肾将惫矣。宜肾气丸、茴香丸之类，以补阳之不足也。膏粱之人，久服汤药，醉以入房，损其真气，则肾气热，肾气热则腰脊痛而不能举，久则髓减骨枯，发为骨痿，宜六味地黄丸、滋肾丸、封髓丹之类，以补阴之不足也。《灵枢》云：腰痛，上寒取足太阴、阳明，上热取足厥阴，不可俯仰取足少阳。盖足之三阳，从头走足，足之三阴，从足走腹，经所过处，皆能为痛。治之者当审其何经，所过分野，循其空穴而刺之，审何寒热而药之。假令足太阳令人腰痛引项脊尻背如重状，刺其郄中太阳二经出血，余皆仿此。彼执一方治诸腰痛者，固不通矣。有风、有湿、有寒、有热、有挫闪、有瘀血、有滞气、有痰积，皆标也。肾虚其本也。……郁怒伤肝则诸筋纵弛，忧思伤脾则胃气不行，二者又能为腰痛之冠，故并及之。郁怒伤肝发为腰痛，宜调肝散主之。忧思伤脾发为腰痛，宜沉香降气汤和调气散，姜、枣煎主之。

——明·王肯堂《证治准绳·杂病·第四册·诸痛门·腰痛》

【提要】　本论主要阐述腰痛的病因病机及辨证施治。要点如下：其一，腰痛有风、有湿、有寒、有热、有挫闪、有瘀血、有滞气、有痰积，皆属于标；肾虚，为其本。此外，"郁怒伤肝则诸筋纵弛，忧思伤脾则胃气不行，二者又能为腰痛之冠"。其二，腰痛属肾阳虚者，宜肾气丸、茴香丸，以补阳之不足。属肾阴虚者，宜六味地黄丸、滋肾丸、封髓丹，以补阴之不足。属郁怒伤肝腰痛，宜调肝散。属忧思伤脾腰痛，宜沉香降气汤和调气散。

张介宾　论腰痛表里虚实寒热辨证[※*]

腰痛证，旧有五辨：一曰阳虚不足，少阴肾衰；二曰风痹、风寒、湿著腰痛；三曰劳役伤肾；四曰坠堕损伤；五曰寝卧湿地。虽其大约如此，然而犹未悉也。盖此证有表、里、虚、实、寒、热之异，知斯六者，庶乎尽矣，而治之亦无难也。

腰痛证，凡悠悠戚戚，屡发不已者，肾之虚也。遇阴雨或久坐，痛而重者，湿也。遇诸寒而痛，或喜暖而恶寒者，寒也。遇诸热而痛，及喜寒而恶热者，热也。郁怒而痛者，气之滞也。忧愁思虑而痛者，气之虚也。劳动即痛者，肝肾之衰也。当辨其所因而治之。

腰为肾之府，肾与膀胱为表里，故在经则属太阳，在脏则属肾气，而又为冲任督带之要会。所以凡病腰痛者，多由真阴之不足，最宜以培补肾气为主。其有实邪而为腰痛者，亦不过十中之二三耳。

——明·张介宾《景岳全书·卷二十五心集·杂证谟·腰痛·论证》

【提要】　本论主要阐述腰痛的表里虚实寒热辨证。要点如下：其一，腰痛的辨证施治，重在表里虚实寒热。腰痛隐隐，屡发不已，属肾虚。遇阴雨或久坐，疼痛加重，属湿。遇诸寒而痛，或喜暖而恶寒，属寒。遇诸热而痛，及喜寒而恶热，属热。郁怒而痛，属气滞。忧愁思虑而痛，属气虚。劳动即痛，为肝肾虚。其二，腰痛多由真阴不足所致，宜以培补肾气为主，而实邪所致腰痛，不过十之二三。

张介宾　论腰痛辨治[※*]

腰痛之虚证，十居八九。但察其既无表邪，又无湿热，而或以年衰，或以劳苦，或以酒色斫丧，或七情忧郁所致者，则悉属真阴虚证。凡虚证之候，形色必清白而或见黧黑，脉息必和缓而或见细微，或以行立不支而卧息少可，或以疲倦无力而劳动益甚。凡积而渐至者，皆不足；暴而痛甚者，多有余。内伤禀赋者，皆不足；外感邪实者，多有余。故治者，当辨其所因。凡肾水真阴亏损，精血衰少而痛者，宜当归地黄饮及左归丸、右归丸为最。若病稍轻，或痛不甚，虚不甚者，如青娥丸、煨肾散、补髓丹、二至丸、通气散之类，俱可择用。

腰痛之表证，凡风寒湿滞之邪，伤于太阳、少阴之经者皆是也。若风寒在经，其证必有寒热，其脉必见紧数，其来必骤，其痛必拘急兼酸而多连脊背。此当辨其阴阳，治从解散。凡阳证多热者，宜一柴胡饮，或正柴胡饮之类主之；若阴证多寒者，宜二柴胡饮、五积散之类主之。其有未尽，当于伤寒门辨治。

湿滞在经而腰痛者，或以雨水，或以湿衣，或以坐卧湿地。凡湿气自外而入者，总皆表证之属，宜不换金正气散、平胃散之类主之。若湿而兼虚者，宜独活寄生汤主之。若湿滞腰痛而小水不利者，宜胃苓汤或五苓散加苍术主之。若风湿相兼，一身尽痛者，宜羌活胜湿汤主之。若湿而兼热者，宜当归拈痛汤、苍术汤之类主之。若湿而兼寒者，宜《济生》术附汤、五积散之类主之。

腰痛有寒热证，寒证有二，热证亦有二。凡外感之寒，治宜温散如前，或用热物熨之亦可。若内伤阳虚之寒，治宜温补如前。热有二证：若肝肾阴虚水亏火盛者，治当滋阴降火，宜滋阴八味煎，或用四物汤加黄柏、知母、黄芩、栀子之属主之。若邪火蓄结腰肾而本无虚损者，必痛极，必烦热，或大渴引饮，或二便热涩不通，当直攻其火，宜大分清饮加减主之。

跌扑伤而腰痛者，此伤在筋骨而血脉凝滞也，宜四物汤加桃仁、红花、牛膝、肉桂、玄胡、乳香、没药之类主之。若血逆之甚而大便闭结不通者，宜《元戎》四物汤主之，或外以酒糟、葱、姜捣烂罨之，其效尤速。

丹溪云：诸腰痛不可用参补气，补气则疼愈甚；亦不可峻用寒凉，得寒则闭遏而痛甚。此言皆未当也。盖凡劳伤虚损而阳不足者，多有气虚之证，何为参不可用？又如火聚下焦，痛极而不可忍者，速宜清火，何为寒凉不可用？但虚中夹实，不宜用参者有之，虽有火而热不甚，不宜过用寒凉者亦有之。若谓概不可用，岂其然乎？余尝治一董翁，年逾六旬，资禀素壮，因好饮火酒，以致湿热聚于太阳，忽病腰痛不可忍，至求自尽，其甚可知。余为诊之，则六脉洪滑之甚，且小水不通而膀胱胀急，遂以大分清饮，倍加黄柏、龙胆草，一剂而小水顿通，小水通而腰痛如失。若用丹溪之言，鲜不误矣，是以不可执也。（新按）

妇人以胎气、经水损阴为甚，故尤多腰痛脚酸之病，宜当归地黄饮主之。

——明·张介宾《景岳全书·卷二十五心集·杂证谟·腰痛·论治》

【提要】 本论主要阐述腰痛的辨证施治。要点如下：其一，腰痛以肾虚为主，占十之八九。诸如因年劳体衰，或因劳苦过度，或因酒色损害，或因七情忧郁所致者，皆属真阴虚证。论中依据肾阴虚或肾阳虚，或肝肾阴虚津亏火盛之不同，分述不同治法方药。如妇人腰痛，属阴血耗损者，则以当归地黄汤滋阴养血。其二，外感所致腰痛，多因感受风寒湿邪所致，治以温散之法。因跌扑损伤所致者，则以四物汤加减以活血化瘀。其三，本论对朱丹溪"诸腰痛不可用参补气"之说有所质疑，并阐述其依据。

🔹 孙文胤 论腰痛病因病机[※*] 🔹

肾藏于内，外应乎腰。腰之所在，肾之所在也。惟房劳不节，竭其真精，则肾脏空虚。而腰斯雄健，斫丧真元，遗其病于暮年也。有瘀血腰痛者，因跌扑坠堕，旁及两腰俱痛，日轻夜重，而脉涩者是也。有湿痰腰痛，因天阴久坐而发，或因膏粱而致，其脉或滑而伏是也。又有闪挫而得腰痛者，亦有肾虚无所凭根据，一有闪挫则肾离其故处，其脉实，此痛之所由作也。又有久泻而得腰痛者，利尽其水，而真水亦涸故也。又有腰重如带五千钱者何也？盖肾属水，其质本重，而又兼脾湿下注，湿与水而同宫，水得湿而溢满，此腰之所以重也。然但湿而不甚痛者，以肾水不收故也。

——明·孙文胤《丹台玉案·卷之五·腰痛门》

【提要】 本论主要阐述腰痛的病因病机。要点如下：腰痛为肾之府，房劳不节，真精不固，年老可见肾虚腰痛。外伤跌扑，可见瘀血腰痛；外感邪气，或嗜食膏粱厚味，使得湿邪内生，可见湿痰腰痛。此外，还论及久泻、脾湿下注等导致腰痛的机理。

秦昌遇 外感与内伤腰痛综论※

秦子曰：《内经》论腰痛，诸条不一。其曰：太阳所至为腰痛，少阳腰痛如针刺，阳明腰痛不可顾。此数者，乃论外感腰痛也。其曰：用力举重，入房过度，转摇不能，肾将惫矣。此论内伤腰痛也。今立外感三条，以该六气；内伤五条，以该七情。

外 感 腰 痛

风湿腰痛（风湿）

风湿腰痛之症：发热恶风，自汗身重，腰背重痛，不能转侧，此风湿腰痛之症也。

风湿腰痛之因：或雨湿之年，风湿袭入肌表，则时行腰痛，此因岁气而致病者；或冲风冒雨，风湿感人；或以水为事，水舍皮肤，一人独病，此人自感冒而致病者也。

风湿腰痛之脉：脉多浮涩。左尺浮涩，太阳风湿；左尺细涩，少阴风湿。左关浮涩，少阳风湿；左关细涩，厥阴风湿。右关浮涩，阳明风湿；右关细涩，太阴风湿。

风湿痛之治：《内经》云：腰痛引项脊尻背，太阳经也，宜羌独败毒散，加白芷、苍术。腰痛引脊内廉，少阴经痛也，宜独活秦艽汤。腰痛如锥刺皮中，少阳经痛也，宜柴胡独活汤。腰痛如张弓弦，厥阴痛也，宜柴胡芍药汤。腰痛不可顾，如有见善悲者，阳明经痛也，白芷独活汤。腰以下如横木居其中，太阴经痛也，苍独肾着汤。

寒湿腰痛

寒湿腰痛之症：头痛身痛，无汗拘紧腰痛，不能转侧，此寒湿腰痛之症也。

寒湿腰痛之因：或寒湿之年，阴寒司令，民病身重腰痛，此因岁气而成病者。或冲寒冒雨，阴寒雨湿之邪致痛，此人自感冒而成病者。

寒湿腰痛之脉：脉多沉紧。左尺沉紧，太阳寒湿；左尺细紧，少阴寒湿。左关沉紧，少阳寒湿；左关细紧，厥阴寒湿。右关沉紧，阳明寒湿；右关细紧，太阴寒湿。

寒湿腰痛之治：太阳寒湿，羌活败毒散，加苍术。少阴寒湿，独活苍术汤。少阳寒湿，柴胡苍术汤。厥阴寒湿，四逆汤，加柴胡、独活。阳明寒湿，苍术白芷汤。太阴寒湿，济生术附汤、渗湿汤；未效，用五苓散分利小便。

湿热腰痛

湿热腰痛之症：内热烦热，自汗口渴，二便赤涩，酸痛沉重，此湿热腰痛之症。

湿热腰痛之因：或湿火之年，湿热行令，人病腰痛，长幼皆发，此因岁气而成病者。或形役阳亢，外冒湿热之邪，此人自感冒而成病者。

湿热腰痛之脉：脉多沉数。左尺沉数，太阳湿热；左尺细数，少阴湿热。左关沉数，少阳湿热；左关细数，厥阴湿热。右关沉数，少阳湿热；右关细数，太阴湿热。

湿热腰痛之治：左尺沉数者，羌独冲和汤。左尺细数者，独活二妙丸。左关沉数者，柴独苍术汤。左关细数者，柴胡芍药汤。右关沉数者，芷葛二妙丸。右关细数者，防独神术汤。

内伤腰痛（瘀血停滞、怒气郁结、痰注停积、肾阳不足、肾阴火旺）

内伤腰痛之症：日轻夜重，痛定一处，不能转侧，此瘀血停蓄之症。胁肋气胀，遇怒愈甚，此怒气郁结之症。腰间重滞，一片如冰，得热减寒，得寒愈盛，此痰注作痛之症。时常怕冷，手足不暖，凡遇寒气，腰背即痛，此真火不足，阳虚之症也。五心烦热，足心如火，痛如锥刺，此阴虚火旺之症也。

内伤腰痛之因：挫闪跌扑，劳动损伤，则腰腹作痛；七情恼怒，忧思郁结，则腰胁疼痛；脾湿不运，水饮凝结，则为痰注腰痛；先天不足，真阳亏损，则为阳虚腰痛；真水不足，复损阴精，则肾虚火旺而腰痛。

内伤腰痛之脉：尺脉芤涩，瘀血之诊。尺脉沉结，怒气所伤。尺滑尺伏，皆主痰涎。空大微迟，真阳不足。细数躁疾，火旺水干。

内伤腰痛之治：瘀血停滞者，调荣活络饮、四物桃仁汤、红花桃仁汤。血虚者，四物羌活汤。怒气郁结者，柴胡清肝饮加木香、独活。痰涎停注者，南星二陈汤加海石、香附。真阳不足者，金匮肾气丸、河车膏合青娥丸。阴虚火旺者，知柏天地煎、知柏地黄丸，加玄武胶为丸。

——明·秦昌遇《症因脉治·卷一·腰痛总论》

【提要】　本论主要阐述外感与内伤腰痛的辨证施治。要点如下：其一，外感腰痛，有风湿腰痛、寒湿腰痛及湿热腰痛三证。其二，内伤腰痛，有瘀血停滞、怒气郁结、痰注停积、肾阳不足及肾阴火旺五证。其三，论中对每种证候，均以症、因、脉、治为纲目，论述辨证施治。

王绍隆、潘楫　腰痛脉证

腰痛之脉，多沉而弦。兼浮者风，兼紧者寒。弦滑痰饮，濡细肾著。大乃肾虚，沉实闪肭。

腰痛者，足之六经病也。足三阳从头走足，足三阴从足入腹，各经受邪，则随各经之所过者为痛，与头心为痛之义略同，而手之六经不与焉，以手经不至于腰也。

其因有三，曰外因、内因、曰不内外因。外因者，风、热、寒、湿也，木化风，火化热，水化寒，土化湿。风多伤厥阴，火多伤少阳，寒多伤太阳、少阴，湿多伤太阴、阳明。此言邪伤足三阴、三阳之经也，亦各从其类也。厥阴腰痛，腰中如张弓弩弦；少阳腰痛，如以针刺其皮中，循循然不可以俯仰，不可以顾；太阳腰痛，则引项脊尻背如重状；足少阴腰痛，痛引脊内廉；太阴散脉腰痛，腰下如有横木居其中，甚则遗溲；阳明腰痛，不可以顾，顾如有见者，善悲。内因者，恐惧失志，恚怒忿恨，抑郁忧思也。恐惧失志则伤肾，恚怒忿恨则伤肝，抑郁忧思则伤脾。此言情志不得其所，三阴脏气自伤也，亦各从其类也。肾伤腰痛，虚羸不足，面目黧黑，远行久立，力不能尽；肝伤腰痛，腹急胁胀，目视晄晄，所祈不得，意淫于外，宗筋弛纵，及为白淫；脾伤腰痛，肌肉濡渍，痹而不仁，饮食不化，肠胃胀满，闭坠腰胁。不内外因者，房室过度，烦劳不节，以致精力耗竭，腰膂空虚，发为腰痛。盖精藏于肾，而腰者肾之府。力出于膂，而腰者膂所系。其痛转侧屈伸不得，膝酸胫冷，腰中冷，面黑，伛偻不能久立。一种腰痛，因作劳多汗，衣里冷湿，久久得之，其证身重不渴，小便自利，食饮如常，腰以下冷重，如带五千钱者。（名曰肾著。肾著者，因劳极，肾膂之气张散，汗湿乘之，乘其已所胜也，湿因注渗腰膂之间，著而不行，犹邪有著落，无碍他处，故但腰痛而重，更无他证。）一种因搏击、堕坠、闪肭，气血凝滞，或只气滞而血未至于瘀，或血瘀结而气久方行，令人伛偻肿痛而重，牵引胁脊。气滞者，呼吸亦痛，不能转侧，鼻塞，身不动，则痛亦定。血瘀者，亦转侧不能，腰下重痛，若锥刀之刺，大便黑，面目黄，日轻夜重。一种积痰停饮，阻滞于腰胁之间，有碍气道，亦能作痛。其痛或作或止，或移易不定，或不仁，或麻木，或痛处如冰，腰脊重坠。

　　以上诸证，大抵外因，寒湿多而风热少；内因，肾多，肝次之，而脾脏少。不内外因，感亦明显。若谨慎善摄之人，自不多罹，并可终身不一遇也。诸腰痛，脉多沉弦者，沉为在里，在下，弦则为痛，故多沉弦也。兼浮者，沉弦中有泛泛欲浮之势，所谓如水漂木，举之有余，是状风邪虚浮之性，非言在表之浮也。兼紧者寒，寒紧敛也。兼滑者痰饮，痰饮滑利也。兼濡细者肾著，肾著者湿，濡细渗着也。兼大者肾虚，肾虚不敛藏，而反空松虚大也。兼实者闪肭，闪肭非血瘀，则气滞。皆成凝滞，故沉实也。

　　　　　　　　　　——明·王绍隆著，清·潘楫增注《医灯续焰·卷九·腰痛脉证》

　　【提要】　本论主要阐述腰痛的病因病机及脉证。要点如下：其一，腰痛是"足之六经病"，疼痛多发生在经脉走行部位。其二，腰痛之外因，为风、热、寒、湿；内因，为恐惧失志、恚怒忿恨、抑郁忧思；不内外因，为房室过度，烦劳不节，以致精力耗竭，腰膂空虚，发为腰痛。"大抵外因，寒湿多而风热少；内因，肾多，肝次之，而脾脏少。不内外因，感亦明显"。其三，腰痛之脉，多沉而弦；兼浮者风，兼紧者寒；弦滑痰饮，濡细肾著；大乃肾虚，沉实闪肭。

李用粹　腰痛综论※*

　　大意　腰为肾府，乃精气所藏，有生之根蒂也。假令作强伎巧之官，谨其闭蛰封藏之本，则州都之地，真气布护，虽六气苛毒，勿之能害。惟以欲竭其精，以耗散其真，则肾气虚伤。膀胱之府安能独足，所以作痛。（《必读》）

　　内因　诸经皆贯于肾，而络于腰脊。肾气一虚，凡冲风冒湿，伤冷蓄热，血涩气滞，水积堕伤，与夫失志作劳，并能患此。（《心法》）

　　外候　悠悠不止，乏力酸软者，房欲伤肾也。髋骨如脱，四肢倦怠者，劳力伤气也。面黧腰胀，不能久立者，失志伤心，血脉不舒也。腹满肉痹，不能饮食者，忧思伤脾，胃气不行也。胁腰胀闷，筋弛白淫者，郁怒伤肝，肾肝同系也。冷痛沉重，阴雨则发者，湿也。足冷背强，洒淅拘急者，寒也。牵连左右无常，脚膝强急难舒者，风也。举身不能俯仰，动摇不能转侧者，挫也。有形作痛，皮肉青白者，痰也。无形作痛，胀满连腹者，气也。便闭溺赤，烦躁口渴者，

膏粱积热也。昼轻夜重，便黑溺清者，跌损血瘀也。（《汇补》）

死候 腰者，肾之外候，转摇不能，肾将惫矣。（《内经》）痛甚，面上忽见红点，人中黑者死。（丹溪）

脉法 腰痛之脉，必沉而弦，沉弦而紧者寒，沉弦而浮者风，沉弦而濡细者湿，沉弦而急实为闪朒。（刘三点）芤涩者瘀血，滑伏者痰气，虚豁者肾虚。（《汇补》）

治法 治惟补肾为先，而后随邪之所见者以施治。标急则治标，本急则治本。初痛宜疏邪滞，理经隧，久痛宜补真元，养血气。（《汇补》）

治禁 凡诸痛本虚标热，寒凉不可峻用，必用温散之药。又不可纯用参、芪大补，大补则气旺不通而痛愈甚。（《心法》）

——清·李用粹《证治汇补·卷六·腹胁门·腰痛》

【提要】 本论主要阐述腰痛的病因病机及辨证施治。要点如下：其一，肾虚为腰痛之根本。因"诸经皆贯于肾，而络于腰脊。肾气一虚，凡冲风冒湿，伤冷蓄热，血涩气滞，水积堕伤，与夫失志作劳"，皆可能导致腰痛。其二，腰痛的症状，由于房欲伤肾、劳力伤气、血脉不舒、胃气不行，或伤于风寒湿，或痰阻、气滞、积热、血瘀等原因不同而不同。其三，治疗以补肾为先，辨证施治。"标急则治标，本急则治本。初痛宜疏邪滞，理经隧；久痛宜补真元，养血气"。

尤在泾 腰痛综论 ※*

风虚腰痛 风虚腰痛者，肾虚而风冷乘之也。其尺脉虚浮而痛多抽掣，或拘急且酸，而上连脊背，不时速治，喜流入脚膝，为偏枯冷痹缓弱之疾。

湿冷腰痛 湿冷腰痛者，坐卧湿冷，久久得之，《金匮》所谓肾著是也。其症痛而冷重，遇阴或久坐则甚，肾著汤主之。

湿热腰痛 脾有湿热，传之于肾，得之醇酒厚味，内伤中气，湿热蕴积，流注肾经，令人沉重疼痛，遇天阴或久坐而发，其脉缓者是也。

肾虚腰痛 肾虚腰痛者，精气不足，足少阴气衰也。足少阴者，肾之精也。其脉贯脊属肾，抵腰中，精气不足，则经脉虚而痛。其症形羸气少，行立不支，而卧息少可，无甚大痛，而悠悠戚戚，屡发不已。

食积腰痛 食积腰痛者，食滞于脾而气滞于肾也。夫肾受脾之精，而藏焉者也。若食不消，则所输于肾者，非精微之气，为陈腐之气矣。而肾受之，乱气伤精，能无痛乎。亦有醉饱入房太甚，酒食之积，乘虚流入少阴，腰痛难以俯仰者，疏瀹其源，澄清其流，此大法也。

瘀血腰痛 瘀血腰痛者，闪挫及强立举重得之。盖腰者一身之要，屈伸俯仰，无不由之。若一有损伤，则血脉凝涩，经络壅滞，令人卒痛，不能转侧，其脉涩，日轻夜重者是也。

——清·尤在泾《金匮翼·卷六·腰痛》

【提要】 本论主要阐述腰痛的病因病机及证候类型。要点如下：其一，阐明腰痛是由风虚、湿冷、湿热、肾虚、食积及瘀血等所致。其二，分述风虚腰痛、湿冷腰痛、湿热腰痛、肾虚腰痛、食积腰痛及瘀血腰痛的病因病机及证候特点。

程国彭 论腰痛辨治※

腰痛，有风、有寒、有湿、有热、有瘀血、有气滞、有痰饮，皆标也，肾虚其本也。腰痛拘急，牵引腿足，脉浮弦者，风也。腰冷如冰，喜得热手熨，脉沉迟，或紧者，寒也，并用独活汤主之。腰痛如坐水中，身体沉重，腰间如带重物，脉濡细者，湿也，苍白二陈汤加独活主之。若腰重疼痛，腰间发热，痿软无力，脉弦数者，湿热也，恐成痿症，前方加黄柏主之。若因闪挫跌扑，瘀积于内，转侧如刀锥之刺，大便黑色，脉涩，或芤者，瘀血也，泽兰汤主之。走注刺痛，忽聚忽散，脉弦急者，气滞也，橘核丸主之。腰间肿，按之濡软不痛脉滑者，痰也，二陈汤加白术、萆薢、白芥子、竹沥、姜汁主之。腰痛似脱，重按稍止，脉细弱无力者，虚也，六君子汤加杜仲、续断主之。若兼阴冷，更佐以八味丸。大抵腰痛悉属肾虚，既挟邪气，必须祛邪，如无外邪，则惟补肾而已。然肾虚之中，又须分辨寒热二证。如脉虚软无力，溺清便溏，腰间冷痛，此为阳虚，须补命门之火，则用八味丸；若脉细数无力，便结溺赤，虚火时炎，此肾气热，髓减骨枯，恐成骨痿，斯为阴虚，须补先天之水，则用六味丸，合补阴丸之类，不可误用热药以灼其阴，治者审之。

——清·程国彭《医学心悟·卷三·腰痛》

【提要】 本论主要阐述腰痛的辨证施治。要点如下：其一，提出"大抵腰痛悉属肾虚，既挟邪气，必须祛邪；如无外邪，则惟补肾而已。然肾虚之中，又须分辨寒热二证"。阳虚，须补命门之火，则用八味丸。阴虚，须补先天之水，则用六味丸合补阴丸之类。其二，阐明腰痛有风寒湿热，有瘀血，有气滞，有痰饮，皆属于标；肾虚，为其本。论中针对上述各种类型的腰痛，分述其证候表现与遣方用药。

2.43 痉 证

痉证是以项背强急、四肢抽搐、甚至角弓反张为主要表现的病证。可发生于多种疾病。其中金疮破伤，伤口不洁，感受风毒之邪引发的痉病，名为"破伤风"，不属本节讨论范围。痉证可由外感和内伤所致。外感风寒湿邪，壅阻经络，气血不运，筋脉失养可致痉；外感火热之邪，里热炽甚，耗灼津液可致痉。内伤多为阴血亏少，虚风内动，筋脉失养而发痉。不论外感内伤，或虚或实，病机都属阴阳失调，阳动而阴不濡养筋脉。痉证病在筋脉，与肝、脾、肾、督脉密切相关。本病辨证应辨其外感内伤，属虚属实。外感多实，内伤多虚。治疗应视其标本缓急，急则舒筋止痉，缓则扶正滋阴。其治疗大法为祛邪扶正。实证以祛邪为主，根据病机不同，分别采取祛风、散寒、除湿、清热之治法；虚证以扶正为主，滋阴养血，熄风止痉，舒筋通络。

《内经》 论痉证病因病机※※

因于湿，首如裹。湿热不攘，大筋短，小筋弛长，短为拘，弛长为痿。

——《素问·生气通天论》

邪客于足太阳之络，令人拘挛背急，引胁而痛。

——《素问·缪刺论》

厥阴在泉，客胜则大关节不利，内为痉强拘瘛，外为不便；主胜则筋骨繇，腰腹时痛。

——《素问·至真要大论》

膀胱足太阳之脉，……是动则病冲头痛，目似脱，项如拔，脊痛腰似折，髀不可以曲，腘如结，踹如裂，是为踝厥。是主筋所生病者。

——《灵枢·经脉》

足太阳之筋病，……脊反折，项筋急，肩不举，腋支缺盆中纽痛，不可左右摇。

足少阴之筋病，……主痫瘛及痉，在外者不能俯，在内者不能仰。故阳病者腰反折不能俯，阴病者不能仰。

经筋之病，寒则筋急，热则筋弛纵不收，阴痿不用。阳急则反折，阴急则俯不伸。

——《灵枢·经筋》

热病不可刺者有九：……九曰热而痉者死，腰折，瘛疭，齿噤龂也。

风痉身反折，先取足太阳之腘中及血络出血；中有寒，取三里。

——《灵枢·热病》

【提要】 本论主要阐述痉证的病因病机及证候特征。要点如下：其一，足太阳之筋病、足少阴之筋病、膀胱足太阳之脉受病，均可能导致痉证的发生。其二，痉证的发生，主要由风、寒、湿、热等邪气所致。其三，治疗上，指出风痉、中焦有寒病证的治疗取穴，以及热病而痉者不可用刺法的禁忌。

张仲景 论刚痉柔痉辨治※※

太阳病，发热无汗，反恶寒者，名曰刚痉。太阳病，发热汗出，而不恶寒，名曰柔痉。太阳病，发热，脉沉而细者，名曰痉，为难治。太阳病，发汗太多，因致痉。夫风病，下之则痉，复发汗，必拘急。疮家虽身疼痛，不可发汗，汗出则痉。病者身热足寒，颈项强急，恶寒，时头热，面赤目赤，独头动摇，卒口噤，背反张者，痉病也。若发其汗者，寒湿相得，其表益虚，即恶寒甚。发其汗已，其脉如蛇。暴腹胀大者，为欲解，脉如故，反伏弦者，痉。夫痉脉，按之紧如弦，直上下行。痉病有灸疮，难治。太阳病，其证备，身体强几几然，脉反沉迟，此为痉，瓜蒌桂枝汤主之。

太阳病，无汗而小便反少，气上冲胸，口噤不得语，欲作刚痉，葛根汤主之。

痉为病，胸满口噤，卧不着席，脚挛急，必龂齿，可与大承气汤。

——汉·张仲景《金匮要略方论·卷上·痉湿暍病脉证治》

【提要】 本论主要阐述刚痉与柔痉的辨证施治。要点如下：其一，痉病是由于风寒束表、风邪犯表、阳明实热、误施汗下，邪阻筋脉，筋脉失养所致。又有刚痉与柔痉的不同：刚痉表实无汗，柔痉表虚有汗。其二，痉病的治法，有发散风寒、生津祛风、泻热荡实、滋补阴血之法等，方用葛根汤、瓜蒌桂枝汤、大承气汤等。其三，痉病之预后，又有易治、难治、不治之三端。

巢元方　论风痉病因病机[※*]

风痉者，口噤不开，背强而直，如发痫之状。其重者，耳中策策痛。卒然身体痉直者，死也。由风邪伤于太阳经，复遇寒湿，则发痉也。

诊其脉，策策如弦，直上下者，风痉脉也。

——隋·巢元方《诸病源候论·卷之一·风病诸候·风痉候》

【提要】　本论主要阐述风痉的病因病机及临床表现。要点如下：其一，风痉由风邪伤于足太阳膀胱经，而又感寒湿之邪而致。其二，风寒湿内侵经脉，则荣卫收引凝滞，筋脉拘急，出现牙关紧闭，背部僵硬而直等症状。其脉如弦状，直上直下。若耳中痛，身背直而不屈者，病情危重。

陈无择　痉证气血虚弱感邪论[※*]

夫人之筋，各随经络结束于身，血气内虚，外为风寒湿热之所中则痉。故寒则紧缩，热则弛张，风则弦急，湿则胀缓，四气兼并，当如常说。以风散气，故有汗而不恶寒，曰柔痉；寒泣血，故无汗而恶寒，曰刚痉。热消气，故为瘛纵；湿溢血，故为缓弱。《经》中所谓大筋软短，小筋弛长，软短为拘，弛长为痿，皆湿热不攘之所为也。原其所因，多由亡血，筋无所营，故邪得以袭之。所以伤寒汗下过多，与夫病疮人，及产后致斯病者，概可见矣。诊其脉皆沉伏弦紧，但阳缓阴急，则几几拘挛；阴缓阳急，则反张强直，二证各异，不可不别。

宋·陈无择《三因极一病证方论·卷之七·痉叙论》

【提要】　本论主要阐述痉的病因病机及分类。要点如下：其一，痉病由素体气血虚弱，又外感风寒湿热之邪而致。其二，论柔痉与刚痉之别。以风为阳邪，其性轻扬，故腠理开而汗出不恶寒，为柔痉；以寒为阴邪，易伤阳气，其性收引，故腠理闭而汗不出，卫外失司而恶寒为刚痉。其三，引《内经》之说，论述筋脉软短或弛长，皆湿热所为。其四，综述痉病的病因为伤寒汗下过多、患疮病者及产后，因血少经筋失于濡养，邪气乘虚侵袭而致。其五，指出脉诊均见沉伏弦紧，有阳缓阴急与阴缓阳急的不同，临床仍须鉴别之。

朱丹溪　痉证综论[※*]

脉：太阳发热，脉反沉细，难愈。太阳证备，脉沉迟，此为痉。寸口脉直上下行，伏坚紧如弦。沉弦，沉紧。少阴脉紧，暴微者，欲解。

因：血气内虚，四气外袭。因湿，诸痉项强，皆属于湿。寒、湿同性，故湿可伤太阳。《三因》论状：身热足寒，头强项急，恶寒，时头热，面赤，目赤脉，独头摇动，卒噤，角弓反张。

皆因血虚筋无所养，邪因入之。故寒则紧缩，热则弛张，风则弦急，湿则胀缓。又有因疮口未合，风入之，为破伤风；湿入之，为破伤湿。与痉同，但少头强项急，余并相如。又有因汗、下过多，又有产后怒气致此病者，项强亦有痰者。

证：有汗而不恶寒，名柔痉；无汗，口噤脚挛，名刚痉。

治：宜流湿祛风，缓表而安，详有无汗而药之。柔痉，葛根加桂汤；刚痉，大承气汤。葛根汤汗之，有表证可用。大承气下之，有里证可用。

——元·朱丹溪《脉因证治·卷一·痉》

【提要】　本论主要阐述痉证（痉）的辨证施治。要点如下：其一，述其脉势，指出痉证为沉迟之脉。其二，痉证的病因，以血气内虚，寒、热、风、湿四气外袭为主，又因汗下过多，或产后怒气，或因痰所致。其三，痉有柔痉、刚痉之区别：有汗为柔痉，无汗为刚痉。其四，以"流湿祛风，缓表而安"为法，据有汗、无汗而遣方用药。本论脉、因、证、治一以贯之，充分体现了朱丹溪"诊脉、观形、察证，三者殊途，不可执一"的诊疗思路。

龚廷贤　论痉证辨治*

脉：痉病弦直，或沉细些；汗后欲解，脉泼如蛇；伏坚尚可，伏弦伤嗟。

痉病，是难治也。多是血气内虚者，风痰而成痉病。头项强直，身热足寒，头面赤，独头摇，卒口噤，目脉赤，背反张，手挛急，脚如弓，脉弦紧，是痉病也。开目无汗是刚痉，属阳；闭目有汗为柔痉，属阴。凡治伤寒杂症，汗吐后入风亦成痉病；大发湿家汗，亦成痉病；发疮家汗亦成痉；产后去血过多亦成痉；有跌磕打伤，疮口未合贯风者亦成痉，此名破伤风也。若身凉手足冷，脉沉细者，名阴痉，若是眼牵嘴扯，手足战摇伸缩者，是风痰痉，俱宜参归养荣汤加减。若发热喘嗽生痰，脉滑数者，名痰火痉，用瓜蒌枳实汤加减，不可全用风药，以风药散气，死之速矣。若是目睁口开，真气昏冒，不知人者，断死无医。若小儿吐泻惊风发痉者，谓之角弓反张病，与痉病用药同法也。

——明·龚廷贤《万病回春·卷之五·痉病》

【提要】　本论主要阐述痉病的辨证施治。要点如下：其一，汗吐后入风、湿家发汗、疮家发汗、产后去血过多、跌磕打伤，疮口未合受风者，皆可致痉。"多是血气内虚者，风痰而成痉病"。其二，痉病，症见头项强直，身热足寒，头面赤，独头摇，卒口噤，目脉赤，背反张，手挛急，脚如弓，脉弦紧。其开目无汗者，为刚痉；闭目有汗者，为柔痉。其三，痉病，症见身凉手足冷，脉沉细者，名阴痉；若是眼牵嘴扯，手足战摇伸缩者，是风痰痉，俱宜参归养荣汤加减。若发热喘嗽生痰，脉滑数者，名痰火痉，用瓜蒌枳实汤加减。

王肯堂　论外感内伤痉证辨治**

予尝思，夫外感内伤之邪病痉，治法迥别，不可不辨。天气因八风之变，鼓舞六淫而入，是为经风外伤腠理，内触五脏，故治邪必兼治风。人气因五性劳役，感动厥阳，君相二火相扇，六经之淫邪而起，遂有五阳胜负之变，故胜者泻，负者补，必兼治火调胃土，以复火伤之气，盖不可瘥也。苟于内伤而用外感药以散邪，则原气愈耗，血竭神离，而至于不救矣。

——明·王肯堂《证治准绳·杂病·第五册·诸风门·痉》

【提要】 本论主要阐述痉证的辨证施治。要点如下：外感痉证，因外邪侵袭腠理，多夹杂风邪，故而针对外邪应以祛风为主。内伤痉证，多因情志、劳役失当，治疗上除虚则补之、实则泻之之外，亦应注重君、相二火与脾胃的调治。

张介宾 痉证论治[*]

痉证凡因汗、因泻者，其气必虚。微虚者，宜三阴煎、五福饮之类主之。大虚而脉见沉细，阴胜者，宜大营煎、大补元煎、十全大补汤之类主之。

痉证多汗者，宜三阴煎、参归汤、人参建中汤主之。阳气大虚，汗出或亡阳者，宜参附汤、芪附汤、大补元煎之类主之。若汗出兼火，多热躁者，且当归六黄汤主之。

痉因泄泻者，宜胃关煎、温胃饮之类主之。泻止而痉者，宜大营煎、五福饮之类主之。

痉有兼火者，必脉见洪滑，证见烦热，宜一阴煎，或加减一阴煎主之。若火盛之甚，以致阴血涸燥者，不得不先去其火，宜清化饮、保阴煎、玉女煎之类主之。

痉有表邪未解者，当察其邪之微甚及证之阴阳。若身有微热，脉不紧数者，此微邪也，只补正气，其邪自散，宜五福饮之类主之。若表邪未解，阴虚无汗身热者，宜三柴胡饮、四柴胡饮、补阴益气煎之类主之。若阳气大虚，阴极畏寒，邪不解而痉者，宜大温中饮主之。

痉有痰盛者，不得不先清上焦。若火盛多痰者，宜用清膈煎、抱龙丸。若多痰无火，宜用六安煎。凡此证候，多属虚痰虚火，因其壅滞，不得不暂为清理，但得痰气稍开，便当调理血气。

小儿吐泻及多汗之后，妇人产后，诸证大失血之后，凡病中风及疮毒溃脓之后，皆有此证，悉当依前法酌宜治之。

痉证有兼湿者，当如王海藏治法。

——明·张介宾《景岳全书·卷十二从集·杂证谟·痉证·论治》

【提要】 本论主要阐述痉证的辨证施治。要点如下：其一，痉病多由表邪未解，表邪兼阴虚或阳虚，或内伤气血津液而致。其二，针对气虚多汗、阳虚多汗、汗出兼火、泄泻、痉证兼火、表邪未解、痰盛、吐泻伤津、产后失血及痉证兼湿等所致痉证，提出治疗方药。其三，邪微仅补正气即可，再参照阴阳之虚酌情施治。

张介宾 痉证辨证[※*]

痉之为病，即《内经》之痓病也。以"痉"作"痓"，盖传写之误耳。其证则脊背反张，头摇口噤，戴眼项强，四肢拘急，或见身热足寒，恶寒面赤之类皆是也。

仲景曰：太阳之病，发热无汗，反恶寒者，名曰刚痉。太阳病，发热汗出而不恶寒者，名曰柔痉。太阳病，发热脉沉而细者，名曰痉，为难治。太阳病，发汗太多，因致痉。风病，下之则痉，复发汗，必拘急。疮家，虽身疼痛，不可发汗，汗出则痉。

陈无择曰：夫人之筋，各随经络结束于身，血气内虚，外为风寒湿热之所中，则痉。盖风散气，故有汗而不恶寒曰柔痉。寒泣血，故无汗而恶寒曰刚痉。原其所因，多由亡血，筋无所营，故邪得以袭之。所以伤寒汗下过多，与夫病疮人，及产后致斯疾者，概可见矣。诊其脉皆沉伏弦紧，但阳缓阴急，则久久拘挛，阴缓阳急，则反张强直，二证各异，不可不别。

愚谓痉之为病，强直反张病也，其病在筋脉。筋脉拘急，所以反张。其病在血液，血液枯燥，所以筋挛。观仲景曰：太阳病，发汗太多，因致痉。风病下之则成痉。疮家不可发汗，汗之亦成痉。只此数言，可见病痉者多由误治之坏证，其虚其实可了然矣。自仲景之后，惟陈无择能知所因，曰：多由亡血筋无所营，因而成痉。则尽之矣。但惜其言之既善，而复有未善者，曰：血气内虚，外为风寒湿热所中则痉。斯言不无又误。若其所云，则仍是风湿为邪，而虚反次之。不知风随汗散，而既汗之后，何复言风；湿随下行，而既下之后，何反致湿？盖误汗者，必伤血液；误下者，必伤真阴。阴血受伤则血燥，血燥则筋失所滋，筋失所滋则为拘为挛，反张强直之病势所必至，又何待风寒湿热之相袭而后为痉耶？且仲景所言，言不当汗而汗也，不当下而下也。汗下既误，即因误治而成痉矣。岂误治之外，必再受邪而后成痉，无邪则无痉哉！此陈氏之言，不惟失仲景之意，而反致后人疑惑，用持两端。故凡今人之治此者，未有不以散风去湿为事，亦焉知血燥阴虚之证，尚能堪此散削否？此不可不为辨察。故余列二子之论于前，以资后学之印证。

痉证甚多，而人多不识者，在不明其故而鲜有察之者耳。盖凡以暴病而见反张戴眼、口噤拘急之类，皆痉病也。观仲景以汗下为言，谓其误治亡阴所以然也。余因类推，则常见有不因误治，而凡属阴虚血少之辈，不能养营筋脉，以致搐挛僵仆者，皆是此证。如中风之有此者，必以年力衰残，阴之败也。产妇之有此者，必以去血过多，冲任竭也。疮家之有此者，必以血随脓出，营气涸也。小儿之有此者，或以风热伤阴，遂为急惊，或以汗泻亡阴，遂为慢惊。凡此之类，总属阴虚之证。盖精血不亏，则虽有邪干，亦断无筋脉拘急之病，而病至坚强，其枯可知。故治此者，必当先以气血为主；而邪甚者，或兼治邪；若微邪者，通不必治邪。盖此证之所急者在元气，元气复而血脉行，则微邪自不能留，何足虑哉！奈何今人但见此证，必各分门类而悉从风治。不知外感之风，寒邪证也，治宜解散；内生之风，血燥证也，止宜滋补。矧此数者，总由内证，本无外邪，既以伤精败血枯燥而成，而再治风痰，难乎免矣。故余笔于此，以明痉证之要。

仲景言痉止属太阳，而不及他经者何也？盖痉必反张，其病在背，背之经络惟太阳、督脉耳，言太阳则督在其中矣，此其义也。然仲景止言其表，而未详其里。考《内经》之《经脉》篇曰：足少阴之脉，贯脊属肾，其直者从肾上贯肝膈。《经筋》篇曰：足少阴之筋，循脊内挟膂，上至项，结于枕骨，与足太阳之筋合。又曰：足太阳之筋病，脊反折，项筋急。足少阴之筋病，主痫瘛及痉。阳病者腰反折不能俯。阴病者，不能仰。由此观之，则痉之为病，乃太阳、少阴之病也。盖肾与膀胱为表里，膀胱为津液之府，而肾为藏精之脏，病在二经，水亏可知，故治此者，最当以真阴为主。

——明·张介宾《景岳全书·卷十二从集·杂证谟·痉证·论证》

【提要】 本论主要阐述痉证的辨证施治。要点如下：其一，以"痓"作"痉"，为传写之误。凡痓见暴病而反张戴眼、口噤拘急者，皆属于痉病。其二，痉证是主要是因精血虚少，筋脉失于濡养所致，故治疗"止宜滋补"。其三，痉证的病位不止于太阳，当属太阳、少阴之病，其治更应以滋补真阴为主。

孙志宏　痉证综论※*

《经》曰：诸痉项强，皆属于湿。又曰：诸暴强直，皆属于风。刘河间曰：诸痉强直，乃筋劲而不柔和也。盖脾土主安静，湿胜过极则反兼风化。亢则害，承乃制，实非风也。身热足冷，颈项强急，恶寒口噤，头摇面赤，背反张如弓者，痉证也。阴痉曰柔，阳痉曰刚。如伤寒太阳发汗过多，或疮家过汗，或大发湿家汗。亦有气血内虚，风湿外袭；有火热伤肺，金不平木；有产后血枯；有破伤风，皆能致此。脉浮缓有汗为柔，浮紧无汗为刚。治宜养血为主，分虚实。

——明·孙志宏《简明医彀·卷之三·痉证》

【提要】　本论主要阐述痉证的病因病机和证候特征。要点如下：其一，提出痉证的病因为湿，病机包括发汗过多，津液亏虚；或气血内虚，风湿外袭；或火热伤肺，金不平木；或产后血枯，或破伤风等。其二，治疗上，宜养血为主，分虚实、刚柔论治。

陈士铎　外感痉证论※*

感湿热之气，忽又伤风，口噤不能言，项背几几，脚手挛急，角弓反张，人以为太阳之伤寒也，谁知是太阳之痉病乎！夫痉病亦有三阳三阴之殊，亦能传经，与伤寒之症无异，但伤寒单伤于风，而痉病则合湿热而成之也。似乎治伤寒可单治风而无难，痉病宜兼治湿热而不易也。谁知邪之所凑，其气必虚，一邪相犯已是正气之亏，况三邪之同犯乎！补正以祛邪，治痉无难速愈。或谓一邪相犯，尚须祛邪为先，三邪并犯，则邪气弥漫，非用祛邪之药，安能济哉？不知一邪之犯，其力专；众邪之犯，其势散。力专者宜攻，势散者可补。于补之中，而行其攻之法，何不济之有？无如其症同于伤寒，不可骤用补也，所以杀人。苟知可补之法，分症以治之，实易易也。如此症见太阳之征，不可径治太阳之邪，宜补太阳之正，太阳之正气旺，而风湿热之邪不必攻而自散矣。方用五苓散加减治之。……

感湿热之气，又感风邪，颈项强直，一目或左右视，手足搐搦，人以为少阳之伤寒也，谁知是少阳之痉病乎！夫少阳居于半表半里之间，其势将欲入肝也，而尚留于阳明，故三邪同感，目所以左右视，亦现证于二者之间耳。手足搐搦者，风性动而湿性静，两相违背，风欲动而湿挽之；湿欲静而风激之，热邪又从中冲击，此搐搦之所以起也。搐搦不已，又风引而上行，于是颈项不利，而湿气留中，遂至强直不摇矣。治法必须和少阳之正气，少用散邪之品，易于解纷也。方用小柴胡加减治之。……

感湿热之气，复感风邪，手足牵引，肉瞤胸胀，低头视下，肘膝相构，人以为阳明之伤寒也，谁知是阳明之痉症乎！夫阳明胃土也，风入于胃，必变为热。况原感热气，则热以济热，宜至发汗亡阳，何肉瞤胸胀而不发狂，手足牵引而不出汗？反低头视下，无登高而呼之症，肘膝相构，无弃衣而走之疴，正以湿邪混之也。盖阳明之火，最恶者燥耳。今有湿气在胃，虽侮胃中之土，亦益胃中之燥，即发汗而不至亡阳发狂之祸也。若妄用风药以散其表，必至汗出而不可止。仲景张夫子曾用大承气汤以下其邪，然而脾旺者，尚不致损伤脾气，否则下之亡阴，恐有意外之虞也。然则风湿热既同入于胃中，则治法不可不治胃，而又不可伤胃也。方用全阴救胃汤。……

感湿热之气，复感风邪，发热腹痛，肌肉颤动，四肢坚急，人以为太阴之伤寒也，谁知是太阴之痉症乎！太阴者，脾经也，脾土湿土也。湿土何堪湿邪之再犯乎？湿入于脾，最难分消。湿邪去而湿之根尚在，一再感湿，仍如前湿之病矣。况加热以发其炎蒸，加风以生其波浪，自然中州反乱，而四境骚然，坚急之势成，颤动之形兆，倘用安土之品，则土旺而水无泛滥之虞，水干而土无郁勃之气，风即欲作祟，而平成既奏，亦可以解愠矣。无如世人动辄言下，讵识下多亡阴，无阴以灌注于五脏七腑、胸腹手足，何所资以为养哉？势必坚急颤动，有亡阴而死者矣。方用安土散。……

感湿热又且感风，遂成痫瘛，身蜷足弯，不能俯仰，人以为少阴之伤寒也，谁知是少阴之痉病乎！夫少阴者，足少阴肾也。肾宜热不宜寒，宜湿不宜燥，何以痉病有湿有热，反成痫瘛蜷弯不能俯仰之症耶？不知肾最恶风，而喜热者，喜真火之生，非喜邪火之克也，喜真水之养，非喜邪水之伤也。盖邪火助燥，邪水增湿耳。既有二邪入于肾中，又益之以风，安能无痫瘛蜷弯不能俯仰之苦哉？然其治法仍须治湿热，少佐以祛风为得也。方用助肾辟邪丹。……

感湿热又感风邪，厥逆下利，舌卷囊缩，背曲肩垂，项似拔，腰似折，手足俱冷，其腹胀大，人以为厥阴之伤寒也，谁知是厥阴之痉症乎！夫风湿热三合而成痉。邪传入厥阴，乃入肝木之经也，其势更急。世人误发其汗，必致动湿。湿虽阴类，然是外受之阴邪，非肝中之真血也。所动之阳，奔入湿中，为湿所没，必至亡阳。盖脱出之阳，不啻如龙之出谷，其体轻矫，飞腾而不可止遏。今为湿所滞留，则如蛇行匍匐，尽力奔越，究难飞去，故此等痉病，皆误汗而成之也。治法又不可拘于散邪，仍须补正。惟救其亡阳，而亟使其回阳耳。虽然阳之所以亡者，终由于阴虚之不能摄阳，故补阳必须补阴。而补厥阴之阴，仍从少阴肾经以补之也。方用回阴散痉汤。……

人有一时手足牵掣，口眼歪张，人以为中风之症也，谁知是痉病之骤发乎！夫中风病，身必颠覆，口必吐痰。痉病状如中风，而身必不颠覆，口中、喉内必无痰涎之出入与水鸡声也。盖中风无风，风从内起；痉病则风从外入，风自成威，不必借重内痰之助，所以但有牵掣歪张之风象，绝无汹涌秘塞之痰声也。若风自内起者，火动生风，痰以助之也。故中风无外邪，痉病无内邪也。无外邪者不可治风，无内邪者不可不治风耳。然而单治外而不治内，则外风虽去，内风必生，是以祛风必须补正也。方用补中益气汤。

——清·陈士铎《辨证录·卷之七·痉痓门》

【提要】　本论主要阐述外感痉证的病因病机及辨证施治。要点如下：其一，痉证为风、热、湿三邪侵袭所致，且能传经，故可按六经辨证施治。其二，外感痉证分为太阳之痉、少阳之痉、阳明之痉、太阴之痉、少阴之痉及厥阴之痉，分述其证候表现。其三，治疗上，尤重扶正，兼以祛邪。其四，外感痉证与内伤中风的区别在于，"痉病状如中风，而身必不颠覆，口中、喉内必无痰涎之出入与水鸡声"，而"中风病，身必颠覆，口必吐痰"。痉证为外邪所致，无内邪，治疗以扶正为主，辅以祛邪；中风为内风，无外邪，不可治风。

◆ 李用粹　痉证综论*

大意

诸痉强直，皆属于湿。（经文）湿属太阴脾土，土太过反兼风化制之。然兼化者，虚象，而实非风也，大率属气血虚弱，有火有痰，（丹溪）故身如角弓，四肢强直曰痉。

内因

人之筋，各随经络结束于身，血气内虚，筋无所养，故邪得以入之。（《三因》）然虽外因风寒湿气，内因六欲七情，皆必挟痰火而后发。（《入门》）

外候

外症身热足冷，颈项强急，恶寒面赤，手足搐搦，目脉赤，独头摇，卒口噤，背反张者，太阳经痉也。若偏在左眼左手搐搦者，少阳经痉也。（《伤寒书》）

分刚柔　发热恶寒，搐搦无汗者，刚痉也。不热恶寒，厥冷汗出者，柔痉也。大抵刚痉，必先伤寒，而后伤湿。柔痉，必先伤湿，而后伤风也。（《汇补》）

分阴阳　阳极则为刚，多类风痉，宜清热化痰祛风，阴极则为柔，多类厥症，宜温补化痰降火。（《汇补》）

分风痰痰火

发时昏冒不醒，口眼歪斜，手足搐搦，左右摇动者，风痰也。若发热面赤，喘嗽生痰者，痰火也。大段由痰火内炽，风热外煽，相搏而成也。（《汇补》）

诸病变痉

太阳病，发汗过多则痉，风病，下之亦痉，复发汗，必拘急，疮家虽身痛，不可汗，汗之则痉，产后血虚，腠理不密，风邪搏之则痉，原其所由，皆属气血两亏，不足之症。（《汇补》）

虚痉非风

有绝无风邪，而筋脉挛急，角弓反张者，此气血虚极，不能养筋也。（《正传》）凡老年气血衰少，夜着风寒，脚腿筋急者，亦血虚也。

痉痫有别

病发身软，时醒者，为痫，身强直，角弓反张，不醒者，为痉。（《玉机》）

死症　痉病口张目瞪，昏冒无知者，难治。又戴眼反折，手足瘛疭，汗出如油，或反张离席一掌者，死，小儿离席一指者，死。（《医统》）

脉法　痉病之脉，上下弦急紧，浮盛为风，洪滑为痰，虚濡为虚，急实者为刚痉，沉细者为阴痉，伏弦者危，凡脉如雨溅出指外者，死。

——清·李用粹《证治汇补·卷之三·外体门·痉病》

【提要】　本论主要阐述痉证的病因病机及辨证施治。要点如下：其一，依《内经》理论，指出痉证皆属于湿；同时指出气血亏虚，筋脉失养，复感外邪，夹痰夹火，或由他病，亦可致痉证。其二，论述太阳经痉与少阳经痉的外候。其三，阐明痉证有刚柔、阴阳、风痰及痰火之别。其四，指出病发身软，时醒者，为痫；身强直，角弓反张，不醒者，为痉。其五，论及痉属风、痰、虚、实之脉象。

何梦瑶　论痉证辨治※*

痉，强直也，谓筋之收引紧急，而不舒纵也。其所以致此者有二：一曰寒，筋得寒则血冻而坚凝，故紧急，观物之寒凝者必强硬可见，所谓寒则收引也。湿亦寒之属，故《经》谓诸痉皆属于湿也。一曰热，热甚则灼其血液干枯，干枯则短缩，观物之干者必缩可见也。又《经》

谓诸强直皆属于风者。风有内外，内风则从乎热，外风则从乎寒也。《经》言痿属湿热，是湿与热合，故筋脉缓纵。痉则湿与热分，故筋脉短缩。盖湿有寒湿，有热湿，寒湿如水之冰凝，故坚强；热湿如胶饴之熔化，故柔软。无湿而热则筋干，有热而湿则筋润也。

《金匮》痉证谓：身热恶寒（伤寒证），颈项强急，面赤目赤（阳明证），头热足寒（阳性上升也），独头动摇（此下乃痉证所独有，故用"独"字以别之），卒口噤，背反张者，痉病也。（太阳脉循背上头，阳明脉挟口，寒客二经，故筋脉急致此。按此乃以寒则收引言。然热为寒郁，而伤血液筋枯，致此者多矣。）又谓：太阳病，无汗恶寒，为刚痉（此寒伤营，寒胜血凝，筋脉收引之证也）；有汗不恶寒，为柔痉（汗出不恶寒，温病也，此血枯筋干缩之证）。又谓：太阳病，无汗而小便反少（内气虚寒，不化液也），气上冲胸（寒气上逆），口噤不得语（寒气盛，故牙关紧急），欲作刚痉，葛根汤主之。（以发散太阳、阳明之寒。）又谓：胸满（里热壅也）口噤，卧不着席（反张甚也），脚挛急，龄齿（牙紧甚也），可与大承气汤。（见大便不通。攻其热以救液。）又谓：太阳病，其证备，身体强，几几然（俯仰不能自如之象），脉反沉迟（应浮数，而反沉迟，是表里皆寒矣。加瓜蒌根何为？"迟"当作"数"为是，不浮而沉数，则内热津干，故加瓜蒌根也），此为痉，瓜蒌桂枝汤主之。（解太阳之表，加瓜蒌根以生津润燥。）又谓：太阳病，项背强几几（太阳脉下项，循肩挟脊，阳明脉循喉咙，入缺盆），无汗恶风（此寒伤营证），葛根汤主之。有汗恶风（此风伤卫证），桂枝加葛根汤主之。（较葛根汤少麻黄一味。以上身体强，背项强，将欲成痉，故用解表之剂，使郁热得伸，以免焚灼筋缩也。）又谓：太阳病发汗太多，因致痉。又谓：风病下之则痉。又谓：疮家不可发汗（指溃后言），汗出则痉。（皆血液伤损涸燥意。）又谓：痉病有灸疮，难治（血被灸益枯也）。合而观之，不出寒热二端，虚实两途，治者取衷焉可也。

按：寒热虽皆足以致痉，而多由于热，以热者火之有余也。火之有余，由水之不足，故血液枯竭之人（汗下过多，亡其津液；产后、失血后、大病后，血虚；小儿阴血未足）多患此。以水虚无以制火，火盛而水愈亏也，此为内伤之证。若外感风寒湿气，不过为发热痹痛等证，何遽致筋脉急缩，竟至头摇齿龄腰反折之甚哉。仲景所言外感寒证，自不多见，辛温发散之剂，勿轻用也。……

治法：火盛血虚者，当归、芍药、生地、红花、黄连、钩藤钩。兼气虚加人参，兼痰加竹沥。金衰木旺（壮火食气也），先用泻青丸，后用异功散。独肝火旺者，先用加味小柴胡汤，次用四物汤，加柴胡、丹皮、山栀。郁热用加味逍遥散。若脾土受克，补中益气加芍药、山栀。脾土湿热，三一承气汤。肾虚，六味丸。太阴寒湿凝结腹痛，桂枝加芍药防己防风汤。手足厥逆，附子散、桂心白术汤。

——清·何梦瑶《医碥·卷之三·杂症·痉》

【提要】 本论主要阐述痉证的辨证施治。要点如下：其一，痉证的病因，不外乎寒、热、虚、实，将湿邪归属于寒之类。其二，痉证的病机，为筋得寒则拘紧，得热则灼其血液干枯；干枯则短缩，故生痉病。其三，总结《内经》《金匮要略》关于痉病的论述并探讨其原理。其四，针对病机和证候，提出相应方药。

朱时进 论痉有外感内伤之因*

痉者，劲也。痉者，翅也。其症颈项强直，腰背反张，如鸟之张翅，故名痉痉也。一属外感，一属内伤。外感者，风寒湿气，客于太阳，伤其大筋，筋牵而急，攻令痉也。然得之风湿者，今人有汗不恶寒，名曰柔痉；得之寒者，令人无汗恶寒，名曰刚痉。俱以小续命汤治之，但有汗者去麻黄。内伤者或因发汗过多，或因失血大甚，筋无血养，则筋急而牵，故令百节强直，十全大补汤主之。

——清·朱时进《一见能医·卷之六·病因赋中·痉痓有阳有阴》

【提要】 本论主要阐述痉证的病因病机。要点如下：痉证有外感、内伤之别。外感者，多为风寒湿气客于太阳而筋脉拘紧。根据病因、症状之异，亦有柔痉、刚痉之分；内伤者，或因发汗过多，或因失血大甚，阴津耗伤，筋脉失养。其病位皆在筋脉。

林珮琴 痉症论治[※]

痉症，体劲直而背反张，病在筋也。筋者血之所荣，伤于邪则成痉。《经》曰：诸痉项强，皆属于湿。亦有因寒、因风而分刚痉、柔痉者，有误汗误下而致痉者，有疮家发汗而痉者，有中风暴仆而痉者，有产后亡血而痉者，有小儿急慢惊而痉者，有破伤风湿变痉者，有暴病忽见口噤头摇戴眼反折者，皆痉病也。其症身热足寒，项强齿噤，手足抽掣，角弓反张，脉皆沉伏弦紧。其因多由血液虚燥，筋脉失荣，风寒湿热之邪，得以袭入经络而为病。此陈无择、薛立斋、张介宾诸贤，所以切指痉为亡血阴虚也，故宜滋营液以治本，疏风湿以治标。

症属表者，如《金匮》云：太阳病发热无汗，反恶寒，为刚痉，葛根汤主之。太阳病发热汗出，不恶寒，为柔痉，瓜蒌桂枝汤。属里者，痉病胸满口噤，卧不著席，脚挛急，必齘齿，属阳明，若便硬，可与大承气汤。属半表半里者，如《医通》云：一边牵搐，一眼喎斜，属少阳，若往来寒热，小柴胡汤加桂枝、白芍。此三阳痉也。

若三阴痉，俱手足厥冷，筋脉拘急，汗出项强，脉沉，太阴则四肢不收，术附汤加甘草、生姜。少阴则闭目合面，参附汤加甘草、生姜。厥阴则头摇口噤，芪附汤加当归、肉桂。此三阴痉也。

其血虚发痉，宜大营煎。血虚挟火，必脉洪烦热，一阴煎主之。火盛则阴血燥涸，保阴煎、玉女煎。液虚汗多，宜三阴煎。汗多兼火，当归六黄汤。痰火发痉，瓜蒌枳实汤。风热痰壅发痉，祛风导痰汤。呕泻发痉，胃关煎，或温胃饮。身冷痉厥，脉沉细，参附汤、十全大补汤。暑风搐搦成痉，三物香薷汤加羌活、防风、黄芪、白芍。温邪劫液成痉，复脉汤去姜、桂。

——清·林珮琴《类证治裁·卷之五·痉症论治》

【提要】 本论主要阐述痉证的辨证施治。要点如下：其一，痉证之因，或为感受风、寒、湿邪，或外感误汗误下，或疮家发汗，或中风暴仆，或为破伤风而致，或暴病而发。其二，痉病之病机，为血液虚燥，筋脉失荣，风寒湿热袭入经络。其三，治疗上，"滋营液以治本，疏风湿以治标"，并列举出相应方药。

张聿青 痉论

痉者，强直反张之象也。《内经》云：诸痉项强，皆属于湿。《金匮》曰：太阳病发热无汗，反恶寒者，曰刚痉。太阳病发热汗出而不恶寒者，曰柔痉。此明言痉之初起，必由太阳而发。

以太阳主一身之表，其脉起于目内眦，从头下后项，连风府，行身之背，并循督脉而行，故痉之见证，必有颈项强急，口噤背反，其所病之位，皆经脉所过之处。刚痉无汗，以表实也，柔痉有汗，以表虚也，表实者邪不能出，表虚者邪即能入，此得之于外而有余者也。又曰：太阳病发汗太多，因致痉。盖太阳为肾之外府，若太阳之邪，过于发汗，以致津液外脱，则少阴水亏，木少敷和，遂燥而生风，风生则伤筋，筋失血养，而亦成痉。此戕伐于内而不足者也。又曰，风病下之则痉。盖太阳之接壤，即是阳明，若太阳之邪，误于攻下，以致阴亡阳亢，则阳明土燥，土失培化而变热，热盛则灼筋而亦成痉。此又涸竭其内而不足者也。既言风寒在表之有余，复言汗下伤阴之不足，仲景于此，可谓反复推详，补泻之法，流露言外。然与《内经》皆属于湿之旨意似相悬异，何欤？吾见夫湿伤寒水，而痉起于湿寒，湿郁生热，风淫火炽，而痉起于湿热，寒热悬异，而其湿则一，非所谓皆属者欤。夫至湿郁生热，火炽风淫，其脱液伤津，亦在所必至，则是《内经》不言燥而言湿，言湿而燥已囊括乎其中。

——清·张聿青《张聿青医案·卷二十·痉论》

【提要】 本论主要阐述痉证的病因病机。要点如下：其一，刚痉论述刚痉、柔痉之别，指出刚痉为表实，邪不能出；柔痉为表虚，邪即能入。总而言之，为外邪有余。其二，指出痉证的病因，有风、寒、湿、热，而以湿为主。邪入首伤太阳，多因过汗而发为痉证；次入阳明，多因误下而发为痉证。其三，解释张仲景于此论中所述之"湿"，乃痉证起于湿寒，郁而生热，火炽风淫，耗伤阴津，至此病发。

2.44 痿 证

痿证是以肢体筋脉弛缓、软弱无力不得随意运动、日久而致肌肉萎缩或肢体瘫痪为主要表现的病证。临床多以下肢痿弱为常见，亦称"痿躄"。痿证病因较为复杂，包括内伤情志、感受温毒、湿热浸淫、饮食不节、房劳久病、跌打损伤和药毒所伤等。病机主要分为四个方面：肺热伤津，津伤不布；湿热浸淫，气血不运；脾胃亏虚，精微不输；肝肾亏耗，髓枯筋萎。四者可相互传变。痿证病位在筋脉肌肉，但根本在于五脏受损，尤其是肝肾二脏。痿证的辨证治疗，应分清虚实。虚证宜扶正补虚为主。肝肾亏虚者，宜滋养肝肾；脾胃虚弱者，宜益气健脾。实证以祛邪和络为主。肺热伤津者，宜清热润燥；湿热浸淫者，宜清热利湿；瘀阻脉络者，宜活血行瘀。虚实兼夹者，又当兼顾之。《素问·痿论》提出"治痿者独取阳明"，是补脾胃，清胃火，祛湿热以滋养五脏，补益后天的一种重要措施。

《素问》 痿证综论※*

黄帝问曰：五脏使人痿，何也？岐伯对曰：肺主身之皮毛，心主身之血脉，肝主身之筋膜，脾主身之肌肉，肾主身之骨髓。故肺热叶焦，则皮毛虚弱急薄，著则生痿躄也。心气热，则下脉厥而上，上则下脉虚，虚则生脉痿，枢折挈，胫纵而不任地也。肝气热，则胆泄口苦，筋膜干，筋膜干则筋急而挛，发为筋痿。脾气热，则胃干而渴，肌肉不仁，发为肉痿。肾气热，则腰脊不举，骨枯而髓减，发为骨痿。

帝曰：何以得之？岐伯曰：肺者，脏之长也，为心之盖也。有所失亡，所求不得，则发肺鸣，鸣则肺热叶焦。故曰：五脏因肺热叶焦，发为痿躄。此之谓也。悲哀太甚，则胞络绝，胞络绝，则阳气内动，发则心下崩，数溲血也。故《本病》曰：大经空虚，发为肌痹，传为脉痿。思想无穷，所愿不得，意淫于外，入房太甚，宗筋弛纵，发为筋痿，及为白淫。故《下经》曰：筋痿者，生于肝，使内也。有渐于湿，以水为事，若有所留，居处相湿，肌肉濡渍，痹而不仁，发为肉痿。故《下经》曰：肉痿者，得之湿地也。有所远行劳倦，逢大热而渴，渴则阳气内伐，内伐则热舍于肾，肾者，水藏也，今水不胜火，则骨枯而髓虚，故足不任身，发为骨痿。故《下经》曰：骨痿者，生于大热也。

帝曰：何以别之？岐伯曰：肺热者，色白而毛败；心热者，色赤而络脉溢；肝热者，色苍而爪枯；脾热者，色黄而肉蠕动；肾热者，色黑而齿槁。

帝曰：如夫子言可矣，论言治痿者独取阳明，何也？岐伯曰：阳明者，五脏六腑之海，主润宗筋，宗筋主束骨而利机关也。冲脉者，经脉之海也，主渗灌溪谷，与阳明合于宗筋，阴阳揔宗筋之会，会于气街，而阳明为之长，皆属于带脉，而络于督脉。故阳明虚则宗筋纵，带脉不引，故足痿不用也。

帝曰：治之奈何？岐伯曰：各补其荥而通其俞，调其虚实，和其逆顺，筋脉骨肉，各以其时受月，则病已矣。帝曰：善。

——《素问·痿论》

【提要】　本论主要阐述痿证的病因病机及治法。要点如下：其一，痿证是因五脏内热，消耗津液，宗筋失润，以致痿软弛纵所致。其二，根据肺主皮毛、心主血脉、肝主筋膜、脾主肌肉、肾主骨髓等所属关系，提出痿躄、脉痿、筋痿、肉痿、骨痿等名称。其三，治疗上，提出了"治痿独取阳明"的法则，对后世产生重大影响。论中还提出针刺治痿的原则，即"各补其荥而通其俞，调其虚实，和其逆顺"。

❀《素问》　湿热不攘致痿论※*❀

因于湿，首如裹，湿热不攘，大筋缥短，小筋弛长。缥短为拘，弛长为痿。

——《素问·生气通天论》

【提要】　本论主要阐述湿热不攘致痿。要点如下：其一，感受外来湿邪，积久化热，浸淫筋脉，可导致痿证发生的机理。其二，所谓"大筋缥短，小筋弛长"是为互备修辞，言大筋、小筋既可缩短，又可松懈变长。

❀《素问》　脾病致痿论※*❀

帝曰：脾病而四肢不用何也？

岐伯曰：四肢皆禀气于胃而不得至经，必因于脾乃得禀也。今脾病不能为胃行其津液，四肢不得禀水谷气，气日以衰，脉道不利，筋骨肌肉，皆无气以生，故不用焉。

——《素问·太阴阳明论》

【提要】 本论主要阐述脾病致痿的机理。要点如下：脾不健运，是痿证发生的根本原因。脾与胃关系密切，胃无脾之转输津液，脾胃纳化失职，气血精津化生乏源，脾无以输布，则四肢肌肉失养而痿弱无力，则致四肢痿废不用。

◀ 巢元方 论痿证病因病机[※*] ▶

风身体手足不随者，由体虚腠理开，风气伤于脾胃之经络也。足太阴为脾之经，脾与胃合。足阳明为胃之经，胃为水谷之海也。脾候身之肌肉，主为胃消行水谷之气，以养身体四肢。脾气弱，即肌肉虚，受风邪所侵，故不能为胃通行水谷之气，致四肢肌肉无所禀受；而风邪在经络，搏于阳经，气行则迟，机关缓纵，故令身体手足不随也。

诊脾脉缓者，为风痿，四肢不用。又心脉、肾脉俱至，则难以言，九窍不通，四肢不举。肾脉来多，即死也。其汤熨针石，别有正方，补养宣导，今附于后。

——隋·巢元方《诸病源候论·卷之一·风病诸候上·风身体手足不随候》

【提要】 本论主要阐述痿证的病因病机。要点如下：其一，脾胃虚弱是痿证的内因，感受外邪是痿证的外因。其二，痿证的病机为脾气虚，感受风邪，脾不能为胃运化水谷精微，四肢肌肉筋脉失其濡养，导致痿证的发生。其三，风邪在痿证中起关键作用。风邪侵袭经络，气机运行迟缓，导致身体手足痿软不用。其四，风邪导致的痿证，其脉象特征为脾脉缓。

◀ 陈无择 论痿蹷属五内气不足之所为[*] ▶

夫人身之有皮毛、血脉、筋膜、肌肉、骨髓以成形，内则有肝、心、脾、肺、肾以主之。若随情妄用，喜怒不节，劳佚兼并，致五内精血虚耗，荣卫失度，发为寒热，使皮血、筋骨、肌肉痿弱，无力以运动，故致痿蹷。状与柔风、脚弱皆相类，以脉证并所因别之，不可混滥。柔风、脚气皆外所因，痿蹷则属五内气不足之所为也。审之。

——宋·陈无择《三因极一病证方论·卷之九·五痿叙论》

【提要】 本论主要阐述痿蹷属五内气不足之所为。要点如下：其一，痿证属内脏精血不足所致，五脏虚弱皆可致痿。其二，柔风、脚气皆为外因所致，而痿证则是内脏虚弱所致。痿证与柔风、脚气症状相似，临床当从脉象、病因方面加以鉴别。

◀ 陈无择 五痿证例[※] ▶

病者肺热，皮虚弱薄着，足痿，其色白而毛败，名曰皮痿，由肺热叶焦使然也。肺为五脏长，有所失亡，所求不得，则发肺鸣，肺鸣则肺叶焦。论曰：五脏因肺热焦，发为痿。

病者心下热，膝腕枢纽如折去而不相提挈，胫筋纵缓，不能任其地，其色赤而络脉溢，名曰脉痿。由悲哀太甚，阳气内动，数溲血。故《本病论》曰：大经空虚，发为肌痹，传为脉痿。

病者肝热，口苦，筋膜干，筋急而挛，其色苍而爪枯，名曰筋痿。由思想无穷，所愿不得，意淫于外，入房太甚，宗筋弛纵，及为白淫。故《下经》曰：筋痿者，生于肝，使内也。

病者脾热，胃干而渴，肌肉不仁。其色黄而肉蠕动，名曰肉痿。由渐于湿地，以水为事，居处下泽，濡渍，痹而不仁。故《下经》曰：肉痿者，得之湿地也。

病者肾热，腰脊不举，骨枯而髓减，其色黑而齿槁，名曰骨痿。因有所远行劳倦，遇大热而渴，阳气内乏，热舍于肾，致水不胜火，则骨枯而髓虚。故《下经》曰：骨痿者，生于大热也。

——宋·陈无择《三因极一病证方论·卷之九·五痿证例》

【提要】　本论主要阐述痿证的病因病机及辨证施治。要点如下：痿证是因五脏之热所致。如肺热则发为皮痿，症见皮毛色白而焦枯；心热则发为脉痿，症见面色红赤；肝热则发为筋痿，症见口苦，面色青爪甲枯槁；脾热则发为肉痿，症见面色黄，肌肉蠕动；肾热则发为骨痿，症见面色黑而牙齿枯槁。

杨士瀛　论《内经》治痿独取阳明※*

《内经》曰：肺热叶焦，五脏因而受之，发为痿躄。心气热生脉痿，故胫纵不任地；肝气热为筋痿，故宗筋弛纵；脾气热生肉痿，故痹而不任；肾气热生骨痿，故足不任身。然治痿独取阳明。阳明者，五脏六腑之海，主润宗筋，宗筋主束骨而利机关也云云。故阳明虚则宗筋纵，带脉不引，故足痿不用也。

或曰：手阳明大肠经，肺之腑也。足阳明胃经，脾之腑也。治痿之法，取阳明一经何也？愿明以告我。丹溪先生曰：《内经》云：诸痿生于肺热，只此一句，便见治法大意。《经》曰：东方实，西方虚，泻南方，补北方。此固是就生克言补泻，而大经大法，不外于此。东方木，肝也；西方金，肺也；南方火，心也；北方水，肾也。五行之中，惟火有二，肾虽有二，水居其一。阳常有余，阴常不足，故《经》曰"一水不胜二火"，理之必然。肺金体燥而居上，主气，畏火者也。脾土性湿而居中，主四肢，畏木者也。火性炎上，若嗜欲无节，则水失所养，木寡于畏而侮所胜，肺得火邪而热矣。木性刚急，肺受热则金失所养，木寡于畏而侮所胜，脾得木邪而伤矣。肺热则不能管摄一身，脾伤则四肢不能为用，而诸痿之病作矣。泻南方，则肺经清而东方不实，何脾伤之有？补北方，则心火降而西方不虚，何肺热之有？故阳明实，则宗筋润，能束骨而利机关矣。治痿之法，无出于此。骆隆吉亦曰：风火既炽，当滋肾水。东垣先生取黄柏为君，黄芪等补药之辅佐，以治诸痿而无一定之方。有兼痰积者，有湿多者，有热多者，有湿热相半者，有挟气者，临病制方，其善于治痿者乎！虽然药中肯綮矣，若将理失宜，圣医不治也。天产作阳，浓味发热，先哲格言，但是患痿之人，若不淡薄食味，吾知其必不能安全也。

——宋·杨士瀛《仁斋直指方论·卷之四·风缓（附痿证）·痿证方论》

【提要】　本论主要阐述"治痿独取阳明"的原理。要点如下：其一，指出阳明为五脏六腑之海，主润宗筋，宗筋主束骨而利机关。阳明虚，则宗筋纵，带脉不引，故足痿不用。其二，治疗上，泻南方，清金平木，则脾土自安，补北方，心火下降，肺金平和，无肺热之扰，则阳明实，故可以治疗痿证。其三，兼有痰积、湿多、热多、湿热、挟气等证者，当根据病情灵活配伍方药治之。

刘完素　肺燥血虚致痿论※※

诸气腈郁病痿，皆属肺金。腈，谓腈满也，郁谓奔迫也；痿谓手足痿弱，无力以运动也。大抵肺主气，气为阳，阳主轻清而升。故肺居上部，病则其气腈满奔迫，不能上升，至手足痿弱，不能收持。由肺金本燥，燥之为病，血液衰少，不能营养百骸故也。《经》曰：手指得血而能摄，掌得血而能握，足得血而能步。故秋金旺，则雾气蒙郁而草木萎落，病之象也。萎，犹痿也。

——金·刘完素《素问玄机原病式·五运主病》

【提要】　本论主要阐述肺燥血虚致痿的原理。要点如下：其一，肺燥血虚不能滋养百骸，为痿证发生的主要原因。其二，痿证之名，取义于草木萎落之形。

张从正　痿证综论※※

痿之为状，两足痿弱，不能行用。由肾水不能胜心火，心火上烁肺金，肺金受火制，六叶皆焦，皮毛虚弱，急而薄着，则生痿躄。躄者，足不能伸而行也。肾水者，乃肺金之子也。令肾水衰少，随火上炎，肾主两足，故骨髓衰竭，由使内太过而致。然《至真要大论》云"诸痿喘呕，皆属于上"者，上焦也。三焦者，手少阳相火也。痿、喘、呕三病，皆在膈上，属肺金之部分也。故肌痹传为脉痿；湿痹不仁，传为肉痿；髓竭足躄，传为骨痿；房室太过为筋痿，传为白淫。大抵痿之为病，皆因客热而成，好以贪色，强力过极，渐成痿疾。故痿属肺，脉痿属心，筋痿属肝，肉痿属脾，骨痿属肾。总因肺受火热，叶焦之故，相传于四脏，痿病成矣。直断曰：痿病无寒。故痿之作也，五月、六月、七月，皆其时也。午者，少阴君火之位；未者，湿土庚金伏火之地；申者，少阳相火之分。故痿发此三月之内，以为热也。故病痿之人，其脉浮而大。

今之行药者，凡见脚膝痿弱，难于行步，或一足不伸，便作寒湿脚气治之，骤用乌、附、乳、没、自然铜、威灵仙之类，燔针、艾火、汤煮、袋蒸，痿弱转加，如此而死，岂亦天乎！夫治痿与治痹，其治颇异。风寒湿痹，犹可蒸汤灸燔，时或一效。惟痿用之转甚者，何也？盖以痿肺热为本，叶焦而成痿，以此传于五脏，岂有寒者软？若痿作寒治，是不刃而杀之也。夫痿病不死，死者用药之误也。陈下一武弁宋子玉，因驻军息城，五六月间，暴得痿病，腰胯两足，皆不任用，躄而不行，求治于予。察其两手，脉俱滑之而有力。予凭《内经》火淫于内，治以咸寒，以盐水越其膈间寒热宿痰。新者为热，旧者为寒。或宿食宿饮在上脘者，皆可涌之。宿痰既尽，因而下之。节次数十行，觉神志日清，饮食日美，两足渐举，脚膝渐伸。心降肾升，便继以黄连解毒汤，加当归等药，及泻心汤、凉膈散、柴胡饮子，大作剂煎，时时呷之。经曰：治心肺之病最近，用药剂不厌频而少；治肾肝之病最远，用药剂不厌顿而多。此法人皆怪之，然余治痿，寻常用之，如拾遗物。予若以此诳人，其如获罪于天何？此宋子玉之证，所以不得不书也，且示信于来世。故《内经》谓治痿之法，独取阳明经。阳明经者，胃脉也，五脏六腑之海也，主润养宗筋。宗筋主束骨。束骨在脐下阴毛际上是也。又主大利机关。机关者，身中大关节也，以司曲伸。是以阳明虚则宗脉纵，宗脉纵则大脉不伸，两足痿弱。然取阳明者，胃脉也。胃为水谷之海，人之四季，以胃气为本。本固则精化，精化则髓充，髓充则足能履也。

《阴阳应象论》曰：形不足者，温之以气；精不足者，补之以味。味者，五味也。五味调和，则可补精益气也。五味、五谷、五菜、五果、五肉，五味贵和，不可偏胜。

——金·张从正《儒门事亲·卷一·指风痹痿厥近世差玄说》

【提要】　本论主要阐述了痿证的病因病机及辨证施治。要点如下：其一，"痿之为状，两足痿弱，不能行用"。其二，痿证的病机为"肾水不能胜心火，心火上烁肺金。肺金受火制，六叶皆焦，皮毛虚弱，急而薄着，则生痿躄"。强调痿病无寒，内热熏蒸于肺，是导致痿证发生的重要病机。其三，治疗上，当平胃祛痰，使心火降，肾水升，注重固护脾胃。因阳明经主濡养宗筋及五脏、百骸，故继承《内经》治痿"独取阳明"之论。强调五味均衡，能补益经气，对痿证的调养至关重要。

朱丹溪　论痿证辨治

断不可作风治而用风药。

湿热、痰、无血而虚、气弱、瘀血。

湿热，东垣健步方中，加燥湿降阴火药。芩、柏、苍术之类。

湿痰，二陈汤中加苍术、黄芩、黄柏、白术之类，入竹沥。

气虚，四君子汤加苍术、黄芩、黄柏之类。

血虚，四物汤中苍术、黄柏下补阴丸。

亦有食积妨碍不得降者。亦有死血者。

健步丸方

羌活　柴胡　滑石　甘草（炙）　天花粉（酒制，各半两）　防己　防风　泽泻（各三钱）肉桂（半钱）　川乌　苦参（酒制各一钱）

上为末，酒糊丸如桐子大。每服七十丸。煎愈风汤，以空心下。

——元·朱丹溪撰，明·戴元礼辑《金匮钩玄·卷第二·痿》

【提要】　本论主要阐述痿证的辨证施治。要点如下：其一，强调痿证不可从风论治，切不可使用风药。其二，指出痿证是由气虚、血虚、湿热、湿痰、食积、瘀血等所致，并基于辨证提出相关治法及方药。如湿热证用李东垣健步丸方加减，气虚证用四君子汤加减，血虚证用四物汤加减。最后，附健步丸方，煎愈风汤治疗。

孙一奎　论五痿辨治

帝曰：五脏使人痿，何也？岐伯曰：肺主身之皮毛，心主身之血脉，肝主身之筋膜，脾主身之肌肉，肾主身之骨髓，故肺热叶焦，则皮毛虚弱急薄著，则生痿躄也。（王注：肺热则肾受热气，故足挛不得伸以行也。）心气热，则下脉厥而上，上则下脉虚，虚则生脉痿，枢折挈，胫纵而不任地也。肝气热，则胆泄口苦，筋膜干，则筋急而挛，发为筋痿。脾气热，则胃干而渴，肌肉不仁，发为肉痿。肾气热，则腰脊不举，骨枯而髓减，发为骨痿。曰：何以得之？曰：肺者，脏之长者，为心之盖也；有所亡失，所求不得，则发肺鸣，鸣则肺热叶焦。故曰：五脏因肺热叶焦，发为痿躄，此之谓也。

今采补通荥俞穴法于左

肺热叶焦，则肺喘鸣，生痿躄，色白而毛败者，补其荥鱼际，通其俞太渊，至秋病已。心热生脉痿，数溲血，枢不相提挈，脉纵不能任用于地，色赤而络脉溢者，补其荥劳宫，通其俞大陵，至夏病已。肝热生筋痿，下白淫，口苦，筋急挛，色苍而爪枯者，补其荥行间，通其俞太冲，至春病已。肾热生骨痿，足不任身，腰脊不举，骨枯髓减，色黑而齿槁者，补其荥然骨，通其俞太溪，冬至病已。

治痿独取阳明之旨

生生子曰：《内经》治痿独取阳明之法，乃治痿之大概也。原其病皆自肺中来，在于方萌之时，故独治阳明，使宗筋润能束骨而利机关之意，是澄其源而流自清之谓也。设五痿之疾既痼，而阳明虚，宗筋纵，带脉不引，足痿不用之时，而独治阳明，斯亦晚矣。当即其五痿之所主者而参治之，庶得以尽其用也。按《内经》阳明虚，带脉不引之后。帝曰：治之奈何？岐伯曰：各补其荥而通其俞，调其虚实，和其逆顺，筋脉骨肉，各以其时受月，则病已矣。此虽兼针刺而言，实治痿之纲领也。

——明·孙一奎《赤水玄珠·卷十一·痿证门·外感痿症》

【提要】 本论主要阐述五痿的病因病机及辨证施治。要点如下：其一，阐明"五脏因肺热叶焦，发为痿躄"。对"治痿独取阳明"提出独特的见解。其二，提出治痿之纲领，指出"各补其荥而通其俞，调其虚实，和其逆顺，筋脉骨肉，各以其时受月，则病已矣。此虽兼针刺而言，实治痿之纲领也"。其三，提出五痿治疗的针灸取穴及预后时间。主张肺热痿躄，宜补鱼际，通太渊；心热脉痿，宜补劳宫，通大陵；肝热筋痿，宜补其行间，通太冲；肾热骨痿，宜补然骨，通太溪。

◆ 张介宾 痿证综论※*

论证

痿证之义，《内经》言之详矣，观所列五脏之证，皆言为热。而五脏之证，又总于肺热叶焦，以致金燥水亏，乃成痿证。如丹溪之论治，诚得之矣。然细察经文，又曰悲哀太甚则胞络绝，传为脉痿。思想无穷，所愿不得，发为筋痿。有渐于湿，以水为事，发为肉痿之类，则又非尽为火证，此其有余不尽之意，犹有可知。故因此而生火者有之。因此而败伤元气者，亦有之。元气败伤，则精虚不能灌溉，血虚不能营养者，亦不少矣。若概从火论，则恐真阳亏败，及土衰水涸者，有不能堪，故当酌寒热之浅深，审虚实之缓急，以施治疗，庶得治痿之全矣。

《经》曰：湿热不攘，则大筋缓短，小筋弛长。缓短为拘，弛长为痿。此《内经》言筋病之概，乃举隅之谈，以启人之自反耳，非谓大筋必无弛长，小筋必无缓短也。即如痿弱必由于弛长，岂大筋果无涉乎？此《经》言之意，从可知矣。故于痿证之外，凡遇瘛疭等病，当知拘挛者必由缓短，瘫弱者必由弛长，斯得《内经》之意，而于寒热燥湿之辩，亦可得其据矣。

论治

凡痿由湿热，脉洪滑而证多烦热者，必当先去其火，宜二妙散随证加减用之。若阴虚兼热者，宜《正传》加味四物汤、虎胫骨丸，或丹溪补阴丹、滋阴八味丸之类主之。若绝无火证，而止因水亏于肾，血亏于肝者，则不宜兼用凉药，以伐生气，惟鹿角胶丸为最善。或加味四斤丸、八味地黄丸、金刚丸之类，俱可择用。若阴虚无湿，或多汗者，俱不宜轻用苍术。盖痿证最忌散表，亦恐伤阴也。

东垣取黄柏为君，黄芪等补药辅佐，以治诸痿，无一定之方。有兼痰积者，有湿多热多者，有湿热相半者，有挟气者。临病制方，其亦治痿之良法也。

——明·张介宾《景岳全书·卷三十二贯集·杂证谟·痿证》

【提要】　本论主要阐述痿证的病因病机及辨证施治。要点如下：其一，痿证并非全是火证，情志、思虑、元气衰败、血虚、湿热，均可导致痿证的发生。其二，治疗上，当辨寒热之浅深，审察虚实之缓急，辨证施治。若由湿热导致，必先去其火热之邪；阴虚兼热者，治当滋阴清热；阴虚无热者，治当滋补肝肾，忌寒凉药物。其三，提出痿证忌用解表散邪的药物，以免损伤人体阴液。

李中梓　痿证综论[※][*]

手足痿软而无力，百节缓纵而不收，证名曰痿。《经》曰：肺热叶焦，则皮毛虚弱急薄，著则生痿躄也。肺痿者，皮毛痿也。盖热乘肺金，在内则为叶焦，在外则为皮毛虚弱急薄。若热气留着不去，久而及于筋脉骨肉，则病生痿躄。躄者，足弱不能行也。心气热则下脉厥而上，上则下脉虚，虚则生脉痿，枢折挈，胫纵而不任地也。心痿者，脉痿也，心热则火炎，故三阴在下之脉，亦皆厥热而上，上逆则下虚乃生。脉痿者，四肢关节之处如枢纽之折而不能提挈，足胫纵缓而不能任地也。肝气热则胆泄口苦，筋膜干则筋急而挛，发为筋痿。肝痿者，筋痿也。胆附于肝，肝热则胆泄，故口苦，筋膜受热，则血液干，故拘挛而为筋痿也。脾气热则胃干而渴，肌肉不仁，发为肉痿。脾痿者，肉痿也。脾与胃以膜相连，而开窍于口，故脾热则胃干而渴。脾主肌肉，热蓄于内，则精气耗伤，故肌肉不仁，发为肉痿。肾气热则腰脊不举，骨枯而髓减，发为骨痿。肾痿者，骨痿也。腰者，肾之府，其脉贯脊，其主骨髓，故肾热其见证若此。肺者，脏之长也，为心之盖也。此言五脏之痿，皆因肺热最高，故为脏长覆于心上，故为心盖。有所失亡，所求不得，则发肺鸣，鸣则肺热叶焦，失亡不得，则悲哀动中而伤肺。气郁生火，故呼吸有声，发为肺鸣。金脏病则失其清肃之化，故热而叶焦。五脏因肺热叶焦，发为痿躄。肺主气以行营卫，为相傅以节制五脏，则一身皆治，故五脏之痿，皆因于肺气热，则五脏之阴皆不足，此痿躄所以生于肺也。五痿虽异，总名痿躄。论痿者独取阳明何也？阳明者，五脏六腑之海，主润宗筋，宗筋主束骨而利机关也。阳明者，胃也，主纳水谷，化精微以资养表里，故为五脏六腑之海，而下润宗筋。宗筋者，前阴所聚之筋也，为诸筋之会，凡腰脊溪谷之筋，皆属于此，故主束骨而利机关也。冲脉，经脉之海也，主渗灌溪谷，与阳明合于宗筋；冲脉为十二经之海，故主渗灌溪谷。冲脉起于气街，并少阴之经，夹脐上行，阳明脉亦夹脐旁去中行二寸下行，故皆会于宗筋。阴阳总会宗筋之会，会于气街，而阳明为之长，皆属于带脉而络于督脉。宗筋聚于前阴，前阴者足之三阴、阳明、少阳、及冲、任、督、跷九脉之所会也。九者之中，阳明为脏腑之海，冲为经脉之海，此一阴一阳，总乎其间，故曰阴阳总宗筋之会也。会于气街者，气街为阳明之正脉，故阳明独为之长。带脉者起于季胁，围身一周；督脉者起于会阴，分三歧为任冲，而上行腹背，故诸经者皆联属于带脉，支络于督脉也。故阳明虚则宗筋纵，带脉不引，故足痿不用也。阳明虚则血气少，不能润养宗筋，故弛纵，宗筋纵则带脉不能收引，故足痿不用，所以当治阳明也。

愚按：痿者，重疾也。故《内经》叠出诸篇，而前哲之集方论者，或附见于虚痨，或附见于风湿，大失《经》旨。赖丹溪特表而出之，惜乎言之未备也。《经》言病本虽五脏各有，而独重太阴肺经；《经》言治法虽诸经各调，而独重阳明胃经。此其说何居乎？肺金体燥，居上而主气化，以行令于一身，畏火者也。五脏之热火熏蒸则金被克，而肺热叶焦，故致疾有五脏之殊。而手太阴之地，未有不伤者也。胃土体湿，居中而受水谷，以灌溉于四肢，畏木者也。肺金之受邪失正，则木无制而侮其所胜，故治法有五脏之分，而是阳明之地，未有或遗者也。夫既曰肺伤，则治之亦宜在肺矣，而岐伯独取阳明，又何也？《灵枢》所谓真气所受于天，与谷气并而充身，阳明虚则五脏无所禀，不能行气血，濡筋骨，利关节，故百体中随其不得受水谷处，不用而为痿，不独取阳明而何取哉？丹溪所以云：泻南方则肺金清而东方不实，何胃伤之有？补北方则心火降而西方不虚，何肺热之有？斯言当矣。若胃虚减食者，当以芳香辛温之剂治之；若拘于泻南之说，则胃愈伤矣。藿香养胃汤。诚能本此施治，其于痿也思过半矣。至于七情六淫，挟有多端，临病制方，非笔舌所能罄耳。

——明·李中梓《医宗必读·卷之十·痿》

【提要】 本论主要阐述痿证的病因病机及辨证施治。要点如下：其一，指出"手足痿软而无力，百节缓纵而不收，证名曰痿"。其二，阐明"五脏之痿，皆因于肺气热，则五脏之阴皆不足，此痿躄所以生于肺也"。其三，分论皮痿、肉痿、筋痿、脉痿、骨痿的病因病机及证候表现，但强调"五痿虽异，总名痿躄"。其四，解释"痿者独取阳明"的道理，指出"阳明虚则五脏无所禀，不能行气血，濡筋骨，利关节，故百体中随其不得受水谷处，不用而为痿"，所以痿证当治阳明。

秦昌遇 论外感与内伤痿证※

外 感 痿 证

风湿痿软

风湿痿软之症小筋弛长，手足瘫痪，痿弱不能举动，皮肤不仁，关节重痛，此风湿痿软之症也。

风湿痿软之因或居处卑湿，或冒风雨，留着经络，则纵缓不收，痿软之症作矣。

风湿痿软之脉浮缓主风，浮濡主湿。浮缓而濡，乃是风湿。若见浮紧，乃是寒湿。若见浮数，风热而湿。洪数而浮，风湿在表；洪数而沉，风湿在里。

风湿痿软之治身发热，脉浮紧，羌活胜湿汤。关节重痛，寒气胜，桂枝汤加苍术、防风、羌活、独活。热气胜，脉浮数者，荆防平胃散。脉沉数者，荆防二妙丸。皮肤不仁，脉浮缓者，苍防五皮饮。

湿热痿软

湿热痿软之症身体重着，走注疼痛，首如裹，面壅肿，小便黄赤，手足发热，小筋弛长，此湿热痿软之症也。

湿热痿软之因时令之湿热加临，肥甘之湿热内积，或湿热中于皮肤，传舍经络，湿热伤筋，则弛长为痿矣。

湿热痿软之脉浮濡沉数。濡主乎湿，数主乎热。浮濡主表，沉数主里。浮沉皆数，表里皆热。

湿热痿软之治脉见浮数，湿热在表，败毒散、太阳二妙丸。脉沉而数，积热在里者，川连枳壳汤、阳明二妙丸。表里见症者，二方加荆芥、防风。

燥热痿软

燥热痿软之症口燥唇焦，皮毛干揭，手足痿软，不能行动，此燥热痿软之症也。

燥热痿软之因或赫羲之年，燥火行令，或秋燥之时，燥气烁人，阴血不能荣养宗筋，则痿软之症作矣。

燥热痿软之脉洪大数疾，燥火加临。右脉洪数，燥伤气分。左脉洪数，燥伤于血。

燥热痿软之治燥火伤气，右脉洪数者，知母石膏汤，合凉膈散。燥伤阴血，左脉洪数，滋燥养荣汤。

内 伤 痿 证

肺热痿软

肺热痿软之症皮毛干揭，上则喘咳，下则挛拳，此《内经》肺热成痿之症也。

肺热痿软之因有志不遂，所求不得，郁而生火，火来克金，肺热叶焦，清化不行，金不生水，则肺热痿软之症作矣。

肺热痿软之脉寸脉浮数，浮则主肺，数则主热，浮数相兼，主乎肺热。

肺热痿软之治肾火上炎，知柏天地煎，玄武胶为丸。肺中伏火，二丹二冬汤，合《家秘》泻白散。

心热痿软

心热痿软之症四肢关节不能活动，足胫纵缓，不能收持，如枢纽之折，而不能提挈，面颊常赤，意乱心烦，此《内经》心热痿软之症也。

心热痿软之因内而欲心妄动，外而起居如惊，则心火上炎，三阴在下之脉，亦厥逆而上，火盛水衰，则阴血日损，而心热脉痿作矣。

心热痿软之脉脉多洪数，左寸尤甚。肝脉上朝，木火通明。两尺躁疾，水衰火旺。

心热痿软之治左寸洪数者，导赤各半汤。左关上朝者，泻青丸合龙胆泻肝汤。尺脉躁疾，水中火发，六味丸合丹溪大补丸。

肝热痿软

肝热痿软之症汁溢口苦，两胁攻刺作痛，筋膜干急，筋缩而挛，此《内经》肝热痿弱之症也。

肝热痿软之因恼怒伤肝，肝气怫郁，木燥火生，则筋膜干急，而肝热痿弱之症作矣。

肝热痿软之脉左关沉涩，肝胆郁结。或见沉数，肝胆里热。左寸洪数，木火通明。

肝热痿软之治两胁刺痛，清肝顺气饮。筋膜干急，补阴丸。筋急挛蜷，舒筋活络丹。肝肾水虚火旺，家秘肝肾丸。

脾热痿软

脾热痿软之症唇焦齿燥，口干作渴，肌肉不仁，身重不能转侧，纵缓不能举动，此《内经》脾热痿弱之症也。

脾热痿软之因：或因水饮不谨，水积热生，或因膏粱积热，湿热伤脾，脾主肌肉，故常不仁，脾主四肢，故常痿软。

脾热痿软之脉六脉濡滞，湿气所伤，若见洪数，乃是湿热。右关主脾，脉弦乃病。

脾热痿软之治水湿生热者，栀连平胃散、栀连二陈汤。膏粱积热者，川连枳壳汤，或泻黄散。

肾热痿软

肾热痿软之症腰骨不举，尻以代踵，脊以代头，足不任地，骨痿不能起于床，此《内经》肾热痿弱之症也。

肾热痿软之因思想无穷，意淫于外，入房太甚，宗筋弛纵；又有远行劳倦，逢大热而渴，阳气内伐，水不胜火，水亏于下，则肾热而骨痿。

肾热痿软之脉尺脉大而虚，肾气不足。尺脉搏而急，肾经火发。尺脉细而疾，肾水干竭。

肾热痿软之治尺脉大而虚，人参固本丸。尺脉搏而急，知柏天地煎。尺脉细而疾，坎离既济丸主之。

——明·秦昌遇《症因脉治·卷三·痿症论》

【提要】　本论主要阐述外感与内伤痿证的辨证施治。要点如下：其一，痿证包括外感痿证与内伤痿证两大类。其二，外感痿证，包括风湿痿软、湿热痿软、燥热痿软三类；对每种证候，均以症、因、脉、治为纲目论述。其三，内伤痿证，包括肺热痿软、心热痿软、肝热痿软、脾热痿软及肾热痿软，均以症因、脉、治为纲目加以论述。

李用粹　痿证综论※＊

大意

肺热叶焦，五脏因而受之，发为痿。(《内经》)肺主诸气，畏火者也。脾主四肢，畏木者也。嗜欲无节，则水失所养，火寡于畏，而侮所胜，肺得火邪则热矣。肺既受热，则金失所养，木寡于畏，而侮所胜，脾得木邪而伤矣。肺伤则不能管摄一身，脾伤则四肢不能为用，而诸痿作矣。(丹溪)

内因

诸痿有皮、脉、筋、肉、骨五痿之名，应乎五脏，肺主皮毛，脾主肌肉，心主血脉，肝主筋膜，肾主骨髓，惟喜怒劳色，五内虚耗，使皮肤、血脉、肌肉、筋膜、骨髓，无以运养，故致痿。(《汇补》)

外候

皮痿者，色枯毛落，喘呼不已，肺受热也。脉痿者，色赤脉溢，胫纵不任地，心受热也。筋痿者，色苍口苦，爪枯筋挛，肝受热也。肉痿者，色黄肉，肌痹不仁，脾受热也。骨痿者，色黑耳焦，腰膝难举，肾受热也。(《汇补》)

脉法

痿属肺热，传于五脏，其脉多浮而大，或尺脉虚弱，或缓涩而紧。(《玄要》)

痿挟标症

内热成痿，此论病之本也。若有感发，必因所挟而致，有湿热者，有湿痰者，有气虚者，有血虚者，有阴虚者。有死血者，有食积妨碍升降道路者，当明辨之。

湿热痿

湿热痿者，雨湿浸淫，邪气蒸脾，流于四肢，自觉足胫逆气上腾，或四肢酸软肿痛，或足指麻木顽养，小便赤涩，脉来沉濡而数，此皆湿热在下之故。所谓湿热不攘，大筋緛短，小筋弛长，緛短为拘，弛长为痿也。宜升阳燥湿，禁用填补之剂。（《汇补》）

湿痰痿

湿痰痿者，肥盛之人，血气不能运动其痰，致湿痰内停，客于经脉，使腰膝麻痹，四肢痿弱，脉来沉滑，此膏粱酒湿之故。所谓土太过，令人四肢不举是也，宜燥脾行痰。（《汇补》）

气虚痿

气虚痿者，因饥饿劳倦，胃气一虚，肺气先绝，百骸溪谷，皆失所养，故宗筋弛纵，骨节空虚。凡人病后手足痿弱者，皆属气虚，所谓脾既病，不能为胃行其津液，四肢不得禀水谷气而不用也，宜补中益气。（《汇补》）

血虚痿

血虚痿者，凡产后失血后，面色萎黄，手足无力，不能行动者也，宜滋养荣血，然血生于脾，往往用养血药。而痿如故者，脾虚不能生血也，能补其脾，则血自旺，而痿自愈矣。（《汇补》）

阴虚痿

阴虚痿者，酒色过度，下焦肝肾之火，燔灼筋骨，自觉两足极热，上冲腿膝，酸弱痿软，行步艰难，不能久立。脉来涩弱，或左脉虽大，按之无力，宜峻补精血，以扶肝肾。（《汇补》）

血瘀痿

血瘀痿者，产后恶露未尽，流于腰膝，或跌扑损伤，积血不消，四肢痛而不能运动，致脉涩而芤者，宜养血行瘀。（《汇补》）

食积痿

食积痿者，饮食太过，妨碍道路，升降失常，脾气不得运于四肢，手足软弱，或腹膨胀痛，或恶心嗳气，右手脉洪弦滑者，宜运脾消导，从食积治，俟食消积化，然后补脾。（《汇补》）

痢后痿

痢后脚软胫疼，或膝肿者，此下多亡阴所致，宜补脾兼升举之剂，若作风治，则反燥其阴而痿难愈。间有痢后兜涩太早，积瘀不清，下注隧道经络而成痿者，此又当行气逐瘀，与前症迥异矣。（《汇补》）

痿症总辨

痿与柔风、香港脚相似，但彼因邪实而痛，痿属内虚而不痛，（《三因方》）其痿症亦有作痛者，必挟火、挟痰、挟湿、挟瘀而起，切不可混同风治。（《汇补》）

治法

治痿独取阳明，因阳明经为水谷之海，主化津液，变气血，以渗灌溪谷，而润筋脉者也。况阳明之经，合于宗筋，会于气街，属于带脉，而络于督脉，故阳明虚则五脏无所禀，不能行血气，濡筋骨，利关节，则宗筋弛纵，带脉不引而为痿。故古人治痿，首重阳明，此为气虚者立法也。其专重肾肝，因肾主骨而藏精，肝主筋而藏血，故肾肝虚，则精血竭，精血竭，则内火消烁筋骨为痿。治当补养肾肝，此为阴虚者立法也。善治者辨其孰为气虚，孰为阴虚，合宜而用，至于七情六欲，所挟多端，或行痰瘀，或清湿热，泻实补虚，是在神而明之。（《汇补》）

死候

骨痿久卧，不能起于床者死。

用药

血分虚者，主以四物汤，加牛膝、秦芄、杜仲、独活。有火者，加黄柏、知母。有瘀血者，加桃仁、红花、丹皮、牛膝、玄胡索等。气虚者，用四君子汤。虚热者，补气和中汤。肾虚者，地黄丸。或丹溪补阴丸。虚热者，虎潜丸。虚寒者，还少丹加鹿茸。食积成痿者，二陈汤，加神曲、山楂、麦芽、枳实。湿痰痿者，二陈二术，加竹沥、姜汁。痰火痿者，二陈汤，加黄芩、山栀，或黄柏、竹沥。湿热痿者，东垣健步丸、清燥汤。膏粱壅热者，承气汤。

——清·李用粹《证治汇补·卷之七·腰膝门》

【提要】　本论主要阐述痿证的辨证施治。要点如下：其一，阐明痿证可能由湿热、湿痰、气虚、阴虚、血虚、血瘀、食积、下痢等所致，分别论述其证候、病机与治法。其二，提出痿证与柔风、脚气相似，但痿证属内虚，多不痛，痛者多因挟痰、湿、瘀。其三，认为古人治痿首重阳明是为气虚者立法，专重肝肾是为阴虚者立法，指出临证当根据病情灵活施治。其四，用药上，对血分虚（分有火、有瘀血）、气虚、虚热、肾虚（分虚热、虚寒）、食积成痿、湿痰痿、痰火痿、湿热痿及膏粱壅热者诸证分别明示，其论对临床诊治颇具实用价值。

冯兆张　痿证综论※※

《痿论》篇曰：五脏使人痿，何也？（痿，谓痿弱无力以运动。）肺主身之皮毛，心主身之血脉，肝主身之筋膜（膜者，皮下肉上筋膜也），脾主身之肌肉，肾主身之骨髓。（所主不同，痿生亦各归其后主。）故肺热叶焦，则皮毛虚弱急薄著，则生痿躄也（谓挛，足不得伸以行也。肺热则肾受热气故尔）。心气热，则下脉厥而上，上则下脉虚，虚则生脉痿，枢折挈，胫纵而不任地也。（心热盛，则火独先炎上，肾之脉常下行，令火盛上炎用事，故肾脉亦随火烁灼，而逆上行也。隐气厥逆，火复内燔，上膈阳，下不守位，心气还脉，故生脉痿。肾气主足，故膝腕枢纽如折，胫筋纵缓，而不能在地也。）肝气热，则胆泄口苦，筋膜干，筋膜干则筋急而挛，发为筋痿。（胆约肝叶，而汁味至苦，肝热则胆液渗泄故口苦也。肝主筋膜，热则筋膜而向挛急，发为筋痿。）脾气热则胃干而渴，肌肉不仁，发为肉痿。（脾与胃以膜相连，脾气热则胃液渗泄，故干而渴。脾主肌肉，热扰于肉，故肌肉不仁，发为肉痿。）肾气热则腰脊不举，骨枯而髓减，发为骨痿。（腰为肾府，又肾脉上股内，贯脊属肾，故肾气热则腰脊不举。肾主骨髓，髓热则骨枯而髓减，发为骨痿。）治痿者，独取阳明何也？阳明者，五脏六腑之海（阳明胃脉也，为水谷之海），主润宗筋，宗筋主束骨而利机关也。（宗筋为隐毛中横骨上下之坚筋也。上络胸腹，下贯髋尻，又经于背腹，上头项，故云宗筋主束骨而利机关。然腰者，身之大关节，所以司屈伸，故曰机关。）冲脉者，经脉之海也。（《灵枢》曰：冲脉者，十二经之海。）主渗灌溪谷，与阳明合于宗筋，（寻此则横骨上下，脐两旁坚筋，正宗筋也。冲脉循腹夹脐旁，各同身寸之五分而上，阳明脉，亦夹脐旁，各同身寸之一寸五分而上，宗筋脉于中，故曰与阳明合于宗筋也。以为十二以海，故主渗灌溪谷也。肉之大肢为骨，小会为溪。）阴阳总宗筋之会，会于气街，而阳明为之长，皆属于带脉，而络于督脉，（宗筋聚会，会于横骨之中，从上而下故云阴阳总宗筋之会也。宗筋夹脐下，合于横骨，阳明辅其外，冲脉居其中，故云会于气街,而阳明为之长。气街,隐毛两旁脉动处也。带脉者,起于季胁,回身一周,而络于督脉也。督脉者,起于关元,上下循腹。故云:皆属于带脉,而络于肾脉也。督脉、任脉、冲脉三者,同起而异行,故经文或参差引之。)故阳明虚则宗筋纵,带脉不引,故足痿不用也。(阳明之脉从缺盆下乳内廉,下夹脐,至气街中;其支别者,起胃下口,循腹里,下至气街中而合,以下髀,抵伏兔,下入膝膑中,下循胻外廉,下足跗,入中指内间;其支别者,下膝三寸而别,以下入中指外间。故阳明虚则宗筋纵,带脉不引,而足痿不用也。)

——清·冯兆张《冯氏锦囊秘录·杂症大小合参卷首下·内经纂要·痿论篇》

【提要】 本论主要阐述痿证的病因病机及治疗法则。要点如下:其一,基于《内经》理论,根据发病脏腑及五脏与五体的相关性,将痿证分为皮痿、肌痿、筋痿、脉痿、骨痿等类型;扼要论述了五痿的病因病机及临床症状。其二,治疗上,提出冲脉与阳明汇于宗筋,指出宗筋的位置,阐述了"治痿独取阳明"的机理。

汪蕴谷 痿证综论※*

痿症是肺热叶焦,两足软弱而不任地,不酸痛,不红肿,与痹症异也。肺气热则通阳明,阳明主宗筋,束骨利机关,阳明为热所灼,而筋脉弛长,痿病大作。是阳明之热,肺热累及之也。下部属肝肾,根由阴亏而髓空,火逆于肺,肺叶焦枯,金不生水,水益亏而火益炽,筋为热灼,未有不痿蹙者也。丹溪有东实西虚,泻南补北之法,壮水之主,以镇阳光,火归窟宅,金不受火刑,而阳明亦无肺热之气乘之,宗筋柔和,机关可利耳。譬之弓逢暑月而力轻,逢寒月而力重,此症之筋痿,亦犹是也。痿手者少,痿足者多。痿而不咳,尚可延缠岁月;痿而咳嗽,虚损将成,死期近矣。愚更谓痿病之来,确在筋脉之间,肺热叶焦,亦是肺叶之脉络焦枯,不是肺脏焦枯,若是肺脏其叶已焦,火灼之甚,安有足痿在下,而肺金不咳嗽者乎?尚有十年不咳,而其人存者乎!《难经》曰:一损损于皮毛,皮聚而毛落,痿果肺脏叶枯,则身中毛发尽皆败落矣,何今日之痿病,独有不然者耶?

发明肺热叶焦之旨,真超前越后,得未曾有。

补北健行汤治痿症足不任地,真水不足,阳明为热灼而小筋弛长,此方立效。

——清·汪蕴谷《杂症会心录·下卷·痿症》

【提要】 本论主要阐述痿证的病因病机及辨证施治。要点如下:其一,提出"痿症是肺热叶焦,两足软弱而不任地,不酸痛,不红肿,与痹症异也"。痿证发于手者少,发于足者多。其二,肺热叶焦导致痿证的发生,是指肺叶之脉络焦枯,而非肺脏焦枯。其三,肝肾阴虚,阴亏髓空,亦可导致痿证的发生。其四,补北健行汤,为治疗肾水不足、阳明热灼类痿证的有效方剂。

邹滋九 内风致痿论※*

《经》云:肺热叶焦,则生痿躄。又云:治痿独取阳明。以及脉痿、筋痿、肉痿、骨痿之论,《内经》于痿症一门,可谓详审精密矣。奈后贤不解病情,以诸痿一症,或附录于虚劳,或散见于风湿，大失《经》旨，赖丹溪先生，特表而出之，惜乎其言之未备也。夫痿症之旨，不外乎肝肾肺胃四经之病。盖肝主筋，肝伤则四肢不为人用，而筋骨拘挛；肾藏精，精血相生，精虚则不能灌溉诸末，血虚则不能营养筋骨；肺主气，为高清之脏，肺虚则高源化绝，化绝则水涸，水涸则不能濡润筋骨；阳明为宗筋之长，阳明虚，则宗筋纵，宗筋纵则不能束筋骨以流利机关。此不能步履，痿弱筋缩之症作矣。故先生治痿，无一定之法，用方无独执之见。如冲任虚寒而成痿者，通阳摄阴，兼实奇脉为主；湿热沉着下焦而成痿者，用苦辛寒燥为主；肾阳、奇脉兼虚者，用通纳八脉，收拾散越之阴阳为主；如下焦阴虚，及肝肾虚而成痿者，用河间饮子虎潜诸法，填纳下焦，和肝熄风为主；阳明脉空，厥阴风动而成痿者，用通摄为主；肝肾虚而兼湿热，及湿热蒸灼筋骨，而成痿者，益下佐以温通脉络，兼清热利湿为主；胃虚窒塞，筋骨不利而成痿者，用流通胃气，及通利小肠火腑为主；胃阳、肾、督皆虚者，两固中下为主；阳明虚，营络热及内风动而成痿者，以清营热熄内风为主；肺热叶焦而成痿者，用甘寒清上热为主；邪风入络而成痿者，以解毒宣行为主；精血内夺，奇脉少气而成痿者，以填补精髓为主。先生立法精详，真可垂诸不朽矣！（邹滋九）

——清·叶桂著，徐灵胎评《临证指南医案·卷七·痿》

【提要】　本论是邹滋九为叶天士医案所作按语，主要阐述内风导致痿证。要点如下：其一，痿证病在肝肾肺胃。因肝主筋，肝伤则筋骨拘挛；肾藏精，精血相生，精血虚则不能营养灌溉肢体四末；肺主气，肺虚则津液不能濡润筋骨；阳明为宗筋之长，虚则宗筋纵不能束筋骨利机关。其二，痿证的病机，有冲任虚寒、下焦湿热、肾阳奇脉虚、下焦阴虚、厥阴风动、肝肾虚兼湿热、湿热蒸灼筋骨、胃虚窒塞、胃阳肾督皆虚、营络热、内风动、肺热叶焦、邪风入络及奇脉少气等，论中分述其证候并附相应治法。

唐宗海　论五痿皆因阴虚热灼※*

痿者，足废不能行之谓，分五痿治之。心气热则脉痿，筋纵而不任地，天王补心丹，加丹皮治之。肝气热为筋痿，则筋急而挛，四物汤加羚羊角、续断、山茱萸、黄柏、地骨皮治之。脾气热为肉痿，胃干而渴，肌肉不仁，四物汤加人参、山药、黄芩、黄柏、泽泻、云苓治之。肾气热则骨痿，腰脊不举，地黄汤，及大补阴丸治之。肺气热则津痿，不能灌溉于足，疲乏不行，清燥救肺汤治之。以上治法，虽分五脏，而总系阴虚热灼，筋骨不用之所致。欲热之退，莫如滋阴；欲阴之生，莫如独取阳明。阳明者，五脏六腑之海，主润宗筋，宗筋主束骨而利机关，阳明虚则宗筋纵，带脉不引，故足痿不用也。宜琼玉膏，加玉竹、石膏、石斛、花粉、珍珠、竹茹治之，玉女煎加犀角亦治之。然痿废之原，虽在于胃，而其病之发见，则在于筋骨，凡虎骨、龟板、鹿筋、猪脊髓、牛骨髓、狗脊、骨碎补、牛膝、苡仁、枸杞子、菟丝子、续断，皆可加入，以为向导。

——清·唐宗海《血证论·卷六·痿废》

【提要】　本论主要阐述五痿皆阴虚热灼所致。要点如下：其一，五痿皆是由阴虚热灼而导致筋骨不用。心气热则脉痿，肝气热为筋痿，脾气热为肉痿，肾气热则骨痿，肺气热则津痿。其二，所载治法，虽分五脏，而总系阴虚热灼，筋骨不用之所致。欲热之退，莫如滋阴；

欲阴之生，莫如独取阳明。其三，因阳明为五脏六腑之海，主润宗筋，宗筋主束骨而利机关，阳明虚则宗筋纵，带脉不引，故足痿不用，故提出宜琼玉膏、玉女煎加味。其四，痿废之原，虽在于胃，而其病之发见，则在于筋骨，故在方药中加入虎骨、龟板、鹿筋、猪脊髓等以为向导。

2.45 阳 痿

阳痿是由气血阴阳亏虚或气滞血瘀，宗筋弛纵引起的，以临房时阴茎痿而不举，举而不坚，或坚而不久，无法进行正常性生活为主要表现的病证。《素问·阴阳应象大论》和《灵枢·邪气脏腑病形》称阳痿为"阴痿"，《灵枢·经筋》称为"阴器不用"，《素问·痿论》中又称为"筋痿"。"阳痿"之名首见于明代周慎斋《慎斋遗书·卷九》。阳痿的基本病机为脏腑受损，气血阴阳亏虚，阴络失荣，或肝郁湿阻，或瘀血阻络，经络失畅导致宗筋不用而成。病位在宗筋，与肝肾心脾关系密切。该病或由久居湿地，湿热外侵，或寒湿伤阳；或由过食醇酒厚味，脾胃运化失常，聚湿生热，湿热下注；或由情志不遂，忧思郁怒，肝郁气滞；或由房劳太过、少年误犯手淫、早婚，肾阳亏虚；外伤或气滞日久导致瘀血内停，气机不畅。治疗应审证求因。实证者，肝郁气滞宜疏解，湿热内蕴宜清利，瘀血阻络宜活血化瘀。虚证者，肾阳亏虚宜温补，结合养精；心脾血虚当调养气血，佐以温补开郁。虚实夹杂者宜标本兼顾。

《内经》 论阳痿生于肝肾※*

思想无穷，所愿不得，意淫于外，入房太甚，宗筋弛纵，发为筋痿，及为白淫。故《下经》曰：筋痿者，生于肝，使内也。

——《素问·痿论》

手少阴之筋，起于小指之内侧，结于锐骨，上结肘内廉，上入腋，交太阴，挟乳里，结于胸中，循臂，下系于脐，其病内急，心承伏梁，下为肘网。其病当所过者支转筋，筋痛。治在燔针劫刺，以知为数，以痛为输。其成伏梁唾血脓者，死不治。经筋之病，寒则反折筋急，热则筋弛纵不收，阴痿不用。

足厥阴之筋，起于大指之上，上结于内踝之前，上循胫，上结内辅之下，上循阴股，结于阴器，络诸筋。其病足大指支内踝之前痛，内辅痛，阴股痛转筋，阴器不用，伤于内则不起，伤于寒则阴缩入，伤于热则纵挺不收。治在行水清阴气。

——《灵枢·经筋》

【提要】 本论主要阐述"阳痿生于肝肾"。要点如下：《内经》将阳痿称作"阴痿""筋痿""宗筋弛纵""阴器不用"。《素问·上古天真论》言："七八，肝气衰，筋不能动，天癸竭，精少，肾脏衰，形体皆极。"年老肝肾虚衰出现阳痿，是自然现象。而阳痿之病，多责之于入房太甚与热盛两个方面，"热则筋弛纵不收，阴痿不用"，足厥阴伤"阴器不用"，阳痿的病位在肝肾。

巢元方 论阳痿病因病机[※※]

肾开窍于阴，若劳伤于肾，肾虚不能荣于阴器，故萎弱也。诊其脉，瞥瞥如羹上肥，阳气微；连连如蜘蛛丝，阴气衰。阴阳衰微，而风邪入于肾经，故阴不起，或引小腹痛也。

——隋·巢元方《诸病源候论·卷之四·虚劳阴萎候》

【提要】 本论主要阐述阳痿的病因病机。要点如下：其一，《诸病源候论》中阳痿称为"阴萎"，认为由房劳过度，劳伤于肾，肾阴亏虚，不能濡养阴器而致；或是肾阴阳俱虚，风邪入于肾经而致。其二，阳气衰微和阴气衰少的脉象不同。阳气衰微者，其脉浮虚无力，不耐寻按，如羹汤上漂浮的油星。阴气衰的脉象，细微如蜘蛛丝。

王 纶、薛 己 阳痿综论[※※]

男子阴痿不起，古方多云命门火衰。精气虚冷固有之矣，然亦有郁火甚而致痿者。《经》云：壮火食气。譬如人在暑热而倦怠痿弱，遇冬寒而坚强也。予尝亲见一二人，肾经郁火而有此症，令服黄柏、知母清火坚肾之药而效。故须审察，不可偏认作火衰也。

愚按：阴茎属肝之经络。盖肝者木也，如木得湛露则森立，遇酷热则萎悴。若因肝经湿热而患者，用龙胆泻肝汤以清肝火、导湿热；若因肝经燥热而患者，用六味丸以滋肾水、养肝血而自安。

学士徐崦西，口干有痰，欲服琼玉膏。余曰：此沉阴降火之剂，君面白、口干而有痰，属脾肺气虚也，当用温补之剂。不信，仍服两月余，大便不实，饮食少思，且兼阴痿，始信余言。先用补中益气加茯苓、半夏二味，以温补脾胃，饮食渐加，大便渐实，乃去二味，服月余而痊，更服六味丸三月余，阴道如常。矧琼玉膏、固本丸、坎离丸，此辈俱是沉寒泻火之剂，非肠胃有燥热者不宜服。若足三阴经阴虚发热者，久而服之，令人无子。盖谓损其阳气，则阴血无所生故也。屡验。

——明·王纶撰，薛己注《明医杂著·卷之三·男子阴痿》

【提要】 本论主要阐述阳痿的病因病机及辨证施治。要点如下：其一，王纶提出本病除命门火衰外，肾经郁火和肝经有热，也是致病的主要原因。治疗上，肾经郁火者，治以黄柏、知母，清火坚肾。其二，薛己在按语中提出，肝经有热，又有肝经湿热和肝经燥热之不同。肝经湿热者，治以龙胆泻肝汤，清肝火，导湿热；肝经燥热，治以六味丸，滋肾水，养肝血。

张介宾 论阳痿病因病机[※※]

凡男子阳痿不起，多由命门火衰，精气虚冷；或以七情劳倦，损伤生阳之气，多致此证；亦有湿热炽盛，以致宗筋弛纵，而为痿弱者。譬以暑热之极，则诸物绵萎。《经》云"壮火食气"，亦此谓也。然有火无火，脉证可别。但火衰者十居七八，而火盛者仅有之耳。

凡思虑、焦劳、忧郁太过者，多致阳痿。盖阴阳总宗筋之会，会于气街，而阳明为之长，此宗筋为精血之孔道，而精血实宗筋之化源。若以忧思太过，抑损心脾，则病及阳明冲脉，而水谷气血之海，必有所亏，气血亏而阳道斯不振矣。《经》曰"二阳之病发心脾，有不得隐曲，及女子不月"者，即此之谓。

凡惊恐不释者，亦致阳痿。《经》曰"恐伤肾"，即此谓也。故凡遇大惊卒恐，能令人遗失小便，即伤肾之验。又或于阳旺之时，忽有惊恐，则阳道立痿，亦其验也。余尝治一强壮少年，遭酷吏之恐，病似胀非胀，似热非热，绝食而困。众谓痰火，宜清中焦。余诊之曰：此恐惧内伤，少阳气索，而病及心肾，大亏证也。遂峻加温补，兼治心脾，一月而起，愈后形气虽健如初，而阳寂不举。余告之曰：根蒂若斯，肾伤已甚，非少壮所宜之兆。速宜培养心肾，庶免他虞。彼反以恐吓为疑，全不知信，未及半载，竟复病而殁。可见恐惧之害，其不小者如此。

——明·张介宾《景岳全书·卷三十二贯集·杂证谟·阳痿·论证》

【提要】　本论主要阐述阳痿的病因病机。要点如下：其一，阳痿由命门火衰，精气虚冷所致，在临床上最为常见。其二，七情劳倦，损伤生阳之气，可能导致阳痿。其中以忧思太过和惊恐不释为病者较多。忧思则伤心脾，致使气血不足，故阳道不振。恐惧内伤，心肾大亏，亦致阳痿。治以峻补肾阳，兼治心脾。其三，湿热炽盛，也可致宗筋弛缓而痿弱，但此类证候比较少见。

张介宾　论阳痿辨治※※

命门火衰，精气虚寒而阳痿者，宜右归丸、赞育丹、石刻安肾丸之类主之。若火不甚衰，而止因血气薄弱者，宜左归丸、斑龙丸、全鹿丸之类主之。

凡因思虑惊恐，以致脾肾亏损而阳道痿者，必须培养心脾，使胃气渐充，则冲任始振，而元可复也，宜七福饮、归脾汤之类主之。然必大释怀抱，以舒神气，庶能奏效，否则徒资药力无益也。其有忧思恐惧太过者，每多损抑阳气，若不益火，终无生意，宜七福饮加桂、附、枸杞之类主之。

凡肝肾湿热，以致宗筋弛纵者，亦为阳痿。治宜清火以坚肾，然必有火证火脉，内外相符者，方是其证。宜滋阴八味丸，或丹溪大补阴丸、虎潜丸之类主之。火之甚者，如滋肾丸、大补丸之类俱可用。

——明·张介宾《景岳全书·卷三十二贯集·杂证谟阳痿·论治》

【提要】　本论主要阐述阳痿的辨证施治。要点如下：其一，命门火衰，精气虚寒，治用右归丸、赞育丹、石刻安肾丸。命门火不甚衰，精血不足，治用左归丸、斑龙丸、金鹿丸。其二，思虑惊恐，脾肾亏损，治用七福饮、归脾汤，培补心脾。忧思恐惧太过，命火虚衰，治用七福饮加桂、附、枸杞。同时必须疏解郁闷，方能奏效。其三，肝肾湿热，宗筋弛纵，用滋阴八味丸或大补阴丸、虎潜丸。作者重视壮火食气致痿，提出暑热之极而致诸物绵萎，对后世从热盛治疗阳痿，提供了新的思路。

傅 山 论阳痿从肾论治※*

阳痿而不振者，乃平日过于琢削，日泄其肾中之水，而肾中之火亦因之而消亡。盖水去而火亦去，必然之理。如一家人口，厨下无水，何以为炊？必有水而后取柴炭以煮饭，不则空铛也。方用：

熟地（一两） 山萸（四钱） 远志（一钱） 巴戟（一钱） 肉苁蓉（一钱） 杜仲（一钱） 肉桂（二钱） 茯神（二钱） 人参（三钱） 枸杞（三钱） 白术（五钱）水煎服。

——清·傅山《傅青主男科·肾病门·阳痿不举》

【提要】 本论主要阐述阳痿从肾论治。论中基于水火既济的理论，提出阳痿的病机为"日泄其肾中之水，而肾中之火亦因而消亡"，即"水去而火亦去"。治疗之法阴阳双补，方用熟地、山萸肉、远志、巴戟天、肉苁蓉、杜仲、肉桂、茯神、人参、枸杞、白术等。

陈士铎 论阳痿从心论治※*

人有交感之时，忽然阴痿不举，百计引之，终不能鼓勇而战，人以为命门火衰，谁知是心气之不足乎！凡入房久战不衰，乃相火充其力也。阴痿不举，自是命门火衰，何谓是心气不足？不知君火一动，相火翕然随之，君火旺而相火又复不衰，故能久战不泄。否则君火先衰，不能自主，相火即怂恿于其旁，而心中无刚强之意，包络亦何能自振乎？故治阴痿之病，必须上补心而下补肾，心肾两旺，后补命门之相火，始能起痿。……

人有年少之时，因事体未遂，抑郁忧闷，遂至阳痿不振，举而不刚，人以为命门火衰，谁知是心火之闭塞乎！夫肾为作强之官，技巧出焉，藏精与志者也。志意不遂，则阳气不舒。阳气者，即肾中之真火也。肾中真火，原奉令于心，心火动而肾火应之；心火抑郁而不开，则肾火虽旺而不能应，有似于弱而实非弱也。治法不可助命门之火，如助命门之火则火旺于下，而郁勃之气不能宣，必有阳旺阴消之祸，变生痈疽而不可救。宜宣通其心中之抑郁，使志意舒泄，阳气开而阴痿立起也。……

人有中年之时，阳事不举，虽妇女扪弄而如故，即或振兴，旋即衰败，此心包之火气大衰也。夫心包之火，相火也。心包火旺，力能代君行事；若心包火衰，心火虽动，如相臣卧病，气息奄奄，欲其奋身勤王，其可得乎？且心包之火与命门之火正相通也，未有心包寒而命门能独热者，所以心包之火微有扶之而不起者。治法温其心包，不必温其命门也。

——清·陈士铎《辨证录·卷之九·阴痿门》

【提要】 本论主要阐述阳痿从心论治。要点如下：其一，认为心气不足、心火闭塞及心包之火（指相火）衰，是阳痿的关键病机。其二，指出君火旺而相火旺，故能久战不泄。临事忽然阳痿，为心气不足所致，治宜上补心下补肾，再补命门之火。其三，年少时抑郁忧闷而阳痿者，心火抑郁而不开，则肾火虽旺而不能应，治宜宣通心中之抑郁。其四，中年时阳痿，为"心包之火气大衰"，心包之火与命门之火正相通也，治宜温其心包，不必温其命门。

李用粹　论阴痿辨治^{※＊}

　　肾乃坎象，水火具焉；阴阳交济，伎巧生焉。故有房劳太甚，宗筋弛纵，发为阴痿者，乃命门火衰，譬之严冬，百卉凋残也。亦有思想无穷，气郁心肾而为阴痿者，乃下焦火郁，譬如炎暑，而草木下垂也。火衰者，桂附八味丸。火郁者，知柏六味丸。如肾经火郁而阴痿者，合服知柏清火坚肾之品，立见其效。须临症审察，不可偏认为火衰也。（《汇补》）

　　　　　　　　　　　——清·李用粹《证治汇补·卷之七·腰膝门·痿躄·附阴痿》

　　【提要】　本论主要阐述阴痿的辨证施治。要点如下：其一，因房劳太甚，宗筋弛纵，发为阴痿者，属命门火衰，治当用桂附八味丸。其二，因思想无穷，气郁心肾而为阴痿者，乃下焦火郁，用知柏六味丸。其三，因肾经火郁而阴痿者，可合服知柏清火坚肾之品，立见其效。

张　璐　论阴痿辨治^{※＊}

　　前阴所过之脉有二，一曰肝脉，二曰督脉。《经》云：足厥阴之脉，入毛中，过阴器，抵少腹，是肝脉之所过也。又云：督脉者，起于少腹以下骨中央，女子入系廷孔，循阴器，男子循茎下至篡，与女子等，是督脉之所过也。……

　　阴痿，当责之精衰，斲丧太过所致。《经》云：足厥阴之经，伤于内则不起是也，仲景八味丸特妙；甚者，加人参、鹿茸，或加巴戟、苁蓉、锁阳、枸杞。然亦有郁火甚而致痿者，《经》云：壮火食气。譬人在夏暑而倦怠，遇冬寒而坚强。予尝治肾经郁火，令服滋肾丸而效，故须审察，不可偏认火衰也。薛立斋云：按阴茎属肝之经络，若因肝经湿热而患者，用龙胆泻肝汤，以清肝火，导湿热；若因肝经燥热而患者，用六味丸，以滋肾水，养肝血，而痿自起。阴痿弱而两丸冷，阴汗如水，小便后有余滴臊气，尻臀并前阴冷，恶寒而喜热，膝亦冷，此肝经湿热，宜龙胆泻肝汤、柴胡胜湿汤选用。肾脉强盛，右尺尤甚，此相火盛而反痿，宜滋肾丸、六味丸。

　　　　　　　　　　　——清·张璐《张氏医通·卷七·大小府门·前阴诸疾》

　　【提要】　本论主要阐述阴痿的辨证施治。要点如下：其一，前阴所过之脉一曰肝脉，二曰督脉。故阳痿与肝脉和督脉病变密切相关。其二，结合李用粹与薛己之言，说明本病主要因肾精亏损、肾经郁火、肝经湿热、肝经燥热所致。其三，因肾精亏损致痿者，治用仲景八味丸，甚者加人参、鹿茸，或巴戟天、肉苁蓉、锁阳、枸杞；因肾经郁火甚而致痿者，治用滋肾丸；因肝经湿热致痿者，治用龙胆泻肝汤、柴胡胜湿汤；肝经燥热致痿者，治用六味丸。

冯兆张　论阳痿病因病机^{※＊}

　　阳痿之由，有因早年斲丧过度，以致壮年精血不生。盖男子虽二八精通，古人必三十而娶，女子虽二七癸至，古人必二十而嫁，皆欲阴阳完固，乃得坚壮强寿。今未冠之男、未笄之女，阴气早泄，未完而伤，未实而动，如花果萌芽伤损，而欲成实坚固者鲜矣。有因禀气不足，盖先天二阴中一点阳气，谓之祖气，此气禀之若旺，则后天虽有不节，其发生之势无穷。若禀受真阳不足，则阴精无自而生，虽投补益，总属后天，服之则旺，已之则衰，终非若祖气根深蒂固，生生不竭也。有因病后劳后不节，盖病后劳后，生气初萌而未旺，遽为损耗，以致精血重虚，生气复灭，由是萎顿不长矣。有因运用劳心，忧愁思虑，动作劳力太过，盖运用则火不内藏，劳心则神皆外越，忧愁则阳气郁结，思虑则精华潜耗，劳力则中表气虚，尚有何力以充其用哉？更有因于子后行房，盖子后阳气初生，骤以竭之，生气消矣。有因嗜饮凉水太过，盖胃喜凉饮而恶热，肠喜热饮而恶寒，脏性之喜恶也。坎宫一点之阳，宜温以养之，不知节戒，恣进寒凉，胃膈爽快于一时，而真阳受伤于无既矣。有因纵酒嗜味太过，过酒则耗散精血，过味则清气不升，皆足以致痿也。更有因于久旷脉道闭绝，盖流水不污，户枢不朽，物之常也。惟阳气充足者，周行无间，无微不达，虽旷久而应日一举，阳虚不足者，运之则动，已之则静，久之则流行之脉络生疏，而虚阳不能单行于歧路，犹道路之愈亲愈近，日远日疏也。惟智者详之，当以养心补肾为根本，而以填精补血为佐助，补阳以为阴之主，补阴以济阳之用，则心肾交而阴阳和，静可养身延年，动则阳壮而生子矣。

夫阳道为宗筋之所会，肝肾之所钟，元阳之所聚。其有不足者，有肾虚精滑，有精冷精清，或临事而不坚，坚即流而不射。坚者，肝火强于外也；不射者，真阳弱于中也。有盗汗梦遗，有便浊淋涩，有腰痠不能转摇，有好色以致阴虚，有劳热者，有虚寒者，是皆精气不足，而治之者，总不外乎肝肾二家，滋补精血元阳，盖乙癸同源也。

——清·冯兆张《冯氏锦囊秘录·杂症大小合参卷十四·方脉阳痿》

【提要】 本论主要阐述阳痿的病因病机和治法。要点如下：其一，病因为房劳、劳心、劳力和纵酒。其二，病机为精血不足，真阳受伤。阳道为宗筋之所会，肝肾之所钟，心肾交则阴阳和，阳痿与心、肝、肾关系密切。其三，治疗上，以养心补肾为根本，以填精补血为佐助，强调阴阳并补，补阳以为阴之主，补阴以济阳之用。

华岫云 论阳痿辨治※※

男子以八为数，年逾六旬，而阳事痿者，理所当然也。若过此犹能生育者，此先天禀厚，所谓阳常有余也。若夫少壮及中年患此，则有色欲伤及肝肾而致者，先生立法，非峻补真元不可。盖因阳气既伤，真阴必损，若纯乎刚热燥涩之补，必有偏胜之害，每兼血肉温润之品缓调之。亦有因恐惧而得者。盖恐则伤肾，恐则气下，治宜固肾，稍佐升阳。有因思虑烦劳而成者，则心脾肾兼治。有郁损生阳者，必从胆治。盖《经》云：凡十一脏皆取决于胆。又云：少阳为枢。若得胆气展舒，何郁之有？更有湿热为患者，宗筋必弛纵而不坚举，治用苦味坚阴，淡渗去湿，湿去热清，而病退矣。又有阳明虚，则宗筋纵。盖胃为水谷之海，纳食不旺，精气必虚，况男子外肾，其名为势，若谷气不充，欲求其势之雄壮坚举，不亦难乎？治惟有通补阳明而已。（华岫云）

——清·叶桂著，徐灵胎评《临证指南医案·卷三·阳痿》

【提要】 本论是华岫云为叶天士医案所作按语，主要阐述阳痿的辨证施治。要点如下：其一，少壮及中年而阳痿者，多因色欲伤及肝肾所致，治当峻补真元，兼用血肉温润之品缓调之。其二，因恐惧而阳痿者，治宜固肾，稍佐升阳。其三，因思虑烦劳而阳痿者，则心脾肾兼治。其四，因郁损生阳而阳痿者，则必从胆治。其五，因湿热为患而阳痿者，治用苦味坚阴，淡渗去湿。其六，因阳明虚，宗筋纵，精气虚而阳痿者，治宜通补阳明。

沈金鳌 论阳痿辨治※※

前阴诸疾，肝、任、督三经病也。……

一曰阴痿，凡人色欲过度，精髓耗败，伤于肾元，遂致阴痿不起，宜五精丸。又有精出非法，或强忍房事，有伤宗筋，亦致阴痿不起，宜上丹、还少丹。又有阴湿伤阳，阳气不能伸举，亦致阴痿不起，宜九仙灵应散。又有失志之人，抑郁伤肝，肝木不能疏达，亦致阴痿不起，宜达郁汤加菖蒲、远志、杞子、菟丝子。

——清·沈金鳌《杂病源流犀烛·卷二十八·前阴后阴病源流》

【提要】 本论主要阐述阳痿的辨证施治。要点如下：其一，阳痿与肝、任、督三经关系密切，与房劳过度、寒湿侵袭及肝气郁结有关。其二，治疗上，色欲过度，精耗伤肾，治宜五精丸。房劳过甚，损伤宗筋，治宜上丹、还少丹。寒湿伤阳者，治宜九仙灵应散。肝失疏泄，治宜达郁汤加味。

程文囿 少年阳痿属肝郁论※※

少年阳痿，有因于失志者，但宜舒郁，不宜补阳。《经》曰：肾为作强之官，技巧出焉。藏精与志者也。

夫志从士从心，志主决定，心主思维，此作强之验也。苟志意不遂，则阳气不舒。阳气者即真火也，譬诸极盛之火，置于密器之中，闭闷其气，不得发越，则立死而寒矣。此非真火衰也，乃闷郁之故也。宜其抑郁，通其志意，则阳气舒而痿自起。

——清·程文囿《医述·卷九·阳痿》

【提要】 本论主要阐述少年阳痿属肝郁的观点。要点如下：少年阳痿，多为所愿不遂，情志抑郁，不得舒展所致，而非肾阳虚弱导致。治疗上，宜疏肝理气，以解除郁滞为关键，不宜补阳。

林珮琴 阳痿综论※※

男子二八而精通，八八而精绝。阳密则固，精旺则强，伤于内则不起。故阳之痿，多由色欲竭精，或思虑劳神，或恐惧伤肾，或先天禀弱，或后天食少，亦有湿热下注，宗筋弛纵，而致阳痿者。盖前阴为肝脉、督脉之所经（《经》云：足厥阴之脉，入毛际，过阴器，抵少腹。又督脉起少腹以下骨中央，入系女子廷孔，循阴器，男子循茎下至篡），又为宗筋之所会（景岳云：阴阳总宗筋之会，会于气街，而阳明为之长。此宗筋为气血之孔道，而阳明实气血之化源，阳明衰则宗筋不振），故见症多肝肾主病云。伤色欲者须辨水衰、火衰。水衰，真阴亏乏，归肾丸、还少丹、地黄汤；火衰，精气虚寒，右归丸、八味丸，甚者加人参、鹿茸，或加肉苁蓉、杞子。若火衰不甚，斫丧太过，补骨脂丸。伤思虑者，心脾郁结，阳事不举，归脾汤、炒香散。郁伤少阳，生气日索，加味逍遥散。伤恐惧者，胆虚精却，大补元煎加枣仁、鹿角胶。先天精弱者，房后神疲，固阴煎、秘元煎。胃虚食少者，水谷不充，精髓失旺，脾肾双补丸、七福饮、玉母桃。

其湿热伤及肝肾，致宗筋弛纵为阳痿者，如筋角近火则软，得寒则坚，宜滋阴八味丸，或龙胆泻肝汤，《经》谓"肾欲坚，急食苦以坚之"也。然必脉症果系湿热，方用苦坚淡渗。若肝肾虚热，仍宜养肝滋肾，地黄汤加龟板、元参、天麦冬、五味子。又有心肾失交，梦泄致痿，远志丸加熟地、枣仁、白芍。劳伤筋骨，阳道痿弱，无比山药丸、大造固真丹。肾虚无子，精冷精滑，七宝美髯丹。通治阳事不起，如赞化血余丹、鹿茸地黄丸、三子丸、青娥丸等，此治法大概也。若夫元阳既伤，真精必损，必兼血肉温润之品缓调之，如斑龙丸、聚精丸、二至百补丸之类，纯用刚热燥涩之剂，恐有偏胜之害，其审而裁之可耳。

——清·林珮琴《类证治裁·卷之七·阳痿论治》

【提要】 本论主要阐述阳痿的病因病机及辨证施治。要点如下：其一，阳痿是因色欲竭精、思虑劳神、恐惧伤肾、先天禀弱、后天食少及湿热下注等因素所致。其二，治疗上，根据肾阴亏乏、肾阳虚衰、心脾郁结、肝气郁结、胆虚精却、脾肾两虚、肝肾湿热、肝肾阴虚等证候病机，辨证施治，遣方用药。其三，肾阳既伤，真精必损，必兼用血肉温润之品缓缓调补，不可纯用刚热燥涩之剂，以免燥热伤阴。

(R-9496.01)

ISBN 978-7-03-070796-3

9 787030 707963 >

定　价:568.00元（全2册）

科学出版社互联网入口　　杏林书苑

中医药分社：(010)64019031　销售：(010)64031535
E-mail:caoliying@mail.sciencep.com